骨折の治療とリハビリテーション
―― ゴールへの至適アプローチ ――

Treatment and Rehabilitation of Fractures

Editors

Stanley Hoppenfeld, M.D.
Clinical Professor
Orthopaedic Surgery
Albert Einstein College of Medicine
Attending Physician
Jack D. Weiler Hospital of the Albert Einstein College of Medicine
Montefiore Medical Center and Our Lady of Mercy Medical Center
Bronx, New York
Associate Attending
Orthopaedic Institute of the Hospital for Joint Diseases
and Westchester County Medical Center

Vasantha L. Murthy, M.D.
Assistant Clinical Professor
Rehabilitation Medicine
Albert Einstein College of Medicine
Attending Physician
Montefiore Medical Center
Attending Physician
Our Lady of Mercy Medical Center
Bronx, New York

© Lippincott Williams & Wilkins Inc., 2000

Japanese Version
Translated by Fumio Eto, Toshitaka Nakamura, Masami Akai, Akihiko Hijioka
© Nankodo Co., Ltd., 2002
Published by Nankodo Co., Ltd., Tokyo, 2002

This edition is published by arrangement with Lippincott Williams & Wilkins Inc., USA.

Stanley Hoppenfeld・Vasantha L. Murthy

Treatment & Rehabilitation of Fractures

骨折の治療とリハビリテーション

ゴールへの至適アプローチ

監訳

江藤文夫
国立障害者リハビリテーションセンター
顧問

中村利孝
国立国際医療研究センター病院病院長

赤居正美
国際医療福祉大学大学院副大学院長

肱岡昭彦
北九州総合病院副院長

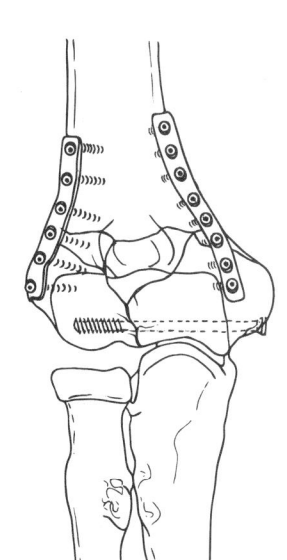

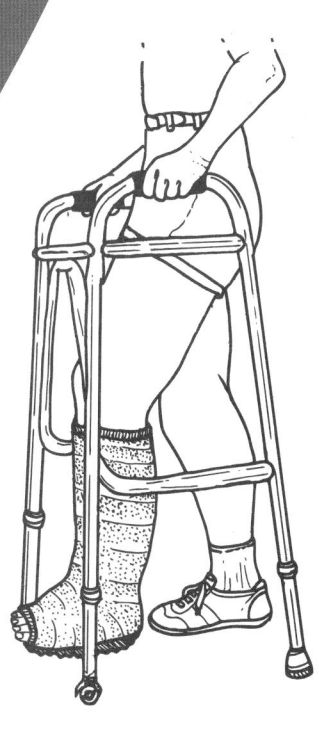

南江堂

本書では，薬剤使用に関する適応，副作用，用量・用法の記載の正確を期してはいるが，変更はありうる．読者は該当する薬剤の製薬会社からの添付文書に注意してほしい．

献 辞

To my wife, Norma, for her unswerving support and love and to my children, Jon-David, Robert, and Stephen, who provided inspiration. To my parents, Agatha and David, for making it all possible.

Stanley Hoppenfeld, M.D.

To Sri Satya Sai Baba who gives me the inner strength and guidance always. To my family, my husband, Kris, and my children, Sai and Sumana, for their continued support and cooperation, and to my parents, Vardhani and Avadhani, who gave me the opportunity to become a physician.

Vasantha L. Murthy, M.D.

To all the physicians over many generations who have added to and expanded this body of knowledge and passed it on to a succeeding generation.

S.H., V.L.M.

原著の序

　適切な骨折治療には，リハビリテーションと整形外科の両分野が協力することが不可欠である．両分野とも人間の運動・機能とともに筋，靱帯，骨を扱い，その共通分野は骨折に関する理想的な治療法を生み出す．両者を包括する連続した体系ができれば，断続のない完璧な患者ケアを可能とし，回復時間を短縮し，患者に安心感を与えるであろう．

　「骨折の治療とリハビリテーション」は読者に一貫した骨折治療法を示すことにより，これら2分野を統合させた．この本は4つのパート，すなわち骨折治療の基本，上肢の骨折，下肢の骨折，脊椎の骨折から成り立っている．またできるだけ最新の医学用語を用いた．

　骨折治療の基本を扱う総論の章では，骨折治療の基本原理，各治療手技，バイオメカニクス，補助具や適応器具，歩行，装具と副子，運動療法と関節可動域，そして骨癒合時期の決定を議論する．個々の骨折を扱う各論の章では，骨折治癒過程とその治療内容の進展を理解できるよう，その原則を共通の構成で示した．読者はその構成に慣れれば，後は必要に応じて骨折ごとに内容を読めばよい．

　個々の骨折に関する章は，経過を追って治療の枠組みが示されるように，受傷日より1週間ごとの経過時期で表される．レジデントにとっては骨折の初期治療に引き続くガイドラインが必要で，それがないと骨折部が悪影響を受けるのではないかと心配が絶えないものである．骨癒合，バイオメカニクス，各治療段階における荷重などに重点をおくことで，ここに示された情報はレジデントが自信を深め，治療法を理解する助けとなるだろう．

　ここで示されるリハビリテーション計画は患者のスポーツ参加を認めているが，本書は特にスポーツ医学を扱っているわけではない．また私たちはその特殊性を考慮し，骨盤骨折を扱わなかった．

　骨折のリハビリテーションは骨折型と用いられた固定法に左右される．ある一つの診断であっても，あまりに多くの要因が絡むので，完璧な記述は不可能である．そのため私たちは個々の骨折の細かな区別と変化は認めつつも，医学的基本に基づく治療ガイドラインを示す．

　以下の構成は，各章で整形外科とリハビリテーション両方の観点から，どのように骨折を治療するかを示すのに用いられる．

　　A. はじめに
　　　1. 定　義
　　　2. 受傷機序
　　　3. 治療のゴール
　　　　a. 整形外科的目標
　　　　b. リハビリテーション的目標
　　　4. 標準的な骨癒合期間
　　　5. 標準的なリハビリテーション期間
　　　6. 治療法
　　　　a. ギプス
　　　　b. 内固定

        c. 創外固定
    7. 本骨折の注意点
    8. 合併損傷
    9. 荷　重
    10. 歩　行
  B. 治　療
    1. 治療：直後から初期（受傷日から1週まで）
    2. 治療：2週まで*
    3. 治療：4〜6週まで
    4. 治療：6〜8週まで
    5. 治療：8〜12週まで

  （各治療時期では以下の各点を示す）
    a. 骨癒合（囲み欄）
    b. 整形外科およびリハビリテーション上の注意
      理学所見
      危険性を示す所見
      X線所見
      荷　重
      関節可動域
      筋　力
      活動能力
      歩　行
      治療法：本骨折に特有な点
      処　方（囲み欄）

  C. 長期的予後と問題点
  D. まとめ（章末の一覧表）

　受傷機序は，どのようにして骨折が生じるかを示す．
　治療のゴールは，整形外科とリハビリテーションの両側面から示し，関節可動域，筋力，活動能力の目標を含む．
　標準的な骨癒合期間は，いつ骨折が安定化するかという患者の回復にとって決定的な知見を述べる．
　標準的なリハビリテーション期間は，患者やセラピストに予定目標の獲得に要する時間設定を示す．
　治療法は，ギプス，内固定，創外固定を含み，使用頻度順に示す．各治療時期における特有な方法を，治療法，バイオメカニクス，骨折治癒様式，各治療法の適応などにつき順次示す．バイオメカニクスの理解を通じて，どのように骨折を固定するか，骨折治癒様式は一次的か二次的か，いつ

＊：2週までは，腫脹，疼痛，合併症，手術創管理，感染防止など，「急性期管理」として特別　　な意味がある．3〜4週はその後の管理ということになるが，章によって省かれている部分　　が多い．原則としてそのまま継続して対応するものとみなす．

患者は骨折部に荷重できるか，を決める助けとなる．

本骨折の注意点は，各骨折に関わる注意点と必要処置を述べる．そこには患者の年齢，骨粗鬆症，関節損傷，骨折型，コンパートメント症候群，腱・靱帯損傷などが含まれる．

合併損傷では，骨折は単独で起こるわけではなく，それぞれに対応した処置を要する他の損傷を伴うのが普通であることを示す．神経，血管，靱帯，筋損傷を含む．

患者にとって主要目標は，骨折に悪影響を及ぼすことなく骨折部に荷重することであるから，荷重の問題は特に重要である．荷重の進展は骨折治癒および骨折部の安定性と関連して議論される．固定法のあるものは他のものより早期から荷重できる．

歩行では，正常の歩行周期を獲得するためのリハビリテーションを示す．

各章の次の項目は，経過時期別に分けた治療法の特徴について述べる．これにより時期に応じて，骨折部に悪影響を及ぼさない患者ケアを行う自信を主治医に与える．

各時期別に我々は以下の方針を示している．骨癒合については，主治医が臨床所見，X線所見および組織学的所見を関連づけられるように，骨折部位の変化を詳細に説明する．

整形外科およびリハビリテーション上の注意には，理学所見，特に各骨折に関連した危険性を示す所見，X線所見と骨折治癒との関連，荷重，関節可動域，筋力，活動能力，そして歩行が含まれる．さらに，治療法：本骨折に特有な点が続く．各治療法はその全体で考慮されなければならない．

この部分の最後の問題は，リハビリテーションプログラム用に処方を書くことである．これにより主治医は骨折治療のそれぞれの段階で，患者の機能回復を促すために何をすべきかという全体像を得ることができる．

各章の次の項目は長期的予後と問題点を扱う．いかなる骨折治療にあっても完全に良好な予後が保証されているわけではなく，患者の長期的予後を理解していることが重要である．

最後の項目がまとめ（章末の一覧表）であり，骨折の各時期別に行う患者ケアの一覧表を示す．

これら各章で示された内容を学習することで，読者はこの領域の経験を積んだ臨床家から簡単に学ぶことができる．もちろん一冊の本が，熟練した医師の指導下に骨折治療を直接教えられることに代わりうるとは考えていないが，この「骨折の治療とリハビリテーション」は，標準的な教育プログラムを強化し，より深く学習する可能性を持った統一化されたフォーマットの形で，骨折治療の基本とそのリハビリテーションを示している．

Stanley Hoppenfeld, M.D.
Vasantha L. Murthy, M.D.

監訳の序

　骨折の治療では，初診から機能回復にいたるまでに3つの段階があり，各々の段階で適切な判断が必要とされる．その3つとは，①治療開始時における損傷状態の把握，②急性期治療における骨折部の固定性の獲得，③慢性期における機能回復の処方である．これらの各時期における判断は，予後に決定的な影響を与えるという意味で骨折治療の根幹をなす．最近，医学における専門性の高まりと医療の枠組みの再編成により，これらの3つの時期を常に一人の医師が担当する機会は，必ずしも多くはなくなってきた．むしろ，初期の損傷状態の把握は救急医，急性期の骨折部の固定性については整形外科医，機能回復期にはリハビリテーション科の医師や理学療法士をはじめとするセラピストという役割分担が明確になってきているようにみえる．

　従来から，骨折治療の教科書は，骨折部の固定性を獲得するための手術法に関するものが多い．近年，evidence based medicine（立証に基づいた医療）の普及に伴い，手術法を網羅するとともに，各々の治療法について臨床成績を詳細に記載した教科書も出てきた．これらの知識は整形外科専門医には大いに参考となるが，実際に手術を担当しない医師にとっては必ずしも必須ではない．術者となることの少ない救急外来担当の医師，専門医を目指して修練中の整形外科医，オフィス医療を中心とした医師，術後患者を担当するセラピストらにとっては，手術法の詳細な解説よりも慢性期の機能回復の情報がより重要であろう．

　一方，骨折の慢性期治療について系統だって記載した教科書は少ない．我々が新人として勤務していた頃，骨折手術例の後療法については，すべて術者である先輩の指示に頼っていた．文献や教科書にはほとんど記載がなく，実は，その先輩も，昔，先輩から言われた通りを伝授してくれていたに過ぎない．現状も，その頃とあまり変わりはないであろう．

　本書は骨折の慢性期治療に主眼を置いて書かれた教科書であり，その内容は極めてユニークである．初期治療や急性期の手術治療については原理的な事柄の紹介にとどめ，術後の後療法を含めて慢性期の治療を詳細に記載している．各週ごとの骨折部の状態を丁寧に記載し，それに応じた機能回復処方が段階的に提示されていて，実用的である．もちろん大腿骨転子部骨折でEnder pinを用いた治療について述べられていないなど，わが国の状況と異なる点もある．内容のすべてについてevidenceが得られているものではないとは思われるが，十分な経験と考察に裏打ちされていることはよく理解できる．骨折治療をこれから学ぼうとする方々だけでなく，ベテランの方々にとっても，慢性期治療について明確な指針が得られるという意味で極めて有益であると思われる．本書が骨折診療に携わる多くの方々にご利用いただければ幸いである．

2002年4月

監訳者一同

謝　辞

事務所関係者へ．Marie Capizzuto（事務長），Joan Hoppenfeld, Anita DeBiase, Donna Fennell, MaryLou Centrone, Joann Regno, Maryanne Becchetti, Yolanda Bucello, Maria DeSanctis, Debra Sullivan と Kathy Langevin，執筆中に与えられた助力，誠意，援助に対して．

James Capizzuto，図を考え，書かれた内容を図示する彼の専門能力に対して．

Barbara Ferrari，我々をまとめ，手書きの原稿を解読して建設的な示唆を与えつつこの本をタイプし続けた，そしてその素晴らしいユーモアに対して．

私の姉妹とその夫である Roberta と David Ozerkis，常に変わらない援助と友情に対して．

私の兄弟である A. Sudhakar Rao, MD と Chandrasekhar Rao, MD，思いやりがあり，注意深く，責任感のある医師になるように私を導き，教えてくれたことに対して．

Jerry Sallis, MD，足部および足関節の章の校閲に感謝して．彼の専門家としての洞察力はすべての重要事項を確認するうえで最も参考になった．

Roy Kulick, MD，Colles 骨折，前腕，手関節および手部骨折の章の校閲の助力に感謝して．いろいろな機会に，我々に示された彼の学識に感謝する．

Neil Cobelli, MD，この本の生体力学領域の準備での助力，大腿骨骨折や脛骨骨折の校閲，そして外傷に関する彼の学識に感謝して．

Uriel Adar, MD，鎖骨の章の校閲の助力，建設的な示唆に対して．

Martin Levy, MD，膝蓋骨の章の校閲，最新知識への更新に感謝して．

David Hirsh, MD，大腿骨近位端骨折の校閲に感謝して．この間に，彼はこれら骨折の評価と治療に関する詳細な知識を示してくれた．

Laurie Hirsh, MD，この本の多くの章を研修1年生の観点から校閲してくれたことに感謝して．その専門的意見と思慮に感謝する．

Mark Thomas, MD，全章の校閲と批評に対して，そしてこの本に深みを加えてくれたことに対して．

Aldo Perotto医師，我々に示されたリハビリテーションに関する知識に感謝して．彼の示唆に感謝するとともに，カンファレンスで示された彼の専門知識に敬意を払う．

Matei Roussan, MD，リハビリテーション医学部門の前科長．この本を書き下し，生涯の仕事とするよう激励してくれたことに感謝する．

Tracy Davis，その編集作業での専門家としての働きに感謝する．文章を縮め，不要な言葉を省き，この本をより読みやすくした．情報を取り入れ，新たな語彙を学ぶ，骨折の分野における彼女の学習能力に特に敬意を払う．

Abraham Irvings，この間の彼の友情と指導に，そして簿記管理に対して．

NatとMimi Shore医師，彼らの着想，指導，友情に対して．これは大きな違いを生んだ．

Stuart Remer, MD，脊椎および上腕骨の章の校閲の助力に感謝して．特に彼の助言に感謝する．

Brad Thomas, MD，典型的な骨折のX線写真を入手し，説明文を付けるうえでの助力にみる不断の努力に感謝して．レジデントの観点からのいくつかの章の校閲にも感謝する．

BonnieとDanny Tish，Albert Einstein医科大学Jack D. Weiler病院に対し，骨折患者の入院と治療を行っていた専門施設であるMichael Wolff Day Surgical Centerを付託したことに感謝して．

とぎれることのない啓発，新しい情報，友情に対して，Albert Einstein医科大学整形外科のメンバーへ．Dr. Edward Habermann（科長），Dr. Leonard Seimon, Dr. David Shein, Dr. Monroe Szporn, Dr. Arthur Sadler, Dr. Lawrence Rosenberg, Dr. John Olsewski, Dr. Neil Macy, Dr. Cyril Kaplan, Dr. Joseph Marguiles, Dr. Benisse Lester, Dr. Howard Dorfman（病理学），Dr. Cherise Dyal, Dr. Cathy Compito, Dr. Mel Adler, Dr. Arnold Wilson, Dr. Mel Manin, Dr. Dean Lorich, Dr. Kevin Plancher, Dr. Shelly Manspeizer, Dr. David Gonzales, Dr. Dominic Catanese.

その友情と我々に与えられた臨床知識に対して，Montefiore Medical CenterとAlbert Einstein医科大学Jack D. Weiler病院リハビリテーション科（Dr. Avital Fast科長）の同僚とメンバーへ．

Albert Einstein医科大学Jack D. Weiler病院とJacobi Medical Centerの理学療法部門．骨折に関するリハビリテーションの概念を校閲する際に，セラピストが与えてくれた助力と臨床知識に感謝する．

Albert Einstein医科大学Jack D. Weiler病院とJacobi Medical Centerの作業療法部門．上肢の章を校閲する際に，セラピストが与えてくれた助力と経験に感謝する．

Brian Rosenthal, MD，この本の初期の執筆準備への助力に感謝して．その援助に深謝する．

Lori Laubich弁護士，彼の助言，友情，この刊行計画の契約チェックに感謝して．

謝　辞

Herman Spater, MD，その学識，洞察，英知に感謝して．

Tony DeGeorge（Production Editor），Diana Andrews（Creative Director），Diane Harnish（Marketing Director），Carol Field（Developmental Editor），William Wiebalck（Editorial Assistant），Toni Ann Scaramuzzo（Production Manager），この本を現在の内容，この形式，素晴らしい装丁にしてくれた．

Stuart Freeman, Jr，長年にわたる編集者，友人として．我々の関係はフィラデルフィアとニューヨークを縦横に動き，30年余にわたっている．

原著者一覧

Ricardo F. Gaudinez, M.D. *Assistant Clinical Professor, Department of Orthopaedics and Rehabilitation, Yale University, New Haven, Connecticut; Attending Physician, Yale New Haven Hospital, New Haven, Connecticut; Office: Center for Orthopaedics, One Church Street, New Haven, Connecticut 06510*

Samuel A. Hoisington, M.D. *Attending Physician, Phelps Memorial Hospital Center, Sleepy Hollow, New York; Office: Hudson Valley Bone and Joint Surgeons, 239 North Broadway, Sleepy Hollow, New York 10591*

Stanley Hoppenfeld, M.D. *Clinical Professor, Orthopaedic Surgery, Albert Einstein College of Medicine, Bronx, New York; Attending Physician, Jack D. Weiler Hospital of the Albert Einstein College of Medicine, Montefiore Medical Center and Our Lady of Mercy Medical Center, Bronx, New York; Associate Attending, Orthopaedic Institute of the Hospital for Joint Diseases and Westchester County Medical Center, New York; Office: 1180 Morris Park Avenue, Bronx, New York 10461*

Derek A. Kram, M.D. *Attending Physician, Montgomery General Hospital, Olney, Maryland; Office: Greater Washington Orthopaedic Group, 2101 Medical Park Drive, Silver Spring, Maryland 20902*

Jonathan D. Lewin, M.D. *Assistant Professor, Orthopaedic Surgery, Albert Einstein College of Medicine, Bronx, New York; Attending Physician and Chief of Minimal Invasive Spine Surgery, Montefiore Medical Center, Bronx, New York*

Baron S. Lonner, M.D. *Assistant Professor of Orthopaedic Surgery, Albert Einstein College of Medicine, Chief of Spine and Scoliosis Surgery, Long Island Jewish Hospital, New Hyde Park, New York; Attending Physician, Montefiore/Einstein Hospitals and Our Lady of Mercy Medical Center, Bronx, New York; Office: 1180 Morris Park Avenue, Bronx, New York 10461*

Anne P. McCormack, M.D. *Clinical Associate Professor, Department of Orthopaedic Surgery, University of Washington School of Medicine, Seattle, Washington; Research Associate–Biomechanics Lab, Department of Orthopaedic Surgery, Harborview Medical Center, Seattle, Washington*

Vasantha L. Murthy, M.D. *Assistant Clinical Professor of Rehabilitation Medicine, Albert Einstein College of Medicine, Bronx, New York; Attending Physician, Montefiore Medical Center, Bronx, New York; Attending Physician, Our Lady of Mercy Medical Center, Bronx, New York; Office: 1180 Morris Park Avenue, Bronx, New York 10461*

Ashvin I. Patel, M.D. *Attending Physician, Sarasota Memorial Hospital, Sarasota, Florida; Consultant, Spinal Cord Injury Center, Health South Rehabilitation Hospital, Sarasota, Florida; Office: 1818 Hawthorne Street, Sarasota, Florida 34239*

Babak Sheikh, M.D. *Attending Physician, Westside Regional Medical Center, Plantation, Florida; Office: Total Orthopaedic Care, 4850 West Oakland Park Boulevard, Suite 201, Lauderdale Lakes, Florida 33313*

Lane D. Spero, M.D. *Clinical Instructor of Orthopaedic Surgery, New York Medical College, Valhalla, New York; Attending Physician and Chief of Spine Surgery, Sound Shore Medical Center, New Rochelle, New York; Office: 311 North Street, White Plains, New York 10605*

Robert Taffet, M.D. *Assistant Professor of Orthopaedic Surgery, Robert Wood Johnson Medical School, New Brunswick, New Jersey; Attending Physician, Cooper Hospital, Camden, New Jersey; Office: #3 Cooper Plaza, Camden, New Jersey 08103*

Kenneth W. Taylor, M.D. *Attending Physician, Memorial Regional Hospital, Hollywood, Florida; Office: Broward Institute of Orthopaedic Specialties, 4440 Sheridan Street, Hollywood, Florida 33021*

Bradley M. Thomas, M.D. *Resident Physician, Department of Orthopaedics, Montefiore Medical Center, Albert Einstein College of Medicine, Bronx, New York*

Mark A. Thomas, M.D. *Associate Chairman and Director, Residents Training, Department of Rehabilitation, Associate Professor of Clinical Rehabilitation Medicine, Albert Einstein College of Medicine, Bronx, New York; Office: Montefiore Hospital, 111 East 210th Street, Bronx, New York 10467*

訳者一覧

監訳者

江藤	文夫	えとう　ふみお	国立障害者リハビリテーションセンター顧問
中村	利孝	なかむら　としたか	国立国際医療研究センター病院病院長
赤居	正美	あかい　まさみ	国際医療福祉大学大学院副大学院長
肱岡	昭彦	ひじおか　あきひこ	北九州総合病院副院長

訳　者（執筆順）

江藤	文夫	えとう　ふみお	国立障害者リハビリテーションセンター顧問
赤居	正美	あかい　まさみ	国際医療福祉大学大学院副大学院長
前野	崇	まえの　たかし	国立障害者リハビリテーションセンター病院リハビリテーション科医長
山口	拓嗣	やまぐち　ひろつぐ	前産業医科大学整形外科
沖本	信和	おきもと　のぶかず	沖本クリニック院長
酒井	昭典	さかい　あきのり	産業医科大学整形外科教授
田中	清和	たなか　きよかず	JR東京総合病院リハビリテーション科部長
大西	英生	おおにし　ひでお	九州労災病院門司メディカルセンター副院長
内田	宗志	うちだ　そうし	産業医科大学若松病院整形外科診療教授
福田	文雄	ふくだ　ふみお	北九州総合病院整形外科主任部長
肱岡	昭彦	ひじおか　あきひこ	北九州総合病院副院長

目次

Part I 総論

1. 骨折治癒 ……………………………………………………江藤文夫　2
2. 骨折治癒時期の決定 ………………………………………赤居正美　5
3. 固定機器の生体力学的原理 ………………………………………… 8
4. 運動療法と関節可動域 ……………………………………………… 14
5. 骨折治療に用いられる物理療法 …………………………………… 20
6. 歩行 ……………………………………………………………前野 崇　23
7. 日常生活動作・活動（ADL）のための補助具と適応器具 ……江藤文夫　35
8. 装具と副子 ………………………………………………………赤居正美　41
9. 複雑骨折の治療と分類 ……………………………………………… 47

Part II 上肢の骨折

10. 鎖骨骨折 ……………………………………………………山口拓嗣　56
11. 上腕骨近位端骨折 …………………………………………………… 66
12. 上腕骨骨幹部骨折 …………………………………………………… 81
13. 上腕骨遠位端骨折 ……………………………………………赤居正美　95
14. 肘頭骨折 ……………………………………………………沖本信和　109
15. 橈骨頭骨折 …………………………………………………………… 119
16. 前腕骨骨折 …………………………………………………………… 129
17. Colles骨折 …………………………………………………赤居正美　145
18. 舟状骨骨折 …………………………………………………酒井昭典　158
19. 中手骨骨折 …………………………………………………………… 170
20. 指節骨骨折 …………………………………………………………… 185

Part III 下肢の骨折

21. 大腿骨頸部骨折 ……………………………………………田中清和　200
22. 大腿骨転子部骨折 …………………………………………………… 215
23. 大腿骨転子下骨折 …………………………………………大西英生　226

24.	大腿骨骨幹部骨折	大西英生	238
25.	大腿骨顆上骨折		252
26.	膝蓋骨骨折	田中清和	263
27.	脛骨プラトー骨折	内田宗志	274
28.	脛骨骨幹部骨折		288
29.	脛骨天蓋骨折		302
30.	足関節骨折	赤居正美	317
31.	距骨骨折	前野 崇	338
32.	踵骨骨折		352
33.	中足部骨折	福田文雄	368
34.	前足部骨折		387

Part IV 脊椎の骨折

35.	環椎骨折 (Jefferson骨折)	肱岡昭彦	412
36.	軸椎骨折 (ハングマン骨折)		419
37.	歯突起骨折 (Dens)	前野 崇	423
38.	頚椎圧迫・破裂骨折		427
39.	頚椎片側・両側椎間関節脱臼	肱岡昭彦	435
40.	Gardner-Wells牽引の装着とハローベスト	田中清和	445
41.	胸腰椎骨折		448

索 引 461

Part I

総 論

Foundation Chapters

1. 骨折治癒 2
   Bone Healing
2. 骨折治癒時期の決定 5
   Determining When a Fracture Has Healed
3. 固定機器の生体力学的原理 8
   Biomechanical Principles of Fixation Devices
4. 運動療法と関節可動域 14
   Therapeutic Exercise and Range of Motion
5. 骨折治療に用いられる物理療法 20
   Modalities Used in the Treatment of Fractures
6. 歩 行 23
   Gait
7. 日常生活動作・活動（ADL）のための補助具と適応器具 ... 35
   Assistive Devices and Adaptive Equipment for Activities of Daily Living (ADL)
8. 装具と副子 41
   Braces and Splints
9. 複雑骨折の治療と分類 47
   Management and Classification of Compound Fractures

CHAPTER 1

Treatment and Rehabilitation of Fractures

骨折治癒

Bone Healing

　骨折治癒過程に起こる一連の出来事は，損傷部でのデブリドマン，安定性，そして最終的には骨折部でのリモデリングによって左右される．骨癒合は強固な固定の存在下，一次的にも起こるし，強固な固定なしで二次的にも起こる．

　一次性骨癒合は骨片間の密接な直接接触によって生じる．新生骨は骨折を癒合させるべく圧迫された骨折線を直接架橋するように成長する．一次性の皮質骨癒合はきわめてゆっくりと進み，骨折片の間隙を埋めることはできない．この方式の治癒では架橋性仮骨を示すX線所見は見られない．通常受傷より約2週間で開始される．これは骨折の強固な圧迫固定が行われた際，唯一の治癒方式である．強固な固定は皮質骨の直接接触と正常の髄腔内血流を必要とする．治癒過程は基本的には，破骨細胞による骨吸収に引き続く骨芽細胞による新生骨形成によっている（図1-1，1-2）．

　二次性骨癒合は石灰化と特徴的な仮骨形成のX線所見を示す軟骨基質の骨への置換を示す．骨折部の動きが増せば増すほど，仮骨量が増大する．この架橋性外仮骨は骨の横径を増大させることによって，骨折部の安定性を高める．この現象は髄内釘固定やギプスによる外固定によって生じ，最も一般的な骨癒合形式である．

　CruessとDumontは骨折治癒段階により3期に分けられると述べており，①炎症期（10％），②修復期（40％），③リモデリング期（70％）からなっている．各期は互いにオーバーラップしており，各期に固有の出来事はすで

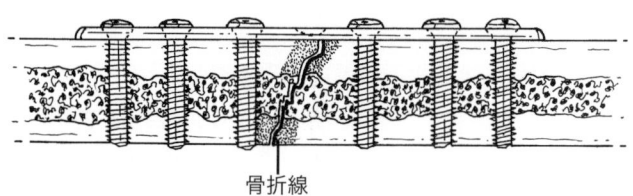

図1-1　プレートによる強固な圧迫固定．皮質骨の直接接触と正常の髄腔内血流があり，一次性骨癒合となる．新生骨は骨折を癒合させるべく圧迫された骨折線を直接架橋するように成長する．

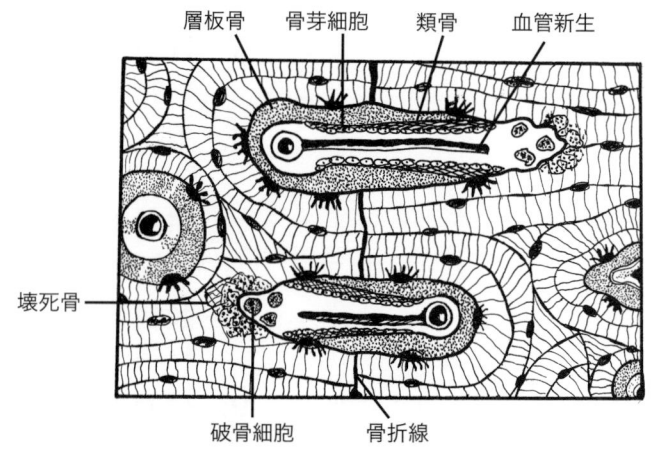

図1-2　一次性骨癒合の顕微鏡所見．骨折部をまたぐ破骨細胞による骨吸収に引き続き，骨芽細胞による新生骨形成がある．新生骨は圧迫された骨折線を直接架橋するように成長する．骨吸収部は"cutting cone"と呼ばれる．骨吸収に続いて，血管の侵入と骨芽細胞による新生骨形成が起こる．

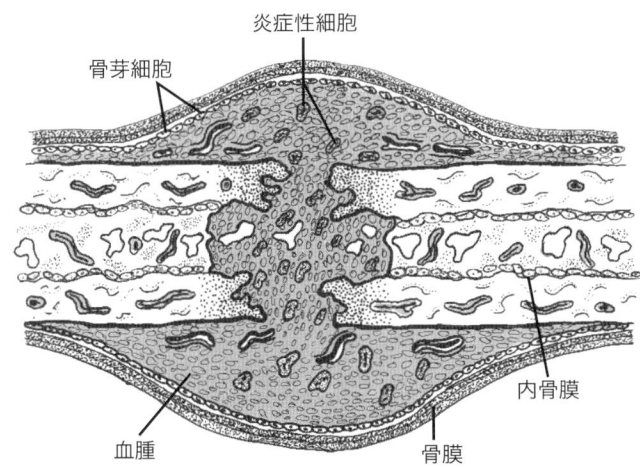

図1-3 二次性骨癒合の炎症期．血腫への炎症性細胞の侵入があって骨膜が持ち上げられる．破骨細胞が壊死組織の吸収を開始する．この期は約1～2週間続く．

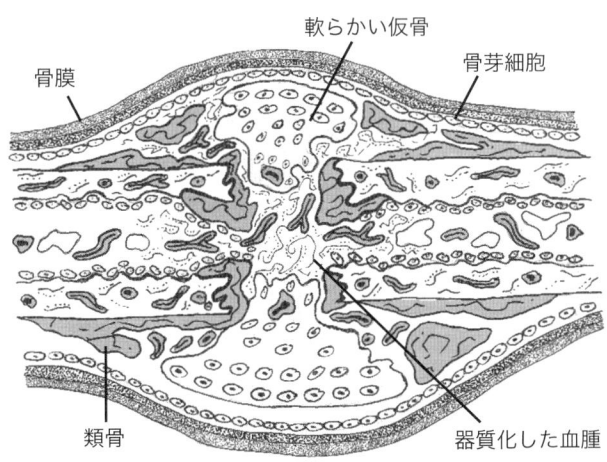

図1-4 骨癒合修復期の軟らかい仮骨形成．血腫の器質化が始まり，軟骨芽細胞や線維芽細胞が侵入し，仮骨となる基質が沈着していく．この軟らかい仮骨は主に線維組織と少量の骨を混じた軟骨から成り立っている．

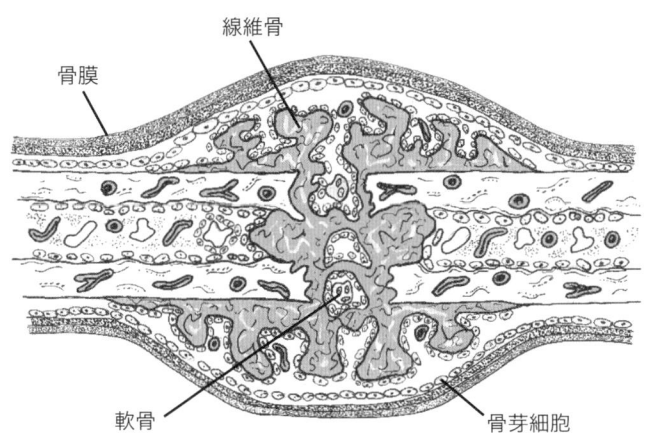

図1-5 修復期の硬い仮骨形成．骨芽細胞の働きで軟らかい仮骨の石灰化が生じ，線維骨からなる硬い仮骨に変換される．軟らかい仮骨は力学的により抵抗性のある骨によって置換される．この期は数ヵ月間続く．

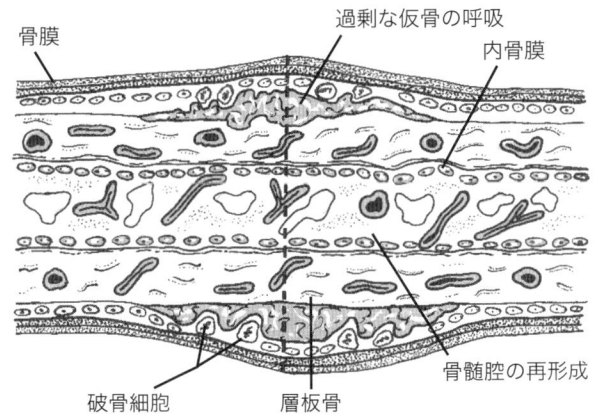

図1-6 リモデリング期．過剰な仮骨は吸収される．骨芽細胞と破骨細胞の作用によって，未熟な器質化されていない線維骨を，骨折部にさらなる安定性を加える成熟し器質化した層板骨によって置換していく．骨髄腔が再形成される．この期は完了までに数ヵ月から数年を要する．

にその前の期から始まる．

　各期の長さは，骨折の部位や重症度，合併損傷，そして患者の年齢によって左右される．

　炎症期は約1～2週間続く．骨折は炎症反応を惹起する．骨折を包み込んで増加した血流は骨折部に血腫を形成し，すぐに好中球，マクロファージ，貪食細胞を含む炎症性細胞の侵入が始まる．破骨細胞を含むこれらの細胞は，壊死組織を吸収し，修復期に向けて舞台を準備するように働く．X線上，壊死組織が除去されるにつれて，骨折線はより明らかになっていく（図1-3）．

　修復期は通常数ヵ月間続く．この期は未分化間葉系細胞からの分化を特徴とする．骨折部の血腫には軟骨芽細胞や線維芽細胞が侵入し，仮骨となる基質が沈着していく．当初，主に線維組織と少量の骨を混じた軟骨からなる軟らかい仮骨が形成される．やがて骨芽細胞の働きでこの軟らかい仮骨の石灰化が生じ，線維骨からなる硬い仮骨に変換され，骨折の安定性を高める．この種の骨は未熟でトルクに弱く，応力に耐えられない．遷延癒合や偽関節は，この時期の骨癒合の失敗による．修復期の完了は骨折の安定性によって示される．X線上，骨折線は消え始める（図1-4，1-5）．

　リモデリング期は完了までに数ヵ月から数年を要し，

表1-1 骨折治癒の時期

時期	期間	骨癒合の割合	主な変化の内容	強度（0〜4）*	機能レベル
炎症期	数日	10%	・骨吸収 ・炎症反応と破骨細胞の活動 ・成長因子の分泌 ・血管と骨細胞の化学的誘導	0	完全に制限
修復期	数週から数カ月	40%	・軟らかい仮骨 ・線維組織 ・軟骨と少量の骨	1〜2	制限
			・硬い仮骨 ・線維骨 ・まだ変形する組織は力学的により抵抗性のある組織に置換	3	改善
リモデリング期	数年	70%	・層板骨形成 ・過剰仮骨の吸収 ・骨芽細胞と破骨細胞の活動 ・骨髄腔の再形成	4	正常に近づく

*：強度0〜4，4が最強．

未熟な器質化されていない線維骨を，骨折部に安定性をもたらす成熟し器質化した層板骨によって置換していく，骨芽細胞と破骨細胞の作用から成り立っている．時間とともに骨髄腔が徐々に再形成される．凸部分では骨吸収が，凹部分では骨形成が生じる．この過程で，ある程度の角状変形は矯正されるが，回旋変形は矯正されない．X線上，骨折線はもはや見えなくなる（図1-6，表1-1）．

内骨膜は骨への血流の2/3を供給しており，残りは外骨膜から供給される．したがって開放骨折や広範な骨膜剥離を伴う高度な粉砕骨折では，骨折治癒に支障を生じるのは驚くには当たらない．髄内釘を挿入する際に髄腔をリーミングすると，内骨膜の血流供給を阻害し，少なくとも回復に数週間を要する．

軟部組織からなる骨の被覆部分への損傷により，骨片への血流が阻害され，骨折治癒に影響する．この骨を包む軟部組織の被覆は外傷時に際して，骨に加わる衝撃のなにがしかを吸収する．また骨を乾燥から守り，治癒しつつある骨折へ血行を供給する．骨の骨幹端部には骨膜の分裂層がない．その結果，X線上で観察されるこの部位の仮骨形成は，骨幹部と比較して乏しくなる．

用いられる骨折治療法により，ある程度まで治癒様式が決まる．一般にギプス，髄内釘，創外固定器などの応力分散機器は骨折部に強固な固定を与えない．したがって，こうした例では仮骨形成を伴う二次性骨癒合が予測される．しっかりと横止めされた髄内釘ではより強固となって，多量の仮骨形成は見られなくなる．圧迫プレートなどの応力遮蔽機器は，大きな粉砕部がなければ骨折部に強固な固定をもたらす．こうした機器では一次性骨癒合となり，X線上の仮骨は見られない．

文献

Anderson DA. Compression plate fixation and the effect of different types of internal fixation on fracture healing. *Instr Course Lect*, 42:3–18, 1993.

Baron R. Anatomy and ultrastructure of bone. In: *Primer on the Metabolic Bone Diseases and Disorders of Mineral Metabolism*. New York: Raven Press, 1993, pp. 3–9.

Bechtold EJ. Biomechanics of fracture fixation devices. In: Gustillo BR, et al, eds. *Fractures and Dislocations*. St. Louis, MO: Mosby, 1993, pp. 11–44.

Cornell NC, Lane MJ. Newest factors in fracture healing. *Clin Orthop*, 277:297–3111, 1992.

Einhorn AT. Enhancement of fracture healing. *Instr Course Lect*, 45:401–416, 1996.

Kasser RJ, ed. Bone healing and grafting. *Orthopaedic Knowledge Update*, 5:21–26, 1996.

Schenk RK, Biology of fracture repair. Schenk RK, ed. *Skeletal Trauma*. Philadelphia: W.B. Saunders, 1998, pp. 33–96.

Tencer FA, Johnson KD, Kyle RF, Fu FH. Biomechanics of fracture and fracture fixation. *Instr Course Lect*, 42:19–55, 1993.

Uhthoff KH. Fracture healing. In: Gustillo BR, *Fractures and Dislocations*. St. Louis, MO: Mosby, 1993, pp. 45–74.

CHAPTER 2

Treatment and Rehabilitation of Fractures

骨折治癒時期の決定

Determining When a Fracture Has Healed

　普通の日常負荷に耐えられる段階まで十分に骨折が治癒したといえる時期を判定することは，医師やセラピストにとって根本的な問題として残っている．臨床上の判断，X線学的評価，各骨折が治癒までにどれだけかかるかに関する知識は，骨折治癒を評価するうえでの基本である．これらの評価法は何十年にもわたって本質的には変わっておらず，過去に蓄積された経験に基づいている．

　骨折治療の目標は，骨の力学的機能，つまり荷重を支え，関節運動を可能とする能力を再獲得するべく骨折を治すことである．それはまた骨折治癒の面と，骨折の整復位が失われ，組織が拘縮し筋肉が萎縮するといったマイナス面との間の競争である．

　骨折が治癒したとの臨床上の判断は，経過における患者の自覚的症状と他覚的所見を総合して行われ，それらはしばしば骨折の治癒状態を示すよい指標になる．臨床経過において患者の訴える疼痛の性状とともに，荷重時，挙上時，関節運動時の疼痛の有無とその減少に注目しなければならない．診察にあたって医師は骨折部の圧痛と可動性を評価しなければならない，つまり，疼痛，圧痛，可動性の消失は骨折治癒完了を示すからである．圧痛はあるが可動性がなければ，治癒しつつある骨折である．しかし，圧痛の有無とは別に可動性があれば，骨折がまだ治癒していないことを示している．患者が何らかの疼痛，不快感，ないし不安定性を訴えないかを診るために体重負荷を含む活動時に評価されなければならない．

ただし患者は，骨折治癒後も組織の拘縮や廃用のため，局所の疼痛を訴えることがある．

　X線学的評価は，連続して撮影したX線写真において骨折線が不鮮明になり消失していくのとともに，仮骨形成にも注目する．骨折は，二次性骨癒合の際に生じる仮骨形成の進行と骨折線の不鮮明化・消失によって治癒したと判定される．こうした変化は，医師にとって大部分の患者で，臨床症状と並んで骨折部の安定性を評価するための十分な情報となる（図2-1，2-2，2-3，2-4，2-5，2-6；図12-10，19-10D，28-5，34-8参照）．

　経験的な知識は，骨折治療にとって重要な役割を担っている．各骨折において一般的な治療の時間経過があって，経験から医師は骨折の経過を確実に推測することができる．たとえば橈骨遠位端骨折は6〜8週で治癒すると見込まれ，脛骨骨幹部骨折は3ヵ月以上を要する．

　骨折の部位もまた，仕上がりの骨折治癒タイプを左右し，医師が生じる仮骨量を予測するのに役立つ．安定した骨幹端部骨折はしっかりとかみ合った圧迫とごく少ない骨膜の存在から，外仮骨をほとんどみないまま治癒する傾向がある（図11-1参照）．これとは逆に骨幹部骨折は十分に安定が保たれれば，骨片同士の圧迫がなく，新生骨で埋められなければならない間隙があり，十分な骨膜被覆がある結果として，外仮骨によって二次的に治癒する（図2-1参照）．関節包内骨折（例：大腿骨頚部骨折）は，関節包外骨折（例：大腿骨転子部骨折）とは逆に，骨膜を欠き滑液があることから，仮骨形成が少ないまま

6　I．総　論

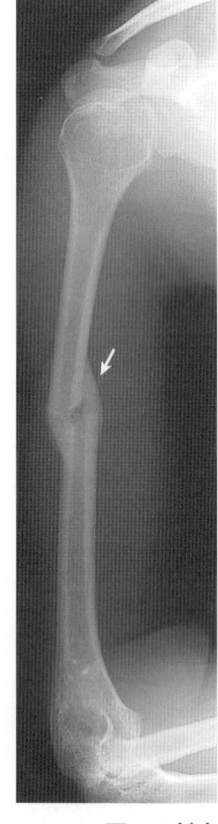
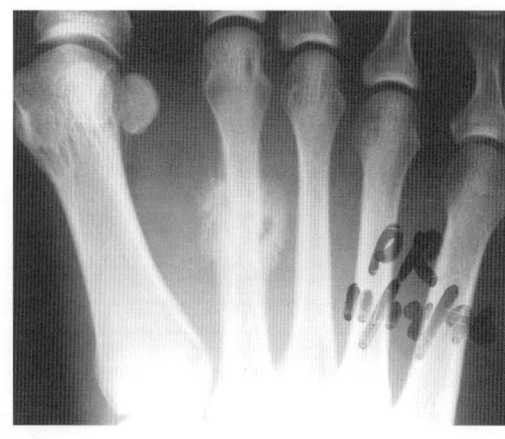
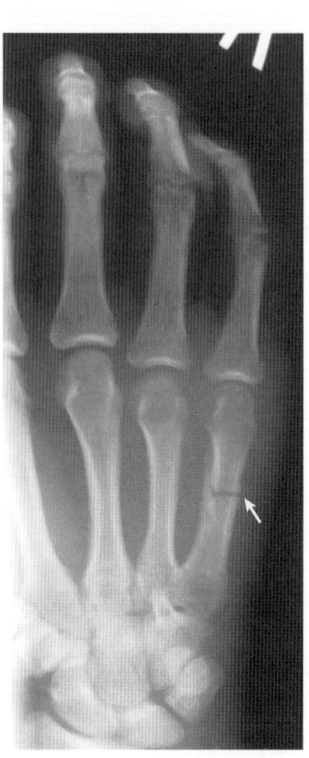

図2-1（左）　治癒した上腕骨骨幹部骨折．架橋性仮骨により骨折線が消えつつある．骨髄腔や仮骨は時間とともにリモデリングされる．

図2-2（中央）　多量の仮骨形成をみる治癒した第2中足骨骨折．骨折はリモデリング期にある．患者は荷重できる．

図2-3（右）　仮骨形成が見える第5中手骨骨幹部骨折．

治癒することとなる（図21-5，22-5参照）．

　さらに骨折固定法も骨折治癒に影響する．強固な固定は仮骨形成を促すのに必要な可動性が少ないので，X線上の仮骨を見ることは少ない（図16-6参照）．

　もう一つの要素は，加わった外力の総量である．骨の粉砕度と軟部組織の損傷度は，開放損傷の場合と同じく，骨折治癒時間の延長につながると医師にとって予想される．患者の年齢もまた骨折治癒に役割を果たし，高齢患者の骨折は小児のそれよりも治癒に時間がかかる．

　遷延癒合や偽関節の判定は困難な仕事の一つである．もしある骨折が医師にとって予想どおりに治癒するには，骨折型と重症度を知って正しく評価した場合にのみ可能となる．時には患者の臨床所見がX線所見と十分対応しないこともある．たとえば疼痛や圧痛がなくても，骨折線が見えていれば線維性癒合を示唆する．こうした場合，骨シンチ，断層撮影，CT，MRIといった他の診断技術は，骨折が治癒しているかを知るのに有用であろう．

　大部分の場合，医師は優れた臨床判断，確実なX線学的所見，そして骨折治療の知識によって骨折治癒の進行を評価することができる．

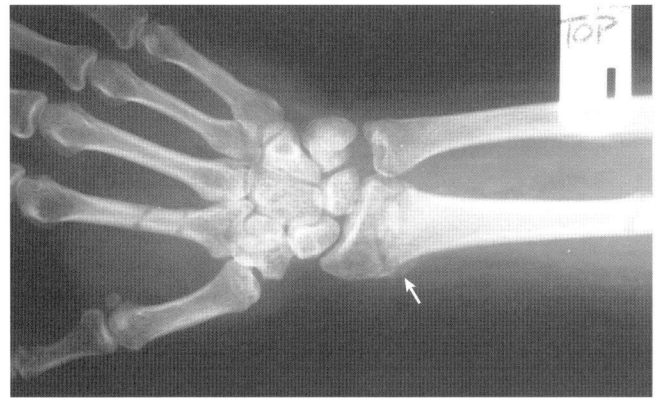

図2-4 仮骨形成を伴うColles骨折.

図2-5 仮骨形成を伴う脛骨遠位天蓋骨折.

図2-6 仮骨形成を伴う脛骨骨幹部骨折.

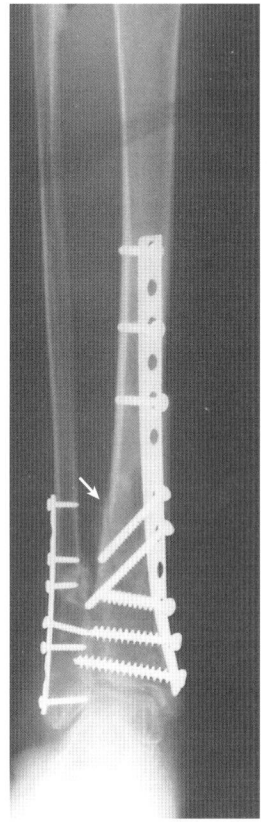
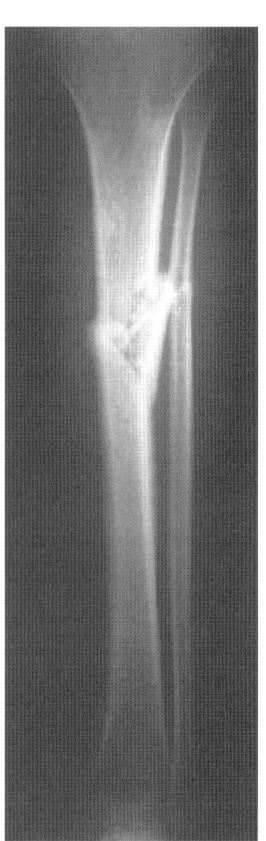

図2-5　　図2-6

CHAPTER 3

Treatment and Rehabilitation of Fractures

固定機器の生体力学的原理

Biomechanical Principles of Fixation Devices

骨折を固定するため，多種の装置が使用されている（表3-1）．その固定のバイオメカニクスは，応力分散または応力遮蔽を基礎としている．

応力分散機器では，骨折部に荷重の部分的伝播が生じる．応力分散機器で骨折を治療すると，骨折部での微小運動により，仮骨形成を伴う二次性骨癒合が導かれる．ギプス，髄内ロッド，髄内釘は応力分散機器の実例である．

応力遮蔽機器は，機器が代わりに応力を担うことで骨折部を応力から遮断する．骨折端には圧迫力が加わり，骨折部に動きはない．応力遮蔽機器により，仮骨を伴わない一次性骨癒合を生ずる．圧迫プレートがこの治療例である．

骨折の治癒では，仮骨形成を伴う治癒（二次性骨癒合）のほうが相対的に早い．仮骨形成を伴わない治癒（一次性骨癒合）はより遅い．したがって，荷重を避けるべき期間は，骨折の部位ばかりでなく骨癒合の速さによっても左右される．

A. ギプス（包帯）

ギプスは応力分散機器である．応力分散により，仮骨形成と比較的速い二次性骨癒合が生じる．骨折部の上下

表3-1　固定機器の原理

	ギプス	ロッド	プレート	ピン，スクリュー，鋼線	創外固定器
固定の様式	下腿/大腿ギプス 前腕/上腕ギプス	リーミング する/しない	圧迫		創外固定
バイオメカニクス	応力分散	応力分散	応力遮蔽	応力分散	応力分散
骨癒合の様式	二次性 （仮骨あり）	二次性 （仮骨あり）	一次性 （仮骨なし）	二次性 （仮骨あり）	二次性 （仮骨あり）
骨癒合の速度	速い	速い	遅い	速い	速い
荷重	早期	早期	後期	遷延	早期
備考	・最も多用される治療法．	・リーミングする：最も多用される． ・リーミングしない：脛骨開放骨折で使用．	・二次的支持を要する．	・他の固定とともに用いられる．	・主に軟部組織損傷の合併例で用いられる．

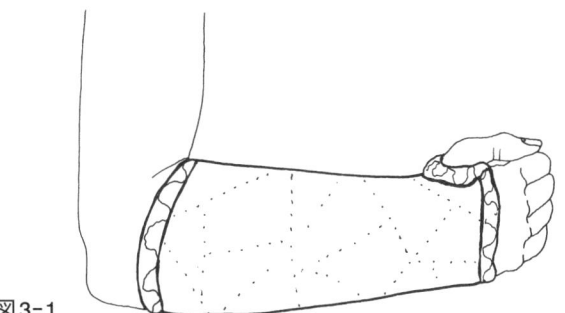
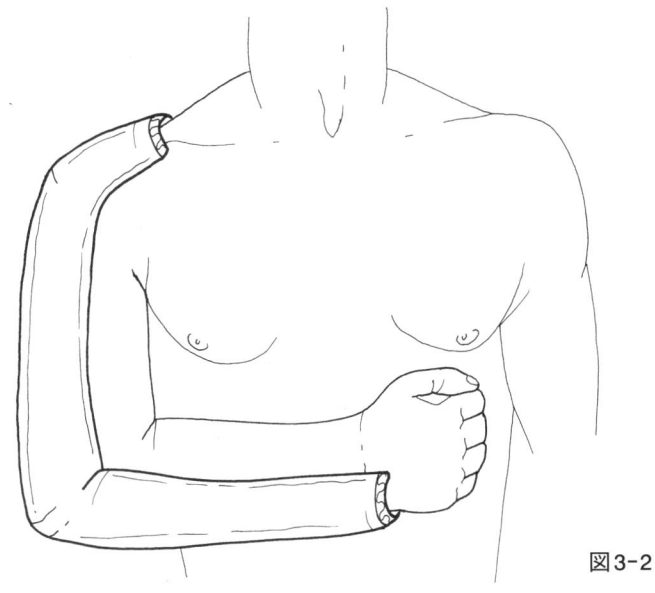
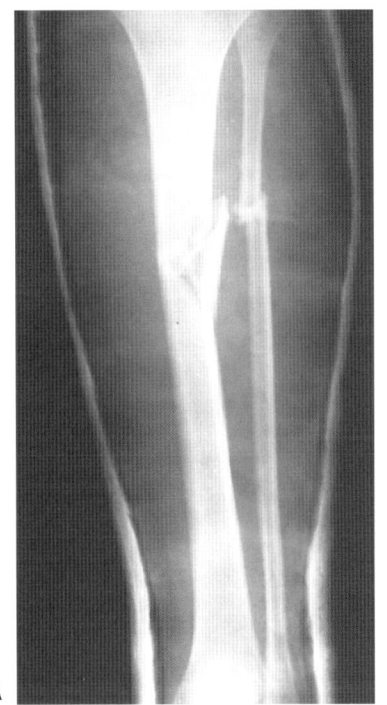

図3-1　前腕ギプス；応力分散機器．

図3-2　シュガータング（角砂糖ばさみ）型副子／ギプス；応力分散機器．

図3-2A　脛骨骨折のギプス治療；応力分散機器．

関節は，骨片が捻転したり転位するのを防ぐため，ギプスの中で固定される．もし，脛骨骨幹部横骨折のような安定した骨折であれば，早期荷重が可能である．時には，脛骨骨幹部斜骨折のように，転位を防ぐのに十分な仮骨ができるまでは荷重を遅らせる必要がある（図3-1，3-2，3-2A）．

B. 髄内ロッドと髄内釘

これらは，仮骨形成と比較的速い二次性骨癒合が可能な応力分散機器である．髄内ロッドや髄内釘は固定力に優れ，骨折部の上下関節にとって早期運動の余地を残している．これらの機器は，大腿骨骨幹部，脛骨骨幹部骨折に最も多く使用され，時に上腕骨骨幹部骨折に使用される．

リーミング釘は，太い横径を持ち，固定強度は強い．しかし，リーミングは髄腔内の血流供給を低下させ，内骨膜性骨癒合を遅らせる．リーミング釘は，脛骨や大腿骨の骨幹部骨折に多く使用される．これらは，内外の両骨皮質と釘を横に貫通するよう，遠位と近位の2ヵ所で2つのスクリューを通すことで静的に横止め固定される．この強固な固定は，特に粉砕骨折の場合，骨折部位の短縮や回旋を防ぐ．静的な横止め固定釘であっても，早期からの荷重はある程度可能である．いったん仮骨が形成されれば，さらなる骨癒合促進のため，骨折部の動きや圧迫を生み出す目的で，遠位または近位のスクリュー固定は抜去することができる．骨折部の圧迫力をつくり出すために荷重が加えられる．リーミング釘は，脛骨や大腿骨の骨幹部骨折で最もよく使用される（図3-3，3-4，3-5；図12-11，12-13，24-5，28-6，28-7，28-8，28-10，28-12参照）．

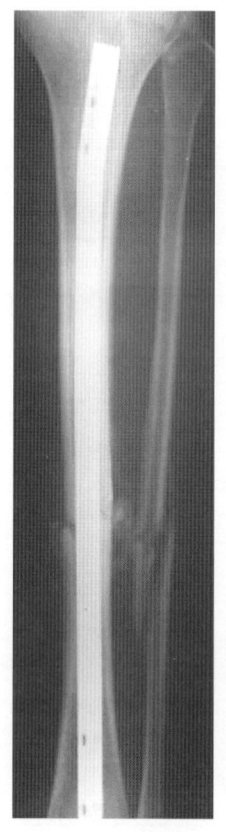
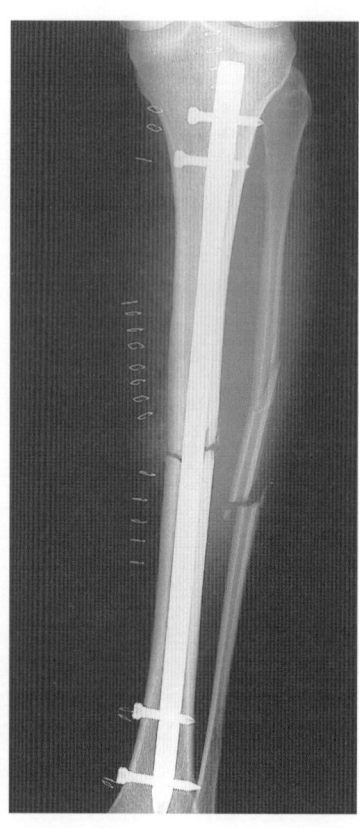
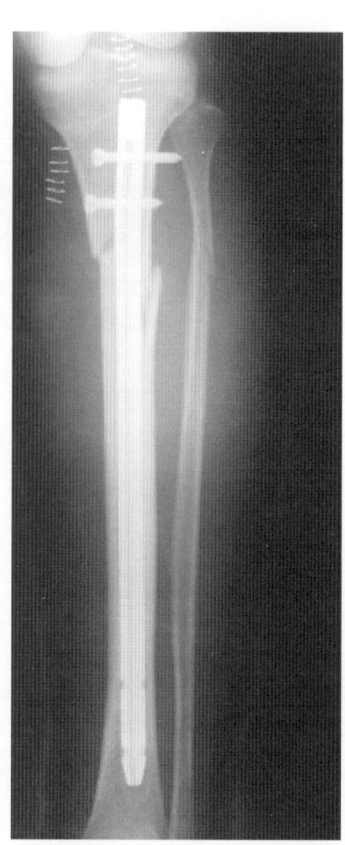

図3-3（左） 横止めのない脛骨髄内釘；応力分散機器．

図3-4（中央） 静的な横止めをした髄内釘；応力分散機器．

図3-5（左） 動的な横止めでリーミングをした脛骨髄内釘；応力分散機器．

リーミングしない髄内釘は，内骨膜の血流供給が保たれるものの，径が細く強度が劣りがちである．リーミングしない髄内釘は，開放骨折に最も多く使用される．静的な固定や動的な固定としての使用とともに，固定しない状態でも使用される．リーミング釘より使用頻度は低い．

C. 圧迫プレート

圧迫プレートは，骨表面に適合する曲線をもつ細い長方形の金属プレートで，骨折部の圧迫力をつくり出すようにスクリューで固定される．骨折の解剖学的整復・固定を可能にする（図3-6，3-7，3-8）．これらプレートは，その下にある骨折面では荷重が減衰されるため，応力遮蔽機器となる．プレート下の骨皮質は応力から遮断され，血液供給が減少するので，時間とともに薄くなる（図16-17，16-24参照）．圧迫プレートは，上肢，特に橈尺骨に最も多く使用される．

強固な固定，骨折部の圧迫と解剖学的整復のため一次性骨癒合が生ずる．そして，一次性骨癒合はゆっくりと進み，固定材料の破損を防ぐために，圧迫プレートでは長期（3ヵ月）の免荷期間を要する．骨癒合にいたるまで，全荷重は固定材料により支えられ，初期の反復負荷には耐えられない恐れがある．通常ギプスや副子などによる，骨折部の二次的な支持が必要となる（図3-9）．

D. バットレスプレート

この薄い金属プレートは脛骨プラトー（顆部）骨折の際，脛骨近位部で最もよく使用される．骨折の解剖学的整復を得るため，ラグスクリューや皮質骨スクリューとともに使用される．バットレスプレートは応力分散機器である．患者は，当初荷重を避ける（図3-10；図27-11参照）．

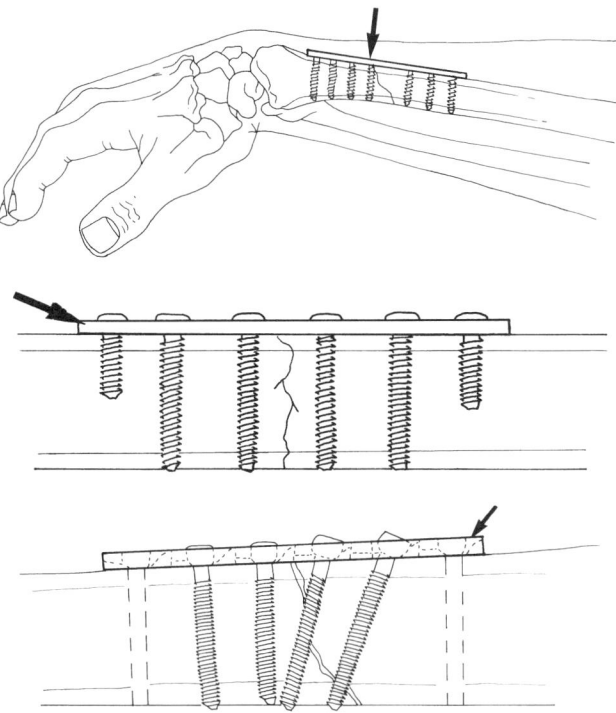

図3-6（上） 前腕骨幹部骨折に対する圧迫プレート；応力遮蔽機器．

図3-7（中央） 引きよせ締結プレート固定法．

図3-8（下） 圧迫プレート．前腕骨折を治療するためによく用いられ，応力遮蔽機器である．

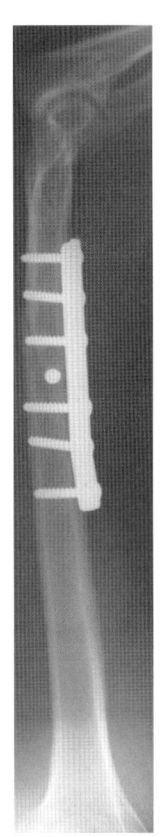

図3-9 上腕骨骨折の圧迫プレート固定．これは応力遮蔽機器である．もし固定が強固でなければ，応力分散機器となる．

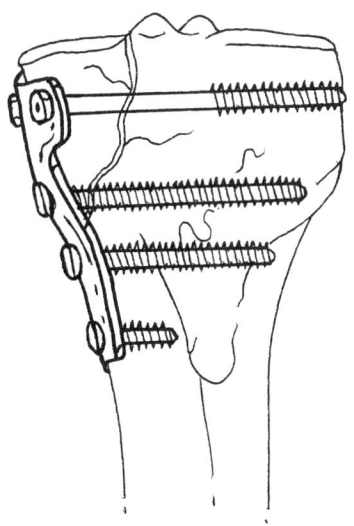

図3-10 ラグ（引きよせ）効果を生むスクリューと，プレートを骨に固定する通常の皮質骨スクリューを用いたバットレスプレート．

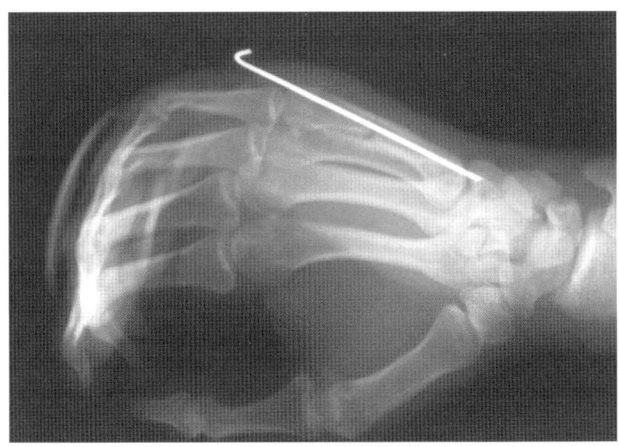

図3-11 Kirschner鋼線固定で治療された中手骨骨折；応力分散機器．

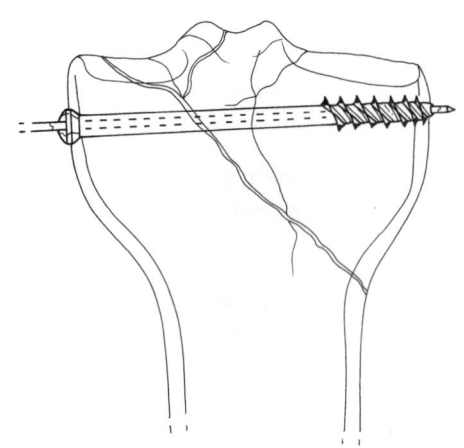

図3-12　脛骨プラトー骨折を治療するのに用いられるラグ効果を持った中空スクリュー．

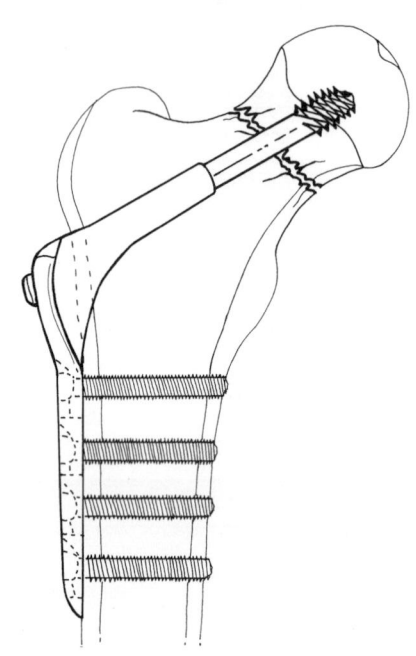

図3-13　大腿骨頚部骨折を治療するスライディングヒップスクリューとプレート．この装置は転子間骨折に最も多く用いられる．この骨折，特に粉砕骨折では応力分散機器として作用する．

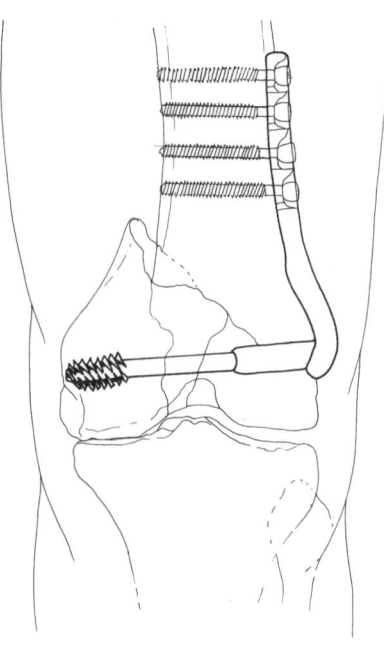

図3-14　大腿骨顆上骨折を治療する動的圧迫を加えるためのコンディラープレート．強固に固定されれば応力遮蔽機器であるが，通常は応力分散機器となる．

ためにギプスなどの別の固定材料と併用される．通常荷重は遅れる．ピン，K鋼線，スクリューは骨癒合が始まると通常抜去される．これらは多く，足関節，膝蓋骨，中手骨，肘頭などの骨折に使用される（図3-11；図14-2，14-7，17-9B，26-7，30-19参照）．

F. 圧迫スクリュー

圧迫スクリューは骨片を引きよせるように働く．スクリューの平滑な軸部分は骨折部を越え，ネジ山部分が遠位ないし外側の骨片にとどく．スクリューを締めると，ラグ効果として知られるように骨片が引きよせられる．これは応力分散機器であり，通常荷重は遅れる（図3-12）．

G. スライディングヒップスクリューとプレート

これは，大腿骨近位端骨折の固定に使用される特殊機器である．スライディングヒップスクリューは応力分散機器である．大腿骨転子部骨折で最もよく使用される．

E. ピン，鋼線，スクリュー

Kirschner鋼線（K鋼線），ピン，スクリューは骨折部を部分的に固定するために使用される細い金属である．ネジ山が切ってあるもの（スクリュー）と切っていないもの（K鋼線，ピン）がある．すべて骨折部の微細運動を生じる応力分散機器であり，二次性骨癒合を生ずる．これらは，独立して使用されたり，より固定性を高める

骨折部の粉砕により強固な固定が困難なためである（図3-13；図22-5参照）．この機器は，大腿骨頚部骨頭下骨折の治療でも使用される．

H. コンディラープレート

コンディラープレートによる固定は，大腿骨遠位の顆上骨折で使用される．これらの骨折を強固に固定することは容易ではなく，応力分散機器であるが，骨折が強固に固定されれば，コンディラープレートは応力遮蔽機器となる（図3-14；図25-8参照）．

I. 創外固定器

創外固定器は骨折のアライメントや長さを維持し，患者の動きを可能にする．ピンは骨折部の上下に設置され，骨折を固定するべく体外で連結される．これは応力分散機器の傾向があり，仮骨形成を通じて二次性骨癒合が生ずる．創外固定は広範な軟部組織損傷を伴う開放骨折の際に最も多く使用される．骨折を固定し，かつ損傷状態を見ながら軟部組織の治療が可能である．これら遠位と

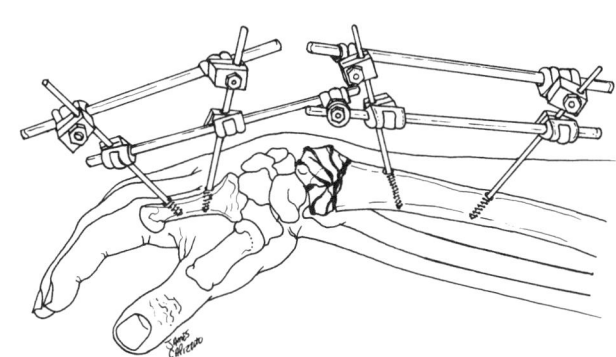

図3-15　粉砕Colles骨折を治療する創外固定器；応力分散機器．

近位のピンにより，骨折部に金属を置く必要がないので，骨折周辺でさらに侵襲を加えることを避けられる．創外固定器は，骨折部から離れた場所に経皮的にピンを刺入するので，不必要な軟部組織の剥離も避けられる．しかし，ピンが多くの軟部組織層を貫かねばならないので，関係する関節運動の減少など，軟部組織の問題も発生する．軟部組織の動きはピンの緩みにつながり，骨癒合を得るうえでも影響する．創外固定器は身体のどの長管骨にも使用される（図3-15；図12-19，28-13，28-15参照）．

CHAPTER 4

Treatment and Rehabilitation of Fractures

運動療法と関節可動域

Therapeutic Exercise and Range of Motion

　運動プログラムの最終目標は，機能，動作遂行力，筋力および持久力を受傷前のレベルに戻すことである．使用されない筋肉は1日5％から1週8％の割合で萎縮し，筋力を失う．不動化の結果，筋萎縮は遅筋線維（Type Ⅰ）と速筋線維（Type Ⅱ）の両方にみられる．速筋線維の萎縮は当初筋力の喪失として，遅筋線維の萎縮は持久力の喪失として出現する．

　筋力は基本的には抵抗に対する筋収縮能力である．筋力増強訓練の基本的原則はすべての筋運動単位の動員を促すために，抵抗と反復収縮を用いることである．これを筋肉にとって過剰とならない強度で毎日行う．一例は下肢のプレス運動であり，漸増された重錘に抗して膝を伸展することで，大腿四頭筋が強化される．この運動は疲労感が出現するまで行われるが，疼痛や疲弊を感じる時点までは行わない．

　持久力は同一運動を反復する能力である．これは筋疲労にいたるまで反復訓練（オーバーロード）を行うことで獲得される．持久力訓練の例には，距離を伸ばしていく歩行，脛骨骨折後の腓腹筋の反復収縮，大腿骨骨折後の大腿四頭筋の反復収縮などがある．ある動作の遂行力を改善するための最善の運動は，歩行や洗髪のようにその動作自身を繰り返し行うことである．患者によって行われる運動は，関節可動域の維持と筋力や持久力の増加により目標を達成することができる．これらは必要な機能や動作を果たす患者能力を向上させるうえで重要である．以下に述べる運動は全般的な運動プログラムのために，最も多く処方される．

A. 関節可動域

　全体ないし部分的な往復からなる関節運動，すなわち関節可動域運動は，関節の滑動域を維持・改善するために行われる．骨折リハビリテーションの全般にわたって処方される最も基本的な運動療法である．関節可動域には（解剖学的な）完全可動域と，（ある動作を行うのに必要な動きからなる）機能可動域がある．

1 完全可動域

　完全可動域とは，解剖学的に規定されている該当関節の可能な全可動域をいう．関節の骨性構造とともに靱帯の制限からくる運動の限界により，可能な関節の滑動域，つまり可動域が決まる．たとえば膝関節は0〜120度の可動域（完全伸展0度，完全屈曲120度）をもつ．

2 機能可動域

　機能可動域とは，日常生活動作・活動の遂行や患者に必要なある動作（例：投球動作）を行うために該当関節に要求される可動域である．たとえば快適に座るためには，膝関節での90度屈曲が必要である．完全伸展（0度）

表 4-1　筋力段階表

筋力の段階	内　　容
5－正常	重力に抗し全抵抗があっても，全可動域を動く．
4－優	重力に抗しある程度の抵抗があっても，全可動域を動く．
3－良	重力に抗して，全可動域を動く．
2－可	重力を除くと，全可動域を動く．
1－不可	筋に収縮をみることはあるが，関節運動はない．
0－ゼロ	筋に収縮の所見はない．

から90度屈曲の可動域は全可動域ではないが，座位にとっては十分な機能となる．

3　自動可動域

患者は自身の意志で，全体的ないし部分的な可動範囲の運動として関節を動かすことを求められる．この自動可動域運動の目的は，関節での運動の喪失を防ぐことである．これらの運動は骨折部に安定性がないか，あってもごく少ない骨癒合の早期に適応される．患者の直接の知覚フィードバックにより，疼痛を生じたり骨折部の安定性を損ねる恐れのある動きを防止するのに役立つ．

4　自動介助可動域

この運動では，患者は関節を動かすために自分の筋肉を収縮させるように指示され，合わせて治療にあたる専門家が追加ないし補助力を加える．この運動は筋力が弱かったり，痛みや恐れによって運動ができない場合や，可動域向上のために最も一般的に用いられる．この訓練を行うにあたっては，骨折の治癒そのものないし固定法により，骨折部にある程度の安定性があることが必要である．

5　他動可動域

この運動は，患者の筋収縮なしの関節運動からなる．すべての運動は医師かセラピストによって行われる．この運動の目的は，加えられる力によって関節可動域を維持・向上させることである．随意的な筋収縮が不可能であったり，望ましくなかったり，関節包の拘縮に打ち勝つために十分な筋力がない場合に適応となる．患者の直接の感覚フィードバックが低下しているので，過剰な関節運動が治癒しつつある骨折の安定性に影響するような際には，他動可動域運動は処方してはならない．

B. 筋力評価

合併症のない骨折は神経障害を示さないが，一般に直接の外力や固定，反射性筋抑制の結果として，骨折部を取り巻く筋肉は弱くなる．筋力テストは，回復期における筋力向上を評価するのに有用な指標となる．この点は，それぞれの章で別々に議論されてはいない．筋力は以下のスケールに従って段階づけられる（表4-1）．

Grade Ⅴ－正常：筋は正常の筋力をもち，評価者の全抵抗に抗して全可動域を動く．

Grade Ⅳ－優：評価者のある程度の抵抗に打ち勝って，筋は全可動域を動く．

Grade Ⅲ－良：筋は重力に抗して全可動域を動くが，評価者によるいかなる抵抗にも打ち勝つことができない．

Grade Ⅱ－可：重力を除くと関節は全可動域を動く．筋は重力に抗して全可動域を動くのに十分な筋力に欠ける．

Grade Ⅰ－不可：触診により筋収縮をみることはあるが，筋は動くことがない．

Grade 0－ゼロ：筋に収縮の所見はない．

C. 筋力増強訓練

筋力増強訓練とは，筋がつくり出す力を増加させるものである．これらの訓練は，その筋に神経支配している運動単位の協調を促すばかりでなく，関節に働く筋群間のバランスを改善する．筋力増強訓練は，筋収縮と筋－靭帯系の静的構造によってつくり出される張力を増加させるために計画される．筋力増強訓練にはいくつかの種

16　I. 総論

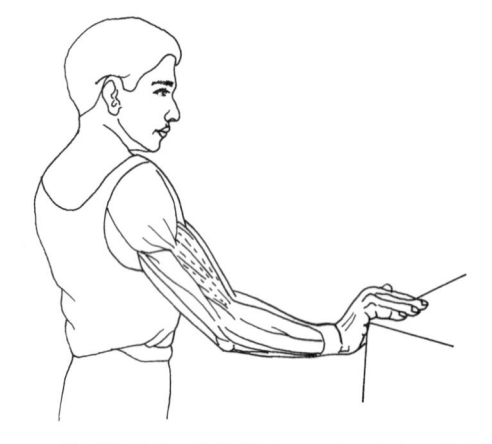

図4-1 等尺性運動．筋線維長は一定であり，筋収縮は関節運動なしに生じる．等尺性運動は，筋力の維持増強を図ろうとするが，骨折の不安定性のために運動が禁忌であったり，疼痛のために運動が望ましくない場合に特に有用である．

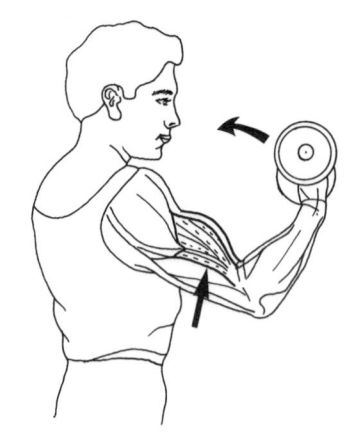

図4-2 等張性運動．一定の荷重ないし抵抗を用いて行われる動的運動であるが，関節運動の速度はコントロールされない．したがって，筋線維の張力は運動中ほぼ一定に保たれる．この運動は骨折リハビリテーションの中期ないし後期に，筋力強化の目的で最も多く処方される．

類がある．

1　基本的筋力増強訓練

a. 等尺性運動

等尺性運動では，筋線維長は一定であり，筋収縮は関節運動なしに生じる（図4-1）．等尺性運動は，筋力の維持増強を図ろうとするが，骨折の不安定性のために運動が禁忌であったり，疼痛のために運動が望ましくない場合に特に有用である．これは骨折部の安定性を脅かす可能性がほとんどないので，多くの骨折に使われる筋力増強訓練のうちで最も早くから用いられる．その例には，下肢が大腿ギプスによって固定されたときに行う大腿四頭筋の収縮，上肢が上腕ギプスによって固定されたときに行う上腕二頭筋の収縮運動がある．これらの運動はまた，「セット運動」とも呼ばれる．

b. 等張性運動

等張性運動は，一定の荷重ないし抵抗を用いて行われる動的運動であるが，関節運動の速度はコントロールされない．したがって，筋線維の張力は運動中ほぼ一定に保たれる．筋線維は伸張・短縮し，関節運動を生じる（図4-2）．等張性筋力増強訓練は骨折リハビリテーションの中期ないし後期に，筋力強化の目的で最も多く処方される．ダンベルの重錘を増やしながら行う上腕二頭筋屈曲運動や，下肢のプレス運動などの漸増抵抗運動は等張性運動の例である．この種の運動はギプス装着時には行われない．漸増抵抗運動によって筋力強化が図れる．

c. 等運動性運動

この運動は一定比率の関節運動を行う．一定比率の運動を維持するために，生じた筋力に反応して抵抗が変化する．等運動性運動の利点は，関節の全可動域を通じて筋肉が適切に強化されることであり，この点は等尺性運動や等張性運動のいずれでも不可能である．こうした運動は，骨折部に良好な安定性が得られたリハビリテーションの後期に処方される．等運動性運動の欠点は，一定比率の運動を維持するために抵抗を変えなければならず，Cybex®といった機器を使用しなければならないことである（表4-2）．たとえば，大腿骨骨折の後期リハビリテーションで，Cybex®は大腿四頭筋の強化のために用いられる（図4-3）．

2　高度筋力増強訓練

a. 閉鎖系連鎖運動

この種の運動では，運動時に動く身体の遠位部と近位部が固定される必要がある．実際の生活における動きの大部分は閉鎖系連鎖運動として生じているので，複数の筋群を同時に強化するのに適しており，機能向上により有効である．閉鎖系連鎖運動の例は，壁を使った運動やスクワットであり，下肢（足関節，股関節，膝関節を含

表 4-2　骨折後の筋力増強訓練

運動の効果	等 尺 性	等 張 性	等 運 動 性
筋肉長	変化なし	短縮・伸長	短縮・伸長
関節運動	なし	あり	あり；(角速度)一定の関節運動
筋線維の張力	増加	当初増加するが，その後は可動域全体で一定の張力	増加
筋力の維持	ある関節角度にて	可動域全体で；可動域の両端で最大の獲得	可動域全体で；均等の獲得
関節可動域	変化なし	維持または増加	維持または増加
運動の時期	早期	中間期	後期
筋力増強訓練の例	上腕ギプス内での上腕二頭筋の収縮	上腕二頭筋屈曲	(角速度)一定の関節運動を行うため，抵抗が変化する機器を用いて行った上腕二頭筋屈曲

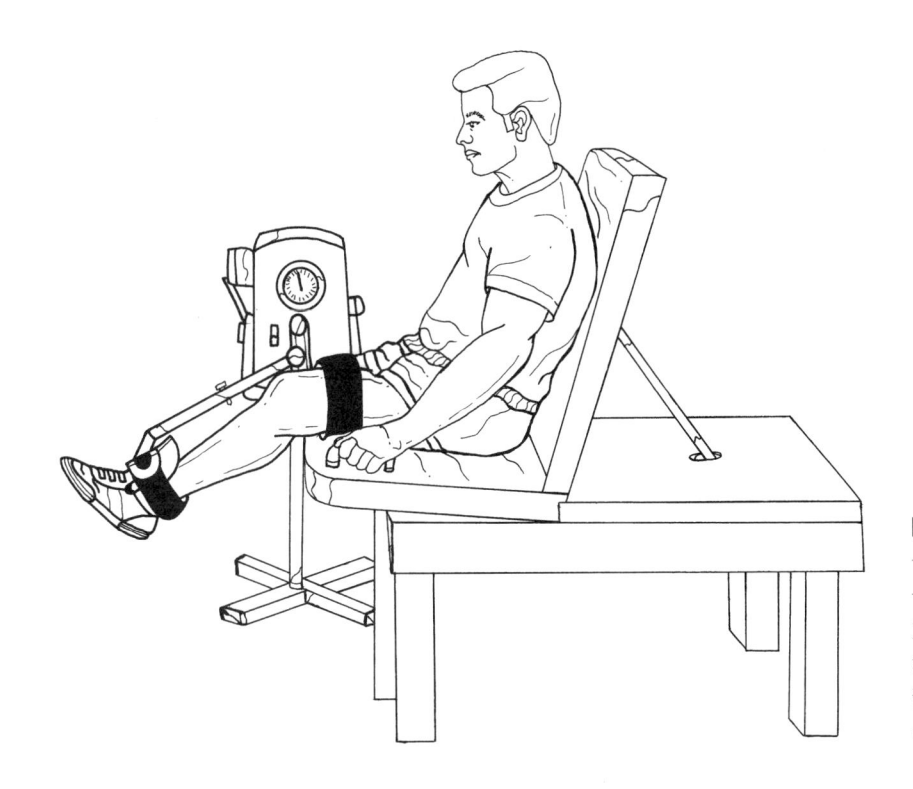

図4-3　等運動性運動．この運動中，関節は一定比率の運動を行うが，抵抗が変化する．一定比率の運動を維持するために，生じた筋力に反応して，関節の全可動域を通じて筋肉が適切に強化される．こうした運動は，骨折部に良好な安定性が得られたリハビリテーションの後期に処方される．

む)の主要な伸筋群全体を強化する．

b. 開放系連鎖運動

　この運動では四肢先端は固定されない．この種の筋力増強訓練は骨折時に多く処方されている．その例に下肢や上腕の屈曲運動がある．

c. 反動的衝撃法 (plyometric exercise)*

　この運動は飛んだり跳ねたりといった素早い伸張の後に最大筋収縮させることによって行うものである．下肢の骨折部に生じるトルクを考えると，この種の運動は通常の日常生活動作・活動に求められる水準を超えた筋力や能力向上のために，リハビリテーションの後期にのみ処方されるべきものである．

---

*：Stretch-shortening cycle (SSC)；スポーツ領域で主に行われる訓練で，遠心性収縮に引き続き，求心性収縮を連続的に行うもの．

表4-3 筋収縮の種類

	求心性	遠心性	等尺性
筋線維長	短縮	伸長	不変
関節運動	加速	減速	なし
収縮力	より小	より大	大
大腿四頭筋収縮での例	膝の伸展	徐々に膝を屈曲（スクワット）	屈曲位での膝の安定（しゃがみ姿勢）

　閉鎖系連鎖運動，開放系連鎖運動，反動的衝撃法は骨折後のリハビリテーションプログラムの一部として，特定の行為ないし動作レベルに対し処方される．たとえば閉鎖系連鎖運動，反動的衝撃法は，スポーツ行為（ジャンプ；大腿骨骨折後の殿筋や大腿四頭筋の筋力強化）に要求される筋力を得るために，そして開放系連鎖運動は上腕骨骨折後の上腕二頭筋単独の筋力強化のために処方される．

D. 機能訓練または特定の行為に付随した運動

　これらの運動は筋力増強とともに動作遂行能力をも高める．筋線維の肥大に加えて神経筋協同性や敏捷性，強度を向上させる．この種の運動例には，大腿骨折後の階段昇降や，Colles骨折のギプス除去後にボールを握ったり，ドアノブを回したりすることがある．

E. 調整運動

　調整運動は持久力を向上させる．この運動は特定の骨折による障害を治療するというより，全体の心肺機能を高めるために用いられる．調整運動は末梢での酸素消費と筋肉の能率を高め，好気性筋代謝となる．
　この運動は十分な目標心拍数にて20分以上にわたって行う．通常の調整運動は自転車エルゴメーターに乗ったり，トレッドミルを使ったりする．

F. 訓練中の筋収縮の種類

　関節のスムーズな機能を発揮するために，筋収縮にはいろいろな種類がある．「伝統的」な関節を屈曲させる短縮収縮，制御しつつ関節を伸展させる伸張収縮，そして関節運動のない収縮がある．リハビリテーションを考える際に，どの筋を訓練するかにより，収縮の種類を決めるが，それは骨折部の安定性，骨折部に対する関節運動の影響，筋疲労の出現時間，そしてある行為を行うのに必要などの筋力強化を選択するか，に基づく．

① 求心性収縮

　求心性収縮では，筋収縮とともに筋線維は短縮し，筋の停止部分は近づいてくる．求心性に筋収縮が起こると，肘を屈曲するための上腕二頭筋の収縮や，階段昇降で身体を持ち上げるよう膝伸展を行うための大腿四頭筋の収縮にみるごとく，通常では関節運動を加速する（表4-3）．

② 遠心性収縮

　遠心性収縮の際に筋線維は伸び，筋の停止部分は遠ざかる．機能的にみると，遠心性収縮は減速を制御して関節運動を停止させるのに役立つ．遠心性収縮は，筋肉中の静的構造（非収縮性蛋白，腱，中隔など）が荷重への抵抗として動員されるので，求心性収縮よりも強い力を生み出すことができる．たとえばスクワットにて膝を屈曲する際に，膝コントロールに大腿四頭筋が使われるのは，筋が伸びる遠心性収縮である．
　上腕三頭筋がバランスよくスムーズに肘を屈曲させるために遠心性に収縮するのに対し，上腕二頭筋は求心性に収縮する．
　遠心性収縮はより強い力を生み出すとともに，より多く熱を発生する．求心性収縮や等尺性収縮に比べ，運動後の筋腫脹や筋痛の危険性が高まる恐れがある．骨折後のリハビリテーションプログラムの一部として処方する際には，遠心性収縮は機能改善のために骨折部に十分な安定性がある場合か，筋バランスを再獲得するため求心

性収縮と組み合わせる場合に限るべきである．

3 等尺性収縮

等尺性収縮では筋線維長は変わらず，関節運動も生じない．等尺性収縮の通常の機能は関節の安定化である．その例には，スクワットなどの膝屈曲固定肢位を維持するための大腿四頭筋の作用がある．

筋収縮は筋短縮を意味しない．筋線維は求心性収縮では短縮するが，遠心性収縮では伸張し，等尺性収縮では変わらない．

文 献

Borquist L, Lindelow G, Thorngren KG. Costs of hip fracture: rehabilitation of 180 patients in primary health care. *Acta Orthop Scand*, 62:39–48, 1991.

Braddom R. *Physical Medicine and Rehabilitation*. Philadelphia: W.B. Saunders, 1996.

Brotzman SB, ed. *Clinical Orthopaedic Rehabilitation*. St. Louis: Mosby, 1996.

Ceder L, Svensson K, Thorngren KG. Statistical prediction of rehabilitation in elderly patients with hip fractures. *Clin Orthop*, 152:185–90, 1980.

Delisa J. *Rehabilitation Medicine: Principles and Practice*. Philadelphia: J.B. Lippincott, 1988.

Grundes O, Reiker O. Effect of physical activity on muscle and bone blood flow after fracture: exercise and tenotomy studied in rats. *Acta Orthop Scand*, 62:67–69, 1991.

Hoppenfeld S. *Physical Examination of the Spine and Extremities*. Norwalk, CT: Appleton-Century-Crofts, 1976.

Mehta Arun JMB, ed. Rehabilitation of fractures. *State of the Art Reviews in Physical Medicine and Rehabilitation*, Vol. 9, No. 3. Philadelphia: Hanley & Belfus, 1995.

Norkin C, Levangie P. *Joint Structure and Function*, 2nd ed. Philadelphia: F.A. Davis, 1992.

Soderberg G. *Kinesiology: Application to Pathological Motion*. Baltimore: Williams & Wilkins, 1986.

CHAPTER 5

Treatment and Rehabilitation of Fractures

骨折治療に用いられる物理療法

Modalities Used in the Treatment of Fractures

物理療法の各方法（つまり温熱，寒冷，水治，温風浴，電気療法など）は，骨折に際し，症状を軽減し，運動効果を高めるためによく用いられる（**表5-1**）．外部から加えられた療法にはすべて期待される生物学的効果がある．薬物療法と同様に，これら物理療法のリハビリテーション処方はその適応，禁忌，そして予想される副作用，用量，使用頻度を考慮しなければならない．これらを適切に使うためには，各々の療法のもつ特有の生理的効果について十分な知識をもつ必要がある．

A. 温熱療法

温熱療法は局所および一定領域の血液循環を上昇さ

表5-1 温熱療法

	療法の種類	加温する組織	適応	禁忌	使用状況
表面温熱	ホットパック	・皮膚および皮下組織	・疼痛，筋緊張	・熱傷や知覚脱失部位 ・末梢血管障害	・しばしば
	パラフィン浴	・皮膚および皮下組織	・疼痛，筋緊張 ・可動域減少	・熱傷や知覚脱失部位 ・末梢血管障害	・しばしば
	温風浴*	・皮膚および皮下組織	・疼痛，筋緊張 ・可動域減少	・熱傷や知覚脱失部位 ・末梢血管障害 ・阻血部位 ・出血	・しばしば
深部温熱	超音波	・骨/筋肉	・筋肉や関節包の拘縮	・骨折局所部位 ・金属固定材料	・ときどき
	短波ジアテルミー	・皮下組織	・術後癒着 ・表在性拘縮	・金属固定材料 ・ペースメーカー ・薬剤注入機器	・まれ
	マイクロ波ジアテルミー	・筋肉	・筋肉の拘縮	・金属固定材料 ・ペースメーカー ・薬剤注入機器	・まれ

＊：長く適用すると，手指などの小さな表在関節では深部温熱になる．

せ，組織の粘性を下げ，コラーゲンの弾性を上昇させる．また筋紡錘と末梢の疼痛受容体 (nociceptor) のいずれもの発火率を下げる．適切に処方・使用されれば，温熱は鎮痛と筋弛緩に有用であり，一定領域の血流量を増加させて治癒も促進させる．温熱はその加えられた部位での代謝率と血液需要を増加させるので，不適切に用いられると，熱傷や局所ないし一定領域の阻血症状を引き起こす．このため熱傷，痛覚脱失，出血，阻血症状の部位，そして血液循環の乏しい部位には禁忌となる．

温熱療法はホットパック（熱エネルギー）を用いて直接加えたり，超音波（音響エネルギー）や，マイクロ波または短波（ジアテルミー）を熱に変換して加える．ホットパックと超音波は，骨折後のリハビリテーションに最も多く用いられる温熱療法である．

1 表面への温熱

骨折に対し処方される最も多い温熱の方法である．皮膚や皮下組織を加熱するのに，ホットパックや放射加熱（加熱ランプ）を用いる．これにより患者のリラクセーションと皮膚や瘢痕組織の可動性をもたらす．表面への温熱療法は筋肉に対しては効果がない．

パラフィン浴は溶けたパラフィンとグリセリンに浸すもので，皮膚や皮下組織を加熱し，さらに長く浸せば手の小関節・筋肉にも有効である．この療法の適応には骨折後の疼痛や上肢遠位（手や手関節）の可動域制限がある．強い浮腫や開放創がある場合には使用できないし，皮膚に感覚脱失があれば，慎重な観察が必要になる．

パラフィン浴と同様に，温風浴療法は対流・伝導によって加熱するもので，骨折後の上肢遠位（手や手関節）に用いられる．温風浴療法で，患者は特殊な材料（トウモロコシ皮の粉末など）を温風で浮遊させた箱の中に前腕遠位を挿入する．温熱効果に加えて，温風浴療法は皮膚や皮下組織への適度な機械的刺激を加え，よりリラクセーションをもたらす．この療法は骨折後の鎮痛を助け，手関節や手の可動域を改善する．

パラフィン浴や温風浴療法は，治療方法と指標パラメーターに応じて，手に対し表面熱ないし深部熱を与えることができる．方法としては不可能ではないが，通常足の治療には用いられない．

2 深部への温熱

超音波，短波ジアテルミー，マイクロ波ジアテルミーは，深部への温熱を加えるために骨折後のリハビリテーションに用いられる．短波およびマイクロ波ジアテルミーは機器の入手やセラピストの知識に問題が多く，広くは使われていない．

超音波は骨-筋肉移行部を加熱する．その適応には骨折後の筋短縮や関節包の拘縮が含まれる．超音波使用の禁忌についてはかなりの混乱があるが，通常，熱の集中が熱傷を起こしたり骨折治癒の阻害になるため，骨折部直上や挿入した金属固定材料の近くでは使われない．

短波ジアテルミーは表面への温熱療法よりも効果的に皮下組織を選択的に加熱する．その適応には骨折後の拘縮や皮下組織の癒着治療が含まれる．金属固定材料や電気回路を妨害するので，ペースメーカー，薬剤注入機器を使用している際は禁忌となる．

マイクロ波ジアテルミーは筋肉を選択的に加熱する．その適応は骨折後の筋短縮に限られる．金属固定材料や他の体内機器がある場合には禁忌となる．

B. 寒冷療法

アイスパックや他の冷却パックの形で，あるいは気化冷却を行う揮発性冷却剤スプレーの使用による寒冷療法は，鎮痛や受傷直後の浮腫対策として，骨折リハビリテーションのごく初期によく用いられている．寒冷療法は，疼痛受容体を含む末梢の受容体の発火率を下げて，疼痛の麻痺効果をつくり出す．リハビリテーションの後期では，寒冷療法は疼痛や筋スパズム軽減に用いられるが，温熱や水治療法に比べると使用頻度は少ない．鎮痛目的の温熱あるいは寒冷の使用は患者によって異なる．個々の患者にとって最も効果的な治療が用いるべき方法となる．

C. 水治療法

水治療法は，目的とする治療効果に応じて渦流浴や治療プールを含む．温熱療法と運動の有効性は，水治療法として合わせて行われると，しばしば相乗効果を生む．水治療法の一般的使用は，

- 関節可動域の改善，特にギプス除去後
- 創傷治癒の促進（ギプス装着下に厚くなった皮膚角化層を機械的に削り，きれいにするので）
- 循環の改善（水温による）
- 下肢の荷重許容限度の改善

　荷重の程度は浮力と重力の差であるが，水の深さを調整することで変えることができる．歩行用タンクや治療用プールでの水治療法は荷重を増していくのに好都合である．

D. 電気療法

　電気刺激は骨折が治癒した後，特に患者の不安が強く，筋収縮がうまくできない場合に，筋力増強訓練の一部として用いられる．特殊なものとしては，高電圧直流刺激が筋スパズムを軽減するのに用いられ，特にギプス除去後に可動域改善を図る必要のある際（例：大腿骨遠位端骨折で大腿四頭筋を刺激する）に使用される．

E. スプレーとストレッチ運動

　スプレーとストレッチ運動は，冷却剤スプレー（フルオリメタン）を使った後に，ゆっくりとした一方向の徒手ストレッチ運動を行う．骨折後に，頚部・肩甲部や腰部に持続する筋スパズムがある場合，筋肉の伸張と弛緩を助け，鎮痛を図り，可動域を改善するのに用いられる．

文　献

Braddom R. *Physical Medicine and Rehabilitation*. Philadelphia: W.B. Saunders, 1996.

Brotzman SB, ed. *Clinical Orthopaedic Rehabilitation*. St. Louis, Mosby, 1996.

Ceder L, Svensson K, Thorngren KG. Statistical prediction of rehabilitation in elderly patients with hip fractures. *Clin Orthop*, 152:185–90, 1980.

DeLisa J. *Rehabilitation Medicine: Principles and Practice*. Philadelphia: J.B. Lippincott, 1988.

Mehta Arun JMB, ed. Rehabilitation of fractures. *State of the Art Reviews in Physical Medicine and Rehabilitation*, Vol. 9, No. 3. Philadelphia: Hanley & Belfus, 1995.

CHAPTER 6

Treatment and Rehabilitation of Fractures

歩　行

Gait

　下肢の目的は移動（歩行）にある．下肢骨折後には，この機能が障害される．臨床医が移動能力を評価する際には，歩行が重要なポイントとなる．「歩行」は人間が移動する行為である．歩行を注意深く評価することで，効率の悪い移動や移動を制限する原因となる問題が明らかになり，治療することができる．

　下肢骨折のリハビリテーション的目標は，可能な限り受傷前の機能レベルにまで正常な歩行を回復することである．したがって，医師は正常な歩行のすべてについて理解していなければならない．

A. 歩行周期

　歩行周期は歩行中の活動を記述したものである．歩行周期は立脚期と遊脚期の2期に分けられる．

1　立脚期

　立脚期は歩行周期の60％（より正確には62％）を占め，次の成分に分けられる．

a．踵接地

　足の踵部が接地する．この時点から立脚期が始まる（図6-1）．

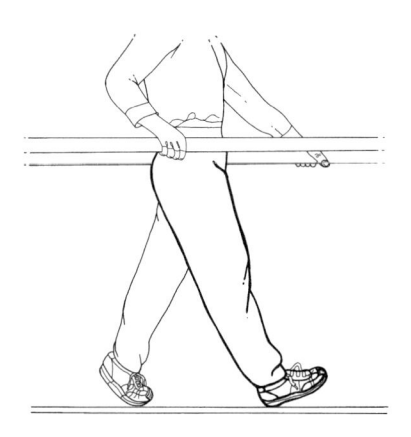

図6-1　踵接地：足の踵部が接地する．この時点から立脚期が始まる．

b．足底接地

　体幹が前方へ進むにしたがって，中足部と前足部が接地する（図6-2）．足底接地は足底全体が地面についたときに始まるが，まだ体重は足の真上に乗っていない．

c．立脚中期

　体幹が前方へ動き続けるため，立脚中期に荷重線がちょうど足部の上を通り過ぎる（図6-3）．

1）両足期

　両足が接地している．そのうち約20％の時間は両足で体重を受けている（図6-4参照）．

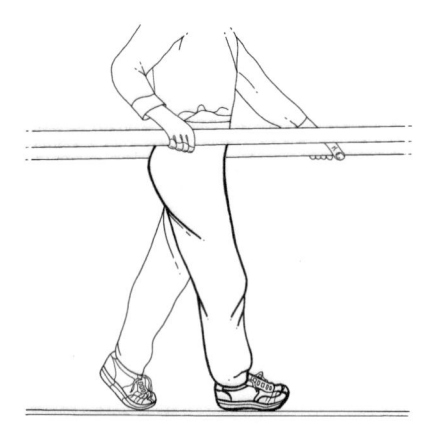

図6-2 足底接地：体幹が前方へ進むにしたがって，中足部と前足部が接地する．足底接地は足底全体が地面についたときに始まるが，まだ体重は足の真上に乗っていない．

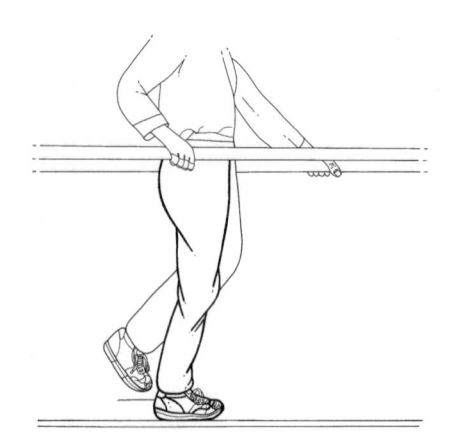

図6-3 立脚中期：立脚中期では，体幹が前方へ動き続けるため，荷重線がちょうど足部の上を通り過ぎる．

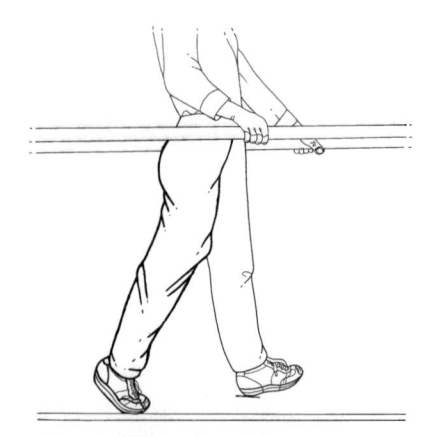

図6-4 踏切り：踏切りは，荷重されていた足を前方へ推進して，地面から離したときに起こる．踏切りには以下の2つの相がある．
①踵離地（踵が地面から離れる）
②趾離地

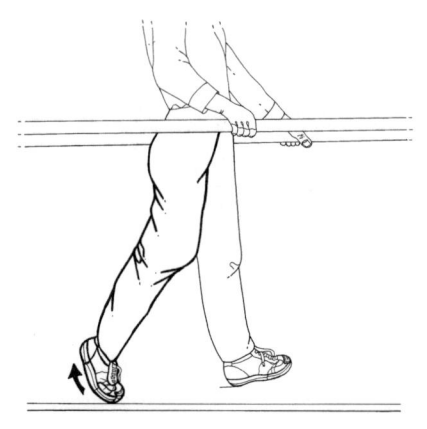

図6-5 趾離地：踵が離れた後に，爪先が地面から離れようとする．

d. 踏切り

踏切りは，荷重されていた足を前方へ推進して，地面から離したときに起こる．踏切りには2つの相がある．

1）踵離地
踵が地面から離れる．

2）趾離地
踵が離れた後に，爪先が地面から離れる（図6-4, 6-5）．

2 遊脚期

遊脚期は歩行周期の40％（正確には38％）を占め，次の成分に分けられる．

a. 加速期

遊脚期は踏切り期の終了時，足尖が地面から離れたときに始まる．遊脚期の最初の成分は加速期である（図6-6）．加速期の間，体幹は下肢の前方にある．重力が下肢を前方へ振り出すのを助ける．

b. 遊脚中期

遊脚中期には，下肢は体幹の真下にあり，モーメントにより前方へ動く（図6-7）．

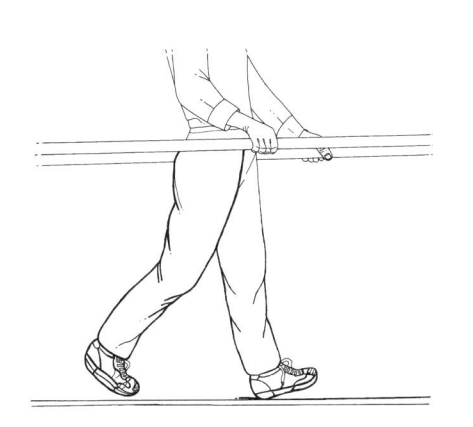

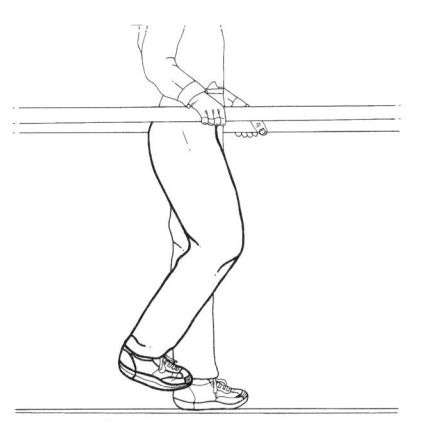

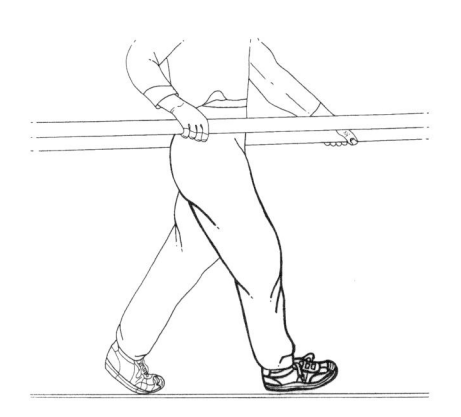

図6-6（左） 加速期．遊脚期は踏切りの終了時，足尖が地面から離れたときに始まる．遊脚期の最初の成分は加速期である．加速期の間，体幹は下肢の前方にある．重力が下肢を前方へ振り出すのを助ける．

図6-7（中央） 遊脚中期．遊脚中期には，下肢は体幹の真下にあり，モーメントをもって前方へ動く．

図6-8（右） 減速期．下肢が歩行動作の終点に到達すると，下肢の遠位部が減速して終点での揺れ戻しを防ぎ，踵接地へと向かうことで荷重を受ける位置にくる．こうして遊脚期が完了する．

表6-1 歩行周期の構成

標準的分類	異なった分類*
踵接地	Initial contact
足底接地	Loading response
立脚中期	Mid-stance
踵離地	Terminal stance
趾離地	Pre-swing
加速期	Initial swing
遊脚中期	Mid-swing
減速期	Terminal swing

[*: Perry J : Gait analysis. Normal and Pathological Function. Slack NJ, Thorofare, 1992]

c．減速期

下肢が歩行動作の終点に到達すると，下肢の遠位部が減速して終点での揺れ戻しを防ぎ，踵接地へと向かうことで荷重を受ける位置にくる．こうして遊脚期が完了する（図6-8，表6-1）．

遊脚期の活動により，下肢を短縮・伸長することで下肢を前進させ，地面から離すことができる．もし正常な屈曲と骨盤の動きで，この機能的な下肢長変化ができなければ，代償的な機構が働く．すなわち，分回し（前進させるときに，下肢を外転，屈曲，次いで内転させる），hip hiking（股関節の引き上げ；片側骨盤を持ち上げて下肢を地面から離す），vaulting（伸び上がり；足関節を底屈させて身体を持ち上げる）である．

その他の歩行分類法として，歩行周期の各時点で作用する両下肢の複数の筋の機能と筋力を記述するものがあり，時に用いられる．この分類は非常に有用であるが，本書ではより一般的な名称を使用する（**表6-1**参照）．

B．骨折リハビリテーションにおける歩行周期

歩行周期は人間の歩行時の筋活動を示す青写真である．臨床的に骨折に影響する，通常骨折部を横断する筋肉を明示した．下肢の骨折後のリハビリテーションの第一の目標は，正常な歩行を回復することなので，患者の歩行を評価して，注意を払うべき問題点を明らかにすることが重要である．歩行周期について理解することで，歩行の異常とリハビリテーション後期における治療目標を明らかにすることができる．歩行周期の各相における最も活動する筋肉を，**表6-2，6-3**に示した．多くの下肢筋は求心性にも遠心性にも収縮する（**表6-3，および4章「運動療法と関節可動域」**参照）．正常歩行時にいつどのように筋が収縮するかを知ることにより，歩行異常を最小にして正常歩行パターンを回復するようにリハビリテーションを処方することができる．骨折後に歩行訓練する際，活動する筋力を**表6-2**にまとめた．

表 6-2　歩行周期における中心的な下肢筋活動

相	筋収縮
立脚期	
踵接地	股：大殿筋 膝：大腿四頭筋・ハムストリング 足：前脛骨筋
足底接地	股：なし 膝：大腿四頭筋 足：前脛骨筋
立脚中期	股：中殿筋 膝：大腿四頭筋 足：腓腹筋・ヒラメ筋
踵離地	股：なし 膝：大腿四頭筋 足：腓腹筋・ヒラメ筋
趾離地	股：なし 膝：ハムストリング 足：腓腹筋・ヒラメ筋
遊脚期	
加速期	股：腸腰筋 膝：大腿四頭筋 足：前脛骨筋
遊脚中期	股：なし 膝：大腿四頭筋 足：前脛骨筋
減速期	股：大殿筋 膝：ハムストリング 足：前脛骨筋

表 6-3　正常歩行での求心性・遠心性筋活動

相	遠心性活動	求心性活動
踵接地から足底接地まで	・前脛骨筋 ・大腿四頭筋 ・大殿筋 ・ハムストリング ・母趾伸筋 ・趾伸筋	
足底接地から立脚中期まで	・大腿四頭筋	
立脚中期から踵離地まで		・下腿三頭筋
踵離地から趾離地まで	・大腿四頭筋 ・中殿筋（対側）	・下腿三頭筋 ・前脛骨筋 ・長腓骨筋 ・趾屈筋 ・母趾屈筋
趾離地から加速期まで	・中殿筋（対側）	・下腿三頭筋 ・前脛骨筋 ・ハムストリング
加速期から遊脚中期まで	・中殿筋（対側）	・大腿四頭筋 ・腸腰筋 ・前脛骨筋
遊脚中期から減速期まで	・ハムストリング ・中殿筋（対側）	・前脛骨筋

表 6-4　歩行のパラメーター

パラメーター	正常値
足角	0〜7度外旋
歩隔	5〜10 cm
歩幅	40〜50 cm
重複歩距離	80〜100 cm
歩調	120歩/分
速度	時速4〜5 km

　歩行に関与するほとんどの筋は，立脚期・遊脚期の開始時と終了時に活動する．立脚中期に荷重は最大になるのだが，立脚中期と遊脚中期では筋活動は最小となる．筋内は，しばしば求心性よりも遠心性に収縮する（表6-3参照）．このことは，健常者での筋収縮で証明されたように，しばしば骨折部に生じるトルクが，求心性収縮によるものよりも遠心性収縮によるもののほうが大きい場合に顕著となる．

① 歩行のパラメーター

　足角，歩隔，歩幅，重複歩距離，歩調，速度といった歩行のパラメーター（図6-4）は，人の歩行状態を素早くチェックする際に評価する，静的および動的機能の要素である．

a. 足角（爪先開き角）

　正常の足角は矢状面から計測して0〜7度開いている．初期には，骨折部のトルクをコントロールするために下肢の骨折後の足角は減少する．このことは特に大腿骨頚部骨折後では重要である．

b. 歩隔

　歩隔は足の中心線同士の間隔であるが，通常約5〜

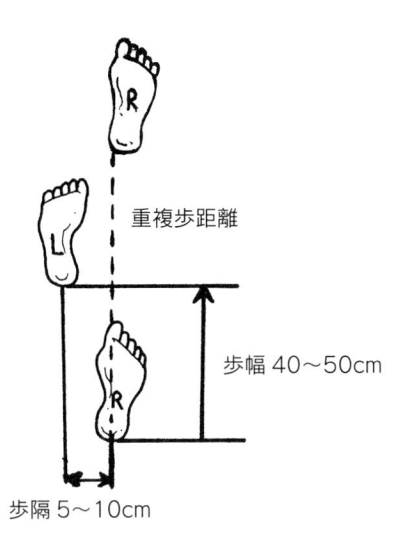

図6-9 歩隔（通常5～10cm）は足の中心線同士の間隔だが、骨折後に支持性と安定性を増すためにリハビリテーションの後期まで広い。歩幅（通常約40～50cm）は、片方の足の踵接地から反対の足の踵接地までの距離である。重複歩距離は同側の足の踵接地と踵接地との間の距離である。

10cm（2～4インチ）である。歩隔は骨折後では支持性と安定性を増すために、リハビリテーションの後期まで大きくなる（図6-9）。

c. 歩　幅

歩幅は通常約40～50cm（15～20インチ）であり、一側の足の踵接地から反対側の足の踵接地までの距離である（図6-9参照）。骨折後には歩幅は短縮する。これは、一時的な恐怖を感じながらの歩行や、有痛性（疼痛回避）歩行に関連しているかもしれない。初期では、患肢を踏み出したときの歩幅のほうが健肢を踏み出したときの歩幅より長い。

d. 重複歩距離（ストライド長）

重複歩距離は同側の足の踵接地から次の踵接地までの距離である。2歩幅が1重複歩（ストライド）に等しい（図6-9参照）。

e. 歩　調

歩調は歩行率であり、約120歩/分である。リハビリテーションの初期～中期によくみられる、痛み、転倒に対する恐怖、不安定感がある場合に、歩調は減少する。

f. 速　度

正常な歩行速度は時速約4km（2.5マイル）である。歩調の減少または歩幅・重複歩距離の減少で速度は低下する。

骨折部の不安定性や再骨折、骨折部の障害に対する患者の不安感により、歩行のパラメーター（歩幅、重複歩距離、歩隔、歩調、速度、足角）は変化する。骨折後、下肢長の正常な機能が変化すると、効率が悪く、エネルギーを浪費する歩容の悪い歩行につながる。歩容のよい、効率的で安全な歩行を再獲得するために、歩行パラメーターを正常化しなければならない。

2　歩行の決定要因

歩行の決定要因には、効率を改善したり、歩行時に消費されるエネルギーを最小限にする動きや、人の矢状面・前額面での重心の移動を最小限にして、滑らかな歩行になる動きがある。歩行の決定要因には、骨盤の傾斜・側方移動・回旋や、股-膝-足関節動作、立脚期での膝屈曲、足関節の動作が含まれる。これらの運動はすべて、機能的下肢長を延長するか短縮するものと考えられ、それによって歩行時の横方向と垂直（上下運動）方向との振幅を減少させている。

これらの決定要因は歩行を微調整するものであり、概して患者はそれらを代償しているため、決定要因は歩行の再訓練において重要な要素とはみなされない。もし重度の脚長差や重度の可動域制限があれば、患者は代償することができず、これらの決定要因を扱わなければならない。

a. 骨盤の傾斜

歩行時に骨盤の前後の傾きによって下肢は機能的に延長・短縮する。下位腰椎骨折では、痛みと拘縮のため傾斜が減少する。

b. 骨盤の側方移動

骨盤が立脚期の下肢の上で側方移動することで脚長を機能的に延長することができ、重心を脚の長軸上に近づけることができる。このため上下運動の振幅が減少し、中殿筋を力学的に強め、遊脚期側の骨盤が落ちるのを防ぐことができる。股関節骨折や股関節手術では、特に中殿筋が傷害されたとき、骨盤の側方移動は阻害される。

痛みによっても，患者は骨盤を側方移動できない．

c. 骨盤回旋

遊脚期が終わり，立脚期を開始する際に，荷重を準備するために下肢を延長することで，骨盤は内側（前方）に回旋する．立脚期には，骨盤は反対（外側あるいは後方）に回旋し，下肢長を機能的に短縮して，遊脚期に下肢が地面から離れるために必要な高さを減少させる．股関節や腰椎骨折では，歩行時の正常な骨盤回旋を阻害または制限する．

d. 股−膝−足関節動作

股関節・膝関節の屈曲と足関節の背屈によって脚長が機能的に短縮する．また股関節・膝関節の伸展と足関節の底屈によって脚長が機能的に延長する．この動作全体の効果は，歩行時の垂直運動とそれに要するエネルギー消費を減少させることである．大腿骨あるいは脛骨の骨折では，歩行時の股−膝−足関節動作の正常な運動が障害される．股・膝・足関節の骨折でも，動きの制限と痛みのため遊脚期の下肢の短縮が阻害されるかもしれない．

e. 立脚期での膝屈曲

立脚期に膝を屈曲することで歩行時の最大身長の伸びを制限し，上下運動の振幅を減少させる．これは，完全に直立して通るにはやや天井が低いトンネルを，なるべく直立して抜ける能力と考えればわかりやすい．膝蓋骨や膝関節内骨折においては立脚期の膝屈曲が異常となるので，上下運動と垂直方向の振幅が減少する．

f. 足関節の動作

足関節と距骨下関節の動きは，動作の振幅を減少し，動作の移行をスムーズにすることでエネルギー消費を減少させる．足関節や足部の骨折では，歩行時の正常な足関節の動作は阻害される．骨折が治癒しても筋肉や軟部組織の拘縮のため，この状態が続くことがある．

腕の振り，大腿骨・脛骨の回旋，体幹の屈曲も，運動の方向転換をスムーズにしたり，モーメントとエネルギーをさらに保持することができるため，これらの動作も歩行の決定要因として考えられる．

骨折後リハビリテーションの後期では，最大限正常な歩行を回復しようとするため，より些細な歩行の異常をみるので，歩行の決定要因の分析が重要となる．骨折後に骨欠損によって実際に脚長が短縮したとき，あるいは筋短縮によって機能的に下肢が短縮したとき（例：股関節や膝関節を十分伸展できない）は，歩行の決定要因が障害されるため，これを改善して正常な歩行を回復しなければならない．

③ 異常歩行

下肢骨折後の歩行の病理的な変化は，下肢の短縮，筋力低下，痛み，不安，恐怖の結果として起こる．どのような異常によっても，速度の低下によって歩行の効率が下がり，エネルギー消費は増加し，また正常な歩容が失われる．

筋力低下や下肢の短縮が続いたとき，身体が異常を代償しようとするにしたがって，当初の異常歩行は変化する．そのような場合，歩行は引き続き異常だが，歩行による余計なエネルギー消費は減少する．患肢に全荷重をかけた場合，最も一般的な異常歩行は，痛み，筋力低下，あるいは傷害や痛みのために筋肉の収縮が非効率になること，足関節の尖足拘縮，歩行に対する自信のなさ，などによって起こる．

a. 有痛性（疼痛回避）歩行

有痛性歩行は，骨折した下肢になるべく荷重しないようにするためのものである．有痛性歩行では，健側下肢の立脚期が延長される．健側下肢の歩幅は短くなり，両足接地期は延長する．目的は骨折した下肢を使う時間を最小限にすることである．痛みや不安感のためにこの歩き方になり，ほとんどすべての下肢の骨折に対して起こる．

b. 小刻み歩行

すべての下肢の骨折で，歩幅は狭くなる．これは痛み，不安感，筋力低下あるいは持久力の低下によって起こる．

c. 下肢短縮歩行

下肢の骨折後に下肢長の短縮があれば，患者は歩行時の垂直移動を制限しようとする．下肢を外転し，股関節・膝関節を正常よりも屈曲させ（鶏状歩行），下肢を分回して，片側骨盤を引き上げる（hip-hiking）ことで，対側の「長い」ほうの下肢を「短く」することができる．

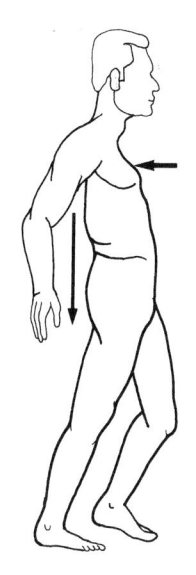

図6-10 大殿筋跛行．大殿筋の筋力が低下したとき，踵接地のときに体幹が前屈するのを止められなくなり，踵接地の直前に，体幹を伸展（大殿筋跛行）してバランスをとるようになる．

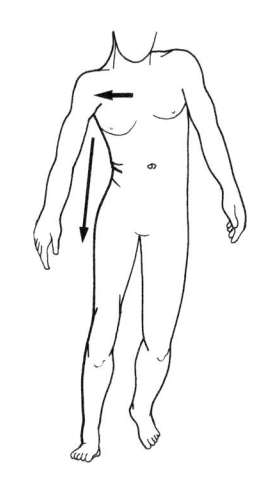

図6-11 中殿筋跛行．筋力が低下した中殿筋は，遊脚期の間に対側の骨盤が落ちるのを防げなくなる．代償するために軸足に重心を移すことで，骨折した下肢にかかる体重を移そうとする．この体幹を患側の中殿筋の側へ倒す動きが中殿筋跛行である．

d. 伸び上がり歩行

患者は短縮した下肢の足を底屈させることで，爪先立ちになって「延長」することができる．短縮した下肢の上で伸び上がるため，この歩行は伸び上がり歩行と呼ばれる．

e. 大殿筋跛行

転子下骨折のときなどで大殿筋の筋力が低下したとき，踵接地のときに体幹が前屈するのを止められなくなる（挨拶歩行）．これが代償されない大殿筋跛行である．もし大殿筋の筋力低下が持続すると，踵接地の前に体幹を伸展してバランスをとるようになる（代償された大殿筋跛行；図6-10）．

f. 中殿筋跛行

大腿骨転子部骨折後には，中殿筋が初期には効かなくなり，遊脚期に対側の骨盤が落ちるのを防げなくなる．これが中殿筋跛行あるいは代償されないTrendelenburg歩行である．この跛行が持続すると，軸足に重心を移すことで骨折した下肢にかかる体重を移動させようとする．この体幹を患側の中殿筋の側へ倒す（外側へ傾く）動きが，代償されたTrendelenburg歩行である（図6-11）．

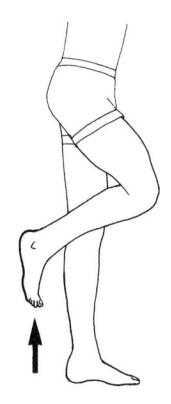

図6-12 鶏状歩行は，神経や軟部組織の損傷によって遊脚期に足を背屈できなくなったときに起こりうる．遊脚期に足を地面から離すため，股関節・膝関節を大きく曲げて下肢をより高く上げる．

g. 大腿四頭筋の筋力低下

膝蓋骨，大腿骨遠位端の骨折などの場合に，大腿四頭筋の筋力低下あるいは反射性筋抑制があったとき，膝折れしないように3つの基本的な代償のうちの一つが起こる．下肢は外旋し，関節軸を進行方向と一致しないようにずらすことで膝折れを防ぐ．もしくは，大腿四頭筋の筋力低下が弱い場合，踵接地の後に膝を過伸展することで膝折れを防ぐ．これを「反張膝」と呼ぶ．頻度は少ないが，患者が手で大腿を押して，大腿四頭筋を補助することもある．

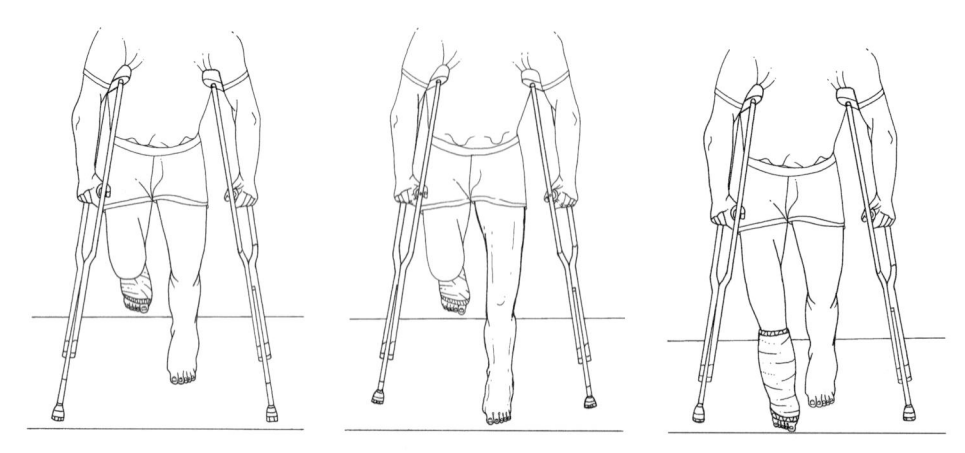

図6-13（左） step-through歩行の開始位置．骨折した下肢に荷重してはならないとき，松葉杖が患肢の代わりに使われる．

図6-14（中央） step-through歩行：松葉杖を越えて，健肢を踏み出す．

図6-15（右） step-through歩行：骨折した下肢と松葉杖を健肢を越えて進める．

h．鶏状歩行，分回し歩行，外転歩行

腓骨神経麻痺，直接外傷，そして軟部組織の損傷あるいは脛骨骨折後の出血によるコンパートメント症候群により，この型の歩行が起こる．遊脚期に足を地面から離すため，股関節・膝関節を大きく曲げて，下肢をより高く上げる（図6-12）．または，遊脚期に下肢を極端に外転する，あるいは分回すこともある．

i．素早い踵挙上

踵骨骨折などで腓腹三頭筋の短縮が起こった場合，足関節背屈が失われるため，素早い踵の挙上を起こす．これは立脚期に踵を早いうちに離地して，爪先立ちになる時間を延長するという意味である．

4　下肢骨折時の歩行

荷重状態は次のように定義される：
①非荷重（免荷）
②爪先荷重
③部分荷重：荷重の度合いは，その時点で予想される骨折の安定性によって，医師が決定する．
④可能な限りの荷重
⑤全荷重

5　骨折後の歩行パターン

骨折後の一般的な歩行パターンは，踏み出し方（step-to，step-through），あるいは踏み出す際の接点の数（2点，3点あるいは4点歩行）によって分類される．患肢への荷重が制限されているため，患者は松葉杖やその他の補助具を使用してさまざまな歩行パターンをとる．

a．step-to歩行

step-to歩行では，骨折した下肢を先に出して，その後に健肢を同じ位置にもってくる．部分荷重，爪先荷重，可能な限りの荷重をしている場合は，松葉杖あるいは歩行器が必要であり，骨折した下肢を踏み出す際に上肢で押し下げることで補助する．こうして荷重を患肢から補助具へと移すことができる．

例：脛骨骨幹部骨折後の部分荷重あるいは爪先荷重の2点歩行．この場合，部分荷重している下肢と松葉杖を先に出して，その後に健肢を同じ位置に出す．

b．step-through歩行

step-through歩行では，健肢を先に出して，その後に骨折した下肢を健肢を越えて進める．骨折した下肢に荷重制限がある場合，松葉杖が患肢の代わりに使われ，松葉杖を越えて荷重できるほうの下肢を踏み出す．この歩行は2点あるいは3点歩行と考えられる．

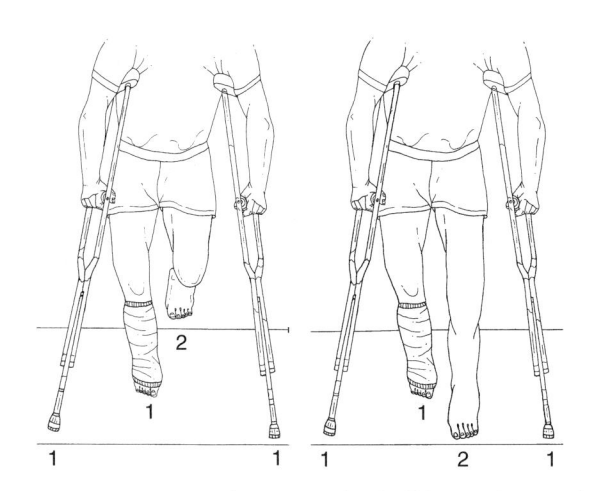

図6-16 2点歩行(hop-to歩行). 松葉杖と骨折した下肢が1点, 健肢が1点である. 松葉杖と骨折した下肢を1ユニットとして前に出し(左の図), 荷重している健側の下肢を第2のユニットとして松葉杖のところまで出す(右の図).

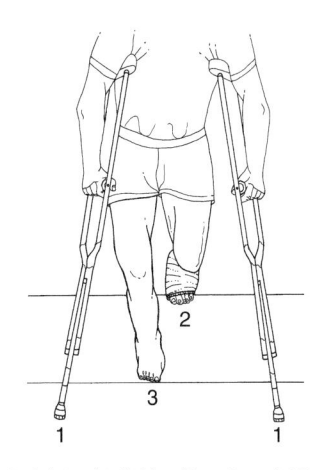

図6-17 3点歩行. 松葉杖が第1点, 患肢が第2点, 健肢が第3点である. 3点のうち常に2点が床についているように, それぞれの松葉杖と荷重する下肢は別々に前へ出される.

例：脛骨骨幹部の斜骨折で非荷重(免荷)の場合. 健肢を松葉杖を越えて先に出し, その後に骨折した下肢と松葉杖を健肢の前に出す(図6-13, 6-14, 6-15).

6　平地歩行

a. 2点歩行

2点歩行では(ときにhop-to歩行と呼ばれる), 松葉杖と骨折した下肢が1点, 健肢が1点である. 松葉杖と骨折した下肢を1ユニットとして前に出し, 荷重している健肢を第2のユニットとして松葉杖のところまで出す(図6-16).

例：免荷の大腿骨骨折ではstep-to歩行様式で, 松葉杖を骨折した下肢とともに前へ出し, 健肢を松葉杖のところまで踏み出す.

b. 3点歩行

3点歩行では, 松葉杖が第1点, 患肢が第2点, 健肢が第3点である. 3点のうち常に2点が床についているように, それぞれの松葉杖と荷重する下肢は別々に前へ出される(図6-17).

例：部分荷重の大腿骨頚部骨折. この例では, 松葉杖を前に出し, 次に骨折した下肢を出し, 最後に健肢を前に出す.

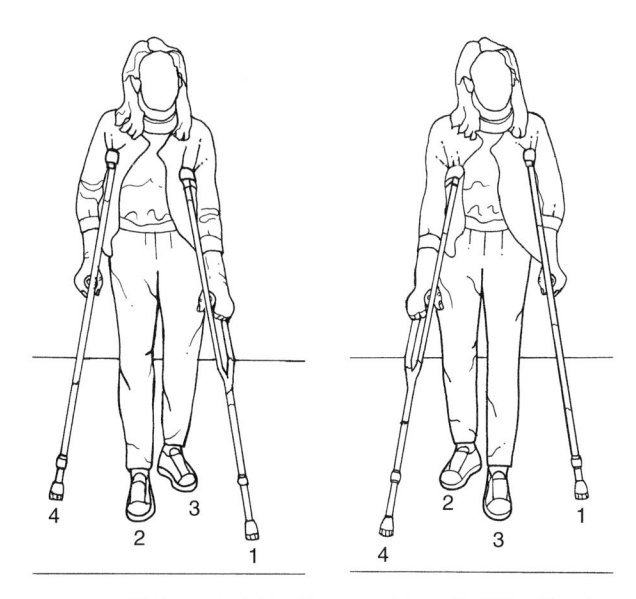

図6-18(左)　4点歩行. 第1点は患側の松葉杖, 第2点は健肢, 第3点は患肢, 第4点は健側の松葉杖である.

図6-19(右)　4点歩行. 松葉杖と下肢は別々に前へ出され, 4点のうち3点が常に接地し荷重されている.

c. 4点歩行

4点歩行では, 第1点は患側の松葉杖, 第2点は健肢, 第3点は患肢, 第4点は健側の松葉杖である(図6-18, 6-19). 松葉杖と下肢は別々に前へ出され, 4点のうち3点が常に接地して荷重されている.

例：筋力低下や運動の調節異常, あるいは不安感が強

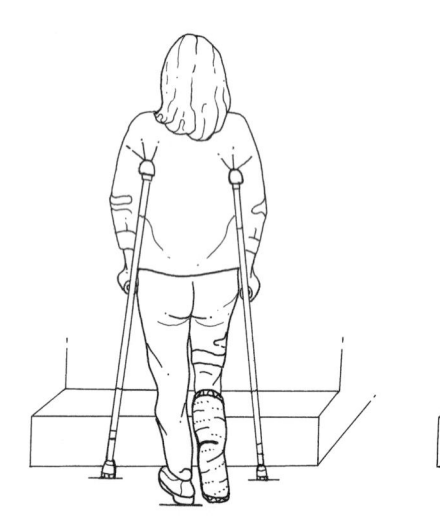

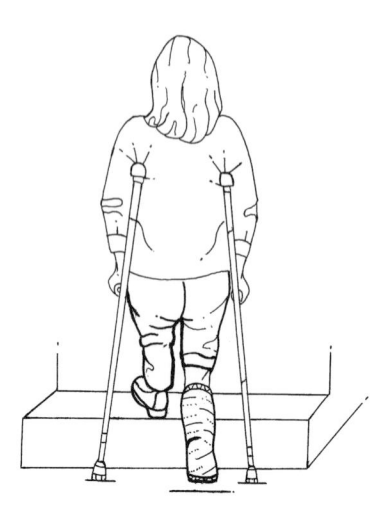

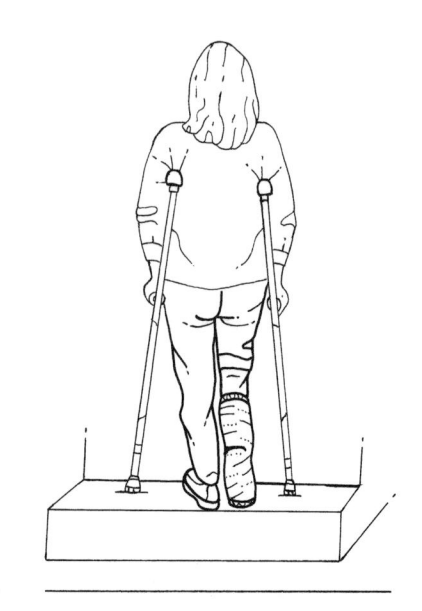

図6-20（左） 下肢を骨折した患者は，階段や縁石などの非平面を乗り越える方法を教育されなければならない．

図6-21（中央） 骨折した下肢への荷重を減少あるいは除くため，階段の上りは，先に健側の下肢から登る．

図6-22（右） 先に健側の下肢から上った後に，骨折した下肢を健肢に合わせるようにする．松葉杖は骨折した下肢と同時に動かす．あるいは両足が上の段に乗るまで下の段に乗せておく．その後に松葉杖を上の段に持ち上げる．

いときなど，二次的な問題がある部分荷重可能な骨折．この型の歩行は非効率だが，安定性とバランスを生むので，実際に恐怖や不安感を経験している高齢患者に安心感を与えることができる．

7 非平面上の歩行

下肢を骨折した患者も，階段や縁石などの非平面を乗り越える方法を教育されなければならない．骨折した下肢への荷重を減少あるいは除くため，階段の上りは先に健肢から上り，骨折した下肢を健肢に合わせるようにする．松葉杖は骨折した下肢と同時に動かす．あるいは両足が上の段に乗るまで下の段に乗せておき，その後に松葉杖を上の段に持ち上げる（**図6-20，6-21，6-22**）．階段の下りでは先に骨折した下肢から下り，健肢を骨折した下肢に合わせるようにする．松葉杖は下の段についておき，それから骨折した下肢を下ろして，最後に健肢を下ろす（**図6-23，6-24，6-25**）．この方法の簡単な覚え方は，「善人（健肢）は天国（上の段）へ，悪人（患肢）は地獄（下の段）へ」である．

もし手すりがあり，免荷歩行であるときには，1本あるいは2本の松葉杖を健側に持ち替えて，手すりを骨折した側の手でつかむ．健肢をまず上の段に上げ，手すりで身体を持ち上げながら，骨折した下肢と松葉杖を前に出して持ち上げる（**図6-26，6-27，6-28**）．階段を下るときには，手すりを骨折した側の手でつかみ，骨折した下肢を松葉杖と同時に下ろす（**図6-29，6-30，6-31**）．一般に，バランスと整合性のとれた患者は2本の松葉杖を使うのが望ましい．

8 移 乗

荷重の状態によって，移乗の方法あるいは姿勢や位置が変化する．移乗の方法には，立体・支点移乗，歩行，座位での移乗が含まれる．

a. 立位・支点移乗

立位・支点移乗は，骨折部に大きなトルクをかけないために，骨折した下肢を免荷とするようになっている．まず健肢で立ち，補助具（松葉杖や歩行器など）を使っ

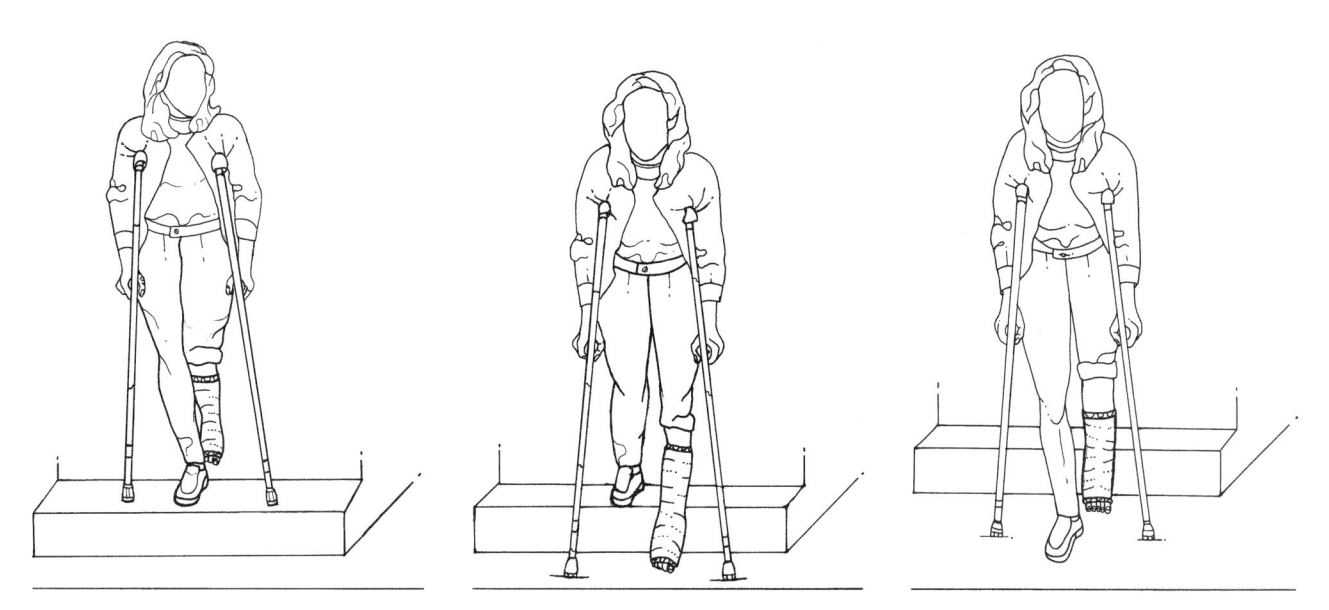

図6-23（左）　階段を下りる場合，先に骨折した下肢から下り，健肢を次に下ろす．

図6-24（中央）　両松葉杖を階段に下ろし，次に骨折した下肢を下ろす．

図6-25（右）　最後に健肢を下ろす．

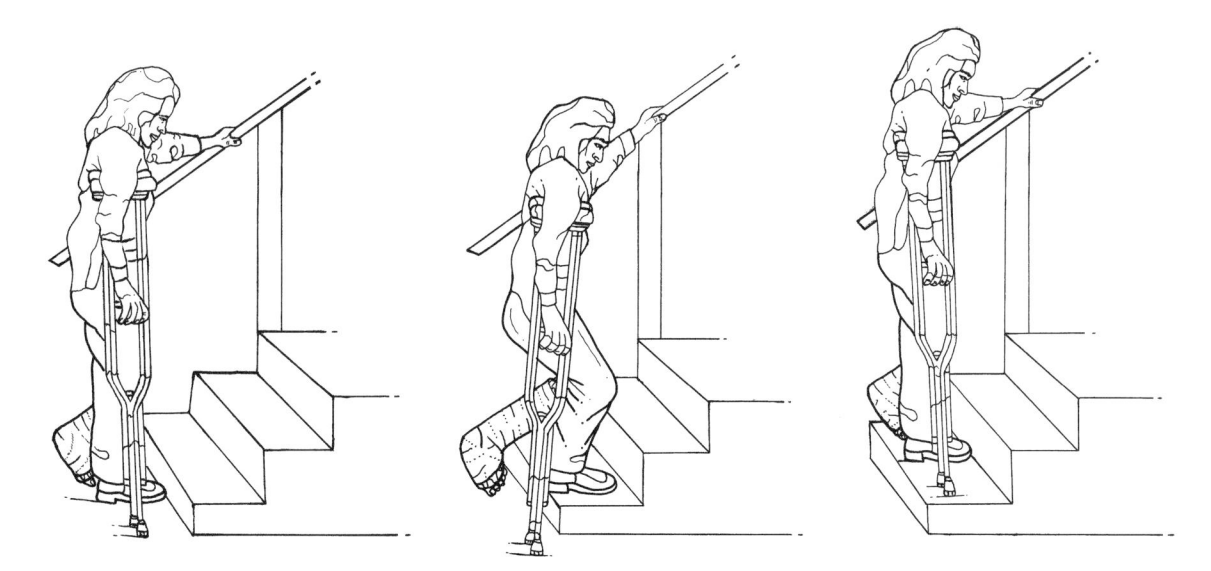

図6-26（左）　手すりを使って階段を上る場合：もし手すりがあり，免荷歩行であるときには，1本あるいは2本の松葉杖を健側に持ち替えて，手すりを骨折した側の手でつかむ．

図6-27（中央）　手すりで体幹を持ち上げながら，健肢をまず上の段に上げる．

図6-28（右）　骨折した下肢と松葉杖を前に出して上の段に持ち上げる．

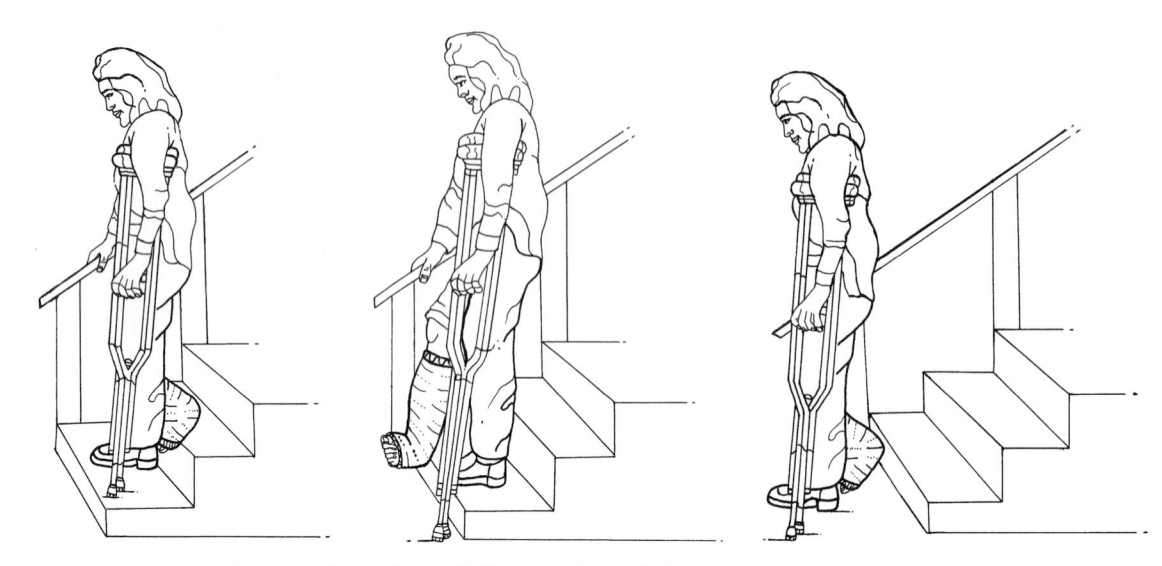

図6-29（左） 手すりを使って階段を下る場合：階段を下るときには，手すりを骨折した側の手でつかみ，1本あるいは2本の松葉杖を健側に持ち替える．

図6-30（中央） 骨折した下肢を松葉杖と同時に下の段へ下ろす．

図6-31（右） 健肢を下の段へ下ろす．

て，骨折した下肢に荷重ををかけずに身体を回転させる．

b. 歩行での移乗

歩行での移乗の際には，健肢に全荷重を行い，骨折した下肢は爪先あるいは部分荷重とする．移乗の際には身体を回転させず，骨折した下肢に部分荷重させるために補助具を使う必要がある．

c. 座位での移乗

座位での移乗は下肢の荷重を必要としない．この方法は両側の下肢とも全荷重をかけられないときに使われる．それは多発外傷後の両下肢の骨折あるいは骨盤の骨折のときである．座位での移乗を行うには，両上肢で体重を支え，殿部を一方の面（例：ベッド）から浮かせてもう一方の面（例：車椅子）へと滑らせる．

文　献

Borkan JM, Quirk M, Sullivan M. Finding meaning after the fall injury: injury narratives from elderly hip fracture patients. *Soc Sci Med*, 33:947–957, 1991.

Borquist L, Lindelow G, Thorngren KG. Costs of hip fracture: rehabilitation of 180 patients in primary health care. *Acta Orthop Scand*, 62:39–48, 1991.

Braddom R. *Physical Medicine and Rehabilitation*. Philadelphia: W.B. Saunders, 1996.

Brotzman SB, ed. *Clinical Orthopaedic Rehabilitation*. St. Louis: Mosby, 1996.

Ceder L, Svensson K, Thorngren KG. Statistical prediction of rehabilitation in elderly patients with hip fractures. *Clin Orthop*, 152:185–190, 1980.

Hoppenfeld S. *Physical Examination of the Spine and Extremities*. Norwalk, CT: Appleton-Century-Crofts, 1976.

Inman VT, Ralston TR, Todd F. *Human Walking*. Baltimore: Williams & Wilkins, 1981.

Mehta Arun JMB, ed. Rehabilitation of fractures. *State of the Art Reviews in Physical Medicine and Rehabilitation*, Vol. 9, No. 3. Philadelphia: Hanley & Belfus, 1995.

Norkin C, Levangie P. *Joint Structure and Function*, 2nd ed. Philadelphia: F.A. Davis, 1992.

Perry J. *Gait Analysis: Normal and Pathological Function*. Thorofare, NJ: Slack, 1992.

CHAPTER 7

Treatment and Rehabilitation of Fractures

日常生活動作・活動（ADL）の ための補助具と適応器具

Assistive Devices and Adaptive Equipment for Activities of Daily Living (ADL)

A. はじめに

　基本的日常生活動作・活動（basic ADL: BADL）には，更衣，入浴，整容，トイレ，歩行など，自立した生活に必要な基本的行為が含まれる．上肢骨折では，とりわけ利き手の場合には，患者がBADLを行う能力が大きく阻害される．通常，患者は補助具を使う必要があっても，荷重の不要な大部分の日常生活動作・活動（ADL）を健側上肢で行うことに速やかに順応する．ベッド上を移動するとか椅子から立ち上がるといった動作もまた問題となる．下肢骨折では，正常のADL（例：下肢の更衣）ばかりではなく，正常歩行も阻害される．

　手段的日常生活動作・活動（instrumental ADL: IADL）には，これら基本的行為に加えて，電話の使用，買物，銀行の利用などが含まれる．骨折後の障害は一時的なものなので，通常は骨折後のリハビリテーションにIADLは含まれない．

　一般的に，上肢骨折後のリハビリテーション的目標はBADLに始まる自立機能の回復である．リハビリテーション初期には，骨折四肢の残存機能を強化するために補助具を必要とする．上肢では，これらの補助具は手を用いた行為を助け，可動域の減少やリーチ範囲の減少を補う．下肢では，歩行のために使用されるもののほかに，筋活動や関節運動の必要性を減らす器具が補助具に含まれる．

B. 日常生活動作・活動（ADL）の ための補助具

1　リーチ拡大の器具

　これらの補助具は，患者が屈んだり，歩いたり，立ち上がったりせずにリーチを拡大することで，骨折部へのストレスを避けたり減らしたりする．多くは上肢，脊椎，あるいは下肢骨折の場合に，健側上肢によって使用される．長柄の靴べら，リーチャーや把持器，長柄の入浴用スポンジは，手や腕，体幹の運動の必要性を制限したり避けることで，骨折部でのトルクを取り除く（図7-1, 7-2）．

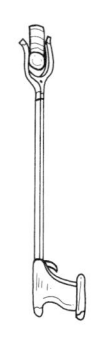

図7-1　長柄の手動式把持器は，患者のリーチを延ばすために用いられる．

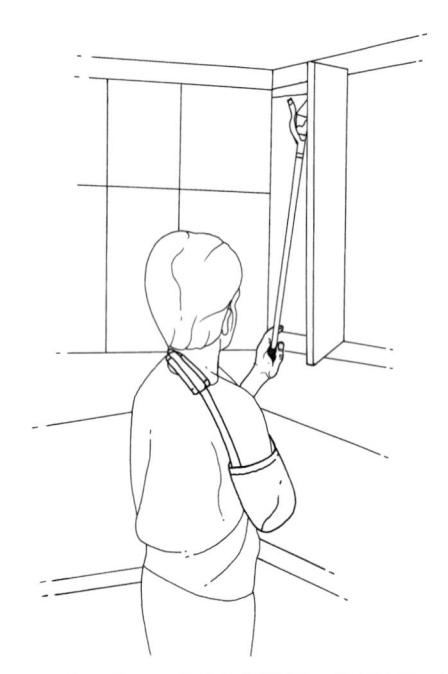

図7-2 リーチャーまたは把持器．患者は特に戸棚の中にリーチを延ばすことができる．

② 握るための器具

　リーチャーや把持器，靴下エイドといった器具はリーチを延ばすばかりでなく，ある程度ものを握る能力をも与える（**図7-3**）．これは床から衣類を拾い上げるなどの，リーチの拡大とつかむことが必要となる下肢骨折の場合に特に重要となる．こうした器具は多くのADLにおいて，骨折部に加わる力をゼロにはできないが，減少させる．

③ トルクや力を減ずるための器具

　座面を高くした便座，高さ調節式ベッド，硬めのシートクッション，椅子の肘掛け，組立式のドアノブ用ハンドル，家庭用品や他の道具は，ある動作を行うのに必要な動きを制限してトルクを減らし，骨折部にかかるストレスを減少させる（**図7-4**）．たとえば，座面を高くした便座，高さ調節式のベッドや椅子は，股関節や腰椎骨折の場合に役立つ（**図7-5**）．これらの器具は座ったり立ったりするのに必要な股関節や体幹の屈曲を減少させ，こうした動作に要する大殿筋（股関節伸筋）の力を減少させる．

　いろいろな器具，家庭用品，整容用品，ドアノブに，それぞれハンドルを取り付けると，前腕，手関節，手指

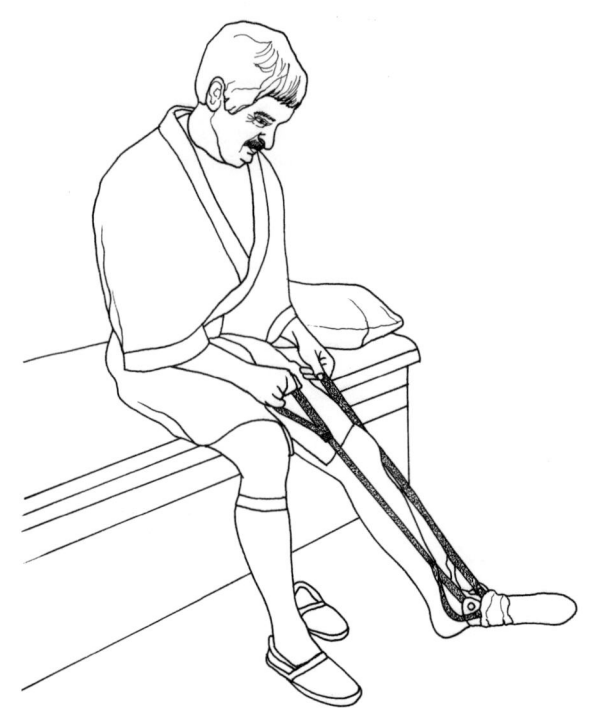

図7-3 靴下エイドにより，患者は股関節や膝関節を曲げることなく靴下を履くことができる．関節や骨折部にかかるストレスを防いでリーチを延ばす．

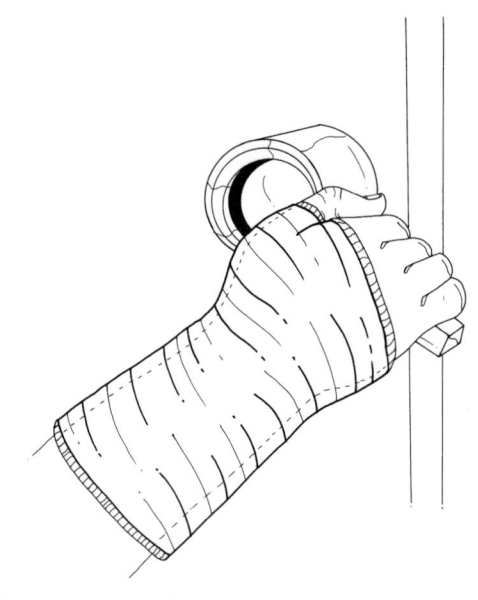

図7-4 ドアノブ用の組立式ハンドルは，Colles骨折や前腕両骨骨折といった骨折部へのトルクやストレスを減少させる．

のトルクと全体的動きを減少させ，上肢の遠位骨折に加わる力を減少させることになる．

　硬いシートは下肢骨折や脊柱骨折の場合に有用である．シートクッションが軟らかすぎると，体が沈み込ん

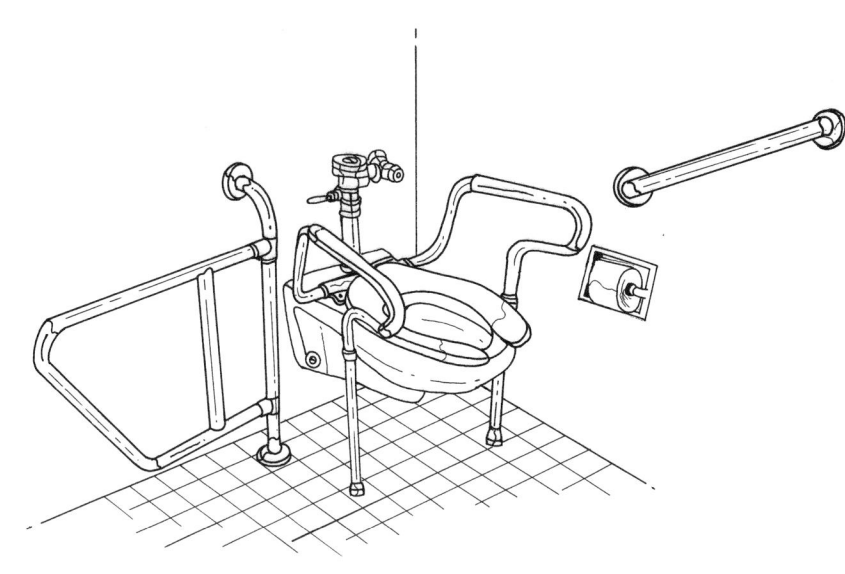

図7-5 座面を高くした便座は，座位と立位の間に要求される股関節や体幹の屈曲を軽減させる．これにより股関節および腰椎骨折の際に最も重要な大殿筋による力を減少させる．手すりも，トイレで座位から立ち上がろうとする際に，バランスや安全性を高めるのに有用である．

でしまい，立ち上がるときに股関節伸展力を余計に必要とするので，座る際に股関節屈曲をより強める必要がある．患者は，下肢近位の骨折に加わる，股関節伸筋により生じた力を減少させるために，椅子の肘掛けに合わせて上肢の力を用いる．

ハンドシャワーは，腕を回したり，挙上したりすると，骨折部にストレスを生じる場合に有用である．

4　安全性向上の器具

手すり，すべりにくい床，浴室床面，歩行器(後述)，そして適切な照明は，バランスと安全性を高め，骨癒合を遅らせるとともに新たな負傷の可能性もある，足をすべらせたり転倒したりといった危険性を減少させる(図7-5参照)．出入りに際して下肢に生じるトルクを減少させるため，下肢骨折後には浴槽内に設置した腰掛け式のシャワーが勧められる．シャワーチェアや入浴用椅子は体力低下があったり，下肢に対する部分ないし完全免荷を図らなければならない患者にとって有用である(図7-6)．

5　その他の器具

ADLもまた，いろいろな目的に応じた補助具によって行いやすくなる．たとえば，縁を付けた皿，ロッカーナイフ，その他の工夫した家庭用品により，皿をつかんだり，食物を切ったり，自立して食事をとる際に，骨折した上肢を使える．下肢リフター(端が輪になっている

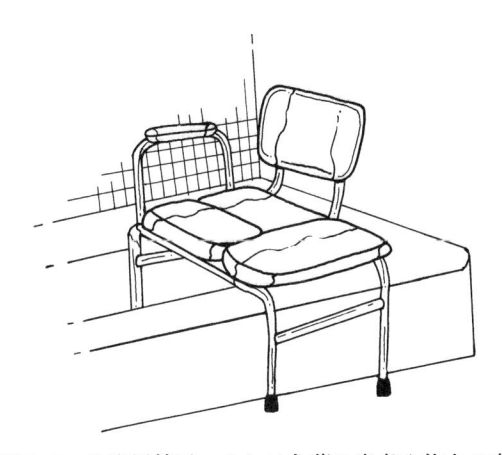

図7-6 入浴用椅子．これは免荷の患者や体力の衰えた患者に最も有用である．患者は横座りで椅子に移動し，荷重することなくシャワーを浴びることができる．

棒)により，脊柱の運動制限があったり骨折により下肢筋力の低下のある場合に，自立して更衣をすることができる．個々の使用目的での日常用具が多数考案され商品化されているので，特殊なあるいはまれな必要性が生じた患者のために，参考として診察室にカタログを備えておくと役に立つ．

C. 歩行補助具

歩行補助具は，骨折後の下肢への体重負荷を除いたり，減らしたりするために必要とされることが多い．体重負荷の減少量は補助具のタイプや患者の訓練次第である．

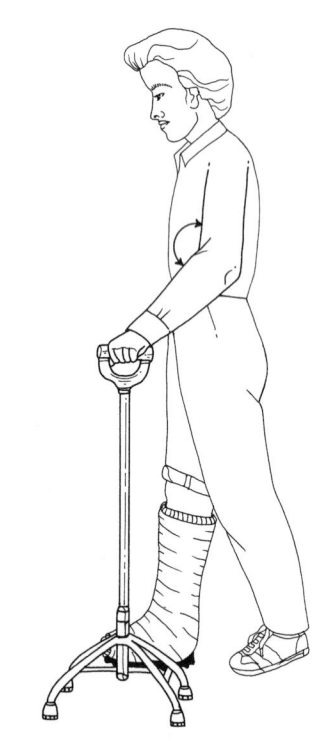

図7-7 支持面積が広い多点杖は，荷重が杖を通じて上肢に伝達されるので，骨折後の下肢への荷重を減らすのに役立つ．30度の肘屈曲が杖へのプッシュオフと荷重に必要である．

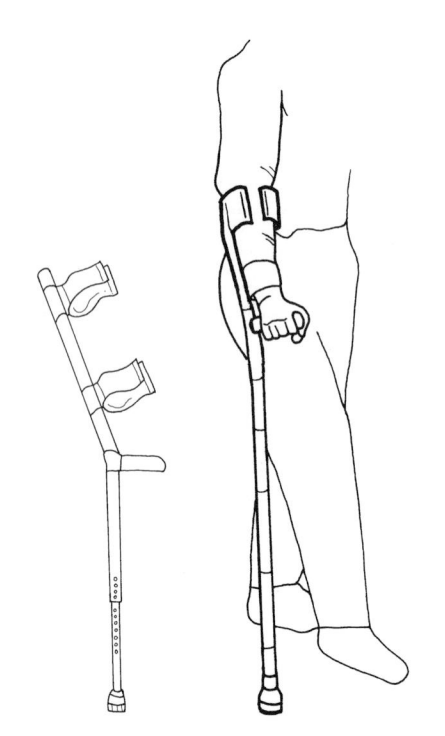

図7-8（左） ロフストランド杖は下肢への荷重を減らしたり，免荷を図るのに役立つ．

図7-9（右） ロフストランド杖は腋窩への圧力がかからない．大部分の荷重を手と前腕で受ける．

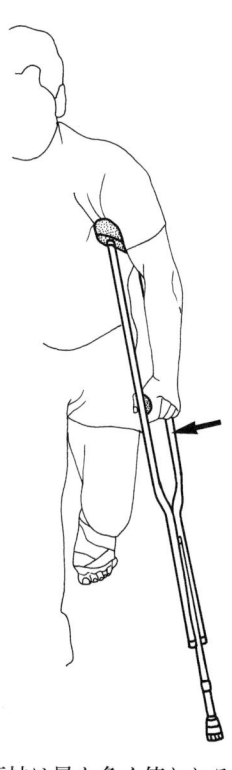

図7-10 松葉杖は最も多く使われる杖で，下肢の免荷を行う．腋窩への過剰な力を避けなければならない．上肢でプッシュオフや荷重を支えるために，肘を屈曲30度に保たなければいけない．

1 杖

杖には，まっすぐな杖や，支持面積が狭かったり広かったりする多点杖など，種々の形式があり，さまざまな握り，デザイン，付属品がある（図7-7）．杖は，そのデザインと患者の訓練次第ではあるが，骨折した下肢への荷重を0〜20％減少させる．杖の上端は，プッシュオフや体重支持に要する肘30度屈曲位に保つために，およそ大転子のレベルに届いていなければならない．杖は骨折の反対側の手で使用すべきであり，患肢と同時に前に進める．

2 クラッチ（松葉杖）

クラッチには腋窩ないし前腕（カナダ式，ロフストランド）でのデザインがある．正しく使えばクラッチは，歩行に際して下肢の完全免荷が可能である（図7-8，7-9）．

下肢の骨折後には松葉杖の使用が原則である（図7-10）．前腕クラッチは松葉杖が使用できない上腕の開放

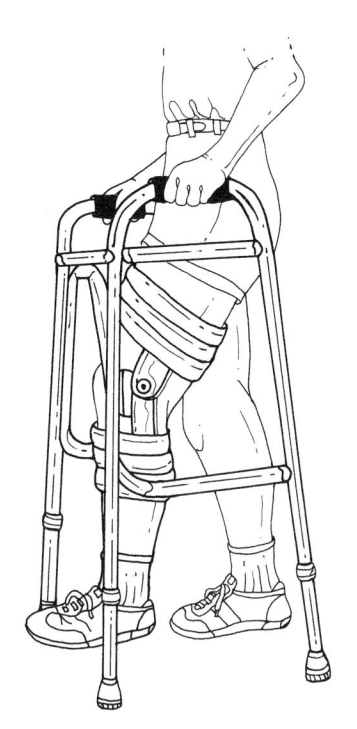

図7-11 標準型歩行器は広い支持面積を持ち，下肢の荷重を減らすのに役立つ．

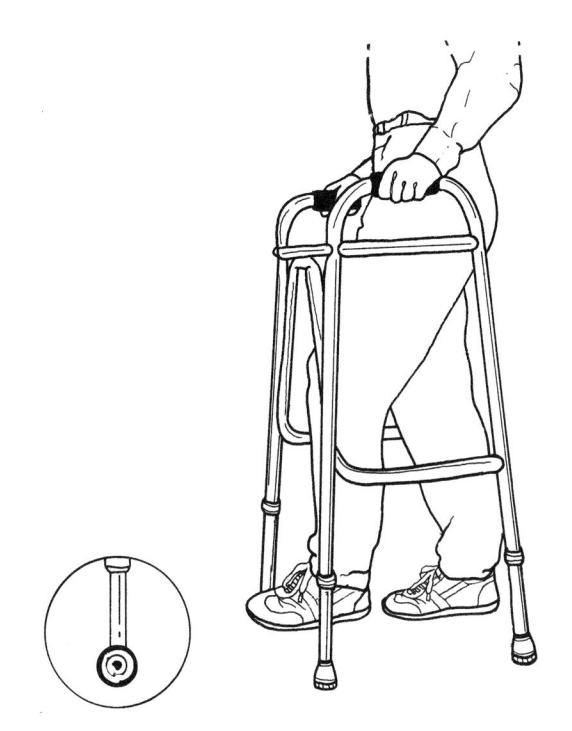

図7-12 車輪式付属品を付けた標準型歩行器．通常，歩行器の4本の脚はゴムキャップか車輪（車輪型歩行器）となる．これによりいろいろな床面上を容易に歩くことが可能で，進む際に歩行器を持ち上げる必要がない．

創や植皮の際に用いられる．

もし適切な長さの松葉杖が正しく使われないと，腋窩，前腕，そして手根管での正中神経の圧迫など，いろいろな圧迫性神経障害が生じる．

3) 歩行器

歩行器は広い支持面積を持ち，上肢と歩行器自体を経由して荷重を支えることで，下肢にかかる荷重を軽減することが可能な，軽量のフレームから成る歩行補助具である（**図7-11**）．歩行器の4つの脚にはゴム製のキャップ，金属製のキャップ（すべり型歩行器），車輪（車輪型歩行器）が付けられ，患者が歩こうとする床面の性状と，歩行時の患者の安全性・安定性の両者を考慮して選択される（**図7-12，7-13**）．歩行器は使い方によって，骨折した下肢を100％まで免荷できる．多くは，骨折後の患者で支持面積を大きくとる必要のある患者，つまりバランス障害や運動コントロールの悪い例で使用される．これは高齢者の股関節や他の下肢骨折などの症例が多い．

4) 肘台付き歩行器，肘台付き杖

肘台付き器具は，延長した支持板と調整した握り部分

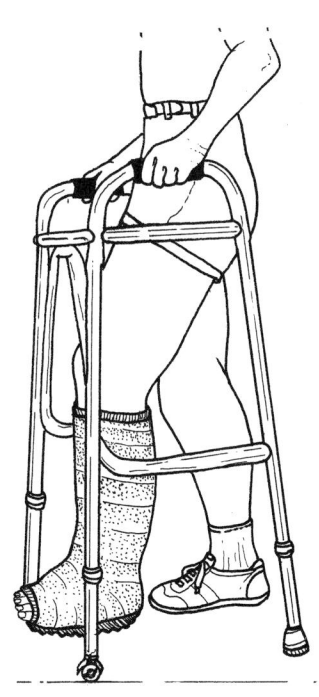

図7-13 車輪型歩行器は下肢を免荷したり，部分荷重を行うために用いられる．標準型歩行器や車輪型歩行器は，歩行に際してより安定性が求められる高齢者に多く用いられる．

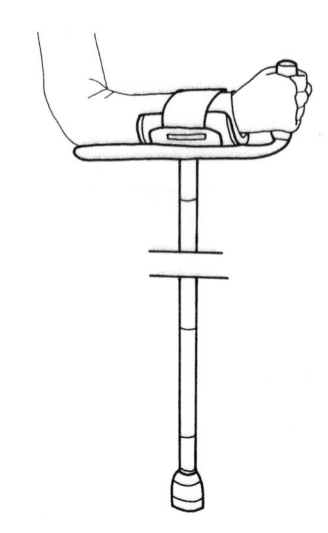

図7-14 肘台付き杖は，Colles骨折のように手関節での荷重を避けなければならない場合に用いられる．荷重は，前腕と肘によって行われる．これは四肢多発骨折の場合に最も多く用いられる．

を加えて，上肢の遠位部での荷重を減らしたり，除いたりするために用いられる肘台付き歩行器ないし肘台付き杖である（**図7-14**）．これらの器具は，Colles骨折と大腿骨折の合併といった，一側の上肢・下肢での荷重が禁忌となる多発骨折患者に有用である．この肘台付き器具により，上肢の荷重は肘を通じて支えられ，手，手関節，そして前腕の一部を迂回することになる（**表7-1**）．

文献

Braddom R. *Physical Medicine and Rehabilitation*. Philadelphia: W.B. Saunders, 1996.

Brotzman SB, ed. *Clinical Orthopaedic Rehabilitation*. St. Louis: Mosby, 1996.

Ceder L, Svensson K, Thorngren KG. Statistical prediction of rehabilitation in elderly patients with hip fractures. *Clin Orthop*, 152:185–190, 1980.

Goldstein FC, Strasser DC, Woodard JL, Roberts VJ. Functional outcome of cognitively impaired hip fracture patients on a geriatric rehabilitation unit. *J Am Geriatr Soc*, 45:35–42, 1997.

Mehta Arun JMB, ed. Rehabilitation of fractures. *State of the Art Reviews in Physical Medicine and Rehabilitation*, Vol.9, No. 3. Philadelphia: Hanley & Belfus, 1995.

表7-1 ADLのための補助具

骨折部位	器具	作用機序
肩	・整容補助具 ・リーチャー	・リーチを延ばす
肘	・整容補助具 ・リーチャー	・リーチを延ばす
前腕	・組立式のドアノブ用ハンドル	・トルクを下げる
手関節	・組立式のドアノブと鍵	・トルクを下げる
手	・組立式のフォーク，スプーン ・ロッカーナイフ	・握りを容易にする ・片手カットを可能にする
脊柱	・リーチャー ・把持器 ・靴下エイド ・長柄の靴べら	・リーチを延ばす ・握りとリーチを延ばす ・リーチを延ばす ・リーチを延ばす
股関節	・座面を高くした便座 ・リーチャー ・歩行器／クラッチ	・トルクや力を下げる ・リーチを延ばす ・荷重を減らす
膝	・クラッチ／杖 ・リーチャー ・靴下エイド	・荷重を減らす ・リーチを延ばす ・リーチを延ばす
脛骨	・リーチャー ・クラッチ／杖	・リーチを延ばす ・荷重を減らす
足・足関節	・リーチャー ・クラッチ／杖	・リーチを延ばす ・荷重を減らす

CHAPTER 8

Treatment and Rehabilitation of Fractures

装具と副子

Braces and Sprints

A. はじめに

ブレイスないし装具は，関節運動を防止ないし制限し，あるいは運動を促進し，可動中の関節を補助する器具である．副子は1つないし複数の関節を固定したり保持するのに用いられる．副子や装具は骨折後，荷重や運動が開始されたが，まだ骨癒合の不十分な段階に処方される．また骨折の固定や動きによって生じる疼痛防止にも用いられる（図8-1A）．

B. キャストブレイス（ギプスを用いた装具）

骨折部の上下関節を固定することにより，拘縮が起きやすく長期間のリハビリテーションが必要になる．これは患肢の荷重と一定範囲の関節可動域を保ちつつ，部分的固定を行うキャストブレイスの使用で最小限に抑えることができる．骨折が仮骨によっていったんある程度の安定性を得れば，ギプスをヒンジ付きの副子か装具に変更する．こうすれば骨折部の支持性を損なうことなく，骨折部の上下関節の関節運動を行える（図8-1）．

たとえば，大腿骨骨幹部骨折を固定するためにヒップスパイカ（ギプス）を使用する際に，治癒が進み安定性が得られれば，ギプスを切り，骨折の上下関節にヒンジを付ける．こうして大腿骨骨折はギプスで支持されながら，

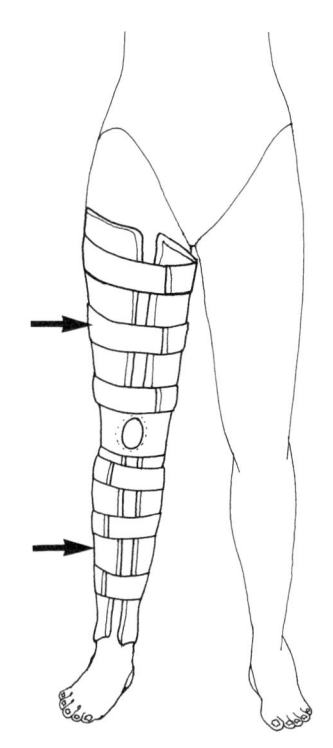

図8-1A 骨折を固定し，動きによって生じる疼痛を防止する長下肢装具．

ら，股関節・膝関節の早期運動を行って拘縮を防ぐことができる．これと同様の原理が上肢の前腕骨折にも適応される．

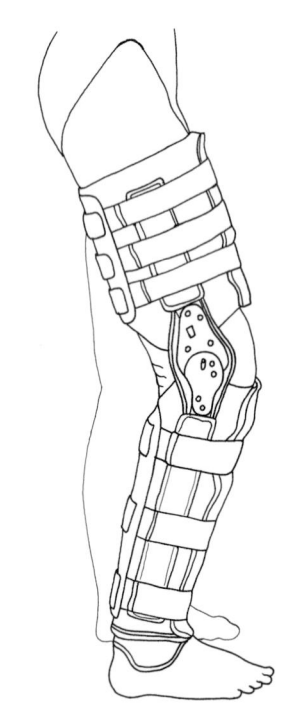

図8-1 ヒンジ付き装具．ひとたび骨折が仮骨形成によって一定の安定性を確保したら，ギプスをヒンジ付き副子か装具に変更する．可動域運動は骨折部の上下関節で行われる．

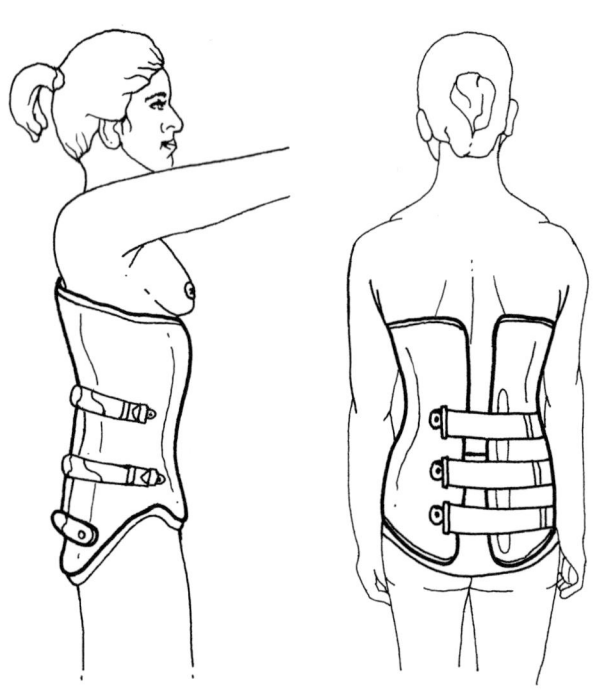

図8-2（左） ボストン式装具や胸腰仙椎装具は，硬性のボディジャケットで，全方向で脊椎の動きを制限する．

図8-3（右） ボストン式装具（後方から見たもの）は，個々の患者に適合するように後面が開く．個々の椎体を固定し，脊椎を骨盤に固定する．

C. ターンバックルと動的装具

ターンバックルや動的装具は普通，骨折後に伸張訓練に反応しない関節拘縮がある場合に用いられる．この種の装具は骨折治癒後に用いる．上腕骨や，肘関節，橈尺骨，大腿骨，膝関節，そして脛腓骨の骨折は，肘や膝の関節拘縮を起こす．こうした際，ターンバックル装具は治療にあたる医師やセラピストがセットすることで，連続して関節角度を増加させ，関節包や軟部組織を徐々に引き伸ばすように働く．動的装具はスプリング装置により一定の伸張力を働かせる．患者は自動運動でこの一定の伸張力に打ち勝つことができる．どちらの装具も関節可動域を増やすのに用いられるが，一般には長期使用が必要で，まれにしか使われない．

D. 体幹装具

脊椎骨折後のさまざまな程度の固定法として，多くのデザインと材質からなる装具が広く使われている．体幹装具は通常，胸椎ないし腰椎レベルでの可動性を制限するが，完全な固定にはならない．

1 胸腰仙椎装具

最も固定性のある胸腰仙椎装具が硬性ボディジャケットである．その例がボストン式のモジュール式プラスチック装具で，十分な殿部の面積をカバーすることによって脊椎を骨盤に固定するとともに，個々の椎体をも固定する．腸骨翼へのはみだし部により装具の回旋を防いでいる．ボストン式装具は後方が開き，一般のボディジャケットのように個々の患者に合わせて処方される（図8-2，8-3）．ニューヨーク式装具はボストン式装具に似ているが，前方開きである．この種の装具は全方向の脊椎運動を制限する．骨盤に脊椎をきちんと固定するために，大腿部への延長部品を必要とする．

他の型の硬性脊椎用装具では個々の患者の採型を行わないが，1ないし2方向の動きを制限する固定性を利用する．この型の装具にはJewett式，Knight-Taylor式，チェアバック式，十字式装具があり，屈伸を制限する（図8-4，8-5，8-6）．これらの装具は脊椎インストゥルメンテーション手術とも合わせて用いられる．

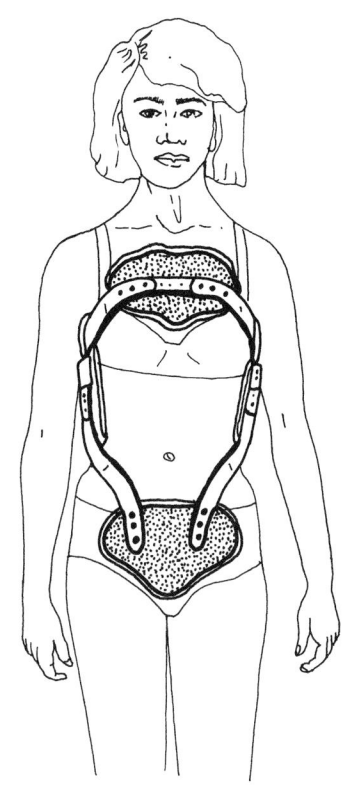

図8-4 Jewett式装具は胸腰椎の屈伸を制限する伸展型の装具である．

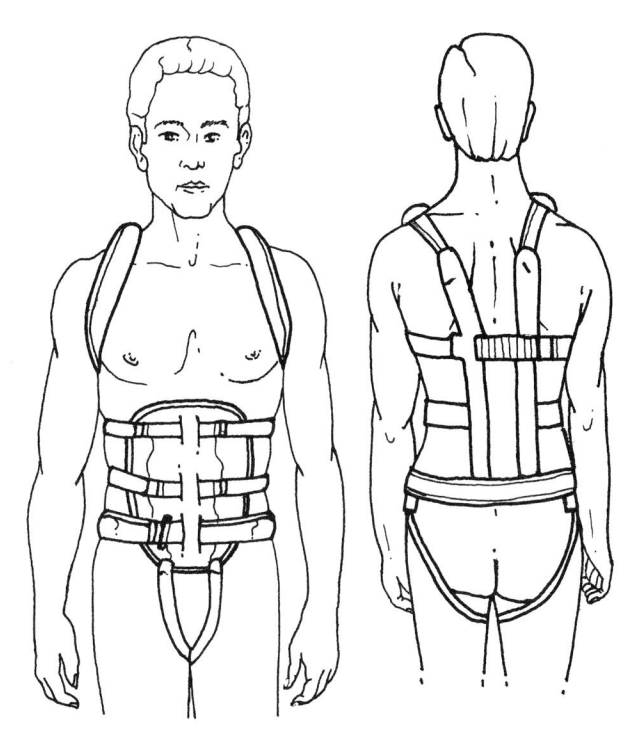

図8-5（左） Knight-Taylor式装具（前方から見たもの）は胸腰椎の屈伸を制限する．

図8-6（右） Knight-Taylor式装具（後方から見たもの）．直立部品が骨盤に固定した形で，胸腰椎を含む．

一般にコルセットのような軟性の胸腰仙椎装具は，骨折が治癒した際や，体幹の動きを制限して疼痛を抑え，患者の不安感を減らすために，理学療法の際に使用するのを除けば，骨折後のリハビリテーションには役立たない（表8-1）．

1　頸椎装具

頸椎に種々の制動性を与える多くの装具が使われている．適切な装具使用により骨折部に加わる繰り返しの応力を減少させることができる．後頭骨，下顎骨，胸骨を含む胸郭への延長部分を加えると，硬性頸椎装具に高度の固定性が確保できる（例：フィラデルフィア・カラー，4点支柱型カラー；図8-7，8-8）．また頸椎固定のフレームを頭蓋にスクリューで固定し，胸郭と脊椎へベスト型の延長部分で支持すると固定性が高まる．ハローベストに代表されるこの型の装具は，重大な神経合併症を引き起こす可能性のある不安定骨折に最大限の固定性を与えるために用いられる（図8-9）．4点支柱型カラーやフィラデルフィア・カラーは，後頭部から肩甲部にかけて動きを制限することで，主に頸椎を固定する．頭部や

表8-1　胸腰仙椎装具

脊椎骨折の種類	装具	固定	固定の程度
胸腰椎		屈曲	最大
圧迫	ボストン式	伸展	
破裂	ニューヨーク式	回旋	
屈曲回旋			
術後内固定			
胸腰椎		屈曲	普通
圧迫	Jewett式	伸展	
胸腰椎		屈曲	普通
圧迫	Knight-Taylor式	伸展	
胸腰椎		屈曲	普通〜わずか
圧迫	十字式		

体幹への十分な延長部分のない硬性カラーであっても，一応頸椎の動きは制限するが，特に後頭骨から環軸椎の動きの制限には不十分である（図8-10）．一般に軟性頸椎装具（カラー）は，骨折のある頸椎を支持するには不十分であり，頸椎の動きをほとんど制限しないので，勧められない（図8-11）．

44 I. 総　論

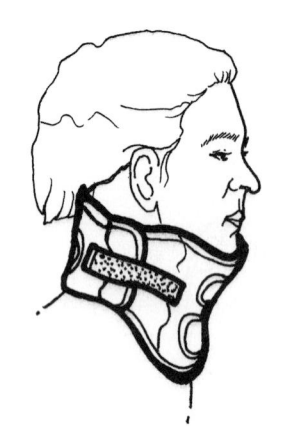

図8-7 フィラデルフィア・カラーは，頚椎，後頭部，下顎部から，胸骨への小さな延長部を含む硬性頚椎装具である．これは前後屈と回旋を制限することに役立つ．

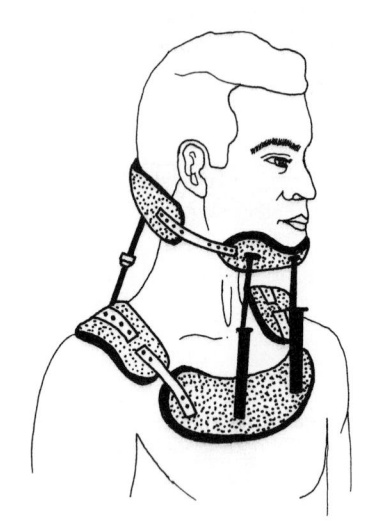

図8-8 4点支柱型カラー．固定は後頭部と下顎部を固定し，胸骨と胸郭後面への延長によって支えられる．肩のストラップにより，より安定性が加わる．

大部分の頚椎固定は，患者の受け入れやすい位置に可能な限り近づけた中間位にて行われる（表8-2）．

E. 副子と肢位保持補助具

副子は，骨折後に普通使われる装具と同様の目的で用いられる．副子により骨折部にある程度の安定性を得られるが，リハビリテーション治療の際にははずすことができる．これらは関節運動の制限・防止，筋短縮や関節拘縮を防ぐために用いられるが，筋肉長や可動域を保って目的を達するために，理学療法と合わせて用いられるべきである．

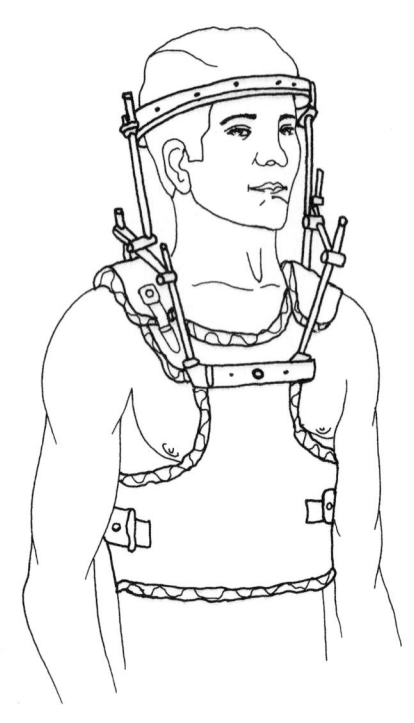

図8-9 ハローベスト（装具）．頚椎固定のフレームを頭蓋にスクリューで固定し，胸郭と脊椎へベスト型の延長部分で支持することにより支えられる．これにより最大限の固定性が得られ，重大な神経合併症を引き起こす可能性のある不安定骨折に特に用いられる．

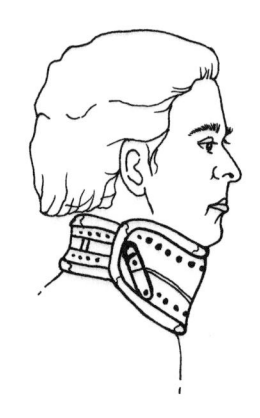

図8-10 硬性カラー（標準頚椎カラー）は十分な頭部や体幹の支持性がなく，後頭骨から環軸椎の動きの制限には不十分である．

種々の副子材料によって，いろいろな硬さと動きの制限をつくり出せる．二分割したギプスの後方部分は副子として使えるし，処方・採型した副子も使用できる．Colles骨折後に一定の安定性が得られた手関節を固定するためのコックアップスプリントのように，既製品の副子も使用される（図8-12）．

表8-2 頚椎装具

脊椎骨折の種類	装具	固定	固定の程度
C1〜2 歯突起 Jefferson ハングマン	ハローベスト	屈曲 伸展 回旋	最大
C3〜7 破裂 圧迫 椎間関節	SOMI ハローベスト	屈曲 伸展 回旋	最大
	フィラデルフィア式と 4点支持式	屈曲 伸展 回旋少し	良好
	硬性カラー	屈曲 伸展 回旋制御なし	普通

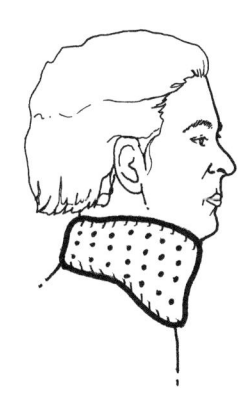

図8-11 軟性頚椎カラーは骨折のある頚椎を支持するには役に立たないか，不十分であり，頚椎の動きをほとんど制限しない．ごくまれに使われる．夜間の支持として頚椎の治癒期間後半に用いられる．

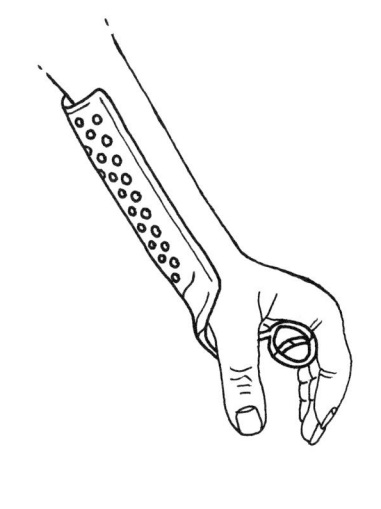

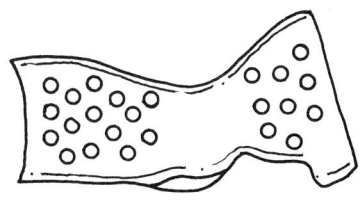

図8-12 既製の肢位保持用副子（コックアップスプリント）は手関節を固定し，Colles骨折後に一定の安定性が得られた際の支持となる．

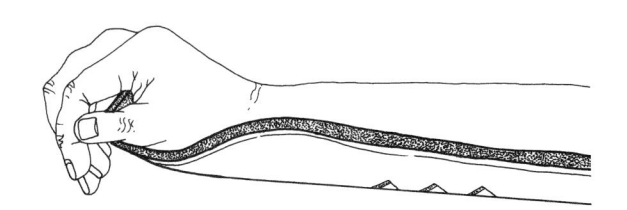

図8-13 ギプス除去後に用いられる前腕副子は前腕の一時的な支持となる．

副子はギプスが除去された直後に，動作時や夜間に疼痛や不快感を抑えるのにも，よく用いられる（**図8-13**）．

可動型副子は日常生活動作・活動を実行するうえで，患者の補助としてある状況下で用いられる．この例には，上腕骨骨折で橈骨神経麻痺を合併した際に，手関節や手指の伸展を補助するためにアウトリガーや外枠を取り付けた装具がある．しかし可動型副子は，合併症のない骨折にリハビリテーション処方の一つとして使われることはない．肢位保持補助具は，筋肉の短縮や関節拘縮を防ぐために使用される．これらはまた，骨折部を適切な肢位に保ち，骨折治癒を危うくする動きを抑えるのにも用いられる．

こうした補助具は，橈尺骨骨折の際に前腕掌側の筋肉短縮による手指の屈曲拘縮を防ぐ目的で，手関節や手に用いられる．また脛骨骨折後の下腿三頭筋の短縮や尖足傾向を防ぐために足関節や足にも用いられる．肢位保持補助具には硬性の場合や，枕や発泡プラスチックといった軟性材料を利用する場合がある．

文 献

Billig N, Ahmed SW, Kenmore PI. Approaches to senior care no. 1: Hip fracture, depression, and cognitive impairment: a follow-up study. *Orthop Rev*, 17:315–320, 1988.

Borkan JM, Quirk M, Sullivan M. Finding meaning after the fall: injury narratives from elderly hip fracture patients. *Soc Sci Med*, 33:947–957, 1991.

Borquist L, Lindelow G, Thorngren KG. Costs of hip fracture: rehabilitation of 180 patients in primary health care. *Acta*

Orthop Scand, 62:39–48, 1991.

Braddom R. *Physical Medicine and Rehabilitation*. Philadelphia: W.B. Saunders, 1996.

Brotzman SB, ed. *Clinical Orthopaedic Rehabilitation*. St. Louis, Mosby, 1996.

Ceder L, Svensson K, Thorngren KG. Statistical predication of rehabilitation in elderly patients with hip fractures. *Clin Orthop*, 152:185–190, 1980.

Goldstein FC, Strasser DC, Woodard JL, Roberts VJ. Functional outcome of cognitively impaired hip fracture patients on a geriatric rehabilitation unit. *J Am Geriatr Soc*, 45:35–42, 1997.

Grundes O, Reiker O. Effect of physical activity on muscle and bone blood flow after fracture: exercise and tenotomy studied in rats. *Acta Orthop Scand*, 62:67–69, 1991.

Hoppenfeld S. *Physical Examination of the Spine and Extremities*. Norwalk, CT: Appleton-Century-Crofts, 1976.

Inman VT, Ralston TR, Todd F. *Human Walking*. Baltimore, Williams & Wilkins, 1981.

Mehta Arun JMB, ed. Rehabilitation of fractures. *State of the Art Reviews in Physical Medicine and Rehabilitation*, Vol. 9, No. 3. Philadelphia: Hanley & Belfus, 1995.

Norkin C, Levangie P. *Joint Structure and Function*, 2nd ed. Philadelphia: F.A. Davis, 1992.

Randell A, Sambrook PN, Nguyen TV, et al. Direct clinical and welfare costs of osteoporotic fractures in elderly men and women. *Osteoporos Int*, 5:427–432, 1995.

Soderberg G. *Kinesiology: Application to Pathological Motion*. Baltimore: Williams & Wilkins, 1986.

Perry J. *Gait Analysis: Normal and Pathological Function*. Thorofare, NJ: Slack, 1992.

CHAPTER 9

Treatment and Rehabilitation of Fractures

複雑骨折の治療と分類

Management and Classification of Compound Fractures

A. はじめに

　複雑骨折，つまり開放骨折を被った患者には，特有な治療上の問題がいくつかある．複雑骨折には，多く高エネルギー外傷で引き起こされるものと，整形外科的ないし他科的な多発外傷によるものとがある．骨折の安定化は，後でより詳しく議論されるが，軟部組織の被覆によって大きく左右され，理想的なものとはほど遠いバイオメカニクス的構築に陥る．そのうえ，患者は頻回のデブリドマンおよび，軟部組織の被覆のための措置を受け，リハビリテーションを遅らせることとなる．受傷時に骨や軟部組織に加わるエネルギー総量が，おそらく開放骨折の治療や予後を決める最も重要な因子となる．

　最終目標は，できるだけ短い期間で，できるだけ外傷前の状態に回復させることである．このことを念頭におくと，外傷を扱う整形外科医にとって最終的予後として，もはや復職を可能とする四肢に戻らないとすれば，患者に2年間もの間，頻回の再建術と長期のリハビリテーションを強いる代わりに，重大な損傷を受けた四肢を一次的に切断したほうが有利となるかもしれないことを考慮することが重要である．一次的切断と早期からの義肢装着は，多くの重大損傷を受けた四肢に対する治療選択となるだろう．

　Gustilo-Andersonの予後分類法が感染率と関連しているため，軟部組織と骨の損傷の質的評価となる．開放骨折は，低エネルギーまたは高エネルギー機序のいずれでも生ずる．たとえば，縁石でつまずいた老人は，脆弱な骨や軟部組織の質のせいで，開放創をつくるのに十分な転位を生じるひねりや曲げの損傷を被ってしまう．生じた軟部組織の損傷は小さく，感染の恐れはなく，患者は元気であろう．他方，高速で他の車両や物に衝突した若く元気なオートバイ運転者は，まず確実に四肢の損傷とともに擦過傷や裂創があろう．その傷は，防御機転を欠くため汚染されやすく，骨折も重度な転位を生じたり粉砕される傾向がある．このような患者は，老人とはまったく異なった問題点を示し，望ましい軟部組織被覆を得るため，多発外傷の管理とともに頻回のデブリドマン施行を要し，より長い経過をとると予想される．

B. Gustilo-Anderson分類法

　Gustilo-Anderson分類法は何年も前に提案されたが，開放骨折の標準的分類法として現在も使われている．当初，脛骨開放骨折に対するものとして考案されたが，それはその骨折が，脛骨を覆う軟部組織が薄く，血流も乏しいことにより，一般の開放骨折と明らかに区別されるものであったためである．

　Gustilo-Anderson分類法は外科的デブリドマン後の所見に基づいており，救急外来での当初の評価ではない．開放創の大きさは必ずしも軟部組織損傷の程度を示さな

表 9-1　開放骨折における軟部組織損傷に関する Gustilo-Anderson 分類

	Type I	Type II	Type III*
創の大きさ	1 cm 以下	1～10 cm	10 cm 以上
外傷	低速/低エネルギー外傷	高速/高エネルギー外傷	高速/高エネルギー外傷
軟部組織	軟部組織損傷は最小限	広範な軟部組織損傷はなく，弁状になったり剝離創になる	筋，皮膚そして（しばしば）神経・血管を巻込んだ広範な軟部組織損傷
挫滅	挫滅所見なし	軽度から中等度の挫滅	広範な挫滅
骨折	通常は，粉砕のない単純な横骨折ないし短い斜骨折	中等度の粉砕骨折	高度の粉砕骨折と不安定性
創汚染	汚染ほとんどなし	汚染中等度	汚染高度

＊：表 9-2 を参照.

い．この点は，開放創の大きさだけを基に骨折分類を試みた際に陥りやすい落とし穴である．軟部組織損傷の実態は，最初のデブリドマン時に決定されなければならない．軟部組織損傷の重症度を完全に示すために，デブリドマンは十分広範囲に行わなければならない．

複雑骨折の Type I は，比較的弱い低エネルギー損傷で生じ，小さくきれいな開放創で，軟部組織の損傷もごく少ない．粉砕のないらせん骨折がこれにあたり，開放創が 1 cm 以下で，周囲の皮膚や筋肉はほとんど挫滅していないものである．一般に，軟部組織周囲が壊死を生じたり，十分なデブリドマンを必要としたり，細菌増殖の病巣を与えるような損傷でないので，こうした軽度の損傷患者の予後は良好である．

複雑骨折の Type II は，より強いエネルギー損傷で生じ，より広範囲の軟部組織損傷を認める．創は 1～10 cm の大きさで，筋肉の挫滅は中等度であり，骨片からの骨膜剝離は少ない（**表 9-1，図 9-1**）．

Type III-A の開放骨折は，重度な軟部組織損傷を伴った 10 cm 以上の開放創で，皮膚と筋肉が挫滅しており，これらのデブリドマンが必要となる．デブリドマン後，有茎回転筋皮弁や遊離組織移植なしに，局所の軟部組織を用いて骨を被覆することができる（**表 9-2**）．

Type III-B の開放骨折は，重度の筋挫滅と広範な骨膜剝離を伴う高エネルギー損傷である．これらの外傷には，重度な骨の粉砕と創の汚染がある．患者には，これらの骨折に伴う大きな危険（感染，骨癒合の遷延，軟部組織による骨の被覆が得られるまでに頻回のデブリドマンが必要など）が待っている．Type III-B 骨折では，デブリドマン後に，軟部組織での骨の被覆が不十分となり，局所筋皮弁による被覆，あるいは遊離組織移植が必要となる．

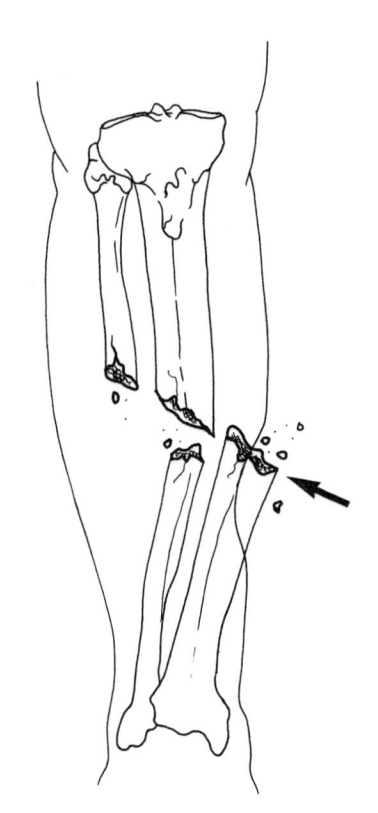

図 9-1　2～10 cm の開放創はあっても神経血管損傷のない，中等度粉砕の脛腓骨 Type II 開放骨折.

しばしば骨片も血流が絶たれ，デブリドマンの際に摘出されてしまい，後に骨の再建が必要になる（**表 9-2 参照**）．

Gustilo-Anderson 分類上，最も重度な骨折は Type III-C の開放骨折であり，四肢循環を危うくする血管損傷を伴う複雑骨折である．ただし四肢生存のための血行再建術は不要とされる膝窩動脈の三枝分岐より下部における脛骨の単一血管への損傷は，Type III-C 骨折とみなすべ

表 9-2　開放骨折における Type III 軟部組織損傷

	Type III-A	Type III-B	Type III-C
創の大きさ	10 cm 以上	10 cm 以上	10 cm 以上
外　傷	高速/高エネルギー外傷	高速/高エネルギー外傷	高速/高エネルギー外傷
軟部組織	広範な軟部組織の裂創があるが，デブリドマン後も十分な骨の被覆が残る．骨を被覆するのに遊離皮弁は不要である（例：銃創などの一定長が粉砕された骨折）．	骨膜剥離を伴う広範な軟部組織損傷があり，デブリドマン後も骨が露出する．骨を被覆するのに局所ないし遊離皮弁を要する．	Type III-B と同様
血管損傷	特になし	特になし	患肢温存のために血管損傷の修復を必要とする
創汚染	高度	大量	大量

きでない．これらの患者は，骨折部の安定化と血管修復ないし再建術，そして再灌流までの時間に依存するが，コンパートメント症候群の予防のために筋膜切開術が必要となることもある．典型例では筋膜切開術が必要になる（**表 9-2 参照**）．

軟部組織の損傷と骨の粉砕を伴う高度な開放骨折患者は，①骨折部を被覆する健全な軟部組織の再獲得，②骨癒合や骨構造再建の確保，③四肢のリハビリテーション，といった点で，他とは異なる課題となる．したがって複雑骨折の管理は，急性期，機能再建期，リハビリテーション期に分類することができる．しばしばリハビリテーション期と再建期は平行し，一般的にこの2つの時期を別のものとして区別すべきでない．

C. 急 性 期

急性期の複雑骨折の治療目標は，骨折部の安定化と軟部組織被覆の安定性を獲得することである．後者は不安定な骨折のもとでは得られず，骨折部安定化の何らかの措置を実行しなければならない．骨折治療の選択は，患者の年齢，栄養状態，骨折の性状（関節内，関節外），骨折の転位度や安定性，粉砕の程度，軟部組織損傷の程度といった多くの因子に基づいて行う．それぞれの骨折型に対して多くの治療選択がある．ごく単純化すれば，骨折は非観血的または観血的療法により治療される．非観血的療法には，徒手整復とギプス固定，徒手整復と創外固定，直達牽引，そして安定した骨折に対する単なる副子固定などがある．

骨折が開放創を伴う場合，骨折部安定化の選択は軟部組織の損傷と汚染の程度により決められる．患者が複雑骨折のために，救急棟を経由して入院した場合，最初の処置は，創の状態，神経血管損傷や骨傷の状態を初期評価することである．ポビドンヨード液に浸した滅菌ガーゼを開放創に当て，とりあえず患肢の副子固定を行う．患者は6時間以内に緊急の創洗浄とデブリドマン，骨折部安定化のために手術室に搬送されなければならない．治療がこの時期を過ぎてしまうと，感染の危険が高率になる．

開放骨折のデブリドマンでは普通，開放創を拡げる必要があり，皮弁は筋膜皮弁にしなければならない．理想的には開放創を拡げる際は，たとえば脛骨直上の皮下組織のように，そのまま骨の上には行わない．創を十分に観察後，必要な骨折部安定化を選択する必要がある．明らかな汚染を伴った非常に高度の軟部組織損傷には，骨折部安定化として創外固定が最も安全な方法となる．軟部組織損傷と汚染度が低い場合には，プレートや髄内釘などの整形外科的人工材料の使用も許されよう．開放創は開放のままパックとするが，拡げた創を閉じる際には，皮膚に緊張が生じないようにしなければならない．コンパートメント症候群やその危険が切迫している場合には，筋膜切開が速やかに実施されなければならない．こうした方法で複雑骨折を治療した患者では，24～48時間以内に再度洗浄やデブリドマンを行うために，手術室に戻らなければならない．閉創を遅らせた創の閉鎖を行う場合，もしくはそれが不可能な場合には，筋膜皮弁，回転皮弁，遊離組織移植による軟部組織の被覆を受傷後10日以内に施行する．軟部組織の被覆が10日以上遅れ

ると，有意に感染率が高くなることに関係する．一部の外科医はその方法が最も適切であると信じて，一次的な遊離組織移植を行うが，多くの外傷外科医は最初の24～48時間以内に軟部組織損傷がどのように進行するか，創自体を観察することを選ぶ．

すでに述べたとおり，骨折部安定化により創治癒の至適環境が整えられ，創の状態も落ち着くので，治癒期間中の炎症時期が短縮されることになる．骨折部安定化の方法は四肢のリハビリテーションにおいて重要な役割を担う．

① 髄内固定

髄内固定は一般的に，大腿骨や脛骨など大きな荷重を受ける長管骨骨折の固定には理想的である．多くの研究により，Type Ⅲ-Aの軟部組織損傷を伴う大腿骨複雑骨折の固定には，リーミング釘の使用が安全とされる．Type Ⅲ-Aまで，また時としてType Ⅲ-Bの骨折の場合にも，脛骨の複雑骨折は髄内釘で固定される．しかし，Type ⅠとType Ⅱの骨折を除くこの状況下では，すでに骨折により障害されている内骨膜血流のさらなる障害を避けるため，リーミングしない髄内釘を用いるのが好ましい．リーミングは，リーミングなしで小さな径の釘を打ち込むより，骨の血液循環をより障害すると考えられる．

髄内固定では，固定機器は骨の機能軸に最大限近づくように設置されることになる．その結果，骨の引っ張り側に設置されたプレートよりも屈曲荷重が少なくなる．理想的には髄内機器は，骨と人工材料の両者が荷重を受ける応力分散機器として働く．荷重は骨癒合の主たる刺激であるから，骨が荷重から完全に遮蔽されるのは望ましくない．このことは特に下肢の荷重支持骨において重要である．長管骨骨折において，粉砕が高度ではなく，主な骨片同士が接触して軸方向の固有安定性をもち，髄内機器で治療できるならば，髄内釘は骨折固定に動的圧迫力を与えるために，横止め固定を加えてよい．これは骨折部の荷重を増し，骨癒合を促進する．骨折の粉砕が高度であったり，近位と遠位の骨片接触がなかった際には，骨折部の軸方向の固有安定性がなく，骨癒合が進んで一部の荷重を支持できるまでは，髄内釘が当初骨折部にかかるすべての荷重を支持することになる．この状況では，圧迫力のない静的な横止めが必要で，釘が部分的に荷重を遮蔽している（応力遮蔽）．リーミングしない髄内釘は，普通小さな径であり，リーミング釘のように太く強い必要がなく，髄腔内にしっかり適合していないかもしれない．もし骨癒合が順調に進んでいない所見があるときには，軟部組織の被覆が確保された後に，リーミングしない髄内釘から，より太い径のリーミング釘に交換することが多い．

② 創外固定

下肢の複雑骨折に対する創外固定は，重度な汚染と血管障害を伴う高度な軟部組織損傷を合併し，迅速な骨安定化と四肢循環の回復を必要とする骨折例に適応となる傾向がある．加えて創外固定は，開放骨折の迅速な安定化ばかりではなく，状態不良であったり長時間ないし大量出血の予想される手術例など，多発外傷を負った患者の下肢皮下骨折にも特に有用である．創外固定は，骨折の一時的または最終的な安定化に使用される部分的な応力分散機器である．創外固定が開放骨折に最も一般的に使用される脛骨の場合，この機器には重度の骨折に伴う骨癒合の遷延や引き続く変形癒合の問題，ピン刺入部からの感染の問題といったいくつかの欠点もある．創外固定は，初期には荷重遮蔽（応力遮蔽）機器として適用されるが，最終段階まで使用が継続されると，動的圧迫力を加えることが可能で，荷重分散（応力分散）機器として変更できる．大腿骨開放骨折の創外固定は，きわめて特殊な状況下でのみ使用される．

上肢に関しては，創外固定器の使用は手関節周辺の骨折を除いてまれであるが，それはプレートやスクリュー，髄内機器を使用した内固定が，バイオメカニクス的にも優れており，下肢に比べ多い上肢の血流により十分許容されるからである．橈骨遠位端骨折では，開放か皮下骨折かにかかわらず，創外固定が多く使用される．橈尺骨骨幹部骨折では，前腕運動の維持には解剖学的整復が不可欠であり，かなり高度な開放骨折であっても，プレート使用が選ばれる．

③ プレートやスクリューによる内固定

荷重を受ける長管骨（関節周囲や関節面を除く）に対する内固定は髄内機器が最適である．脛骨開放骨折のプレート固定は，創外固定や髄内固定に比べ高率に感染を起こす．プレートを適応すると，骨の血流をさらに傷つける骨膜剥離，骨癒合遷延の可能性，感染の危険の増加

などが生じる．プレートはその下の骨を応力から遮断する完全な荷重遮蔽（応力遮蔽）機器である．プレートは骨の荷重軸に対して偏心性に位置し，曲げ荷重を受ける．このためプレート折損や骨折部分の破壊を防ぐため，早期の荷重は禁止される．

　主要な荷重骨である大腿骨と脛骨に関して，同様なバイオメカニクス的問題が存在するため，成人大腿骨骨折のプレート治療は米国ではまれである．しかしながら，大腿部の血流が良好であったり，感染の点で大腿骨骨幹部のプレート固定がよいと思われるなどの場合に，プレートの適応となる．上肢に関しては，成人の橈尺骨骨折の解剖学的整復がプレート固定で得られる．上腕骨の骨折では，軟部組織損傷の重症度，汚染度，骨折型が，使用される機器を左右する．上腕骨の創外固定や内固定では，骨に沿って橈骨神経が近くを走ることを考慮して，神経血管損傷の危険を用心しなければならない．近位のピンの位置決定の際には腋窩神経の走行にも注意深い配慮が望まれる．

④　ギプス治療

　ギプスは繰り返しの洗浄やデブリドマン，創治療の妨げとなってしまうので，ギプス治療は軽症の開放骨折にのみ適応となる．したがって開放骨折のためのギプス使用は，Type I 損傷や，成人よりも小児で適応となる傾向にある．

⑤　軟部組織被覆

　軟部組織の被覆が求められる四肢の損傷には，高度な複雑骨折があり，しばしば筋肉と皮膚の欠損を伴う．こうした四肢は正常な機能に戻るとは期待できない．こうした損傷に対するリハビリテーション治療は比較的遅れて始まる．典型的には，軟部組織の被覆前にリハビリテーションは始まらず，局所または遊離皮弁を行なった後も，皮弁が落ち着くまでは四肢を挙上し，関節可動域運動は控えたままである．この期間に数週間が必要である．特に下肢の皮弁では，当初四肢を下垂できる時間は制限され，30分ほど下垂できるまでに数週間を要する．下肢における回転皮弁は，患肢の筋力，膝や足関節の関節可動域，そして歩行にも大きな影響を残す．筋力や関節可動域に関する同様な心配は，上肢でも当てはまる．しかしながら，軟部組織や骨の再構築が行われたことで感染を避けられた四肢再建手段の成功は，慢性骨髄炎や軟部組織の欠損よりもずっと望ましい．

　早期に軟部組織の被覆を得ることは，感染を避けるばかりでなく機能再建手段にとっても重要である．しばしば骨欠損があり，骨移植が必要となる．固定のやり直しも必要となるだろう．すでに述べたが，脛骨に関してリーミングしない髄内釘はよく使用されるが，後からリーミング釘によって髄内釘の交換を行うことも珍しくはない．軟部組織の被覆が完成するまで，髄内釘の交換は安全に施行できない．

D.　機能再建期とリハビリテーション期

　重度な軟部組織損傷を伴う開放または皮下骨折の治療では，こうした患者の多くが多発外傷を罹患しているという事実により，事態はより複雑化している．これらの外傷治療の機能再建とリハビリテーションの時期は重なっている．一般的に，これらの期間は受傷後およそ2週から始まり，少なくとも1年は続く．

①　方　　法

　この間に，患者は腸骨稜からの自家骨移植を含め，骨癒合促進のため頻回の外科的処置が必要となるだろう．加えて固定器具が交換されることもまれではない（小さいリーミング釘を大きい釘へ交換したり，創外固定を内固定へ交換したりする）．変形矯正のため，骨切り術が求められることもある．軟部組織の解離や腱延長術なども関節運動を改善するために必要となるであろう．急速に外傷後関節症に進展した，重度の外傷を受けた関節では，リハビリテーションも逆効果になるだろうし，結局は関節固定術もしくは関節形成術が求められるかもしれない．時には，特に肘・股関節の受傷や，神経損傷を伴う患者で，抗炎症剤（例：インドメタシン）による予防的な治療にもかかわらず，重大な異所性骨化がみられることがある．異所性骨化は切除されるが，骨化巣にX線上成熟した骨梁配列が見えるまでは，手術は施行できない．これには受傷時から1年以上かかり，関節運動や四肢のリハビリテーションが明らかに障害される．

　開放骨折には一般的に，特に脛骨において，軟部組織の剝離や内骨膜と外骨膜両者の血流障害に続発する骨折部の血行途絶による骨癒合の問題がある．健康な軟部組

織の被覆が再獲得されると，四肢のリハビリテーションが開始でき，関節可動域運動や筋力増強訓練が始められる．骨の粉砕，欠損，固定の安定性によって異なるものの，二次的な手技が必要である．これら患者の軟部組織状態の診察のため，早期からの慎重な経過観察が求められる．

② 荷　重

四肢の荷重状態は骨の粉砕や欠損量，固定方法，骨癒合の進展具合により決定される．荷重は骨折本来の安定性とバイオメカニクス的構造としての人工材料の種類に左右される．たとえば，動的圧迫力を加えたり，静的に固定した髄内機器によって安定化された，脛骨の短い斜骨折では，早期の荷重が許される．この型の骨折の患者は，X線上仮骨形成の所見が見られる，通常6〜8週で部分荷重が可能となる．荷重状態はその後も進展する．

こうした種々の状況の一方の極には，遊離組織移植が必要な高度な粉砕骨折もしくは骨欠損があり，初期には創外固定器で固定されるTypeⅢ-Bの重度開放骨折がある．患者は，最初の96時間に洗浄とデブリドマンのため何回も手術室へ行き，受傷後7〜10日までに軟部組織被覆を行うのが普通である．こうした状況下では，患肢下垂が許されるのはごく早くても6週後である．この間は，患者は患肢に荷重できない．もし6〜8週までに軟部組織の被覆が完全になれば，早期の骨移植が適応となる．骨移植術の影響から回復すれば，患者の荷重状態は進展し，通常爪先荷重へと進み，そして骨癒合を観察するため，月に一度X線撮影を行う．骨移植が十分硬化したことがX線上認められると，患者は部分荷重へ進み，おそらく創外固定器をはずしてギプスに変更される（創外固定器は治癒の最終段階にまでも使用でき，動的圧迫力を加えられる）．一般的には6〜8ヵ月までに骨癒合が完了することが望まれる．しかし，癒合までに1年かかる骨折もまれではない．それでもこうした重症例のなかでは最善の経過例であろう．最悪例では，患者は感染を起こして頻回のデブリドマンを要し，骨片の除去後に大量の骨移植かリング固定器による骨延長術を必要とするか，または最終的に切断となってしまう場合もある．

③ リハビリテーションの予後

開放骨折のリハビリテーションの予後は，合併症のない骨折に比べて遅延することが多い．患者は，しばしば受傷前レベルの筋力や関節可動域を再獲得できない．筋容積の減少や筋損傷を伴うことで筋力が失われ，筋肉の短縮や瘢痕も生じる．拘縮は腱や靱帯の短縮をもたらし，やがて関節可動域減少につながる．関節包の緊張も関節可動域の減少をもたらす．筋形成術や骨手術，関節をはさんだ創外固定器などによる固定の長期化は，関節拘縮，筋の廃用性萎縮や筋力低下を引き起こす．二次的な神経合併症もしくは神経損傷により，患者は歩行時に常に装具類が必要となる（例：下垂足における短下肢装具）．

骨欠損は四肢の短縮をもたらし，跛行の原因となる．筋の起始と停止の場所が接近して，筋力低下や筋収縮の効率低下となる．歩行パターンの正常化のために，脚長差に対し靴の補高を考えなければならない．

E. 結　論

重度な開放骨折を伴う患者の治療は，急性期の外傷治療から機能再建期，リハビリテーション期を通して注意深い計画を要する．医師の能力が試され，労力集中を要し，時間のかかる過程である．これらの患者には，1つの外傷へのリハビリテーションが他に悪影響を与えかねない多発外傷があり，患者の全体を診なければならない．受傷時に，あらゆる可能性を残した注意深い治療戦略を練ることは，整形外科医にとって重要なことであるが，受傷時に決定的な治療法を行うこともまた大事である．当初の安定化手段で最終的な骨固定を得ることは常に可能ではなく，四肢再建の各段階をそれぞれはっきりと計画すべきである．外傷の重症度と感染などの危険性，そして予測される四肢の機能低下について，本人と家族によく説明しておくことが基本である．患者は頻回の処置を必要とし，しばしば落ち込んだり落胆したりしているため，心理学的介入が必要となることが多い．

文　献

Bach AW, Hansen ST Jr. Plate versus external fixation in severe open tibial shaft fractures: a randomized trial. *Clin Orthop*, 241:89–94, 1989.

Chapman MW. Role of bone stability in open fractures. *Instr Course Lect*, 3:75–87, 1982.

Gustilo RB, Anderson JT. Prevention of infection in the treatment of one thousand and twenty-five open fractures of long bones. *J Bone Joint Surg Am*, 58:453–458, 1976.

Hansen ST Jr. The type IIIC tibial fracture: salvage or amputation [Editorial]. *J Bone Joint Surg Am*, 69:799–800, 1988.

Llowe DW, Hansen ST Jr. Immediate nailing of open fractures of the femoral shaft. *J Bone Joint Surg Am*, 70:812–819, 1988.

Moed BR, Kellam JF, Foster RJ, et al. Immediate internal fixation of open fractures of the diaphysis of the forearm. *J Bone Joint Surg Am*, 68:1008–1017, 1986.

Part II

上肢の骨折

Upper Extremity Fractures

10. 鎖骨骨折 ………… 56
    Clavicle Fractures

11. 上腕骨近位端骨折 ………… 66
    Proximal Humeral Fractures

12. 上腕骨骨幹部骨折 ………… 81
    Humeral Diaphysis or Midshaft Fractures

13. 上腕骨遠位端骨折 ………… 95
    Distal Humeral Fractures

14. 肘頭骨折 …………109
    Olecranon Fractures

15. 橈骨頭骨折 …………119
    Radial Head Fractures

16. 前腕骨骨折 …………129
    Forearm Fractures

17. Colles 骨折 …………145
    Colles' Fracture

18. 舟状骨骨折 …………158
    Scaphoid (Navicular) Fractures

19. 中手骨骨折 …………170
    Metacarpal Fractures

20. 指節骨骨折 …………185
    Phalangeal Fractures

CHAPTER 10

Treatment and Rehabilitation of Fractures

鎖骨骨折

Clavicle Fractures

A. はじめに

1 定義

鎖骨骨折には複数の分類法がある．以下はCraigの分類である：

Group I：鎖骨中央部1/3の骨折（大部分の鎖骨骨折はGroup Iである；図10-1，10-2）

Group II：外側すなわち遠位1/3の骨折（図10-3）；
　Type I：微小転位骨折
　Type II：烏口鎖骨靱帯に引かれ，二次的に内側に転位した骨折
　Type III：関節面の骨折
　Type IV：近位骨片の転位を伴い，骨膜下の靱帯が正常な骨折
　Type V：粉砕骨折

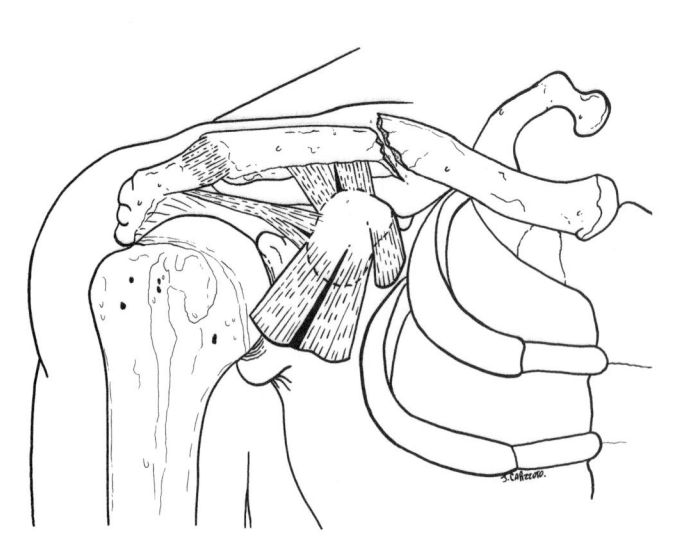

図10-1　微小な転位を伴う右鎖骨中1/3骨折．最も一般的な鎖骨骨折である．

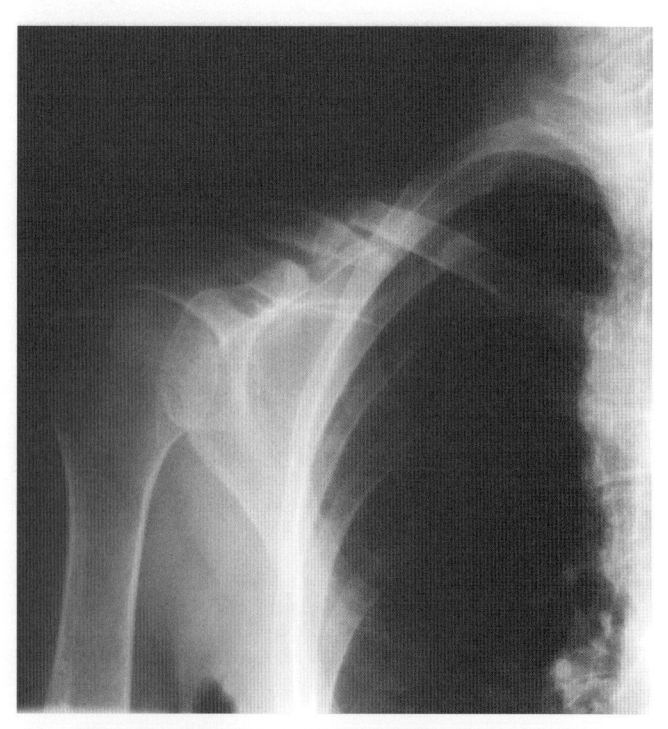

図10-2　鎖骨中1/3骨折のX線像．転位がある．この骨折の最適な治療はスリングである．

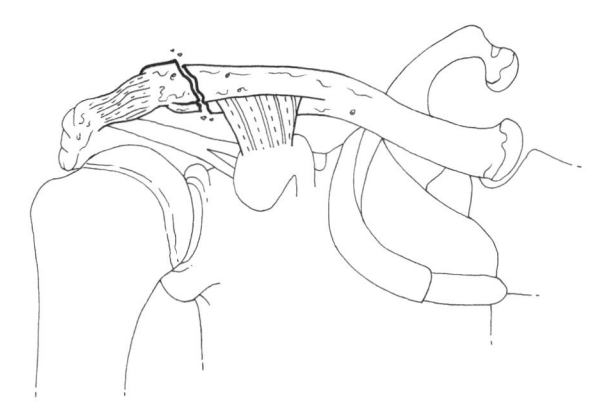

図10-3 鎖骨遠位1/3骨折．微小な転位がある．転位を防止する烏口鎖骨靱帯は健常．

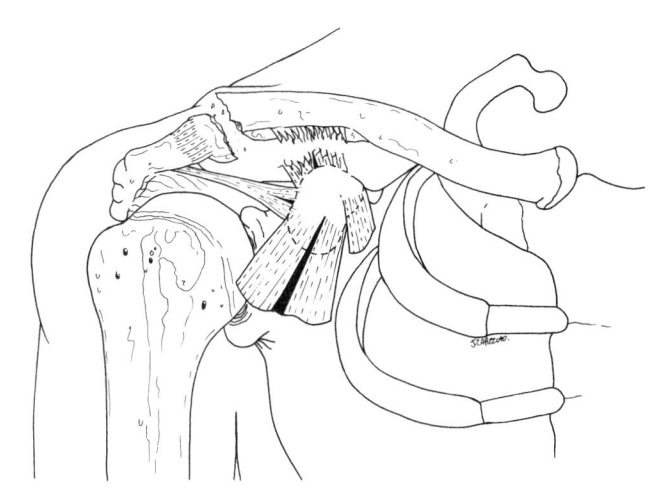

図10-4 烏口鎖骨靱帯の断裂を伴う鎖骨外側または遠位1/3骨折．内側骨片の転位をきたして，皮膚の突出を引き起こす．

Group Ⅲ：内側1/3の骨折；
　TypeⅠ：微小転位骨折
　TypeⅡ：転位した骨折
　TypeⅢ：関節内骨折
　TypeⅣ：骨端部が離開した骨折
　TypeⅤ：粉砕骨折

　鎖骨遠位部（外側1/3）の骨折は，さらにNeerにより以下の3つの型に分類される：
TypeⅠ：烏口鎖骨靱帯付着部より外側での骨折．したがって安定型である．
TypeⅡ：烏口鎖骨靱帯より内側での骨折．鎖骨の遠位骨片と肩鎖関節は健常であるが，烏口鎖骨靱帯複合体から切り離されている．偽関節になるリスクが大きいと考えられる．
TypeⅢ：鎖骨の遠位端の関節表面の骨折．通常，大きな靱帯の断裂を合併する（図10-4）．

2　受傷機序

　ほとんどの鎖骨骨折は転倒か肩への直達外力によって起こり，鎖骨のたわみや第1肋骨の破損を伴う．一般的に転倒して手をついたときに起こるといわれているが，実際にはこの受傷機序の割合は低い．

表10-1　肩関節の可動域[1]

運動の種類	正常可動域	機能的可動域[2]
外　転	180度	120度
内　転	45度	30度
屈曲（前挙）[3]	180度	120度
伸展（後挙）[4]	60度	40度
下垂位内旋	70度	30度
下垂位外旋	80度	45度
外転位内旋	65〜70度	50度
外転位外旋	10度	50度

[1]：鎖骨はわずかしか動かない．鎖骨の動きの大部分は，骨の高さより上方で，上肢が外転または外旋したときに起こる回旋運動である．鎖骨は肩甲帯が集束しないための支えとして働く．
[2]：完全可動域の1/3から半分が機能的可動域とみなされる．
[3]：最大の屈曲または前方挙上にいたるためには，上肢は軽度外転かつ外旋する必要がある．
[4]：最大の伸展または後方挙上にいたるためには，上肢は軽度内旋する必要がある．

3　治療のゴール

a．整形外科的目標

1）アライメント

　鎖骨は曲線からなる骨なので，骨折の前後および側面のアライメントを整復しなければならない．

2）安 定 性

ほとんどの鎖骨骨折は外固定によって安定となるが，まれに安定化が難しい骨折には観血的整復内固定術が行われる．

b. リハビリテーション的目標

1）関節可動域
完全な肩関節の可動域を再獲得させる（表10-1）．

2）筋　　力
以下の筋力を回復させる：
- 胸鎖乳突筋（頚部の回旋）
- 大胸筋（上肢の内転）
- 三角筋（上肢の外転）

3）機能的ゴール
日常生活動作・活動，就業活動，スポーツ活動における肩関節の機能を取り戻す．

④ 標準的な骨癒合期間

6～12週．高度に粉砕されていたり骨移植を必要としたときは，骨癒合まで長期間を要する．

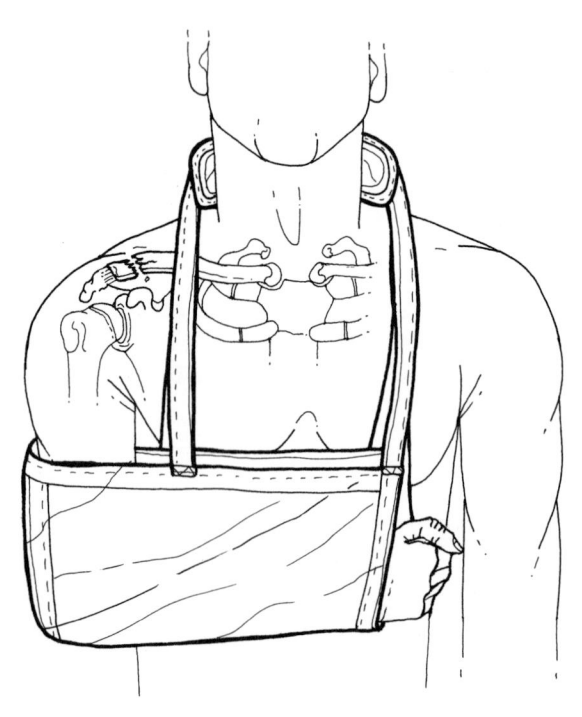

図10-5　スリング固定．鎖骨骨折の治療には最適である．

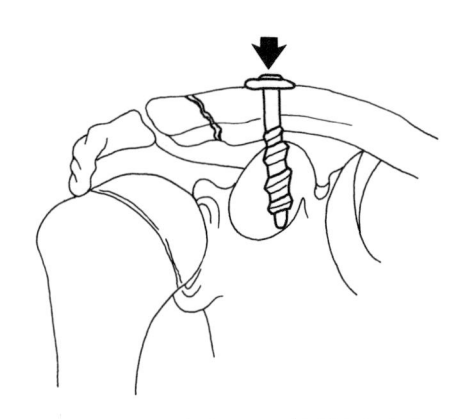

図10-6　Bosworthスクリューで治療された烏口鎖骨靱帯の断裂を伴う鎖骨遠位1/3骨折．

⑤ 標準的なリハビリテーション期間

10～12週．

⑥ 治　療　法

a. スリングまたはバンドによる固定

バイオメカニクス：応力分散機器．
骨折治癒様式：仮骨形成による二次的治癒．
適応：この治療法は大部分の鎖骨骨折に用いられる．成人では，単純なスリングによる治療と8字バンドの治療成績の比較では，有意差を認めない．しかし8字バンドは，腋窩の傷害や皮膚の損傷を引き起こしやすい（図10-5）．

b. 観血的整復内固定術

バイオメカニクス：プレートとスクリューによる応力遮蔽．ピンによる応力分散．
骨折治癒様式：プレート固定では強固な固定が得られなかった場合を除き一次的治癒．ピンによる固定では二次的治癒．
適応：観血的整復内固定術は，開放骨折，多発外傷例，神経血管損傷を合併し，緊急な展開を要する症例，皮膚を骨片が突き上げている骨折（特に頭部外傷や神経損傷を合併している症例），鎖骨中央部1/3で完全な転位を示す骨折が適応となる．これに加えて鎖骨外側骨折でNeer分類のType IIは，Kirschner鋼線か締結鋼線を用いた観血的治療が最良の選択となる（図10-6）．

7　本骨折の注意点

a. 年　齢

高齢者は，骨折およびその治療により二次的に関節拘縮を起こすリスクが高い．

b. 関節損傷

鎖骨外側骨折でNeer分類のType IIIは，外傷後の関節変性をきたす．これらの一部は鎖骨遠位端切除の適応となる．

c. 遷延癒合と偽関節

遷延癒合や偽関節になる頻度は高くないが，これらの危険性は，受傷時の強い衝撃，大きな転位，開放骨折，軟部組織（僧帽筋）の介在などの因子で増大する．中央1/3での鎖骨骨折は，傷害部の周囲や近傍に海綿骨と筋肉がほとんどなく，たわみが最大であり，回旋負荷もかかるため，リスクが最も高い．遷延癒合は，鎖骨外側骨折でNeer分類のType IIや，観血的整復内固定術を行い骨膜を剥がした症例でも起こりやすい．

d. 外見上の変形と変形癒合

鎖骨骨折の徒手整復後，屈曲，転位，短縮が残ることはよくある．外見上の変形のみでは矯正骨切り術の適応にならない．観血的整復術の創は目立つことが多く，醜くなりやすい．

e. ピンの移動

鎖骨骨折を経皮的に髄内釘で治療したとき，滑らかなピンを使用すれば，ピンがずれる危険性がある．患者をあまり早期から動かしてしまうと，固定材料が破損することがある．大部分の術者は，このためプレート固定のほうを好む．

8　合併損傷

①鎖骨骨折に合併しやすい骨傷として，大きな外力で受傷したときの肩甲骨骨折と，肋骨骨折が挙げられる．
②肩鎖関節と胸鎖関節を診察しなければならない．気胸の頻度は高くないが，鎖骨骨折や付随する肋骨骨折により生じることがある．

a. 神経血管損傷

鎖骨下動静脈は鎖骨骨折で損傷される．血管の異常走行や同側の非対称性雑音が認められたら，血管造影などで精査すべきである．腕神経叢損傷は直達外力により二次性に生じたり，引っ張り外力により起こり，神経麻痺（牽引による）か神経断裂（裂傷による）を引き起こす．腕神経叢の中央神経束は，近位側が鎖骨の直下・第1肋骨の直上を走行しており，特に損傷を受けやすい．鎖骨下動静脈損傷や腕神経叢損傷の頻度は低い．

9　荷　重

荷重は許可しない．

10　歩　行

腕の振りは制限される．

B. 治　療

治療：直後から初期（受傷日から1週まで）

骨癒合
①骨折部の安定性：なし．
②骨癒合の段階：炎症期．骨折部分の血腫では炎症性細胞が増殖し，骨折部の吸収が始まる．
③X線：仮骨形成なし．

a. 整形外科およびリハビリテーション上の注意

1) 理学所見

患側上肢の肘，手関節，手指の毛細血管の圧迫後再充血と知覚，および関節の自動・他動可動域を評価する．もし腫脹が認められれば，患肢を挙上するように指導する．すべての創の発赤，排液，排膿，その他の感染の徴候をチェックする．腕神経叢の精査も含めて神経血管系の状態を評価する．スリングが腋窩と首の後ろで適合しており，パッドが適切に当たっているかチェックする．上腕は内旋位，肘関節が約90度屈曲位をとり，手関節と手指が拘縮を起こさないように自由に動かすことができなければならない．

2）危険性を示す所見

過度の腫脹がないかチェックする．外傷に付随する腫脹と皮膚の色調変化はよくみられ，ソーセージ状の指になる．頻度は低いが，骨折部直上の過度の皮膚の盛り上がりや皮膚壊死の徴候もチェックする．

3）X線所見

骨折部の転位と角度変形を評価するために，正面像と45度頭側および45度尾側に振ったX線像を撮影することを勧める．

鎖骨遠位1/3の骨折では，付着している靱帯の損傷を診断するために，両手に約4.5kg（10ポンド）の重錘を下げた両肩の正面像を追加撮影するのがよい．

17mmを越える鎖骨の短縮は，外転筋力の低下をまねく．

鎖骨の関節骨折は，断層撮影やCTで精査しなければならないことがある．

骨折部の転位と，角度変形をチェックする．整復操作や，手術治療の前後で比較を行う．観血的整復内固定術の後では，矯正位の消失，再転位，折れ曲がり，ピンの移動をチェックする．

4）荷　　重

患肢での荷重は行わない．

5）関節可動域

肩関節を内転・内旋位に保つ．肩関節は動かさない．スリングを用いるときは肘関節を90度屈曲位に保つ．手関節および手指の自動全可動域運動を勧める．

6）筋　　力

非常に強い運動痛が出るので，肩の筋力増強訓練は行わない．

受傷後3～4日して痛みが軽減すれば，肘および手関節の適度な等尺性運動を開始する．上腕二頭筋と上腕三頭筋の筋力を維持するために，肘関節の自動屈伸運動を勧める．

7）活動能力

更衣：肩関節が固定されているため，上着の着用には介助が必要となる．シャツやブラウスは健肢のみ袖を通し，患肢の上からゆったりと掛けるとよい．

入浴・トイレ：身辺動作は健肢のみで行う．

ベッド上の移動：ベッドに腰を掛けるためには，患側のほうから上るように指導する．最初のうちはリクライニング椅子を使って眠るほうが快適かもしれない．

b．治療法：本骨折に特有な点

1）スリング

スリングや8字バンドの適合性をチェックする．

2）観血的整復内固定術

創の発赤，滲出液，硬結をチェックする．安定した固定が得られたら，術後3～5日で適度な肩関節の振り子運動を開始する．

● 処　　方

Rx 第1病日から1週間

① 注意点：肩関節を内転・内旋位に保つ．肘関節を90度屈曲位に保つ．
② 可動域：肩関節は動かさない．
③ 筋力：肩および肘の筋力増強訓練は行わない．
④ 活動性：身辺動作や入浴・トイレには健肢を用いる．
⑤ 荷重：患肢では荷重しない．

治療：2週まで

骨癒合

① 骨折部の安定性：なし，または最小限．
② 骨癒合の段階：修復期の始まり．骨形成系細胞が骨芽細胞に分化し，線維骨を形成する．
③ X線：なし，または初期の仮骨形成．骨折線は，まだはっきり見える．

a．整形外科およびリハビリテーション上の注意

1）理学所見

肩と肘関節の関節可動域をチェックする．神経損傷を診断するために，腕神経叢の支配領域をチェックする．スリングの着用感と擦過傷の有無をチェックする．スリングにパッドをつける．特に首の周囲には欠かさない．肘関節を90度屈曲位に，肩関節を内旋位に保つ．手関節および手指の自動全可動域を保たなければならない．

2）X線所見

X線検査で折れ曲がりと転位をチェックする．以前のX線像と比較する．観血的整復内固定術を行った症例では，ピンの移動の可能性をチェックする．

3) 荷　　重

患肢には一切荷重しない．

4) 関節可動域

肘，手関節，手指の関節可動域を維持する．可能であれば，適度な肩関節の振り子運動を開始する．手関節，手指の自動運動を許す．

5) 筋　　力

肘および手関節の等尺性運動を継続する．三角筋の等尺性運動を開始する．

6) 活 動 能 力

身辺動作や入浴・トイレでは健肢を用いる．更衣には介助が必要で，患肢はなお包んでおくべきである．

b. 治療法：本骨折に特有な点

1) スリング

スリングや8字バンドの適合性を評価し，必要に応じて調整する．骨折部の直上で皮膚が突き上げられていないかチェックする．

2) 観血的整復内固定術

皮膚の縫合糸およびステープルをすべて抜去する．創の発赤，滲出液，硬結をチェックする．

● 処　　方

2 週まで

①**注意点**：肩関節を内転・内旋位に保つ．肘関節を90度屈曲位に保つ．
②**可動域**：痛みのない程度に，スリングを用いて肩関節の振り子運動を行う．
③**筋力**：肩の筋力増強訓練は行わない．三角筋の適度な等尺性運動を開始する．
④**活動性**：身辺動作や入浴・トイレでは健肢を用いる．
⑤**荷重**：患肢では荷重しない．

治療：4～6週まで

骨癒合

①**骨折部の安定性**：骨折部を架橋する仮骨が確認されれば，骨折は通常安定したとみなす．理学所見でこれを確認する．
②**骨癒合の段階**：修復期．仮骨の器質化が進み，層板骨の形成が始まる．仮骨が骨折部に架橋を形成しているのが認められれば，通常，骨折は安定したとみなす．しかしこの仮骨強度は，正常の骨に比べ，特にねじり負荷に対して有意に弱い．再骨折を防ぐために保護する必要がある（外固定を続けない場合）．
③**X線**：仮骨の架橋形成が確認される．骨折線は目立たなくなってくる．

a. 整形外科およびリハビリテーション上の注意

1) 理 学 所 見

鎖骨下動脈や腕神経叢の上にできた肥厚性変形癒合（仮骨による二次性のもの）による圧迫で起きる知覚異常を評価する．

骨折部の圧痛と安定性をチェックする．

骨折部に圧痛があったり触診で動きがあるときは，スリング固定を続ける．骨折部に圧痛がなく，不動でかつ豊富な仮骨を伴うときはスリングをはずす．

およそ2ヵ月はコンタクトスポーツを避けるべきである．

2) 危険性を示す所見

腕神経叢や鎖骨下動静脈の上にできた肥厚性変形癒合や偽関節による圧迫で起きる知覚異常を評価する．

骨癒合の進み具合から，骨の萎縮，血管運動神経の障害，知覚過敏，疼痛，圧痛などの所見を示す反射性交感神経性ジストロフィー（RSD）をチェックする．RSDには積極的な治療が必要である．RSDが鎖骨骨折で起こることはまれである．

3) X 線 所 見

X線写真で仮骨の成長と骨折線の消失を確認する．

4) 荷　　重

患肢での荷重は行わない．患者が移動のために歩行器を必要とするときには，患肢に体重をかけることができないので，多点杖か片手用歩行器を使えるように指導する．

5）関節可動域

良好な仮骨形成が認められ，骨折部が安定なら，6週目の終わりにスリングを除去する．肩関節の適度な自動運動を許可する．骨折部に負担を加えないように80度以上の外転と外旋運動は制限する．肘関節の最大屈曲および最大伸展は許可する．当初肘関節の伸展は，固定により二次的に制限されていることがある．手関節と手指の運動を継続する．

6）筋　力

6週目の終わりごろに，回旋筋腱板の筋力増強訓練を開始する．肘関節の屈筋と伸筋の等尺性運動は継続する．肩関節の振り子運動は重力を除いて行う．
粘土など，パテ類の揉み運動を握力維持のために行う．

7）活動能力

上着の着衣は患肢から，脱衣は健肢から行う．

b．治療法：本骨折に特有な点

1）スリング

特に変更なし．

2）観血的整復内固定術

縫合創の感染に注意する．

● 処　方

Rx　4〜6週まで

①注意点：外転動作の制限．
②関節可動域：6週目の終わりから肩関節の適度な自動可動域運動を許可する．外転角度は80度に制限する．
③筋力：重力を除いた肩関節の振り子運動を行う．回旋筋腱板と三角筋の等尺性運動を開始する．
④活動性：身辺動作と入浴・トイレでは患肢を用いる．
⑤荷重：免荷．

治療：6〜8週まで

骨癒合

①**骨折部の安定性**：通常，仮骨の架橋形成があれば，骨折は安定している．理学所見でこれを確認する．
②**骨癒合の段階**：修復期．仮骨の器質化と層板骨の形成がさらに進む．
③**X線**：架橋性仮骨が確認される．骨折線は不明瞭になる．

a．整形外科およびリハビリテーション上の注意

1）理学所見

骨折部に軋音を伴うことなく，十分な関節可動域が回復しているか確認する．腕神経叢の麻痺症状が残っていれば，筋電図検査を行う．

2）危険性を示す所見

RSDの徴候をチェックする．

3）X線所見

4〜6週で，臨床的かつX線的に骨癒合が確認されれば，以後新たなX線撮影は必要ない．癒合が得られなければ，骨が癒合するまでX線のチェックを繰り返し，疼痛が持続していれば，観血的整復内固定術および骨移植の実施を考慮する．

4）荷　重

臨床的かつX線的に骨癒合が確認されれば，椅子やベッドから起き上がったり，松葉杖や杖をつくときに徐々に荷重を開始してよい．

5）関節可動域

満足のいく可動域が獲得できるまで，肩関節の全方向への可動域運動を継続する．

6）筋　力

肩関節周囲筋の抵抗性筋力増強訓練を開始する．患肢の肩関節を屈伸する際に，健肢を用いて抵抗を加えてよい．

7）活動能力

患肢を軽作業ならびに身辺動作や，入浴・トイレに用いてよい．

b．治療法：本骨折に特有な点

1）スリング

変更なし．すでに着用していなければ，もはやつける

必要はない．

 2) 観血的整復内固定術

変更なし．

● 処　方

Rx

6〜8週まで

①注意点：なし．コンタクトスポーツを避ける．
②可動域：肩関節の全方向への自動・自動介助可動域運動を行う．
③筋力：肩関節周囲筋の抵抗運動を行う．
④活動性：身辺動作，入浴・トイレ，保持動作，軽作業に患肢を用いる．
⑤荷重：荷重を徐々に許可する．

治療：8〜12週まで

骨癒合

①骨折部の安定性：安定．
②骨癒合の段階：リモデリング期．線維骨は層板骨によって置換される．リモデリング過程は完了までに数ヵ月から数年かかる．
③X線：架橋性仮骨が明瞭となる．骨折線はほとんど判別できない．

a．整形外科およびリハビリテーション上の注意

1) 理学所見

骨折部の圧痛および可動性を調べる．鎖骨は皮膚直下の骨であるため，仮骨は容易に触知できる．関節可動域と筋力の回復を確認する．RSDと尺骨神経（腕神経叢内側神経束の枝）障害のないことを確認する．

2) 危険性を示す所見

特になし．

3) X線所見

臨床的かつX線的に骨癒合が確認されれば，以後新たなX線撮影は必要ない．

3) 荷　重

全荷重が可能である．

4) 関節可動域

肩関節の前方挙上にはある程度の制限がある．適度なストレッチ運動が必要である．自動，自動介助，他動可動域運動を行う．外転可動域運動が勧められる．

5) 筋　力

肩の抵抗運動を強化していく．抵抗力を，徐々に増大させる．患者は筋力強化のために，各重量の重錘を使用してもよい．肩甲帯筋，大胸筋，胸鎖乳突筋に，等尺性・等張性運動を続ける．

6) 活動能力

患者は入浴・トイレ，食事，整容，更衣など，すべての身辺動作において患肢を使用する．

b．治療法：本骨折に特有な点

1) スリング

スリングは除去する．

2) 観血的整復内固定術

ピンが突出しているならば抜去する．すべての滑らかなピンは，それらが体内移動を起こさないために除去する必要がある．

● 処　方

Rx

8〜12週まで

①注意点：なし．
②可動域：自動・自動介助可動域運動を行う．外転可動域運動が勧められる．
③筋力：等尺性・等張性運動を肩甲帯筋に行う．抵抗運動を行う．
④活動性：身辺動作や日常生活動作・活動で患肢を用いる．
⑤荷重：全荷重．

C．長期的予後と問題点

患者は痛みが消失し，完全な関節可動域が得られ，骨折が治癒し，筋力が正常値近くまで回復するまで，コンタクトのないスポーツであっても戻るべきでない．普通これには少なくとも6週を必要とする．鎖骨の骨癒合が強固になり，再骨折のリスクが低下する4〜6ヵ月間，コンタクトスポーツは避けるべきである．

肩鎖関節はわずかの転位が存在しても，外傷性関節症を生じる可能性がある．鎖骨の外側端切除術が必要にな

るかもしれない．

プレートやスクリューが疼痛を引き起こしているか，皮膚を突き上げているならば，抜釘が必要になることがある．

偽関節で疼痛を引き起こしているならば，骨移植術と内固定で治療しなければならない．

しばしば大きな仮骨が吸収されるには数年かかることがあるが，美容上はあまり目立たない．

直後から1週まで

	保存的治療	観血的整復内固定術
安定性	なし．	固定による．
整形外科	スリングや8字バンドの適合性をチェックする．	創とスリングの適合性をチェックする．
リハビリテーション	肩は動かさない．肘，手関節，手指の自動運動を開始する．骨折後3～4日で疼痛が軽減すれば，肘と手関節の等尺性運動を開始する．	肩の適度な振り子運動と，肘，手関節，手指の自動可動域運動を開始する．痛みがなければ肘と手関節の等尺性運動を開始する．

2週まで

	保存的治療	観血的整復内固定術
安定性	なし，または最小限．	固定による．
整形外科	スリングと装具の適合性とパッドの当たり具合をチェックする．皮膚の突出をチェックする．	抜糸する．スリングの適合性とパッドの当たり具合をチェックする．
リハビリテーション	肘と手関節の振り子運動と等尺性運動，手指の等張性運動を開始する．三角筋の等尺性運動を開始する．	保存的治療と同じ．

4～6週まで

	保存的治療	観血的整復内固定術
安定性	部分的に安定．	安定．
整形外科	スリングや装具を除去する． 6週たっても，臨床的かつX線的に治療が認められなければ，観血的整復内固定術と骨移植を考慮する．	スリングを除去する． 6週までにX線上治癒しなければ，骨移植を考慮する．
リハビリテーション	肩の可動域運動を開始する．肘，手関節の運動を継続する．三角筋と回旋筋腱板の等尺性筋力増強訓練を継続する．	保存的治療と同じ．

6～8週まで

	保存的治療	観血的整復内固定術
安定性	安定．	安定．
整形外科	6週たっても，臨床的かつX線的に治療が認められなければ，観血的整復内固定術と骨移植を考慮する．	保存的治療と同じ．
リハビリテーション	肩の全可動域運動を行う．肩周囲筋の抵抗性筋力増強訓練を開始する．	保存的治療と同じ．

8〜12週まで	保存的治療	観血的整復内固定術
安定性	・安定.	・安定.
整形外科	・臨床的かつX線的に治療が認められなければ,観血的整復内固定術と骨移植を考慮する.	・X線上治癒しなければ骨移植を考慮する.
リハビリテーション	・肩の抵抗運動を継続する.	・肩の抵抗運動を継続する.

文 献

Abbott LC, Lucas DB. The function of the clavicle: its surgical significance. *Ann Surg*, 140:583–599, 1954.

Allman FL. Fractures and ligamentous injuries of the clavicle and its articulation. *J Bone Joint Surg Am*, 49:774–784, 1967.

Anderson K, Jensen PO, Lauritzen J. Treatment of clavicular fractures: figure-of-eight bandages vs. a simple sling. *Acta Orthop Scand*, 57:71–74, 1987.

Andrews JR, Wilk KE. *The Athlete's Shoulder.* New York: Churchill Livingstone, 1995, pp. 291–303.

Bargar WL, Marcus RE, Ittleman FP. Late thoracic outlet syndrome secondary to pseudoarthrosis of the clavicle. *J Trauma*, 24:857–859, 1984.

Bowen AD. Plastic bowing of the clavicle in children: a report of two cases. *J Bone Joint Surg Am*, 65:403–405, 1983.

Cohen AW, Otto SR. Obstetric clavicular fractures. *J Reprod Med*, 25:119–122, 1980.

Connolly JF, Dehne R. Nonunion of the clavicle and thoracic outlet syndrome. *J Trauma*, 29:1127–1132, 1989.

Craig EV. Fractures of the clavicle. In: Rockwood CA Jr, Matsen FA III, eds. *The Shoulder*. Philadelphia: W.B. Saunders, 1990, pp. 367–412.

Curtis RJ Jr. Operative treatment of children's fractures of the shoulder region. *Orthop Clin North Am*, 21:315–324, 1990.

Dameron TB Jr, Rockwood CA Jr. Fractures of the shaft of the clavicle. In: Wilkins KE, King RE, eds. *Fractures in Children*. Philadelphia: J.B. Lippincott, 1984, pp. 608–624.

CHAPTER 11

Treatment and Rehabilitation of Fractures

上腕骨近位端骨折

Proximal Humeral Fractures

A. はじめに

1 定 義

上腕骨近位端骨折は，上腕骨の骨頭，解剖頸および外科頸の骨折を含んでいる．

Neerの分類はこれらの骨折を，骨頭，骨幹，大結節，小結節の各パートの回旋と転位に基づいて，1-，2-，3-，4-パート骨折に分類する．1cm以上の転位か45度以上の軸転位があれば，それぞれを1つのパートまたは転位骨片として扱う．転位がないか，回旋転位が45度以下の骨折は，1-パート骨折とみなされる．骨折は骨片の転位と結びつけて理解すべきである．

1-パート骨折は嵌入（インパクト）したか，転位のない骨折である．2-パート骨折は転位した結節骨折か，側方および回旋転位した外科頸骨折である．3-パート骨折は骨頭と骨幹に加え，大結節または小結節のいずれかが側方および回旋転位したものである．4-パート骨折は，4つすべてのパート（骨頭，骨幹，大結節，小結節）が側方および回旋転位している骨折である．

通常1cm以上の大結節骨折があれば，回旋筋腱板断裂を合併している（図11-1，11-2，11-3，11-4，11-5，11-6，11-7）．

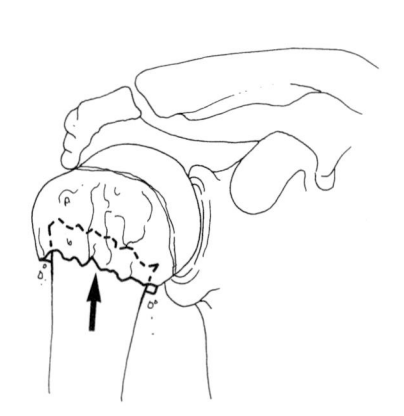

図11-1 上腕骨近位の嵌入骨折．これも1-パート骨折として扱われる（Neer分類）．骨片に1cm以上の転位か45度以上の角度転位があれば，2-パート骨折とする．

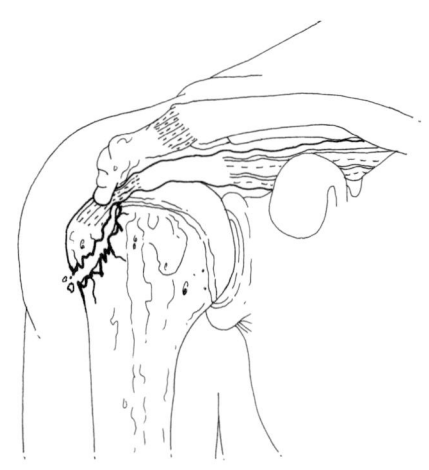

図11-2 2-パート骨折として扱われる大結節転位骨折．この骨折型では回旋筋腱板損傷を伴うことがある．

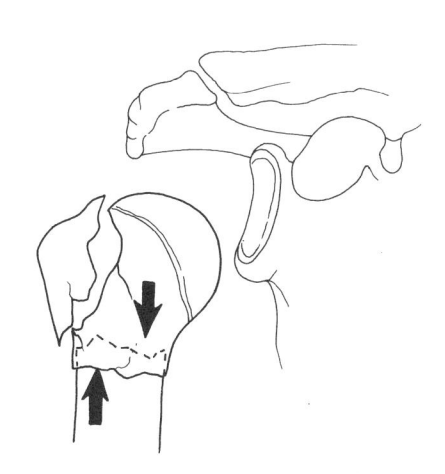

図11-3 上腕骨近位端3-パート骨折：第1骨片は外科頸部で骨幹部から分離した骨頭，第2骨片は骨幹，第3骨片は大結節．

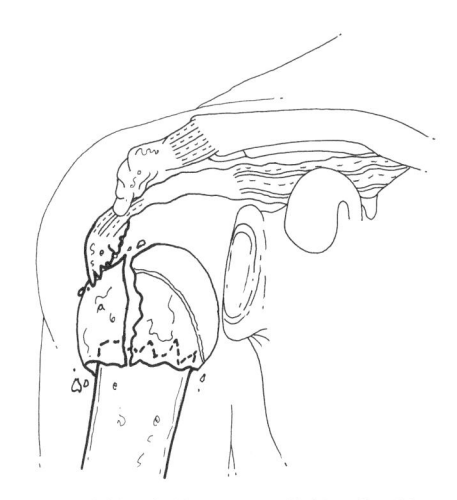

図11-4 上腕骨近位端4-パート骨折：第1骨片は骨幹，第2骨片は骨頭，第3，第4骨片は，大結節と小結節．血液供給がとだえるため，骨頭は虚血性壊死に陥る．

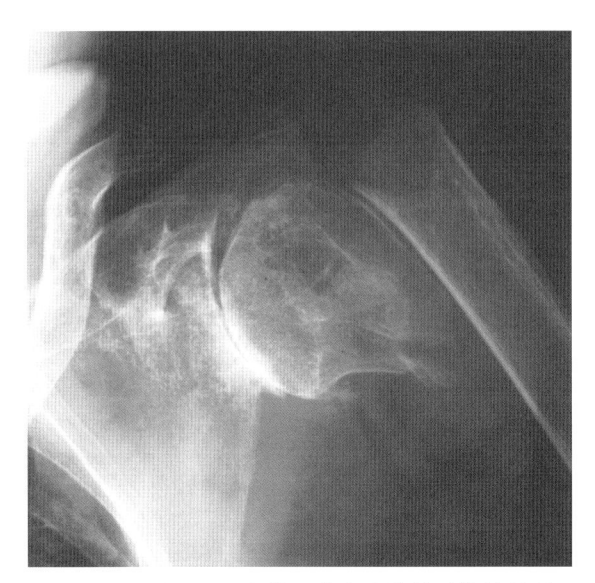

図11-5 明らかな転位を伴う上腕骨近位外科頸の2-パート骨折．第1骨片は骨頭と解剖頸，第2骨片は上腕骨骨幹部．

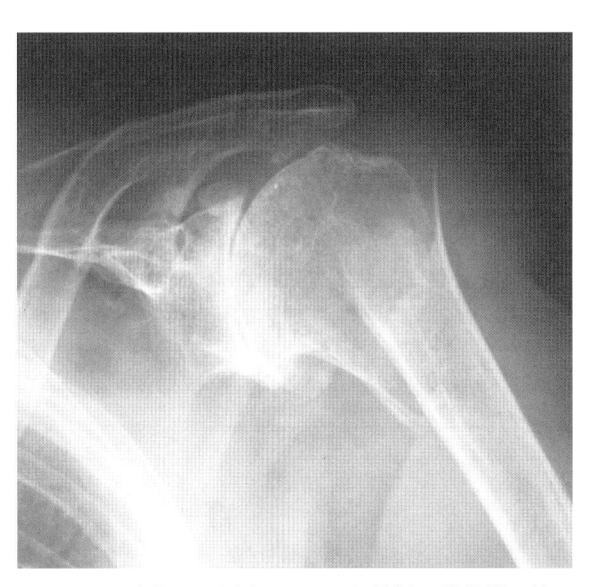

図11-6 図11-5と同じ2-パート骨折．骨幹部が外科頸に部分的に整復されている．

2 受傷機序

上腕骨近位端骨折は，特に年配者が転倒時に肘や手をついたときや，肩の側方から衝撃が加わることによって起こりやすい．てんかん発作により肩の骨折や転位を生じることがある．

3 治療のゴール

a. 整形外科的目標

1) アライメント

上腕骨頭と関節窩の正常な位置関係を維持する．

回旋筋腱板の機能を維持するために，大結節，小結節を整復する．

130〜150度程度までの頸体角と30度程度の後捻角を獲得する．

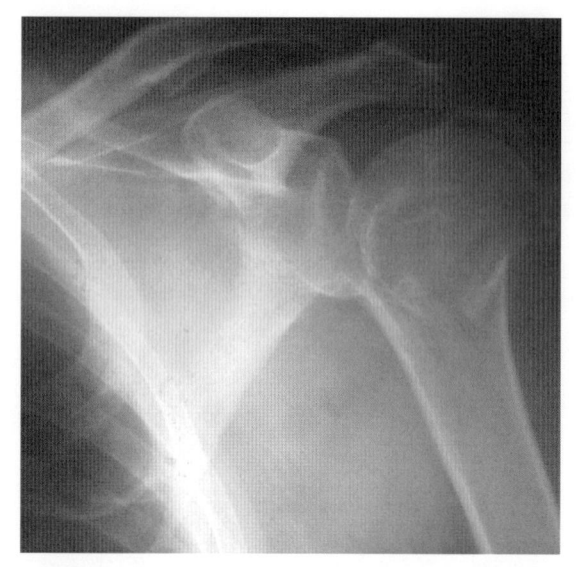

図11-7 上腕骨近位端3-パート骨折．骨頭が骨幹部から転位し，大結節が他の2つの骨片から転位している．

表11-1 肩関節の可動域

運動の種類	正常可動域	機能的可動域[1]
外 転	180度	120度
内 転	45度	30度
屈曲（前挙）[2]	180度	120度
伸展（後挙）[3]	60度	40度
下垂位内旋	100度	80度
下垂位外旋	70度	30度
外転位内旋	80度	45度
外転位外旋	90度	45度

[1]：完全可動域の1/3から半分が機能的可動域とみなされる．
[2]：最大の屈曲または前方挙上にいたるためには，上肢は軽度外転かつ外旋する必要がある．
[3]：最大の伸展または後方挙上にいたるためには，上肢は軽度内旋する必要がある．

2）安 定 性

転位のない安定骨折では外固定によって，転位した2-パートや3-パート骨折では内固定によって，4-パート骨折では人工骨頭によって安定性を獲得する．

b．リハビリテーション的目標

1）関節可動域

すべての方向への肩関節の全可動域を獲得すること．しばしば骨折の後遺症として関節可動域の減少が残ることがある（表11-1）．

2）筋 力

以下の筋力を向上させて，最大の抵抗力に対して十分耐えうるよう回復に努める．筋力低下［4/5（5/5が正常な強さ）］は，特に三角筋においてしばしば残ることがある（表11-2；4章「運動療法と関節可動域」の表4-1参照）．

- 肩屈曲筋：
  三角筋（三角筋粗面へ付着）の前方線維
  烏口上腕筋（弱い上腕の屈筋，上腕中央に付着）
  上腕二頭筋（烏口突起から始まり，結節間溝を通る）
  大胸筋（鎖骨頭に起始し，結節間溝の外唇に付着）
- 肩外転筋：
  三角筋の中部線維（三角筋粗面に付着）
  棘上筋（上腕骨の大結節に付着，回旋筋腱板の一つ）

表11-2 肩関節の動き — 原動力

運動の種類	原 動 力
屈 曲	●三角筋前方線維 ●烏口上腕筋
外 転	●三角筋 ●棘上筋
内 転	●大胸筋 ●広背筋
伸 展	●広背筋 ●大円筋 ●三角筋後方線維
内 旋	●肩甲下筋 ●大胸筋 ●大円筋 ●広背筋
外 旋	●棘下筋 ●小円筋

- 肩内転筋：
  大胸筋（結節間溝の外唇に付着）
  広背筋（結節間溝の床に付着）
  大円筋
- 肩外旋筋：
  棘下筋（上腕骨の大結節に付着）
  小円筋（上腕骨の大結節に付着）

三角筋後方線維（三角筋結節に付着）
- 肩内旋筋：
    肩甲下筋（上腕骨の小結節に付着）
    大胸筋
    広背筋
    大円筋
- 肩伸展筋：
    三角筋後方線維
    広背筋
- 回旋筋腱板：
    棘上筋
    棘下筋
    小円筋
    肩甲下筋

3）機能的ゴール

　身辺動作，更衣，整容を行って，肩の機能を戻す．これに加えて肩関節の可動域と筋力を取り戻すことが，ほとんどすべてのスポーツの活動で不可欠である．

4　標準的な骨癒合期間

6〜8週．

5　標準的なリハビリテーション期間

12週から1年．

6　治療法

a．スリング

バイオメカニクス：応力分散機器．

骨折治癒様式：二次的治癒．

適応：通常，上腕骨近位端骨折では，転位がないまたはわずかな骨折や嵌入骨折のときは，疼痛がおさまる2〜3週で動揺性は消失する．上腕骨近位端骨折の85%は，微小な転位しかしていない．

b．観血的整復内固定術

バイオメカニクス：プレートによる応力遮蔽．ピンまたは引きよせ締結固定による応力分散．

骨折治癒様式：強固な固定が得られれば一次的治癒が起こり，仮骨は形成されない．強固な固定が得られなければ，二次的治癒が起こり仮骨が形成される．

適応：観血的整復内固定術は2-パートおよび3-パー

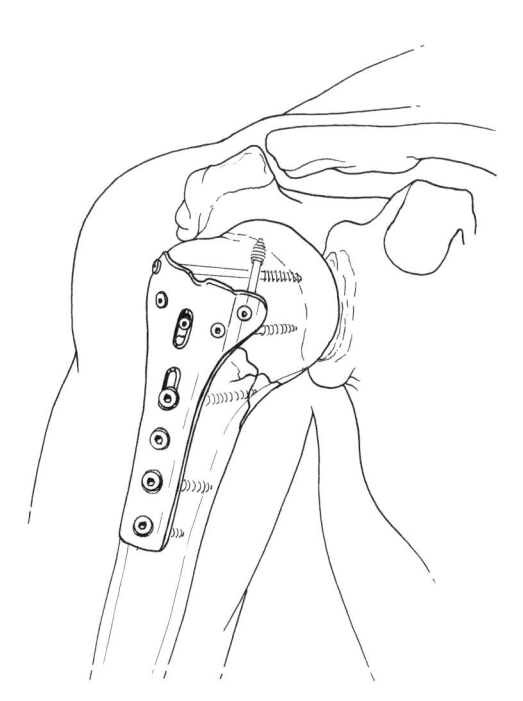

図11-8　プレートとスクリューで固定した上腕骨近位端3-パート骨折．強固な固定が得られ，仮骨は形成されない．

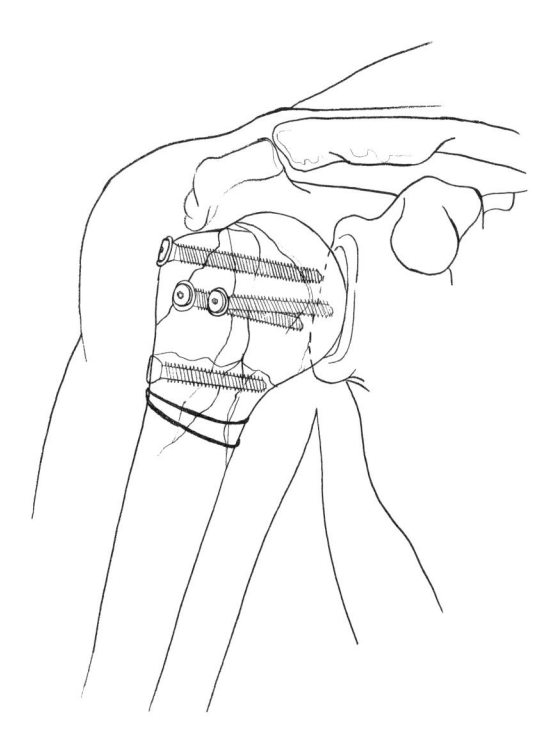

図11-9　スクリューと鋼線で固定した上腕骨近位端4-パート骨折．強固な固定は得られず，仮骨が形成される．

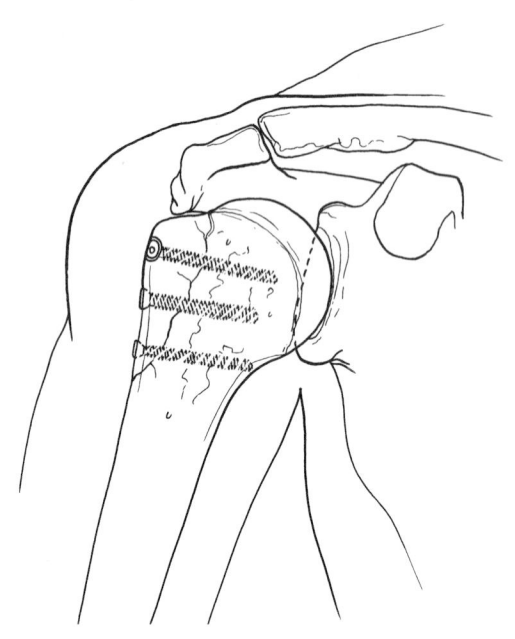

図11-10 大結節をスクリューで固定した上腕骨近位端骨折.

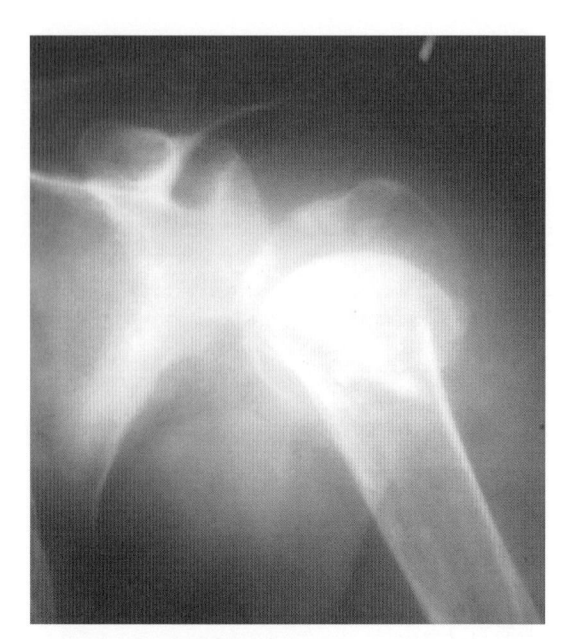

図11-11 上腕骨近位端4-パート骨折. 4つの骨片の回旋と転位を認める.

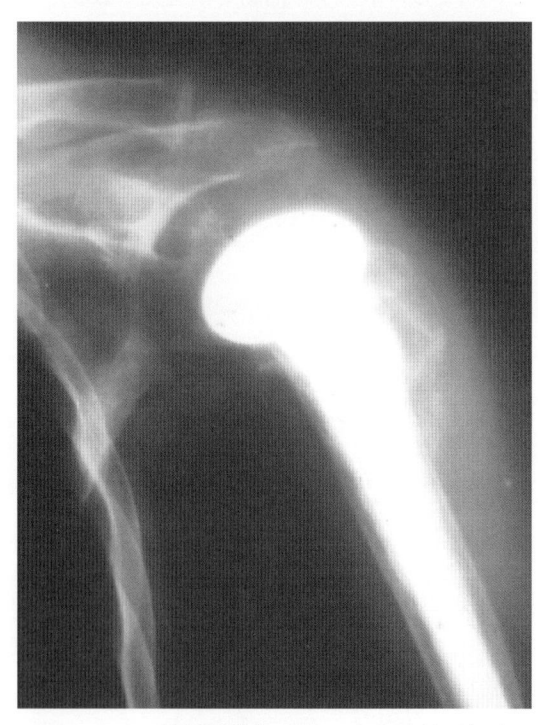

図11-12 骨頭置換術を行った上腕骨近位端4-パート骨折(Dr. Louis Bigliani のご厚意により借用).

ト骨折や回旋筋腱板修復術を要する症例が適応となる(図11-8, 11-9).

c. 徒手整復と経皮的ピン固定, 中空スクリュー引きよせ締結固定

バイオメカニクス：応力分散機器.
骨折治癒様式：仮骨形成による二次的治癒.
適応：この方法は, 回旋筋腱板断裂の所見のない2-パート骨折に用いられる. 転位のある外科頚骨折がその適応となる(図11-10).

d. 人工骨頭置換術

バイオメカニクス：応力分散機器.
骨折治癒様式：結節部は仮骨形成による二次的治癒.
適応：この治療法は, 骨頭の虚血性壊死のリスクが有意に高い骨折が適応となる(4-パート骨折, 骨粗鬆症が強い年配者の3-パート骨折, 骨頭部の割裂骨折, 骨頭部の圧壊が40%を超える骨折). 軟部組織の修復が得られたならば, すぐに理学療法を開始できる利点がある(図11-11, 11-12, 11-13).

e. 徒手整復と外固定

バイオメカニクス：応力分散機器.
骨折治癒様式：二次的治癒.
適応：満足のいく整復位が得られたならば, この治療法を選択することができる. しかし滅多にこういったケースはなく, この章ではこれ以上論じない.

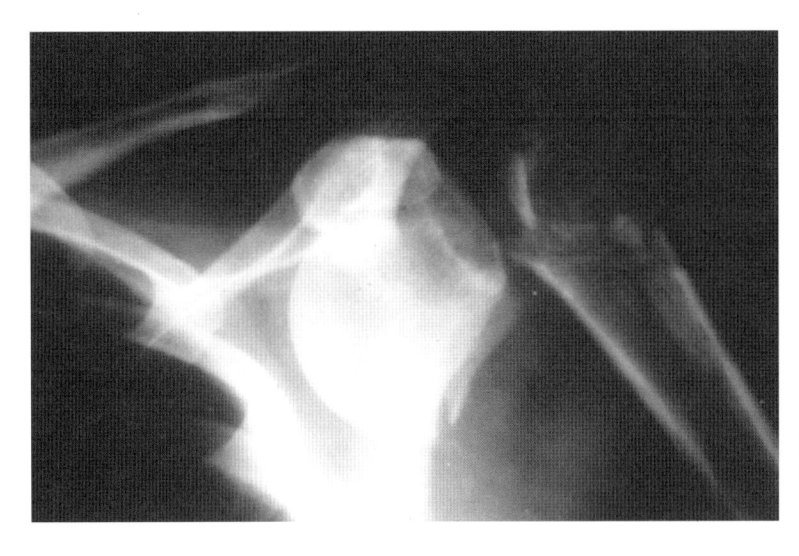

図11-13 上腕骨近位端4-パート脱臼骨折．上腕骨頭が前下方転位している．人工骨頭置換が必要となる（Dr. Louis Biglianiのご厚意により借用）．

f. 創外固定

バイオメカニクス：応力分散機器．
骨折治癒様式：仮骨形成による二次的治癒．
適応：創外固定は粉砕の高度の開放性骨折に用いられる．ごくまれに開放創のある2-パートや3-パート骨折に用いられる．そして時には骨折線が骨幹部に及び，Kirschner鋼線が使えない2-パートや3-パート骨折に用いることもある．この治療法は使われることが少ないので，この章ではこれ以上論じない．

7 本骨折の注意点

a. 年齢

高齢者は，若い患者に比べて関節拘縮のリスクが高い．

b. 関節損傷

関節面の50％以上に及ぶ上腕骨骨頭部の骨折は，関節片側置換（人工骨頭置換）術が必要となる．関節窩の陥凹が起これば，関節変性の要因となる（図11-4，11-11参照）．

c. 虚血性骨壊死

虚血性骨壊死は4-パート骨折の後や，広範囲の軟部組織損傷や骨膜の剥離を伴った解剖頚骨折に起こることがある．

d. 変形癒合，偽関節

この骨折における変形癒合はある程度許容される．しかし変形癒合は肩峰下のインピンジメントを増大させる．偽関節は滅多に起こらない．軟部組織の介在や固定が不十分であれば起こりうる．

8 合併損傷

a. 回旋筋腱板断裂

回旋筋腱板断裂は，大結節，小結節どちらの転位にも関連して起こり，修復術が必要となる（図11-2参照）．

b. 神経血管損傷

神経血管損傷は前方および下方脱臼で生じる．これらは腋窩神経や腕神経叢の後神経束が損傷を受ける．脱神経電位が現れる受傷3週後に筋電図検査を行うべきである．腋窩神経領域の感覚異常は，神経損傷で最も一般的な症状である．

c. 4-パート骨折

4-パート骨折は腋窩動脈損傷を合併することがある．

d. 後方脱臼

肩関節の後方脱臼が，結節の骨折に合併して起こることがある．

9 荷　重

患肢では荷重を行ってはいけない．骨折が臨床的にも，X線上も癒合が得られるまでは，歩行器や松葉杖や杖を使用したり，ベッドや椅子からの起き上がりに手で押したりといった，体重を負荷するような動作は一切避けなければいけない．

10 歩　行

腕を振って歩くことは最初はできない．時間の経過とともに可能になってくる．

B. 治　療

治療：直後から初期（受傷日から1週まで）

骨癒合
① 骨折部の安定性：なし．
② 骨癒合の段階：炎症期．骨折部分の血腫では炎症性細胞が増殖し，骨折部の吸収が始まる．
③ X線：仮骨形成なし．骨折線ははっきり見える．

a. 整形外科およびリハビリテーション上の注意

1）理学所見

疼痛，知覚異常，不快感，排膿，悪臭など，すべての感染の徴候に特に注意する．関節の自動・他動可動域運動とともに毛細血管の圧迫後再充血と知覚を評価する．関節可動域の減少は，腫脹のために起こっている可能性がある．すべての創の発赤，排液，排膿をチェックする．上腕骨近位端の複合骨折の5～30％に神経血管損傷が起こるので，前腕や手とともに，特に腋窩神経の支配領域の知覚を再評価する．手指の過度の腫脹と皮膚の水疱，これに付随する浮腫をチェックする．

2）危険性を示す所見

肩と上腕部の増強する腫脹，皮膚蒼白，異常知覚は，血管損傷を示唆しているので，これらを認めたら血管造影をすぐに行うべきである．以下の神経について運動と知覚の両方の神経学的所見を注意深く検査する：
① 腋窩神経
② 筋皮神経
③ 橈骨神経
④ 正中神経
⑤ 尺骨神経

腋窩神経が最も損傷されやすく，またその知覚は常に三角筋外側線維部の皮膚に分布しているとは限らないので，三角筋の3つすべての線維束に対し，自動的に筋収縮をさせて触診しなければならない．しかし筋肉は，骨折直後には疼痛および直接の損傷により，反射性筋抑制を起こして収縮できないときもある．

3）X線所見

整復位が保持されているかチェックするためにX線撮影（正面像，スカプラY像，軸射像）を行い，整復直後または手術直後のものと比較する．有意な転位が認められたならば，徒手整復か手術的治療を行うことを検討する．三角筋機能不全では，上腕骨頭の下方転位が起こることを認識する．

4）荷　重

患肢には荷重しない．

5）関節可動域

肩関節を肩関節装具またはスリングで固定し，まったく動かさない．安定した転位のない骨折では，単純な振り子運動は開始してよい．肘関節もスリングを使用して固定する．患者はスリングをつけたまま，手関節の掌背屈と橈尺屈の運動に励まなければならない．手指の自動全可動域運動を行う．

6）筋　力

時には，腋窩神経は健常でも反射性筋抑制のために二次的に三角筋の筋力が低下することがある．骨折部が不安定なので，筋肉の自動収縮運動は行わない．筋肉の痛みを生じるので，肩と肘への筋力増強訓練は急性期の間は行わない．1週目の終わりごろから，筋力維持のために手関節の伸筋腱および屈筋腱，そして手の内在筋の等張性・等尺性運動を開始する．

7）活動能力

患者は身辺動作，入浴・トイレ，食事，整容，更衣に健肢のみを用い，最初は介助が必要となる．

患者が移動のために歩行器を必要とするときには，患肢に体重をかけることができないので多点杖か片手用歩行器を使えるように指導する．

着衣は患肢から，脱衣は健肢から始める．当初は，健肢のほうにシャツかブラウスの袖をまず通して，スリングで吊るした患肢の上からゆったりと掛ける．

患者は就寝時には，背部に少し枕を挟むか，ベッドの頭部を30〜45度挙上しておくべきである．こうしておくことでスリング固定中の骨折部のアライメントを維持して，より快適に過ごすこともできる．

b. 治療法：本骨折に特有な点

1）スリング

肘関節が約90度屈曲位をとり，手関節と手指を自由に動かすことができるかどうか，スリングをチェックする．特に腋窩と首の後ろで皮膚が摩擦されるのを防ぐために，十分なパッドを当てなければならない．屈曲・内転中間位かつ90度内旋位で肩関節を固定する．小結節の2-パート骨折では，内転を増強することにより肩甲下筋の牽引力をゆるめ，小結節の整復を助けるように胸を横切るほどの内転位で固定する．固定の種類に関係なく，最初の2週間は支持と快適さを与えるためにスリングをつけさせる．

2）観血的整復内固定術

創をチェックする．無理に回旋筋腱板と結節部を縫合することは避けるべきである．回旋筋腱板を縫合した患者は，手術後6週までは自動屈曲（前方挙上），自動外旋，自動介助内旋運動を行うことはできない．

3）徒手整復と経皮的固定術，中空スクリュー

徒手整復，経皮的固定，中空スクリュー創とピン刺入部の皮膚の突出，発赤，滲出液，硬結をチェックする．過酸化水素水に浸した綿棒でピン刺入部を消毒し，皮膚の突出部はすべて開放し，創かピンに感染が疑われるならすぐに治療を行う．

4）人工骨頭置換術

人工骨頭置換を受けた患者は，早期のリハビリテーションプログラムを行う．機能障害の原因となる癒着を防止するために，術後すぐに動かし始める．重力をかけない振り子運動を始める．リハビリテーションは関節の安定性を維持して，適切な筋肉の調整により関節可動域を獲得することを目的とする．

●処 方

第1病日から1週間
① 注意点：肩関節を動かさない．
② 可動域：肩および肘関節はまったく動かさない．重力を除いた適度な振り子運動が，転位のない骨折と人工骨頭置換術後の患者に許可される．
③ 筋力：肩および肘の筋力増強訓練は行わない．
④ 活動性：健肢を用いた片腕での生活．更衣，整容，食事の準備に介助を必要とする．
⑤ 荷重：患肢には荷重しない．

治療：2〜4週まで

骨癒合
① 骨折部の安定性：なし，または最小限．
② 骨癒合の段階：修復期の始まり．骨形成系細胞が骨芽細胞に分化し，線維骨を形成する．
③ X線：仮骨形成なし．骨折線は，まだはっきり見える．

a. 整形外科およびリハビリテーション上の注意

1）理学所見

疼痛，知覚異常，ピンの不快感，滲出液，悪臭などの訴えに細心の注意を払う．患者の神経血管の状態を評価する．そして腕神経叢だけでなく腋窩動静脈についても神経血管損傷の合併を検査する．

発赤，排液，排膿の有無をすべての創でチェックする．全抜糸を行う．

手関節および手指，肘関節も含めた患肢の自動・他動可動域を評価する．浮腫を軽減させるために，手関節および手指の運動を勧める．

2）危険性を示す所見

骨折はまだ不安定で，アライメントと整復位の悪化を起こす可能性がある．

骨癒合の進み具合から，骨の異栄養，血管運動神経の障害，知覚過敏，疼痛，圧痛などの所見を示す反射性交感神経性ジストロフィー（RSD）をチェックする．RSDは星状神経節ブロックが必要となることがある．

3）X線所見

X線検査で，わずかな再転位や内固定材料の位置，そ

して早期の仮骨形成をチェックする．以前のX線像とそれらを比較する．すべての変形を手術あるいは徒手整復によって矯正する．

4）荷　　重
患肢には一切荷重しない．

5）関節可動域
スリングは3週目の終わりに除去する．骨折が当初から転位がないか微小な転位であるために，スリングで保存的に治療してきた患者は，肩関節の屈伸・内外転方向への適度な自動可動域運動のみ開始することができる．重力を除いたまたは重力をかけた振り子運動も指導する．通常最初は，完全な振り幅を得られない．骨折の転位を引き起こすため，内外旋運動は避けるべきである．肘，手関節，手指の自動可動域運動を続ける．訓練の前には温水で暖め，訓練後は腫脹を抑えるため氷で冷やす．

6）筋　　力
スリングで保存的に治療してきた骨折患者には，肩甲帯筋への等尺性運動のみを始める．患者は痛みで苦痛を訴えることがある．

手関節の掌背屈運動を続ける．手指固有筋の筋力を維持するために，柔らかいボールを握る運動を行うべきである．

7）活動能力
患者は片腕での生活を続け，更衣，整容，食事の準備には，まだ介助を受ける必要がある．

b．治療法：本骨折に特有な点

1）スリング
スリングの着用は手関節と手指を自由に動かせる状態で，肘関節を90度屈曲位に保つ．肩関節は，屈曲・内転中間位かつ90度内旋位で固定する．小結節の2-パート骨折では，内転を増強することにより肩甲下筋の牽引力をゆるめ，小結節の整復を助けるように胸を横切るほどの内転位で固定する．特に腋窩と首の後ろにはパッドを当て，スリングが適合するように気を配る．

2週の終わりにスリングを除去し，内外旋運動を除いた肩関節の適度な自動可動域運動を開始する．仰臥位にて，健肢で持ち上げて，患肢の肩関節を180度挙上するように試みてよい．

夜間には支えのために，また日中でも必要性を感じるときは，スリングを再度着用する．振り子運動を続けなければならない．

2）観血的整復内固定術，徒手整復と外固定，徒手整復と経皮的固定術
2週たてば，手術創から縫合糸やステープルを抜去し，表在感染（発赤，排液）や深部感染（波動，硬結，窪みを伴う浮腫）の徴候をチェックする．

化膿性滲出液が出ないように，ピン刺入部をすべて清潔に保つ．ピン刺入部に表在性の感染が疑われたときには，経口の抗生物質を7～10日間投与する．

回旋筋腱板を縫合した患者は，手術後6週までは自動屈曲（前方挙上），自動外旋，自動介助内旋運動を行うことはできない．

肩甲帯筋を引きつけたり収縮させたりして，骨折を不安定にさせることがあるので，自動的に肩を動かすことを禁じる．プレート固定を使わない内固定は強度が弱く，一般的ではない．

肩関節の可動域制限や拘縮を予防するために，仰臥位で適度な他動介助可動域運動を行ってもよい．

3）人工骨頭置換術
固定力は安定しており，他動介助運動にて，早期の可動域運動を続ける．縫合糸とステープルはすべて抜去する．

●処　　方

℞ 2～4週まで

①**注意点**：肩関節の内外旋運動を避ける．

②**可動域**：スリングを用いて保存的に治療した患者は，振り子運動を続けてよい．肩関節の適度な他動介助運動を行う．手術にて治療された患者は，仰臥位で他動介助による可動域運動を開始する．肩関節の自動運動は行わない．

③**筋力**：スリングで治療した患者のみ，肩の等尺性運動を行う．手術にて治療された患者には，筋力増強訓練は一切行わない．

④**活動性**：健肢を用いた片腕での生活を続ける．更衣，整容，食事の準備に介助を必要とする．

⑤**荷重**：患肢には荷重しない．

治療：4〜6週まで

骨癒合

①**骨折部の安定性**：骨折部を架橋する仮骨が確認されれば，骨折は通常安定したとみなす．理学所見でこれを確認する．

②**骨癒合の段階**：修復期．仮骨の器質化が進み，層板骨の形成が始まる．仮骨が骨折部に架橋を形成しているのが認められれば，通常骨折は安定したとみなす．しかしこの仮骨強度は，正常の骨に比べ，特にねじり負荷に対して有意に弱い．再骨折を防ぐために保護する必要がある（外固定を続けない場合）．

③**X線**：仮骨の架橋形成が確認される．剛性の増加とともに，架橋性仮骨が少なくなり，内骨膜性仮骨による治癒が優勢となる．骨端部骨折では，骨幹部骨折より仮骨形成量は少ないことを認識する．

---

a. 整形外科およびリハビリテーション上の注意

1）理学所見

毛細血管の圧迫後再充血と知覚をチェックする．手指の自動・他動可動域をチェックする．感染の徴候を評価する．

スリング固定を続けていても，スリングをはずして検査を行う．安定度，圧痛，肩関節の可動域を評価する．骨片が一体となって動いていることと，関節運動に伴って明らかな軋音がないことを確認する．圧痛が残っていたり，骨折部の異常可動性があったり，X線上の治癒が遅れている（明らかな仮骨がない）場合は，スリングを再装着する．

経皮的ピン固定をしているときには，ピンを抜去する．

2）危険性を示す所見

特に患者がリハビリテーションプログラムを忠実に行っていないときは，癒着性肩関節包炎（五十肩）の初期徴候をチェックしなければならない．

腋窩神経の損傷が臨床症状から疑われるならば，筋電図検査を行うべきであり，これを将来，機能回復を評価するための比較材料として用いる．

3）X線所見

X線像でアライメントをチェックする．ピンを抜去したときには，抜去前のX線像との比較を行う．これは整復位が保たれていることを確認するためである．仮骨形成をチェックする．

4）荷　重

患肢には荷重しない．

5）関節可動域

保存的治療の患者に肩関節の自動および他動可動域運動を継続する．

圧痛がなく，骨折部の軋音や異常可動性も認めず，X線上十分な仮骨形成があるときには，振り子運動を早める．この時期には十分な仮骨が存在するので，内外旋方向の運動と同様に，重力に抗するこれらの運動を始めることができる．患者は肩関節の屈曲を改善するために，壁づたい運動（指を壁に伝わせながら手を伸ばす）を指導される．すべての平面で可動域運動を行うために，輪転運動を処方する．

肘，手関節および手指の自動可動域運動を継続する．

6）筋　力

保存的に治療された患者は，ボール握りと肩甲帯筋の等尺性運動を継続する．

7）活動能力

スリングで治療された患者は，身辺動作と更衣に患肢を使い始めてよい．彼らは6週目の終わりから患肢への荷重を始めてよい．手術を受けた患者はまだ介助を必要とし，荷重もできない．

8）歩　行

腕の振りは制限される．

b. 治療法：本骨折に特有な点

手術を受けた患者（観血的整復内固定，徒手整復と経皮的ピン固定）は，まだ荷重を行うべきでない．彼らは肩関節の適度な他動介助可動域運動と，肘および手関節の自動可動域運動を継続する．三角筋は手術中切開されるので，等尺性運動は三角筋に処方しない．

1）人工骨頭置換術

自動・自動介助可動域運動を継続する．

● 処　方

4～6週まで

① **注意点**：完全な関節可動域を回復しようとして，力を加えてはならない．

② **可動域**：
- 肩関節；可動域は制限される．
- 屈曲，外転は100～110度を超える．
- 内外旋は制限される．
- 重力に抗して振り子運動を行う．
- 肘関節；屈伸，回内外にて全可動域運動を行う．
- 手術を受けた患者は他動介助可動域運動を継続する．

③ **筋力**：
- 肩関節；手術操作で三角筋を切開したときは，三角筋を使う運動を避ける．
- 肘関節；等張性および等尺性運動を行う．

④ **活動性**：可能ならば，更衣，整容に患肢を使う．食事の準備と屋内清掃作業では，まだ介助を必要とする．

⑤ **荷重**：患肢では荷重しない．

治療：6～8週まで

骨癒合

① **骨折部の安定性**：通常，仮骨の架橋形成があれば，骨折は安定している．理学所見でこれを確認する．

② **骨癒合の段階**：修復期．仮骨の器質化と層板骨の形成がさらに進む．仮骨が骨折部に架橋を形成しているのが認められれば，通常骨折は安定したとみなす．再骨折を防ぐために保護する必要がある（外固定を続けない場合）．しかしこの仮骨強度は，正常の骨に比べ，特にねじり負荷に対して有意に弱い．

③ **X線**：架橋性仮骨は目に見える．剛性の増加とともに，架橋性仮骨が少なくなり，内骨膜性仮骨による治癒が優勢となる．骨折線は目立たなくなる．

a. 整形外科およびリハビリテーション上の注意

通常骨折は治癒し，ピンを抜去する．外固定を終了する．患者は，すでに機能的可動域を回復しておかなければならない．

1）理学所見

軋音を伴うことなく十分な関節可動域を回復していることを確認する．RSDが起きていたならば回復度をチェックする．

2）危険性を示す所見

RSDの評価を行う．患者は，肩への外固定と損傷によって二次性に癒着性肩関節包炎を起こすことがある．

3）X線所見

仮骨形成の進み具合をチェックする．骨幹部と結節部の骨癒合を評価する．変形癒合をチェックする．特に大結節部について調べ，骨性の肩峰下インピンジメントを起こさないか評価する．遷延癒合を評価する．

4）荷　重

許容範囲で荷重を開始する．

5）関節可動域

十分な仮骨形成により再転位の危険性が軽減しているので，適度な自動可動域運動を，すべての方向に行ってよい．癒着性肩関節包炎の徴候が認められるなら，適度な可動域運動で積極的治療を開始する．

すべての肩関節骨折症例で，自動介助および他動介助運動を行わせる．滑車運動，輪転運動，壁づたい運動を行わせてよい．

運動訓練には以下の注意点がある：

- 自動屈曲（前方挙上）仰臥位で始める．重力を除いてやると，屈曲（前方挙上）がいっそう容易に行える．
- 患肢の前方挙上を手伝うために，握ったほうきの柄に健肢を添えて屈曲運動を押し進める．
- ドアや壁の上端をつかんで横の柱に寄りかかっていき，屈曲（前方挙上）方向のストレッチ運動を行う．
- 腕を組んだまま，頭の上まで腕を上げる．
- 頭の後ろに手をおいて，上肢の内外旋運動を行う．
- 健肢を用いて患肢を内旋方向に引っ張ることで，内旋運動を助ける．
- 重力の影響を除いてあげたり，健肢を使って自動運動の介助をすることが大切であり，決して骨折部や回旋筋腱板に負荷をかけすぎてはいけない．

肘，手関節および手指の自動全可動域運動を継続する．

6）筋　力

肩の等尺性運動を継続する．スリングを用いて保存的に治療した患者は，約900g（2ポンド）の重錘を使って

自動抵抗運動を開始する．患者が痛みを訴えるときは，重錘の負荷を減らす．

重錘を用いて肘と手関節の抵抗運動を開始してよい．

7）活動能力

外転と内旋可動域が低下しているために，ブラジャーをはずしたり背中を洗うといった行為は制限を受けるが，身辺動作のすべてに患肢を用いるように指導する．長い柄の付いたスポンジは，背中を磨くために役に立つ．そして長い柄の付いた装置は，頭上のものを扱うときに使える．患肢への荷重は可能であり，軽量物は持ち上げてもよい．

8）歩行

腕の振りは改善されつつあるが，まだ減少している．

b．治療法：本骨折に特有な点

1）スリング

外固定はやめなければならない．重錘を用いた漸増抵抗運動を，まず約900g（2ポンド）の負荷から開始し，患者が耐えられるなら徐々に負荷を上げていく．この時点までに外転と屈曲可動域は，少なくとも180度を獲得しておく．

2）内固定された患者

骨癒合が，臨床上もX線上にも確認されたならば，一切の外固定をやめるべきである．十分な仮骨形成により骨折部が安定しているので，肩関節の自動可動域運動を始めてよい．この時点での骨折部の再転位は滅多に起きない．当初，肩関節の可動域は，特に屈曲，外転，内外旋の運動方向で，外固定されていた影響により動きが制限される．自動介助運動は可動域制限を改善するために継続する．

三角筋，上腕二頭筋，上腕三頭筋は使用制限と損傷のために，二次性に著明な筋力低下を示すことがある．

肩の筋力増強訓練を開始する．反対の上肢を使って抵抗を加えることができる．

●処　方

6～8週まで

①注意点：無理な関節可動域運動を避ける．
②可動域：許容範囲内で肩と肘関節の全方向への自動，自動介助，他動可動域運動を行う．
③筋力：肩の等尺性運動を継続する．肘の等尺性・等張性運動を継続する．スリングで治療された患者は漸増抵抗運動を開始する．
④活動性：身辺動作と食事に患肢を用いる．身辺動作の一部では，まだ健肢を使う必要が残る．
⑤荷重：許容範囲内で荷重する．

治療：8～12週まで

骨癒合

①骨折部の安定性：安定．
②骨癒合の段階：リモデリング期．線維骨は層板骨によって置換される．リモデリング過程は完了までに数ヵ月から数年かかる．
③X線：豊富な仮骨；骨折線は消失し始める．骨髄腔のリモデリングが時間とともに起きてくる．

a．整形外科およびリハビリテーション上の注意

1）理学所見

すでに常時着用していないなら，スリング固定を続けない．骨折部の圧痛，軋音，可動性を調べる．関節可動域が全方向で十分改善していること，肩の筋力が回復していることを確認する．

2）危険性を示す所見

リハビリテーションプログラムを進める前に，臨床的にもX線上も十分な癒合を確認する．3-パート骨折の3～25％に，4-パート骨折の90％に生じる虚血性骨壊死の徴候を調べる．

3）X線所見

骨折の癒合をX線写真上確かめる．虚血性骨壊死を示す関節の吸収像や崩壊がないかを調べる．変形癒合や遷延癒合を判断する．

4）荷重

許容範囲の荷重を行ってよい．

5）関節可動域

肩関節の全方向への自動，自動介助，他動可動域運動を許す．この時点までに完全な機能的可動域を獲得しているべきである（例：肩外転および屈曲が130度以上）．そして，壁づたい運動と輪転運動を継続する必要がある．

肘関節の自動・他動可動域運動を継続する．肘関節の屈曲や伸展制限をわずかでも残してはならない．

6）筋　　力

漸増抵抗運動を，三角筋，上腕二頭筋，上腕三頭筋と回旋筋腱板に処方する．抵抗の負荷は重錘の重さで調整し，約900g～4.5kg（2～10ポンド）まで徐々に増大していく．筋力と持久力を増すために，適切な器具を使った等運動性運動を勧める．重錘や器具を用いて患者が疼痛を訴えるときには，重量や抵抗を減少させることを考える．

7）活動能力

12週の終わりまでに，患者はすべての日常生活動作・活動において不自由なく患肢が使えるようになる．水泳は12週で許可される．患者の疼痛耐性と骨癒合の程度によるが，通常バスケットボールやフットボールのようなコンタクトスポーツは，6ヵ月後に許可する．テニスとゴルフは3ヵ月後に開始してよい．

8）歩　　行

正常に腕を振るよう心がける．

b．治療法：本骨折に特有な点

骨折は治癒する．治癒とともに内固定材料は取り除かれる．完全な関節可動域と筋力を得て，機能的ゴールを達成することが治療の目標となる．

● 処　　方

> **℞　8～12週まで**
> ①注意点：なし．
> ②可動域：肩と肘関節の全方向への自動・他動可動域運動を行う．
> ③筋力：重量をかけた肩の漸増抵抗運動を行う．適切な器具を用い，持久力強化のための等運動性運動を行う．
> ④活動性：日常生活動作・活動や身辺動作に，制限なく患肢を用いることができる．
> ⑤荷重：全荷重．

c．長期的予後

RSDは，関節可動域と筋力の減少および激しい疼痛を引き起こす．関節可動域（特に内外旋）の制限は永続する可能性がある．三角筋の筋力低下も永続するかもしれない．

特に4-パート骨折で中枢骨片の虚血性壊死が起こる可能性がある．このときは機能改善を図るために，人工骨頭置換が必要となることがある．

変形癒合は明らかな機能障害を引き起こすことがある．大結節が上方や内側を向いて癒合したときには，肩峰下のアーチが狭小化して，上肢を外転や屈曲したときにインピンジメントを起こす．

特に転位した骨幹部2-パート骨折と3-パート骨折では，軟部組織の介在，過度の軟部組織の切開（外科的治療症例），不十分な固定，患者の不摂生，過度の積極的理学療法が原因となって偽関節が珍しくない．偽関節が起これば，観血的整復内固定術および骨移植術が必要となり，スパイカギプスによる固定も必要となるかもしれない．

直後から1週まで	保存的固定	手術的（観血的）固定	人工骨頭置換術；腱板は正常	人工骨頭置換術；組織欠損（腱板断裂）あり
安定性	●なし．	●固定性と骨の質による．	●腱板修復による．	●腱板修復による．
整形外科	●肩の固定器具などの適合性をチェックする．	●創の感染と固定の安定性をチェックする．	●創の感染をチェック．	●創の感染をチェック．
リハビリテーション	●肩の振り子運動．	●肩を動かさない．	●肩の振り子運動．	●肩の振り子運動．

2～4 週まで

	保存的固定	手術的（観血的）固定	人工骨頭置換術；腱板は正常	人工骨頭置換術；組織欠損（腱板断裂）あり
安定性	・なし，または最小限．	・固定性と骨の質による．	・腱板の修復による．	・腱板の修復による．
整形外科	・腫脹を軽減するために患肢を挙上．	・抜糸し，腫脹を軽減するために患肢を挙上．	・抜糸．	・抜糸．
リハビリテーション	・屈伸・内外転で，肩の適度な自動可動域運動．重力を除いた肩の振り子運動．	・肩の自動可動域運動は行わない．適度な肩の他動可動域運動を仰臥位で行う．	・肩の他動可動域運動を開始する（内外旋運動は避ける）．	・肩の他動介助可動域運動を制限角度以下で行う．

4～6 週まで

	保存的固定	手術的（観血的）固定	人工骨頭置換術；腱板は正常	人工骨頭置換術；組織欠損（腱板断裂）あり
安定性	・部分的に安定．	・部分的に安定．	・部分的に安定．	・部分的に安定．
整形外科	・肩の外固定をやめる．	・可能であれば，外固定や経皮ピンを除去する．		
リハビリテーション	・発展的等尺性運動．	・他動介助可動域運動を継続する．	・他動介助可動域運動を継続する．	・挙上と外旋を制限して，他動可動域運動を継続する．

6～8 週まで

	保存的固定	手術的（観血的）固定	人工骨頭置換術；腱板は正常	人工骨頭置換術；組織欠損（腱板断裂）あり
安定性	・安定．	・安定．	・安定．	・安定．
整形外科	・臨床的かつ X 線上も治癒しなければ，観血的整復内固定術と骨移植を考慮する．	・臨床的かつ X 線上も治癒しなければ，観血的整復内固定術と骨移植を考慮する．	・外固定を続けない．	・外固定を続けない．
リハビリテーション	・最終可動域でストレッチを加えた自動可動域運動を開始する．特に挙上の外旋に力を入れる．	・最終可動域でストレッチを加えた自動可動域運動を開始する．特に挙上の外旋に力を入れる．	・挙上と外旋に重点をおいて，肩の自動可動域運動を開始する． ・肩のすべての方向に発展的等尺性運動を行う．	・挙上と外旋を含めた肩の自動可動域運動を開始する． ・肩のすべての方向に発展的等尺性運動を行う．

8～12週まで

	保存的固定	手術的（観血的）固定	人工骨頭置換術；腱板は正常	人工骨頭置換術；組織欠損（腱板断裂）あり
安定性	・安定.	・安定.	・安定.	・安定.
整形外科	・臨床的かつX線上も治癒しなければ，観血的整復内固定術と骨移植を考慮する.	・臨床的かつX線上も治癒しなければ，観血的整復内固定術と骨移植を考慮する.	・機能障害の原因となる癒着が進行していないか確認する.	・肩関節が安定で，正しい筋肉の使い方を行っているか確認する.
リハビリテーション	・肩の抵抗運動を開始し，最大可動域での関節包のストレッチを継続する.	・肩の抵抗運動を開始し，最大可動域での関節包のストレッチを継続する.	・肩の抵抗運動を開始し，最大可動域での関節包のストレッチを継続する.	・肩の抵抗運動を開始し，最大可動域での関節包のストレッチを継続する（患者の一部ではこの過程に進めないことに注意）.

12週以降

	保存的固定	手術的（観血的）固定	人工骨頭置換術；腱板は正常	人工骨頭置換術；組織欠損（腱板断裂）あり
安定性	・安定.	・安定.	・安定.	・安定.
整形外科	・臨床的かつX線上も治癒しなければ，観血的整復内固定術と骨移植を考慮する.	・臨床的かつX線上も治癒しなければ，観血的整復内固定術と骨移植を考慮する.	・機能障害の原因となる癒着が進行していないか確認する.	・肩関節が安定で，正しい筋肉の使い方を行っているか確認する.
リハビリテーション	・抵抗運動を徐々に強めながら継続する. ・関節包のストレッチを継続する.	・抵抗運動を徐々に強めながら継続する. ・最大可動域での関節包のストレッチを継続する.	・肩の抵抗運動と最大可動域での関節包のストレッチを継続する.	・肩の抵抗運動と最大可動域での関節包のストレッチを継続する（患者の一部ではこの過程に進めないことに注意）.

文献

Bengner U, Johnell O, Redlund-Johnell I. Changes in the incidence of fractures of the upper end of the humerus during a 3-year period: a study of 2125 fractures. *Clin Orthop*, 231:179–182, 1988.

Callahan DJ. Anatomic considerations: closed reduction of proximal humeral fractures. *Orthop Rev*, 13:79–85, 1984.

Cofield RH. Comminuted fractures of the proximal humerus. *Clin Orthop*, 230:49–57, 1988.

Des Marchais JE, Morais G. Treatment of complex fractures of the proximal humerus by Neer hemiarthroplasty. In: Bateman JE, Welsh RP, eds. *Surgery of the Shoulder*. Philadelphia: B.C. Decker, 1984, pp. 60.

Dingley A, Denham R. Fracture-dislocation of the humeral head: a method of reduction. *J Bone Joint Surg Am*, 55:1299–1300, 1973.

Heppenstall RB. Fractures of the proximal humerus. *Orthop Clin North Am*, 6:467–475, 1975.

Jakob RP, Kristiansen T. Classification and aspects of treatment of fractures of the proximal humerus. In: Bateman JE, Welsh RP, eds. *Surgery of the Shoulder*. Philadelphia: B.C. Decker, 1984, pp. 330–343.

Krakovi M, et al. Indications and results of operation in proximal humeral fractures. *Montsschr Unfallheilkd*, 78:326–332, 1975.

Neer CS. Four-segment classification of displaced proximal humeral fractures. *Instr Course Lect*, 24:160–168, 1975.

Neer CS, Rockwood CA Jr. Fractures and dislocations of the shoulder. In: Rockwood CA Jr, Green DP, eds. *Fractures*, 2nd ed. Philadelphia: J.B. Lippincott, 1984, pp. 675–707.

CHAPTER 12

Treatment and Rehabilitation of Fractures

上腕骨骨幹部骨折

Humeral Diaphysis or Midshaft Fractures

A. はじめに

1 定 義

　上腕骨骨幹部骨折は骨幹部または骨幹中央に生じ，関節内骨折や，近位・遠位の骨端線損傷を合併しないものである（図12-1，12-2）．
　骨折した高位により作用する筋力が異なり，違った転位の様式を示すため，解剖学的な位置関係によってこれらの骨折を分類することが有用である．
- 大胸筋付着部より上の骨折は，回旋筋腱板の引きつけにより，二次的に近位の骨片が外転・外旋する．
- 大胸筋付着部より下で三角筋付着部より上での骨折は，近位骨片が内転し（大胸筋の作用），遠位骨片は外方へ転位する（三角筋の作用）．
- 三角筋付着部より下の骨折では近位骨片は外転する（強力な三角筋の作用）．

　上腕骨骨折は，さらに開放・閉鎖骨折，横骨折，斜骨折，らせん骨折，分節骨折，粉砕骨折などに分類される．追加分類として，神経や動脈損傷の有無，病的骨折であるかを示す．

2 受傷機序

　上腕骨骨折は，直達外力，捻転力，腕からの落下，貫通創などで起こる．そして最も頻度の高いのは交通事故による受傷である．

3 治療のゴール

a. 整形外科的目標

1) アライメント

　骨折を治療する際には肘関節と上腕のアライメントが，過度の内反か外反位とならないように注意する．美容的にも機能的にも，外反より内反において弊害が大きい．

2) 安定性

　治療中は，荷重時に上腕骨の骨幹端が安定していなければならない（例：プッシュアップ動作中）．肩と肘関節の可動域は，骨折部が動かない範囲とする．偽関節（骨折部においての動揺）が存在するならば，骨折が癒合するまで，いかなる荷重も許されない．

b. リハビリテーション的目標

1) 関節可動域

　すべての方向への完全な肩関節の可動域を再獲得させる（表12-1）．
　完全な肘関節の可動域を取り戻す（表12-2）．

2) 筋 力

　骨折により二次的に損傷を受けた以下に示す筋肉の筋

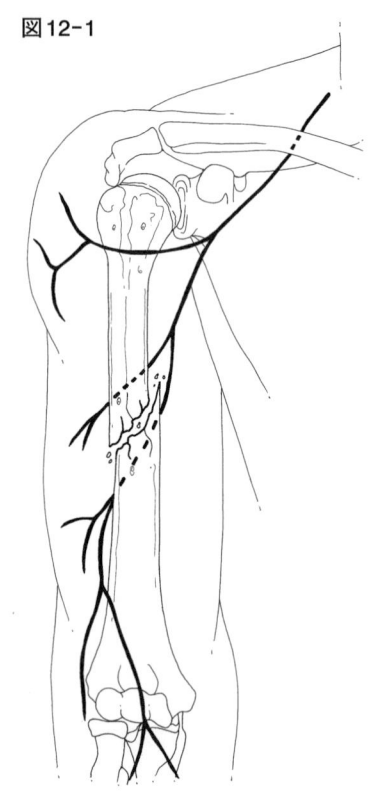

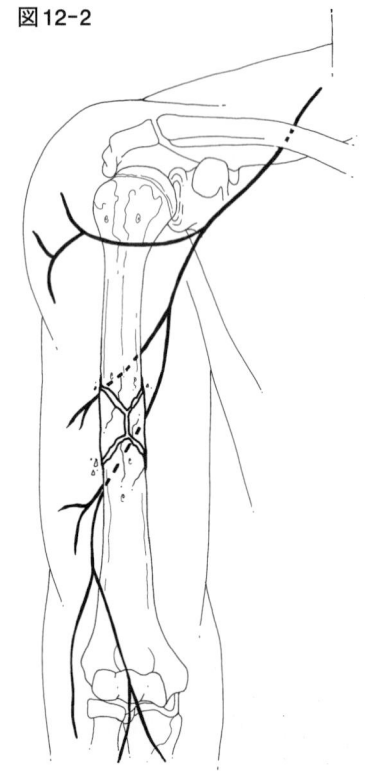

図12-1 上腕骨骨幹部斜骨折．骨折部のすぐ後方に神経と血管が走行している．

図12-2 上腕骨骨幹部粉砕骨折．骨折部のすぐ後方に橈骨神経が走行している．神経損傷により下垂手をきたす．

表12-1 肩関節の可動域

運動の種類	正常可動域	機能的可動域[1]
外　転	180度	120度
内　転	45度	30度
屈曲（前挙）[2]	180度	120度
伸展（後挙）[3]	60度	40度
下垂位内旋	100度	80度
下垂位外旋	70度	30度
外転位内旋	80度	45度
外転位外旋	90度	45度

[1]：完全可動域の1/3から半分が機能的可動域とみなされる．
[2]：最大の屈曲または前方挙上にいたるためには，上肢は軽度外転かつ外旋する必要がある．
[3]：最大の伸展または後方挙上にいたるためには，上肢は軽度内旋する必要がある．

表12-2 肘関節の可動域

運動の種類	正常可動域	機能的可動域
屈　曲	135度	0〜90度
伸　展	0〜5度	−20〜30度
回　外	90度	50度
回　内	90度	50度

力を向上させる．正常筋力への回復に努める．
- 大胸筋：肩内転筋
- 三角筋：肩屈曲，伸展，外転筋
- 上腕二頭筋：肘屈曲，肩屈曲筋
- 上腕三頭筋：肘伸展筋

回旋筋腱板（棘上筋，棘下筋，小円筋，肩甲下筋）の積極的なリハビリテーションは通常必要でない．

3）機能的ゴール

身辺動作，入浴・トイレにおいて患肢の機能を取り戻す．肩関節可動域と筋力を取り戻すことが，ほとんどすべてのスポーツ活動で不可欠である．

4 標準的な骨癒合期間

合併症のない症例では8〜12週．

5 標準的なリハビリテーション期間

12〜16週．

12. 上腕骨骨幹部骨折　83

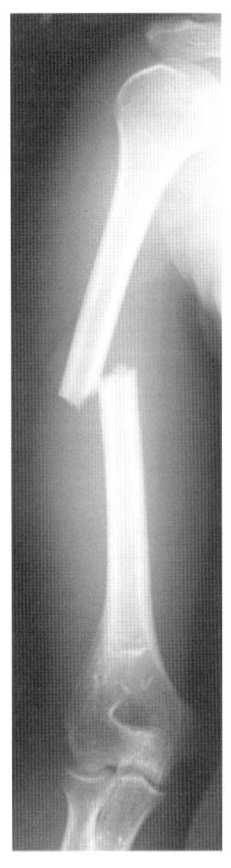

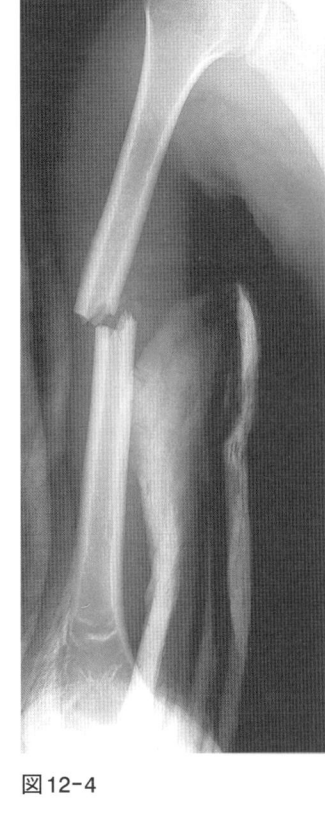

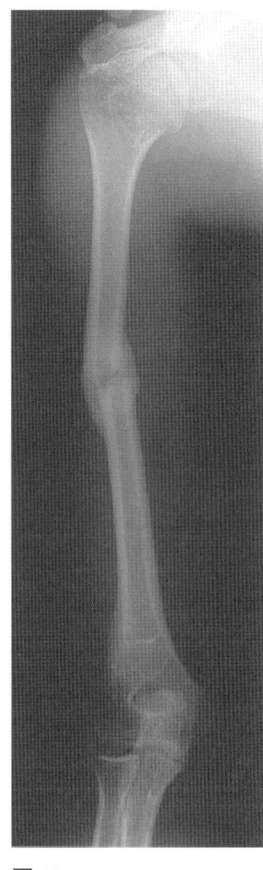

図12-3　上腕骨骨幹部中央の横骨折．骨片の転位がある．

図12-4　副子にて治療した上腕骨骨幹部骨折．骨片が整復されている．

図12-5　治癒した上腕骨骨幹部骨折．豊富な仮骨形成を認める．

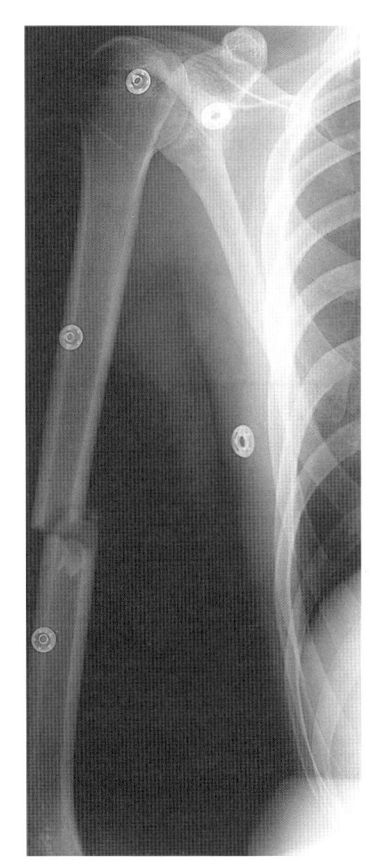

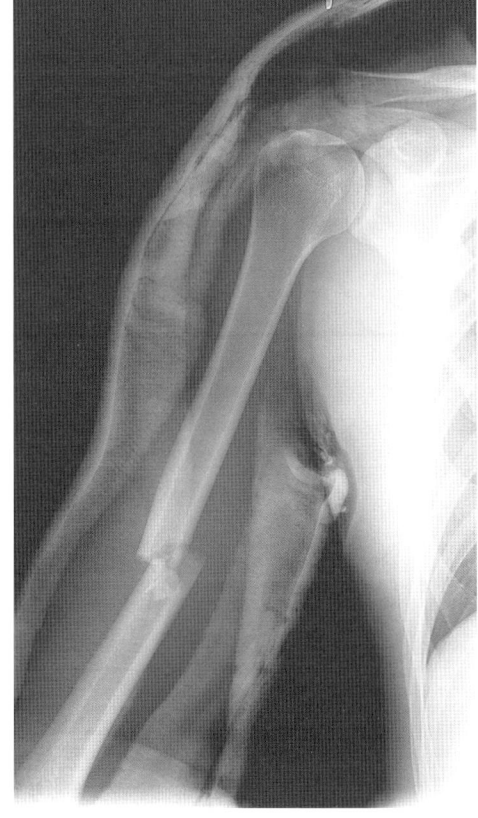

図12-6　小さな骨片を伴う上腕骨骨幹部骨折．

図12-7　接合型副子で治療された上腕骨骨幹部骨折．

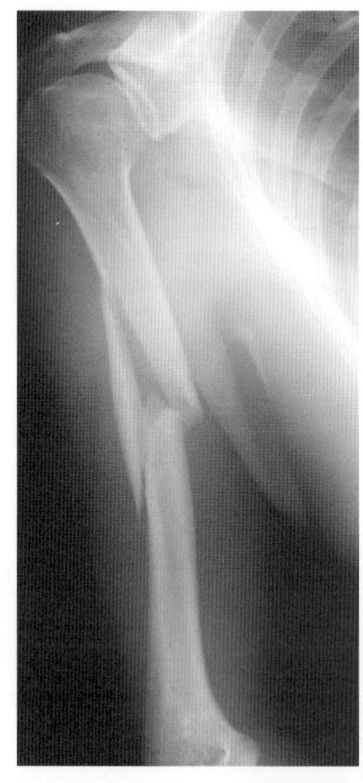

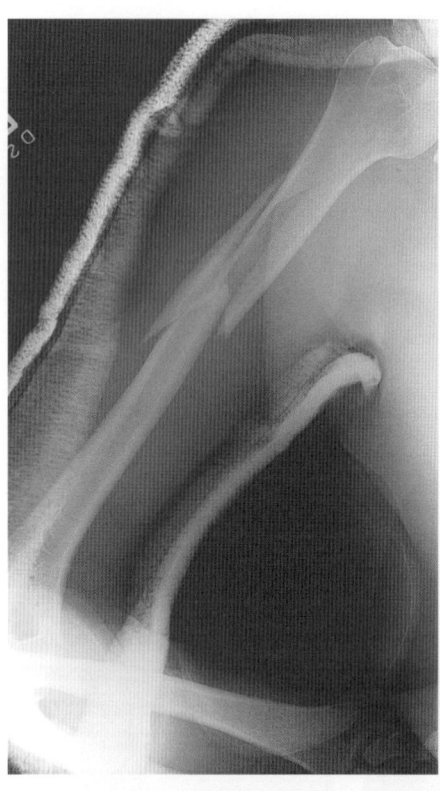

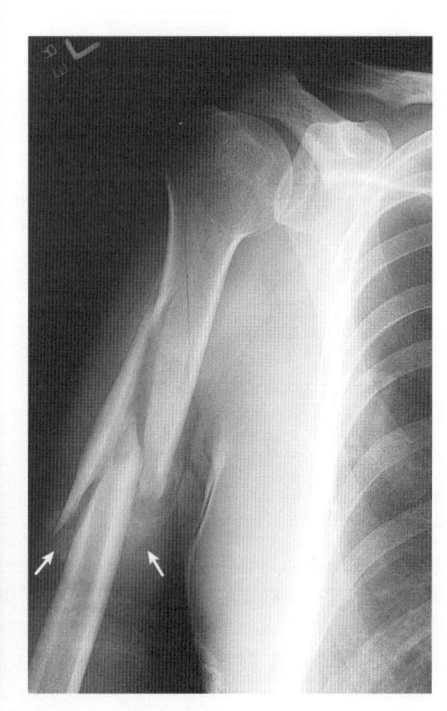

図12-8（左） 蝶形骨片を伴う上腕骨骨幹部らせん骨折．

図12-9（中央） 接合型副子で治療された上腕骨骨幹部らせん骨折．近位・遠位骨片は解剖学的位置に整復されている．

図12-10（右） その後，ハンギングキャストで治療中の上腕骨骨幹部骨折．治癒徴候を示す骨折部周囲の仮骨形成が見られる．

6 治療法

a. 接合型副子

バイオメカニクス：骨折の安定化に，骨折部周囲の組織張力と軟部組織の復元力を用いた応力分散機器．

骨折治癒様式：仮骨形成による二次的治癒．

適応：この治療法は通常，ファンクショナルブレース（可動型装具）を着ける前の初期治療として用いられる（図12-3, 12-4, 12-5, 12-6, 12-7, 12-8, 12-9, 12-10）．

b. ファンクショナルブレース（可動型装具）

バイオメカニクス：応力分散機器．骨折部のアライメントを保つために組織の水力学を利用．

骨折治癒様式：仮骨形成による二次的治癒．

適応：上腕骨骨幹部骨折の治療に最もよく使われる治療法．

c. Velpeau包帯法

バイオメカニクス：骨折の安定化に軟部組織の復元力を用いた応力分散機器．

骨折治癒様式：仮骨形成による二次的治癒．

適応：Velpeau包帯法は，特に若年者や老人の転位の小さい骨折に用いる．この方法はあまり一般的に用いられていないので，この章ではこれ以上論じない．

d. 髄内釘，ロッド

バイオメカニクス：ロッドが強固に固定しているときは応力遮蔽機器．固定が弱く，骨癒合の体内副子として働くと応力分散機器（例：Kirschnerロッド）．

骨折治癒様式：髄内釘が応力遮蔽として働くときは一次的治癒（仮骨なし）．適合性が悪いときは二次的治癒（図12-11）．応力分散機器として働くときは二次的治癒（仮骨あり；図12-12, 12-13, 12-14, 12-15）．

12. 上腕骨骨幹部骨折　85

適応：髄内釘は徒手整復不能な骨折，軽度の開放骨折，病的骨折，分節骨折，多発外傷患者に用いる．ロッドは通常，横止めされて応力遮蔽を生じる．

e. プレート固定

バイオメカニクス：応力遮蔽機器．ブロードプレートは骨折部の圧迫固定に用い，ラグスクリュー固定が可能である．

骨折治癒様式：一次的治癒．仮骨を伴わない内骨膜性骨癒合．

適応：この治療法は，骨欠損のない上腕骨開放骨折，髄内釘の適応にならない関節内骨折，徒手整復不能例に用いる（**図12-16，12-17，12-18**）．

f. 創外固定

バイオメカニクス：応力分散機器．固定は骨片間のアライメントを維持するために，ピンとフレームの剛性に頼る．

骨折治癒様式：仮骨形成による二次的治癒．

適応：創外固定は開放性の上腕骨骨幹部骨折のとき，または閉鎖骨折でも軟部組織に重度の損傷や熱傷がある骨折，広範囲の粉砕骨折，肘関節の上下の骨折，分節骨折などに用いられる（**図12-19**）．

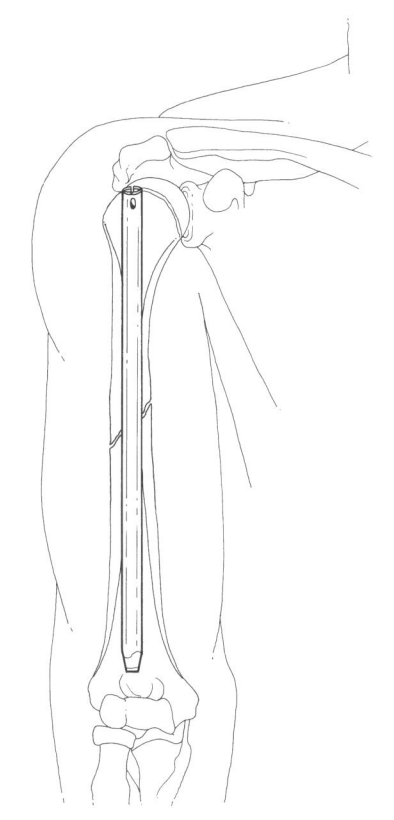

図12-11　横止めをしない髄内釘で治療した上腕骨骨幹部斜骨折．

図12-12　転位し，粉砕を伴う上腕骨骨幹部近位骨折．

図12-13　近位を横止めした髄内釘で治療した上腕骨骨幹部近位粉砕骨折．横止めの固定は骨片の回旋を防止する．

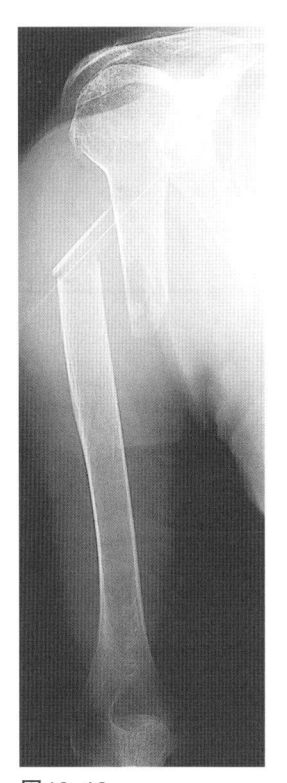

図12-12　　図12-13

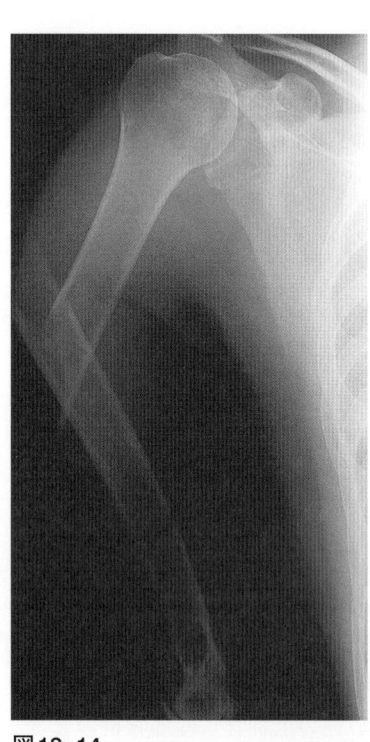

86　II．上肢の骨折

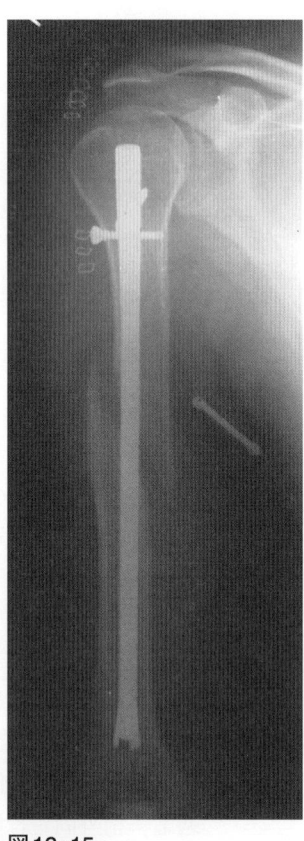

図12-14　図12-15

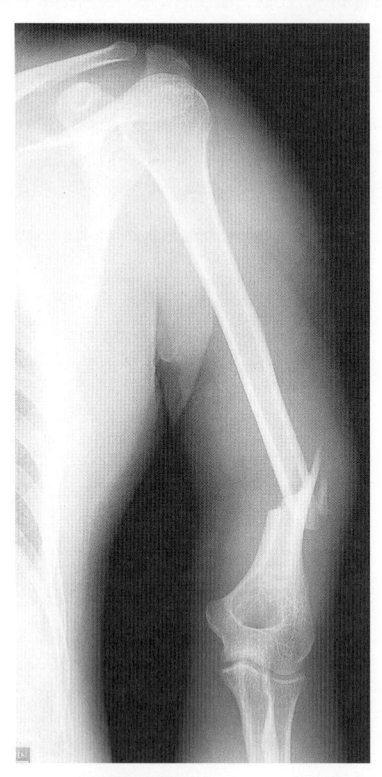

図12-16　内反変形をきたし，蝶形骨片を伴う上腕骨斜骨折．

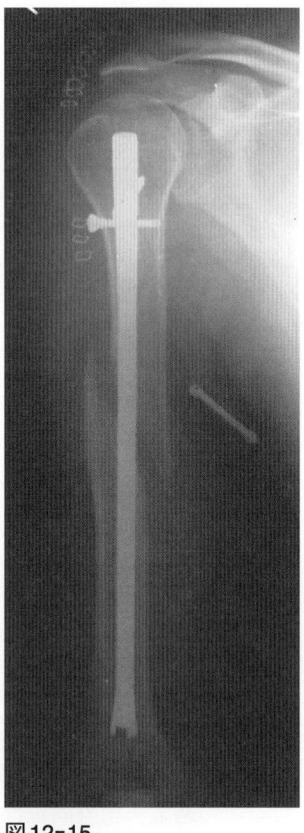

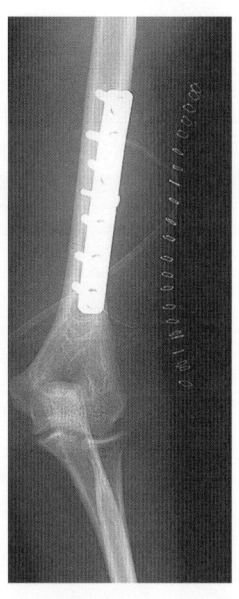

図12-14　上腕骨骨幹部らせん骨折．骨折部の折れ曲がりと短縮に注意．

図12-15　上腕骨骨幹部斜骨折の治療に用いた制動付き髄内釘．近位端はインターロッキングスクリューで固定し，遠位端は拡大装置を用いている．近位および遠位骨片の回旋を防止する．

図12-17　圧迫プレート固定で治療した上腕骨骨幹部骨折（正面像）．肘関節の可動域は最終的に正常に戻る．

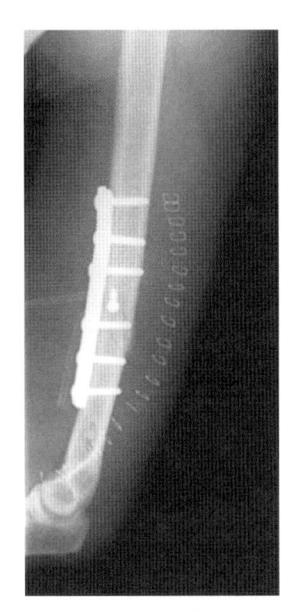

図12-18　プレート固定で治療した上腕骨骨幹部骨折（側面像）．二重らせん骨折を固定するために，中央をラグスクリューで止めていることに注意．

7　本骨折の注意点

a. 開放骨折

軟部組織損傷の程度が激しいほど，創外固定による治療の適応となる．開放創が小さければ，プレートやロッドにより治療することも可能である．

b. 病的骨折

プレートは固定力を骨の強度に頼る必要があるため，病的骨折（例：骨Paget病，腫瘍の骨転移）では髄内釘を用いるのが最良の治療法である．

c. 多発損傷

すべての多発損傷患者においては，手術時の固定方法を考慮する必要がある．より早期の可動化を可能にして，多発性長管骨骨折の合併症を減少させるようにすべきである．患者が松葉杖を使わなければならないならば，プレート固定が4〜6週間荷重できないのに対して，髄内釘による固定は早期の荷重が可能となるため最も適切であるといえる．

d. 年　齢

高齢患者では，選択できる治療法が限られているので，固定力を獲得することはより難しくなる（例：高齢者は

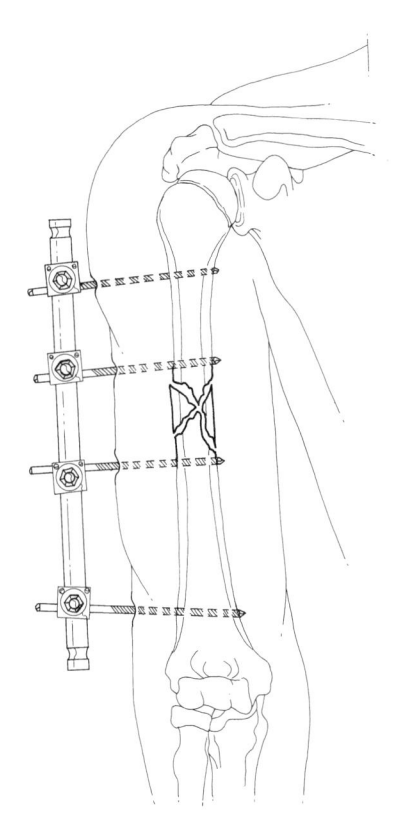

図12-19　上腕骨骨幹部粉砕骨折の治療に用いた創外固定器．固定ピンを刺入する際に橈骨神経を傷つけないように注意する．

固定ギプスによる腋窩の刺激で傷つきやすい）．

e. 関節拘縮

特に高齢患者では，関節可動域の減少を避けるために，早期の積極的なリハビリテーションを必要とする．接合型副子による治療で固定のために覆われているとき，肩と肘の関節は特に拘縮を起こしやすい．可動型装具を使用しても，外科的治療と同様に関節拘縮の問題は残る．

8　合併損傷

a. 神　経

閉鎖骨折のおよそ20％に橈骨神経麻痺が起こる，そのうちの90％以上は4〜5ヵ月で自然治癒する．これらの損傷のほとんどは可逆的神経麻痺である．整復操作後に生じてくる新たな神経麻痺は手術的治療が必要となることがあるので，受傷直後の神経学的所見のみにとらわれすぎないことが大切である．神経機能の回復徴候が認められないときには，脱神経電位が現れる3週後に筋電

図検査を行う．橈骨神経麻痺が救急処置室での初診の時点で認められるならば経過観察する．これは，神経が引き延ばされたことによる可逆的な神経麻痺の可能性もある．橈骨神経麻痺が整復操作で生じたならば，神経は骨によって挟み込まれているので，検索する必要がある．実際に高い確率で神経が骨片に挟まれている（図12-1，12-2参照）．

b. 血　管

上腕動脈は上腕骨骨折により損傷することがある．早急に修復しなければならず，筋膜切開を加えることが勧められる．深部上腕動脈分枝より近位で動脈結紮すると切断になる可能性は50％，これより遠位だと25％に低下するので注意すること．

c. 筋　肉

損傷の機序が，筋肉損傷の程度を決定する．産業事故，自動車事故，開放性の損傷などの複合損傷では，単一の外傷や貫通銃創よりも軟部組織や筋肉の損傷が激しい．

9　荷　重

十分な仮骨が形成されるまで，あるいは一次性骨癒合が生じるまで，一切荷重を行ってはいけない．早期の荷重は髄内釘固定により可能となる．

10　歩　行

最初は，腕を振らせない．歩行は骨癒合を促進する．

B. 治　療

治療：直後から初期（受傷日から1週まで）

骨癒合
① 骨折部の安定性：なし．
② 骨癒合の段階：炎症期．骨折部分の血腫では炎症性細胞が増殖し，骨折部の吸収が始まる．
③ X線：仮骨形成なし．

a. 整形外科およびリハビリテーション上の注意

1）理学所見

開放骨折かどうか見極めることが，最も重要である．これに加えて，疼痛，腫脹，知覚異常の訴えを評価する．コンパートメント症候群の出現に注意する．手指の自動・他動可動域だけでなく毛細血管の圧迫後再充血と知覚をチェックする．橈骨神経の機能に特別の注意を払わなければならない．損傷の時点で健全でないならば，ずっと手関節が屈曲位をとることを避けるために，手関節コックアップスプリントをつけさせる．もし初期治療の後で橈骨神経の麻痺が起こってきたならば，観血的に神経を精査するべきである．上腕の腫脹と皮膚の変色が通常認められる．腋窩部に異常を生じていないかを詳しく調べなければならない．

2）危険性を示す所見

上腕のコンパートメント症候群が，まれであるが起こりうる．筋内圧力測定を行い，いかなる疑いも解消しておく．

3）X線所見

骨片の位置を評価するために，1週ごとに上腕骨の正面像と側面像を撮影する．

4）荷　重

骨折が髄内釘により治療されたのでなければ，早期の荷重は不可能である．可動型装具を用いての荷重は，疼痛によって制限される．

5）関節可動域

副子や装具で固定されているために，肩と肘関節はまったく動かすことができない．自動運動は浮腫と拘縮を軽減させるために，手関節と手指で行う．

6）筋　力

どんな筋力増強訓練も，肩と肘には行わせない．

7）活動能力

患者は身辺動作，入浴・トイレで健肢を使うよう指導される．

8）歩行，移動

通常この時期において，疼痛のため腕を振ることはできない．

b. 治療法：本骨折に特有な点

1）接合型副子と可動型装具

接合型副子は，この時期に使われる．可動型装具による治療の適応があれば，次の来院時から使用できるよう

に，装具の採型を行う．

副子の適合性とパッドの状態，スリングの位置をチェックする．特に腋窩を擦りむいていないか注意を払わなければならない．

患者には，日常生活動作・活動において健肢だけを使うよう指導する．骨折のアライメントを維持するためには，直立位か半直立位を保つことが重要であることを強調する．肩と肘関節を動かすことはできない．

2) 観血的整復，髄内釘，ロッド

創をチェックする．固定の安定性を確かめるために，X線撮影を行う．

固定性が良好ならば，書字や摂食などの軽い日常生活動作・活動で患肢を使用するよう指導すべきである．

完全な固定性が得られていないならば，活動を制限する．固定が強固で安定しているならば，肩関節の自動介助可動域運動と自動可動域運動が許される．重力を除いた適度な振り子運動は，受傷した週の終わりごろから始める．患者は，書字や摂食などの軽い動作で患肢を使用することを許される．重量物は持ち上げてはいけない．

3) プレート固定

上記「観血的整復，髄内釘，ロッド」を参照．

4) 創外固定

創とピン刺入部をチェックする．いかなる滲出液，発赤や皮膚の突出にも注意を払う必要がある．ピンが腱や筋肉を拘束していないことを確認する．患者と一緒になってピンの管理を再評価する．骨折のアライメントをX線写真でチェックする．

患者は，軽い身辺動作に患肢を使うことを許される．適度な肩関節の振り子運動は許可してよい．肘関節への自動・自動介助可動域運動を始める．

● 処　方

第1病日から1週間

①**注意点**：患肢による持ち上げ動作の禁止．
②**可動域**：副子や装具により固定されていれば，肩および肘関節はまったく動かせない．観血的整復内固定術や創外固定を行ったときは，固定力が強固ならば適度な自動・自動介助可動域運動を許可する．重力を除いた肩関節の振り子運動を行う．
③**筋力**：肩および肘の筋力増強訓練は行わない．
④**活動性**：日常生活動作・活動や身辺動作には健肢を用いる．
⑤**荷重**：患肢には荷重しない．

治療：2週まで

骨癒合

①**骨折部の安定性**：なし，または最小限．
②**骨癒合の段階**：修復期の始まり．骨形成系細胞が骨芽細胞に分化し，線維骨を形成する．
③**X線**：なし，またはごく早期の仮骨形成．

a. 整形外科およびリハビリテーション上の注意

1) 理学所見

疼痛，腫脹，知覚異常の訴えを注意深く評価する．手関節および手指の自動・他動可動域とともに，毛細血管の圧迫後再充血と知覚をチェックする．すでに振り子運動を開始しているときには，その能力を評価する．神経損傷が認められるなら，手関節および手指を適切な副子で固定する．そして自動運動ができないならば，手関節および手指の他動可動域運動を行わせる．腋窩を観察する．上腕の腫脹と皮膚の変色が通常認められる．

2) 危険性を示す所見

橈骨神経損傷の危険性はまだ残っている．上肢の損傷では，常に反射性交感神経性ジストロフィー (RSD) を引き起こす可能性がある．手関節および手指の十分な運動を行わせなければならない．

3) X線所見

上腕骨の正面像および側面像を撮影して評価する．

4) 荷　重

創外固定，プレート固定，可動型装具を用いた固定を行った場合には，一切荷重を行ってはいけない．他のタイプの治療法（例：ロッド）を選択したときには，部分荷重が可能なこともある．

5) 関節可動域

肩，肘，手関節に自動・自動介助可動域運動を行う．

6) 筋　力

どんな筋力増強訓練も肩と肘には行わせない．手関節の掌背屈による前腕筋群の等張性運動と，ボール握り運動を行わせる．

7) 活動能力

身辺動作と入浴・トイレには健肢を使用させるべきである．

8) 歩行，移動

歩行時の腕の振りは，痛みと不快感で最小限に抑えられる．

b. 治療法：本骨折に特有な点

1) 接合型副子と可動型装具

上腕の腫脹が軽減してきたら，接合型副子を可動型装具に変更してもよい．

X線検査で，再転位が起こっていないかをチェックしなければならない．スリングを調整するか，パッドを増量するか，副子を付け替えるといった手段で骨折部の角度を矯正する．可動型装具を使用するときは，装具を着用した状態で骨折部をチェックしなければならない．

適度な振り子運動は開始してもよい．肩関節は60度以上外転させてはいけない．可動型装具を装着すれば，肘関節の可動域運動を開始してもよい．

2) 観血的整復，髄内釘，ロッド

創をチェックし，除痛に努める．固定の安定性を確かめるために，X線撮影を行う．自動および自動介助可動域運動を肩と肘関節に角度制限を設けないで行う．食事や軽い整容動作および書字動作を，患肢を用いて行う．重量物は持ち上げてはいけない．部分荷重は行ってよい．

3) プレート固定

上記「観血的整復，髄内釘，ロッド」を参照．荷重は一切許されない．

4) 創外固定

創の状態およびピン刺入部をチェックする．患者と一緒になってピンの管理を再評価する．少しでも皮膚が突っ張っていれば，メスでゆるめておく．

X線検査で骨折部のアライメントおよび感染を疑わせるようなピン周囲の骨透亮像をチェックする．

肩と肘関節の自動および自動介助可動域運動を，角度制限を設けないで行う．食事や軽い整容動作および書字動作を，患肢を用いて行う．重量物は持ち上げてはいけない．

● 処　方

> **2週まで**
>
> ①**注意点**：患肢による持ち上げ動作の禁止．
> ②**可動域**：肘と肩関節の自動・自動介助可動域運動を行う．副子や装具の使用時は，肩関節外転は60度以下とする．
> ③**筋力**：肩関節の適度な振り子運動．肩および肘の筋力増強訓練は行わない．
> ④**活動性**：日常生活動作・活動には健肢を用いる．観血的整復内固定術や創外固定で治療したときは，食事や軽い整容動作および書字動作を患肢を用いて行う．
> ⑤**荷重**：荷重は一切行わない．ロッドを用いて固定すれば，部分荷重が可能である．

治療：4～6週まで

> **骨癒合**
>
> ①**骨折部の安定性**：架橋性仮骨が形成され，強固ではないが安定性が得られる．
> ②**骨癒合の段階**：修復期．仮骨の器質化が進み，層板骨の形成が始まる．架橋性仮骨の強度は，依然として正常骨に比べて弱い．
> ③**X線**：架橋性仮骨が確認される．

a. 整形外科およびリハビリテーション上の注意

1) 理学所見

疼痛，腫脹，知覚異常の訴えを注意深く評価する．毛細血管の圧迫後再充血と知覚をチェックする．肩，肘，手関節，手指の自動・他動可動域をチェックする．振り子運動を行っている患者の能力を評価する．自動運動ができないときには，適切な副子固定を続けながら手関節

と手指の他動可動域運動を行う．

2）危険性を示す所見

橈骨神経の機能をチェックする．RSDの徴候を知るために上肢を診察する．

3）X線所見

上腕骨の正面像および側面像を撮影して評価する．

4）荷　重

可動型装具をつけている患者では，苦痛を感じない程度にいくらかの負荷を上肢にかけ始めてもよい．髄内釘を用いた場合には，痛みのない範囲で自由にかつ積極的に荷重をかける．プレート固定を用いた場合には，軽度の荷重は許される．

5）関節可動域

肩，肘，手関節および手指に自動・自動介助可動域運動を行う．振り子運動を継続する．前腕の回内外運動を継続する．

6）筋　力

前腕筋群へ抵抗を加えて，手関節と手指の等張性運動による筋力増強訓練を継続する．6週目の終わりごろに，仮骨形成が良好に認められれば，上腕二頭筋と上腕三頭筋の適度な等尺性運動を行うことができる．

7）活動能力

基本的な身辺動作と入浴・トイレに患肢を使用してもよい．重量物は持ち上げてはいけない．

8）歩行，移動

この時点でスリングを除去する．髄内釘による治療は，最も早く社会復帰が可能となる．

b．治療法：本骨折に特有な点

1）接合型副子と可動型装具

この時点でまだ可動型装具を着用していなかったならば，すぐに装具に変更すべきである．骨折部の安定性をチェックする．

骨折部のアライメントと仮骨による架橋形成の出現を，X線写真でチェックする．装具を着用して間もないときは，可動型装具を着用した状態で骨折部をチェックしなければならない．患者によっては，まだ骨折角度の矯正が可能であることがある．このときは副子をつけ直したり，中敷きを追加することで矯正する．

患者は肩関節外転90度以下で自動・自動介助運動を行う．振り子運動を継続する．

2）観血的整復，髄内釘，ロッド

X線検査を行い，固定の安定性を確かめ，仮骨による架橋形成の出現をチェックする．

患者は，重量物を持ち上げることを除いて，基本的日常生活動作・活動を患肢を用いて行ってよい．肩と肘関節の自動・自動介助全可動域運動を継続する．

3）プレート固定

上記「観血的整復，髄内釘，ロッド」を参照．軽めの荷重を行ってよい．

4）創外固定

創の状態およびピン刺入部をチェックする．皮膚の状態がよければ，創外固定を除去して可動型装具に変更することを真剣に検討する．創外固定を除去したら，骨折部の安定性をまずチェックする．

X線検査で骨折部のアライメントおよび感染を疑わせるようなピン周囲の骨透亮像をチェックする．仮骨による架橋形成の出現をチェックする．

患者は，物を持ち上げること以外の，基本的日常生活動作・活動を患肢を用いて行ってよい．

● 処　方

Rx　4～6週まで

①**注意点**：患肢による重量物の持ち上げの禁止．
②**可動域**：肘と肩関節の自動・自動介助可動域運動を行う．
③**筋力**：前腕筋群の等張性・等尺性運動を行う．6週経過後は，上腕二頭筋・上腕三頭筋の等尺性運動を行う．
④**活動性**：基本的な身辺動作と入浴・トイレに患肢を用いる．
⑤**荷重**：早期の荷重は，内固定を行った症例で可能．

治療：8～12週まで

骨癒合

①**骨折部の安定性**：安定した仮骨形成．
②**骨癒合の段階**：リモデリング期．線維骨は層板骨によって置換される．リモデリング過程は完了までに数ヵ月から数年かかる．
③**X線**：豊富な仮骨形成．骨折線は消失し始める．骨髄腔のリモデリングが時間とともに起きてくる．偽関節が明瞭になる．

a. 整形外科およびリハビリテーション上の注意

1) 理学所見

骨折部での圧痛と，上腕骨の安定性をチェックする．肩，肘，手関節および手指の自動・他動可動域をチェックする．神経の損傷が認められるなら，治療を目的とした検査を行う．下垂手が改善しないときは，筋電図検査と神経伝導速度測定を行うべきである．本格的に検査したうえで機能の回復が認められないときは，橈骨神経を修復する必要がある．

2) 危険性を示す所見

RSDの評価を行う．橈骨神経損傷の可能性はまだ続いている．

3) X線所見

上腕骨の正面像および側面像を検査する．

4) 荷重

髄内釘で治療された骨折は，荷重で痛みを生じないはずである．骨癒合が順調ならば，プレートや創外固定によって治療した患者も，漸増的な荷重訓練を行うことができる．

5) 関節可動域

肩と肘関節の全方向への全可動域運動を行う．良好な仮骨形成が認められ，完全な関節可動域が回復していないときには他動可動域運動を行う．

6) 筋力

肩と肘の等尺性運動を継続する．肩と肘への漸増抵抗運動は，負荷をゆっくりと増加するように設定する．

7) 活動能力

身辺動作と入浴・トイレに患肢を使用してもよい．軽量物の持ち上げを許可する．激しいコンタクトスポーツは行わせない．

8) 歩行，移動

この時点で腕の振りは，歩行と十分に同調していなければならない．

b. 治療法：本骨折に特有な点

1) 可動型装具

骨折部のアライメントと仮骨形成を，X線写真でチェックする．骨折部が安定していて圧痛がなく，X線上十分な仮骨が証明されれば可動型装具を除去してもよい．仮に骨折が癒合していないならば，手術的治療を考慮する．

患者は，軽い物の持ち上げを開始してよい．注意事項を守ることの重要性と再骨折の可能性があることをしっかり教育する．患者には，このリスクは時間をかけて減少していくことを理解させねばならない．どんなスポーツ活動も許されない．

2) 観血的整復，髄内釘，ロッド

固定力の安定性と仮骨形成を，X線写真でチェックする．

患者は，軽量物の挙上を開始してよい．過剰な挙上による再骨折の可能性を強調する．患者には，このリスクは時間とともに減少していくことを理解させねばならない．どんなスポーツ活動も許されない．

3) プレート固定

上記「観血的整復，髄内釘，ロッド」を参照．荷重負荷を増大する．通常，プレートの抜釘は必要ない．

4) 創外固定

この時点でまだ装着しているなら，創外固定を除去する．骨折部の癒合が不完全なときは，可動型装具を装着すればよい．

創外固定を除去した直後にX線検査を行い，アライメントの確認と骨癒合のチェックを行う．

● 処方

Rx　8〜12週まで

① 注意点：コンタクトスポーツの禁止．
② 可動域：肩と肘関節の自動，自動介助，他動可動域運動を行う．
③ 筋力：肩と肘の漸増抵抗運動を行う．
④ 活動性：日常生活動作・活動に患肢を用いてよい．患肢での軽量物の挙上を許可する．
⑤ 荷重：全荷重を許可する．

C. 長期的予後と問題点

合併症のない閉鎖骨折では順調な骨癒合が得られやすい．横骨折と開放骨折は偽関節の発生率が高い．骨癒合が一部分に限られるか認められないときは，遷延癒合または偽関節になりかけているとみなすべきであり，骨移植術や，あまり一般的ではないが電気刺激が必要となることがある．治療が中止された後に，RSDが起こる心配もある．発症後4ヵ月経過しても機能の回復が認められ

ないときには，橈骨神経の精査を必要とすることがある．
　通常，プレートの抜釘は必要ない．もし抜釘するなら ば，プレート直下の骨皮質は弱くなっているので，骨折部を保護する必要がある．

直後から1週まで

	ギプス／装具	ロッド	プレート
安定性	・なし．	・安定性はロッドの適合性と骨折の粉砕度による．適合性がよければ上肢は安定である．	・安定性は整復の正確さと固定の強さによる．小さな粉砕骨折であれば，上肢は通常安定である．
整形外科	・橈骨神経の機能を検査する．腋窩部の炎症を観察する．手関節と手指の動きを確認し，上肢の腫脹をチェックする．X線で転位を調べる．	・手術創とX線像をチェックする．	・手術創とX線像をチェックする．
リハビリテーション	・手の腫脹を軽減するために，手指を動かす．筋力増強訓練や肩や肘の可動域運動は行わない．	・固定が強固なら，痛みのない程度に肩と肘の運動を開始してよい．	・固定が強固なら，痛みのない程度に肩と肘の可動域運動を開始してよい．不安定なら動かさない．

2週まで

	ギプス／装具	ロッド	プレート
安定性	・なし，または最小限．	・不定（さまざま）．	・不定（さまざま）．
整形外科	・腋窩部を検査． ・橈骨神経を検査． ・整復ロスをX線像でチェックする．	・手術創をチェックする．抜糸を行う． ・早期の反射性交感神経性ジストロフィー（RSD）をチェックする．	・手術創をチェックする．抜糸を行う． ・X線像をチェックする．
リハビリテーション	・肩と肘の適度な可動域運動を開始する．筋力増強訓練は行わない．	・肩と肘の可動域を向上させる． ・肩の振り子運動を行う．部分荷重を許可する．	・肩と肘の可動域を向上させる． ・肩の振り子運動を行う．荷重は行わない．

4〜6週まで

	ギプス／装具	ロッド	プレート
安定性	・部分的に安定．	・安定性増大．	・安定性増大（特に骨移植を行った場合）．
整形外科	・4週までにすべてのギプスを装具に変更する．RSDをチェックする．仮骨形成と整復位の保持をX線で確認する．	・仮骨形成と骨折部の位置関係をX線像でチェックする．障害があったときは橈骨神経の回復をチェックする．	・橈骨神経，創，骨皮質の連続性と内固定材料の破損をチェックする．
リハビリテーション	・肩と肘に積極的に可動域運動を行う．等尺性および等張性運動により，筋力を強化する． ・患肢での軽い部分荷重．日常生活動作で患肢を使用．	・仮骨がはっきりしてきたら，荷重を増やしてよい． ・肩と肘の等尺性および等張性筋力増強訓練，可動域運動を行う．	・軽い部分荷重を許可する．積極的な可動域運動と軽い筋力増強訓練を肩と肘に行う．

8～12 週まで	ギプス／装具	ロッド	プレート
安定性	・安定.	・安定.	・安定.
整形外科	・通常, X 線上豊富な仮骨形成がある. ・骨折部の異常可動性と圧痛なし. ・橈骨神経の再検査, 必要なら筋電図検査.	・X 線上豊富な仮骨形成を認める. ・圧痛なし. ・手術創は治癒.	・X 線上皮質骨が完全に連続. ・骨折線が消失. ・すべての手術創が治癒.
リハビリテーション	・全荷重 ・完全な可動域 ・筋力強化のため漸増抵抗運動.	・完全な活動性.	・完全な活動性.

文献

Balfour GW, Mooney V, Ashby M. Diaphyseal fractures of the humerus treated with a ready made fracture brace. *J Bone Joint Surg Am*, 64:11–13, 1982.

Bone L. Fractures of the shaft of the humerus. In: Chapman MW, ed. *Operative Orthopedics*, Vol 1. Philadelphia: J.B. Lippincott, 1988, pp. 221–234.

Connolly JF, Mendes M, Browner B. Principles of closed management of common fractures. In: Browner DB, et al., eds. *Skeletal Trauma*. Philadelphia: W.B. Saunders, 1992, pp. 211–230.

Epps CH Jr, Grant RE. Fractures of the shaft of the humerus. In: Rockwood C, ed. *Rockwood and Green's Fractures in Adults*, Vol 1, 3rd ed. Philadelphia: J.B. Lippincott, 1991, pp. 843–870.

Ward EF, Savoie FH, Hughes JL. Fractures of the diaphyseal humerus. In: Browner DB, et al., eds. *Skeletal Trauma*. Philadelphia: W.B. Saunders, 1992, pp. 1177–1200.

CHAPTER 13

Treatment and Rehabilitation of Fractures

上腕骨遠位端骨折

Distal Humeral Fractures

A. はじめに

1 定 義

　上腕骨遠位端骨折は骨幹端部に生じる．この骨折は関節面に及ぶ場合と及ばない場合とがある．
　関節内骨折は，T字型やY字型の顆間骨折（両側の縦構造に及ぶ）とともに，内・外顆骨折（一側の縦構造にとどまる）も含む．関節面は互いに開いてしまうが，単顆骨折では一側の縦構造は骨幹部とつながっている．両顆骨折では両側の縦構造が骨折しており，関節面を含む骨片は上腕骨骨幹部から離れている．上腕骨遠位関節内骨折は治療にあたる医師にとって，大きな課題である（図13-1，13-2，13-3，13-4，13-5）．
　関節外骨折は，顆上骨折（関節包外）と通顆骨折（関節包内），そして内・外上顆骨折（関節包外）を含む．顆上骨折と通顆骨折は，受傷機序と遠位骨片の位置により，さらに伸展型と屈曲型に分類される．伸展型の骨折では上腕骨遠位端の後方転位があるのに対し，屈曲型の受傷では遠位骨片と肘関節の前方転位を生じる（表13-1，図13-6，13-7，13-8，13-9，13-10，13-11，13-12）．

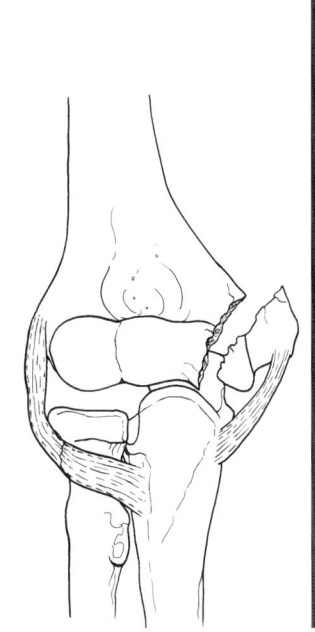

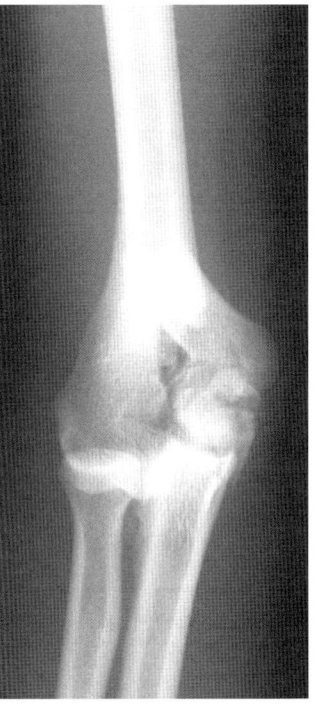

図13-1（左） 上腕骨遠位内顆（滑車）に生じた一側縦構造の関節内骨折．

図13-2（右） 上腕骨遠位内顆の一側縦構造に及ぶ関節内骨折を示すX線像．合併する肘頭骨折に注意．

2 受傷機序

　関節内骨折は肘に加わった圧迫力によって引き起こさ

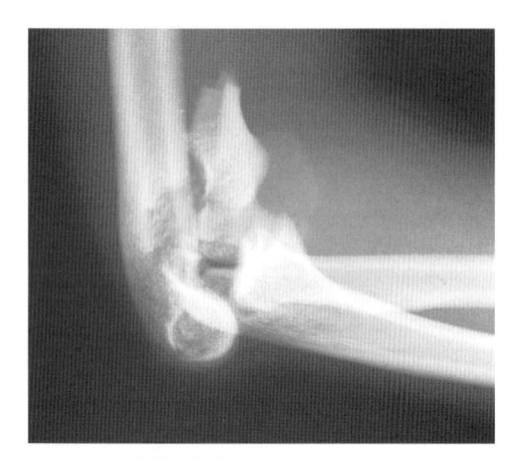

図13-3　上腕骨遠位内顆に及ぶ一側縦構造の関節内骨折の側面X線像．合併する橈骨頭前方脱臼と肘頭骨折に注意．

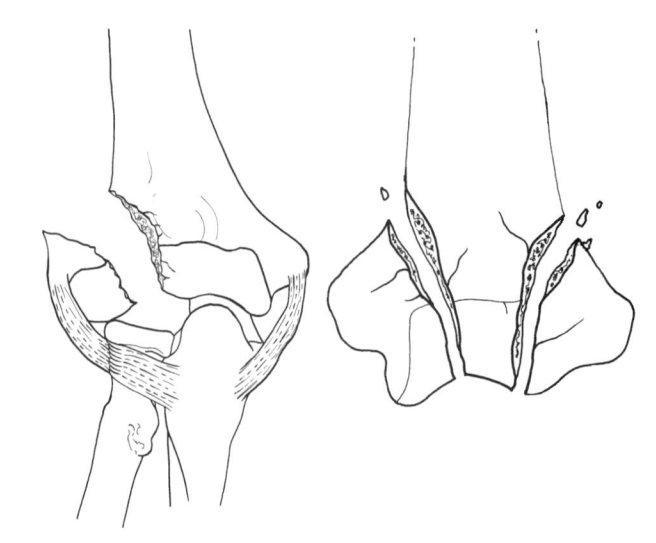

図13-4（左）　上腕骨遠位外顆骨折．これは上腕小頭の一側縦構造の関節内骨折である．

図13-5（右）　上腕骨遠位Y字顆間骨折．これは両側縦構造の関節内骨折である．

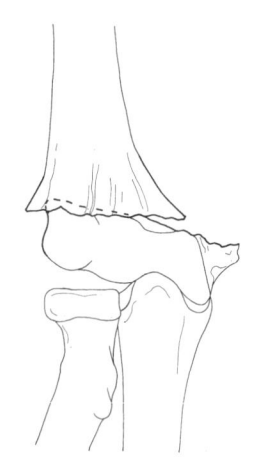

図13-6　転位した通顆骨折．これは関節包内・関節外骨折である．

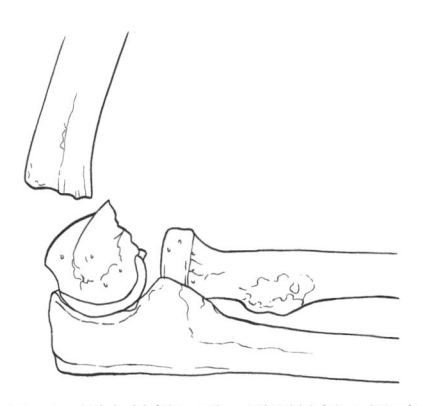

図13-7　顆上骨折に近い通顆骨折の側面図．この骨折は関節外である．

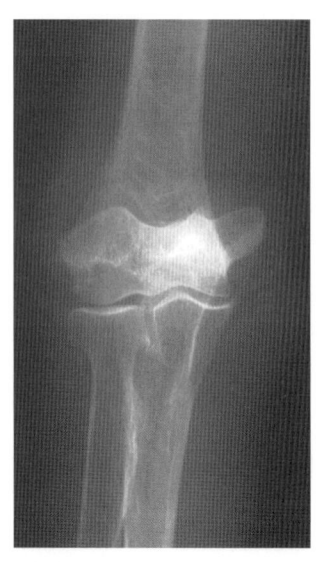

図13-8　転位した通顆骨折．この骨折は関節外・関節包内である．

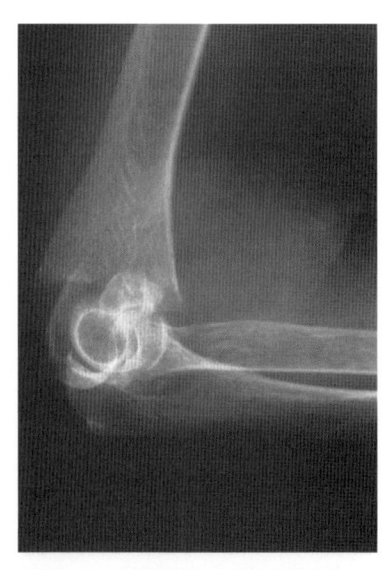

図13-9　通顆骨折の側面X線像．

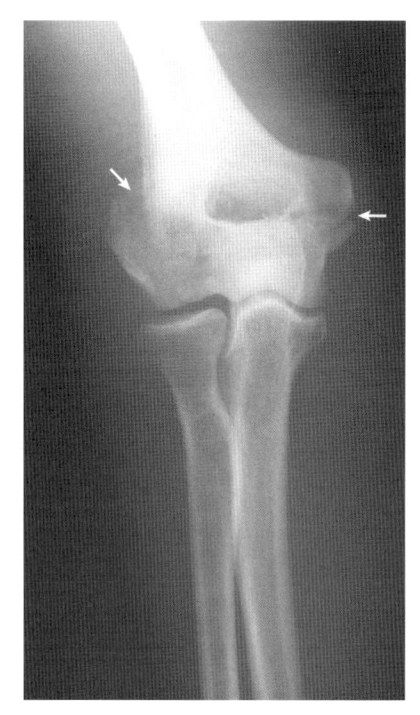

図13-10 おそらく外顆（上腕小頭）関節面にも骨折線の及んだ通顆骨折の正面X線像．

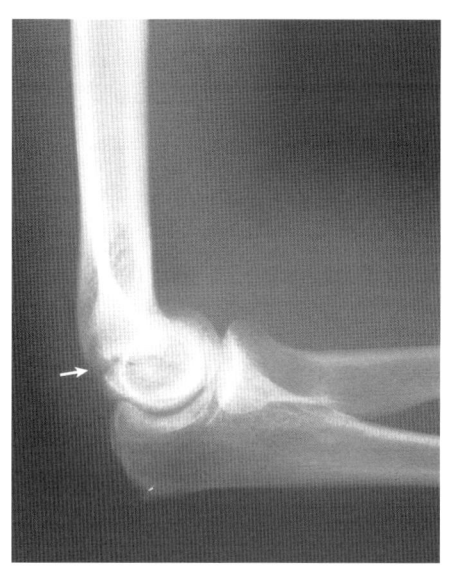

図13-11 通顆骨折の側面X線像．

表13-1 上腕骨遠位端骨折

関節内骨折		関節外骨折	
縦構造1つ	縦構造2つ	関節包外	関節包内
● 内顆骨折	● T字顆間骨折	● 顆上骨折	● 通顆骨折
● 外顆骨折	● Y字顆間骨折		● 内外上顆骨折

れる．内外反ストレスとともに加わった力の作用点と方向は，上腕骨遠位の内外縦構造に集中して，尺骨による直接の衝撃が滑車溝に加わり，顆部を内外に割る結果となる．伸展型の顆上骨折ないし通顆骨折は，一般に伸ばした手をつく形での転倒か，肘への直達外力の結果であり，屈曲型の骨折は肘後面への直達外力の結果である．伸展型の上腕骨顆上骨折は最も多い関節外損傷である．

3 治療のゴール

a. 整形外科的目標

1) アライメント

上腕骨遠位の正確なアライメントによって，肘外反角の異常による外見上の変形や機能障害を避けるとともに，外傷後関節症の危険を減らすためにも，関節包内の関節面の正確な整復が必要である．

2) 安定性

転位のある上腕骨遠位端骨折は不安定骨折である．手術による安定化は早期のリハビリテーションと機能回復を可能にする．治癒後，上腕骨遠位は荷重に安定でなければならない．

b. リハビリテーション的目標

1) 関節可動域

肘関節の完全な関節可動域を回復・維持し，正常な肘外反角を保ち，肩関節の完全可動域を再獲得すること（表13-2）．

2) 筋力

以下の筋力を向上させる：
- 肘伸展筋：上腕三頭筋
- 肘屈曲筋：上腕二頭筋
- 二次的筋群：
  前腕回外・回内筋
  手関節背屈筋；長短橈側手根伸筋，尺側手根伸筋
  手関節掌屈筋；橈側手根屈筋，尺側手根屈筋
  三角筋

3) 機能的ゴール

食事，入浴・トイレ，更衣，整容動作といった屈伸，回内外を必要とする活動性を取り戻す．

4 標準的な骨癒合期間

8〜12週．開放骨折や固定のために骨膜剥離を必要と

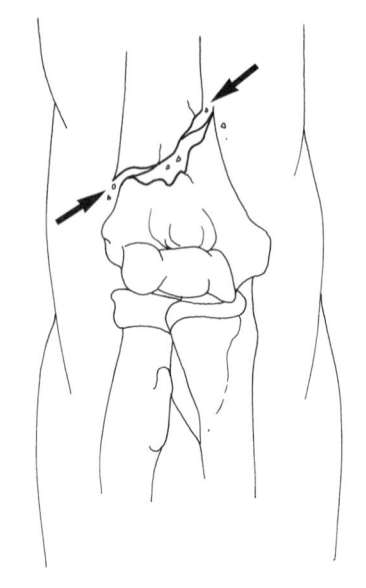

図13-12 上腕骨遠位骨幹端部に斜めに走った顆上骨折．この骨折は関節外・関節包外である．

する場合には，骨癒合が遷延することがある．

5 標準的なリハビリテーション期間

12～24週．

6 治療法

a．ギプスまたは後方副子

バイオメカニクス：応力分散機器．
骨折治癒様式：二次的治癒．
適応：転位のない上腕骨遠位端骨折や，転位があっても徒手整復が可能な骨折には，上腕ギプスや後方副子が用いられる．大部分の外傷では肘関節は90度屈曲位とする．伸展型の受傷では整復を維持するために，屈曲をより強める必要があるが，腫脹のために屈曲を増すことが制限されることもある．前腕部の最適な固定肢位に関しては議論があるが，成人患者には普通，前腕中間位が勧められる．上腕骨遠位の前方30度屈曲位とともに，正常の肘外反角（5～15度の外反）を保つように注意する．転位のない受傷では，上肢は2～3週固定され，さらに4～6週にわたり監視下での自動可動域運動を行う．徒手整復を行った骨折では，固定は通常4～6週とし，肘のリハビリテーションはX線上で骨癒合が確認され，臨床上も安定性が得られてから開始する．運動訓練を開始

表13-2 肘関節の可動域

運動の種類	正常可動域	機能的可動域
屈 曲	135度	0～90度
伸 展	0～5度	−20～30度
回 外	90度	50度
回 内	90度	50度

する際には，ヒンジ付きギプスや可動型装具の使用も考慮すべきである．この種の骨折の保存療法では十分な臨床上，X線上の経過観察が必要である．徒手整復によって神経症状を引き起こした骨折は，すべて手術を必要とする．

b．経皮的ピン固定とギプスまたは副子の併用

バイオメカニクス：応力分散機器．
骨折治癒様式：二次的治癒．
適応：徒手整復と経皮的ピン固定は，小児で多く行われ，成人では少ないものの，上腕骨遠位関節外骨折では最適な方法である．ピンは4～6週留置し，肘90度屈曲位，前腕中間位として，上肢を副子かギプスで固定する．臨床上安定性があり，X線上癒合の進行があれば，ピンの抜去とともに慎重な肘関節の自動可動域運動を開始する（図13-13, 13-14, 13-15, 13-16）．

c．観血的整復内固定術

バイオメカニクス：応力遮蔽機器．内固定が不十分なら応力分散が生じうる．
骨折治癒様式：強固な固定が得られなければ，二次的治癒が起こる．
適応：段差が残ってしまった関節内骨折や徒手整復で整復不能な関節外骨折に対し，ラグスクリューによる固定や内外顆のリコンストラクション・プレートが使用される．十分な術前の手術計画が必要である．プレートを互いに直交して配置することで，全方向の最大限の安定性が得られる．プレートの配置は最終的には骨折型によるが，通常は外側プレートを外側縦構造の後面に当て，内側プレートを内側縦構造の内側に当てる．もし金属固定材料が肘部管に当たるようなら尺骨神経の皮下移行術が必要となる．観血的整復内固定術はさらに，創洗浄およびデブリドマンを要する開放骨折，手術を要する神経血管損傷を合併した骨折，そして肘関節の上下に骨折がある際に適応となる（図13-17, 13-18, 13-19, 13-20, 13-21, 13-22, 13-23, 13-24）．

13. 上腕骨遠位端骨折   99

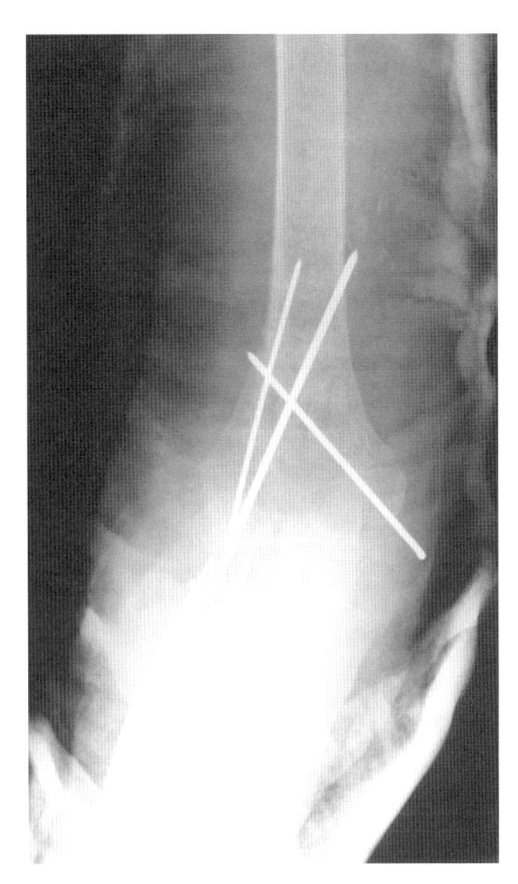

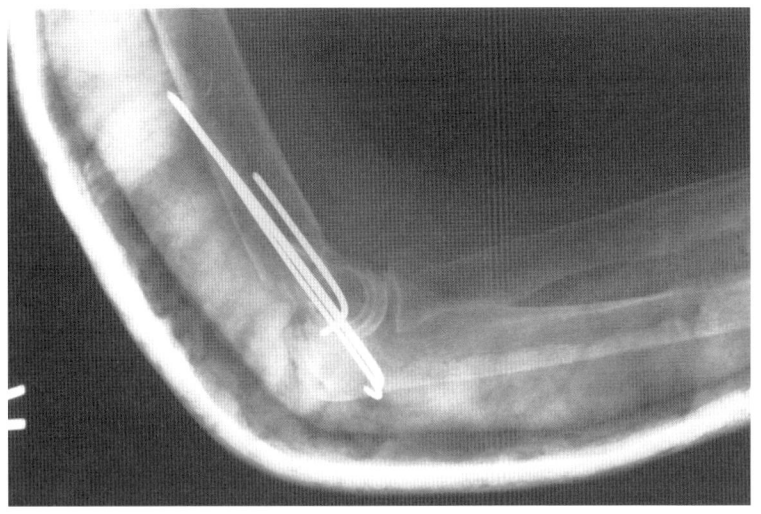

図13-13   後方副子を当てている通顆骨折のピン固定．

図13-14   ピン固定をして，患肢を後方副子に保持した通顆骨折の側面X線像．

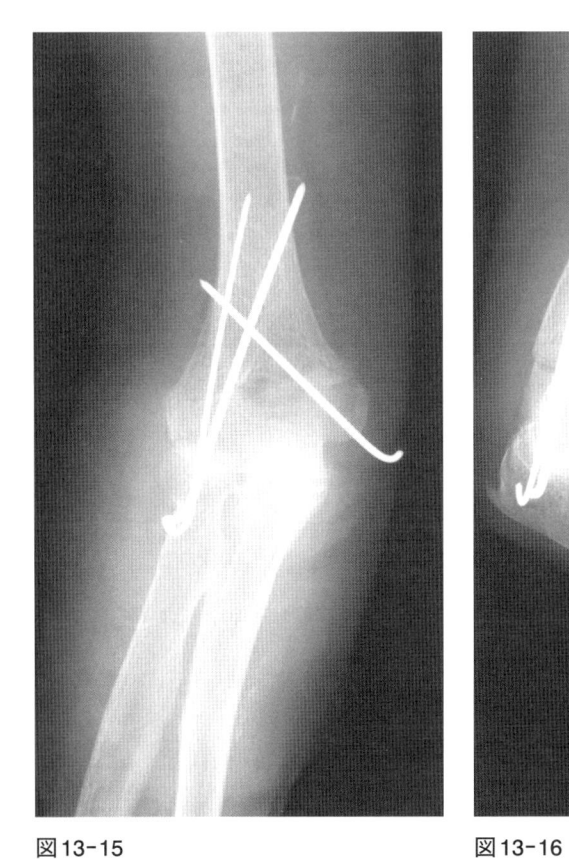

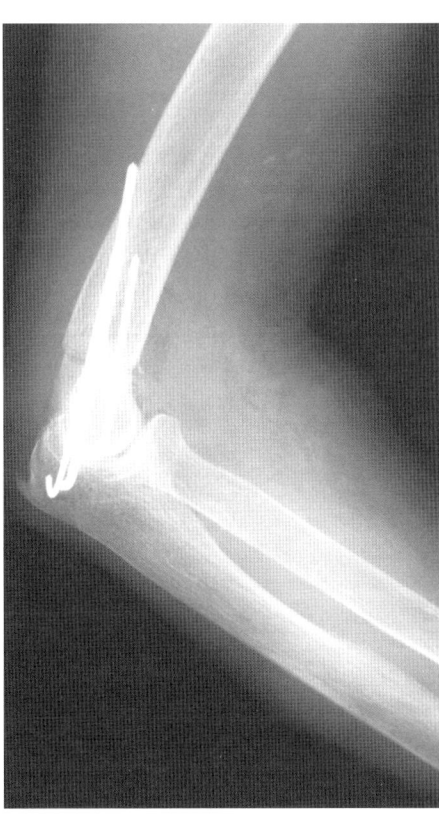

図13-15   ピン固定を行った通顆骨折．

図13-16   ピン固定で治療された通顆骨折の側面X線像．一般にピンは4～6週間保つ．

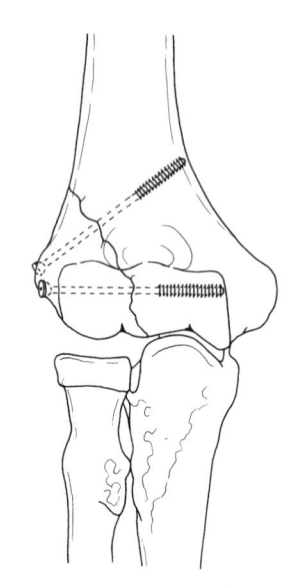

図13-17　スクリュー固定で治療された外顆骨折．これは関節面の解剖学的整復を必要とする関節内骨折である．

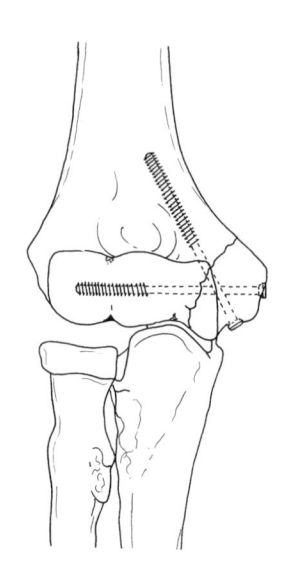

図13-18　スクリュー固定で治療された上腕骨遠位内顆骨折．これは関節面の解剖学的整復を必要とする一側縦構造の関節内骨折である．

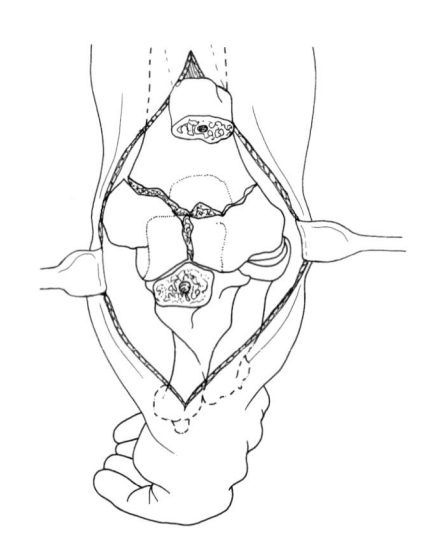

図13-19　肘関節後方関節面を直視するため，肘頭骨切り術を用いた肘への後方アプローチ図．このアプローチは関節内骨折に用いられるが，ここでは上腕骨遠位T字顆間骨折である．

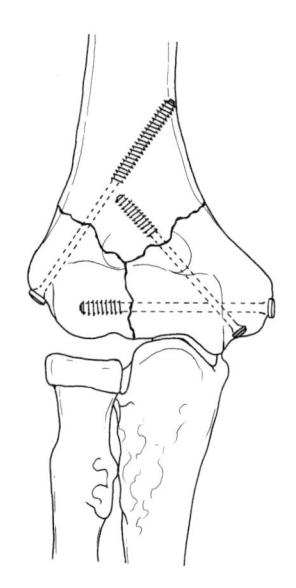

図13-20　スクリュー固定で治療された上腕骨遠位T字顆間骨折．

d. 創外固定

バイオメカニクス：応力分散機器．
骨折治癒様式：二次的治癒．
適応：創外固定は広範に汚染された開放骨折にのみ用いられる．

e. 直達牽引

バイオメカニクス：応力分散機器．
骨折治癒様式：二次的治癒．
適応：肘頭での鋼線牽引は，普通成人ではあまり用いられない．通常の方法では整復が得られない骨折や，術前の処置として適切な長さとアライメントを保つため，肘の高度な腫脹消退を図るために使われる．オーバーヘッド牽引は，肘の挙上位を維持できるので，側方向直

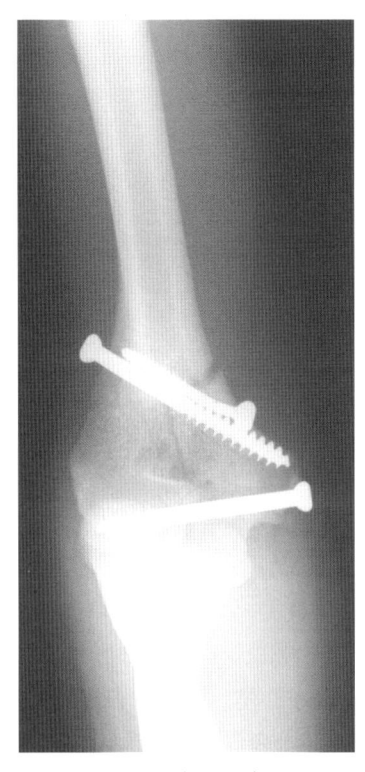

図13-21 スクリュー固定で治療された上腕骨遠位T字顆間骨折．肘頭骨折のスクリュー固定に注意．これは両側縦構造の関節内骨折である．

達牽引よりも望ましい．直達牽引は，時に治療手段として選択され，後で時期をみて副子かギプス固定に換えられる．

7　本骨折の注意点

a. 可動域制限

肘周辺骨折の最も多い合併症は可動域制限である．不十分な骨折治療，手術後の瘢痕，変形癒合，骨化性筋炎，過剰仮骨形成などの結果による．肘の完全伸展はなかなか得られない．大部分の肘機能は屈曲30〜130度までを必要とするので，30度の伸展不全はほとんど機能的意義をもたない．自動可動域運動を早期から行うことが必須である．骨化性筋炎は，肘脱臼や橈骨頭骨折後によく発生する．また他動可動域運動によっても引き起こされるので，こうした運動は避けるべきである．

b. 年　齢

高齢者では関節拘縮を生じやすく，骨の粗鬆化傾向から粉砕された関節内骨折になりやすい．骨粗鬆症のため

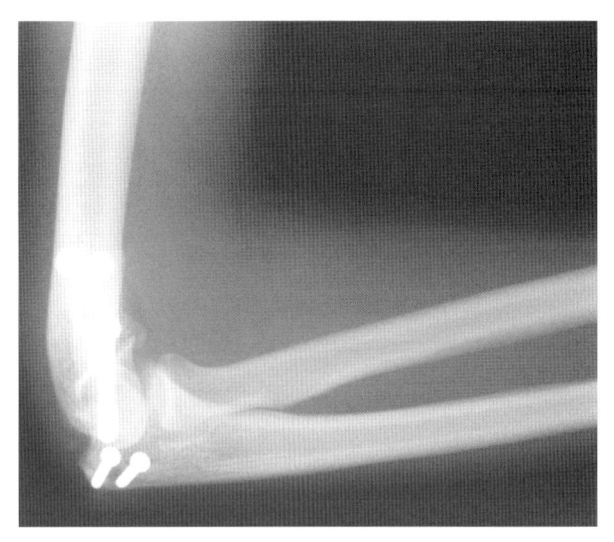

図13-22 スクリュー固定で治療された両側縦構造の上腕骨遠位関節内骨折の側面X線像．

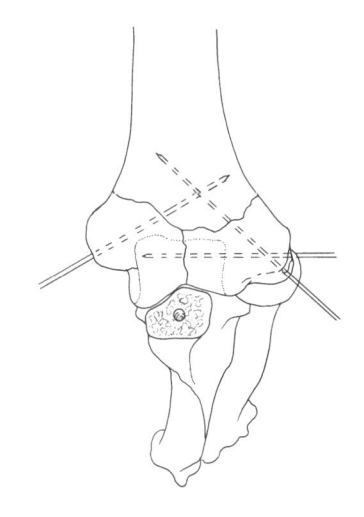

図13-23 ピン固定で治療された上腕骨遠位T字顆間骨折．この両側縦構造の関節内骨折は，延長可能な肘後方アプローチと肘頭骨切り術による関節面の解剖学的整復を必要とする（図13-19参照）．

観血的整復内固定術は困難となり，その固定力も弱い．

c. 関節損傷

関節内骨折では，解剖学的整復が得られないと肘関節の外傷後関節症になる（図13-19, 13-20, 13-21, 13-22, 13-23, 13-24参照）．

d. 肘関節脱臼または靱帯損傷

骨折と肘関節脱臼の合併は初診時に判明する．顆部骨折線と外側滑車稜の関係が肘の安定性にとって重要であ

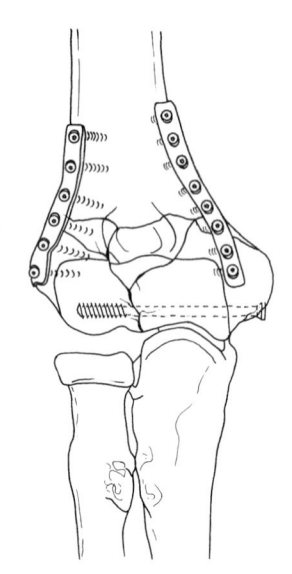

図13-24 プレートとスクリュー固定で治療された上腕骨遠位粉砕関節内骨折．この関節内骨折は，延長可能な肘後方アプローチと肘頭骨切り術による関節面の解剖学的整復を必要とする（図13-19参照）．

る．外側滑車稜が顆部骨折線に含まれると，脱臼骨折とみなされる．顆部骨折は靱帯や関節包の損傷を伴うことがある．

e. 開放骨折

上腕骨遠位開放骨折は高度の骨膜剥離を伴う．骨や軟部組織の治癒は遅れ，さらに長い期間のリハビリテーションを必要とすることが多い．

f. 変形癒合，偽関節

上腕骨遠位端骨折の変形癒合は一般に外見上の変形をきたす．肘外反変形を伴った外顆骨折の変形癒合は遅発性尺骨神経麻痺を生じやすい．上腕骨遠位端骨折が偽関節になりやすいのは，高度の粉砕骨折，不十分な固定，開放骨折や感染などの場合である．上腕骨遠位偽関節の治療は重要な課題である．

g. 肘頭骨切り後の遷延癒合・偽関節

肘頭骨切り術は上腕骨遠位への後方アプローチの場合に行われる（図13-19参照）．注意深い計画と肘頭の確実な固定がこの合併症を避けるのに必要である．早期からの可動訓練が可能なので，平行ピンと引きよせ締結法，あるいはラグスクリューが望ましい．引きよせ締結法は骨切り部分への圧迫力を強め，治癒を促進する．圧迫スクリューのみの固定は避けるべきである．

8 合併損傷

a. 神 経

尺骨神経は内上顆の近くを走り，上腕骨遠位端骨折，特にT字型顆間骨折で最も障害を受けやすい神経となる．上腕骨遠位端骨折の変形癒合はまた，遅発性尺骨神経麻痺を引き起こす．橈骨神経および正中神経もまた，上腕骨遠位端骨折で障害を受けることがある．神経損傷に関する注意深い評価を骨折時と治療直後に行うことが最も重要である．神経損傷は，徒手整復，経皮的ピン固定，手術でも生じる．こうした治療の後に生じた損傷では，速やかに手術的に精査すべきである．

b. 血 管

上腕動脈への損傷はどの上腕骨折でも起こりうるが，通常は顆上骨折かT字型やY字型の顆間骨折で生じやすい．一般に神経損傷を合併しやすく，コンパートメント症候群が生じる．もし上腕動脈損傷が疑われたならば，動脈撮影を速やかに行い，もし損傷が確認されたならば緊急の血管修復を行う．もし，上腕ないし前腕が緊満していたり，何らかのコンパートメント症候群の所見があれば，筋内圧を測定し適切な処置を行う．見逃されたコンパートメント症候群の後遺症は深刻なものであり，Volkmann阻血性拘縮や場合によっては上肢を失う結果となる．

B. 治 療

治療：直後から初期（受傷日から1週まで）

骨癒合

① **骨折部の安定性**：骨による安定性なし．受傷を免れた骨膜や靱帯によって，ある程度の安定性が得られる．
② **骨癒合の段階**：炎症期．骨折部分の血腫では炎症性細胞が増殖し，骨折部の吸収が始まる．
③ **X線**：仮骨形成なし．

a. 整形外科およびリハビリテーション上の注意

1) 理学所見
疼痛，腫脹，異常知覚の訴えを評価する．コンパートメント症候群の出現に注意する．手指の自動・他動可動域運動とともに毛細血管の圧迫後再充血と知覚をチェックする．一般に腫脹と皮膚の変色が見られる．下垂時の浮腫は，患肢挙上か，もし重度ならギプスまたは副子をいったん除去し，再装着によって治療する．

2) 危険性を示す所見
コンパートメント症候群は，上腕ないし前腕に生じる．疼痛，腫脹と並んで，ギプスや副子による圧迫の訴えに注意を払わなければならない．もしコンパートメント症候群が疑われたならば，筋内圧を測定し，圧上昇があれば筋膜切開を行う．

3) X線所見
肘の正面像と正確な側面像が必須で，整復が失われていないか，関節面の適合はどうかをチェックする．肘の正確な側面像で上腕骨遠位は約30度前方に屈曲しており，10～30度の屈曲は許容範囲とみなされる．正面像で滑車軸は4～8度の外反を示し，正常の肘外反角をつくる．反対側肘との比較X線が必要となる．

4) 荷重
患肢での荷重は避ける．

5) 関節可動域
手指と中手指節関節（MCP関節）の自動可動域運動を開始する．肩関節の可動域運動となる適度な振り子運動を患者に指示する．疼痛がいったん軽減したら，患者はこうした運動ができなければならない．骨折部に影響するので，肩関節の内外旋を避ける．

6) 筋力
内在筋の強化となる内外転運動とともに，手指の屈伸運動を実施する．

7) 活動能力
患者はすべての日常生活活動で健肢を使うように指導される．着衣は患肢から，脱衣は健肢から始める．患肢であっても気持ちを楽にさせ，便宜のために，衣服で覆われているべきである．高齢者は両手で歩行器を扱うことができないので，通常の歩行器の代わりに片手用歩行器か多点杖を用いるように指導する．

8) 歩行
上肢は固定されており，通常痛いので上肢の振りはない．

b. 治療法：本骨折に特有な点

1) ギプスまたは後方副子
ギプスや副子の使用によって肘関節を動かさない．MCP関節の全可動域を確保するために，ギプスは近位手掌皮線のレベルまでとする．

副子では回内外を不可とする．肩関節の振り子運動を開始するが，骨折部の転位を生じる可能性があるので，肩関節の内外旋を避けなければならない．

2) 経皮的ピン固定
上肢は固定され，肘関節は動いてはならない．患者にはギプスや副子と同様の治療計画を与える．

3) 観血的整復内固定術
構造の安定した十分な固定が得られれば，外固定は不要で，手関節，肘，肩関節の適度な自動可動域運動を開始する．軟部組織の状況，疼痛，浮腫が落ち着けば3～5日以内に開始する．可動型装具や後方副子が保護のために用いられる．アームスリングは単独でも使用される．肩の回旋運動は，骨折部分に過剰なトルクを加えるので避けなければならない（安定構造が得られていれば，前腕の回内外は行ってよい）．もし骨質が弱かったり固定が不十分であれば，上肢を固定するが，術後の固定期間が延びると観血的整復内固定術の目的に反し，重度の拘縮を生じかねない．

● 処方

> **第1病日から1週間**
>
> ① **注意点**：肩関節の内外旋を避ける．
>   肘関節の他動可動域運動を避ける．
> ② **可動域**：観血的整復内固定術を受けた安定した骨折には，適度な肘の自動屈伸運動を行わせる．
>   他の方法で治療された肘には可動域運動を行わない．
> ③ **筋力**：肘の筋力増強訓練は行わない．
> ④ **活動性**：日常生活動作・活動や身辺動作には健肢を用いる．
> ⑤ **荷重**：患肢での荷重は避ける．

治療：2週まで

骨癒合
①骨折部の安定性：なし，または最小限．
②骨癒合の段階：修復期の始まり．骨形成系細胞が骨芽細胞に分化し，線維骨を作成する．
③X線：初期のわずかな仮骨形成．

a. 整形外科およびリハビリテーション上の注意

1）理学所見
疼痛，腫脹，異常知覚の訴えを注意深く評価する．手指の自動・他動可動域運動とともに，毛細血管の圧迫後再充血と知覚をチェックする．下垂時の浮腫は患肢挙上か，もし重度ならギプスまたは副子をいったん除去し，再装着によって治療する．

2）危険性を示す所見
腫脹ときつすぎるギプスの結果，圧迫性神経障害が生じる．

3）X線所見
肘の正面像と正確な側面像が必須で，整復が失われていないか，関節面の適合はどうかをチェックする．

4）荷重
患肢での荷重は避ける．

5）関節可動域
手指の自動可動域運動を継続する．もし手指に腫脹があれば，指尖から手掌へ向かってのマッサージを指示する．癒着性肩関節包炎を防ぐため，肩関節の振り子運動を継続する．骨折部に影響するので，肩関節の内外旋を避ける．

6）筋力
手指の筋力強化のためにスポンジ，ボール，粘土を握る．

7）活動能力
健肢をすべての身辺動作に用い，片手での活動を継続する．

8）歩行
上肢の振りはまだ少ない．

b. 治療法：本骨折に特有な点

1）ギプスまたは後方副子
ギプスや副子の端をチェックし，当たっていないかを確認する．もし緩くなっていれば再装着する．患者は肩関節の内外旋を避けなければならない．この時期までに通常，疼痛は軽減しているので，患者はギプスの中で橈尺側への屈曲とともに，手関節の掌背屈の等尺性運動を行うことが可能である．これにはギプス壁に対し軽い圧力を加えて行う．安定で整復を要しない，転位のない骨折には，2または3週から監視下での適度な自動可動域運動を開始する．徒手整復を要する骨折では患者が可能な範囲で，2または3週から後方副子による保護下に，屈曲90度より監視下の自動介助屈曲運動を開始する．整復を要した伸展型の上腕骨顆上骨折では，なお固定を続けなければならない．訓練時間以外では，患者は副子をつけておく．

2）経皮的ピン固定
刺入部位をチェックする．上肢の固定持続中，ピンが緩んではならない．リハビリテーション計画はギプスや副子治療と同様である．

3）観血的整復内固定術
患者は手関節，肘，肩関節の自動可動域運動を継続しなければならない．術後の肘拘縮は重要な問題であり，肘の自動屈伸運動はこの防止に役立つ．他動運動では骨化性筋炎の危険が高まるので，肘関節の他動可動域運動は行ってはならない．患肢の支持と訓練時間以外の保護には，可動型装具や後方副子，あるいは単にアームスリングを用いる．

●処方

2週まで
①注意点：肩関節の内外旋を避ける．
　　　　肘関節の他動可動域運動を避ける．
②可動域：観血的整復内固定術を受けた骨折のみに，適度な肘の自動屈伸運動を行わせる．
　　　　転位のない安定した骨折には，監視下での適度な自動介助屈伸運動を行う．
③筋力：肘の筋力増強訓練は行わない．
④活動性：日常生活動作・活動や身辺動作には健肢を用いる．
⑤荷重：患肢での荷重は避ける．

治療：4〜6週まで

骨癒合

①**骨折部の安定性**：骨折部に架橋性仮骨が観察されたならば，骨折は通常安定である．理学所見でこれを確認しなければならない．この仮骨強度は正常の骨に比べ，特にねじり負荷に対して有意に弱い．

②**骨癒合の段階**：修復期．仮骨の器質化が進み，層板骨の形成が始まる．

③**X線**：架橋性仮骨が確認される．剛性の増加とともに，架橋性仮骨が少なくなり，内骨膜性仮骨による治癒が優勢となる．

a. 整形外科およびリハビリテーション上の注意

1) 理学所見
骨折部の安定性と圧痛，肘関節の可動域をチェックする．

2) X線所見
ギプスや副子をはずした肘の正面像および正確な側面像が必須である．

3) 荷重
患肢での荷重は避ける．

4) 関節可動域
手指の可動域運動と肩関節の振り子運動を継続する．

5) 筋力
握りの筋力強化と前腕筋群の等尺性運動を継続する．

6) 活動能力
身辺動作と入浴・トイレに際し，まだ健肢を利き手として用いる．強固な内固定が行われていれば，患者は食事や類似の軽作業に患肢を使ってもかまわない．

b. 治療法：本骨折に特有な点

1) ギプスまたは後方副子
安定で整復を要しない転位のない骨折には，2または3週から監視下での適度な自動可動域運動を継続し，自宅での訓練も加える．伸展型上腕骨顆上骨折では，後方副子による保護下に，屈曲90度より監視下の屈曲訓練を継続する．臨床上の安定性とX線上の早期の癒合所見を待つ間，これらの骨折を含む上腕骨遠位端骨折に対し，肘関節の適度な自動可動域運動のための全般的なプログラムを開始する．当初，これらの治療は監視下で行うが，6週までに自宅での訓練を加えてよい．訓練時間以外では副子をつけておく．もし骨折部に動きがあったり，X線上治癒の所見がなく，明らかな圧痛があれば，ギプスや副子による固定を続けなければならない．

2) 経皮的ピン固定
X線上の治癒が確認され次第，ピンは抜去し，肘関節の自動可動域運動を開始する．当初，肘関節の拘縮は高度なはずである．水治療法あるいは運動前にホットパックを使うことで改善できる．最初に監視下の自動介助可動域運動を行い，早くから自宅での訓練も加える．手関節の可動域運動も行う．訓練時間以外では，プラスチックギプスか同様の副子，ないし可動型装具をつけなければならない．

3) 観血的整復内固定術
患者は，手関節，肘，肩関節の自動ないし自動介助可動域運動を継続しなければならない．患肢の支持と訓練時間以外の保護には，可動型装具や後方副子，あるいはアームスリングを用いる．患者は自宅でも訓練を続けなければならない．

処方

4〜6週まで

①**注意点**：肘にかかる回旋ストレスを避ける．
②**可動域**：肘の自動屈伸運動，自動介助可動域運動を行う．
③**筋力**：肘の筋力増強訓練は行わない．
④**活動性**：日常生活動作・活動や身辺動作には健肢を用いる．
⑤**荷重**：患肢での荷重は避ける．

治療：8〜12週まで

骨癒合

①**骨折部の安定性**：安定．
②**骨癒合の段階**：リモデリング期．線維骨は層板骨によって置換される．リモデリング過程は完了までに数ヵ月から数年かかる．
③**X線**：仮骨は見られるが，骨幹部よりは少ない．骨折線は消え始める．骨髄腔のリモデリングが時間とともに起こる．

a. 整形外科およびリハビリテーション上の注意

1) 理学所見

骨折部の安定性と圧痛，手関節，肘，肩関節の可動域をチェックする．肘の屈伸制限に特に注意する．

2) X線所見

肘の正面像と正確な側面像が必須で，変形癒合，遷延癒合，偽関節をチェックする．

3) 荷重

患肢も支持に使用できる．3ヵ月後には，もしX線上の癒合所見があれば全荷重も可能である．

4) 関節可動域

もし骨折が癒合していれば，他動可動域運動を，すでに始めていた自動運動と組み合わせる必要がある．この時点では肘関節の他動運動に起因する骨化性筋炎の危険は大きく減少する．完全な屈伸と回内外を得ることが重要となる．相当な拘縮が肘関節に生じる可能性も残り，動的副子を試みてもよい．手指，手関節，肩関節の可動域運動を続けなければならない．

5) 筋力

適度な抵抗運動を肘の屈伸運動とともに開始する．重錘[通常，約450～900g（1～2ポンド）から始め，徐々に増加させる]を重力に抗して持ち上げる．可動域運動用のホイール訓練や，両手で棒を持ち，頭上に上げたり左右に動かす連鎖運動を教える．何回も繰り返すとこうした運動は，全方向の肘や肩関節の可動域を改善する．握力強化も継続する．

6) 活動能力

患肢は入浴・トイレを含むどんな日常機能にも用いる．

b. 治療法：本骨折に特有な点

どんな治療法であっても，骨折がX線上癒合すれば，保護用の副子や可動型装具は除去する．癒合は10～12週までに得られるが，早ければ8週には明らかになっていよう．観血的整復内固定で強固な固定を得られた多くの患者では，すでに装具や副子を除去している．

● 処方

Rx　8～12週まで

① 注意点：重量物を持ち上げたり，押したりすることを避ける．
② 可動域：肘関節の自動・他動可動域運動を行う．
③ 筋力：肘筋力の漸増抵抗運動を行う．
④ 活動性：身辺動作や入浴・トイレに患肢を用いる．
⑤ 荷重：12週までに患肢での全荷重を行う．

C. 長期的予後と問題点

a. 関節可動域

上腕骨遠位端骨折の最も多い長期的後遺症は，関節内骨折，関節外骨折を問わず，肘関節可動域制限である．これは関節包の拘縮や骨化性筋炎によって生じる．大部分の日常活動で，肘関節は30～130度の動きがあればよいので，伸展制限は屈曲制限に比べると意義は少ない．回内外も障害されるが，日常生活動作・活動にはあまり影響しない．高度の関節包拘縮や骨化性筋炎は，それぞれ手術的に解離したり切除したりする．骨化性筋炎は，再発の危険性を下げるために，通常1年後の成熟が得られた後にのみ切除すべきである．重度の肘関節可動域制限の治療は困難であり，予後は往々にして不良である．最善の方法は十分な受傷後のリハビリテーションによる予防である．

b. 外傷後関節症

関節軟骨表面の不適合は，外傷後関節症を生じて重大な能力低下や疼痛を引き起こす．高度の肘関節症の手術療法には，人工肘関節置換術や関節固定術がある．どちらも若く活動的な患者には成績不良であり，そうした場合には保存療法が最善の選択であろう．もし初期治療の際に関節内転位が整復されていれば，外傷後関節症の発生は大きく減少する．

直後から1週まで

	ギプス/副子	経皮的ピン固定	観血的整復内固定術
安定性	・なし.	・安定性はピン固定のみで保たれている.	・安定性は内固定のみで保たれている.
整形外科	・上腕ギプスまたは後方副子. ・手指と中手指節関節（MCP関節）を自由に動かすため，掌側では遠位手掌皮線まで，背側ではMCP関節隆起まで，ギプスや副子をトリミングする. ・問題となる浮腫は，挙上あるいは，もし高度ならギプス，副子をいったんはずし，再装着する.	・上腕ギプスまたは後方副子. ・手指とMCP関節を自由に動かすため，掌側では遠位手掌皮線まで，背側ではMCP関節隆起まで，ギプスや副子をトリミングする. ・問題となる浮腫は，挙上あるいは，もし高度ならギプス，副子をいったんはずし，再装着する.	・可動型装具，後方副子，またはアームスリング. ・問題となる浮腫は挙上.
リハビリテーション	・手指の自動可動域運動. ・肩の自動介助可動域運動. ・肘の運動は避ける. ・肩の内外旋運動は行わない.	・手指の自動・他動可動域運動. ・肩の自動介助可動域運動. 上腕二頭筋，上腕三頭筋，三角筋の等尺性運動. ・肘の運動は避ける. ・肩の内外旋運動は行わない.	・安定した再建が得られれば，軟部組織が落ち着く3〜5日以内に，肘，手指，手関節，肩も含む上肢全体の適度な自動可動域運動を開始する. ・骨化性筋炎の危険を下げるために，肘の他動可動域運動は避ける.

2週まで

	ギプス/副子	経皮的ピン固定	観血的整復内固定術
安定性	・なし，または最小限.	・安定性は主にピン固定によって保たれており，骨折部での器質化の寄与はわずかである.	・安定性は主に内固定によって保たれており，骨折部での器質化の寄与はわずかである.
整形外科	・上腕ギプス，または後方副子.	・上腕ギプス，または後方副子.	・可動型装具，後方副子，ないし保護のためのみのスリング.
リハビリテーション	・手指の自動可動域運動. ・肩の自動・自動介助可動域運動. 上腕二頭筋，上腕三頭筋，三角筋の等尺性運動. 前腕筋群の等尺性運動. ・ボールや粘土を使った握力増強訓練を開始する. ・前腕の回内外，肩の内外旋運動は行わない. ・伸展型の上腕骨顆上骨折に対しては，監視下に90度から屈曲する運動を行い，運動を行わないときは後方副子で固定しておく.	・手指の自動可動域運動. ・肩の自動・自動介助可動域運動. 上腕二頭筋，上腕三頭筋，三角筋の等尺性運動. 前腕筋群の等尺性運動. ・ボールや粘土を使った握力増強訓練を開始する. ・前腕の回内外，肩の内外旋運動は行わない.	・肘，手指，手関節，肩も含む上肢全体の適度な自動可動域運動を続ける. ・ボールや粘土を使った握力増強訓練を開始する. ・骨化性筋炎の危険を下げるために，肘の他動可動域運動は避ける.

4〜6 週まで

	ギプス/副子	経皮的ピン固定	観血的整復内固定術
安定性	・架橋性仮骨により安定性が得られる.	・ピン固定と架橋性仮骨により安定性が得られる.	・内固定と架橋性仮骨により安定性が得られる.
整形外科	・可動型装具, または後方副子.	・X線上の治療所見があれば, ピンを除去する. 可動型装具または後方副子は保護のために使用する.	・もし架橋性仮骨が見られ, 固定性があれば, 6〜8週で可動型装具ないし後方副子の除去を考慮する. 保護のためスリングは続ける.
リハビリテーション	・いったん臨床上の安定性とX線上の治癒が得られれば, 監視下の肘の自動可動域運動を開始する. 通常, 6週までに自宅での訓練プログラムを加える. 運動を行わないときは固定をしておく. ・ボールや粘土を使った握力増強訓練を続ける. ・骨化性筋炎の危険を下げるために肘の他動可動域運動は避ける.	・いったん臨床上の安定性とX線上の治癒が得られれば, 監視下の肘の自動可動域運動を開始する. 通常, 6週までに自宅での訓練プログラムを加える. 運動を行わないときは固定をしておく. ・ボールや粘土を使った握力増強訓練を続ける. ・骨化性筋炎の危険を下げるために肘の他動可動域運動は避ける.	・手指, 手関節, 肘, 肩も含む上肢全体の自動・自動介助可動域運動を続ける. ・ボールや粘土を使った握力増強訓練を続ける. ・骨化性筋炎の危険を下げるために肘の他動可動域運動を避ける.

8〜12 週まで

	ギプス/副子	経皮的ピン固定	観血的整復内固定術
安定性	・安定.	・安定.	・安定.
整形外科	・X線上の治癒所見をもとに, 装具, 副子, スリングをはずす. これは通常10〜12週までに見られるが, 時にはすでに8週で見られる.	・X線上の治癒所見をもとに, 装具, 副子, スリングをはずす. これは通常10〜12週までに見られるが, 時にはすでに8週で見られる.	・X線上の治癒所見をもとに, 装具, 副子, スリングをはずす.
リハビリテーション	・肘の屈伸, 前腕の回内外に重点をおいた, 上肢全関節の自動・他動可動域運動を続ける. ・粘土やボールを使った握力増強訓練を続ける. 約450〜900 g (1〜2ポンド) から始めて漸増させ, 重錘を使った抵抗運動を導入する. ・肘の他動可動域運動に関係する骨化性筋炎の危険は大きく減少する.	・肘の屈伸, 前腕の回内外に重点をおいた, 上肢全関節の自動・他動可動域運動を続ける. ・粘土やボールを使った握力増強訓練を続ける. 約450〜900 g (1〜2ポンド) から始めて漸増させ, 重錘を使った抵抗運動を導入する. ・肘の他動可動域運動に関係する骨化性筋炎の危険は大きく減少する.	・肘の屈伸, 前腕の回内外に重点をおいた, 上肢全関節の自動・他動可動域運動を続ける. ・粘土やボールを使った握力増強訓練を続ける. 約450〜900 g (1〜2ポンド) から始めて漸増させ, 重錘を使った抵抗運動を導入する. ・肘の他動可動域運動に関係する骨化性筋炎の危険は大きく減少する.

文 献

Asprinio D, Helfet DL. Fractures of the distal humerus. In: *Trauma: Orthopaedic Knowledge Update.* Rosemont, IL: American Academy of Orthopaedic Surgeons, 1996, pp. 35–45.

Crenshaw AH. Fractures of shoulder girdle, arm, and forearm. In: Crenshaw AH, ed. *Campbell's Operative Orthopaedics,* Vol. 2, 8th ed. St. Louis: Mosby, 1992, pp. 1016–1025.

Helfet DL, Hotchkiss RN. Internal fixation of the distal humerus: a biomechanical comparison of methods. *J Orthop Trauma,* 4: 260–264, 1990.

Helfet DL, Schmeling GJ. Bicondylar intraarticular fractures of the distal humerus in adults. *Clin Orthop,* 292:26–36, 1993.

Henley MB, Bone LB, Parker B. Operative management of displaced intraarticular fractures of the distal humerus. *J Orthop Trauma.* 1:24–35, 1987.

Hotchkiss RN, Green DP. Fractures and dislocations of the elbow. In: Rockwood CA, ed. *Fractures in Adults,* Vol. 1, 3rd ed. Philadelphia: J.B. Lippincott, 1991, pp. 739–841.

Jupiter JB. Complex fractures of the distal part of the humerus and associated complications. *J Bone Joint Surg,* 76A:1252–1264, 1994.

Jupiter JB. The surgical management of intraarticular fractures of the distal humerus. In: Morrey BF, ed. *Master Techniques in Orthopaedic Surgery, The Elbow.* New York: Raven Press, 1994, pp. 53–70.

Jupiter JB, Mehne DK. Trauma to the adult elbow and fractures of the distal humerus. In: Browner BD, ed. *Skeletal Trauma,* Vol. 2, 1st ed. Philadelphia: W.B. Saunders, 1992, pp. 1125–1176.

Schatzker J. Fractures of the distal end of the humerus. In: Schatzker J, Tile M, eds. *The Rationale of Operative Fracture Care.* Berlin: Springer-Verlag, 1987, pp. 71–87.

CHAPTER 14

Treatment and Rehabilitation of Fractures

肘頭骨折

Olecranon Fractures

A. はじめに

1 定 義

　肘頭骨折は尺骨の近位端での，関節内または関節外骨折，転位のあるものないものなど，さまざまである．これらの骨折は，さらに横骨折，斜骨折，粉砕骨折，安定型か不安定型かなどに分類される．骨折間が2mm以上のものを一般に転位があると定義する（図14-1；図14-5，14-6参照）．離開がないか，肘90度屈曲位で離開が増強しない骨折は安定型と考えられる．

　肘頭骨折は伸展機構の破綻を生じる．これを検査するため，患者に重力に抗して肘を伸展させてみる．これができない場合，伸展機構は障害されており手術的修復が必要となる．

　肘頭骨折は，肘脱臼骨折と同様に鉤状突起骨折を合併することがある．尺側側副靱帯を含む肘の安定性は観血的固定の後，肘完全伸展位と軽度屈曲位において内外反ストレスを加えて評価する．

　一般的に肘頭骨折の大部分を占める関節内骨折は関節内滲出液や血腫を生じている．関節外骨折は剝離骨折を含み，高齢者によくみられる．

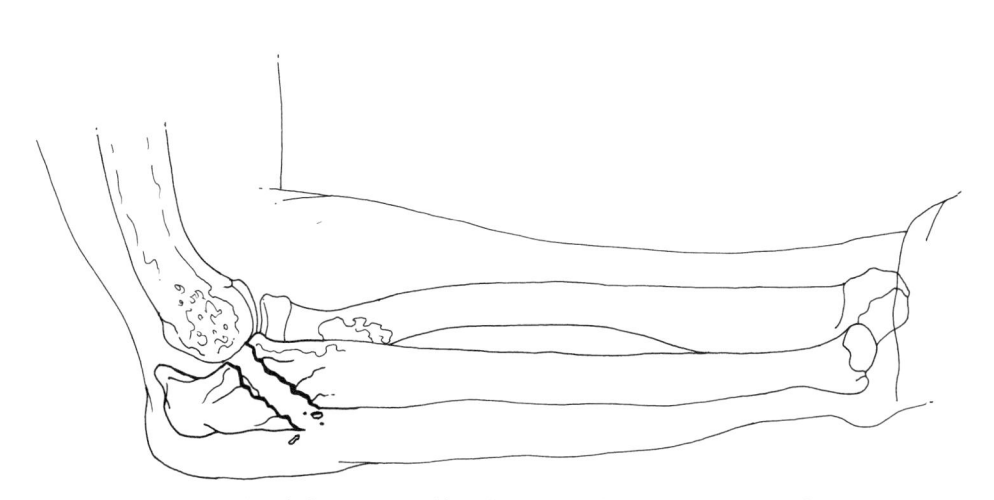

図14-1　2mm以上の転位のある肘頭斜骨折．鉤状突起骨折はない．関節内骨折である．

2 受傷機序

肘頭は皮下にあるため，特に直接的な外傷によって損傷されやすい．直達外力によるものが最も多くみられ，次に肘を屈曲位のまま手を広げて転倒することで，上腕三頭筋の収縮により生じるものがある．交通事故などの高エネルギー外傷では橈骨頭骨折や肘関節脱臼の合併も生じる可能性がある．

3 治療のゴール

a．整形外科的目標

1) アライメント

関節の修復．

2) 安定性

肘頭は上腕骨遠位の滑車と関節を形成し，大きなS字をかたどっており，その構造は肘の内在性安定化に寄与している．

b．リハビリテーション的目標

1) 関節可動域

肘関節の可動域を回復・改善し，肩と手関節の可動域を維持する（表14-1）．

2) 筋　力

以下の筋力を向上させる：
- 上腕三頭筋：肘の伸展
- 上腕二頭筋：肘の屈曲
- 前腕・手関節の回内筋群
- 前腕・手関節の回外筋群
- 手関節伸筋群：長・短橈側手根伸筋，尺側手根伸筋，総指伸筋
- 手関節屈筋群：橈側手根屈筋，尺側手根屈筋，浅・深指屈筋

3) 機能的ゴール

整容，食事，更衣，身辺動作といった日常生活動作・活動を回復，正常化する．

ある程度伸展制限が残存しても，最終的には身辺動作や日常生活動作・活動は自立できる．

4 標準的な骨癒合期間

10〜12週．

5 標準的なリハビリテーション期間

10〜12週．

6 治療法

a．徒手整復と副子またはギプス

バイオメカニクス：応力分散機器．

骨折治癒様式：二次的治癒．

適応：転位がなく安定型の骨折に適応がある．肘は4週間，90度屈曲位に保つ．屈曲45度以下でないと整復位が保てなければ，観血的整復内固定術が望ましい．保存的治療の場合，骨片の転位が生じないようにX線検査を含む定期的検査が必要である．

b．観血的整復内固定術

バイオメカニクス：応力を分散させる引きよせ締結法やプレートおよびスクリュー固定（図14-2）．

骨折治癒様式：二次的治癒．多くの場合，強固な固定は不可能なので，一次的治癒はまれである．

適応：観血的整復内固定術は，転位のあるものや粉砕型に選択される．引きよせ締結法の原理を利用したKirschner鋼線（K鋼線）の使用が最も一般的な方法である．引きよせ締結法が効果的でないような重篤な粉砕骨折の場合，中和材として機能するプレート固定が必要となる（図14-3，14-4，14-5，14-6，14-7，14-8）．

c．骨片摘出および上腕三頭筋の前進再縫着

バイオメカニクス：応力分散機器．

骨折治癒様式：軟部組織と骨の癒合．

適応：骨が脆弱な高齢者や高度な粉砕骨折の場合，肘頭の摘出が考慮される．鉤状突起と尺側側副靱帯の前方線維が正常な限り，肘頭の2/3程度を切除しても肘の安定性は維持される．この治療法では，関節の不適合，偽

表14-1　前腕と肘関節の可動域

運動の種類	正常可動域	機能的可動域
屈曲	150度	90度
伸展	−5〜0度	20〜30度（マイナス）
回内	90度	50度
回外	90度	50度

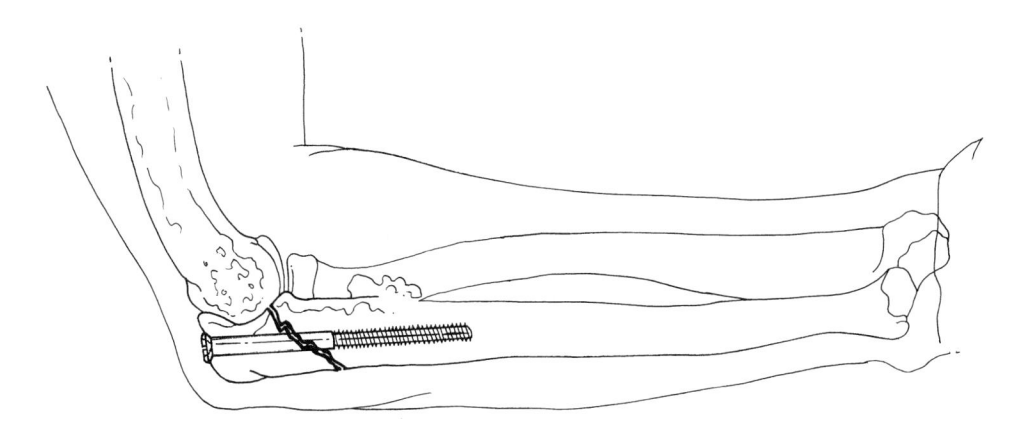

図14-2 転位を認める関節内骨折のスクリュー固定．骨片に対してスクリューによる引きよせ効果がある．早期の可動域運動を始めてよい．

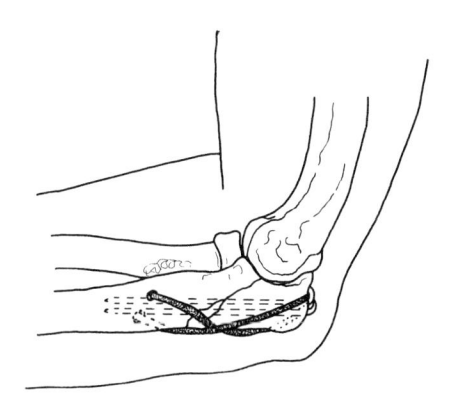

図14-3 肘頭斜骨折の引きよせ締結固定（側面像）．

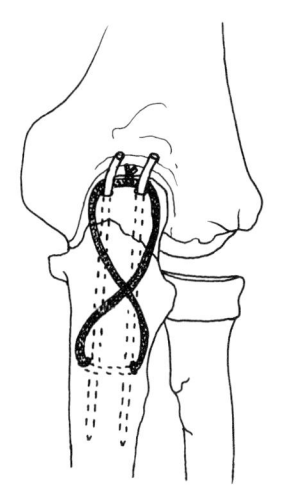

図14-4 肘頭骨折の引きよせ締結固定（後面像）．最も一般的な固定法である．肘屈曲にしたがってループ鋼線が締まっていき，骨折面に圧迫力が働き，骨片がKirschner鋼線の方向へ滑るような力が加わる（引きよせ締結効果）．

関節や変形癒合に引き続いて生じる術後の関節症を避けられる利点がある．骨片切除と上腕三頭筋の再縫着が，内固定と同様に機能的に有用かどうかに議論がある．

7 本骨折の注意点

a. 年　齢

高齢者では，骨折やその治療によって二次性に関節拘縮が生じやすくなる．また高齢者では転位骨片の固定法を考える際，骨の脆弱性が問題となる．このためK鋼線やスクリューによる安定した固定は困難なことがある．骨片切除と上腕三頭筋の再縫着がよい適応である．

b. 関節損傷

関節内骨折や開放骨折などの重篤な外傷では骨癒合やリハビリテーションに多くの時間を要する．関節内骨折では疼痛や可動域制限などの外傷後変性が問題となりうるが，これは常に起こるものではない．骨折治療に際しては関節面の適合性を修復することに努めなければならない．2 mmまでの骨折部のずれは容認される．伸展筋群の緩みや屈曲拘縮を含む肘関節の可動域障害は，特に肘の脱臼骨折を合併した場合に認められるが，これらの外傷（肘頭骨折）でも認められることがある．

8 合併損傷

尺骨神経麻痺および損傷は肘頭骨折の約2〜10％に合併すると報告されている．初診時に注意深く診察し，尺骨神経障害を同定しなければならない．時間とともに障害が回復しなければ，神経剥離や移行術が必要である．

112　II．上肢の骨折

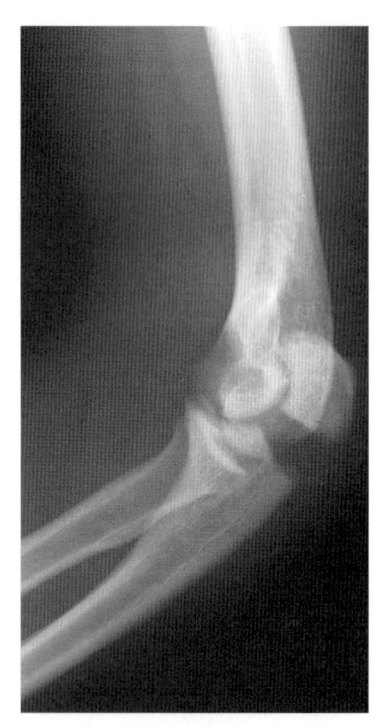

図14-5　著明な転位を伴う肘頭横骨折．上腕三頭筋によって中枢骨片は上方に転位している．

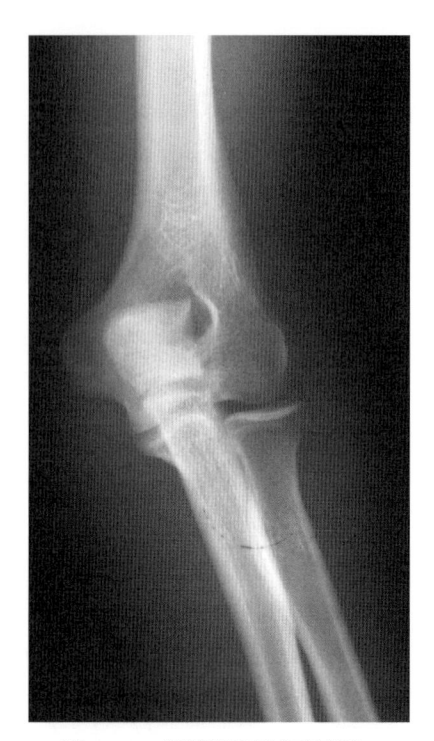

図14-6　肘頭横骨折（正面像）．

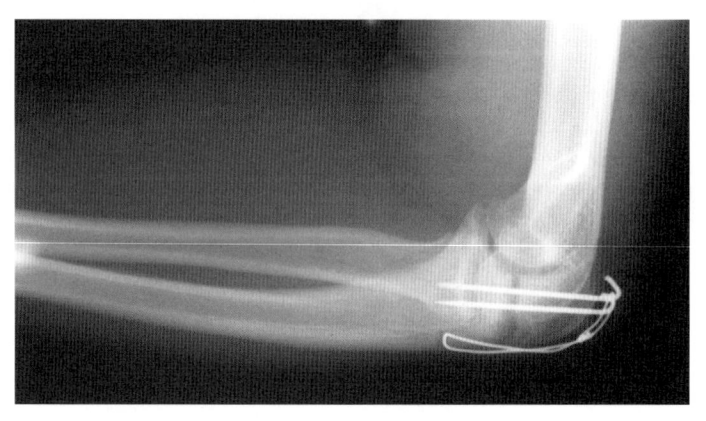

図14-7　肘頭横骨折の引きよせ締結法による治療．関節面が修復されている．肘関節を屈曲すると鋼線が締まり，骨折面への圧迫力となる．

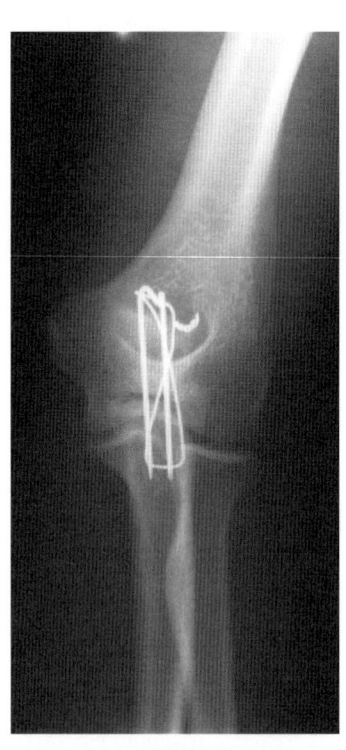

図14-8　引きよせ締結法で治療した肘頭横骨折の正面像．通常は術後に後方副子を当てる．早期可動域運動が勧められる．

転位した骨折の手術の際には尺骨神経を損傷しないように注意する．
　鉤状突起骨折や尺側側副靱帯損傷を合併したものは不安定型となる．尺側側副靱帯は術前および術中に評価されるべきである．鉤状突起や尺側側副靱帯の損傷がある場合，肘頭骨片を摘出すると不安定性がさらに増すため注意が必要である．

⑨ 荷　重

患肢は免荷とする．

⑩ 歩　行

腕の振りは制限される．

B 治　療

治療：直後から初期（受傷日から1週まで）

骨癒合

①骨折部の安定性：なし．
②骨癒合の段階：炎症期．骨折部分の血腫では炎症性細胞が増殖し，骨折部の吸収が始まる．
③X線：仮骨形成なし．

a．整形外科およびリハビリテーション上の注意

1）理学所見

毛細血管の圧迫後再充血，感覚，手指の自動・他動可動域を評価する．肘頭骨折に合併する尺骨神経損傷がないか，尺骨神経の機能に特に注意を払う．

2）危険性を示す所見

過度の腫脹に注意する．腫脹と皮膚の変色が生じ，結果としてソーセージ様の手指になることは十分ありうる．副子やギプスを使用した場合，コンパートメント症候群を引き起こす危険性があるので，前肘窩部をギプスや包帯で圧迫しないように注意を払わなければならない．

手指を他動的に拡げることで評価する．手指を動かした際に疼痛が強ければ，コンパートメント症候群初期の可能性がある．

3）X線所見

整復後の骨折のずれや骨片の転位の程度を評価する．整復後や術直後のX線像と比較する．

4）荷　重

患肢は免荷とする．

5）関節可動域

手指および肩や手関節（ギプスや副子の状態でできるのであれば）の自動可動域運動を開始する．骨折のため手指は腫脹していることがある．遠位から近位に向けてマッサージすることが腫脹の減少につながる．

6）筋　力

肘に対する筋力増強訓練は行ってはならない．患者の疼痛が自制内となれば受傷後3～4日で手関節に対する適度な等尺性運動を始めてよい．ギプスや副子の中で手関節の掌背屈および橈尺屈を行う．長屈筋や長伸筋の筋力維持のため手指の自動屈伸を行う．

7）活動能力

身辺動作，入浴・トイレ，食事，整容，更衣といったことは健肢にて行うべきである．着衣は患肢から，脱衣は健肢から行う．ギプスの場合，患肢はブラウスやシャツを緩やかに羽織ってもよい．

b．治療法：本骨折に特有な点

1）徒手整復と副子またはギプス

ギプスのパッドが適切か，ギプスや副子の縁で皮膚損傷がないかチェックする．指節間関節（IP関節）と中手指節関節（MCP関節）の完全可動域を獲得するため，ギプスを掌側では遠位手掌皮線，背側ではMCP関節のところまでトリミングする．

2）観血的整復内固定術

創の発赤や滲出液，化膿がないかチェックする．引きよせ締結法で安定性を獲得した後，3～5日で適度に肘関節の自動屈曲を始める．

3）骨片摘出および上腕三頭筋の前進再縫着

創の発赤，滲出液，硬結をチェックする．後方に副子を当て，最初の10日間はバルキードレッシング（厚めの包帯保護）を行う．その後，抜糸を行い，上腕ギプスを装着する．肘関節の可動域運動は禁止する．

● 処　方

```
Rx          第1病日から1週間
①注意点：早期の肘運動は行わない．
②可動域：ギプスや副子では肘や手関節を動かさない．
　　　　手術療法の場合，肘関節の適度な自動屈曲と手関節
　　　　の自動可動域運動を行う．
③筋力：肘の筋力増強訓練は行わない．
　　　　骨折後3〜4日よりギプス内で手関節の等尺性運動を
　　　　する．
④活動性：片手での生活．身辺動作には健肢を用いる．
⑤荷重：免荷．
```

治療：2週まで

```
骨癒合
①骨折部の安定性：なし，または最小限．
②骨癒合の段階：修復期の始まり．骨形成系細胞が骨芽
　細胞に分化し，線維骨を形成する．
③X線：なし，または初期の仮骨形成．骨折線は確認で
　きる．
```

a．整形外科およびリハビリテーション上の注意

1）理学所見
　全手指の自動・他動可動域，感覚，毛細血管の圧迫後再充血，および過度の腫脹がないかチェックする．まだ固定が必要な場合（転位のない骨折や，重度の骨脆弱性のもの，修復が貧弱な場合など），ギプスや副子が緩まないようにする．緩んでいるようであれば，ギプスや副子をフィッティングさせる．

2）危険性を示す所見
　コンパートメント症候群を引き起こす可能性があるため，ギプスから肘窩部に圧が加わらないように確認する．

3）X線所見
　整復にずれが生じてないか，以前のX線と比較する．もしずれが生じてしまったなら観血的整復内固定術を考慮する．

4）荷重
　患肢は免荷とする．歩行時に歩行器が必要な場合，患肢に荷重しない肘台付き歩行器を使用するのがよい．

5）関節可動域
　ギプスや副子の中で，手指，肩，手関節（ギプスや副子の状態でできるのであれば）の自動運動を継続する．

6）筋力
　上腕二頭筋の適度な等尺性運動を始める．手関節の等尺性運動と手指の等張性運動を続ける．

7）活動能力
　身辺動作や入浴・トイレは健肢にて行う．歩行器を使用する高齢者は，健肢で多点杖や片手用歩行器を使用するように指導される．

b．治療法：本骨折に特有な点

1）徒手整復と副子またはギプス
　ギプス縁をチェックする．MCP関節が十分可動できるようにギプスをトリミングする．肘屈筋群の等尺性運動のため，ギプスの中で肘の屈曲を行うようにする．骨片の転位を避けるため伸展は許可しない．

2）観血的整復内固定術
　抜糸する．創の発赤や滲出液，硬結をチェックする．安定した引きよせ締結固定であれば，肘の屈曲を続ける．手関節の自動掌背屈・橈尺屈可動域運動も指導する．
　普通2〜3週間で副子を除去する．副子は夜間のみ使用してもよい．

3）骨片摘出および上腕三頭筋の前進再縫着
　抜糸する．創の発赤や滲出液，硬結をチェックする．縫着部はまだ弱いので平均6週は副子（ギプスのほうが一般的）をしておくべきである．可動域運動は行わない．

● 処　方

```
Rx          2週まで
①注意点：副子またはギプス固定；肘関節を90度より伸
　　　　展しない．
②可動域：ギプスや副子の中では肘や手関節の可動域運
　　　　動は行わない．
　　　　手術をした場合は肘関節の自動屈曲と手関節の自動
　　　　可動域運動を行う．
③筋力：肘の伸展方向の筋力増強訓練は行わない．
　　　　ギプスでは肘の等尺性屈曲運動を行う．
　　　　手関節の等尺性運動を行う．
④活動性：身辺動作，入浴・トイレには健肢を用いる．
⑤荷重：免荷．
```

治療：4〜6週まで

骨癒合

①**骨折部の安定性**：架橋性仮骨があれば，骨折部は安定している．
②**骨癒合の段階**：修復期．さらなる仮骨の基質化と，層板骨の形成が始まる．正常骨に比べ，特にねじり負荷に対して有意に弱いため，固定を続ける．
③**X線**：架橋性仮骨が見られる．骨折線はより不鮮明になる．内骨膜性仮骨の形成が多くなる．

a．整形外科およびリハビリテーション上の注意

1）理学所見
ギプスや副子は除去する．骨折部の圧痛，軋音，可動性によって臨床的骨癒合を評価する．肘関節の可動域を確認する．

2）危険性を示す所見
反射性交感神経性ジストロフィー（RSD）のチェックを行う．RSDは，骨折治癒の段階ではみられないような圧痛，疼痛，知覚過敏，循環障害が特徴である．RSDには積極的な治療が必要である．

3）X線所見
仮骨の増生，骨折線の消失を評価する．可動域制限の原因となる異所性骨化の有無をチェックする．

4）荷重
免荷．歩行器の必要な患者に対しては，肘台付き歩行器が有用である．

5）関節可動域
肩，肘，手関節の自動・自動介助可動域運動を続ける．肘関節の他動運動は避ける．

6）筋力
上腕二頭筋，上腕三頭筋の等尺性運動を進展させ，長指屈筋・伸筋の等張性運動を行う．

7）活動能力
健肢での活動を続けるべきであるが，副子がはずれたら，整容には患側上肢を使い始める．

b．治療法：本骨折に特有な点

1）徒手整復と副子またはギプス
骨折部に圧痛や動きがなく，十分な仮骨形成があるときはギプスを除去する．患者には肘の適度な屈伸，回内外の自動介助可動域運動と手関節の自動・自動介助可動域運動を指示する．手関節の自動可動域運動を繰り返すことは筋力強化にもなる．手関節の等張性運動も行う．

2）観血的整復内固定術
肘の自動的な屈伸を続ける．患者が不安感を訴えたら，自動介助可動域運動を行う．また，健側上肢で患側上肢の可動域運動の介助を行う．

3）骨片摘出および上腕三頭筋の前進再縫着
6週間は副子もしくはギプスで十分に固定する．6週を過ぎたらギプスを除去し，肘関節の自動・自動介助可動域運動を始める．夜間は安静のために，肘関節への後方副子の装着を勧める．

● 処　方

4〜6週まで
①**注意点**：肘と手関節の自動・自動介助可動域運動を行う．
②**可動域**：肘関節屈伸の自動可動域を拡げる．
③**筋力**：肘と手関節の等尺性屈伸運動を行う．
④**活動性**：支持や軽い身辺動作には患肢を用いる．
⑤**荷重**：免荷．

治療：6〜8週まで

骨癒合

①**骨折部の安定性**：安定．
②**骨癒合の段階**：修復期．さらなる仮骨の基質化と，層板骨の形成が続いている．
③**X線**：架橋性仮骨がよりはっきりと認められる．骨折線はさらに不鮮明になる．尺骨骨折の場合，骨幹部よりも両端側のほうが仮骨形成しにくい．

a．整形外科およびリハビリテーション上の注意

1）理学所見
軋音なしに適度な可動域が得られているか確かめる．尺骨神経麻痺がある場合は筋電図検査を行い，神経の状態と回復を評価する．

2）X線所見
4〜6週で臨床的にもX線上も骨癒合しているならば，

X線検査は繰り返さない．そうでなければ，繰り返しX線検査を行い，骨癒合をチェックする．偽関節に対しては骨移植を考慮する．

3）荷　重
臨床的にも，X線上も骨癒合しているならば，椅子やベッドからの立ち上がりや，松葉杖や杖を使う際に，患肢に徐々に荷重をかけていく．

4）関節可動域
十分な可動域が得られるまで，全方向に，肘と手関節の自動・自動介助可動域運動を続ける．

5）筋　力
上腕二頭筋，上腕三頭筋の抵抗性の筋力増強訓練を始める．その際，健側の上肢を用いて患肢に抵抗を加えてもよい．前述した訓練プログラムを続ける．

6）活動能力
入浴・トイレ，身辺動作に患肢を用いる．

b．治療法：本骨折に特有な点

1）徒手整復と副子またはギプス
変更なし．

2）観血的整復内固定術
変更なし．

3）骨片摘出および上腕三頭筋の前進再縫着
変更なし．

● 処　方

6〜8週まで
- ①注意点：特になし．
- ②可動域：肘と手関節の自動・自動介助での全可動域を獲得する．
- ③筋力：肘と手関節の抵抗運動を行う．
- ④活動性：入浴・トイレ，身辺動作に患肢を用いる．
- ⑤荷重：徐々に荷重を許可する．

治療：8〜12週まで

骨癒合
- ①骨折部の安定性：安定．
- ②骨癒合の段階：リモデリング期．線維骨は層板骨によって置換される．リモデリング過程は完了までに数ヵ月から数年かかる．
- ③X線：より多くの仮骨が見られ，骨折線は不鮮明になる．

a．整形外科およびリハビリテーション上の注意

1）理学所見
骨折部の圧痛や可動性をチェックする．肘関節の可動域と筋力の改善を確認する．RSD，尺骨神経麻痺の評価を行う．

2）X線所見
臨床的にもX線上も骨癒合が確認されれば，X線検査は繰り返さない．

3）荷　重
全荷重を許可する．

4）関節可動域
固定は除去する．肘関節の全方向への自動・自動介助可動域運動を行う．伸展制限がある程度あれば，適度な他動可動域運動が必要かもしれない．また，他動的な肘関節伸展のための動的副子（ダイナミックスプリント）もよい．

5）筋　力
肘と手関節の漸増抵抗運動を行う．健側の上肢で抵抗をかけて行うのもよい．強化のために重錘を用いるのもよい．

6）活動能力
入浴・トイレ，食事，整容，更衣など，すべての身辺動作に患肢を用いる．

b．治療法：本骨折に特有な点

1）徒手整復と副子またはギプス
変更なし．

2）観血的整復内固定術
変更なし．

3）骨片摘出および上腕三頭筋の前進再縫着
この時点で修復腱の強度は十分なので，制限なく自

動・他動可動域運動を続ける．異所性骨化は通常問題にならない．副子は通常不要である．回内外の改善に努める．

• 処　方

Rx
8～12週まで
①**注意点**：特になし．
②**可動域**：肘と手関節の自動・自動介助での全可動域を獲得する．
③**筋力**：肘と手関節の抵抗運動を行う．
④**活動性**：入浴・トイレ，身辺動作に患肢を用いる．
⑤**荷重**：全荷重を許可する．

C. 長期的予後と問題点

伸展制限よりも屈曲制限のほうが日常動作に影響するので，伸展制限が問題となることはほとんどない．異所性骨化は可動域制限の原因となる．この異所性骨の切除は，仮骨が成熟した後に行う．

直後から1週まで

	保存的治療	観血的整復内固定術	骨片摘出と上腕三頭筋の前進再縫着
安定性	・なし．	・骨の状態による．	・骨と軟部組織の状態による．
整形外科	・腫脹軽減のため上肢を挙上する． ・掌側では遠位手掌皮線まで，背側では中手指節関節(MCP関節)隆起まで，ギプスをトリミングする．	・腫脹軽減のため上肢を挙上する．	・腫脹軽減のため上肢を挙上する．
リハビリテーション	・肩と手指の可動域運動．	・肩と手指の可動域運動．安定型であれば，3～5日後に0～90度の肘の可動域運動．	・肩と手指の可動域運動．肘の可動域運動は禁止．

2週まで

	保存的治療	観血的整復内固定術	骨片摘出と上腕三頭筋の前進再縫着
安定性	・なし，または最小限．	・最小限．	・なし，または最小限．
整形外科	・完全なMCP関節の可動域が得られているかどうか，ギプスをチェックする．	・抜糸する． ・除去していなければ副子を除去．	・抜糸する． ・後方副子または上腕ギプスを用いる．
リハビリテーション	・肩と手指の可動域運動． ・ギプスの中での肘の屈曲と手関節の等尺性運動．	・肘の自動屈曲と，肩，手関節，手指の可動域運動．	・肘の可動域運動は禁止． ・肩と手指の可動域運動．

4〜6週まで

	保存的治療	観血的整復内固定術	骨片摘出と上腕三頭筋の前進再縫着
安定性	・部分的に安定.	・部分的に安定.	・部分的に安定.
整形外科	・圧痛がなく, 骨折部の動きがなく, 十分な仮骨が認められれば, ギプスを除去する.	・X線上癒合が認められなければ, 骨移植を考慮する.	・必要に応じて, 腫脹軽減のため挙上する. 上腕ギプスは装着したままである.
リハビリテーション	・肘の屈伸運動と, 手関節・手指の等張性運動を進展させる.	・肘の自動屈曲を続け, 肘の自動伸展を開始する.	・肘の可動域運動は禁止.

8〜12週まで

	保存的治療	観血的整復内固定術	骨片摘出と上腕三頭筋の前進再縫着
安定性	・安定.	・安定.	・安定.
整形外科	・ギプスを除去. 臨床的にも, またX線上でも癒合が認められなければ, 観血的整復内固定と骨移植を考慮する.	・X線上癒合が認められなければ, 骨移植を考慮する.	・必要に応じて, 腫脹軽減のため挙上する.
リハビリテーション	・肘と手関節の自動・自動介助可動域運動と肘の抵抗運動.	・肘屈筋群・伸筋群の抵抗運動を開始する.	・肘の自動・自動介助可動域運動を開始する. ・肘の適度な筋力増強訓練.

文献

Adler S, Fay GF. Treatment of olecranon fractures. Indications for excision of the olecranon fragments and repair of the triceps tendon. *J Trauma,* 2:597–602, 1962.

Cabanela ME. Fractures of the proximal ulna and olecranon. In: Morrey BF, eds. *The elbow and its disorders.* Philadelphia: W.B. Saunders, 1985.

Gartsman GM, Sculco TP. Operative treatment of olecranon fractures: excision or ORIF. *J Bone Joint Surg,* 63A:718–721, 1981.

Heim U, Pfeiffer KM. Elbow. In: Heim U, Pfeiffer KM, eds. *ORIF of small fractures,* 3rd ed. Berlin: Springer Verlag 1988, pp. 107–109.

Helm RH, Hornby R, Miller SWM. The complications of surgical treatment of displaced fractures of the olecranon. *Injury,* 12: 48–50, 1987.

Horne JG, Tanzer TL. Olecranon fractures: a review of 100 cases. *J Trauma,* 21:469–472, 1981.

Johnson RP, Roetker A. Olecranon fractures treated with AO screw and tension bands. *Orthopaedics,* 9:66–68, 1986.

Mathewson MH, McCreath SW. Tension band wiring in the treatment of olecranon fractures. *J Bone Joint Surg* 57B:399, 1975.

McKeever FM, Buck RM. Fracture of the olecranon process of the ulna: treatment by excision of fragment and repair of triceps tendon. JAMA 135:1, 1947.

Murphy DF, Green WB. Displaced olecranon fractures in adults. Clinical evaluation. *Clin Orthop* 224:215–223, 1987.

Murphy DF, Greene WB, Gilbert JA, Dameron TB. Displaced olecranon fractures in adults. Biomechanical analysis of fixation methods. *Clin Orthop* 224:210–214, 1987.

CHAPTER 15

Treatment and Rehabilitation of Fractures

橈骨頭骨折

Radial Head Fractures

A. はじめに

1 定　義

橈骨頭骨折はMasonにより以下の4つに分類されている：
Type Ⅰ：転位なし（図15-1A）．
Type Ⅱ：転位・陥没・角状変形を伴う辺縁部の骨折（図15-1；図15-9参照）．
Type Ⅲ：橈骨頭全体の粉砕骨折もしくは，橈骨頭の完全転位（図15-2，15-3，15-4；図15-7参照）．
Type Ⅳ：Type Ⅰ，Ⅱ，Ⅲのいずれかの骨折に肘関節の脱臼を伴うもの（図15-5，15-6）．

橈骨頭骨折は，遠位橈尺関節の損傷もしくは肘関節の外反動揺性を合併することがある．

2 受傷機序

橈骨頭骨折は肘の外反強制により，橈骨頭が上腕小頭に嵌入することによって生じる．通常，前腕回外位で，肘がやや屈曲位もしくは過伸展位で，軸方向に力が加わ

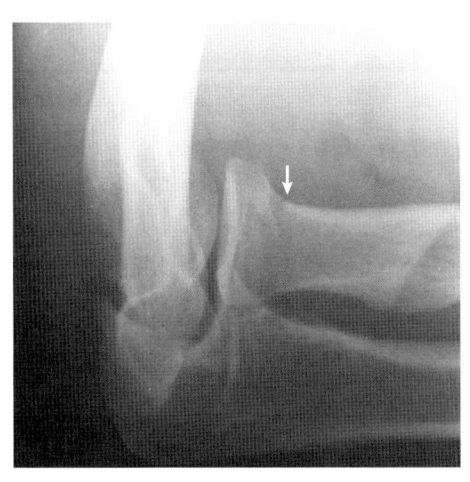

図15-1A　橈骨頸部骨折（Mason分類；Type Ⅰ）．転位なく角状変形もない．

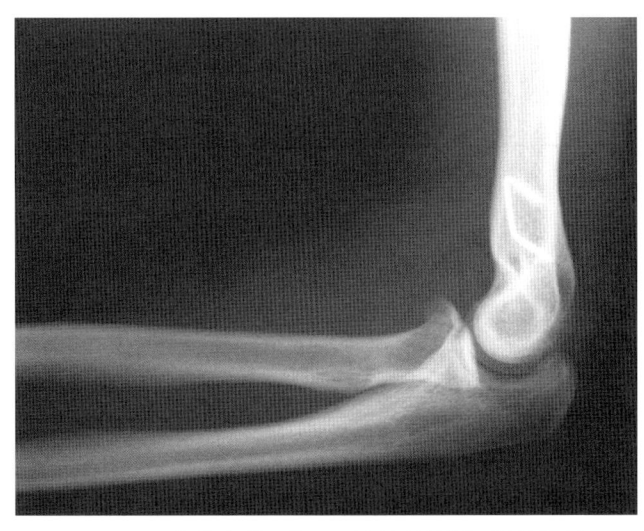

図15-1　角状変形を伴った橈骨頭骨折辺縁部骨折の側面像．橈骨頭の近位ほぼ1/3を含んだ橈骨頭骨折（Mason分類；Type Ⅱ）．

II. 上肢の骨折

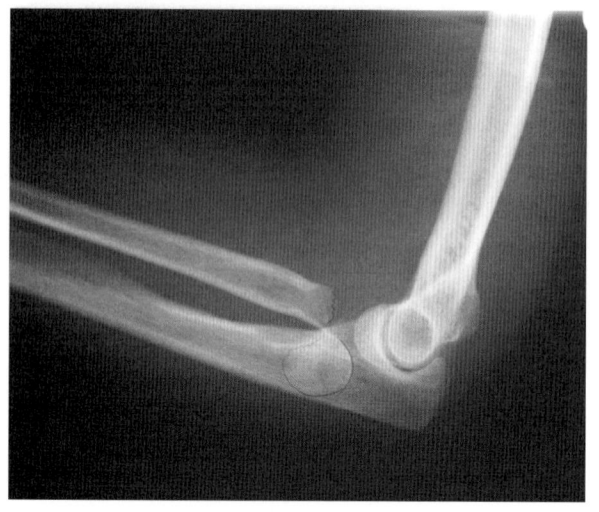

図15-2 完全転位した橈骨頭骨折（側面像，Mason分類；Type II）．橈骨頭は粉砕なし．

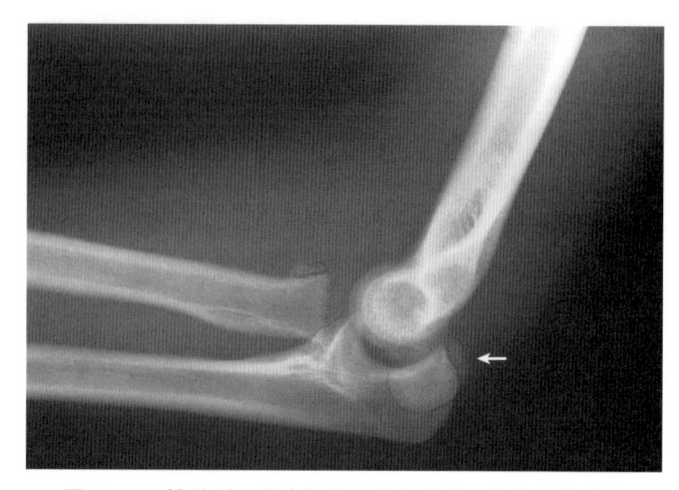

図15-4 橈骨頭の完全転位と粉砕骨折．橈骨近位部も粉砕され，橈骨頭は尺骨頭に重なっている．Type IIIの橈骨頭骨折．

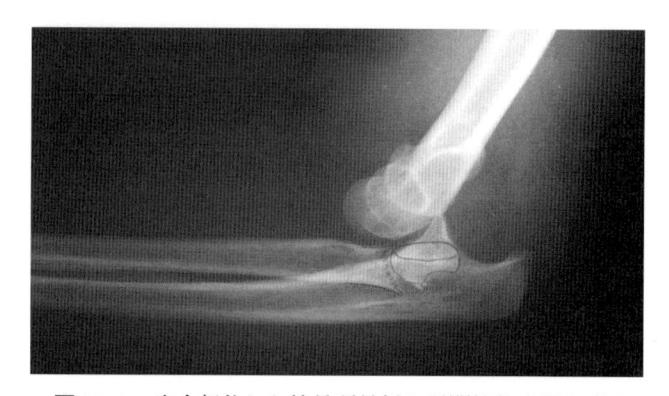

図15-5 完全転位した橈骨頭骨折と肘関節後方脱臼（側面像，Type IV）．橈骨頭は回旋し，橈骨骨幹部の近位にある．

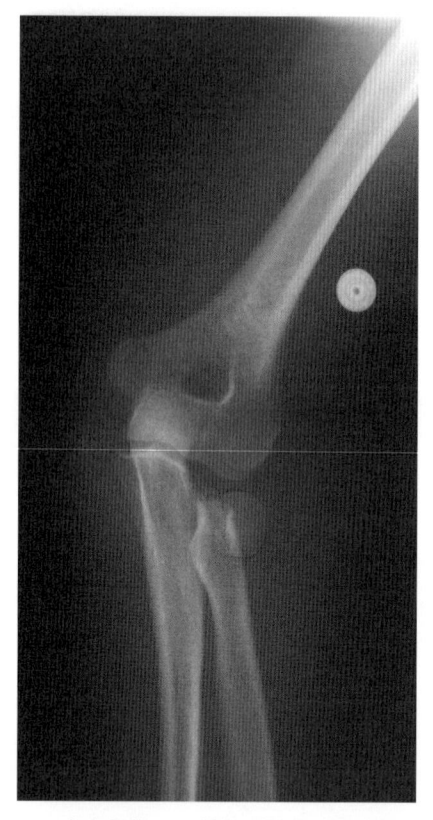

図15-3 完全転位した橈骨頭骨折（正面像）．橈骨頭は橈骨近位部の横に回旋した位置にある．Type IIIの橈骨頭骨折．

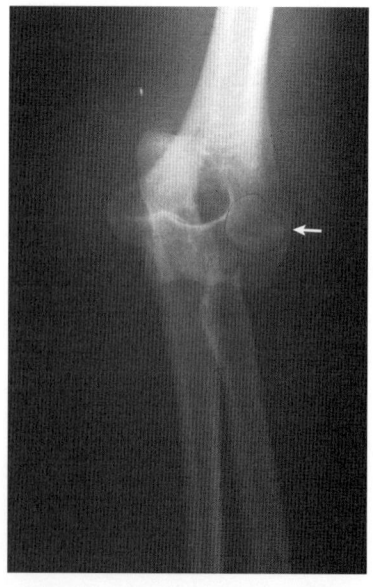

図15-6 完全転位した橈骨頭骨折と肘関節後方脱臼（正面像，Type IV）．橈骨頭は橈骨骨幹部の近位外側の回旋した位置にあり，上腕骨遠位部に重なっている．

ることにより受傷する．

3 治療のゴール

a．整形外科的目標

1）アライメント

転位した橈骨頭骨折は，肘関節の機能と解剖学的アライメントに影響を及ぼす．正常な肘外反角は男性で7度，女性で13度である．

2）安定性

肘関節に対する外反ストレスのうち約30％の負荷が橈骨頭にかかり，橈骨頭は肘関節の2番目の支持機構となっている．橈骨頭骨折は外反動揺性と橈骨の短縮を生じ，肘関節の外反角の増大とバイオメカニクス的な変化をもたらす．

b．リハビリテーション的目標

1）関節可動域

①肘関節と橈尺関節が屈伸・回内外位で，可動性を維持もしくは再獲得することである（表15-1）．日常生活では肘関節が30～130度，前腕が回内50度，回外50度の動きが必要とされる．
②手関節，手指，肩関節の完全可動域を保つことである．

2）筋力

以下の筋力を向上させる：
- 肘屈筋群：
  上腕筋
  上腕二頭筋
  腕橈骨筋
- 肘伸筋群：
  上腕三頭筋
  肘筋
- 肘回外筋群：
  回外筋
  上腕二頭筋
- 肘回内筋群：
  円回内筋
  方形回内筋
- 手関節屈筋群：
  橈側手根屈筋
  尺側手根屈筋
- 手関節伸筋群：
  長・短橈側手根伸筋
  尺側手根伸筋

3）機能的ゴール

整容，食事，更衣といった動作や，ドアを開ける，鍵を回すなどの回内外を必要とする動作で活動性を取り戻すことである．

4 標準的な骨癒合期間

6～8週．

橈骨頭骨折は関節内骨折で，関節液に覆われており，関節外骨折よりも骨癒合は遅くなりうる．

5 標準的なリハビリテーション期間

6～12週．

安定性を保つことが重要である．いったん骨折が安定化した後に可動域運動を開始する．機能的な可動域獲得がリハビリテーションの目的なので，できるだけ早期のリハビリテーションが期間を短縮することにつながる．

6 治療法

a．吸引，早期可動域運動，スリング

バイオメカニクス：応力分散機器（スリング，副子）．
骨折治癒様式：二次的治癒．
適応：転位のない骨折に適応がある．吸引は血腫と関節の腫大を減少させ，痛みを和らげる効果がある．また，X線上骨折が明らかでないときでも関節内血腫の存在によって，橈骨頭骨折の診断の一助となりうる．

吸引の際に局所麻酔を注入することにより，痛みを感じさせずに可動域の評価や骨片の動きを確かめることができる．スリングや副子は5～7日間使用され，その間，許容範囲内の可動域運動や筋力増強訓練を行う．

表15-1 肘関節の可動域

運動の種類	正常可動域	機能的可動域
屈 曲	140～160度	130度
伸 展	0～-5度	-30度（マイナス）
回 外	80～90度	50度
回 内	70～80度	50度

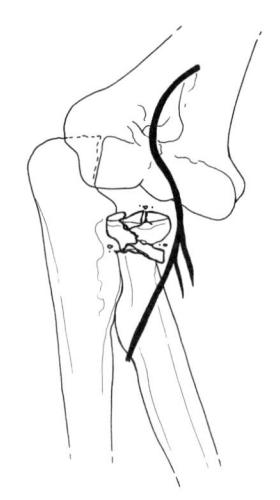

図15-7 完全転位した橈骨頭骨折（TypeⅢ）．広範囲な粉砕骨折であるので，橈骨頭の摘出か置換術を行うのがよい．

b. 骨片または橈骨頭全体の摘出

バイオメカニクス：応力分散機器（スリング）．
骨折治癒様式：二次的治癒．
適応：最近この治療法には疑問がもたれているが，多くの外科医は可動域を制限する関節骨片を摘出する傾向がある．最近の研究では，安定性維持のため関節骨片を修復するよう勧めているが，修復不能な粉砕骨折には摘出が必要である．もし骨欠損と靱帯の損傷より二次的に不安定性をきたす場合は，人工的なスペーサーが必要となる（図15-7, 15-8）．

c. 観血的整復内固定術

バイオメカニクス：応力遮蔽機器．
骨折治癒様式：一次的治癒．強固な固定がなされないときは二次的治癒となる．
適応：2～3mmの転位があり，関節面の25～30％に及ぶTypeⅡの橈骨頭骨折に適応がある．橈骨頭はミニスクリューやKirschner鋼線，ミニT字型プレート，鋼線，スクリューなどで再構築される．その際インピンジメントを防ぐため，スクリューは近位橈尺関節の関節面に埋め込むようにしなければならない．転位あるいは角状変形した骨片は橈骨頭をなすように再建すべきであり，肘の外側支持機構として働くようにする．これは特に肘関節の脱臼に関与している．観血的整復内固定術は，転位した骨折に対して変形や不安定性を防ぎ，肘関節機能を保つために行われるべきである（図15-9, 15-10）．

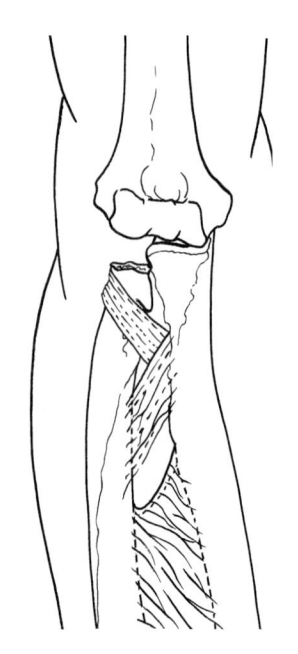

図15-8 橈骨頭摘出後の橈骨近位部と肘関節．この摘出は，肘関節脱臼を伴うもしくは伴わない橈骨頭粉砕骨折の治療法である．

7　本骨折の注意点

a. 年　齢

若年者や運動選手では，外反不安定性を防ぐため，観血的整復内固定術によって，できるだけ再構築を行うべきである．高齢者では，肘関節が安定していれば早期の橈骨頭切除と運動療法が勧められる．高齢者では関節拘縮のため，機能的可動域を獲得することは困難である．

b. 粉砕骨折

粉砕骨折は，遷延癒合や重篤な術後合併症と関連性がある（高度な伸展制限と可動域制限，偽関節への高い危険性；図15-7参照）．

c. 不幸な三徴

橈骨頭骨折，鉤状突起骨折，内側側副靱帯損傷の存在は，多方向への不安定性をもたらす．この場合，外反ストレスに抵抗するため橈骨頭を温存するか，人工物に置換する．

d. TypeⅣの後方脱臼

まず第一に，脱臼の整復を行う．次に，橈骨頭の骨折型に準じて治療法を選択する（図15-5, 15-6参照）．

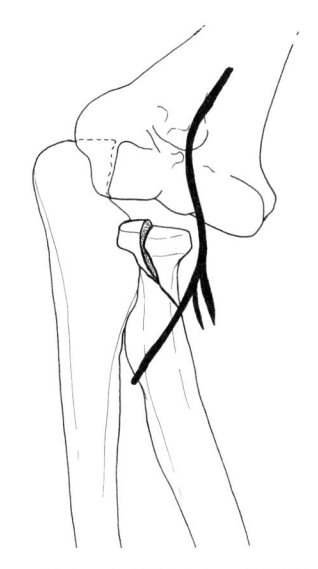

図15-9 2mm以上の転位があり、橈骨頭の50％を含むスプリット型のType II骨折.

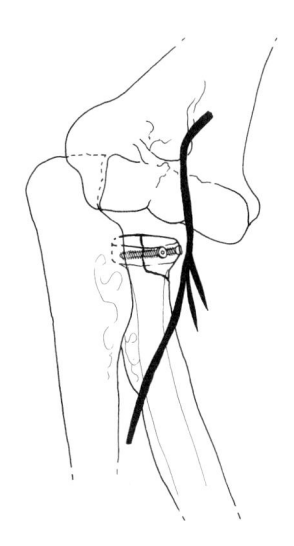

図15-10 スクリューを用いて手術したスプリット型の橈骨頭骨折. 橈骨頭関節面の解剖学的整復と橈骨全長の保持に注意. 術後は早期可動域運動を行う.

橈骨頭は肘外側の重要な支持機構である. 鉤状突起骨折, 内側側副靱帯損傷もしくは橈尺骨間膜損傷（肘関節の支持機構の一つ）があると, 支持機構としての橈骨頭側の機能はさらに重要となる. 二次的に, 骨片あるいは粉砕骨片が関節の可動性を阻害する場合には, 橈骨頭や骨片の摘出を行う適応がある. 摘出後には握力の低下, 手関節の疼痛, 橈骨の近位方向への変位, 肘の外反不安定性, 異所性骨化, 外傷後関節症, またシリコンが用いられた際は滑膜炎などが生じる.

8 合併損傷

後骨間神経や正中神経などへの神経血管損傷が生じうる. 上腕動脈もまた, 橈骨頭に近いため損傷の危険がある. 手術の前に神経血管系への検査を行うべきである（図15-10参照）.

橈骨頭骨折に伴い肘関節は脱臼し, 内側側副靱帯の前斜走線維（外反ストレスに対する根本的な支持機構）を損傷することがある. この損傷においては, 橈骨頭の修復もしくは置換が肘の外反不安定性を防ぐために重要である（図15-5, 15-6参照）.

9 荷　重

物を持ち上げる, 運ぶ, イスから立ち上がるなどの患肢での荷重は, 内固定後4～6週は禁止する. 保存療法の場合は4週後より部分荷重を許可する.

10 歩　行

上肢はスリング固定されるため, 腕の振りはない.

B. 治　療

治療：直後から初期（受傷日から1週まで）

骨癒合

①**骨折部の安定性**：なし.
②**骨癒合の段階**：炎症期. 骨折部分の血腫では炎症性細胞が増殖し, 骨折部の吸収が始まる.
③**X線**：仮骨形成なし.

a. 整形外科およびリハビリテーション上の注意

1）理学所見

手指末梢の毛細血管の圧迫後再充血, 感覚, 自動・他動の関節可動域を評価する. 橈骨頭に近い後骨間神経も評価しなければならない. 神経が損傷を受けていないのは中手指節関節（MCP関節）の自動伸展ができることでわかる. また肢位による腫脹も評価する. さらに, 肘関節の可動域（屈伸, 回内外）は骨片によって阻害されうることから, 可動域も評価する必要がある. 外反ストレ

スでギャップを生じる肘の内側側副靱帯上の圧痛は，内側側副靱帯損傷と不安定肘を示唆する．

2）危険性を示す所見

肘の骨折は軟部組織の著明な腫脹を生じるため，肘以遠に良好な血流が維持されるように注意を払わなければならない．肘，前腕のコンパートメント症候群を生じることがある．

自動可動域が機能的なものであれば，異所性骨化を防ぐため他動可動域運動は避けるべきであるが，これがしばしば機能面の低下に関与している．

3）X線所見

正面，側面，橈骨頭-小頭撮影像（側面から45度の角度をつけて橈骨頭をX線撮影）が必要である．遠位橈尺関節の損傷を否定するため，手関節の正面・側面像も必要となる．肘のX線像では骨片もしくは遊離骨片の転位の程度を評価する．粉砕骨折では摘出を考慮する．関節面の25％に及ぶ骨折やいくつかの骨片からなる骨折では観血的整復内固定術を考慮する．骨接合後のスクリューの緩み，浮動，逸脱などをチェックするためにX線撮影が必要である．

4）荷　重

患肢での荷重は避ける．

5）関節可動域

骨折が関節に及ぶときには，拘縮を防ぐために早期の肘関節の運動は重要である．骨折後3～4日で，いったん疼痛がおさまってからの自動可動域運動が勧められる．手関節，肩関節の自動運動も可動域を保つため行う必要がある．訓練後はスリングか関節装具で固定する．

6）筋　力

疼痛が強いため，筋力トレーニングは行わない．

7）活動能力

日常生活には健肢を使用する．患肢はスリング固定し，その上よりブラウスやシャツを緩やかに羽織る．

b．治療法：本骨折に特有な点

1）スリングまたは副子

締結用のストラップが接触する頚部の皮膚状態を観察する．締結用のストラップにはパッドを当てる．スリングによる圧迫が加わる肘周囲の皮膚状態にも注意する．スリングの角は丸くし，必要であればパッドも当てる．ある程度の屈伸ができるように頑強でない副子を使用する．

2）観血的整復内固定術

橈骨頭骨折を強固に内固定するのは難しいので，外固定を行う必要がある．通常，関節装具が用いられるが，圧迫せずに良好にフィットするようにする．創を刺激しないように創の上にはパッドを当てる．感染を示唆するような発赤，滲出液に注意する．術後の異所性骨化を防ぐため，インドメタシンを75mg/日投与する．

● 処　方

第1病日から1週間

①注意点：他動可動域運動は避ける．
②可動域：肘関節屈曲回内位で適度な自動可動域運動を行う．
③筋力：肘の筋力増強訓練は行わない．
④活動性：日常生活動作・活動には健肢を用いる．
⑤荷重：免荷．

治療：2週まで

骨癒合

①骨折部の安定性：なし，または最小限．
②骨癒合の段階：修復期の始まり．骨形成系細胞が骨芽細胞に分化し，線維骨を作成する．
③X線：仮骨形成なし．

a．整形外科およびリハビリテーション上の注意

1）理学所見

神経血管の状態，肘関節の自動可動域を評価する．副子を除去し，自動可動域運動を励行する．創の発赤，滲出液，波動に注意する．ステープルや縫合糸を抜去する．異所性骨化を防ぐため他動可動域運動は避ける．

2）危険性を示す所見

異所性骨化（特に内固定後）は可動域および機能を制限する．小さな異所性骨化を調べるため，X線検査を行う．患者が処方どおりの容量と頻度でインドメタシンを服用しているか確かめる．内固定後の整復固定の状態を評価する．

3）X線所見

保存療法：骨折部の転位や圧潰が，手術を必要とするほど進行していないかどうか，X線像で評価する．第3骨片は可動域が阻害されないよう摘出する．

手術療法：運動時に問題を起こしたり整復位を失うなどの明らかなスクリューの位置異常が，X線正面像で観察される．内固定材料のわずかな変化を発見するため，術直後のX線像と比較することが必要である．

4）荷　　重

患肢での荷重は避ける．

5）関節可動域

肘関節の自動可動域運動を続ける．脱臼もしくは仮骨や内固定材料の破損を避けるため，他動可動域運動は行わない．肩と手関節は全可動域運動を続ける．

6）筋　　力

肘の筋力増強訓練は行わない．手関節と手指の筋力を維持し浮腫を減少させるため，粘土やボールの握り運動を励行する．廃用性萎縮を防ぐため，上腕三頭筋，上腕二頭筋，三角筋の等尺性運動を開始する．

7）活動能力

健肢を身辺動作や日常生活動作・活動に用いる．

b．治療法：本骨折に特有な点

1）スリングまたは副子

スリングを除去し自動可動域運動を励行する．除去するのに不安を感じたり痛みを覚える患者には，数日をかけて徐々にはずす．動かし始めることが重要である．

副子を除去し自動可動域運動を励行する．肘関節が拘縮することは少ないが，動かしても患者が痛くないように数日は副子を続けてもよい．ヒンジ付きの装具は夜間の疼痛に有用である．

2）観血的整復内固定術

装具の快適さと機能を保つためには，それが適合していることが大切である．創の発赤，滲出液，圧迫部の状態に注意する．装具内でも肘の自動屈伸運動，装具をはずしての回内外運動が重要であることを患者に理解させる．インドメタシン75 mg/日の投与を3〜6週続ける．

● 処　　方

2週まで

① 注意点：他動可動域運動は避ける．
② 可動域：肘関節の自動可動域運動を行う．
③ 筋力：肘の筋力増強訓練は行わない．三角筋，上腕二頭筋，上腕三頭筋の等尺性運動を開始する．
④ 活動性：身辺動作には健肢を用いる．
⑤ 荷重：免荷．

治療：4〜6週まで

骨　癒　合

① 骨折部の安定性：架橋性仮骨によって骨折は安定化する．理学所見で確認する．
② 骨癒合の段階：修復期．仮骨の基質化と層板骨の形成が始まる．架橋性仮骨が形成されると骨折は安定化する．仮骨はある一定の強度を持つが，正常な骨に比べ，特にねじり負荷に対して有意に弱い．再骨折を避けるため，骨の保護は必要である．
③ X線：架橋性仮骨の形成が確認される．剛性の増加とともに架橋性仮骨は少なくなり，内骨膜性仮骨が優勢となる．骨幹部骨折に比べると，長管骨骨端部では仮骨形成は少ない．

a．整形外科およびリハビリテーション上の注意

1）理学所見

神経血管の状態，肘関節の自動可動域と肘の内外反変形を評価する．特に反射性交感神経性ジストロフィー（RSD）（熱感，循環障害，知覚過敏，疼痛，治癒時期と一致しない圧痛）に注意する．

2）危険性を示す所見

RSDはあらゆる骨折に起こりうる．減感作療法を理学療法の初期に行うべきである．脱臼が起こることはまれである．

3）X線所見

異所性骨化があれば，X線像で明らかである．橈骨と小頭のアライメントは適切な位置で撮影する．保存療法では仮骨は形成されやすいが，強固に固定された骨折では生じにくい．

4）荷　　重

保存療法例では部分荷重を許可する．荷重後は速やかにX線検査を行う．内固定を行った場合は，荷重はまだ行わない．

5）関節可動域

肘関節の自動・自動介助可動域運動を全方向に行う．6週の終わりには可動域制限があれば適度な他動可動域運動を許可する．肩，手関節，手指の全可動域運動を続ける．

機能的可動域はこの時点で達成されるべきである．著明な可動域制限がある場合は，さらに積極的な自動介助

可動域運動が必要になる．完全屈伸はできなくてもよいが，著明な可動域制限がある場合は異所性骨化の存在を疑うべきである．

6）筋　　力

上腕三頭筋，上腕二頭筋，三角筋の等尺性運動，手指のボール握り運動を継続する．

7）活動能力

健肢を身辺動作や日常生活動作・活動に用いる．副子，スリングをはずし，ブラウスやシャツは患肢から着衣し，健肢から脱衣する．

b．治療法：本骨折に特有な点

1）スリングまたは副子

スリングまたは副子は2週までに除去し，自動可動域運動を励行する．

2）観血的整復内固定術

治癒は保存療法よりも遅い．関節部の装具を続けるべきであるが，回内外の自動・自動介助可動域運動を行う．徐々に装具をはずしている時間を多くし，6週の終わりまでに完全に除去するようにし，自動から他動へと可動域運動を続ける．

● 処　　方

4～6週まで

① **注意点**：橈骨頭に圧迫がかからないように肘への外反ストレスを避ける．
② **可動域**：保存療法例では，肘関節の自動，自動介助，他動可動域運動を行う．内固定例では，自動介助，他動可動域運動を行う．
③ **筋力**：三角筋，上腕二頭筋，上腕三頭筋の等尺性運動を開始する．
④ **活動性**：身辺動作には健肢を用いる．患肢は適度な活動のみに用いるようにする．
⑤ **荷重**：保存療法例には部分荷重を行う．内固定例では荷重は行わない．

治療：8～12週まで

骨癒合

① **骨折部の安定性**：安定．
② **骨癒合の段階**：リモデリング期．仮骨が基質化し，ねじり負荷に対してより抵抗性をもつようになる．リモデリング過程は完了までに数年かかる．
③ **X線**：保存療法例では架橋性仮骨の形成が明らかとなる．内固定例では保存療法例ほどの仮骨形成はない．

a．整形外科およびリハビリテーション上の注意

1）理学所見

肘関節の自動・他動可動域，神経血管の状態（特に後骨間神経）を評価する．MCP関節の伸展機能には特に注意する．神経の障害があるときは，障害部を同定するため筋電図検査を6週目に行う．

2）危険性を示す所見

異所性骨化は可動域減少の原因である．受傷から8～12週後，異所性骨化形成が完成した後に早期に切除する．

3）X線所見

保存療法例では骨折線は消失し，豊富な仮骨が増生する．骨折部の疼痛と圧痛は癒合不全を示唆する．

手術で内固定されると仮骨形成は少ない．破損し，緩んだ内固定材料の存在は偽関節を疑うべきである．

4）荷　重

保存療法例，手術例とも全荷重を許可する．手術例では肘への外反ストレスを避けるために，装具を計3ヵ月使用する．

5）関節可動域

この時期は機能的可動域を得ることが重要である．積極的な他動および自動可動域運動を続ける．少なくとも肘関節の機能的可動域を獲得する必要がある．もし可動域が足りなければ，骨折は安定化しているため他動的なストレッチ運動を行う．可動域を増し，拘縮と疼痛を減ずるため，必要であれば水治療法を行う．

6）筋　　力

肘の屈伸および回内外と，手関節の屈伸に漸増抵抗運動を開始する．はじめ健肢を使用し，自身の許容できる抵抗を決めておく．

7）活動能力

健肢を身辺動作や軽作業に用いる．患肢で重量物を持ち上げたり，押すのは避ける．高齢者では杖を持つのに可能な限り患肢を使用する．

b. 治療法：本骨折に特有な点

保存療法や骨片摘出を行った例では完全治癒する．完全もしくは完全に近い関節可動域を獲得すべきである．積極的治療に反応しない拘縮がある患者は軟部組織の解離を考える．

手術例ではすべての装具をはずし，機能的な屈伸・回内外が得られるまで自動・他動可動域運動を続ける．

● 処　方

Rx
8〜12週まで
①**注意点**：重量物を持ち上げたり，押したりしない．
②**可動域**：肘関節の自動・他動可動域運動を行う．
③**筋力**：肘の屈伸，回内外の漸増抵抗運動を行う．
④**活動性**：患肢を身辺動作に使うようにする．
⑤**荷重**：身辺動作や軽作業での荷重を許可する

C. 長期的予後と問題点

a. 異所性骨化

異所性骨化は一般には内固定例で問題になるが，保存療法でも約5％に生じる．高度の異所性骨化は肘の機能障害の大きな原因となる．外科医は，早期であれ晩期であれ，軟部組織の解離と異所性骨化の切除を行う．最近の治療はインドメタシンの75 mg/日の予防的投与を，受傷日から1週間以内に始めて，3〜6週続ける．

b. 可動域の減少

動きに著しい障害がある患者では，軟部組織の解離や骨片摘出などの積極的な手術療法が必要となる．

c. 橈骨頭切除

外反ストレスに対する支持機構の喪失は，多くの問題を引き起こす．橈骨の近位方向への変位と尺骨のプラス変異は，握力低下と手根骨とのインピンジメントを生じる．これらは容易に解決しがたい問題である．橈骨頭のシリコン置換を行った患者ではシリコン滑膜炎を生じる．軟部組織が治癒（3〜6ヵ月）した後，スペーサーを除去する．内側側副靱帯と橈骨頭両方を欠く患者（脱臼骨折など）では外反動揺性をきたし，遅発性尺骨神経麻痺を生ずる．

直後から1週まで	スリング/副子	骨片摘出	観血的整復内固定術
安定性	●なし．	●なし．	●なし．
整形外科	●副子を的確に装着し，頸部での褥瘡をチェックする．必要に応じてパッドを付け加える． ●中手指節関節（MCP関節）の可動域を自由にするため副子のトリミングを行う． ●必要に応じて副子にパッドを付け加える．	●創の評価を行う． ●必要に応じて副子のトリミングか，パッドを付け加える．	●創の評価を行う． ●肘への良好な装着を確認する．
リハビリテーション	●3〜4日固定後に肘の自動可動域運動． ●肘の他動可動域運動は避ける． ●肩，手関節，手指の自動・他動可動域運動．	●スリング/副子と同じ．	●スリング/副子と同じ．

2週まで	スリング/副子	骨片摘出	観血的整復内固定術
安定性	・なし，または最小限．	・なし，または最小限．	・なし，または最小限．
整形外科	・自動可動域獲得のために除去する．	・創の評価を行い，抜糸を行う． ・自動可動域運動の指示．	・創の評価を行い，抜糸を行う． ・装具装着時のみ自動可動域運動を許可する．
リハビリテーション	・上腕二頭筋，上腕三頭筋，三角筋の等尺性運動． ・肘の自動可動域運動． ・肩と手関節の自動・他動可動域運動．	・スリング/副子と同じ．	・スリング/副子と同じ．

4～6週まで	スリング/副子	骨片摘出	観血的整復内固定術
安定性	・安定．	・安定．	・部分的に安定．
整形外科	・自動・他動可動域のチェック．	・自動・他動可動域のチェック．	・免荷． ・自動可動域運動のみ． ・筋力増強訓練．
リハビリテーション	・部分荷重． ・自動・自動介助可動域運動． ・上腕二頭筋，上腕三頭筋，三角筋，手指の筋力増強訓練．	・スリング/副子と同じ．	・免荷． ・自動可動域運動のみ．

8～12週まで	スリング/副子	骨片摘出	観血的整復内固定術
安定性	・安定．	・安定．	・安定．
整形外科	・制限なし．	・制限なし．	・12週で装具をはずしうる．
リハビリテーション	・肘の自動・他動可動域運動． ・肘の屈筋・伸筋群，回外・回内筋群への抵抗運動．	・スリング/副子と同じ．	・スリング/副子と同じ．

文献

Bakalim G. Fractures of radial head and their treatment. *Acta Orthop Scand,* 41:320–331, 1970.

Broberg MA, Morrey BF. Results of delayed excision of the radial head after fracture. *J Bone Joint Surg,* 68A:669–674, 1986.

Broberg MA, et al. Results of treatment of fracture-dislocations of the elbow. *Clin Orthop,* 216:109–119, 1987.

Edwards GS, Jupiter JB. Radial head fracture with acute distal radio-ulnar dislocation—Essex-Lopresti revisited. *Clin Orthop,* 234:61–69, 1988.

Epner RA, Bowers WH. Ulnar variance—the effect of wrist positioning and roentgen filming technique. *J Hand Surg* 7:298–305, 1982.

Gerald Y, Schernburg F. Anatomical, pathological and therapeutic investigation of fractures of the radial head in adults. *J Bone Joint Surg,* 66B:141, 1984.

Grundy A, Murphy G. The value of the radial head-capitellum view in radial head trauma. *Br J Radiol,* 58:965–967, 1985.

Harrington IL, Tountas AA. Replacement of the radial head in the treatment of unstable elbow fractures. *Injury,* 12:405–412, 1981.

Hotchkiss RN, Weiland AJ. Valgus stability of the elbow. *J Orthop Res* 5:372–377, 1987.

CHAPTER 16

Treatment and Rehabilitation of Fractures

前腕骨骨折

Forearm Fractures

A. はじめに

1 定　義

　前腕骨骨折は，橈骨または尺骨の骨幹部骨折，もしくは両骨の骨折を含む．橈骨頭脱臼を伴う尺骨骨折をMonteggia骨折，遠位橈尺関節脱臼に橈骨骨折を伴うものをGaleazzi骨折と呼ぶ．

　前腕骨骨折は，さらに骨折部により近位1/3，中央1/3，遠位1/3に分類される．また骨折型により横，斜，らせん，粉砕，分節型に分類される．また，転位の有無でも分類される．さらに，掌背側，橈尺側方向の角状変形の有無で分類される（図16-1，16-2，16-3，16-4，16-5，16-6）．

2 前腕骨骨折の骨折型

　nightstick骨折は，直達外力により尺骨骨幹部に生じる．一般には，徒手整復後にギプス固定を行う（図16-7，16-8）．

　Monteggia骨折は，橈骨頭の脱臼を伴った尺骨の近位，中央1/3の骨折である．橈骨頭は前方，後方，側方に脱臼することがあり，時には橈骨と尺骨の両方が折れることもある（図16-9，16-10；図16-19，16-20参照）．

　Galeazzi骨折は遠位橈尺関節の損傷を伴った橈骨遠位1/3の骨折である．この骨折は手術療法を欠くことができないと言われてきた．なぜならこの損傷では橈骨が不十分な整復位となり，手術療法が必要だからである（図16-11，16-12，16-13；図16-21，16-22参照）．

　Essex-Lopresti骨折は骨間膜の完全な破断を伴った橈骨近位での骨折である．これは高度の損傷であるがまれである．通常，橈骨頭骨折を伴い，橈骨近位の転位を生じる．詳しくは15章「橈骨頭骨折」を参照（図16-14）．

3 受傷機序

　ほとんどの前腕骨骨折は手を伸ばした形で転落するか，バイクなどの交通外傷による直達外傷で生じる．

4 治療のゴール

a. 整形外科的目標

1）アライメント

　橈尺骨骨折の正確な整復が重要である．変形癒合は回内外の可動域制限および握力低下をきたす．橈骨の弯曲（橈骨弓）や橈尺骨間距離，骨片の回旋，骨長を整えることが大切である．例外は尺骨単独骨折で，転位が50％となった症例でも問題となる機能障害を残さない．

2）安定性

　両骨骨折は不安定であり，転位のないことはまれであ

130　II．上肢の骨折

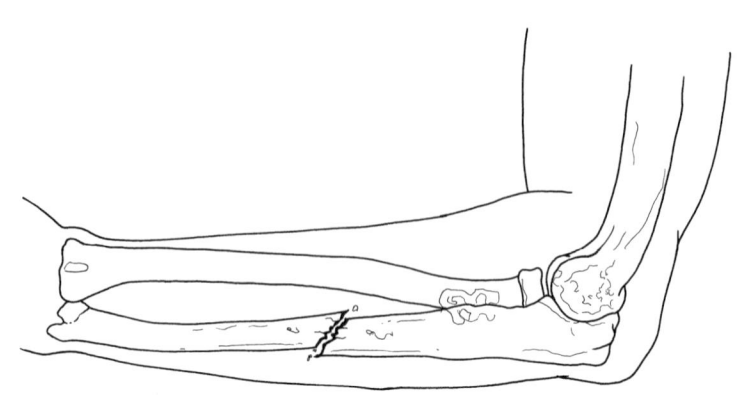

図16-1　転位のほとんどない尺骨中央1/3の斜骨折．

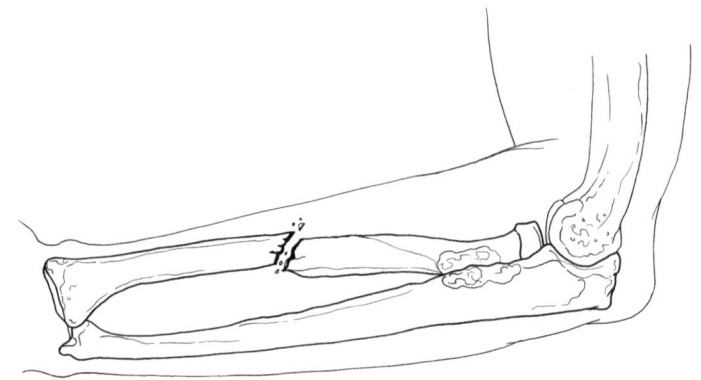

図16-3　転位のみられる橈骨中央1/3の骨幹部斜骨折．一般的に，内固定による橈骨の解剖学的整復と橈骨弓を再現する必要がある．

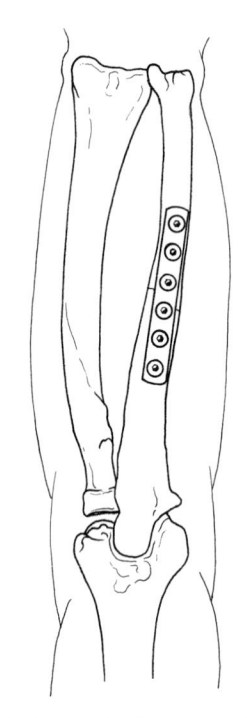

図16-2　圧迫プレート固定された尺骨骨幹部骨折．この固定は尺骨骨幹部の解剖学的アライメントを必要とし，早期の肘，前腕，手関節の可動域運動を可能にする．

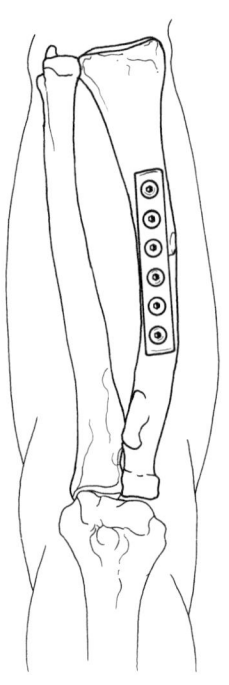

図16-4　圧迫プレート固定された橈骨骨幹部骨折．内固定による橈骨の解剖学的整復と橈骨弓を再現した後，早期の肘，前腕，手関節の可動域運動が可能となる．

る．骨折部の安定性は受傷時の吸収エネルギーの大きさと骨片に付着する筋肉の筋力に依存する．早期可動域運動を可能とするため，強固な内固定を用いた手術療法が選択される．

b．リハビリテーション的目標

1）関節可動域

前腕の回内外と，手関節・手指の全可動域を保つことである（**表16-1**）．

2）筋　力

以下の筋力を向上させる：
- 回内筋群：
  - 方形回内筋
  - 円回内筋
- 回外筋群：
  - 回外筋
  - 腕橈骨筋

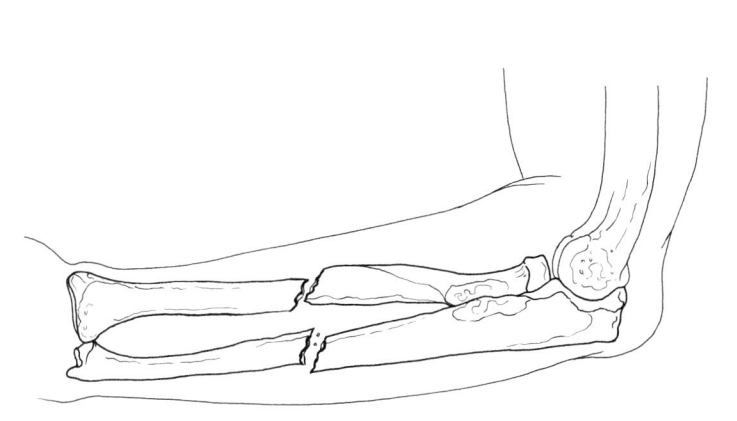

図16-5　転位のある橈骨と尺骨の骨幹部斜骨折（前腕両骨骨折）．圧迫プレートを用いた観血的整復内固定が必要である．橈骨と尺骨の解剖学的整復を行った後，早期の可動域運動が可能となる．

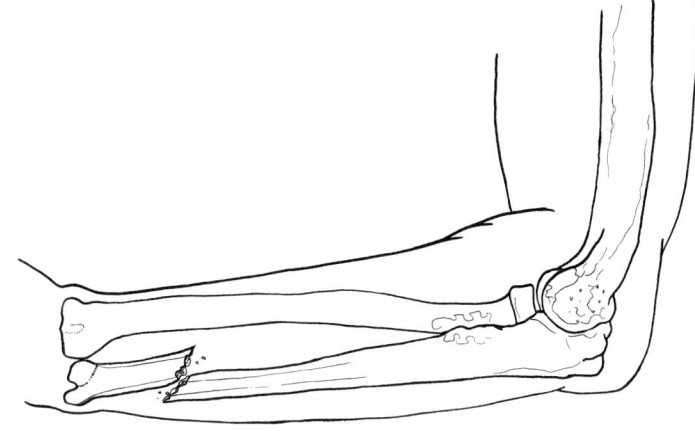

図16-7　転位のある尺骨の遠位骨幹部斜骨折（nightstick骨折）．この骨折は，副子，ギプス固定もしくは観血的整復内固定を行う．

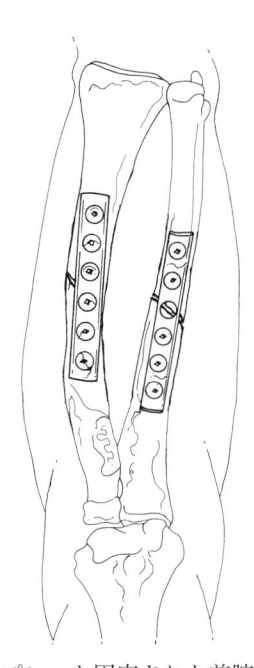

図16-6　圧迫プレート固定された前腕両骨骨折．内固定による橈尺骨の解剖学的整復と橈尺骨弓を再現した後，早期の肘，前腕，手関節の可動域運動が可能となる．

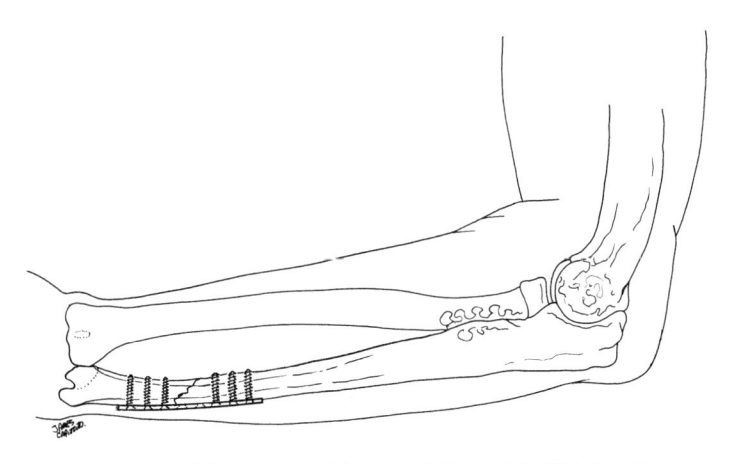

図16-8　圧迫プレート固定された尺骨の遠位骨幹部骨折．早期の肘，前腕，手関節の可動域運動が可能である．

表16-1　前腕と肘関節の可動域

運動の種類	正常可動域	機能的可動域
回内	80度	50度
回外	80度	50度
屈曲	135度	90度
伸展	0度	20〜30度

- 長屈筋群：
    浅指屈筋［手指近位指節間（PIP）関節屈曲］
    深指屈筋［PIP，遠位指節間（DIP）関節屈曲］
    長母指屈筋［母指指節間（母指IP）関節屈曲］
    橈側手根屈筋［手関節屈曲，橈屈］
    尺側手根屈筋［手関節屈曲，尺屈］
- 長伸筋群：
    総指伸筋（指伸展）
    長母指伸筋（母指伸展）
    長短橈側手根伸筋（手関節伸展，橈屈）
    尺側手根伸筋（手関節伸展，尺屈）
    示指伸筋（示指伸展）
    小指伸筋（小指伸展）

II. 上肢の骨折

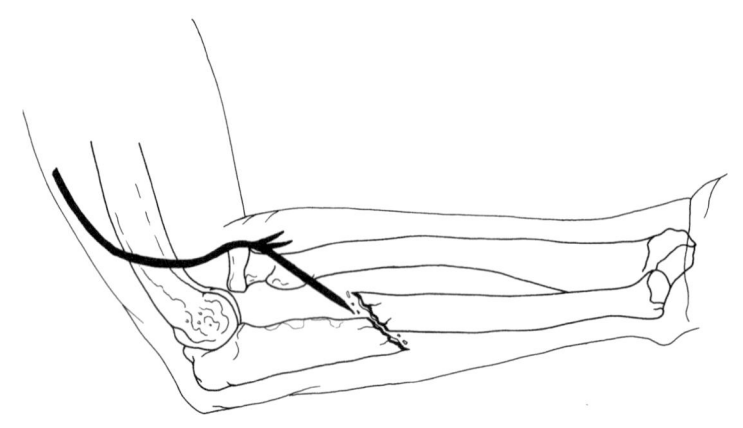

図16-9 橈骨頭の脱臼を伴った尺骨骨幹部骨折である．橈骨頭の前方脱臼はMonteggia骨折のTypeⅠで，橈骨頭の整復と尺骨骨折の観血的整復内固定が必要である．

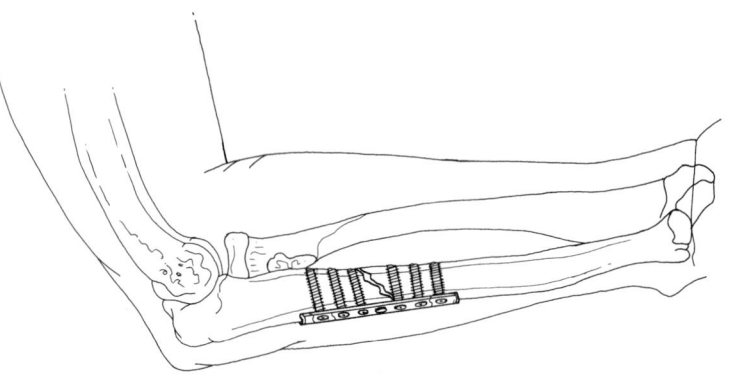

図16-10 橈骨頭を整復し，圧迫プレートによる尺骨の観血的整復内固定を行った．

3）機能的ゴール

ドアノブや鍵を回すなどの日常生活において必要な前腕の回内外動作を回復・維持し，さらには手関節の屈伸を回復させる．

5 標準的な骨癒合期間

8〜12週．

骨癒合まで4ヵ月かかることもある．遷延癒合はまれである．

6 標準的なリハビリテーション期間

12〜24週．

骨折や脱臼を伴うGaleazzi，Monteggia骨折は，さらなるリハビリテーション期間を必要とする．

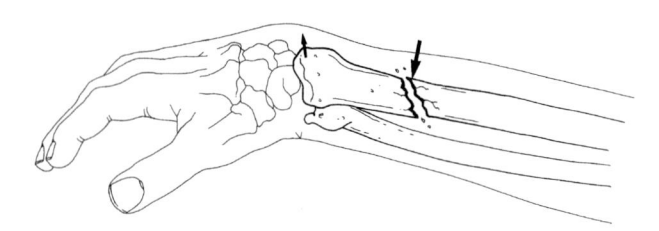

図16-11 遠位橈尺関節の損傷を伴った橈骨遠位骨折（Galeazzi骨折）．

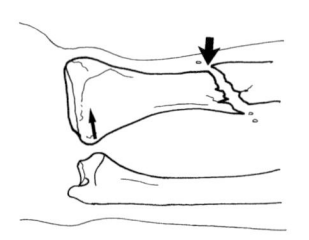

図16-12 遠位橈尺関節の損傷を伴ったGaleazzi骨折．

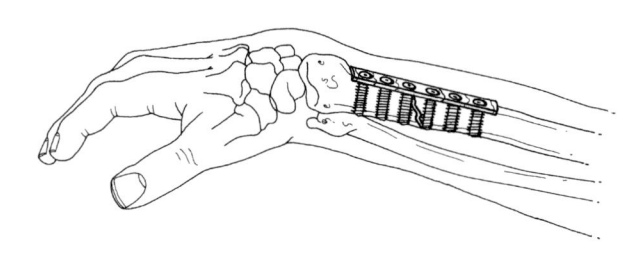

図16-13 Galeazzi骨折の整復．圧迫プレートによって橈骨遠位の固定と遠位橈尺関節を整復した．

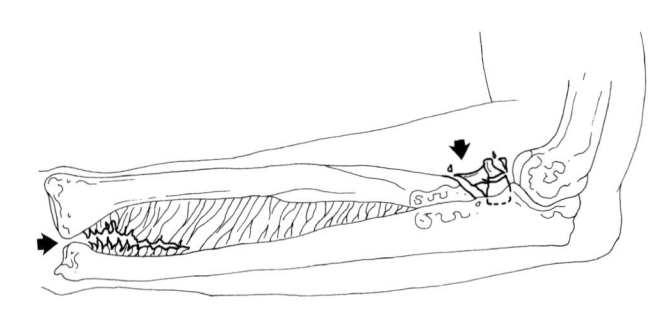

図16-14 橈尺骨間の骨幹膜の損傷を伴った橈骨近位部の骨折（Essex-Lopresti骨折）．この損傷は，橈骨近位の転位と遠位橈尺関節の不安定性を生ずる．

7 治 療 法

a．ギプス

バイオメカニクス：応力分散機器．
骨折治癒様式：二次的治癒．

適応：ギプス固定は，転位のない両骨骨折，尺骨単独骨折に適応となる．転位のある前腕骨骨折の治療は徒手整復と上腕ギプスによって行われてきたが，整復位が保たれない限り，十分な治療結果は得られない．ギプスは卵型に骨幹部のモールディングを行うことが大切で，こうすることで骨間部スペースの維持が可能となる．中央1/3の骨折は一般的には上腕ギプスにて治療し，肘90度屈曲位，前腕中間位とする．近位1/3橈骨骨折は回外位固定とする．こうすることで回外筋の張力による転位を防止する．遠位1/3橈骨骨折は回内位にて固定する．方形回内筋の張力による転位を防止する．以上のような固定法で，アライメントを許容範囲内まで整復する．上腕ギプスは4週間使用し，以後2週間の前腕ギプスまたは可動型装具とする．ギプス固定期間は骨癒合前に約6～8週間とする．

転位した両骨骨折は観血的整復内固定が必要となる．尺骨単独骨折は10度までの角状変形と50%までの転位であれば許容できる．しかし，前腕筋群と上腕二頭筋がギプス固定後も骨折を転位させる方向に働くため，整復位を保つことは困難であることが多い．治療において最も重要であるのは解剖学的整復である．

b．観血的整復内固定術

バイオメカニクス：応力遮蔽機器．
骨折治癒様式：一次的治癒．
適応：橈骨単独，両骨骨折を含む前腕骨骨折の大部分と，観血的整復内固定を必要とする橈骨頭脱臼もしくは遠位橈尺関節損傷を含む骨折が適応となる（**図16-15，16-16，16-17，16-18；図16-5，16-6参照**）．

Monteggia骨折は尺骨骨折に対しプレート固定を行った後，橈骨頭を解剖学的に整復する．尺骨が解剖学的に整復されると橈骨頭は整復位に近づく．術後は上腕ギプスか可動型装具で固定する．術後の固定期間は整復後の橈骨頭の安定性に依存する（**図16-19，16-20；図16-9，16-10参照**）．

Galeazzi骨折は橈骨頭を解剖学的に整復し，プレート固定とする．こうすることで橈尺関節の整復位を保つ．上腕ギプスか可動型装具で，4週間回外位にて固定する．その後は前腕ギプスで2週間固定する（**図16-21，16-22，16-23，16-24；図16-11，16-12，16-13参照**）．

c．創 外 固 定

バイオメカニクス：応力分散機器．
骨折治癒様式：二次的治癒．
適応：Grade Ⅲの開放骨折や軟部組織の汚染，欠損症例に対して行う．開放骨折の一般的治療は，デブリドマン，抗生物質投与，固定である．皮膚移植，内固定，骨移植が二次的に必要となることがある．

⑧ 本骨折の注意点

a．年　　齢

高齢者は，肘および手関節の拘縮をきたす危険性が高い．

b．位　　置

骨折位置によって近位・遠位骨片への筋力の加わり方が変わる．橈骨近位1/3骨折は回外筋と円回内筋の付着部間の骨折となるため，近位骨片は回外筋の作用で回外し，遠位骨片は円回内筋，方形回内筋の作用で回内する．橈骨遠位1/3骨折での近位骨片は，回内筋，回外筋のバランスが保たれ中間位となり，遠位骨片は方形回内筋の作用で回内する．

c．橈骨頭または遠位尺骨の脱臼

橈尺骨骨折は肘および手関節の術前評価が必要である．前腕骨全長を含むX線正面像，側面像が必要である．尺骨茎状突起と遠位橈尺関節の精査が必要である．尺骨茎状突起骨折と遠位橈尺関節離開は，遠位橈尺関節損傷を示唆し，Galeazzi骨折の診断補助となる．5mm以上の橈骨短縮がGaleazzi骨折でよくみられる．橈骨頭の突出，疼痛や橈骨骨折のない尺骨短縮を認める場合は，橈骨頭亜脱臼または脱臼に関連し，Monteggia骨折を示唆する．Galeazzi，Monteggia骨折は関節損傷を伴うので，診断は重要である．これらの骨折は，可動域制限，変形癒合，偽関節，神経血管損傷（後骨間神経）などの合併症の危険性が高い．

d．骨移植の必要性

議論の余地はあるが，皮質骨の1/3以上の欠損を認める場合に骨移植が勧められている．腸骨稜，橈骨遠位部，肘頭から骨移植を行う．

e．遷延癒合，偽関節

強固な固定ができなかった症例，安定性が得られる前

II. 上肢の骨折

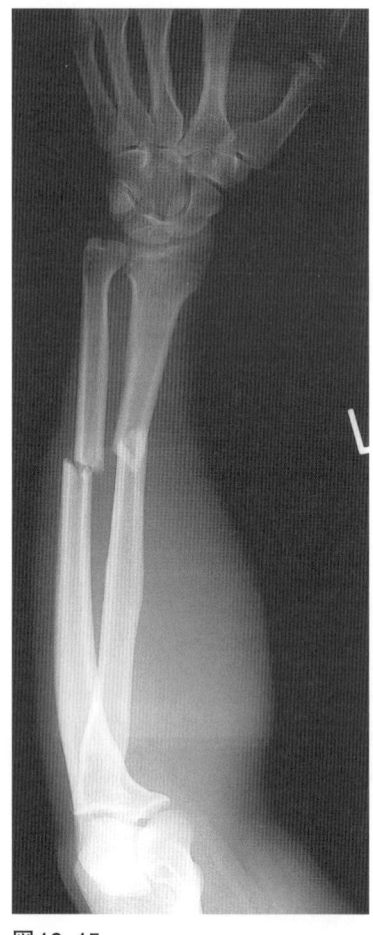

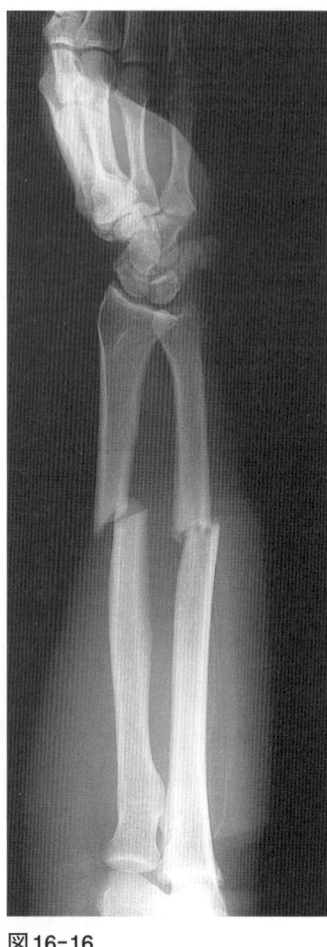

図16-15 前腕両骨骨折．橈尺骨は骨幹部で骨折しており，転位が認められる．

図16-16 前腕両骨骨折．橈骨は骨幹部中央1/3の斜骨折で粉砕はほとんどない．尺骨は骨幹部中央1/3の横骨折で粉砕はほとんどない．いずれも転位が認められる．

図16-15　　図16-16

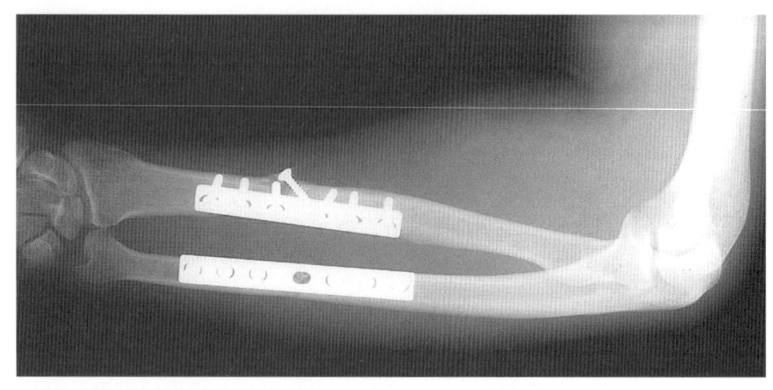

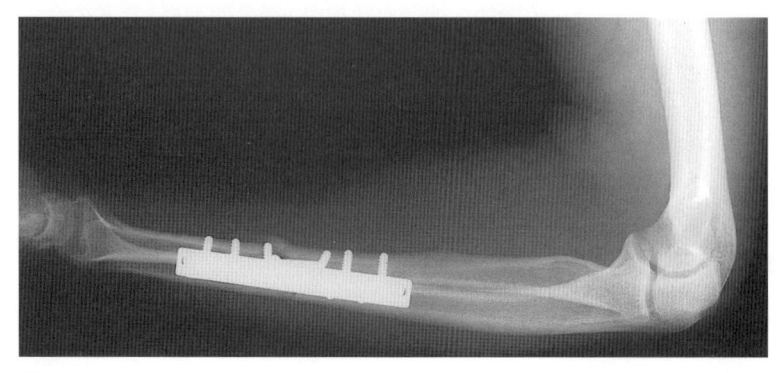

図16-17

図16-17 圧迫プレートとラグスクリューによる観血的整復内固定を行った前腕両骨骨折．この固定により前腕の解剖学的整復と橈骨弓を再現した後，早期の肘，前腕，手関節の可動域運動が可能となる．

図16-18 観血的整復内固定を行った前腕両骨骨折のX線側面像である．内固定によって，橈骨と尺骨の解剖学整復位が得られている．

図16-18

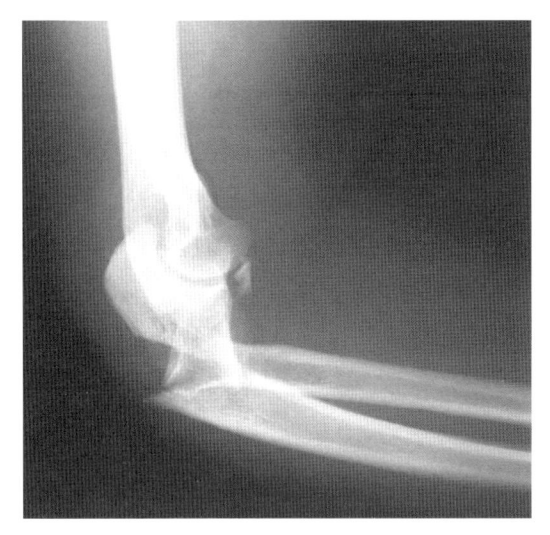

図16-19　転位のある尺骨近位部の斜骨折，橈骨頭の後方脱臼，転位のある鉤状突起骨折（前腕近位でのMonteggia骨折）．これはMonteggia骨折のTypeⅡで，橈骨頭の整復，近位尺骨骨折の観血的整復内固定を必要とする．

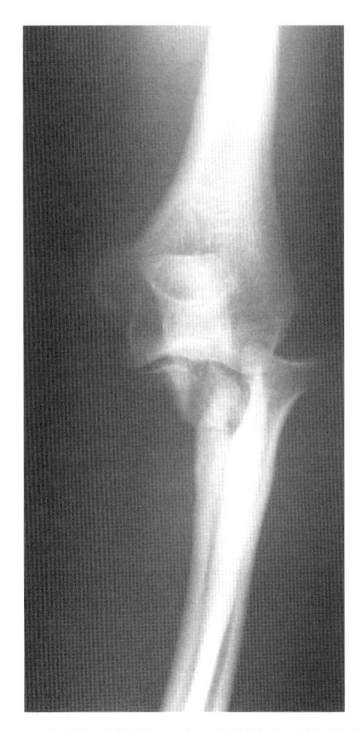

図16-20　尺骨近位部の粉砕骨折と橈骨頭の脱臼（前腕近位でのMonteggia骨折）．Monteggia骨折のTypeⅢである．

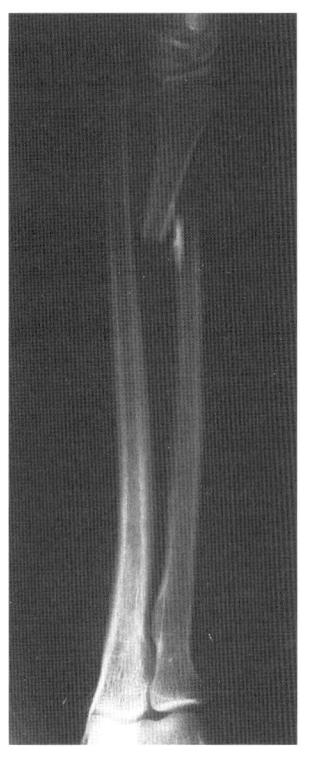

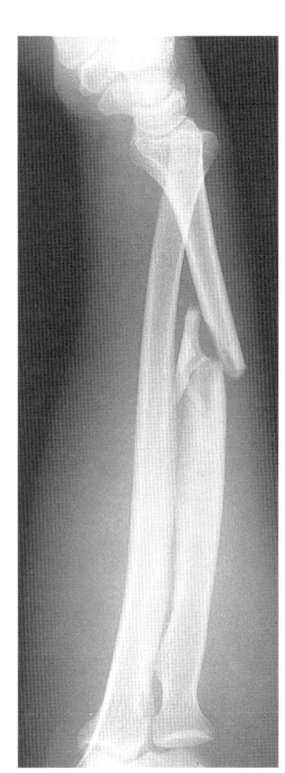

図16-21（左）　転位のある遠位橈骨の粉砕骨折で遠位橈尺関節の離開を伴う（前腕遠位のGaleazzi骨折，正面像）．

図16-22（右）　蝶形の第3骨片を伴った橈骨中央1/3の骨折で，遠位橈尺関節で尺骨の脱臼を伴っている（Galeazzi骨折）．圧迫プレート固定により橈骨を解剖学的位置に整復すると，通常は遠位橈尺関節も解剖学的位置に整復される．橈骨固定後に遠位橈尺関節が不安定であれば，前腕最大回外位で固定し，遠位橈尺関節の整復位を保持する．

に早期に運動開始した症例，観血的整復内固定術により骨膜を広範に損傷した症例，さらには開放創で汚染があり骨膜損傷をきたした症例に，これらの合併症がみられる．

f. 変形癒合

橈尺骨の骨間部スペースの狭小を伴う角状変形は，回内外制限，握力低下をきたす．

g. 骨癒合症

橈尺骨の同じレベルでの骨折の場合，骨癒合症の危険性は高くなる．手術症例において，同一皮切による橈尺骨のアプローチを行った場合や骨移植を行った場合に，骨癒合症の危険性は高くなる．10～15％の発症率が報告されている．

h. 観血的整復内固定術および抜釘後の再骨折

強固な固定をしたからといって骨折部に荷重を加えて

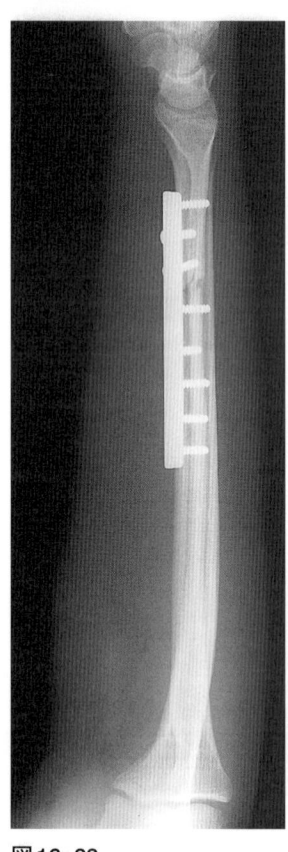

図16-23　遠位橈尺関節の整復と圧迫プレートによる遠位橈骨固定を行ったGaleazzi骨折．遠位橈尺関節が解剖学的位置に整復されていることに注意．

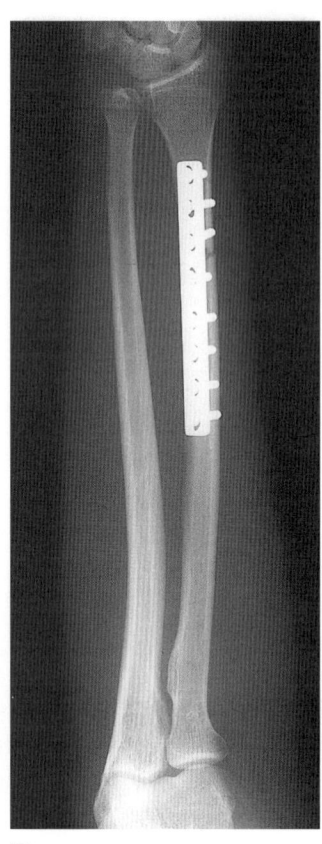

図16-24　遠位橈尺関節の整復と圧迫プレートによる遠位橈骨固定を行ったGaleazzi骨折．遠位橈尺関節が整復されていることに注意．

よいというわけではないことを患者に教育する．仮骨量は解剖学的整復位に近いほど少なく，一次性の骨癒合は脆弱であることを理解すべきである．X線上明らかな骨癒合が認められるまでは荷重運動を避ける．術前に以上のことを患者に説明しておく必要がある（後述「C．長期的予後と問題点」を参照）．

9　合併損傷

前腕部のあらゆる神経は損傷される危険がある．後骨間神経の損傷が最も多い．Monteggia骨折での橈骨頭の脱臼は特に神経損傷をきたしやすい．多くの後骨間神経損傷は一過性なので（神経挫傷であって切断されていない），6～8週で回復する．臨床的に4～6ヵ月待っても，もしくは電気生理学的検査にて回復が認められないときには神経剝離を行う．

橈尺骨への手術療法は神経損傷を生じうる．プレート固定後の神経損傷はただちに神経剝離を行う．尺骨の露出時に尺側手根屈筋を骨膜下に剝離しなかった場合に，尺骨神経損傷を生じうる．橈骨の背側アプローチの場合は後骨間神経，掌側アプローチの場合は前骨間神経，腕橈骨筋下では浅橈骨神経，より近位でのアプローチでは後骨間神経が，それぞれ損傷されやすい．浅橈骨神経は神経腫をきたしやすいことが知られている．神経損傷は開放骨折で生じやすく，特に銃創に合併しやすい．

10　荷　重

十分な仮骨形成もしくは一次性骨癒合が得られるまでは，前腕部は免荷とする．歩行器や杖の使用時に前腕に荷重がかからないように気をつける．椅子やベッドから立ち上がる際にも同様である．必要であれば肘台付きの杖や歩行器を使用する．

11　歩　行

バランスをとったり安定化の役割をする腕振りは，ギプス固定や手術によって一時的に障害される．

B. 治 療

治療：直後から初期（受傷日から1週まで）

骨癒合

①**骨折部の安定性**：なし．
②**骨癒合の段階**：炎症期．骨折部分の血腫では炎症性細胞が増殖し，骨折部の吸収が始まる．
③**X線**：仮骨形成なし．

a．整形外科およびリハビリテーション上の注意

1）理学所見

疼痛，腫脹，知覚異常に注意する．長母指伸筋，総指伸筋に特に注意を払い，後骨間神経の機能を評価する．長母指屈筋，総指屈筋，示指に注意して前骨間神経を，手指外転にて尺骨神経を，対立運動にて正中神経を評価する．手指の自動・他動可動域と同様に毛細血管の圧迫後再充血と知覚異常を評価する．コンパートメント症候群の進行に注意する．

多くの症例で腫脹や皮膚の色調変化を生じる．浮腫は患肢挙上にて治療するが，程度によってはギプスを除去するか巻き直す必要がある．

2）危険性を示す所見

前腕のコンパートメント症候群は高エネルギー外傷や開放性損傷によって生じやすい．疼痛，知覚異常，ギプスの不快感には特別な注意を払う．整復位を失うことを恐れてギプスを除去することをためらうべきでない．整復位を失うことよりもVolkmann拘縮をきたすほうが悪い．コンパートメント症候群を疑ったら組織内圧を測定する．上昇していれば筋膜切開を行う．

3）X線所見

前腕の正面，側面像で整復位を評価する．短縮は許容できないが，屈曲変形は10度までは許容範囲内である．整復位は徐々に失われていくので頻回のX線評価が必要である．場合によっては手術が必要になることもある．Galeazzi，Monteggia骨折を認める，あるいはそれを疑ったなら，手関節および肘関節のX線撮影を行う必要がある．

4）荷重

患肢は免荷とする．

5）関節可動域

上腕ギプスにて保存療法を行う場合，IP関節，中手指節関節（MCP関節）を含んだ手指と肩関節の自動可動域運動を行う．ギプス固定中は肩関節可動域運動の際，介助者が必要になることがある．前腕ギプスの場合は肘関節の自動可動域運動も行う．安定性のよい内固定後の患者は，全関節に対し適度な自動可動域運動を行う．これらは術後3〜5日目に開始する．目的は浮腫の軽減，手指の拘縮予防，肩関節包癒着防止，手関節および肘関節の拘縮を減らすことであるが，良好な固定性が得られた際に可能となる．MonteggiaもしくはGaleazzi骨折には，自動・他動可動域運動をIP関節およびMCP関節に行う．一般には，患者は疼痛が強く，肘関節を動かせない．MonteggiaとGaleazzi骨折においては，前腕の回旋運動は避ける．

6）筋力

筋力増強訓練を開始するまでに，関節可動域を獲得しておくことが大切である．上腕・前腕の筋力増強訓練は初期には行わない．強固な内固定がなされた場合は，上腕二頭筋，上腕三頭筋，三角筋の等尺性運動を行う．

7）活動能力

健側上肢にて食事，更衣，入浴・トイレを行う．
歩行器を使用している高齢者は両手で歩行器を保持できないので，多点杖，片手用歩行器を使用させる．更衣は患肢から着衣し，健肢から脱衣する．上腕ギプス使用時は，シャツやブラウスで患肢を覆うようにする．

8）歩行

骨折のため，一般に腕振りは行えない．

b．治療法：本骨折に特有な点

1）ギプス

上腕ギプスは両骨骨折で観血的整復内固定術を行っていない症例や，内固定を行ったMonteggia，Galeazzi骨折の場合に適応となる．前腕ギプスや可動型装具は転位のない尺骨単独骨折に適応となる．

近位手掌皮線まで見えるように，ギプスの辺縁をチェックする．MCP関節の完全屈曲を可能にしておく．
可能であれば自動可動域運動を手指に行うことで関節運動の一助とする．
その際，骨折部の転位に注意を払う．なぜなら，手指の運動でも長屈筋と長伸筋は骨折部を通過しているため転位する恐れがあるからである．手指が浮腫状ならマッサージにて疼痛を軽減させ，可動域を獲得する．

2）観血的整復内固定術

内固定による十分な骨折部の安定性が獲得できればギプスは必要ない．肘，手関節の全方向での適度な自動可動域運動を開始する．肩関節も積極的に自動運動をさせる．骨性の安定性が獲得できるまでは，これらの可動域運動は愛護的に行う．運動が行えない場合は上腕スリングを使用する．手術によって骨折部の強固な固定を獲得できなかった場合は上腕ギプス固定を行い，ギプス固定による保存療法プロトコールに準じて治療する．

Galeazzi骨折は術後，回外位上腕ギプスにて6週間固定する．Monteggia骨折は4～6週間固定する．上腕ギプス除去後は前腕ギプスもしくは可動型装具で引き続き4～6週間固定する．

● 処　方

> **℞ 第1病日から1週間**
> ①注意点：他動可動域運動は避ける．
> ②可動域：十分な固定が得られ，前腕にギプスが巻かれていなければ，回内外を含めた肘，手関節の適度な自動可動域運動を行う．
> ③筋力：強固に固定されていれば，三角筋，上腕二頭筋，上腕三頭筋の等尺性運動を行う．ギプスのみの保存療法例では，前腕に対し筋力増強訓練は行わない．
> ④活動性：身辺動作には健肢を用いる．
> ⑤荷重：患肢での荷重は避ける．

治療：2週まで

> **骨癒合**
> ①骨折部の安定性：なし，または最小限．
> ②骨癒合の段階：修復期の始まり．骨形成系細胞が骨芽細胞に分化し，線維骨を形成する．
> ③X線：なし，または初期の仮骨形成．

a．整形外科およびリハビリテーション上の注意

1）理学所見

疼痛，腫脹，知覚異常に注意する．手指の毛細血管の圧迫後再充血，知覚，自動・他動の関節可動域を評価しておく．浮腫の進行にはギプスを除去するか巻き直しを行う．

2）危険性を示す所見

ギプスがきつく，腫張があれば，圧迫性神経障害が生じる．

3）X線所見

整復位をX線正面，側面像にて評価する．転位は徐々に生じてくるので頻回に評価する．必要があれば手術療法に切り替える．Galeazzi，Monteggia骨折の場合，あるいはそれを疑ったなら，手関節，肘関節のX線撮影を行う必要がある．

4）荷　重

患肢は免荷とする．

5）関節可動域

骨折部の安定性を獲得している場合，手指，手関節，肘，肩関節の可動域運動を続行する．上腕もしくは前腕ギプス固定をしている患者は，可能な関節には自動可動域運動を行う．肩関節可動域運動の際，上肢挙上には介助者が必要となる．

6）筋　力

ギプスにて保存療法を行っている際は，骨折部の安定性は獲得できないので筋力増強訓練はまだ行わない．強固な内固定を獲得している場合は，上腕二頭筋，上腕三頭筋，三角筋の等尺性運動を許可し，筋萎縮を予防する．ボールを握ったり，粘土を使用しての最小限の抵抗運動で手指の適度な等張性運動を開始する．手指の屈伸運動は可動域改善目的だけでなく，長屈筋および長伸筋の筋力増強訓練につながる．

7）活動能力

健側上肢にて身辺動作や入浴・トイレを行う．

歩行器を使用している高齢者は，両手で歩行器を保持できないので，多点杖，片手用歩行器を使用させる．

8）歩　行

ギプス固定している場合は腕振りはできない．観血的整復内固定術を行った場合は腕振りは制限される．

b．治療法：本骨折に特有な点

1）ギ プ ス

上腕ギプスは両骨骨折で観血的整復内固定術を行っていない症例，観血的整復内固定術後のMonteggia，Galeazzi骨折の場合に引き続き使用する．転位のない尺骨単独骨折にも，引き続き前腕ギプスもしくは可動型装具を使用する．

手指の屈伸，内外転運動を継続し，可動域を維持する．

肩関節の自動可動域運動は関節包癒着防止に有効である．

2）観血的整復内固定術

安定した固定が得られている場合は，手指，手関節，肘，肩関節の自動可動域運動を開始する．肘関節屈伸，前腕回内外，手関節屈伸は，拘縮予防のために毎日行う．肩関節の自動可動域運動は関節包癒着を防止する．患肢は食事や書字の際には使用することもあるが，挙上および荷重は避ける．患者が訓練を行えない場合は上腕スリングを使用する．手術によっても骨折部の強固な固定を獲得できなかった場合や，Galeazzi，Monteggia骨折の術後は，引き続きギプス固定を行う．ギプス外の関節においては自動可動域運動を続ける．同様に等尺性筋力増強訓練を引き続き行う．縫合糸やステープルは抜去する．

● 処　方

2 週まで

① **注意点**：他動可動域運動は避ける．
② **可動域**：十分な安定が保たれ，前腕にギプスが巻かれていなければ，肘，手関節の適度な自動可動域運動を行う．
③ **筋力**：ギプス固定による保存療法であれば，前腕に対し筋力増強訓練は行わない．強固に内固定されていれば，三角筋，上腕二頭筋，上腕三頭筋の等尺性運動を行う．
④ **活動性**：身辺動作には健肢を用いる．
⑤ **荷重**：患肢での荷重は避ける．

治療：4～6 週まで

骨癒合

① **骨折部の安定性**：骨折部に架橋性仮骨が認められれば，一般に骨折部は安定している．理学所見で確認する．仮骨強度は正常骨より有意に弱い．
② **骨癒合の段階**：修復期．仮骨の器質化が進み，層板骨の形成が始まる．
③ **X 線**：保存的にギプス固定した場合は，架橋性仮骨が認められる．強固な解剖学的内固定の場合は，一次性骨癒合のために仮骨形成はなし，またはわずか．骨折線は不明瞭である．

a．整形外科およびリハビリテーション上の注意

1）理学所見

ギプスを除去し診察する．骨折部の安定性と圧痛の有無，肩，肘，手関節の可動域を評価する．回内外と屈伸を評価する．疼痛，拘縮，角状変形や，骨間部スペースの狭小による変形癒合が原因となり，可動域の減少を生じる．

2）X 線所見

ギプスを除去し，整復位，仮骨出現，骨折線の消失をX線正面，側面像にて評価する．Galeazzi，Monteggia骨折の患者では，手関節，肘関節のX線像で近位・遠位橈尺関節の整復位を評価する．観血的整復内固定術後の著明な仮骨を認めるときは，骨折部の微細な運動が生じたもので，固定が強固でないことを示唆する．

3）荷　重

患肢は免荷とする．

4）関節可動域

固定されてない全関節に対して自動可動域運動を続ける．手指，肩関節の可動域は制限がないようにする．

5）筋　力

ギプス固定中もしくは術後上腕スリング固定であっても，手指の屈伸運動を行う．同時に適度なボール握り運動で握力を獲得していく．上腕二頭筋，上腕三頭筋の等尺性運動を行い，筋萎縮を予防する．

強固な固定を獲得している場合は，通常，肘，手関節の可動域は完全もしくは機能的である．6週で約2.25 kg（5ポンド）以下の負荷で抵抗運動を開始する．抵抗運動を開始するまでに少なくとも機能的可動域は獲得してお

く必要がある．

6）活動能力

引き続き，健側上肢にて身辺動作や入浴・トイレを行う．

b．治療法：本骨折に特有な点

1）ギプス

圧痛を認め，骨折部の動揺性が明らかであったり，X線上治癒過程を認めない場合は，上腕ギプスを再固定する．

圧痛や，骨折部の動揺性を認めず，X線上豊富な仮骨を認める場合はギプスを除去する．

これらのいずれにも当てはまらない場合，前腕ギプスまたは可動型装具にて固定を継続する．

ギプス除去後もしくは前腕ギプスへ変更した場合は，回内外運動を含めた全方向への肘関節の適度な自動可動域運動を開始する．ギプスを除去した場合は，手関節も全方向への自動可動域運動を開始する．開始時，患者はこわばりを感じるが水治療法にて軽減していく．適度なボール握り運動で握力回復を図る．疼痛の増悪をみる場合は，一時的に手掌側の副子を使用することもある．

上腕ギプス固定を継続する場合は，肩関節，手指の自動・他動可動域運動と，上腕二頭筋，上腕三頭筋の等尺性運動を継続する．

2）観血的整復内固定術

受傷時からギプスを使用していない場合，手指，手関節，肘，肩関節の自動可動域運動を引き続き行う．6週で仮骨を認める場合（骨幹部骨折の場合は治癒速度は遅いが），適度な抵抗運動を開始する．健側上肢を用いて適度な抵抗運動を行う．回内外運動用ボードを等尺性運動に用いる．肩，肘関節の可動域回復のため，壁づたい運動を行う．これらによって筋力強化，可動域改善を図る．

Galeazzi骨折で橈骨が整復され，回外位で固定し遠位橈尺関節の安定性が獲得できれば，遠位橈尺関節固定用のKirschner鋼線（K鋼線）は除去する．4週で前腕ギプスまたは可動型装具への変更が可能となり，肘関節の運動を開始する．

Monteggia骨折では，4週で前腕ギプスまたは可動型装具への変更が可能となり，肘関節の適度な自動・自動介助可動域運動を開始する．

● 処 方

4〜6週まで

①注意点：前腕の他動可動域運動は避ける．
②可動域：ギプス除去となったら，回内外を含めた肘と手関節の自動・自動介助可動域運動を行う．
③筋力：6週末までに固定が十分であれば，前腕筋群に対し，約2.25kg（5ポンド）以下の抵抗で，適度な等運動性運動を開始する．
④活動性：患肢は軽い身辺動作に使うようにする．
⑤荷重：患肢での荷重は避ける．

治療：8〜12週まで

骨癒合

①骨折部の安定性：安定．
②骨癒合の段階：線維骨は層板骨によって置換される．リモデリング過程は完了までに数ヵ月から数年かかる．強固な内固定を行った場合には，直接的な架橋性仮骨が形成される．
③X線：保存的にギプス固定したものは，豊富な仮骨像が見られる．骨折線が消失し始めるとともに，骨髄腔のリモデリングが起こり始める．内固定した場合は仮骨形成はなし，またはわずかであり，一次性骨癒合が進むと骨折線が消失してくる．仮骨量と安定性は反比例する．

a．整形外科およびリハビリテーション上の注意

1）理学所見

この時期までにギプスを除去していなければ除去する．骨折部の安定性と圧痛の有無を確認する．肩，肘，手関節の可動域を評価する．患者の疼痛，機能障害に注意を払う．特に，長期間ギプス固定による握力低下と前腕の回内外可動域制限に注意する．

2）X線所見

整復位，仮骨の程度，骨折線の消失を，前腕のX線正面，側面像にて評価する．Galeazzi，Monteggia骨折では手関節，肘関節のX線検査が必要である．X線像で，変形癒合，遷延癒合，偽関節の有無をチェックする．

3）荷　重

骨癒合が得られれば8週を過ぎてから漸増し，12週以後は全荷重可能とする．

4）関節可動域

全関節に対して自動・他動可動域運動を継続する．特に前腕の回内外に重点をおく．健側上肢を用いて患側上肢の可動域運動を行う．たとえば両手でタオルを持ち，頭の上まで誘導したり，さまざまな方向に動かす．自動全可動域が獲得できていないときは介助運動が有効である．

5）筋　力

粘土やボール握り運動による握力増強訓練を行う．重錘を用いた漸増抵抗運動を続ける．上腕二頭筋，上腕三頭筋の筋力増強訓練時の肘関節屈伸の際にも重錘を用いる．同様の方法で手関節の筋力増強訓練も行う．

6）活動能力

患側上肢にて回内外運動ができれば，更衣，食事，入浴・トイレなどの身辺動作に患肢を使う．重量物の挙上やスポーツは完全な骨癒合が得られるまで控える．電話帳より軽い物を持ち上げる訓練を行う．

b．治療法：本骨折に特有な点

骨癒合が得られた場合は固定の必要性はなく，可動域運動，抵抗運動を進めていく．

骨癒合は通常4ヵ月程度で得られるが，骨癒合の進行が遅い場合は，さらに固定が必要になることがある．3〜4ヵ月で骨癒合変化がなければ，遷延癒合として観血的整復内固定術と骨移植を考慮する．遷延癒合の多くはK鋼線などの固定力が弱いときに生じやすい．術後遷延癒合の場合は，骨移植併用もしくはなしでの再固定を行う必要が生じる．解剖学的整復位が得られ強固な固定ができた場合は，受傷時の転位程度に関係なく遷延癒合，偽関節はまれである．

C．長期的予後と問題点

骨折のため，二次的に回内外運動が制限される．握力を必要とするような入浴・トイレやドアを開けるなどの生活動作が制限される．

a．抜　釘

プレート抜去は再骨折を引き起こしうるので，内固定材料と関連のある痛みがある場合のみ行うべきである．固定後15〜24ヵ月までは抜釘すべきでなく，抜釘後は6〜12週は保護するのが賢明である．スクリューの穴はX線上1〜2年ほどたたないと完全に仮骨で満たされない．患者には抜釘によって再骨折の可能性があることを伝えておく必要がある．スクリューの穴の部位や，プレートが被覆していた骨の部位（プレートで被覆された骨は正常な骨に比べ薄くなる）や，もともとの骨折部位からも骨折は起こりうる．

b．骨癒合症

骨癒合症は頭部外傷を伴ったときなどの，重度の粉砕骨折と強度の衝撃により生じる．同一皮切による橈尺骨のアプローチを行った場合や橈尺骨の同じレベルでの骨折の場合は，骨癒合症の危険性が高い．前腕が機能的肢位であれば，治療する必要はない．遠位もしくは近位骨幹部骨癒合症に対する外科的処置の経過が不良であるのに対し，骨幹中央部骨癒合症の外科的処置の経過は良好である．このことは手術の適応を考えるうえで考慮すべきである．骨癒合症が完全に成熟するまでの1年間は外科的切除を控えるべきである．

● 処　方

Rx　8〜12週まで

① **注意点**：過度な荷重やスポーツ活動は控える．ある程度の荷重は可能である．
② **可動域**：肘，手関節の自動・他動可動域とも完全である．前腕の回内外抵抗を加える．
③ **筋力**：前腕筋群に対し漸増抵抗運動を行う．約2.25kg（5ポンド）またはそれ以上の抵抗を使用する．
④ **活動性**：患肢を身辺動作に使うようにする．
⑤ **荷重**：全荷重を許可する．

直後から1週まで

	ギプス	両骨折に関する観血的整復内固定術	Galeazzi, Monteggia 骨折に対する観血的整復内固定術
安定性	・なし.	・内固定のみで安定性は保たれる.	・内固定のみで安定性は保たれる.
整形外科	・転位のない両骨折：上腕ギプス. 手指と中手指節関節（MCP関節）を自由に動かすため，掌側では遠位手掌皮線まで，背側ではMCP関節隆起までギプスをトリミングする. 問題となる浮腫は挙上，あるいは高度な浮腫であれば，ギプスをいったんはずして再装着する. ・尺骨単独骨折：前腕ギプス. 肘屈曲困難であれば，ギプスを近位側でトリミングする.	・固定が安定性であればギプスなし. 問題となる浮腫は挙上，あるいは高度な浮腫であれば，ギプスをいったんはずして再装着する.	・転位のない両骨折：上腕ギプス. 手指とMCP関節を自由に動かすため，掌側では遠位手掌皮線まで，背側ではMCP関節隆起までギプスをトリミングする. ・問題となる浮腫は挙上，あるいは高度な浮腫であれば，ギプスをいったんはずして再装着する.
リハビリテーション	・転位のない両骨折に対する上腕ギプス：肩の自動・自動介助可動域運動. ・尺骨単独骨折に対する前腕ギプス：手指の自動・他動可動域運動. 肘と肩の自動・自動介助可動域運動.	・安定性固定によりギプスなし. ・手指，手関節，肘，肩も含む上肢全体の適度な自動運動.	・上腕ギプス：手指の自動・他動可動域運動. 肩の自動・自動介助可動域運動. 上腕二頭筋，上腕三頭筋，三角筋の等尺性運動.

2週まで

	ギプス	両骨折に関する観血的整復内固定術	Galeazzi, Monteggia 骨折に対する観血的整復内固定術
安定性	・なし，または最小限.	・安定性は主に内固定によって保たれており，骨折部での器質化の寄与はわずかである.	・安定性は主に内固定によって保たれており，骨折部での器質化の寄与はわずかである.
整形外科	・転位のない両骨折：上腕ギプス. ・尺骨単独骨折：前腕ギプス.	・上腕ギプス. ・固定が安定性であればギプスなし.	・上腕ギプス.
リハビリテーション	・転位のない両骨折に対する上腕ギプス：手指の自動・他動可動域運動. 肩の自動・自動介助可動域運動. ・尺骨単独骨折に対する前腕ギプス：手指の自動・他動可動域運動. 肘と肩の自動・自動介助可動域運動.	・観血的整復内固定後の両骨折でのギプス固定なし. ・手指，手関節，肘，肩も含む上肢全体の適度な自動運動.	・上腕ギプス：手指の自動・他動可動域運動. 肩の自動・自動介助可動域運動. 上腕二頭筋，上腕三頭筋，三角筋の等尺性運動.

4～6 週まで

	ギプス	両骨折に関する観血的整復内固定術	Galeazzi, Monteggia 骨折に対する観血的整復内固定術
安定性	・架橋性仮骨の形成は安定性を示唆する．	・内固定と架橋性仮骨の形成により安定性が得られる．	・内固定と架橋性仮骨の形成により安定性が得られる．
整形外科	・転位のない両骨折：触診によって圧痛がなく，骨折部の可動性がなく，X線上十分な仮骨形成が見られれば，上腕ギプスから前腕ギプスもしくは可動型装具に替えてもよい． ・尺骨単独骨折：圧痛がなければ，前腕ギプスを除去する．	・固定が安定性であればギプスなし．	・Galeazzi 骨折：遠位橈尺関節の整復にK鋼線を用いれば，4週で抜去すべきである．上腕ギプスは前腕回外位で6週間固定し，その後，前腕ギプスもしくは可動型装具に替える． ・Monteggia 骨折：上腕ギプスから前腕ギプスもしくは可動型装具に替える．
リハビリテーション	・転位のない両骨折に対して前腕ギプス固定にしたとき：手指の自動・他動可動域運動を続ける．肩の自動・自動介助可動域運動を続ける．肘の回内外を含めた全方向への適度な自動可動域運動を追加する．また，ボール握り運動を行う．上腕二頭筋，上腕三頭筋，三角筋の等尺性運動． ・尺骨単独骨折に対するギプス固定を除去したとき：手指，手関節，肘，肩も含む，上肢全体の適度な自動運動．適度な抵抗運動を始めてもよい．	・ギプスなし．手指，手関節，肘，肩も含む，上肢全体の適度な自動運動．6週目に適度な抵抗運動を始めてもよい．患者は食事か書字に上肢を使ってもよい．持ち上げや荷重動作は禁止する．	・前腕ギプスのとき：手指の自動・他動可動域運動を続ける．肩の自動・自動介助可動域運動を続ける．肘の回内外を含めた全方向への適度な自動可動域運動を追加する．また，ボール握り運動も含める．

8～12 週まで

	ギプス	両骨折に関する観血的整復内固定術	Galeazzi, Monteggia 骨折に対する観血的整復内固定術
安定性	・安定．	・安定．	・安定．
整形外科	・転位のない両骨折に対して：X線上の骨癒合が得られれば，ギプスの除去もしくは可動型装具を装着する． ・尺骨単独骨折ではギプス除去すべきである． ・治癒が遅いケースでは外固定を延長する．3～4ヵ月後にも骨折部の癒合が得られなければ，遷延癒合が生じており，観血的整復内固定術と骨移植を考慮すべきである．	・触診によって圧痛がなく，骨折部の可動性がなく，X線上明らかな骨癒合が得られれば，外固定を除去する．	・安定した固定であれば，ギプス除去．
リハビリテーション	・外固定を除去したとき：前腕の回内外に重点をおき，上肢すべての関節に対し，自動・他動全可動域運動，粘土やボールを使った握力増強訓練を行う．漸増させる重錘を使った抵抗運動を導入する．	・外固定を除去したとき：前腕の回内外に重点をおき，上肢すべての関節に対し，自動・他動全可動域運動，粘土やボールを使った握力増強訓練を行う．漸増させる重錘を使った抵抗運動を導入する．	・外固定を除去したとき：前腕の回内外に重点をおき，上肢すべての関節に対し，自動・他動全可動域運動，粘土やボールを使った握力増強訓練を行う．漸増させる重錘を使った抵抗運動を導入する．

文　献

Anderson LD, Meyer FN. Fractures of the shafts of the radius and ulna. In: Rockwood CA, ed. *Fractures in Adults,* Vol. 1, 3rd ed. Philadelphia: J.B. Lippincott, 1991, pp. 679–738.

Brostrm LA, Stark A, Svartengren G. Acute compartment syndrome in forearm fractures. *Acta Orthop Scand,* 61:50–53, 1990.

Chapman MW, Gordon JE, Zissimos AG. Compression-plate fixation of acute fractures of the diaphyses of the radius and ulna. *J Bone Joint Surg,* 71A:159–169, 1989.

Crenshaw AH. Fractures of shoulder girdle, arm, and forearm. In: Crenshaw AH, ed. *Campbell's Operative Orthopaedics,* Vol. 2, 8th ed. St. Louis, MO: Mosby, 1992, pp. 1025–1046.

Duncan R, Geissler W, Freeland AE, et al. Immediate internal fixation of open fractures of the diaphysis of the forearm. *J Orthop Trauma,* 6:25–31, 1992.

Grace TG, Eversmann WW Jr. Forearm fractures: treatment by rigid fixation with early motion. *J Bone Joint Surg,* 62A:433–438, 1980.

Kellam JF, Jupiter JB. Diaphyseal fractures of the forearm. In: Browner BD, ed. *Skeletal Trauma,* Vol. 2, 1st ed. Philadelphia: W.B. Saunders, 1992, pp. 1095–1124.

Moed BR. Forearm fractures. In: *Trauma: Orthopaedic Knowledge Update.* Rosemont, IL: American Academy of Orthopaedic Surgeons, 1996, pp. 57–65.

Moore TM, Klein JP, Patzakis MJ, et al. Results of compression-plating of closed Galeazzi fractures. *J Bone Joint Surg,* 67A:1015–1021, 1985.

Rumball K, Finnegan M. Refractures after forearm plate removal. *J Orthop Trauma,* 4:124–129, 1990.

CHAPTER 17

Treatment and Rehabilitation of Fractures

Colles骨折

Colles' Fracture

A. はじめに

1) 定　義

Colles骨折は通常，関節面から3〜4cmのところに生じ，骨折の頂点では背側へ屈曲（フォーク様変形）し，遠位骨片の背側転位，橈骨の短縮を伴う橈骨遠位骨幹端部骨折である．尺骨茎状突起骨折を伴う場合と伴わない場合がある（図17-1，17-2）．

関節内骨折として橈骨遠位関節面や橈骨手根関節，橈尺関節に及ぶこともある（図17-9A参照）．

2) 受傷機序

伸ばした手をつく形での転倒による骨折で，橈骨遠位骨片の背側転位を生じる．

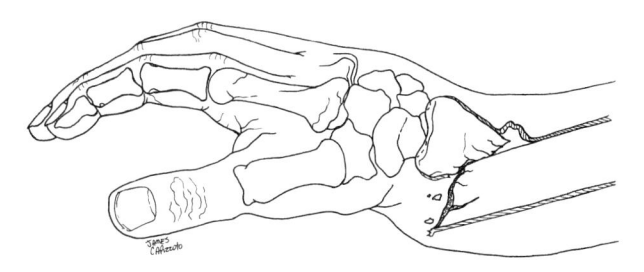

図17-1　橈骨遠位1/3に生じた古典的Colles骨折．スプーン様変形となる遠位骨片の背側転位がある．

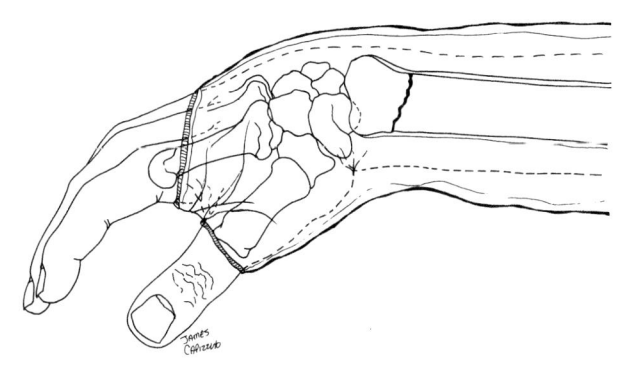

図17-2　ギプス治療を行った整復後のColles骨折．遠位骨片の解剖学的掌側屈曲角が再獲得されている．

3) 治療のゴール

a. 整形外科的目標

1) アライメント

アライメントの目標は橈骨長と掌側屈曲角の保持である．手関節の機能力学からは，2mm以上の尺骨変異（手関節の正面X線像で見た前腕遠位関節面での橈骨／尺骨の相対長）を避ける．正常では橈骨長は尺骨長よりも若干長く，尺骨のマイナス変異と呼ばれる．尺骨のプラス変異は，尺骨が遠位関節面で橈骨よりも長い場合にみられ，Colles骨折で橈骨が短縮した際に生じる（図17-3A，

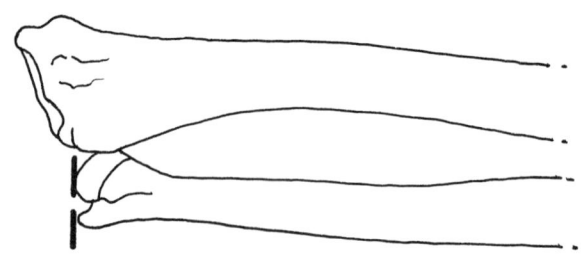

図17-3A 尺骨のマイナス変異．尺骨は普通，遠位側で橈骨よりも短く，手関節尺屈をしやすくしている．

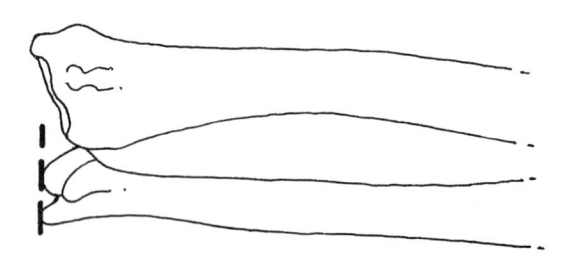

図17-3B 尺骨のプラス変異．橈骨の短縮を生じた粉砕Colles骨折の結果として起こる．尺骨長の相対的増加が手関節尺屈の制限につながることがある．

17-3B）．

2）安 定 性

目標は仕事や日常生活動作・活動にとって安定した，疼痛のない手関節を得ることである．

b．リハビリテーション的目標

1）関節可動域

手関節と手指の完全可動域を再獲得する（**表17-1**）．

2）筋　　力

①小指球や母指球筋群，虫様筋，骨間筋の筋力改善．
②手関節をまたぐ筋力，特に以下の筋の筋力を受傷前のレベルにまで戻す：
- 手指伸筋：
   総指伸筋，短母指伸筋，示指固有伸筋
- 手指屈筋：
   浅指屈筋，深指屈筋，長母指屈筋
- 長母指外転筋

表17-1　手関節の可動域

運動の種類	正常可動域	機能的可動域
屈　曲	75度	15度
伸　展	70度	30度
橈　屈	20度	10度
尺　屈	35度	15度

- 尺側手根屈筋
- 橈側手根屈筋
- 尺側手根伸筋
- 長・短橈側手根伸筋

3）機能的ゴール

強い握り，つかみ，はさみ握りを再獲得する（**追補 I 参照**）．

4　標準的な骨癒合期間

骨折が安定するまで6～8週．

5　標準的なリハビリテーション期間

12週．
開放骨折や関節内骨折などのより高度の損傷では，治癒やリハビリテーションにさらに長期間を要する．

6　治　療　法

a．ギ プ ス

バイオメカニクス：応力分散機器．
骨折治癒様式：仮骨形成による二次的治癒．
適応：徒手整復とギプス固定により，観血的固定を行わずとも骨折治療ができる．あまり粉砕がなく，転位がないかあってもごくわずかの骨折患者に適応がある．整復後のX線にて掌側屈曲と橈骨長が再獲得されていることを確認しなければならない（**追補 II 参照**）．一般に，（生理的にみて）60歳以上の高齢患者では，肘の拘縮を防ぐために前腕ギプスで治療される．ほかの患者は皆，最初の3～6週は上腕ギプスとし，次いで前腕ギプスに変更する．上腕ギプスは不安定な粉砕骨折に支持性をもたらし，回旋の防止とよりよい疼痛コントロールを得られる．転位のない骨折は前腕ギプスで治療される（**図17-4A，17-4B，17-5A，17-5B；図17-2参照**）．

b．創 外 固 定

バイオメカニクス：応力分散機器（より強固なので，ギプスよりも応力遮蔽が高まる）．
骨折治癒様式：仮骨形成による二次的治癒．
適応：創外固定は，徒手整復や内固定が無理な粉砕・転位，開放骨折に用いられる．時に経皮的ピン固定や内

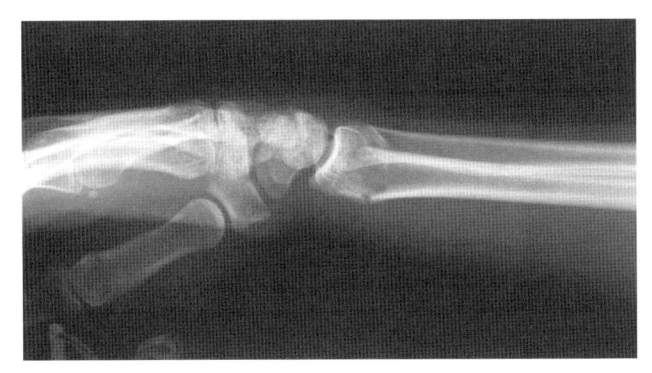

図17-4A　Colles骨折を示す手関節側面X線像．正常では10度の橈骨遠位端掌側屈曲角の減少に注意．

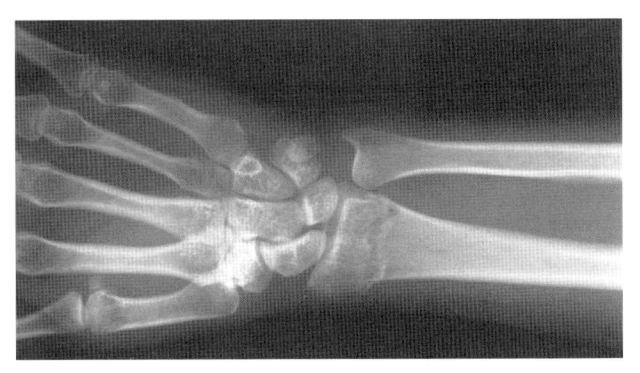

図17-4B　関節外古典的Colles骨折（正面像）．橈骨長の短縮はない．尺屈の再獲得に困難はないはずである．

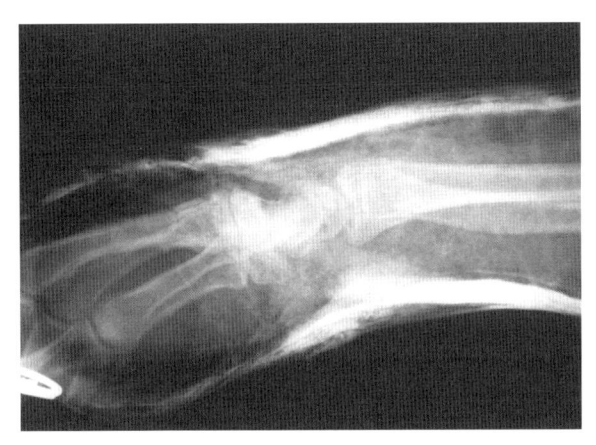

図17-5A　整復・ギプス固定後のColles骨折（側面像）．橈骨遠位端の掌側屈曲角が回復していることに注意．

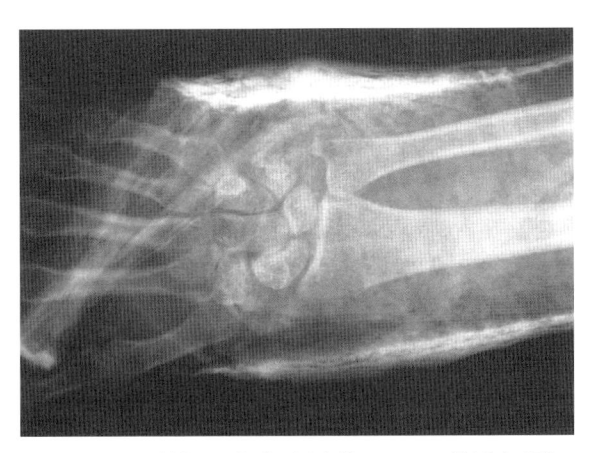

図17-5B　整復・ギプス固定後のColles骨折（正面像）．手指と中手指節関節（MTP関節）の完全屈曲を確保するために，MTP関節の近位でギプスをトリミングする必要がある．

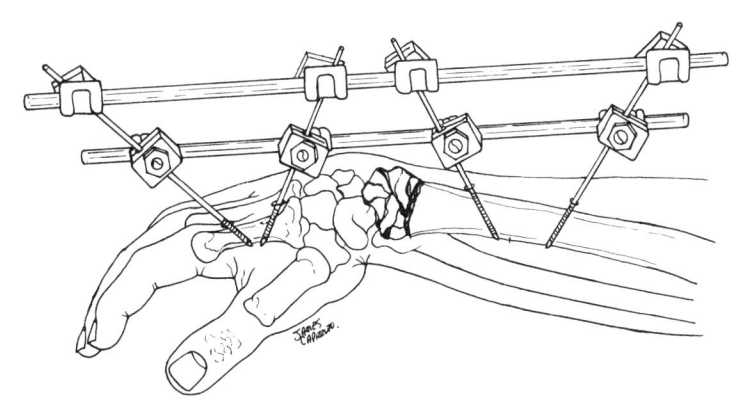

図17-6　関節内粉砕Colles骨折に対する創外固定．遠位での橈骨長の回復に役立つ．

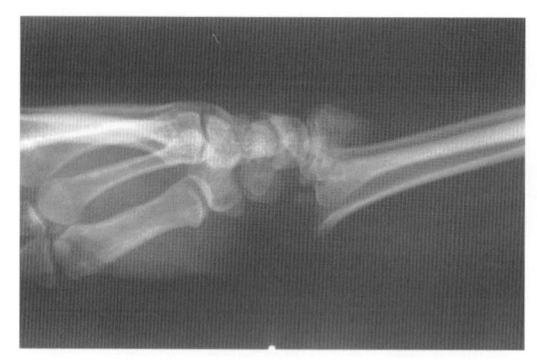

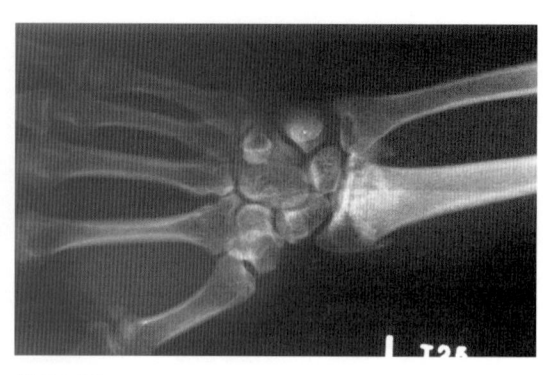

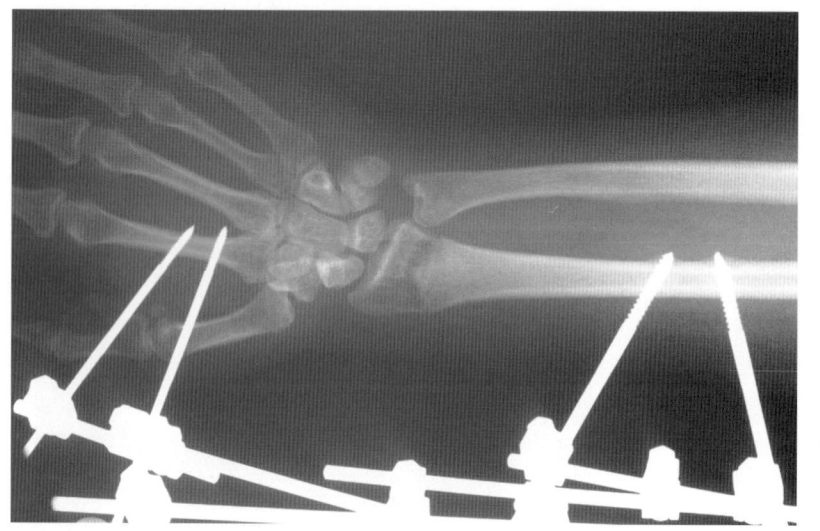

図17-7A　関節内骨折の高度の背側転位を示すColles骨折（側面像）.

図17-7B　手関節の正面X線像. 関節内粉砕骨折とプラスの尺骨変異の短縮に注意.

図17-7C　創外固定によるColles骨折の整復と固定. 遠位橈骨関節面の解剖学的整復と正常の尺骨のマイナス変異のもとになる橈骨長の再獲得に注意.

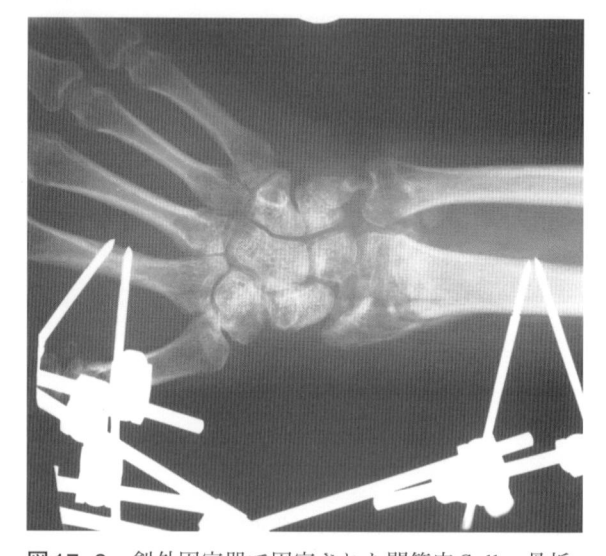

図17-8　創外固定器で固定された関節内Colles骨折. 治癒を示す所見, 骨折の関節面波及, 尺骨茎状突起骨折に注意. 骨折を架橋する仮骨形成があり, 骨折線が見えにくくなっている.

固定が創外固定と併せて用いられることもある（図17-6, 17-7A, 17-7B, 17-7C, 17-8）.

c. 観血的整復内固定術（プレート固定または経皮的ピン固定）

バイオメカニクス：プレート固定では応力遮蔽機器, ピン固定では応力分散機器.

骨折治癒様式：プレートにより強固な固定が行われ, 仮骨形成が見られないときには一次的治癒. 強固な固定が得られないか, 経皮的ピン固定では二次的治癒.

適応：この方法は一義的には転位のある関節骨折に適応がある. 術後のギプスは固定の安定性にもよるが, 一般に2〜6週行われる（図17-9A, 17-9B）.

7　本骨折の注意点

a. 年　齢

高齢者では骨折およびその治療に引き続き, 関節拘縮

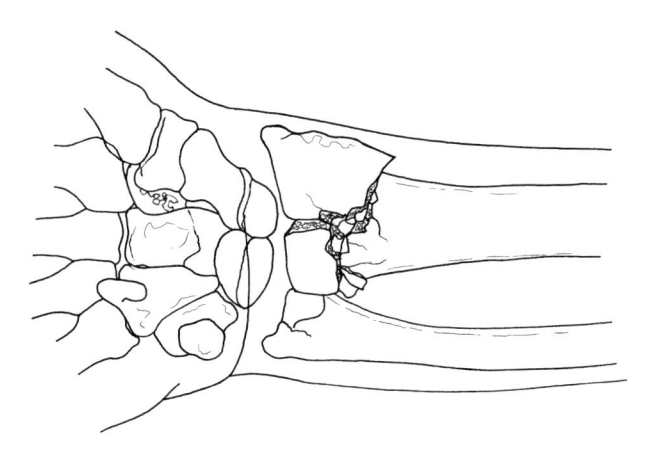

図17-9A 橈骨の短縮を伴う関節内粉砕Colles骨折．こうした骨折は橈骨手根関節の拘縮を生じやすく，より徹底した治療を必要とする．

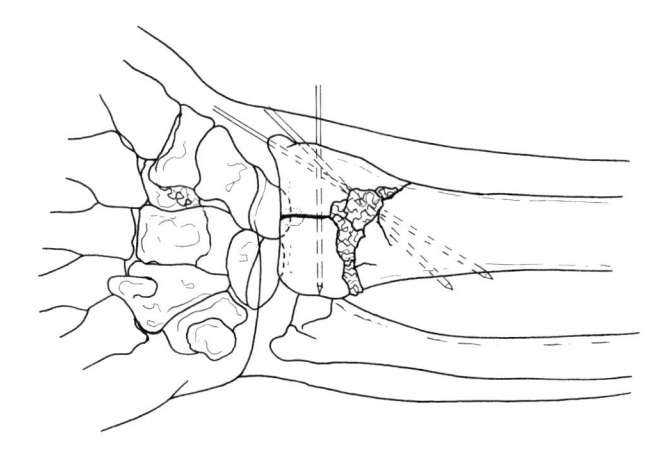

図17-9B 遠位橈骨関節面の解剖学的整復を得るために，経皮的ピン固定で治療された関節内Colles骨折．

に陥る危険性が高い．高齢者の骨粗鬆症が加わって，手を伸ばして転倒すると，この種の骨折を生じやすい．

b. 関節損傷

遠位橈尺関節損傷や橈骨短縮を招いた患者は，握力の低下，回外制限，尺屈の減少に基づく書字動作困難を生じやすい．

8 合併損傷

a. 腱

長母指伸筋の断裂と屈伸両方の腱周囲組織との癒着が起こる．窮屈な伸筋支帯部分における腫脹による腱の阻血のため，長母指伸筋の断裂が生じると推測されている．

b. 神 経

神経損傷には急性の手根管症候群となる正中神経挫傷が含まれる（図17-10）．遅発性のそれは遺残変形によって生じる．神経損傷は受傷時の過伸展強制，骨片による直接外力，浮腫，コンパートメント症候群あるいは医原性によって起こりうる．Guyon管における尺骨神経障害も起こるがまれである．

c. 開放損傷

腱や神経血管断裂がありうる．これらはまれである．

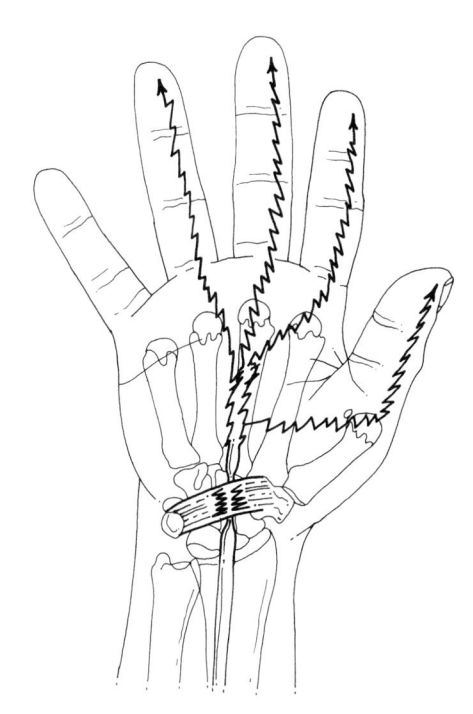

図17-10 正中神経の圧迫や挫傷が急性の手根管症候群につながる．遅発性の手根管症候群は遺残変形に引き続いて起こる．神経症状改善のために手根横靱帯（屈筋支帯）を切離して正中神経を除圧する必要がある．

9 骨

尺骨茎状突起が骨折することがあり，同部の疼痛の原因となる．

10　荷　重

患肢での荷重はしない．患者は歩行器や杖を使う際や，ベッドや椅子から起き上がる際に体重を支えないようにしなければならない．

11　歩　行

患肢を反対側の下肢と同調して振ることができないために，上肢を振ってバランスをとったり安定を図る作用は損なわれる．

B．治　療

治療：直後から初期（受傷日から1週まで）

骨癒合
①骨折部の安定性：なし．
②骨癒合の段階：炎症期．骨折部分の血腫では炎症性細胞が増殖し，骨折部の吸収が始まる．
③X線：仮骨形成なし．骨折線は見える．

a．整形外科およびリハビリテーション上の注意

1）理学所見

疼痛，異常知覚の訴えやコンパートメント症候群の指標としてのギプス障害に特に注意を払う．ギプスがきつすぎたり，緩すぎたりしないかを注意し，腫脹をチェックする．皮膚の変色や下垂時の浮腫もよくみられ，手指にソーセージ様の腫脹を生じる．このために手指の可動域制限が起こる．もし腫脹があれば，近位へのマッサージを指示する．患者は患肢を挙上し，指尖から手掌へ向かって腫脹部分をよくもむ．

すべての腱の機能をチェックするが，特に最も障害を受けやすい長母指伸筋腱を調べる．まれではあるが骨折部で腱のエントラップが起こる．

手指の自動ないし他動可動域運動とともに，毛細血管の圧迫後再充血と知覚をチェックする．

2）危険性を示す所見

手根管症候群（急性圧迫性神経障害）に留意する．創外固定では，固定器による外部からの軟部組織の圧迫がないので，ギプスよりも発生が少ない．すでに述べたコンパートメント症候群に注意する．

3）X線所見

整復が失われていないかX線をチェックするが，整復直後のフィルムと比較しなければならない（追補Ⅱ参照）．

4）荷　重

骨折は免荷なので，患者は患肢を椅子やベッドから起き上がる際に使ってはならない．

5）関節可動域

拘縮と腫脹を防ぐために手指と母指の自動可動域運動（屈伸と対立）を勧める．しかし多くの場合，この運動は患者には痛みをもたらす．肘の屈伸も，上腕ギプスの場合を除いて自動運動を許す．癒着性肩関節包炎（五十肩）を防ぐために，肩関節の自動可動域運動を指示する．前腕ギプスでは，疼痛を生じ整復を失う恐れがあるので，回内外を避ける．

6）筋　力

ひとたび腫脹や疼痛が消退すれば，患者は小指外転筋や母指対立筋の等尺性運動を，さらに反対側の手を使い，可能な範囲で手指に抵抗を加えることで，内在筋の筋力維持のための内外転を行うことができる．

7）活動能力

患者は身辺動作，入浴・トイレ，食事，整容，更衣には健肢を用いる．患者には着衣は患肢から，脱衣は健肢から始めるように指導する．患側の手関節で体重を支えられないので，移動に際し歩行器を用いる高齢者には，底辺の広い多点杖か片手用歩行器の使用法を教えなければならない．

b．治療法：本骨折に特有な点

1）ギプス

手指と中手指節関節（MCP関節）の運動を確保するために，掌側は近位手掌皮線，背側はMCP関節隆起の線でギプスをトリミングする．これによりMCP関節での手指の屈曲は90度まで可能になる．特に示指のMCP関節はちょうど近位手掌皮線にかかっており，ギプス装着時に見逃されやすいので，全可動域の確保には注意する．対立動作には，母指が小指に届くようギプスのカーブをトリミングする必要がある．ギプス縁に十分なパッドが当たっているかチェックする．ギプス縁での皮膚の傷に注意する．またギプスが壊れていないかチェックし，適宜修理する．手指の浮腫を軽快させるために，逆行性の

マッサージを行う．肩関節の自動可動域運動を進める．もし前腕ギプスが使われていれば，肘の屈伸運動を実施する．骨折の転位を防ぐために肘の回旋運動は避ける．手指の自動ないし自動介助可動域運動を勧める．

2）創外固定

創やピン刺入部に発赤，分泌物，皮膚のひきつれがないかチェックする．いかなる問題も見つかれば対処する．痂皮を浮かして取るために，ピン刺入部を過酸化水素水を含んだ綿球できれいにする．皮膚のひきつれを解消する．もしピン刺入部に感染があれば，患者を入院させる．患者にピン管理を指導する．疼痛の訴え，ピンの不快感，滲出液や悪臭に特に注意する．これらは感染の危険徴候となりうる．術中に腱や神経，特に橈骨神経浅枝の走行をゆがめてしまわないように注意する．これは異常知覚や手指伸展不能の症状を表す．

ピンは尺骨・橈骨の両者を貫通しておらず，骨折部も安定しているので，患者は前腕の回内外運動を行うことができる．しかし回内外の可動域は通常，損傷と疼痛のために制限されている．後方副子が骨折の支持として用いられる．

3）観血的整復内固定術

術後ギプスを装着する．ギプス管理やリハビリテーション計画はギプス治療の部分で述べたものと同様である．ギプス装着は軟部組織の修復と疼痛管理のために行い，骨折防御のために適応になるのではない．

●処　方

第1病日から1週間
①注意点：回内外を避ける．手関節の運動を避ける．
②可動域：手指のMCP関節の自動全可動域運動を行う．母指の完全対立運動を行う．
③筋力：手の内在筋の等尺性運動を心がける．
④活動性：身辺動作や日常生活動作・活動には健肢を用いる．
⑤荷重：患肢での荷重は行わない．

治療：2週まで

骨癒合
①骨折部の安定性：なし，または最小限．
②骨癒合の段階：骨折治癒の修復期の始まり．骨形成系細胞が骨芽細胞に分化し，線維骨を形成する．
③X線：なし，または初期の仮骨形成．骨折線は見える．

a．整形外科およびリハビリテーション上の注意

1）理学所見
腫脹とすべての腱，とくに長母指伸筋の機能をチェックする．

2）危険性を示す所見
手根管症候群（急性圧迫性神経障害）に留意する．

3）X線所見
整復が失われていないか正面像と側面像のX線をチェックし，整復の維持について以前のフィルムと比較する．整復が失われるのは大部分最初の2週間である．再整復が必要となる．

4）荷　重
患肢での荷重は避ける．

5）関節可動域
手指と母指の自動可動域運動を継続する．腫脹が消退したら，MCP関節や指節間関節（IP関節）の可動域は改善する．ギプスが邪魔しない範囲で，肩関節の可動域とともに肘の屈伸を維持する．

6）筋　力
手の内在筋のための等尺性運動を続ける．患者は手関節底背屈の等尺性運動も開始するが，骨折の転位の恐れはない．

7）活動能力
患者は，身辺動作，入浴・トイレ，食事，整容，更衣には，なお健肢を用いる．両手動作では，患者は安定化を図る目的で，患肢も使用し始める．

b．治療法：本骨折に特有な点

1）ギプス
ギプスの適合をチェックする．もしギプスが緩ければ，交換しなければならない．もし，ギプスが遠位の指に向かって動くものの，それほど緩くなければ先端縁を近位手掌皮線に合わせてトリミングする必要があろう．もし

152　II．上肢の骨折

骨折が極端な底屈と尺屈で整復されていたならば，より中間位へと戻して巻き直す．

2）創外固定

ピン刺入部に感染がないか評価する．水治療法は創やピン刺入部の機械的デブリドマンとして用いられる．手指の自動可動域運動を継続する．自動回内外運動を勧める．

3）観血的整復内固定術

ギプスを除去する．創部に発赤，滲出液，液体貯留がないかチェックする．抜糸後ギプスを巻き直す．もし骨折が強固に固定されていれば，もうギプスの必要はない．しかし掌側副子を特に夜間，一時的な追加支持として使用する．もし手術時の内固定が，骨がもろいといった例でそれほど強固でなかったら，ギプス固定を継続する．もしギプスを除去するならば，手関節の自動可動域運動を開始する．

● 処　方

2週まで

①**注意点**：ギプスないし観血的整復内固定術で治療されていれば，回内外を避ける．
　他動可動域運動を避ける．
②**可動域**：MCP関節やIP関節の自動全可動域運動を行う．
　もし観血的整復内固定術で強固に固定されていれば，手関節の適度な自動可動域運動を試みる．
③**筋力**：手の内在筋，手関節の屈筋および伸筋の等尺性運動を行う．
④**活動性**：身辺動作や日常生活動作・活動には健肢を用いる．
⑤**荷重**：患肢での荷重は行わない．

治療：4～6週まで

骨癒合

①**骨折部の安定性**：架橋性仮骨により，骨折は通常安定である．理学所見でこれを確認する．
②**骨癒合の段階**：修復期．仮骨の器質化がさらに進み，層板骨の形成が始まる．一度骨折部に架橋性仮骨が観察されたならば，骨折は通常安定である．しかし，この仮骨強度は正常の層板骨に比べ，特にねじり負荷に対して有意に弱い．
③**X線**：架橋性仮骨が確認される．剛性の増加とともに，架橋性仮骨が少なくなり，内骨膜性仮骨による治癒が優勢となる．骨折線は不明瞭になる（**図17-11**）．

a. 整形外科およびリハビリテーション上の注意

1）理学所見

一般に手指の腫脹は消退しており，手指の変色も改善している．

2）危険性を示す所見

皮膚変化，血管運動障害，知覚過敏，骨折の治癒過程から明らかにはずれた圧痛などを特徴とする反射性交感神経性ジストロフィー（RSD）をチェックする．合併する皮膚変化は時期によってさまざまである．もし見つけたら，この疾病は徹底的な治療が必要となる．

3）X線所見

仮骨形成と骨折線の消失をX線でチェックする．通常この時期には，整復が失われることはない（**図17-8**，**17-11参照**）．

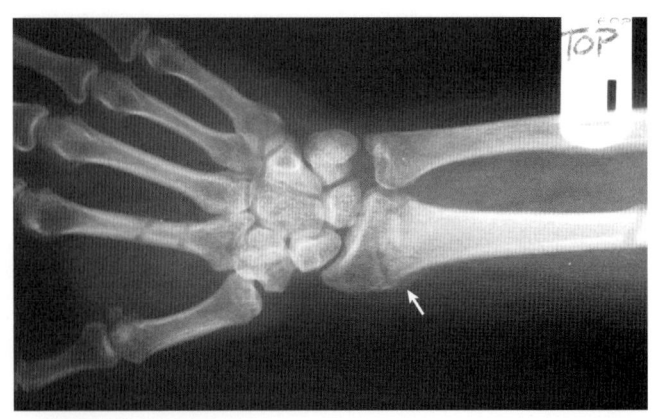

図17-11　治癒したColles骨折．骨折を架橋する仮骨形成に注意．創外固定器は除去されている．

4）荷　　重
免荷．

5）関節可動域
温風浴療法や水治療法は患者の不快感を抑えるのに用いられ，同時に関節可動域をさらに拡げることに役立つ．すでに述べたように，肩，肘関節，手指の可動域運動を継続する．活動を通じて上肢全体として関節を動かし，各関節の可動域確保をめざすとともに，橈尺屈，回内外運動を強化するように指示する．これらの運動には，回内外運動用ボードを使ったり，豆をすくって箱にあける動作が含まれる．骨折固定後には通常，回内よりも回外が制限されやすい．少なくとも回外50度を確保することが，食事，身辺動作，入浴・トイレといった活動能力にとってきわめて重要である．もし橈尺関節での回外が制限されていれば，活動能力のために患者は肩関節を外旋するようになる．尺屈運動もまた，握力および書字能力向上のために強調される．

6）筋　　力
ボールや粘土を握るといった適度な抵抗運動が処方される．反復により筋力を強化する．

7）活動能力
以前の機能を取り戻すために，患側の手の訓練を始めることがとりわけ重要である．患者は活動能力向上のために患肢を使うことを指導される．両手動作を勧めるばかりではなく強調する．しかし再骨折を避けるために，ギプスか副子による保護を必要とする．

b．治療法：本骨折に特有な点

1）ギプス
ギプスを除去する．ギプスから出してX線を撮り，所見を確認する．安定性，圧痛，可動域を確認する．もし骨折部に圧痛や動きがあり，X線上も治癒所見がなく仮骨も不十分であれば，骨折はまだ不安定である可能性があるので，ギプスを再び装着する．この時点で，骨折はすでに前腕ギプスに変更可能な，ずれを生じない強度に達しているはずである．もし骨折部に圧痛も動きもなく，X線上仮骨があれば，骨折部は安定なのでギプスは中止する．ギプスを除去すれば手関節の自動全可動域運動を行う．当初，固定の影響のために手関節には可動域制限があるはずである．患者の不快感を抑えるために二分割したギプスの半分か，コックアップスプリントを夜間の支持に用いる．

2）創外固定
ピンをきれいに保ち，手指の可動域運動を勧める．ピンは少なくとも6〜8週間維持する．もしピン刺入部に感染を生じたら，創外固定器をはずし，ギプスに交換する．

3）観血的整復内固定術
ギプスを除去する．X線を撮り，ギプスから出して所見を確認する．安定性，圧痛，可動域を確認する．骨折部は安定なので，手関節の適度な抵抗運動を処方する．患者は患肢に抵抗を加えるために健側の手を使ってよい．この運動は患者がコントロールできるので，患者の意志で行うことができる．

● 処　　方

℞

4〜6週まで

①**注意点**：関節の他動運動を避ける．
②**可動域**：手関節，MCP関節，IP関節の自動全可動域運動を行う．
　回内外を行わせる．自動橈尺屈運動を行う．
③**筋力**：手指に適度な抵抗運動を加える．
④**握力向上**：手関節屈筋，伸筋，橈屈筋，尺屈筋の等尺性運動を行う．観血的整復内固定術によって治療されていれば，手関節に適度な抵抗運動を加える．
⑤**活動性**：患肢は両手動作の活動では安定作用を担う．患者は患肢で身辺動作を試みる．
⑥**荷重**：6週末までは荷重を避ける．

治療：6〜8週まで

骨　癒　合

①**骨折部の安定性**：架橋性仮骨により，骨折は通常安定である．理学所見でこれを確認する．
②**骨癒合の段階**：修復期．仮骨の器質化がさらに進み，層板骨の形成が始まる．一度骨折部に架橋性仮骨が観察されたならば，骨折は通常安定である．しかし，この仮骨強度は正常の層板骨に比べ，特にねじり負荷に対して有意に弱い．
③**X線**：架橋性仮骨が確認される．剛性の増加とともに，架橋性仮骨が少なくなり，内骨膜性仮骨による治癒が優勢となる．骨折線は不明瞭になる．

a. 整形外科およびリハビリテーション上の注意

1）理学所見
活動レベルや機能面の低下，特に握力低下や尺屈不能に関する患者の訴えに特に注意を払う．
RSDの解消と手根管症候群の発症をチェックする．

2）X線所見
仮骨形成と骨折線の消失をX線でチェックする．変形癒合（特に橈骨長短縮），遷延癒合，偽関節を評価する．

3）荷　重
患者は，患肢を使った荷重の漸増を開始する．

4）関節可動域
手関節の自動可動域運動を継続する．もし関節に拘縮があれば，自動介助や適度な他動可動域運動が用いられ，患者は必要な動きを行うために健側の手を使うように指示される．温風浴療法や水治療法により患者の不快感を抑え，関節可動域をさらに拡げる．

5）筋　力
手指と手関節の適度な抵抗運動を続ける．患者は抵抗を加えるのに健肢を用いる．

6）活動能力
患者は患肢をいかなる動作に使ってもよい．文字を書く，ドアを開けるためにドアノブを回転する，入浴・トイレで身体を拭くといった動作は，すべて患肢で行う．

b. 治療法：本骨折に特有な点

1）ギプス
まだギプスをはずしていなければ除去する．骨折部で圧痛と動きを調べる．

2）創外固定
固定器をはずす．整復が失われる危険を下げるためには，最低限6〜8週の固定が必要とされる．もし骨折部に動きや圧痛，X線上の治癒所見の欠如（つまり仮骨がないか，わずかしか見られない）があり，骨折が不安定であれば，固定器を前腕ギプスに交換する．ギプスはもう4週間継続する．もし骨折が安定で，十分仮骨があって圧痛もなく，骨折部に動きがなければ，患者が信頼できる限りギプスは不要であろう．

固定器をはずして，X線上でアライメントをチェックし，特に橈骨の短縮と骨折部での圧潰に注意する．特に第1背側骨間筋部分に固定器のピンが刺さっていた場合には，この部分のひきつれを評価する．固定器をはずし，骨折が安定ならば，手関節の全可動域運動を始める．患者の不快を和らげるため夜間副子を使ってもよい．

3）観血的整復内固定術
まだギプスをはずしていなければ，除去する．骨折部で圧痛と動きを調べる．もし安定ならば，手関節の抵抗運動と他動可動域運動を継続する．

● 処　方

Rx　6〜8週まで

① 注意点：偽関節の恐れがなければ，なし．
② 可動域：上肢すべての関節の全可動域運動を行う．
　　回外と尺屈に重点をおく．自動介助から他動可動域運動を試み，開始する．
③ 筋力：手指や手関節の適度な抵抗運動を行う．
　　握力を向上させる．
④ 活動性：患肢を身辺動作や日常生活動作・活動に使用する．
⑤ 荷重：骨折は安定しているので，可能な限りの荷重を行う．

治療：8〜12週まで

骨癒合

① 骨折部の安定性：安定．
② 骨癒合の段階：リモデリング期．線維骨は層板骨によって置換される．リモデリング過程は完了までに数ヵ月から数年かかる．
③ X線：仮骨は見られる．時間とともに骨折線は消え始め，骨形状が元に戻る．骨幹端部は骨幹部のような仮骨量を生じない．

a. 整形外科およびリハビリテーション上の注意

1）理学所見
RSDの解消をチェックする．

2）X線所見
変形癒合，遷延癒合，偽関節をX線でチェックする．

3）荷　重
全荷重．

4）関節可動域
この時点までに患者は手指，母指，手関節の全方面の

全可動域を獲得していなければならない．橈尺屈，回内外運動を継続する．日常の機能動作に重要なので，回外と尺屈運動に重点をおく．

　5）筋　　力

　影響のあった筋肉はすべて，筋力向上のために重錘を段階的に使用して，漸増抵抗運動で強化を図る．

　6）活 動 能 力

　患者に手関節での荷重を許可する．高齢者では歩行器を使って身体を支えたり，椅子やベッドから起き上がる際に患側の手関節を使ってよい．患者に患側の手を用い，強い握りやはさみ握り，書字動作やドアノブの回転に使うように勧める．ハンマーをふるったり，木を切ったりする激しい動作は，十分な仮骨形成により疼痛を感じなくなる約16週までは行わない．

b．治療法：本骨折に特有な点

　変更なし．

● 処　　方

Rx
8〜12週まで
①**注意点**：なし．
②**可動域**：手関節，手指の全方向の自動・他動全可動域運動を行う．回外と尺屈に重点をおく．
③**筋力**：手関節，手指および全筋群の漸増抵抗運動を行う．
④**活動性**：患者は，患肢を身辺動作や日常生活動作・活動に使用する．
⑤**荷重**：患肢での可能な限りの荷重を行う．

C．長期的予後と問題点

　患者は将来の変性に伴う変形性関節症の可能性について警告されるべきで，このリスクは関節内骨折の場合に有意に増加する．他の問題には関節可動域制限，遺残変形（特に橈骨長短縮），そして損傷による腫脹の遷延化がある．尺屈が減少することがあり，握力が低下する可能性がある．尺屈の高度の制限を伴う尺骨のプラス変異が存在する場合には，尺骨遠位端の切除（Darrach法）が検討される（図17-12）．

　もし回外が制限されていれば，患者は入浴・トイレや

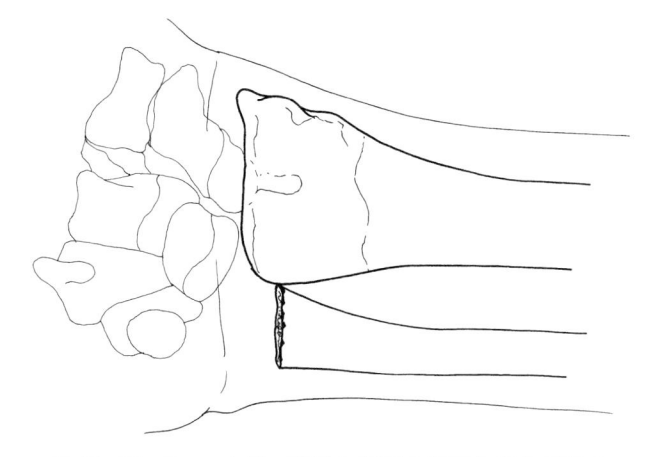

図17-12 Darrach法．著明な尺屈の制限を伴う尺骨のプラス変異の場合に，尺骨遠位部を切除する．

食事の際に代償的な動きで適応していく必要がある．患者は鍵を回したり，ドアノブをひねったり，戸を開けたりするのに補助具を必要とするかもしれない．

　もし創外固定を使用したなら，創外固定器は一般に変形性関節症や拘縮に最もなりやすい関節内骨折に適応となるので，かなりの拘縮が残る恐れがある．

追　補　Ⅰ

　治療後機能の良好なレベルとは：
①手関節背屈45度以上，掌屈30度以上
②橈屈15度以上，尺屈15度以上
③回内50度，回外50度
④能力低下がなく，最小限の不快感と見かけ上の変形にとどまること

　これらの数値は一応の目安である．各患者の骨折型や背景を常に考慮しなければならない．これらのレベルがすべての患者で到達可能なわけではない．

追　補　Ⅱ

　機能の最低許容レベルとは：
①橈側への傾斜角12度以上
②橈骨長の短縮5mm以下
③掌側への傾斜角0度
④尺骨変異の変化2mm以下（反対側の手関節X線と比較する）

⑤軟骨面不適合 2 mm 未満

これらの数値は一応の目安である．各患者の骨折型や背景を常に考慮しなければならない．

直後から1週まで

	ギプス	創外固定	観血的整復内固定術
安定性	・なし．	・なし．	・なし．
整形外科	・背側は中手指節関節（MCP関節）隆起まで，掌側は近位手掌皮線までギプス縁をトリミングする．	・ピン刺入部と腱の機能を調べる．	・背側はMPC関節隆起まで，掌側は近位手掌皮線までギプス縁をトリミングする．
リハビリテーション	・肩，手指の可動域運動．	・肩，肘，手指の可動域運動．	・肩，肘，手指の可動域運動．

2週まで

	ギプス	創外固定	観血的整復内固定術
安定性	・なし，または最小限．	・なし，または最小限．	・なし，または最小限．
整形外科	・背側はMPC関節隆起まで，掌側は近位手掌皮線までギプス縁をトリミングする．	・ピン刺入部と腱の機能を調べる．	・抜糸し，ギプスもはずす． ・もし固定が強固でなければ，ギプスを交換する．
リハビリテーション	・肩，手指の可動域運動．	・肩，肘，手指の可動域運動．	・肩，肘，手指の可動域運動． ・もし固定が強固であれば，手関節の自動可動域運動．

4～6週まで

	ギプス	創外固定	観血的整復内固定術
安定性	・安定．	・安定．	・安定．
整形外科	・ギプスを短縮するかはずす．夜間副子として必要な場合もある．	・6～8週で固定器をはずす．もし不安定であれば，ギプスへ変更する．	・ギプスをはずす．
リハビリテーション	・もしギプスがはずされていれば，手関節の自動可動域運動を開始する．	・もしギプスがはずされていれば，手関節の自動可動域運動を開始する．	・もしギプスがはずされていれば，手関節の自動可動域運動を開始する．

6～8週まで

	ギプス	創外固定	観血的整復内固定術
安定性	・安定．	・安定．	・安定．
整形外科	・まだすんでいなければ，ギプスをはずす．	・固定器をはずす．不安なら夜間副子を装着する．もし骨折が治癒していなければギプスへ変更する．	・まだすんでいなければ，ギプスをはずす．
リハビリテーション	・手関節の自動・他動可動域運動を行う． ・手関節の適度な抵抗運動を行う．	・可能な範囲で，手関節の自動・他動可動域運動を行う． ・手関節の適度な抵抗運動を行う．	・手関節の自動・他動可動域運動を行う． ・手関節の適度な抵抗運動を行う．

8～12週まで	ギプス	創外固定	観血的整復内固定術
安定性	・安定.	・安定.	・安定.
整形外科	・まだすんでいなければ，ギプスをはずす.	・まだすんでいなければ，固定器をはずす. ・ギプスをはずす.	
リハビリテーション	・自動・他動可動域運動と漸増抵抗運動を行う.	・自動・他動可動域運動と漸増抵抗運動を行う.	・自動・他動可動域運動と漸増抵抗運動を行う.

文献

Cohen MS, McMurtry R, Jupiter J. Fractures of the distal radius. In: Browner DB, et al., eds. *Skeletal Trauma,* Vol. 2. Philadelphia: W.B. Saunders, 1998, pp. 1063–1095.

Cooney PW, Linscheid LR, Dobyns HJ. Chapter 8. In: Rockwood AC, Green PD, and Bucholz WR, eds. *Fractures and Dislocations of the Wrist,* Vol. 1. Philadelphia: J.B. Lippincott, 1996, pp. 563–601.

Geissier WB, Fernandez DL, Lamey DM. Distal radioulnar joint injuries associated with fractures of the distal radius. *Clin Orthop,* 327:135–146, 1996.

Glowacki KA, Weiss AP, Akelman E. Distal radius fractures: concepts and complications. *Orthopedics,* 19:601–608, 1996.

Gustilo BR, Kyle FR, Templeman D, eds. Fractures and dislocations of the carpus including the distal radius. *Fractures and Dislocations,* Vol. 1. pp. 553–585, 1993.

Hutchinson F. Decision making in distal radius fractures. *J South Orthop Assoc,* 4:290–306, 1995.

Kihara H, et al. The effect of dorsally angulated distal radius fractures on distal radioulnar joint congruency and forearm rotation. *J Hand Surg [Am],* 21:40–47, 1996.

Kreder HJ, et al. X-ray film measurements for healed distal radius fractures. *J Hand Surg [Am],* 21:31–39, 1996.

Levine MA, ed. Fractures of the distal radius. *Orthopedic Knowledge Update, Trauma,* Rosemont, IL: American Academy of Orthopaedic Surgeons, 1996, pp. 67–82.

Lipton AH, Wollstein R. Operative treatment of intraarticular distal radius fractures. *Clin Orthop Rel Res,* 327:110–124, 1996.

Melone PC Jr, ed. Distal radius fractures: changing concepts of management. *Orthopedic Clinics of North America.* pp. 205–382, 1993.

Putnam MD, Gustilo BR, Kyle FR, Templeman D, eds. Fractures and dislocations of the carpus including the distal radius. *Fractures and Dislocations,* Vol. 1. St. Louis, MO: Mosby, 1993, pp. 553–585.

Rikli DA, Regazzone P. Fractures of the distal end of the radius treated by internal fixation and early function. A preliminary report of 20 cases. *J Bone Joint Surg [Br],* 78:588–592, 1996.

Szabo R. Fractures of the distal radius. In: Chapman WM, et al., eds. *Operative Orthopaedics.* Vol. 2. Philadelphia: J.B. Lippincott, 1993, pp. 1351–1361.

CHAPTER 18

Treatment and Rehabilitation of Fractures

舟状骨骨折

Scaphoid (Navicular) Fractures

A. はじめに

1 定 義

　舟状骨骨折は，遠位端，腰部，近位端あるいは結節部を含む骨のどの部位にも起こりうる（**図18-1**）．本骨折は，安定か不安定かで特徴づけられる．不安定な骨折とは，転位が1mmを超えるもの，舟状骨月状骨角度が60度を超えるもの，あるいは橈骨月状骨角度が15度を超えるものを指す．舟状骨表面の80％は，関節軟骨で覆われている．軟骨に連続性のある骨折は安定性がより良好である．

2 受傷機序

　舟状骨骨折は，手関節を背屈，橈屈した状態で手掌をついて転倒すると生じる．手関節背屈95～100度で，舟状骨近位端は固定され，遠位端は背側に移動することによって腰部骨折にいたる．

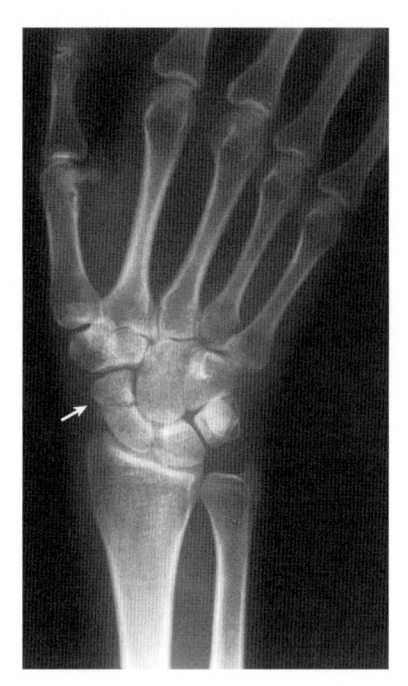

図18-1　腰部における舟状骨骨折（正面像）．

3 治療のゴール

a. 整形外科的目標

1) アライメント

　舟状骨の解剖学的整復が必要である．不安定な骨折では，舟状骨遠位端は掌屈する傾向にあり，背部が隆起した円背変形とアライメント異常を生じる．この位置で変

形癒合を生じると，手根不安定症，手関節背屈可動域制限，握力低下，手根骨の圧潰をまねくので避けなければならない．

2) 安定性

正常なアライメントでの（解剖学的な）舟状骨の骨癒合を得れば，通常，手根部は安定する．これは，最初の損傷の重症度に依存している．月状骨周囲脱臼や月状骨脱臼のような合併する靱帯損傷を見逃さずに治療しなければならない．舟状骨の偽関節症例では，舟状骨遠位端が掌屈し，近位端と月状骨は背屈している．このことは，舟状月状骨解離（靱帯損傷）と同様に，アライメント異常と手根不安定症を導く．舟状骨は，橈骨，月状骨，有頭骨，大菱形骨と小菱形骨の5つの骨と関節を形成している．

b. リハビリテーション的目標

1) 関節可動域

母指と手関節の関節可動域を維持し，改善させる．

2) 筋力

以下の筋力を維持し，向上させる：

- 長，短母指外転筋：母指を外転する．
- 短母指伸筋：母指中手指節関節（母指MCP関節）を伸展する．長母指外転筋と短母指伸筋は，解剖学的嗅ぎタバコ窩の掌側縁を形成する．
- 長母指伸筋：母指指節間関節（母指IP関節）を伸展する．解剖学的嗅ぎタバコ窩の背側縁を形成する．舟状骨は解剖学的嗅ぎタバコ窩の床を形成する．
- 橈側手根屈筋：手関節を橈側へ掌屈する．
- 尺側手根屈筋：手関節を尺側へ掌屈する．
- 長，短母指屈筋：母指MCP関節と母指IP関節を屈曲する．

3) 機能的ゴール

手指と手関節機能を改善し，維持する．特に，握力，はさみ握り，母指の外転，屈曲と対立動作，整容，身辺動作，書字，ドアを開けるなどの日常生活動作である．

4 標準的な骨癒合期間

4週から12ヵ月で，骨折部に依存する．結節部の骨折では4〜6週，腰部の骨折では10〜12週，近位部の骨折では16〜20週である．4〜6ヵ月までに癒合しないものは遷延癒合である．この期間を越えて癒合しなければ偽関節である．

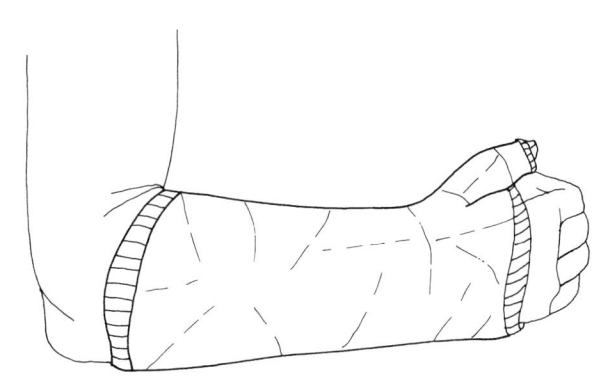

図18-2 母指まで含めたギプス固定は，転位のない，あるいは転位の少ない舟状骨骨折の治療として選択される．

5 標準的なリハビリテーション期間

3〜6ヵ月．

6 治療法

a. ギプス

バイオメカニクス：応力分散機器．

骨折治癒様式：ほとんどが一次的治癒．

適応：母指まで含めたギプス固定は，転位のない，あるいは転位の少ない舟状骨骨折の治療として選択される．母指を固定することで，舟状骨腰部の動きを減少させることができる．手関節の肢位は，掌背屈中間位，中間位から橈屈位である（**図18-2**）．

母指まで含めた前腕ギプス固定は，結節部の骨折に用いられる．結節部の骨折は遷延癒合の危険性が最も低い．

母指まで含めた上腕ギプス固定は，他のすべての骨折に用いられる．6週間の母指まで含めた上腕ギプス固定とその後6週間の母指まで含めた前腕ギプス固定は，最も高い骨癒合率を示す．肘上からのギプス固定は，骨折部での動きを許し，骨癒合を阻害すると考えられる前腕の回内外運動を防止する．

ギプス固定には，パルス電磁場刺激を併用する．この方法は，依然実験レベルであるが，骨移植後の偽関節によいようである（効果を評価するには，さらなる研究が必要である）．

b. 観血的整復内固定術

バイオメカニクス：応力遮蔽機器．

骨折治癒様式：一次的治癒．強固な固定が得られない

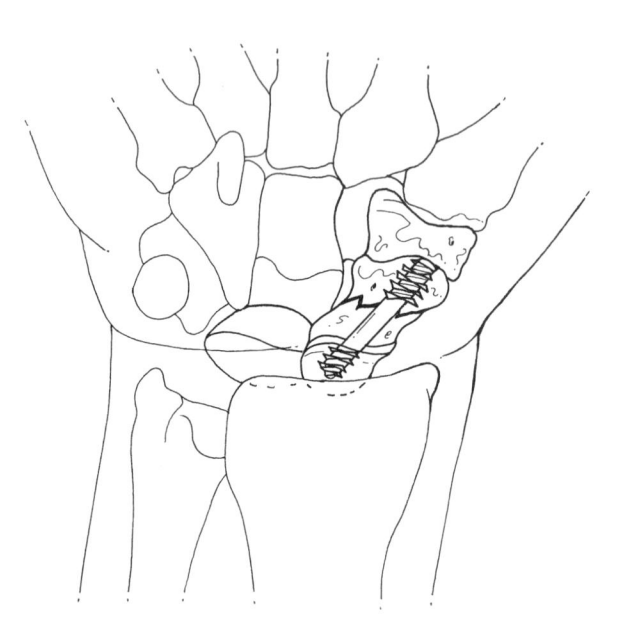

図18-3 舟状骨骨折に対するHerbertスクリュー固定は，骨折部に圧迫力がかかる．

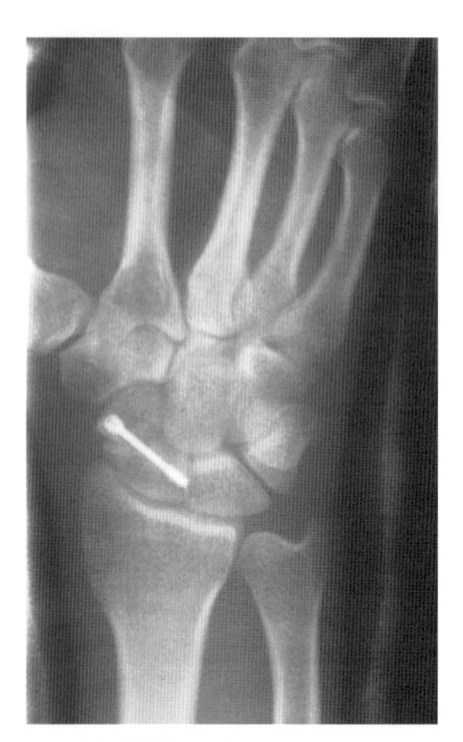

図18-4 舟状骨骨折に対するHerbertスクリュー固定（正面像）．Herbertスクリュー固定は，術後のギプス固定期間を短縮できる．

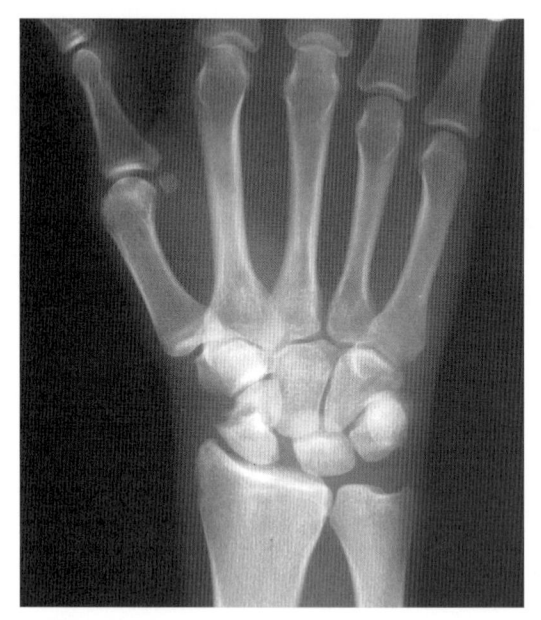

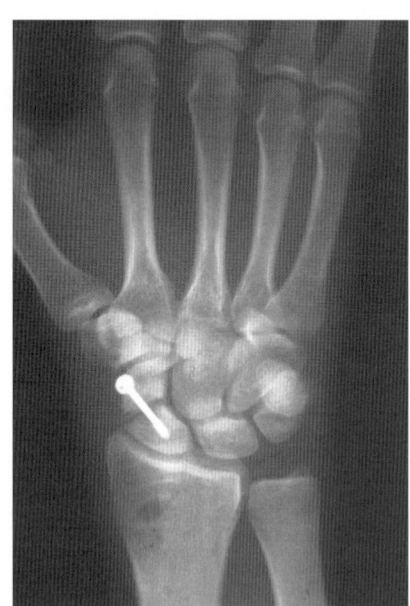

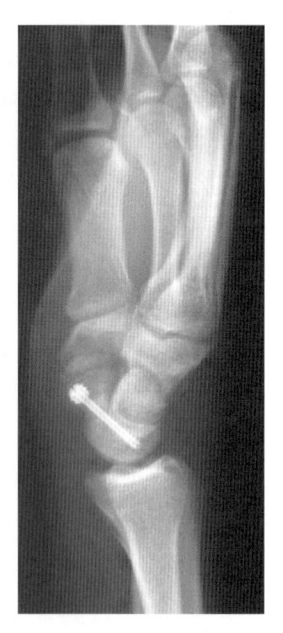

図18-5（左） 舟状骨腰部での転位した骨折．舟状骨では，遠位から近位へ逆向きに血流があるので，近位への血液供給が阻害されている可能性がある．

図18-6（中央） AO圧迫スクリューで固定した舟状骨腰部での横骨折．骨折部でのギャップは骨移植のためである．

図18-7（右） AO圧迫スクリューで固定した舟状骨腰部骨折の側面像．

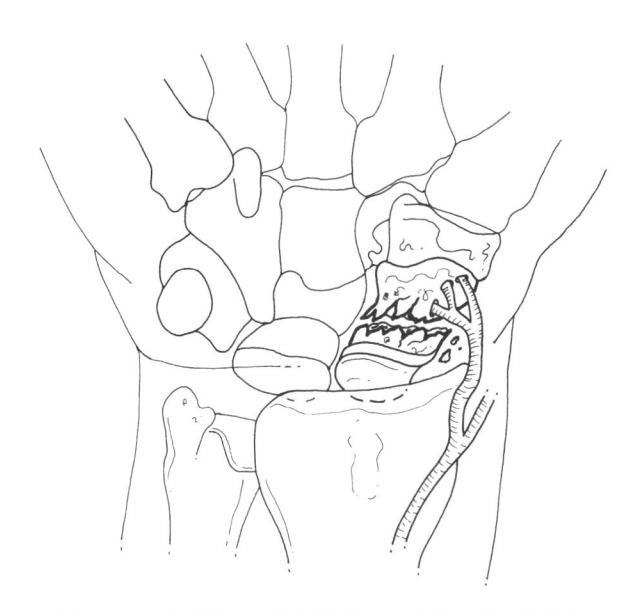

図18-8 舟状骨への血液供給の80%は，橈骨動脈からの枝による．この枝は，遠位背側から骨内に侵入する．そのため，血液供給は遠位から近位へ逆向性である．腰部あるいは近位1/3における骨折は，近位端への血液供給を阻害する．これにより偽関節や骨壊死にいたる．

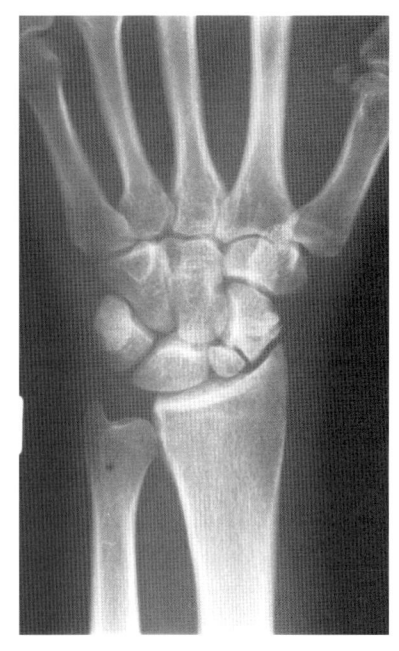

図18-9 舟状骨近位1/3における偽関節．骨折部の骨辺縁は丸く，偽関節を示している．この状態は，しばしば手関節の疼痛や不安定性を伴う．舟状骨は，橈骨，月状骨，有頭骨，大菱形骨と小菱形骨の5つの骨と，関節を形成していることを記憶しておかなければならない．

場合は，二次的治癒．

適応：手術的な治療は，遷延癒合や偽関節だけではなく，新鮮な転位した骨折に用いられる．新鮮な骨折は，Herbert圧迫スクリューまたはKirschner鋼線（K鋼線）を用いて治療する．一方，遷延癒合や偽関節には，骨移植が必要である．術後はギプス固定が必要である．Herbertスクリュー固定は，骨折部に圧迫力がかかるので，術後のギプス固定期間を短縮できる（**図18-3**，**18-4**，**18-5**，**18-6**，**18-7**）．

7 本骨折の注意点

a. 骨折部位と血液供給

舟状骨への血液供給は，癒合期間のばらつきの説明になる．舟状骨への血液供給の約80%は，橈骨動脈からの枝による．この枝は，遠位背側から骨内に侵入する．そのため，血液供給は遠位から近位へ逆向性である（**図18-8**）．腰部あるいは近位1/3における骨折は，近位端への血液供給を阻害する．適切な固定にもかかわらず，近位1/3における骨折の60〜70%しか骨癒合が得られない（**図18-9**）．転位のない骨折では骨癒合率は100%近く，角状変形した骨折では65%，転位した骨折では45%である．骨癒合とともに血行が再開することが報告されている．

b. X線で明らかでない舟状骨骨折

臨床的に舟状骨骨折が疑われたら，患肢を母指まで含めた前腕ギプス固定か副子で固定し，約2週後に患者を再評価する．その時点で，患者に圧痛がなく，X線で所見がなければ，固定を終了とする．しかし，患者に圧痛があり，X線で骨折部の骨吸収がなく，所見がなければ，固定を続行し，骨シンチグラフィーを行う．この検査は最も敏感度が高いが，特異度は低い．もし，骨シンチグラフィーが陽性なら，損傷を明らかにするためにX線断層かCT検査を行う．もし，骨シンチグラフィーが陰性なら，舟状骨骨折の可能性は低い．屈曲伸展でのX線断層かCT検査も役に立つ．早期の社会復帰を望む患者には，受傷から48時間後にX線断層かCT検査を用いて診断を行う．

c. 偽関節と手根不安定症

舟状骨が偽関節になると，手関節の変形性関節症性変化と手根骨の圧潰が生じる危険性が増加する．このことは，無症状の偽関節においても同じことであり，近位と

遠位の手根列を連結する舟状骨の役割と関係している（図18-9参照）．ストレスが舟状骨に集中し，偽関節部での遅発性の転位が生じる可能性がある．このことは，橈骨舟状骨間，舟状骨有頭骨間，有頭骨月状骨間関節に進行性の関節症を引き起こす．最終的な結果として，舟状月状骨での圧潰が進行することが知られている．

⑧ 合併損傷

橈骨茎状突起骨折，橈骨遠位端骨折あるいは手根靱帯損傷を伴っていることがある．月状骨脱臼あるいは月状骨周囲脱臼，有頭骨骨折，橈骨遠位端骨折は，積極的に対処しなければならない．なぜなら，これらの存在は高エネルギー外傷の結果であり，舟状骨単独骨折とは異なった治療が必要だからである．

⑨ 荷　重

患肢は，免荷にしておかなければならない．患者は，歩行器あるいは杖を用いて，椅子やベッドから起き上がるときに患肢で体重を支えることを避けなければならない．体重を肘のもっと近位で支えなければならないので，必要であれば肘台付き歩行器あるいは杖を使用するのがよい．

⑩ 歩　行

歩行時のバランス調節や安定させる力としての腕の振りの働きは，ギプスによって影響を受ける．このことは，通常大きな問題ではない．

B. 治　療

治療：直後から初期（受傷日から1週まで）

骨癒合
①骨折部の安定性：靱帯の安定性が存在しているにもかかわらず，骨性の安定性はない．
②骨癒合の段階：炎症期．骨折部分の血腫では炎症性細胞が増殖し，骨折部の吸収が始まる．
③X線：仮骨形成なし．骨折線が見える．

a. 整形外科およびリハビリテーション上の注意

1）理学所見

疼痛，腫脹，知覚異常の訴えを評価する．手指の自動・他動可動域とともに，毛細血管の圧迫後再充血と知覚をチェックする．IP関節とMCP関節を自由に動かせるように，掌側は遠位手掌皮線のすぐ近位まで，背側はMCP関節の隆起のすぐ近位までとなるよう，ギプスをトリミングする．腫脹の状態によっては，患肢を挙上するか，程度が強ければギプスあるいは副子を除去するかつくり直す．

2）危険性を示す所見

舟状骨単独骨折ではまれではあるが，コンパートメント症候群と急性圧迫性神経障害が生じる．もしこれらを疑ったら，コンパートメントの内圧を測定しなければならない．圧が高値であれば，筋膜切開を行わなければならない．月状骨脱臼を伴った舟状骨骨折は，正中神経の圧迫が生じている可能性がある．このような場合，月状骨の整復を早急に行う．神経の回復が認められなければ，正中神経の剥離も必要になる可能性がある．

3）X線所見

手関節の正面，側面，斜位像を撮影し，段差，転位，角状変形をチェックする．

4）荷　重

患肢に体重をかけないようにさせる．

5）関節可動域

ギプス固定中から，自動・他動可動域運動を母指以外の手指（IP関節とMCP関節）に対して行う．上腕ギプスをしている患者では，肩関節に対する自動介助可動域運動を行う．

6）筋　力

ギプス固定中から，三角筋，上腕二頭筋，上腕三頭筋の等尺性運動を行う．

7）活動能力

患者は，健肢を用いて，整容，食事，身辺動作を行う．これらの動作に関して，介助が必要となる可能性がある．患肢からシャツあるいはブラウスを着衣し，最初に健肢から脱衣することを患者に指導する．上腕ギプスをしている患者では，最初に患肢からシャツあるいはブラウスの袖を通して，ギプスを覆わなければならない．

歩行器を用いる高齢患者では，片手用歩行器あるいは多点杖を使用するように指導する．また，手関節に体重をかけないようにするために，肘台付き歩行器を使用す

るのもよい．

b．治療法：本骨折に特有な点

1）ギプス

現時点では，舟状骨骨折を保存的に治療する場合は，母指まで含めた上腕ギプス固定が最も多く用いられる．単純X線上では確認できないが，骨折が疑われる場合には，前腕ギプス固定がよい．

2）観血的整復内固定術

舟状骨骨折の術後の外固定は，母指まで含めた前腕ギプス固定で行う．前腕ギプスであれば，肘関節の適度な屈伸の自動可動域運動を許可する．回内外運動は，骨折部にストレスが加わるので行わない．

● 処　方

第1病日から1週間

①注意点：前腕の回内外運動を避ける．
②可動域：
- 母指；行わない（固定されている）．
- 手関節；行わない（固定されている）．
- 肘関節；もし上腕ギプスで固定されていれば，行わない．前腕ギプスであれば適度な自動屈伸運動を行う．
- 手指；適度な自動可動域運動を行う．
- 肩関節；適度な自動・自動介助可動域運動を行う．

③筋力：
- 母指；筋力増強訓練は行わない．
- 手関節；筋力増強訓練は行わない．
- 肘関節；筋力増強訓練は行わない．
- 肩関節；三角筋，上腕二頭筋，上腕三頭筋の等尺性運動を行う．

④活動性：片手での生活．健肢による身辺動作や更衣を行う．
⑤荷重：患肢への免荷．

治療：2週まで

骨癒合

①骨折部の安定性：なし，または最小限．
②骨癒合の段階：修復期の始まり．骨形成系細胞が骨芽細胞に分化し，線維骨を形成する．
③X線：仮骨形成なし．骨折部での骨吸収像が見えるかもしれない．

a．整形外科およびリハビリテーション上の注意

1）理学所見

疼痛，腫脹，知覚異常の訴えを評価する．手指の自動・他動可動域とともに，毛細血管の圧迫後再充血と知覚をチェックする．腫脹の状態によっては，患肢を挙上する．腫脹が強ければ，ギプスあるいは副子を除去するかつくり直す．

骨折を疑うが確認できない症例は，診察のために除去する．嗅ぎタバコ窩あるいは母指に圧迫力を加えて疼痛が誘発されるか否かを調べる．ギプスを除去した状態でX線写真を撮影する．

2）危険性を示す所見

ギプスがきついと，結果として圧迫性神経障害が生じる可能性がある．

3）X線所見

手関節の正面，側面，斜位像を撮影し，段差，転位，角状変形をチェックする．術後の撮影であれば，術後最初のものと比較する．初回のX線撮影がなければ，その後のフォローアップのためにギプスを除去して撮影する．Kirschner鋼線（K鋼線）が緩みを示していないか特に注意を払う．

骨吸収は骨折早期であることを示している．もし，単純X線上では骨折を認めないが，臨床所見で疑いが残る場合には骨シンチグラフィーを施行する．

4）荷重

患肢に体重をかけないようにさせる．

5）関節可動域

このころまでには，通常，手指の疼痛と腫脹が減少する．手指の自動・他動可動域運動と肩関節に対する自動介助可動域運動を続ける．

6）筋力

三角筋，上腕二頭筋，上腕三頭筋の等尺性運動を続け

る．

7) 活動能力

患者は，片手での動作を続ける．身辺動作，整容，更衣に関して介助が必要かもしれない．

b．治療法：本骨折に特有な点

1) ギプス

舟状骨骨折を保存的に治療する場合は，母指まで含めた上腕ギプス固定が最も多く用いられる．

2) 観血的整復内固定術

舟状骨骨折術後の外固定は，母指まで含めた前腕ギプス固定が依然として必要である．抜糸のためにギプスを巻き直さなければならない．橈骨神経の知覚枝（背側アプローチ）あるいは正中神経の掌側皮枝（掌側アプローチ）に損傷がないか診察しなければならない．肩，肘関節，手指の可動域運動を続ける．

● 処　方

℞ 2 週まで

①注意点：前腕の回内外運動を避ける．
②可動域：
- 母指；行わない（固定されている）．
- 手関節；行わない（固定されている）．
- 肘関節；もし上腕ギプスで固定されていれば，行わない．前腕ギプスであれば適度な自動屈伸運動を行う．
- 手指；自動・他動可動域運動を行う．
- 肩関節；自動・自動介助可動域運動を行う．

③筋力：
- 母指；筋力増強訓練は行わない．
- 手関節；筋力増強訓練は行わない．
- 肘関節；筋力増強訓練は行わない．
- 肩関節；三角筋，上腕二頭筋，上腕三頭筋の等尺性運動を行う．

④活動性：患者は，健肢を用いて，入浴・トイレや身辺動作を行う．
⑤荷重：患肢への免荷．

◆ 治療：4～6 週まで

骨癒合

①骨折部の安定性：仮骨が骨折部を架橋していれば安定している．
②骨癒合の段階：修復期．層板骨の形成が始まる．
③X線：骨膜がないので，仮骨は見られない．仮骨は膜状である．骨梁が見られるかもしれない．

a．整形外科およびリハビリテーション上の注意

1) 理学所見

ギプスをはずしての診察は，約 6 週で行うべきである．骨に圧痛があるかをチェックする．肩，肘関節，手指の自動・他動関節可動域をチェックする．反射性交感神経性ジストロフィー（RSD）をチェックする．これは，萎縮性変化，血管運動性障害，触覚過敏，疼痛，圧痛が，骨折治癒過程と関係なく生じるのが特徴である．もし発見したら，積極的な治療が必要である．圧痛の有無に関係なく，X線上で骨癒合したという証拠がなければ，母指まで含めた前腕ギプスを再び装着する．

2) X線所見

ギプスをはずして，手関節の正面，側面，斜位像を撮影し，段差，転位，角状変形をチェックする．骨折線が消えて，骨梁が架橋性に形成されているか調べる．強固に固定されていれば架橋性に形成される仮骨が少なく，骨折線の消失に引き続き，骨癒合が進行する．

3) 荷　重

患肢に体重をかけないようにさせる．

4) 関節可動域

6 週の終わりまでに，上腕ギプスを除去し，前腕ギプスに変更する．肘関節に適度な自動可動域運動を行う．肘関節は固定による二次的な影響でかなり拘縮しているかもしれない．骨折部での動きを避けるために，回内外運動は依然制限する．肩関節と手指の自動・自動介助可動域運動を続ける．

5) 筋　力

三角筋，上腕二頭筋，上腕三頭筋の等尺性運動を続ける．6 週の終わりには，肘関節と肩関節の屈伸，肩関節の内外転について等張性運動を行う．

6) 活動能力

患者は，前腕と手関節が依然としてギプス内であるの

で，片手での生活を続ける．

b. 治療法：本骨折に特有な点

1) ギプス

舟状骨骨折を保存的に治療する場合は，母指まで含めた前腕ギプス固定が依然として必要である．肘関節が固定による二次的な影響で拘縮しているかもしれない．自動可動域運動に加えて，自動介助可動域運動を行う．

2) 観血的整復内固定術

6週で，骨癒合がX線で確認できれば，前腕ギプスを除去する．手関節の適度な自動屈伸運動を行う．この時点では他動的な運動は行わない．母指はフリーになるので，適度な自動対立動作と屈伸運動を行う．

水治療法あるいは温風浴療法は，拘縮と可動域運動中の不快感を減少させるのに役立つ．

6週以降，K鋼線は抜去してよい．母指まで含めた前腕ギプス固定をさらに6週装着する．

Herbertスクリューは突出してこない限り除去しない．

● 処 方

4～6週まで

① 注意点：母指と手関節の他動可動域運動を避ける．
② 可動域：
- 手関節と母指；もし前腕ギプスが除去されていたら（観血的整復内固定），屈伸と母指対立動作の適度な自動可動域運動を行う．水治療法は，関節可動域を改善する．
- 肘関節；適度な自動屈伸運動（上腕ギプスが除去されていたら）を行う．前腕ギプスを装着する．回内外は行わない．
- 肩関節；自動・他動可動域運動を行う．
- 手指；自動・他動可動域運動を行う．
③ 筋力：
- 肘関節；屈曲の等張性運動を行う．
- 肩関節；伸展，内外転を行う．
④ 活動性：患者は，身辺動作や更衣に介助を必要とする．健肢を用いて，身辺動作や入浴・トイレを行う．
⑤ 荷重：患肢への免荷．

治療：8～12週まで

骨癒合

① 骨折部の安定性：安定．
② 骨癒合の段階：リモデリング期．線維骨は層板骨によって置換される．リモデリング過程は完了までに数ヵ月から数年かかる．
③ X線：骨梁構造がリモデリングされ，骨折線が消え始める．

a. 整形外科およびリハビリテーション上の注意

1) 理学所見

ギプスを除去して診察を行う．骨（舟状骨は嗅ぎタバコ窩の底面を形成しているので，嗅ぎタバコ窩を触れる）に圧痛があるか，手関節をチェックする．患肢の肩，肘関節，手指の自動・他動可動域をチェックする．RSDをチェックする．

2) 危険性を示す所見

変更なし．

3) X線所見

ギプスをはずして撮影し，段差，転位，角状変形をチェックする．海綿骨梁構造と骨折線の消失を調べる．骨折が依然として見えれば，ギプス固定を6週間追加することを考える．もし近位端の無血管性壊死が生じていたら，他の手根骨よりも濃く見える．無血管性壊死を伴いながらも骨折が治癒していたら，ギプスを除去する．

4) 荷 重

骨折が治癒していたら12週後から，患肢に体重をかけることを許可する．関節可動域と手関節筋力は保持しておく．

5) 関節可動域

12週の終わりまでに骨折が治癒していたら，前腕ギプスを除去する．手関節の屈伸と橈尺屈に関して，適度な自動可動域運動を行う．12週間固定していた後は，手関節がかなり拘縮しているので，関節可動域は最初はかなり制限され，疼痛を伴うかもしれない．温風浴療法や水治療法は，可動域運動中の手関節の不快感を軽減させる．母指もまた伸展位で固定されていたので，かなり拘縮している．母指のMCP関節とIP関節に対して，適度な自動可動域運動を行う．肘関節では，適度な回内外運動を開始する．肘関節の屈伸に関しては，自動介助運

動から他動運動を行っていく．肩，肘関節，手指の可動域運動を続ける．

6) 筋 力

12週の終わりから18週にかけて，手指の長指屈筋と伸筋に関して，ボールを握ったり，平手で粘土を軽く押したりする筋力増強訓練を行う．このことは握力を改善する．肩と肘の等張性運動を続ける．患者は，肘関節の屈曲を改善し，上腕二頭筋の筋力強化をする目的で，約900g（2ポンド）の物を把持し，重力に抗して持ち上げる．肩関節周囲筋の筋力を改善させる目的で，患者は重量物を保持し，肩を内外転させる．

7) 活動能力

患者は，12週の終わりには，慣れさせる目的で患肢を使用するように指導する．整容や身辺動作に使用することを開始する．

この時点では，持ち上げたり，押したり，叩いたりすることはしない．

8) 歩 行

患肢を縦に振ることを再獲得する．

b. 治療法：本骨折に特有な点

1) ギプス

骨折が臨床的にもX線上も治癒しているなら，ギプス固定はもう必要ない．二分割したギプスを副子として使用するか，母指まで含めたギプス固定を行って，保護を継続してもよい．積極的なリハビリテーションの開始時に，患者は，最初の数週間副子をしておくと安心感を得る．もし，骨折が癒合していなければ，遷延癒合であり，母指まで含めた前腕ギプス固定を行うべきである．骨折が18週までに癒合しなければ，偽関節であり，骨移植を用いた外科的修復が必要かもしれない．海綿骨梁の形成は認められるものの癒合が完全ではない場合，さらに6週間ギプスを続け，再評価する．それでも仮骨形成がはっきりしなければ，電気刺激やパルス電磁場(PEMF)，あるいは骨移植のような他の治療方法を考える必要がある．

2) 観血的整復内固定術

患者は，すでに治療を開始し，進めていくべきである．

もし，手関節と母指の関節可動域が十分に回復していなければ，他動可動域運動を行う．肘と手関節に対する重錘を用いた漸増抵抗運動は，筋力を改善させる．

K鋼線は6週以降に抜去する．患者は，手術した日から3ヵ月，完全に腕まで含んだ固定を行う．その後，ギプスを除去し，臨床的にもX線上も骨折が治癒しているなら，作業療法を開始する．Herbertスクリューを用いた場合は，6週でギプスは除去し，手関節の自動可動域運動を開始する．

● 処 方

℞ 8～12週まで

①注意点：重量物を持ち上げることを避ける．

②可動域：12週以降，ギプスを除去する．適度な自動可動域運動を，手関節，手指，母指のMCP関節とIP関節に行う．

観血的整復内固定を行った場合には，関節可動域が最大で完全になるように，自動，自動介助，他動可動域運動を手関節と母指に行う．

③筋力：
- 手関節；12週以降，母指と手関節の長指屈筋と伸筋に抵抗を加えた自動運動を行う．
- 肘関節；肘関節の屈伸，回内外に関して，抵抗運動を行う．

④活動性：患者は，慣れる目的で身辺動作を行うために患肢を用いる．

⑤荷重：12週以降，患肢への荷重を許可する．

治療：12～16週まで

骨癒合

①骨折部の安定性：安定．

②骨癒合の段階：リモデリング期．線維骨は層板骨によって置換される．リモデリング過程は完了までに数ヵ月から数年かかる．

③X線：骨折線が消え始める．海綿骨構造のリモデリングがある．

a. 整形外科およびリハビリテーション上の注意

1) 理学所見

ギプスを除去して診察を行う．骨の圧痛と関節可動域をチェックする．嗅ぎタバコ窩の圧痛は偽関節を示している．患側の肩，肘関節，手指の自動・他動可動域をチェックする．RSDは依然として進行する可能性があ

るのでチェックする．

2）危険性を示す所見
変更なし．

3）X線所見
ギプスをはずして撮影し，段差，転位，角状変形をチェックする．仮骨と骨折線の消失を調べる．骨折が依然として見えれば，単純X線断層撮影あるいはCTのような検査を追加して，骨折をさらに評価することを考える．もし近位端の無血管性壊死が生じていたら，他の手根骨よりも濃く見える．

4）荷　重
全荷重を許可する．

5）関節可動域
手関節，手指，母指，肘関節に可動域運動を行う．動きが制限されていたら，自動介助運動から他動可動域運動にする．温風浴療法や水治療法は，組織が伸張されるときの不快感を軽減させ，全可動域を獲得する助けになる．

6）筋　力
上肢に対する抵抗運動を進めていく．患者は抵抗に対して患肢を用いることができる．

7）活動能力
患者に，握力や把持力を改善していくよう，身辺動作，整容，食事，書字，ドアを開ける，鍵穴に鍵を入れてひねるなどのすべての動作に，患肢を使用するよう働きかける．

b．治療法：本骨折に特有な点

1）ギプス
骨折の治癒がすでに明らかになっている患者は，治療を進めていかなければならない．仮骨形成は明らかだが，骨癒合が完全でない場合，ギプスを継続して月1回フォローアップし，治癒を評価していく．もし，骨折線が依然として見え，仮骨形成が明らかでない場合は，電気刺激あるいは骨移植のような他の治療方法を考えるべきである．

2）観血的整復内固定術
患者は，すでに治療を開始し，進めていくべきである．K鋼線（6週以降に抜去している）で治療した損傷は，母指まで含めたギプス固定を3ヵ月行う．そして，臨床的にもX線上も骨折が治癒していることが明らかであればギプスを除去し，作業療法を開始する．

Herbertスクリューは，突出したり，問題を生じない限りは除去しない．この時点では，ギプスは必要ない．

●処　方

> **℞　12〜16週まで**
> ①注意点：骨折が治癒していれば，なにもない．
> ②可動域：自動介助・他動可動域運動を手関節と母指に行う．
> ③筋力：抵抗を加えた自動運動，漸増抵抗運動を手関節と母指に行う．
> ④活動性：患肢を用いて，すべての身辺動作を行う．
> ⑤荷重：患肢への全荷重を許可する．

C．長期的予後と問題点

保存的治療で18週過ぎても骨癒合が得られていない場合は，観血的整復と骨移植を行うべきである．

円背変形を伴った変形癒合は，伸展制限と握力低下を生じる．しかし，この臨床結果は受け入れるべきであり，さらに外科的治療を行うようなことはしない．

骨癒合を得ることは，不安定性とその結果としての疼痛を伴う関節症を回避するための最善の道である．

直後から1週まで

	ギプス	観血的整復内固定術
安定性	・なし.	・固定材料そのものだけの安定性である.
整形外科	・骨折の存在がはっきりしている患者には，上腕ギプスを用いる．X線上明らかでないが骨折が疑われる患者には，前腕ギプスを用いる. ・手指と中手指節関節（MCP関節）を自由に動かせるように，掌側は遠位手掌皮線まで，背側はMCP関節の隆起までとなるようギプスをトリミングする. ・腫脹の状態によっては，患肢を挙上することで治療する.	・前腕ギプス. ・手指とMCP関節を自由に動かせるように，掌側は遠位手掌皮線まで，背側はMCP関節の隆起までとなるようギプスをトリミングする．前腕ギプスは，肘の屈曲でひっかかりが生じないよう近位をトリミングする. ・腫脹の状態によっては，患肢を挙上することで治療する.
リハビリテーション	・ギプス固定中である母指以外の手指は，自動・他動可動域運動を行う. ・肩に対しては，自動・自動介助可動域運動を行う. ・上腕二頭筋，上腕三頭筋，三角筋に等尺性運動を行う.	・ギプス固定中である母指以外の手指は，自動・他動可動域運動を行う. ・肘と肩に対しては，自動・自動介助可動域運動を行う. ・上腕二頭筋，上腕三頭筋，三角筋に等尺性運動を行う. ・前腕の回内外は制限する.

2週まで

	ギプス	観血的整復内固定術
安定性	・なし，または最小限.	・固定材料そのものによる安定性が主で，骨折部の器質化からの寄与が少しある.
整形外科	・骨折の存在がはっきりしている患者には，上腕ギプスを用いる. ・骨折が疑われる患者には，前腕ギプスを除去して，再度診察する．X線上明らかでないが，依然疼痛が嗅ぎタバコ窩にある場合には，骨シンチグラフィー（より望ましい）かCTを行う.	・抜糸のために，前腕ギプスを巻き直す. ・手指，MCP関節と肘を自由に動かせるように，ギプスをトリミングする．腫脹の状態によっては，患肢を挙上することで治療する.
リハビリテーション	・ギプス固定中である母指以外の手指は，自動・他動可動域運動を行う. ・肩に対しては，自動・自動介助可動域運動を行う. ・上腕二頭筋，上腕三頭筋，三角筋に等尺性運動を行う.	・ギプス固定中である母指以外の手指は，自動・他動可動域運動を行う．肘と肩に対しては，自動・自動介助可動域運動を行う. ・前腕の回内外は制限する.

4～6週まで

	ギプス	観血的整復内固定術
安定性	・架橋性仮骨は安定性を示す.	・固定材料と架橋性仮骨による安定性である.
整形外科	・上腕ギプスから前腕ギプスに変更する. ・手指，MCP関節と肘を自由に動かせるように，ギプスをトリミングする.	・もしX線上骨癒合していれば，6週で前腕ギプスを除去する．手関節副子を保護のために用いる.
リハビリテーション	・ギプス固定中である母指以外の手指は，自動・他動可動域運動を続行する. ・肩と肘に対しては，自動・自動介助可動域運動を行う. ・前腕の回内外は制限する.	・適切な自動可動域運動を手関節に，適切な自動対立運動および屈伸運動を母指に行う. ・他動運動は行わない. ・肘と肩に対しては，自動・自動介助可動域運動を続行する.

8～12週まで

	ギ プ ス	観血的整復内固定術
安定性	・安定.	・安定.
整形外科	・もしX線および臨床的に骨癒合していれば，10～12週で前腕ギプスを除去する ・手関節副子を保護の目的で，最初に使用する．骨折は12週までに完全に治癒する． ・8週までに骨癒合が明らかでなければ，電気刺激やパルス電磁場刺激，あるいは手術を考える． ・12～14週までに骨癒合に進展がなければ，骨移植を用いた外科的処置を考える．	・手関節副子を保護のために用いる． ・8週までに骨癒合が明らかでなければ，電気刺激やパルス電磁場刺激，あるいは手術を考える．
リハビリテーション	・適度な自動可動域運動を手関節に，適度な自動対立運動および屈伸運動を母指に行うことを進めていく． ・肘と肩に対しては自動・自動介助可動域運動を続行する． ・肘の適度な回内外を開始する． ・10週で握力増強訓練（ボール握りと手掌で粘土を軽く押す）を開始する．	・手関節に対して，適度な自動，自動介助，他動可動域運動を，母指に対して，適度な自動対立運動および屈伸運動を続行する． ・肘と肩に対しては自動・自動介助可動域運動を続行する． ・10週で握力増強訓練（ボール握りと手掌で粘土を軽く押す）を開始する．

12～16週まで

	ギ プ ス	観血的整復内固定術
安定性	・安定.	・安定.
整形外科	・治癒する時期である．骨癒合に進展がなければ，電気刺激やパルス電磁場刺激，あるいは手術を考える．	・治癒する時期である．骨癒合に進展がなければ，電気刺激やパルス電磁場刺激，あるいは手術を考える．
リハビリテーション	・すべての手指，手関節，肘，肩に可動域運動を行う．全可動域を獲得するために，自動・自動介助可動域運動に加えて，他動運動を行う． ・ボール握りと手掌で粘土を軽く押す動作を用いて，握力強化を行う． ・手関節と母指に抵抗運動を進めていく． ・上腕二頭筋と肩関節周囲筋の強化のために，約900g（2ポンド）の重錘を用いる． ・温風浴療法あるいは水治療法は不快感を軽減させる．	・すべての手指，手関節，肘，肩に可動域運動を行う．全可動域を獲得するために，自動・自動介助可動域運動に加えて，他動運動を行う． ・ボール握りと手掌で粘土を軽く押す動作を用いて，握力強化を行う． ・手関節と母指に抵抗運動を進めていく． ・上腕二頭筋と肩関節周囲筋の強化のために，約900g（2ポンド）の重錘を用いる． ・温風浴療法あるいは水治療法は不快感を軽減させる．

文 献

Amadio PC, Taleisnik J. Fractures of the carpal bones. In: Green DP, ed. *Operative Hand Surgery,* Vol. 1, 3rd ed. New York: Churchill Livingston, 1993, pp. 799–860.

Cooney WP III, Linscheid RL, Dobyns JH. Fractures and dislocations of the wrist. In: Rockwood CA, ed. *Fractures in Adults,* Vol. 1, 3rd ed. Philadelphia: J.B. Lippincott, 1991, pp. 638–647.

Cooney WP III, Dobyns JH, Linscheid RL. Fractures of the scaphoid: a rationale approach to management. *Clin Orthop Rel Res,* 149:90–97, 1980.

Gelberman RH, Menon J. The vascularity of the scaphoid bone. *J Hand Surg,* 5:508–513, 1980.

Gelberman RH, Wolock BS, Siegel DB. Fractures and nonunions of the carpal scaphoid. *J Bone Joint Surg,* 71A:1560–1565, 1989.

Gellman H, Caputo RJ, Carter V, et al. Comparison of short and long thumb-spica casts for nondisplaced fractures of the carpal scaphoid. *J Bone Joint Surg,* 71A:354–357, 1989.

Herbert TJ, Fischer WE. Management of the fractured scaphoid using a new bone screw. *J Bone Joint Surg,* 66B:114–123, 1984.

Jupiter JB. Scaphoid fractures. In: *Hand Surgery Update.* Rosemont, IL: American Academy of Orthopaedic Surgeons, 1996, pp. 77–84.

Kerluke L, McCabe SJ. Nonunion of the scaphoid: a critical analysis of recent natural history studies. *J Hand Surg,* 18A:1–3, 1993.

Lindstrom G, Nystrom A. Natural history of scaphoid non-union, with special reference to asymptomatic cases. *J Hand Surg,* 17B:697–700, 1992.

Ruby L. Fractures and dislocations of the carpus. In: Browner BD, ed. *Skeletal Trauma,* Vol. 2, 1st ed. Philadelphia: W.B. Saunders, 1992, pp. 1025–1062.

Tiel-Van Buul MM, Van Beek EJ, Borm JJ, et al. The value of radiographs and bone scintigraphy in suspected scaphoid fracture: a statistical analysis. *J Hand Surg,* 18B:403–406, 1993.

CHAPTER 19

Treatment and Rehabilitation of Fractures

中手骨骨折

Metacarpal Fractures

A. はじめに

1) 定　義

　中手骨骨折には，中手骨頭，頚部，骨幹部，あるいは基部骨折が含まれており，骨折は関節内あるいは関節外である（図19-1，19-2，19-3）．関節内骨折は，中手骨の骨頭か基部のいずれかである．

　中手骨骨折は，安定型と不安定型に分類される．安定骨折は転位がないか，あってもわずかなもので，骨折部で衝突しあっているものである．不安定骨折は通常，粉砕，転位し，骨折は斜めまたはらせん状であり，骨折部は，しばしば複数である．

　特別な中手骨骨折には，以下のような特別な名前がつけられている：

- 第1中手骨基部の2つに分かれた関節内骨折は，Bennett骨折として知られている（図19-4，19-4A）．
- 第1中手骨基部の3つに分かれた関節内骨折は，Rolando骨折として知られている（図19-5，19-6）．
- 第5中手骨基部の3つに分かれた関節内骨折は，逆Rolando骨折として知られている．
- 第5中手骨頚部の骨折は，ボクサー骨折として知られている（図19-7A，19-7B，19-8，19-9）．

2) 受傷機序

　ほとんどの中手骨骨折は，手への直達外傷によって生じる．

3) 治療のゴール

a. 整形外科的目標

1) アライメント

　回旋変形は許されない．もし関節内骨折であれば，関節面の段差が1～2mm未満でなければならない．中手骨頚部骨折であれば，先端の背側角状変形が，示指で10度，中指で20度，環指で30度，小指で40度は許容される．第4，5中手骨は，第2，3中手骨よりも可動性がよく，より大きな変形角度が容認されうる．中手骨骨幹部骨折の場合，先端の背側角状変形は，母指は30度，示指と中指は10度，環指と小指は20度は許される（**付記，181ページ参照**）．

2) 安定性

　骨の適合性が得られれば安定性は最も良好で，手指を動かしても転位の危険性はない．

b. リハビリテーション的目標

1) 関節可動域

　手関節と手指の完全な関節可動域を再獲得する（**表**

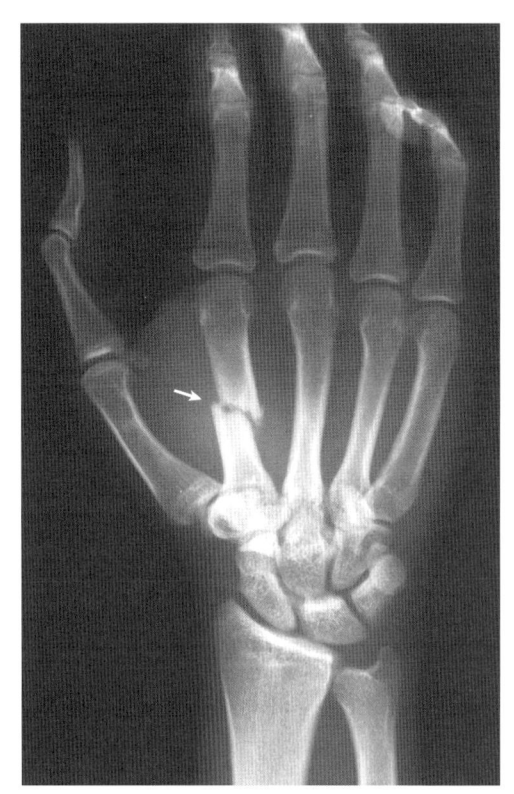

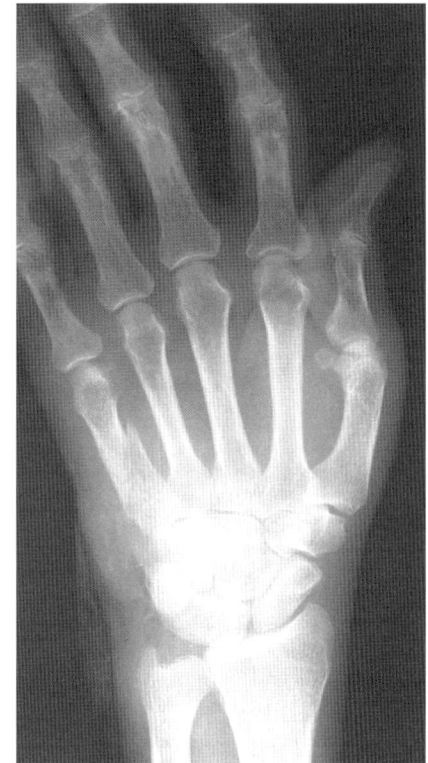

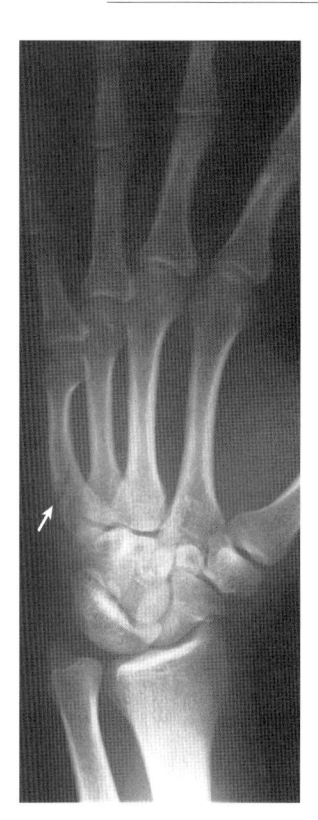

図19-1（左）　手の正面像で，第2中手骨骨幹部の関節外骨折が見える．

図19-2（中央）　高齢者の第5中手骨骨幹部の斜骨折．この症例は最初，副子で固定することにより治療した．

図19-3（右）　第5中手骨骨幹部の基部骨折．

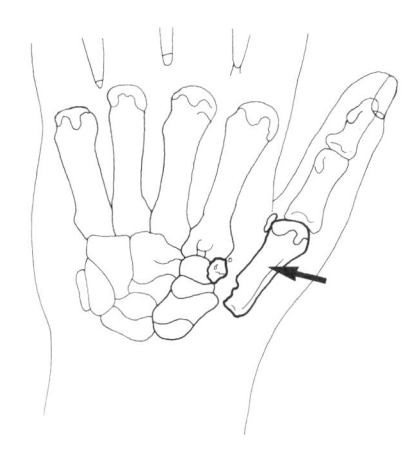

図19-4　Bennett骨折は第1中手骨基部を含んでいる．この関節内骨折は経皮的ピン固定で治療するのが最もよい．

19-1，19-2）．

2）筋　力

手関節と手指にある筋の筋力を外傷前のレベルに回復させる．これらの筋には，骨間筋や虫様筋，手指の長短の屈筋と伸筋，小指球筋，母指球筋が含まれる．

ギプスの中で筋力を維持する．これらの筋肉には，以下のようなものが含まれる：
- 骨間筋，虫様筋
- 手指の長短の屈筋
- 手指の伸筋
- 小指球筋，母指球筋
- 尺側手根屈筋，橈側手根屈筋
- 尺側手根伸筋，橈側手根伸筋

3）機能的ゴール

強い握り，把持，はさみ握りができるようになること．

4　標準的な骨癒合期間

通常，骨癒合には，4〜6週は必要である．しかしながら，中手指節関節（MCP関節）と指節間関節（IP関節）を3〜4週以上固定すると，拘縮の危険性が増加するので，より早期の運動が勧められる．

II. 上肢の骨折

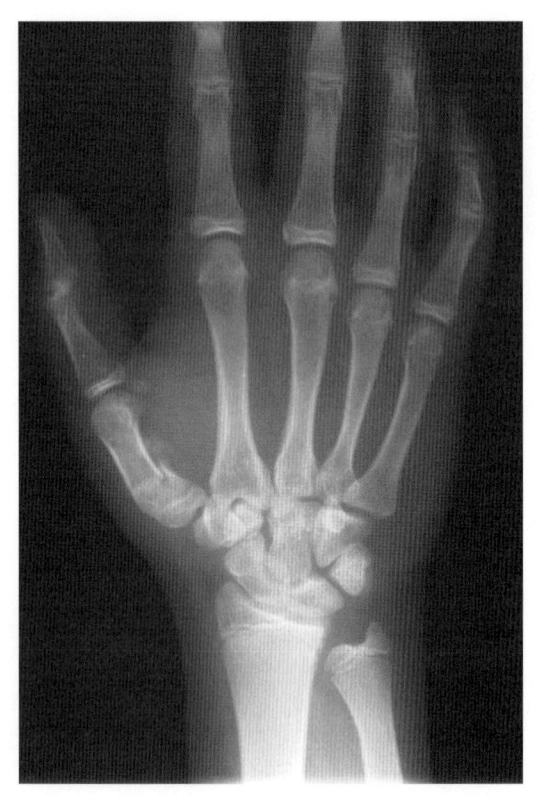

図19-4A 第1中手骨基部の骨折．これは，Bennett骨折とは対照的に関節外骨折である．

表19-1　指節間関節（IP関節）の可動域

運動の種類	近位指節間 （PIP）関節	遠位指節間 （DIP）関節	母指 IP 関節
屈　曲	0～100度	0～70度	0～80度
伸　展	0～7度	0～8度	0～5度

- 指の動きは基本的に屈曲と伸展である．
- 外転と内転は限られており，MCP関節のみに生じる．
- 機能的可動域：手指の関節は，他の関節と違って，可動域にほとんど余裕がない．DIP, PIP, MCP関節での可動域制限は，把持，巧緻動作，つまみ動作のような，さまざまな程度の機能障害を結果として生じる．

表19-2　中手指節関節（MCP関節）の可動域

運動の種類	示指，中指，環指，小指	母　指
屈　曲	0～90度	0～80度
伸　展	0～5度	0度

- 示指から小指にかけて，ほとんど直線上にMCP関節の屈曲角度は増加する．
- MCP関節の伸展はすべての手指でほぼ等しい．
- 外転と内転は，MCP関節のみに生じるが，限られている．
- MCP, PIP, DIP関節での可動域制限は，把持，巧緻動作，つまみ動作のような，さまざまな程度の機能障害を結果として生じる．

［The clinical measurement of joint motion, American Academy of Orthopaedic Surgeons. Greene WB, Heckman JD, p45, 1994］

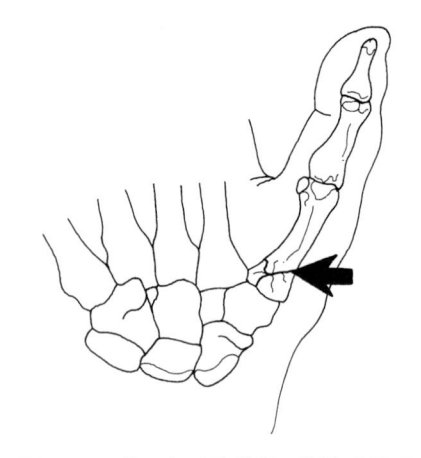

図19-5　第1中手骨基部の関節内粉砕骨折（Rolando骨折）．

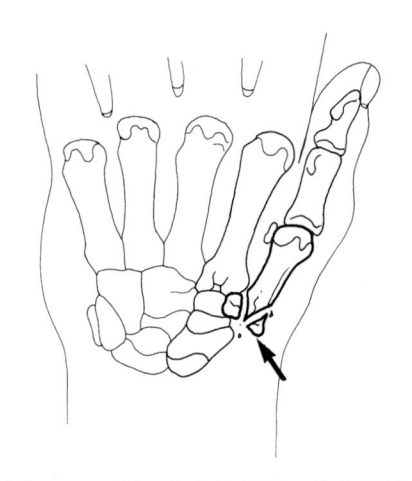

図19-6　第1中手骨基部の粉砕骨折（Rolando骨折）．これは観血的に整復し，ピンで固定するのが最もよい．

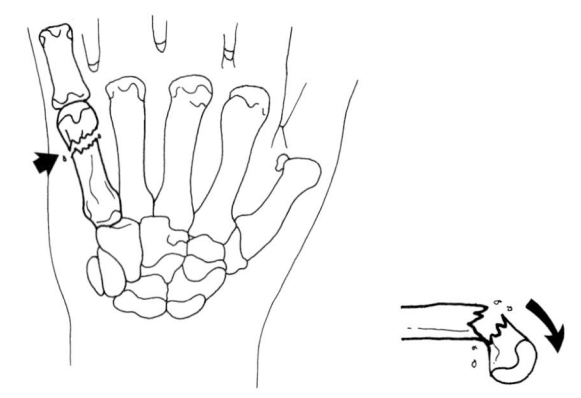

図19-7A（左）　第5中手骨頸部の骨折（ボクサー骨折）．骨折部遠位端は掌側に転位する．もし，角状変形が大きければ整復が必要で，ピン固定が適当であるが，しばしばギプス固定で治療されている．

図19-7B（右）　側面像．骨折遠位部の掌側転位．

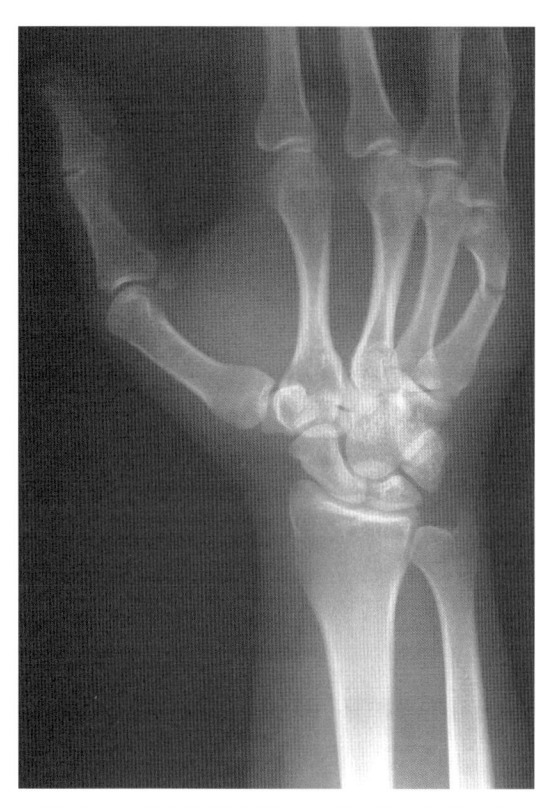

図19-8 角状変形を伴ったボクサー骨折．骨折は，可動性が非常にある第5中手骨で硬い物体を殴ったことで引き起こされる．

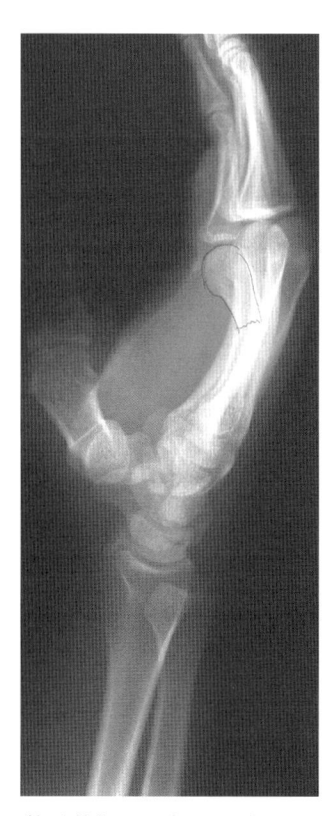

図19-9 徒手整復と固定を必要とするボクサー骨折．第5中手骨遠位端の著明な角状変形がある．

5 標準的なリハビリテーション期間

6〜12週．

6 治療法

a．ギプスまたは副子

バイオメカニクス：応力分散機器．
骨折治癒様式：仮骨形成による二次的治癒．
適応：ギプスまたは副子は，中手骨骨幹部と頚部骨折を含む安定骨折に選択される治療法である．これは，また関節外の中手骨基部骨折，第2〜4中手骨の関節内基部骨折と非常に粉砕された中手骨骨頭骨折にも用いられる．隣接指を副子として利用し，患指とともにテープ固定（buddy taping）することが，早期にはアライメントを維持すること，後期には関節可動域を改善することの補助にしばしばなる．伸び切った（伸張された）側副靱帯を維持し，術後の関節拘縮を予防するために，手関節は30度背屈位で，MCP関節は60〜90度屈曲位で，近位指節間関節（PIP関節）と遠位指節間関節（DIP関節）は約5〜10度屈曲位でギプスで固定する．

b．徒手整復と経皮的ピン固定

バイオメカニクス：応力分散機器．
骨折治癒様式：仮骨形成による二次的治癒．
適応：これは，不安定な中手骨頚部骨折，不安定な中手骨骨幹部骨折，第4，5中手骨の関節内基部骨折のほとんどに選択される治療法である．経皮的ピン固定の違った方法には，髄内ピン固定，隣接中手骨への横止め，交叉性のKirschner鋼線を用いて固定する方法がある．ピンは，外科医の好みによって，カットして皮下に埋没するか，皮膚の外に出しておく．ピンは通常，3〜4週間そのままにして，この期間はピンの緩みや感染の危険性を減らすために，罹患した中手骨をギプスか副子で固定しておく（図19-10，19-10A，19-10B，19-10C，19-10D）．

c．観血的整復内固定術

バイオメカニクス：プレートによる応力遮蔽機器．ピンによる応力分散機器．
骨折治癒様式：強固な固定が行われたときは一次的治癒．ピン固定や強固な固定が得られなかったときは二次

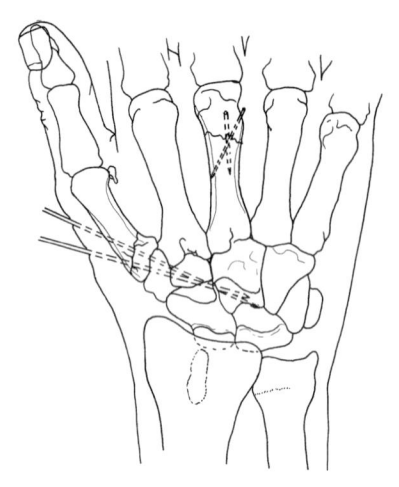

図19-10 第1中手骨基部と第3中手骨骨幹部の骨折に対する徒手整復と経皮的ピン固定．第3中手骨は髄内ピンか交叉性のKirschner鋼線を用いて固定する．第1中手骨基部に対しては，2本のピンで固定すると安定性が得られ，骨折部での回旋防止になる．術後は，ピンの緩みを避けるためにギプスか副子を用いる．

的治癒．

適応：本治療は，中手骨骨幹部骨折と関節内基部骨折で非観血的には整復位の保持が得られない場合か，中手骨骨頭骨折で粉砕の程度が軽く，関節面が残っている場合に用いられる．中手骨頸部骨折にはまれにしか用いない．強固な固定が得られた骨幹部骨折は，手指の早期可動域運動が勧められる．しかしながら，強固な固定が得られていない骨幹部骨折や，関節内基部骨折，骨頭骨折では，骨折した中手骨を初期の3～4週間，ギプスか副子で固定する（図19-11）．

d. 徒手整復とファンクショナルブレース（可動型装具）

バイオメカニクス：応力分散機器．
骨折治癒様式：仮骨形成による二次的治療．
適応：これらの装具は，通常，中手骨骨幹部の安定型の骨折を徒手整復した後に用いる．骨折を3点固定し，MCP, PIP, DIP関節の運動が可能である．装具は，必要な治療期間中維持することのみならず，適切に装着することが難しく，このために頻回には用いられない．しかしながら，ギプスや副子を除去した後，治療の後期に用いうる．この方法は，この章ではこれ以上論じない．

e. 創外固定

バイオメカニクス：応力分散機器．
骨折治癒様式：仮骨形成による二次的治療．
適応：創外固定は，開放骨折あるいは徒手整復や内固定で扱えない高度な粉砕骨折に用いられる．創外固定を用いることはまれであり，この章ではこれ以上論じない．

7　本骨折の注意点

a. 年　　齢

高齢患者では，骨折やその治療に引き続いて，関節の拘縮を生じる危険性が大きい．

b. 関節損傷

関節面を含む骨折では，可動域の減少と変性変化の進展の危険性を最小限にするため，解剖学的な整復が必要である．このことは，第1および第5中手骨基部の関節内骨折においては特に当てはまる（図19-4，19-5，19-6参照）．

c. 位　　置

母指，環指，小指を含む中手骨骨幹部骨折は，これらの手指は可動性が大きいので，中等度の角状変形があってもはなはだしい影響はなく，癒合しうる．骨折が骨幹の近位であればあるほど，角状変形の許容は限られてくる．このように，より角状変形が許容されるのは，中手骨頸部である．ほとんどの中手骨頸部および骨幹部骨折は背側凸の変形を生じる．これは，中手骨骨幹部から起始している背側および掌側の骨間筋がMCP関節を屈曲し，IP関節を伸展させるからである．

8　合併損傷

a. 側副靱帯損傷

これは，最初の外傷に続発するか，あるいは，しばしば治療に続発して生じる．MCP関節の外固定は，60～90度に屈曲して側副靱帯を伸びた状態に維持しておかなければならない．もし屈曲が維持されなければ，側副靱帯は固定期間中に短縮し，固定器具を除去した後にMCP関節を適切に屈曲することが困難になる．反対にIP関節は，比較的伸展位で側副靱帯を伸びた状態に維持しなければならない．このことは，固定期間中の側副靱帯の短縮を予防し，固定器具を除去した後にIP関節の伸展障害が生じるのを防止する．

19. 中手骨骨折　175

図19-10A

図19-10D

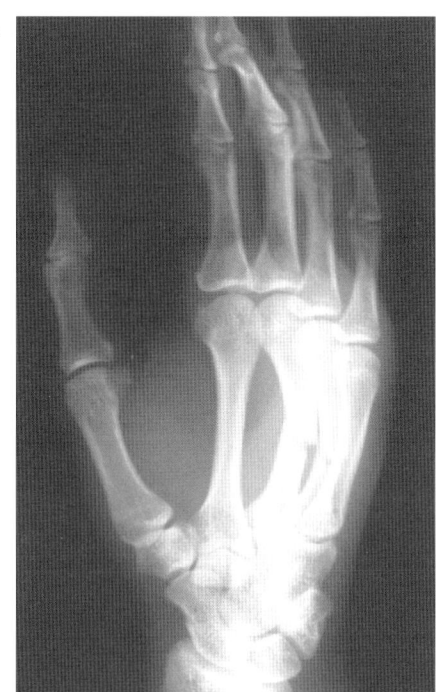

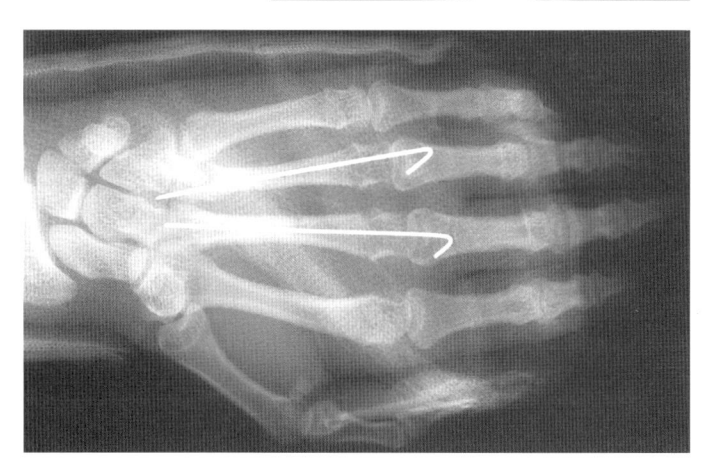

図19-10B

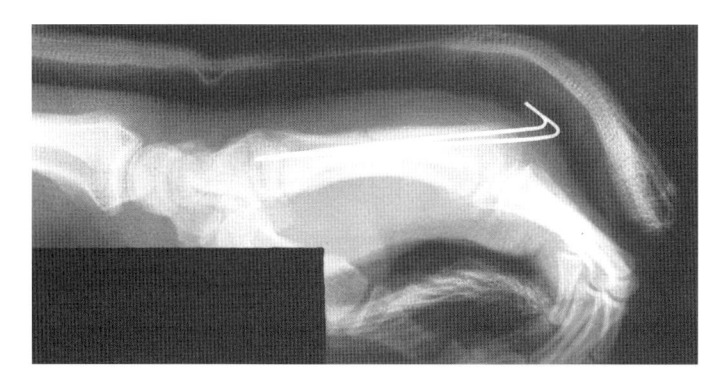

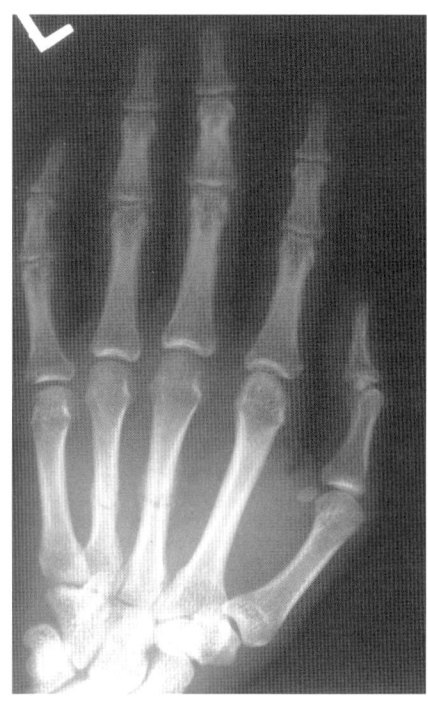

図19-10C

図19-10A　背側角状変形を伴った第3，4中手骨骨幹部骨折．

図19-10B　徒手整復と経皮的ピン固定で治療した第3，4中手骨骨幹部骨折（正面像，Albert Einstein College of Medicine, Bronx, NYのDr. Roy Kulickのご厚意により借用）．

図19-10C　経皮的ピン固定にて治療した第3，4中手骨骨幹部骨折．術後約6週間，副子かギプスで治療する（Albert Einstein College of Medicine, Bronx, NYのDr. Roy Kulickのご厚意により借用）．

図19-10D　6週後の第3，4中手骨骨幹部骨折．ピンは抜去した．仮骨形成に注意．

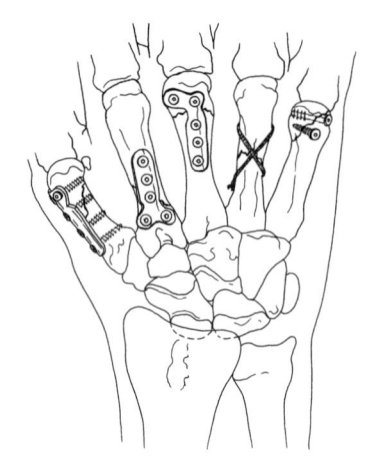

図19-11 中手骨骨幹部骨折はプレートかスクリューで固定する．従手整復が得られない場合や，中手骨骨頭骨折で粉砕の程度が軽く，関節面が残っている場合に最もよく用いられる．

b. 軟部組織損傷

多くの中手骨を含む骨折は，挫滅か貫通によるものであり，軟部組織損傷と浮腫を伴っている．瘢痕形成は，腱の滑走部分だけでなく，手内筋にも生じる．外傷に直接起因するものや，治療によるもの（例：ピンがこれらの組織を刺すこと）がある．これらの瘢痕形成により，拘縮が残存する可能性がある．

c. 開放骨折

中手骨骨頭あるいは頚部骨折に伴うすべての裂創は，特にヒトの咬創が疑われるときは，開放骨折と考えるべきである．これらの損傷は，感染の危険性が高いので，積極的な灌流とデブリドマン，抗生物質の静脈投与で治療すべきである．

⑨ 荷　重

患手は免荷にすべきである．患者は，歩行器や杖を用いて椅子から立ち上がるときに，体重を支えるのに患手を用いることを避けなければならない．もし，患側上肢で，歩行時に荷重しなければならないのなら，患手に荷重が生じないように肘台付き歩行器を使用するのがよい．

⑩ 歩　行

反対側の手と一緒に縦に腕を振ることは影響を受ける．特に，治療初期に上肢を挙上するためにスリングを使用している場合はそうである．

B. 治　療

治療：直後から初期（受傷日から1週まで）

骨癒合
① 骨折部の安定性：なし．
② 骨癒合の段階：炎症期．骨折部分の血腫では炎症性細胞が増殖し，骨折部の吸収が始まる．
③ X線：仮骨形成なし．

a. 整形外科およびリハビリテーション上の注意

1）理学所見

コンパートメント症候群の指標として，疼痛，知覚異常とギプスの不快感の訴えに特に注意を払う．腫脹をチェックする（皮膚の色調変化とともに，浮腫，結果として生じるソーセージ状の手指）．もし腫脹があれば，患者に患肢を挙上し，逆行性にマッサージを行うように指示する（手指先端から手掌に向けて浮腫を絞り出す）．再整復と固定器具が必要となるような許容できない手指の回旋変形をチェックする．

2）危険性を示す所見

患者に，握力低下とMCP関節隆起の減少と中手骨骨幹部に沿った背側隆起が残存する可能性をあらかじめ知らせておくべきである．もし損傷が関節面を含んでいる場合は，変性変化の可能性も患者に知らせておくべきである．さらに付け加えて，腫脹が長引く可能性と反射性交感神経性ジストロフィー（RSD）になる可能性を知らせておかなければならない．

3）X線所見

X線で矯正不足をチェックする（**許容される値は付記を参照**）．

4）荷　重

患手に体重をかけないようにさせる．必要なら肘台付き歩行器を使用する．

5）関節可動域

もし強固な固定が得られれば，創が治り次第，患指の自動可動域運動を許可する．自動介助可動域運動や他動可動域運動は行わない．しかしながら，もし強固な固定が得られなければ，この段階では，患指の可動域運動を許可しない．拘縮と腫脹を防ぐために，副子固定をしない自動可動域運動が勧められる．同側肘関節と肩関節の自動可動域運動も拘縮を防ぐために勧められる．特に，患肢をスリングで吊るしている場合はそうである．

6）筋　力

腫脹と疼痛が減少すれば，手内筋の筋力を維持するために，副子固定をしない手指の回内外・屈伸について等尺性運動を行う．

7）活動能力

患者は健肢を用いて，身辺動作，入浴・トイレ，食事，整容，更衣を行う．患肢から着衣し，健肢から脱衣することを患者に指導する．松葉杖や杖，あるいは歩行器を使わなければならないような下肢疾患をもった患者は，患手に体重をかけないようにしなければならないので，肘台付き歩行器が必要である．

8）歩　行

もし患者がスリングあるいはギプスをしているなら，腕の振りがなくなっている．

b．治療法：本骨折に特有な点

1）ギプスまたは副子

毛細血管の圧迫後再充血を評価するために，損傷した手指，その指とともにテープ固定された隣接指の先端が見えるようにギプスをトリミングする．ギプスの当たり方とギプス縁をチェックし，ギプス縁での皮膚の損傷をみる．ギプスが柔らかくなっていないかチェックし，必要なら修理する．

2）徒手整復と経皮的ピン固定

ピン刺入部の滲出液や発赤，あるいは皮膚の突出がないか評価する．患者に適切なピン管理を指導する．必要なら，ピン刺入部を過酸化水素水あるいはポビドンヨード液に浸した綿棒できれいにする．もしピン刺入部が感染しているようであれば，重症度に応じて，患者に経口抗生物質を投与したり，入院のうえ，抗生物質の静脈投与とデブリドマンを行う．皮膚が突出している場所は剥離する．疼痛，知覚異常，あるいはピンの不快感は，ピンが神経あるいは腱をゆがめていることを示しているかもしれないので特に注意を払う．患指と，テープ固定された隣接指は，しばしば副子固定されており，毛細血管の圧迫後再充血，ギプスの当たり方や柔らかさを，前に述べたように評価すべきである．

3）観血的整復内固定術

創部の発赤や滲出液，波動を評価する．もし，感染徴候があれば，抗生物質の静脈投与とデブリドマンを含めた積極的な治療を勧める．患指と，テープ固定された隣接指は，しばしば副子固定されており，毛細血管の圧迫後再充血，ギプスの当たり方や柔らかさを，前に述べたように評価すべきである．

● 処　方

第1病日から1週間

①**注意点**：他動可動域運動は行わない．
②**可動域**：副子をしていない手指に対して，自動可動域運動を行う．
③**筋力**：副子をしていない手指に対して，ギプスの中での等尺性運動を行う．
④**活動性**：健肢による身辺動作，入浴・トイレを行う．
⑤**荷重**：免荷．

治療：2週まで

骨癒合

①**骨折部の安定性**：なし，または最小限．
②**骨癒合の段階**：修復期の始まり．骨形成系細胞が骨芽細胞に分化し，線維骨を形成する．
③**X線**：仮骨形成なし．

---

a．整形外科およびリハビリテーション上の注意

1）理学所見

再整復と固定器具が必要となるような許容できない患指の回旋変形をチェックする．副子をしていない手指の腫脹と可動域をチェックする．逆行性のマッサージと積極的な可動域運動を，必要なら副子をしていない手指に行う．

2）危険性を示す所見

MCP関節を60〜90度屈曲位に，IP関節を比較的伸展位にして副子を当て，固定期間中の側副靱帯の短縮を減

じるようにすることを確認しておく．そのような短縮は，副子をしている手指の可動域を減少させる結果になるからである．

3）X線所見

X線で矯正不足（**許容される値は付記を参照**）とともに仮骨をチェックする．整復不足は，通常最初の2週以内に生じる．

4）荷　重

患手に体重をかけないようにさせる．必要なら肘台付き歩行器を使用する．

5）関節可動域

もし強固な固定が得られれば，患指の自動可動域運動を続ける．しかしながら，もし強固な固定が得られなければ，患指の可動域運動を許可しない．腫脹と拘縮を減少させるために，副子固定をしていない手指，肘，肩関節の自動，自動介助，他動可動域運動を行う．

6）筋　力

副子固定をしていない手指の手内筋の等尺性運動を続ける．

7）活動能力

患者は依然として，健肢を用いた身辺動作，入浴・トイレ，食事，整容，更衣を行う．両手を使用する際は，患者は患肢の副子固定をしていない手指を，安定化させる目的で使用することを開始する．

8）歩　行

もし患者がスリングあるいはギプスをしているなら，腕の振りは通常なくなっている．

b. 治療法：本骨折に特有な点

1）ギプスまたは副子

毛細血管の圧迫後再充血を評価するために，損傷した手指とテープ固定した隣接指の先端が見えるようにギプスをトリミングする．ギプスの形状と縁をチェックし，ギプス縁での皮膚の損傷がないか評価する．ギプスが柔らかくなっていないかをチェックし，必要なら修理する．

2）徒手整復と経皮的ピン固定

ピン刺入部の発赤，滲出液，皮膚の突出がないかを評価する．必要なら，生じている問題に対して治療する．疼痛，知覚異常，ピン刺入部の不快感は，神経や腱がゆがめられていることを示しているので特に注意を払う．もし患指と隣接指が副子固定されていたら，前に述べたように，毛細血管の圧迫後再充血，ギプスの当たり方や柔らかさを評価する．

3）観血的整復内固定術

ギプスを除去し，創の発赤，滲出液，波動を評価する．感染徴候は，内服あるいは静脈内抗生物質投与，デブリドマン，内固定材料の除去により，積極的に治療する．抜糸を行い，もし必要ならギプスを巻き直す．

● 処　方

> **℞**
>
> **2週まで**
>
> ①**注意点**：患指に対して他動可動域運動を避ける．
>
> ②**可動域**：
>   1) もし強固な固定がなされていれば，患指に対して自動可動域運動を行う．
>   2) 副子をしていない手指に対して，自動，自動介助，他動可動域運動を行う．
>
> ③**筋力**：副子をしていない手指の内在筋に対して等尺性運動を行う．
>
> ④**活動性**：健肢による身辺動作，入浴・トイレを行う．
>
> ⑤**荷重**：免荷．

治療：4〜6週まで

> **骨　癒　合**
>
> ①**骨折部の安定性**：架橋性仮骨により，骨折は通常安定している．理学所見で確認する．
>
> ②**骨癒合の段階**：修復期．架橋性仮骨が観察されたら，骨折は通常安定している．しかしながら，仮骨の強度は線維骨の強度に比べて，特にねじり負荷に対し有意に弱い．このため再骨折を避けるために，骨を保護することが必要である（外固定を続けない場合）．さらなる仮骨の器質化と層板骨の形成が始まる．
>
> ③**X線**：架橋性仮骨が見られる．剛性の増加とともに，架橋性仮骨が減少してくる．内骨膜性仮骨による治癒が優位になってくる．骨折線が不明瞭になってくる．

a. 整形外科およびリハビリテーション上の注意

1）理学所見

母指の中手骨骨幹部骨折は，通常6週間のギプス固定が必要である．他のほとんどの中手骨骨折は3〜4週間

の固定しか必要でない．罹患した中手骨の安定性および圧痛をチェックし，すべての手指の可動域をチェックする．

2）危険性を示す所見

RSD（萎縮性の変化，血管運動性障害，触覚過敏，骨折治癒段階に比例しない疼痛により特徴づけられる）のチェックを行う．もし認められれば，積極的な手指の作業療法を必要とする．

3）X線所見

ギプスを除去し，矯正不足（許容される値は付記を参照）とともに仮骨をチェックする．

4）荷　重

骨折した中手骨に完全に圧痛がなく，骨折部での動きがなく，仮骨がX線で見られるまでは，患手に体重をかけないようにさせる．

5）関節可動域

すべての手指と手関節に対して自動全可動域運動を指示する．温風浴療法，パラフィンあるいは水治療法は，関節を動かす際の患者の疼痛を消失させる．6週後には，可動域を改善させ，関節の拘縮を減少させるために，適度な他動可動域運動をプログラムに追加する．MCP関節とIP関節の動きが，握りと把持動作の中心であるので，このことは重要である．

6）筋　力

握りと把持に重点をおく．手指の屈筋力を再獲得し，IP関節の動きを改善するために，ボール握り運動とSilly Putty運動を患者に教える．

7）活動能力

患者に，患肢を用いての身辺動作，入浴・トイレ，食事，整容，更衣など，両手での活動を再開するように勧める．持ち上げたり，押したりすることは避ける．

8）歩　行

ギプスをすでに除去していたとしても，拘縮のために腕の振りが通常減少している．

b. 治療法：本骨折に特有な点

1）ギプスまたは副子

もし骨折部に圧痛がなく，動きがなく，しかも豊富な仮骨がX線で認められたら，ギプスを除去する．もし患者が不安がったり，さらなるサポートが必要だったら，保護用の副子を1〜2週間追加することを考慮する．特に積極的なリハビリテーション運動を開始した後は，夜間副子が役に立つ．

もし骨折部に圧痛や動きがある，あるいは不十分な仮骨しかX線で見られない場合は，副子かギプスを装着すべきである．将来の可動障害を抑制し，早期の適度な可動域運動を許可するために，取りはずしのできる副子を勧める．もっと積極的なリハビリテーションと副子除去が必要な時期である骨折部の安定性が認められるまでは，患者を2週間間隔で評価する．

2）徒手整復と経皮的ピン固定

経皮ピンは通常3〜4週で除去する．ピン刺入部の発赤あるいは滲出液を評価すべきであり，必要であれば生じているすべての問題を治療すべきである．ピンを除去した後，もし患者が不安がったり，さらなるサポートが必要だったら，ギプスあるいは副子をもう1〜2週続けるべきである．もし骨折部に圧痛や動きがなく，しかも豊富な仮骨がX線で認められたら，ギプスを除去する．特に積極的なリハビリテーション運動を開始した後は，最初の数週間は夜間副子が役に立つ．

3）観血的整復内固定術

創の発赤や滲出液を評価し，必要なすべての問題点を治療する．もし骨折部に圧痛および動きがなく，しかも豊富な仮骨あるいは骨折線の消失がX線で認められたら，ギプスを除去する．もし患者が不安がったり，さらなるサポートが必要だったら，しばしば保護用の副子を1〜2週追加して用いる．特に積極的なリハビリテーション運動を開始した後は，夜間副子が役に立つ．もし骨折部に圧痛や動きがあるか，不十分な仮骨あるいは骨折線がX線で見られた場合は，適度な可動域運動を許可するために，しばしば取りはずしのできる副子を当てる．もっと積極的なリハビリテーションと副子除去が必要であることを意味する骨折部の安定性が認められるまでは，患者を2週間間隔で評価する．

● 処　方

Rx　4～6週まで

① 注意点：患指に対して他動可動域運動を避ける．
② 可動域：
　1) すべての手指と手関節に対して自動全可動域運動を行う．
　2) 手関節の自動回内外運動と橈尺屈運動を行う．
③ 筋力：
　1) ボール握り運動とSilly Putty運動を行う．
　2) 手指の内外転抵抗運動を軽く行う．
④ 活動性：6週で両手を用いた動作を勧める．
⑤ 荷重：免荷．

治療：6～8週まで

骨癒合

① 骨折部の安定性：架橋性仮骨により，骨折は通常安定している．理学所見で確認する．
② 骨癒合の段階：修復期．架橋性仮骨が観察されたら，骨折は通常安定している．しかしながら，仮骨の強度は線維骨の強度に比べて，特にねじり負荷に対し有意に弱い．このため再骨折を避けるために，骨を保護することが必要である（外固定を続けない場合）．さらなる仮骨の器質化と層板骨の形成が始まる．
③ X線：架橋性仮骨が見られる．剛性の増加とともに，架橋性仮骨が減少してくる．内骨膜性仮骨による治癒が優位になってくる．骨折線が不明瞭になってくる．

a．整形外科およびリハビリテーション上の注意

1) 理学所見

罹患した中手骨の安定性と圧痛をチェックし，すべての手指の可動域をチェックする．すべての機能的な損失あるいは減少した握力を知るために，患者の活動レベルに対するコメントには特に注意を払う．

2) 危険性を示す所見

RSDの変化をチェックする．

3) X線所見

ギプスを除去し，仮骨と骨折線の消失をX線でチェックする．変形癒合（**許容される値は付記を参照**），遷延癒合と偽関節を評価する．

4) 荷重

慣れるにしたがって，患者は患肢への荷重を増やしていく．

5) 関節可動域

関節の動きを助けるように教えながら，温風浴療法で，すべての手指に対して自動，自動介助，他動可動域運動を勧める．すべての患者において，手関節の自動介助，他動可動域運動も勧める．橈尺屈運動は機能的な動作に重要である．

6) 筋力

手指への抵抗運動を続ける．把持とはさみ握りを改善させるために，こねる運動，ボールあるいはスポンジを握る運動，ビーズに糸を通す運動を行う．

7) 活動能力

患者は，患肢を用いてすべての活動を行う．高齢者は通常の杖を用いて，歩行時に患肢で荷重する．

8) 歩行

患者の腕の振りが徐々に増加してくる．目的は，腕の振るパターンを正常化させることである．

b．治療法：本骨折に特有な点

1) ギプスまたは副子

ギプスを除去していなければ除去する．骨折部での圧痛と動きを調べる．

2) 徒手整復と経皮的ピン固定

ギプスを除去していなければ除去する．骨折部での圧痛と動きを調べる．特に，積極的なリハビリテーション運動を行っている間は，夜間副子が役に立つかもしれない．

3) 観血的整復内固定術

ギプスを除去していなければ除去する．骨折部での圧痛と動きを調べる．特に，積極的なリハビリテーション運動を行っている間は，夜間副子が役に立つかもしれない．

● 処　方

Rx　6〜8週まで

①**注意点**：なし．
②**可動域**：すべての手指に対して，自動，自動介助，他動可動域運動を行う．
③**筋力**：すべての手指に対して自動抵抗運動を行う．
④**活動性**：患者は患肢を用いて，身辺動作や入浴・トイレを行う．
⑤**荷重**：可能であれば全荷重．

治療：8〜12週まで

骨癒合

①**骨折部の安定性**：安定．
②**骨癒合の段階**：リモデリング期．線維骨は層板骨によって置換される．リモデリング過程は完了までに数ヵ月から数年かかる．
③**X線**：豊富な仮骨が見られ，骨折線が消え始める．時間とともに，髄腔のリモデリングがある．骨幹端部は骨幹部ほど仮骨形成はない．

a．整形外科およびリハビリテーション上の注意

1）理学所見

すべての手指，手関節，肘，肩関節の可動域をチェックする．

2）危険性を示す所見

RSDの変化をチェックする．

3）X線所見

変形癒合，遷延癒合，偽関節をX線でチェックする．もし豊富な仮骨あるいは骨折線の消失が，以前のX線で認められていれば，新しいX線を撮る必要はない．

4）荷　重

患者は，患手に全荷重をかけられるようにすべきである．

5）関節可動域

患者は，手関節，肘，肩関節とともに，手指，母指の全可動域を獲得すべきである．

6）筋　力

手指への抵抗運動を続ける．自宅でのプログラムは筋力を改善あるいは維持する．

7）活動能力

患者は，患肢を用いてすべての活動を行う．

8）歩　行

患者の腕の振りは正常となる．

● 処　方

Rx　8〜12週まで

①**注意点**：なし．
②**可動域**：すべての手指と手関節に対して，自動・他動全可動域運動を行う．
③**筋力**：手指と手関節に対して抵抗運動を進めていく．
④**活動性**：可能な限り患肢を用いて，すべての動作を行う．
⑤**荷重**：全荷重．

C．長期的予後と問題点

患者には将来，その損傷が二次的に，関節の変性疾患（関節内骨折で危険性が高い），可動域の減少，遺残変形，握力の低下，長引く腫脹を生じる可能性のあることを知らせておく必要がある．患者には，骨折の転位，あるいは適切なアライメントが失われる危険性があるものの，関節の拘縮が残存することを防ぐために，完全な骨癒合が生じる前に関節を動かし始めることを知らせておかなければならない．

D．付　記

1　許容される値

a．中手骨骨頭骨折

①関節面の段差や転位は1〜2mmより少ないこと．
②X線断層あるいはCT検査は，これらの骨折のさらなる評価の助けになる．

b．中手骨頚部骨折

①回旋変形は許容されない．

②背側凸変形は10度(示指), 20度(中指), 30度(環指), 40度(小指)は許容される. 中手骨頚部の角度は, しかしながら普通15度であることを, 骨折部での背側角状変形を評価する際に考慮に入れなければならない.

c. 中手骨骨幹部骨折

①回旋変形は許容されない.
②背側角状変形は30度(母指), 10度(示指, 中指), 20度(環指, 小指)は許容される.

d. 中手骨基部骨折

①回旋変形は許容されない.
②もし関節内であれば, 関節面の段差や転位は1〜2mmより少ないこと.
③X線断層あるいはCT検査は, これらの骨折のさらなる評価の助けになる. 比較撮影が強く勧められる.

直後から1週まで				
		副子	徒手整復と経皮的ピン固定	観血的整復内固定術
安定性		・なし.	・なし.	・なし.
整形外科		・損傷した手指とテープ固定された隣接指の先端が見えるように, ギプスをトリミングする.	・処置が必要な開放創と同じようにピン刺入部と腱の機能を評価する. もし副子をしていれば, 副子の項目と同じように扱う.	・皮切あるいは開放創の処置を行う. もし副子をしていれば, 副子の項目と同じように扱う.
リハビリテーション		・副子をした手指の可動域運動は行わない. 副子をしていない手指は同側の肘や肩と同じように, 自動, 自動介助, 他動可動域運動を勧める. ・副子をしていない手指の等尺性運動を勧める. 患手は荷重には使用しない.	・患指の可動域運動は行わない. 副子をしていない手指は, 同側の肘や肩と同じように, 自動, 自動介助, 他動可動域運動を勧める. ・副子をしていない手指の等尺性運動を勧める. 患手は荷重には使用しない.	・強固な固定が得られていたら, 創の状態が許せば患指の自動可動域運動を許可する. もし, 強固な固定が得られていなければ, 患指の可動域運動は行わない. 副子をしていない手指は, 同側の肘や肩と同じように, 自動, 自動介助, 他動可動域運動を勧める. ・副子をしていない手指の等尺性運動を勧める. 患手は荷重には使用しない.

2週まで				
		副子	徒手整復と経皮的ピン固定	観血的整復内固定術
安定性		・なし, または最小限.	・なし, または最小限.	・なし, または最小限.
整形外科		・損傷した手指とテープ固定された隣接指の先端が見えるように, ギプスをトリミングする.	・処置が必要な開放創と同じようにピン刺入部と腱の機能を評価する. もし副子をしていれば, 副子の項目と同じように扱う.	・抜糸する. 開放創の処置を行う. もし副子をしていれば, 副子の項目と同じように扱う.
リハビリテーション		・副子をした手指の可動域運動は行わない. 副子をしていない手指は, 同側の肘や肩と同じように, 自動, 自動介助, 他動可動域運動を続ける. ・副子をしていない手指の等尺性運動を続ける. 患手は荷重には使用しない.	・患指の可動域運動は行わない. 副子をしていない手指は, 同側の肘や肩と同じように, 自動, 自動介助, 他動可動域運動を続ける. ・副子をしていない手指の等尺性運動を続ける. 患手は荷重には使用しない.	・強固な固定が得られていたら, 患指の自動可動域運動を許可する. もし, 強固な固定が得られていなければ, 患指の可動域運動は行わない. 副子をしていない手指は, 同側の肘や肩と同じように, 自動, 自動介助, 他動可動域運動を続ける. ・副子をしていない手指の等尺性運動を続ける. 患手は荷重には使用しない.

4～6 週まで

	副子	徒手整復と経皮的ピン固定	観血的整復内固定術
安定性	・部分的に安定，または安定．	・部分的に安定，または安定．	・部分的に安定，または安定．
整形外科	・骨折部での圧痛や動きがなく，X線で豊富な仮骨があれば，副子を除去する．保護用の副子か夜間副子を1～2週追加することを考える．	・ピンを抜去する．副子は通常1～2週追加する．依然としてピン刺入部は，感染を評価すべきである．	・必要なら創の管理を行う．もし骨折部で圧痛や動きがなく，X線で骨折線が消失していれば，副子を抜去する．保護用の副子か夜間副子を1～2週追加することを考える．
リハビリテーション	・すべての手指と手関節の自動全可動域運動を行う．6週以降は，適度な他動可動域運動を手指と手関節に行う．指屈筋の強化を勧める． ・同側の肘，肩の運動は続ける．骨折が治癒すれば，患手に荷重を許可する．	・副子と同じ．	・副子と同じ．

6～8 週まで

	副子	徒手整復と経皮的ピン固定	観血的整復内固定術
安定性	・安定．	・安定．	・安定．
整形外科	・副子を除去する．	・副子を除去する．	・副子を除去する．
リハビリテーション	・同側の手関節や，肘，肩と同じように，すべての手指に自動，自動介助，他動可動域運動を勧める． ・手指への抵抗運動は続行する．患手への荷重を許可する．	・副子と同じ．	・副子と同じ．

8～12 週まで

	副子	徒手整復と経皮的ピン固定	観血的整復内固定術
安定性	・安定．	・安定．	・安定．
整形外科	・副子は必要ない．	・副子は必要ない．	・副子は必要ない．
リハビリテーション	・すべての動作を許可する．	・すべての動作を許可する．	・すべての動作を許可する．

文　献

Black DM, Mann RJ, Constine R, Daniels AU. Comparison of internal fixation techniques in metacarpal fractures. *J Hand Surg [Am]*, 10:466–472, 1985.

Diwaker HN, Stothard J. The role of internal fixation in closed fractures of the proximal phalanges and metacarpals in adults. *J Hand Surg [Br]*, 11:103–108, 1986.

Ferraro MD, Coppola A, Lippman K, Hurst LC. Closed functional bracing of metacarpal fractures. *Orthop Rev*, 12:49–56, 1983.

Foster RJ, Hastings H II. Treatment of Bennett, Rolando, and vertical intraarticular trapezial fractures. *Clin Orthop*, 214:121–129, 1987.

Green DP, Rowland SA. Fractures and dislocations in the hand. In: Rockwood CA Jr, Green DP, Bucholz RW, eds. *Fractures in Adults*, 3rd ed, Vol 1. Philadelphia: J.B. Lippincott, 1991, pp. 484–500.

Hall RF. Treatment of metacarpal and phalangeal fractures in noncompliant patients. *Clin Orthop*, 214:31–36, 1987.

Jupiter JB, Belsky MR. Fractures and dislocations of the hand. In: Browner BD, Jupiter JB, Levine AM, Trafton PG, eds. *Skeletal Trauma*, Vol 2. Philadelphia: W.B. Saunders, 1992, pp. 925–976.

Lamb DW, Abernethy PA, Raine PAM. Unstable fractures of the metacarpals: a method of treatment by transverse wire fixation to intact metacarpals. *Hand*, 5:43–48, 1973.

McKerrell J, Bowen V, Johnston G, Zondervan J. Boxer's fractures: conservative or operative management? *J Trauma*, 27:486–490, 1987.

Melone CP. Rigid fixation of phalangeal and metacarpal fractures. *Orthop Clin North Am*, 17:421–435, 1986.

Pellegrini VD Jr. Fractures at the base of the thumb. *Hand Clin*, 4:87–101, 1988.

Pritsch M, Engel J, Farin I. Manipulation and external fixation of metacarpal fractures. *J Bone Joint Surg Am*, 63:1289–1291, 1981.

Ruggeri S, Osterman AL, Bora FW. Stabilization of metacarpal and phalangeal fractures in the hand. *Orthop Rev*, 9:107–110, 1980.

Stern PJ. Fractures of the metacarpals and phalanges. In: Green DP, ed. *Operative Hand Surgery*, Vol 1. New York: Churchill Livingstone, 1993, pp. 695–758.

Wright TA. Early mobilization in fractures of the metacarpals and phalanges. *Can J Surg*, 11:491–498, 1968.

CHAPTER 20

Treatment and Rehabilitation of Fractures

指節骨骨折

Phalangeal Fractures

A. はじめに

1 定 義

　指節骨骨折は，基節骨，中節骨，末節骨骨折を含んでおり，関節内と関節外，安定型と不安定型に分類される．

　関節内骨折は，指節骨の基部あるいは顆部を含み，次のようなサブタイプに分類できる：

　付着した側副靱帯を伴った裂離骨折，関節内に伸びている骨幹部骨折，圧迫力による負荷に続発した骨折である．関節外骨折は，骨幹部あるいは指節骨頸部を含むものがある（**図20-1**）．

　安定型の指節骨骨折は，嵌入し合い，ほとんどかまったく転位がない．それらは通常，横骨折である．不安定型の指節骨骨折は通常，粉砕骨折，転位のある骨折，斜骨折あるいはらせん骨折である．同じ手指での多発骨折もまた不安定になる．

2 受傷機序

　ほとんどの指節骨骨折は，手への直達外傷によって生じる．

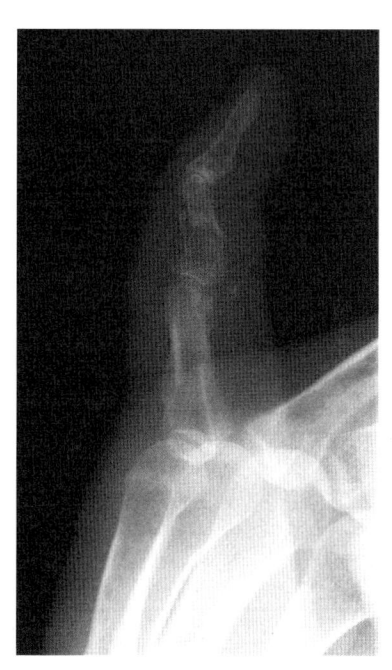

図20-1 小指の中節骨骨幹部骨折．関節外である．

3 治療のゴール

a. 整形外科的目標

1）アライメント

　回旋あるいは角状変形は許されない．もし関節内骨折であれば，関節面の段差が1〜2mm未満でなければならない．

表20-1　指節間関節（IP関節）の可動域

運動の種類	近位指節間 (PIP) 関節	遠位指節間 (DIP) 関節	母指 IP 関節
屈曲	0～100度	0～70度	0～80度
伸展	0～7度	0～8度	0～5度

- 指の動きは基本的に屈曲と伸展である．
- 外転と内転は限られており，MCP関節のみに生じる．
- 機能的可動域：手指の関節は，他の関節と違って，可動域にほとんど余裕がない．DIP，PIP，MCP関節での可動域制限は，把持，巧緻動作，つまみ動作のような，さまざまな程度の機能障害を結果として生じる．

表20-2　中手指節関節（MCP関節）の可動域

運動の種類	示指，中指，環指，小指	母指
屈曲	0～90度	0～80度
伸展	0～5度	0度

- 示指から小指にかけて，ほとんど直線上にMCP関節の屈曲角度は増加する．
- MCP関節の伸展は，すべての指でほぼ等しい．
- 外転と内転は，MCP関節のみに生じるが，限られている．
- MCP関節での可動域制限は，把持，巧緻動作，つまみ動作のような，さまざまな程度の機能障害を結果として生じる．

2）安 定 性

骨の適合性が得られれば安定性は最も良好で，手指を動かしても転位の危険性はない．

b．リハビリテーション的目標

1）関節可動域

手指と手の完全な関節可動域を再獲得する（表20-1，20-2）．

2）筋　　力

手と手指にある筋の筋力を外傷前のレベルに回復させる．これらの筋には，骨間筋や虫様筋，手指の長短の屈筋と伸筋，小指球筋，母指球筋が含まれる．

ギプスの中で筋力を維持する．これらの筋肉には，以下のようなものが含まれる：
- 骨間筋，虫様筋
- 手指の長短の屈筋
- 手指の伸筋
- 小指球筋，母指球筋
- 尺側手根屈筋，橈側手根屈筋
- 尺側手根伸筋，橈側手根伸筋

3）機能的ゴール

強い握り，把持，つまみ握り，つまみ動作ができるようになることである．

4　標準的な骨癒合期間

通常，骨癒合には，3～6週は必要である．しかしながら，中手指節関節（MCP関節）と指節間関節（IP関節）を3～4週間以上固定すると，拘縮が残存する危険性が増加するので，より早期の運動が勧められる．指節骨骨折では，骨癒合は臨床的な骨癒合よりも遅れてX線で観察される．X線で見えるようになる骨癒合には10～12週を要する．

5　標準的なリハビリテーション期間

6～12週．

6　治　療　法

a．隣接指テープ固定（buddy taping）

バイオメカニクス：応力分散機器．
骨折治癒様式：仮骨形成による二次的治癒．
適応：隣接指テープ固定は，転位がなく嵌入した骨折や，末節骨先端での骨折を含む安定骨折に選択される治療法である．これは，患指と隣接した健指を一緒にテーピングする方法である．隣接指をテープ固定（buddy taping）することにより，早期の可動域運動を行うことが可能で，その結果，関節可動域を改善することになる．健指に拘縮が生じて後退してしまう可能性もある（図20-2）．

b．徒手整復とギプスまたは副子

バイオメカニクス：応力分散機器．
骨折治癒様式：仮骨形成による二次的治癒．
適応：これは，近位指節間関節（PIP関節）の安定型の背側脱臼骨折と同じように，整復後に安定化する転位した横骨折に選択される治療法である．患指は通常，隣接指とともにテープ固定して副子を当てる．もし基節骨が含まれていたら，手関節30度伸展位，MCP関節60～90度屈曲位，IP関節5～10度屈曲位で，ギプスあるいは副子を当てる．PIP関節の背側脱臼骨折は，通常，徒手整

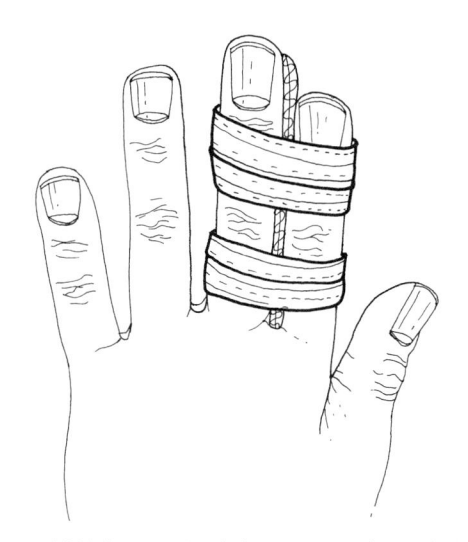

図20-2　隣接指テープ固定（buddy taping）は，転位がなく嵌入した骨折や，末節骨先端での骨折を含む安定骨折に選択される治療法である．これは，患指と隣接した健指を一緒にテーピングする方法である．本法により，早期の可動域運動が可能である．

復後に伸展ブロック背側副子が必要である．

c．徒手整復と経皮的ピン固定

バイオメカニクス：応力分散機器．

骨折治癒様式：仮骨形成による二次的治癒．

適応：これは，粉砕骨折，顆部骨折，斜骨折，らせん骨折のように，徒手整復後に転位した不安定な横骨折に選択される治療法である．

d．観血的整復内固定術

バイオメカニクス：スクリューによる応力遮蔽機器．ピンによる応力分散機器．

骨折治癒様式：強固な固定が行われたときは一次的治癒．ピン固定や強固な固定が得られなかったときは二次的治癒．

適応：本治療は，粉砕した関節内骨折あるいは高度に不安定な斜あるいはらせん骨折に勧められる．しかしながら，手指には適当な皮下組織がないので，この治療法は，創と治癒の合併症をはらんでおり，通常は行われない．この章ではこれ以上論じない（図20-3，20-4，20-5，20-6，20-7，20-8，20-9，20-10，20-11，20-12）．

e．創外固定

バイオメカニクス：応力遮蔽機器．

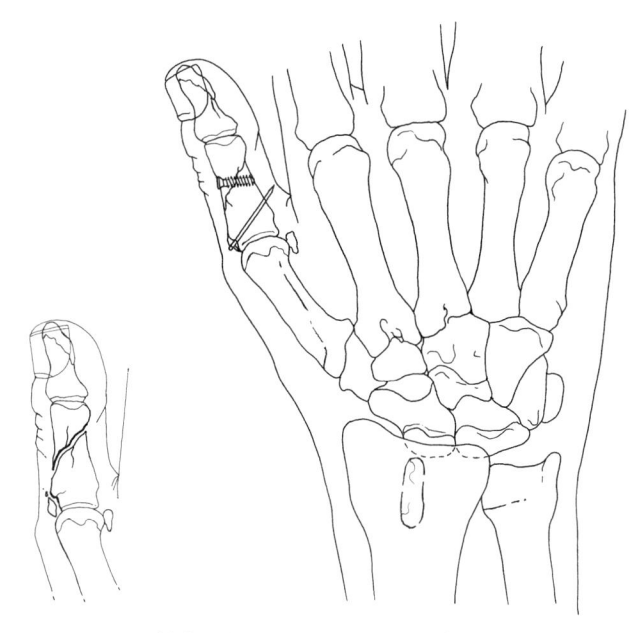

図20-3（左）　中節骨近位端の関節面を含む裂離骨折とともに母指基節骨骨幹部の斜骨折．

図20-4（右）　母指の基節骨骨幹部の不安定な斜骨折に対するスクリュー固定．基節骨の関節面の骨片をピン固定している．

骨折治癒様式：強固な固定が行われなかったときは二次的治癒．それ以外は一次的治癒．

適応：創外固定は，開放骨折あるいは観血的整復内固定で扱えない粉砕骨折に用いられる．この章ではこれ以上論じない．

f．牽　引

バイオメカニクス：応力分散機器．

骨折治癒様式：仮骨形成による二次的治癒．

適応：皮膚や骨格を含めてさまざまなタイプの牽引が過去に用いられてきた．しかしながら，多くの合併症が生じ，それゆえ牽引は勧められない．この章ではこれ以上論じない．

7　本骨折の注意点

a．年　齢

高齢患者では，骨折やその治療に引き続いて，関節の拘縮を生じる危険性が大きい．

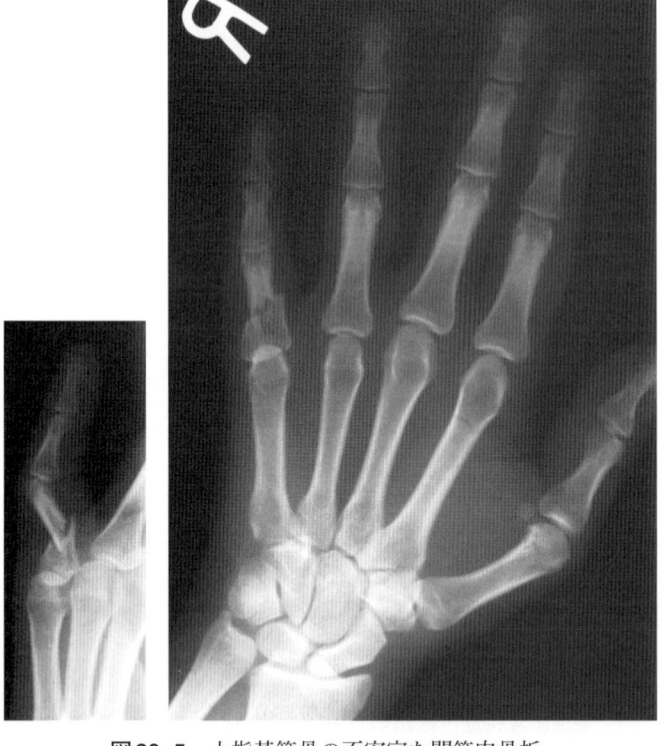

図20-5　小指基節骨の不安定な関節内骨折.

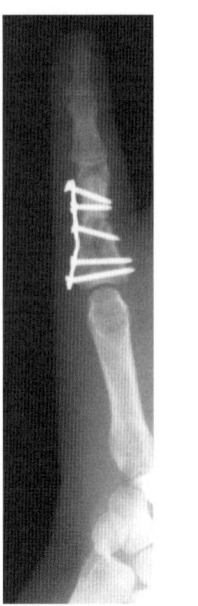

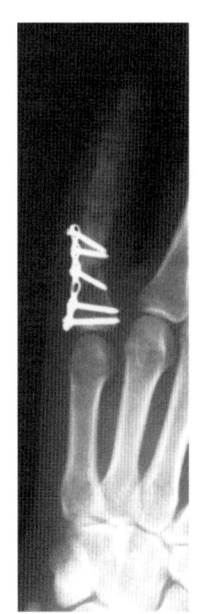

図20-6　基節骨の不安定な関節内粉砕骨折. この骨折は, 骨長とアライメントを保つためにミニプレートとスクリュー固定で治療した. 関節面の適合性は良好で, 固定は強固である.

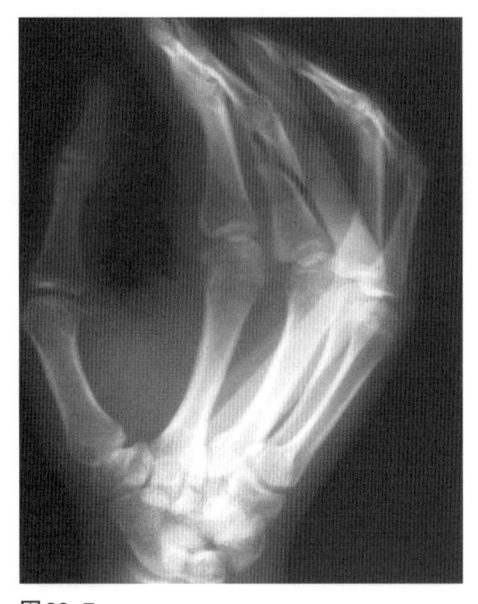

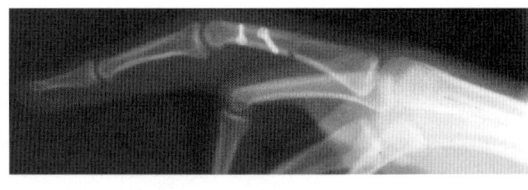

図20-7　中指基節骨の不安定ならせん斜骨折 (関節外).

図20-8　ミニラグスクリュー固定で治療した中指の基節骨骨折. この固定は基節骨の長さを維持し, 回旋を防止する. 固定は強固で, 副子は必要ない. 仮骨形成は見られない.

b. 関節損傷

　関節面を含む骨折では, 続発する可動域の減少と変性変化の進展の危険性を最小限にするために解剖学的な整復が必要である. 解剖学的な整復が得られなかった粉砕骨折では, 早期の可動域運動が拘縮の危険性を減少させる.

c. 位　置

　基節骨骨幹部骨折は, 通常, 筋肉の引っ張るバランスの違いから, 二次的に掌側凸に角状変形する. 骨間筋が基節骨の基部に付着し, それにより近位の骨片が屈曲する. 遠位の骨片は, 中節骨の基部に付着する指伸筋腱の中央索により過伸展方向に引っ張られる. この過伸展は, エクステンサーフードを引っ張る外来筋により強調され

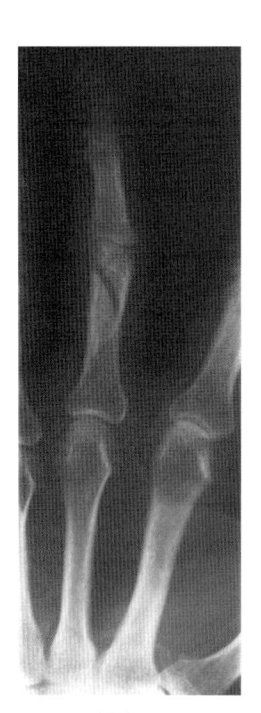

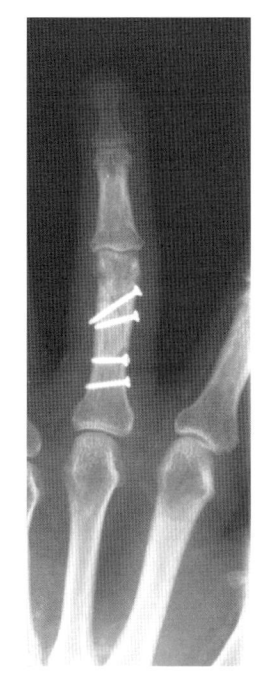

図20-9（左） 中指基節骨のらせん斜骨折．

図20-10（右） ミニラグスクリュー固定により治療した中指基節骨のらせん斜骨折．これは基節骨の短縮と骨片の回旋を防止し，長さを保持する．固定は強固で，副子は必要ない．仮骨形成は見られない．他動運動は許可しない．

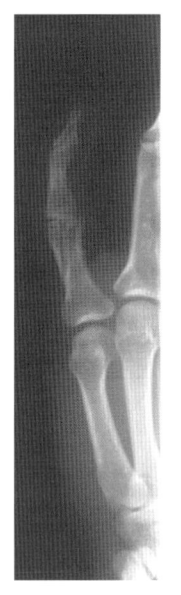

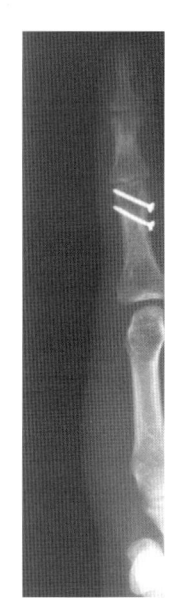

図20-11（左） 小指基節骨のらせん斜骨折．これは基節骨の短縮を伴っている．骨折は不安定である．

図20-12（右） 長さとアライメントを保つために，ミニラグスクリュー固定により治療した基節骨骨折．腫脹と疼痛をコントロールするために，副子固定は術後数日を要した．副子を除去してからは，患者は意のままに手指を自動運動すべきである．

る．この筋肉のバランスの違いは，IP関節の伸展制限と二次的なIP関節の屈曲拘縮につながる．これらの合併症は，骨格のアライメントを整えることと骨格の長さを維持することによって予防できる．

8 合併損傷

a. 側副靱帯損傷

これは，最初の外傷に続発するか，治療に続発して生じる．最初の外傷は通常，中節骨掌側板からの部分的な裂離によるものである．隣接指テープ固定で4〜6週間治療するか，PIP関節を50〜60度に屈曲して，2〜3週間副子固定して治療する．大きな不安定性を伴っていることが多いので，特に若年者では，示指の側副靱帯損傷は通常，外科的に修復する．治療後の側副靱帯損傷は通常，不適切な外固定に続発するものである．MCP関節のギプスによる外固定は，側副靱帯を伸びた状態に維持しておかなければならないので，60〜90度屈曲位に維持しなければならない．もし屈曲が維持されなければ，側副靱帯は固定期間中に短縮するであろう．その場合，固定器具を除去した後にMCP関節を適切に屈曲することが困難になる．反対に，IP関節は比較的伸展位で（前に述べた掌側板損傷を除き），側副靱帯を伸びた状態に維持しなければならない．このことは，固定期間中の側副靱帯の短縮を予防し，固定器具を除去した後にIP関節の伸展障害が生じるのを防ぐ．

b. 爪床損傷

多くの末節骨骨折，特に指尖部の挫滅損傷は，爪床損傷を合併している．もし，爪下血腫が爪床の25％以上に認められたら，爪を取り除き，血腫を除去しなければならない．爪床は吸収糸による縫合で修復すべきである（図20-13）．

c. 開放骨折

指節骨骨折に伴うすべての裂創（特にヒトの咬創が疑われるとき）は，開放骨折と考えるべきである．これらの損傷は，積極的な灌流とデブリドマンと，抗生物質の静脈あるいは経口投与で治療すべきである．

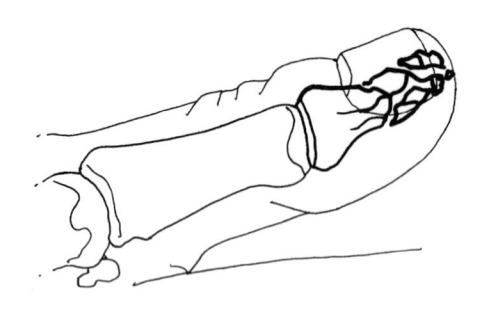

図20-13 母指末節骨の指尖部挫滅損傷．爪床損傷と爪下血腫を合併している．

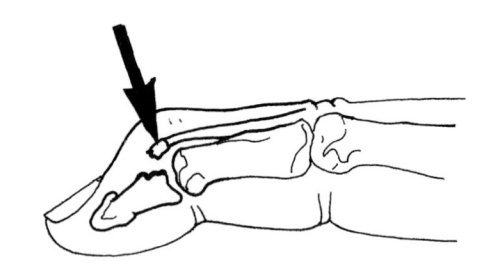

図20-14 槌指骨折．伸筋腱が末節骨の近位端から骨片を裂離した結果，末節骨の伸展機構が失われる．

d. 槌　指

槌指は，軟部組織か骨損傷によって，末節骨の伸展機構が失われることに続発する遠位指節間関節（DIP関節）の屈曲変形である．軟部組織あるいは小さな裂離骨折の治療は，DIP関節を6～8週間過伸展位に非観血的に副子固定することである．さらに4～6週間は夜間副子固定をする．もし，骨性の裂離骨折が2～3mm転位していたり，関節面の1/3以上が含まれているならば，伸展機構の観血的整復内固定術が勧められる（図20-14）．

e. 深指屈筋腱の断裂

深指屈筋腱は，末節骨基部から裂離している．DIP関節の機能的可動域を獲得するために，裂離した腱を観血的整復内固定することが必要である．

f. ボタン穴変形

この変形は，伸筋機構の破綻による結果である．特に，背側で中央索が断裂したり，中節骨基部からの裂離骨折が原因で生じる．PIP関節での効果的な伸展機能の損失は，側索の掌側脱臼を生じる．PIP関節が屈曲し，代償性にDIP関節が過伸展する．実際これは，4～6週間DIP関節を動かしながら，PIP関節を伸展位で副子固定する

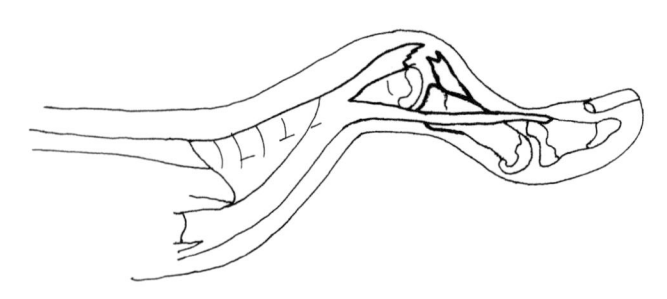

図20-15 ボタン穴変形．伸筋機構の破綻がある．背側で中央索が断裂したり，中節骨基部からの裂離骨折を伴っている．PIP関節での効果的な伸展機能の損失は，側索の掌側脱臼を生じる．その結果，PIP関節が屈曲し，代償性にDIP関節が過伸展する．

ことにより治療する．時にボタン穴変形に激しく転位した裂離骨折を合併することがあり，観血的整復内固定を要する（図20-15）．

g. PIP骨折/脱臼

これらは3つのタイプに分けられる．TypeⅠは掌側板の裂離を伴った過伸展損傷で，関節面の適合性が維持されているものである．TypeⅡは中節骨の背側脱臼で，掌側板の裂離と関節面の不適合性を伴っている．TypeⅢは脱臼骨折で，関節面の1/3が損傷され整復後に安定するもの，または関節面の1/3より大きい部分が損傷され整復後も不安定なもののいずれかである．

TypeⅠ，TypeⅡ，および安定したTypeⅢは，隣接指テープ固定（早期の可動域運動を許す）か，約20～30度屈曲位での背側伸展ブロック副子（過伸展を防止する）で，4～6週間固定する．3～6週は，伸展ブロックを徐々に緩め，6週までに全可動域が得られるようにする．不安定なTypeⅢは，関節骨片の観血的整復内固定を要する．

9　荷　重

患指は免荷にすべきである．患者は，手をついて押し上げたり，杖や歩行器を把持するときに，患指を使ってはいけない．

10　歩　行

治療初期に上肢を挙上するためにスリングを使用している場合でなければ，反対側の手と一緒に縦に腕を振ることは通常影響を与えない．

B. 治療

治療：直後から初期（受傷日から1週まで）

骨癒合

① **骨折部の安定性**：なし．
② **骨癒合の段階**：炎症期．骨折部分の血腫では炎症性細胞が増殖し，骨折部の吸収が始まる．
③ **X線**：仮骨形成なし．骨折線が見える．

a. 整形外科およびリハビリテーション上の注意

1）理学所見

指節骨骨折ではまれではあるが，コンパートメント症候群の指標として，疼痛，知覚異常とギプスの不快感の訴えに特に注意を払う．腫脹をチェックする．もし腫脹があれば，患者に患肢を挙上し，逆行性にマッサージを行うように指示する（指尖から手掌に向けて浮腫を絞り出す）．再整復と固定器具が必要となるような，許容できない手指の回旋あるいは角状変形をチェックする．

2）危険性を示す所見

患者には，関節表面が損傷されている場合は変性変化が生じる可能性とともに，拘縮と握力低下が残存する可能性があることをあらかじめ知らせておくべきである．さらに，指尖部での骨折は臨床的に癒合が得られても，長期間の残存する疼痛で悪名高いことを知らせておくべきである．また，腫脹が長引く可能性と反射性交感神経性ジストロフィー（RSD）になる可能性も知らせておかなければならない．

3）X線所見

X線で矯正不足をチェックする．伸展や屈曲機構を損なう可能性があるので，回旋あるいは角状変形は許容できない．

4）荷重

患指に体重をかけないようにさせる．患者は，手をついて押し上げたり，杖や歩行器を把持するときに患指を使ってはいけない．

5）関節可動域

隣接指テープ固定で治療できるようなすべての安定骨折には，自動全可動域運動を勧める．副子固定や手術による固定を要するような不安定骨折には，この段階では副子固定をした手指の可動域運動を許可しない．拘縮を防ぐために，患指以外の手指と同側手関節，肘関節，肩関節のみならず，患指の副子固定していない関節の自動可動域運動が勧められる．

6）筋力

手内筋の筋力を維持するために，副子固定をしない手指の内外転，屈伸について等尺性運動を行う．

7）活動能力

患者は健肢を用いて，身辺動作，入浴・トイレ，食事，整容，更衣を行う．患者は，患肢から着衣し，健肢から脱衣する．

b. 治療法：本骨折に特有な点

1）隣接指テープ固定（buddy taping）

骨折した手指と隣接指の間に適切なパッドを当て，皮膚が湿ってふやけないように確認しておく．皮膚が湿ってふやけたり，二次感染が生じることを予防するために，少なくとも週2回はテープとパッドを交換するように患者に指導する．患指の自動可動域を評価する．

2）ギプスまたは副子

毛細血管の圧迫後再充血を評価するために，損傷した手指の先端が見えるようにギプスをトリミングする．ギプスの当て方とギプス縁をチェックし，ギプス縁での皮膚の損傷をみる．患者は，ギプスの中で屈伸と橈尺屈の等尺性運動を行ってよい．

3）徒手整復と経皮的ピン固定

滲出液，発赤あるいは皮膚の突出がないか，ピン刺入部や創部を評価する．患者に適切なピン管理を指導する．必要なら，ピン刺入部を過酸化水素水あるいはポビドンヨード液に浸した綿棒できれいにする．もしピン刺入部が感染しているようであれば，重症度に応じて，患者に経口抗生物質を投与したり，入院のうえ抗生物質の静脈投与とデブリドマンを行う．皮膚が突出している場所は剥離する．疼痛，知覚異常，あるいはピンの不快感は，ピンが神経あるいは腱をゆがめていることを示しているかもしれないので，特に注意を払う．

● 処　方

```
℞  第1病日から1週間
①注意点：もし骨折部が不安定ならば，可動域運動は行わない．
②可動域：健指と，もし骨折部が安定ならば骨折指に対して，自動可動域運動を行う．
③筋力：副子をしていない手指の内在筋に対して，等尺性運動を行う．
④活動性：健肢による身辺動作や入浴・トイレを行う．
⑤荷重：免荷．
```

治療：2週まで

```
骨癒合
①骨折部の安定性：なし，または最小限．
②骨癒合の段階：修復期の始まり．骨形成系細胞が骨芽細胞に分化し，線維骨を形成する．
③X線：なし，または初期の仮骨形成．骨折線は見える．
```

a．整形外科およびリハビリテーション上の注意

1）理学所見
再整復と固定器具が必要となるような許容できない患指の回旋あるいは角状変形をチェックする．副子をしていない手指の腫脹と可動域をチェックする．逆行性のマッサージと積極的な可動域運動を，必要なら副子をしていない手指に行う．

2）危険性を示す所見
手関節を含んで副子固定をしているなら，MCP関節を60～90度屈曲位に，IP関節を比較的伸展位にして副子を当て，固定期間中の側副靱帯の短縮を減じるようにすることを確認しておく．そのような短縮は患指の可動域を減少させる結果につながるからである．

3）X線所見
X線で矯正不足をチェックする．回旋あるいは角状変形は許容できない．

4）荷重
患手に体重をかけないようにさせる．

5）関節可動域
隣接指テープ固定を行ったすべての手指に，自動全可動域運動を勧める．副子固定を要するような損傷には，患指以外の手指と，同側手関節，肘関節，肩関節のみならず，患指の副子固定していない関節の自動可動域運動が勧められる．

6）筋力
副子固定をしてない手指の手内筋の等尺性運動を続ける．ギプスの中で橈尺屈および屈伸の等尺性運動を続ける．

7）活動能力
患者は，健肢を用いて身辺動作を継続して行う．

b．治療法：本骨折に特有な点

1）隣接指テープ固定（buddy taping）
骨折した手指と隣接指の間に適切なパッドを当て，皮膚が湿ってふやけないように確認しておく．少なくとも週2回はテープとパッドを交換すべきである．患指の自動可動域を評価する．

2）ギプスまたは副子
毛細血管の圧迫後再充血を評価するために，損傷した手指の先端が見えるようにギプスをトリミングする．ギプスの形状と縁をチェックし，ギプス縁での皮膚の損傷がないか評価する．ギプスまたは副子が柔らかくなっていないかチェックし，必要なら修理する．ギプスの中で橈尺屈および屈伸の等尺性運動を続ける．

3）徒手整復と経皮的ピン固定
滲出液，発赤，皮膚の突出がないか，ピン刺入部と創部を評価する．必要なら問題に対して治療する．疼痛，知覚異常，ピン刺入部の不快感は，神経や腱がゆがめられていることを示しているので，これらには特に注意を払う．

● 処　方

```
℞  2週まで
①注意点：副子をしている関節に対しては，可動域運動は行わない．
②可動域：副子固定をしていないすべての関節と手指に対して，自動可動域運動を行う．
③筋力：内在筋に対して，等尺性運動による筋力強化を行う．
④活動性：健肢による身辺動作を行う．
⑤荷重：免荷．
```

治療：4～6 週まで

> **骨癒合**
> ①**骨折部の安定性**：架橋性仮骨によって，骨折は通常安定している．理学所見で確認する．
> ②**骨癒合の段階**：修復期．仮骨の器質化がさらに進み，層板骨の形成が始まる．しかしながら，仮骨の強度は層板骨の強度に比べて，特にねじり負荷に対し有意に弱い．再骨折を避けるために，骨を保護することが必要である（外固定を続けない場合）．
> ③**X線**：骨折部に架橋性仮骨が見られる．剛性の増加とともに，架橋性仮骨が減少してくる．内骨膜性仮骨による治癒が優位になってくる．骨折線が不明瞭になってくる．

a．整形外科およびリハビリテーション上の注意

1）理学所見

ほとんどの指節骨骨折は3～4週間の隣接指テープ固定か外固定が必要である．この段階で，もし副子を用いていれば，副子をはずして診察を行う．罹患した指節骨の安定性と圧痛をチェックし，すべての手指の可動域をチェックする．

2）危険性を示す所見

萎縮性の変化，骨癒合の段階に比例しない疼痛や圧痛は，RSDの徴候である．もし徴候がみられれば積極的な作業療法を必要とする．

3）X線所見

外固定を除去し，X線撮影すべきである．矯正をチェックする．仮骨と骨折線の消失を探す．これらは臨床的な治癒よりも遅れる．10～12週は，X線上観察されないかもしれない．

4）荷　重

患指には，慣らしながら徐々に，可能な範囲の荷重を始めていく．

5）関節可動域

骨折部に圧痛と動きがなければ，すべての手指に対して自動全可動域運動を指示する．水治療法は，疼痛を軽減させながら，関節を動かす助けとして用いられる．患指に対して，6週で自動介助・他動可動域運動を開始する．他の手指，手関節，肘関節に対して可動域運動を続行する．

6）筋　力

握りと把持に重点をおく．手指の屈筋力を再獲得し，IP関節の動きを改善するために，ボール握り運動とSilly Putty運動を患者に教える．

7）活動能力

患者に，患肢を用いての身辺動作，入浴・トイレ，食事，整容，更衣など，両手での生活を再開するように勧める．

b．治療法：本骨折に特有な点

1）隣接指テープ固定（buddy taping）

骨折部に圧痛と動きがなければ，テープを除去する．骨折部に圧痛と動きがあれば，テープを再装着する．

2）ギプスまたは副子

骨折部に圧痛や動きがなければ，ギプスを除去する．患者が不安がったり，さらなるサポートが必要であれば，保護用の副子か隣接指テープ固定を1～2週間追加することを考慮する．特に，積極的なリハビリテーション運動を開始した後は，夜間副子が役に立つ．

骨折部に圧痛や動きがあれば，副子かギプスを再装着する．しかしながら，適度な自動可動域運動を行い，将来の可動障害を抑制するために，取りはずしのできる副子か隣接指テープ固定をしばしば用いる．より長期間の外固定のために手指と手関節の可動域が制限されるかもしれない．可動域を改善するために自動介助可動域運動を開始する．水治療法や温風浴療法は，不快感を軽減するのにきわめて役に立つ．もっと積極的なリハビリテーションが必要で，副子固定が必要なくなる，骨折部の安定性が認められる時期までは，患者は2週間間隔で評価すべきである．

3）徒手整復と経皮的ピン固定

ピンは通常3～4週で除去する．ピンを除去した後，ギプスか副子を1～2週続行する．引き続き，適度な自動可動域運動を行い，将来の可動障害を抑制するために，取りはずしのできる副子か隣接指テープ固定を用いる．副子または隣接指テープ固定は，骨折部の圧痛や動きがなくなるまで続行する．この後，特に積極的なリハビリテーション運動を開始した後は，夜間副子が役に立つ．

● 処　方

Rx　4〜6週まで
- ①注意点：患指に対して他動可動域運動を避ける．
- ②可動域：すべての手指に対して自動・自動介助全可動域運動を行う．
- ③筋力：手指の屈伸および内外転の等尺性・等張性運動を行う．
- ④活動性：身辺動作に，患肢を用いた両手での動作を勧める．
- ⑤荷重：可能な範囲の荷重．

治療：6〜8週まで

骨癒合
- ①骨折部の安定性：架橋性仮骨によって，骨折は通常安定している．しかしながら，この仮骨の強度は層板骨の強度に比べて，特にねじり負荷に対し有意に弱い．理学所見で確認する．
- ②骨癒合の段階：修復期．さらなる仮骨の器質化と層板骨の形成が始まる．
- ③X線：架橋性仮骨が見られる．剛性の増加とともに，架橋性仮骨が減少してくる．内骨膜性仮骨による治癒が優位になってくる．骨折線が不明瞭になってくる．

a. 整形外科およびリハビリテーション上の注意

1）理学所見
罹患した指節骨の安定性と圧痛をチェックし，すべての手指の可動域をチェックする．患者の活動レベル，すべての機能的な損失，特に減少した握力などに対する患者自身のコメントに特に注意を払う．

2）危険性を示す所見
RSDの変化をチェックする．

3）X線所見
仮骨と骨折線の消失をX線でチェックする．変形癒合（どのような角状変形や回旋変形も），遷延癒合，偽関節を評価する．X線での治癒は，臨床的な治癒よりも遅れる．骨折が臨床的に安定であれば，X線上の確認は必ずしも必要ではない．

4）荷重
患指を用いて可能な限り荷重していく．

5）関節可動域
関節の動きを助けるように，水治療法を用いてすべての手指に対して自動，自動介助，他動可動域運動を勧める．ほとんどの患者はこの時点で，患指の全可動域を獲得している．もし患者がギプスか副子で治療されているなら，自動介助，他動可動域運動を処方する．

6）筋力
手指への抵抗運動を続ける．患者は患手を用いることで，屈伸・内外転方向の抵抗を受ける．握力を改善するために，ボール握り運動とSilly Putty運動を続行する．

7）活動能力
患者は，患肢を用いてすべての活動を行う．

b. 治療法：本骨折に特有な点

1）隣接指テープ固定（buddy taping）
まだ除去していなければ，テープを除去する．骨折部の圧痛と動きを調べる．

2）ギプスまたは副子
除去していなければ，副子を除去する．骨折部での圧痛と動きを調べる．前に述べたように，積極的なリハビリテーション運動を行っている間は，夜間副子あるいは隣接指テープ固定が依然として役に立つかもしれない．

3）徒手整復と経皮的ピン固定
除去していなければ，副子を除去する．骨折部での圧痛と動きを調べる．前に述べたように，積極的なリハビリテーション運動を行っている間は，依然夜間副子あるいは隣接指テープ固定が役に立つかもしれない．

● 処　方

Rx　6〜8週まで
- ①注意点：必要なら夜間副子を用いる．
- ②可動域：すべての手指に対して，自動，自動介助，他動可動域運動を行う．
- ③筋力：すべての手指に対して適度な抵抗運動を行う．
- ④活動性：患肢を用いて身辺動作を行う．
- ⑤荷重：全荷重．

治療：8〜12週まで

> **骨癒合**
> ①骨折部の安定性：安定．
> ②骨癒合の段階：リモデリング期．線維骨は層板骨によって置換される．リモデリング過程は完了までに数ヵ月から数年かかる．
> ③X線：豊富な仮骨が見られ，骨折線が消え始める．髄腔のリモデリングがある．骨幹端部は骨幹部ほど仮骨形成はない．

a. 整形外科およびリハビリテーション上の注意

1) 理学所見

全可動域で疼痛のない患者や，以前の診察で骨癒合の根拠がある患者は，この時点では調べる必要はない．他の患者はすべて診察し，手指の圧痛と可動域をチェックすべきである．

2) 危険性を示す所見

RSDの変化をチェックする．

3) X線所見

仮骨と骨折線の消失をX線でチェックする．変形癒合，遷延癒合，偽関節を評価する．

4) 荷重

患指を用いて荷重できる．

5) 関節可動域

患者はこの時点で，患指の全可動域を獲得すべきである．

6) 筋力

罹患した筋肉は，抵抗運動をしながら強化する．手指と手関節への抵抗運動は，抵抗力を増加しながら続行する．

7) 活動能力

患者は，患肢を用いてすべての活動を行う．

● 処　方

> **8〜12週まで**
> ①注意点：なし．
> ②可動域：すべての手指に対して自動・他動全可動域運動を行う．
> ③筋力：すべての手指に対して，重錘を用いた漸増抵抗運動を進めていく．
> ④活動性：患肢を用いて身辺動作を行う．
> ⑤荷重：全荷重．

C. 長期的予後と問題点

患者には将来，その損傷が二次的に，関節の変性疾患（関節内骨折で危険性が高い），可動域の減少，遺残変形，握力の低下，長引く腫脹を生じる可能性のあることを知らせておく必要がある．

患者には，骨折の転位，あるいは適切なアライメントが失われる危険性があるものの，関節の拘縮が残存することを防ぐために，完全な骨癒合が生じる前に関節を動かし始めることを知らせておかなければならない．

直後から1週まで

	隣接指テープ固定	副子	徒手整復と経皮的ピン固定
安定性	・なし.	・なし.	・なし.
整形外科	・適切なパッドが当てられているか，皮膚が湿ってふやけていないか評価する.	・損傷した手指とテープ固定された隣接指の先端が見えるように，副子をトリミングしておく.	・すべての開放創とともにピン刺入部と腱の機能を評価する．もし副子固定されていれば，損傷された手指とテープ固定された隣接指の先端が適切に見えるように，副子をトリミングしておく.
リハビリテーション	・罹患したテーピングされた手指の自動可動域運動を勧める．同側手関節，肘，肩のみならず，すべてのテーピングしていない手指の自動可動域運動も勧める. ・すべてのテーピングしていない手指に対して等尺性運動を行う．患指は免荷とする.	・副子固定した関節の可動域運動は行わない．健指すべてと同側手関節，肘，肩のみならず，患指の副子固定していないすべての関節の自動可動域運動を勧める. ・副子をしていないすべての手指に等尺性運動を行う．患指は免荷とする.	・ピン固定または副子固定した関節の可動域運動は行わない．健指すべてと同側手関節，肘，肩のみならず，患指の副子固定していないすべての関節の自動可動域運動を勧める. ・副子をしていないすべての手指に等尺性運動を行う．患指は免荷とする.

2週まで

	隣接指テープ固定	副子	徒手整復と経皮的ピン固定
安定性	・なし，または最小限.	・なし，または最小限.	・なし，または最小限.
整形外科	・適切なパッドが当てられているか，皮膚が湿ってふやけていないか評価する.	・損傷した手指とテープ固定された隣接の先端が見えるように，副子をトリミングしておく.	・すべての開放創とともにピン刺入部と腱の機能を評価する．もし副子固定されていれば，損傷された手指とテープ固定された隣接指の先端が適切に見えるように，副子をトリミングしておく.
リハビリテーション	・同側手関節，肘，肩のみならず，すべての手指の自動可動域運動を続行する. ・すべてのテーピングしていない手指と手関節に等尺性運動を行う．患指は免荷とする.	・副子固定した関節の可動域運動は行わない．健指すべてと同側手関節，肘，肩のみならず，患指の副子固定していないすべての関節の自動可動域運動を行う. ・副子をしていないすべての手指と手関節に等尺性運動を続行する．患指は免荷とする.	・副子と同じ.

4～6 週まで

	隣接指テープ固定	副　子	徒手整復と経皮的ピン固定
安 定 性	・部分的に安定，または安定．	・部分的に安定，または安定．	・部分的に安定，または安定．
整 形 外 科	・骨折部に動きも疼痛もなければ，隣接指テープ固定を除去する．	・骨折部に動きも疼痛もなければ，副子固定を除去する．	・ピンを除去する．副子か隣接指テープ固定を1～2週追加する．
リハビリテーション	・同側手関節，肘，肩のみならず，すべての手指と手関節に等尺性運動を続行する． ・テーピングしていないすべての手指と手関節に等尺性運動を行う．患指は免荷とする．	・罹患関節の自動可動域運動を開始する．健指すべてと同側手関節，肘，肩のみならず，患指の非罹患関節すべてに自動可動域運動を続行する． ・手指の屈曲筋力強化を勧める．患指に荷重を徐々に開始していく．	・副子と同じ．

6～8 週まで

	隣接指テープ固定	副　子	徒手整復と経皮的ピン固定
安 定 性	・安定．	・安定．	・安定．
整 形 外 科	・テーピングを除去する．	・副子を除去する．	・副子を除去する．
リハビリテーション	・同側手関節，肘，肩のみならず，すべての手指に対して自動，自動介助，他動可動域運動を行う． ・手指に対する抵抗運動を続行する．患指に荷重を許可する．	・隣接指テープ固定と同じ．	・隣接指テープ固定と同じ．

8～12 週まで

	隣接指テープ固定	副　子	徒手整復と経皮的ピン固定
安 定 性	・安定．	・安定．	・安定．
整 形 外 科	・テーピングは必要ない．	・副子は必要ない．	・副子は必要ない．
リハビリテーション	・全可動域運動，重錘を用いた漸増抵抗運動を処方する．	・隣接指テープ固定と同じ．	・隣接指テープ固定と同じ．

文　献

Abouna JM, Brown H. The treatment of mallet finger: the results in a series of 148 consecutive cases and a review of the literature. *Br J Surg*, 55:653–667, 1968.

Belsky MR, Eaton RG, Lane LB. Closed reduction and internal fixation of proximal phalangeal fractures. *J Hand Surg [Am]*, 9: 725–729, 1984.

DaCruz DJ, Slade RJ, Malone W. Fractures of the distal phalanges. *J Hand Surg [Br]*, 13:350–352, 1988.

Diwaker HN, Stothard J. The role of internal fixation in closed fractures of the proximal phalanges and metacarpals in adults. *J Hand Surg [Br]*, 11:103–108, 1986.

Green DP, Rowland SA. Fractures and dislocations in the hand. In: Rockwood CA Jr, Green DP, Bucholz RW, eds. *Fractures in Adults*, Vol 1, 3rd ed. Philadelphia: J.B. Lippincott, 1991, pp. 441–484.

Hall RF. Treatment of metacarpal and phalangeal fractures in noncompliant patients. *Clin Orthop*, 214:31–36, 1987.

Hastings H II, Carroll C IV. Treatment of closed articular fractures of the metacarpophalangeal and proximal interphalangeal joints. *Hand Clin*, 4:503–528, 1988.

Jupiter JB, Belsky MR. Fractures and dislocations of the hand. In: Browner BD, Jupiter JB, Levine AM, Trafton PG, eds. *Skeletal Trauma*, Vol 2. Philadelphia: W.B. Saunders, 1992, pp. 925–949, 976–1014.

McCue FC, Abbott JL. The treatment of mallet finger and boutonierre deformities. *Virginia Medical*, 94:623–628, 1967.

Melone CP. Rigid fixation of phalangeal and metacarpal fractures. *Orthop Clin North Am*, 17:421–435, 1986.

Reyes FA, Latta LL. Conservative management of difficult phalangeal fractures. *Clin Orthop*, 214:23–30, 1987.

Ruggeri S, Osterman AL, Bora FW. Stabilization of metacarpal and phalangeal fractures in the hand. *Orthop Rev*, 9:107–110, 1980.

Stern PJ. Fractures of the metacarpals and phalanges. In: Green DP, ed. *Operative Hand Surgery*, Vol 1. New York: Churchill Livingstone, 1993, pp. 695–758.

Wright TA. Early mobilization in fractures of the metacarpals and phalanges. *Can J Surg*, 11:491–498, 1968.

Part III

下肢の骨折

Lower Extremity Fractures

21. 大腿骨頚部骨折 ………… 200
    Femoral Neck Fractures
22. 大腿骨転子部骨折 ……… 215
    Intertrochanteric Fractures
23. 大腿骨転子下骨折 ……… 226
    Subtrochanteric Femur Fractures
24. 大腿骨骨幹部骨折 ……… 238
    Femoral Shaft Fractures
25. 大腿骨顆上骨折 ………… 252
    Supracondylar Femur Fractures
26. 膝蓋骨骨折 ……………… 263
    Patellar Fractures
27. 脛骨プラトー骨折 ……… 274
    Tibial Plateau Fractures
28. 脛骨骨幹部骨折 ……… 288
    Tibial Shaft Fractures
29. 脛骨天蓋骨折 ………… 302
    Tibial Plafond Fractures
30. 足関節骨折 …………… 317
    Ankle Fractures
31. 距骨骨折 ……………… 338
    Talar Fractures
32. 踵骨骨折 ……………… 352
    Calcaneal Fractures
33. 中足部骨折 …………… 368
    Midfoot Fractures
34. 前足部骨折 …………… 387
    Forefoot Fractures

CHAPTER 21

Treatment and Rehabilitation of Fractures

大腿骨頚部骨折

Femoral Neck Fractures

A. はじめに

1 定 義

大腿骨頚部骨折は，転子間線よりも近位の股関節関節包内で起こった骨折である（図21-1A，21-1B，21-1C，21-1D，21-2，21-3）．

2 受傷機序

高齢者に起こった大腿骨頚部骨折のほとんどが，自然に骨折するか，低エネルギーの外傷によって起こる．この人たちは，大腿骨頚部の皮質骨と海綿骨の両方が脆弱になって，骨折しやすい老人性骨粗鬆症（Type 2）罹患の傾向がある．若年者では，高エネルギー外傷を原因として大腿骨頚部骨折が起こり，それゆえに骨折の転位や血流障害の程度が激しい．

3 治療のゴール

a. 整形外科的目標

1) アライメント

不安定骨折に対して，骨片を解剖学的に正しい位置に保つ．転位のないまたは嵌入した安定骨折では，そのアライメントを維持する．不安定骨折の整復による満足なアライメントは，外反15度以下で前後方向への角状変形10度以下である．

2) 安定性

皮質骨と海綿骨の接触を保つために，ラグスクリューを用いて骨片間を圧迫する（図21-5参照）．不安定骨折の高齢患者では，早期に安定性を得るために人工骨頭置換術を行う（図21-4A，21-4B，21-4C）．

b. リハビリテーション的目標

1) 関節可動域

膝関節と股関節の可動域を改善し，維持する（表21-1）．

2) 筋 力

患肢の以下の筋力を改善させる：
- 中殿筋：股関節外転筋（術後の安定性に最も重要）
- 腸腰筋：股関節屈筋
- 大殿筋：股関節伸筋
- 大内転筋，長内転筋，短内転筋：股関節内転筋群
- 大腿四頭筋：膝関節伸筋（特に外側広筋は術中展開される）
- ハムストリング：膝関節屈筋（二関節筋である大腿二頭筋；股関節伸展を補助する）

3) 機能的ゴール

患者の歩行パターンを正常化する．適切な座位をとるために，股関節屈曲90度を獲得する．

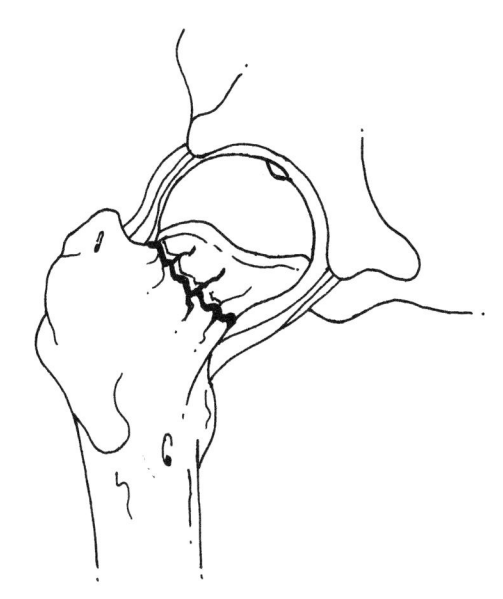

図21-1A　大腿骨頚部骨折（Gardenの分類；Type 1）：大腿骨頚部が不全骨折を起こし，嵌入して外反位となっている．すべての大腿骨頚部骨折が関節包内骨折である．

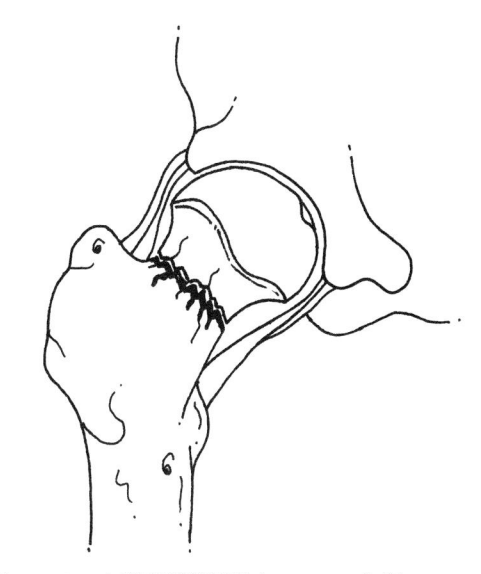

図21-1B　大腿骨頚部骨折（Gardenの分類；Type 2）：転位のない大腿骨頚部完全骨折．

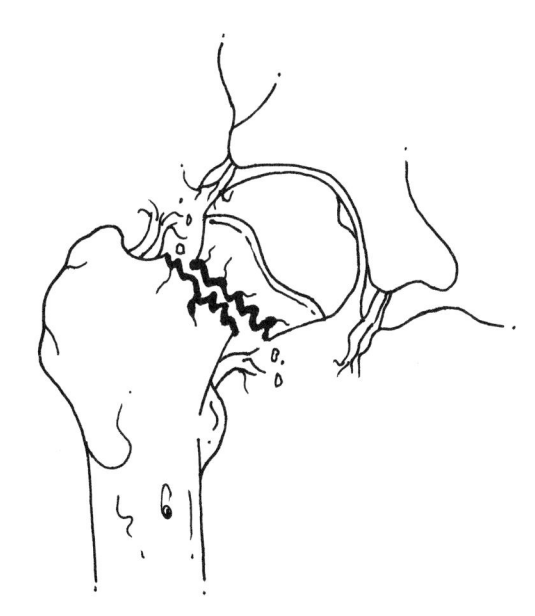

図21-1C　大腿骨頚部骨折（Gardenの分類；Type 3）：転位のある大腿骨頚部骨折で，内反位をとる．しばしば関節包の断裂を伴う．

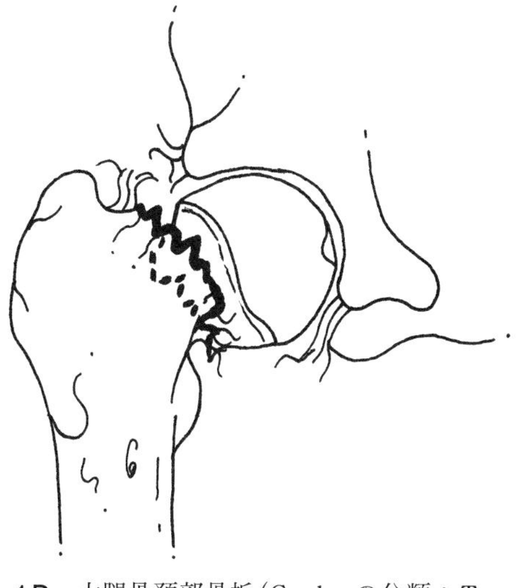

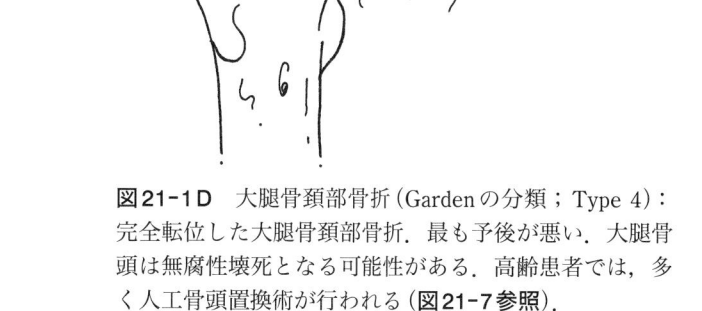

図21-1D　大腿骨頚部骨折（Gardenの分類；Type 4）：完全転位した大腿骨頚部骨折．最も予後が悪い．大腿骨頭は無腐性壊死となる可能性がある．高齢患者では，多く人工骨頭置換術が行われる（図21-7参照）．

4　標準的な骨癒合期間

12〜16週．

5　標準的なリハビリテーション期間

15〜30週．

6　治　療　法

a．徒手整復または観血的整復内固定術

バイオメカニクス：応力分散機器．
骨折治癒様式：転位のない骨折や，嵌入骨折，解剖学

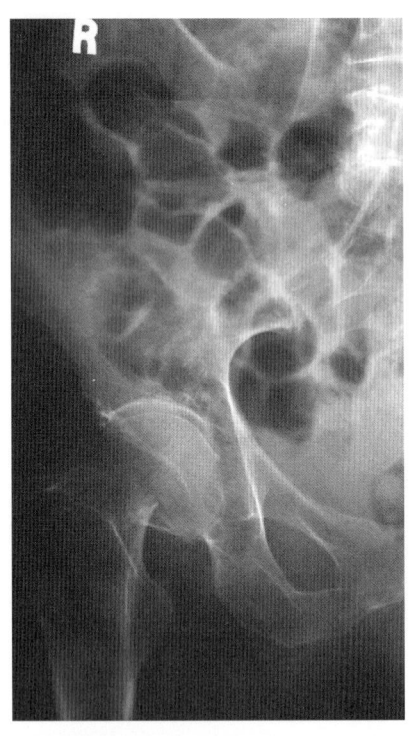

図 21-2 大腿骨頚部の近位端で骨折した大腿骨頚部骨頭下骨折．この骨折は転位があり，内反位となっている（Gardenの分類；Type 3）．

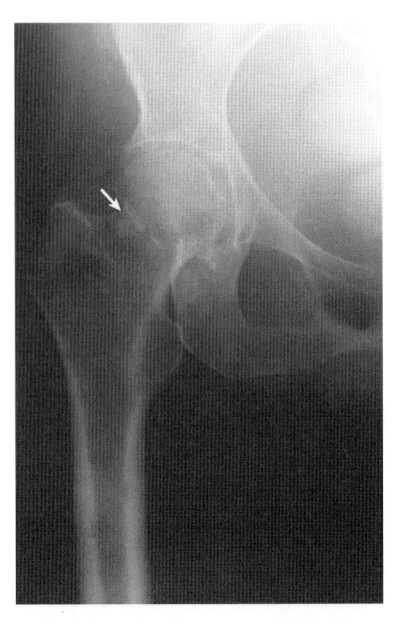

図 21-3 嵌入，外反位となった大腿骨頚部骨頭下骨折（Gardenの分類；Type 1）．

的に整復された骨折では一次的治癒．

適応：65歳未満の患者における転位のない骨折や，嵌入骨折，適切に整復された骨折は，多数の中空スクリューまたはピンを用いて，（そのままの位置で）内固定すべきである．圧迫スクリューとスライディングプレート，さらに回旋予防スクリュー（圧迫スクリューだけでは固定性の弱い大腿骨頭が回旋してしまうのを予防する）を，外側骨皮質が粉砕したり，重度の骨粗鬆症を伴った大腿骨頚部基部骨折に対して用いてもよい（**図21-5，21-6**）．

b. 人工骨頭置換術

バイオメカニクス：応力荷重機器．
骨折治癒様式：なし．
適応：ユニポーラー型（Austin-Moore型またはThompson型），またはバイポーラー型人工骨頭を，十分な整復が得られなかった患者や，65歳以上の患者に対して用いる．適応となるその他の疾患は，受傷前より関節軟骨損傷のある関節リウマチや，変性疾患，悪性疾患が含まれる（**図21-7，21-8，21-9**）．

7 本骨折の注意点

これらの骨折では，大腿骨頭への血流障害が起こるため，偽関節や大腿骨頭壊死が高率で生じる．この部分では骨膜がなく，それゆえに骨癒合は内骨膜部で起こる．加えて，骨折部は滑液に浸されており，骨折部に形成されたフィブリン塊を溶解して，骨癒合を遅らせる．

すべての患者において血栓塞栓性疾患のリスクがある．手術の遅れた患者や，術後早期に動かさず，離床しなかった患者に静脈のうっ滞が起こる．肺塞栓の症状は突然の胸痛と呼吸窮迫である．寝たきりの患者の場合，早期運動療法とともに空気圧マッサージや弾性ストッキングを用いることが，こういった状況のリスクを軽減する手助けとなる．

8 合併損傷

骨量減少のある患者では，大腿骨頚部骨折の原因となる転倒によって，手関節，肩関節，肋骨骨折が起こる可能性がある．

9 荷重

荷重は，得られた整復の安定性と固定法によって決まる．すべての患者は，離床して早期の運動療法と歩行器

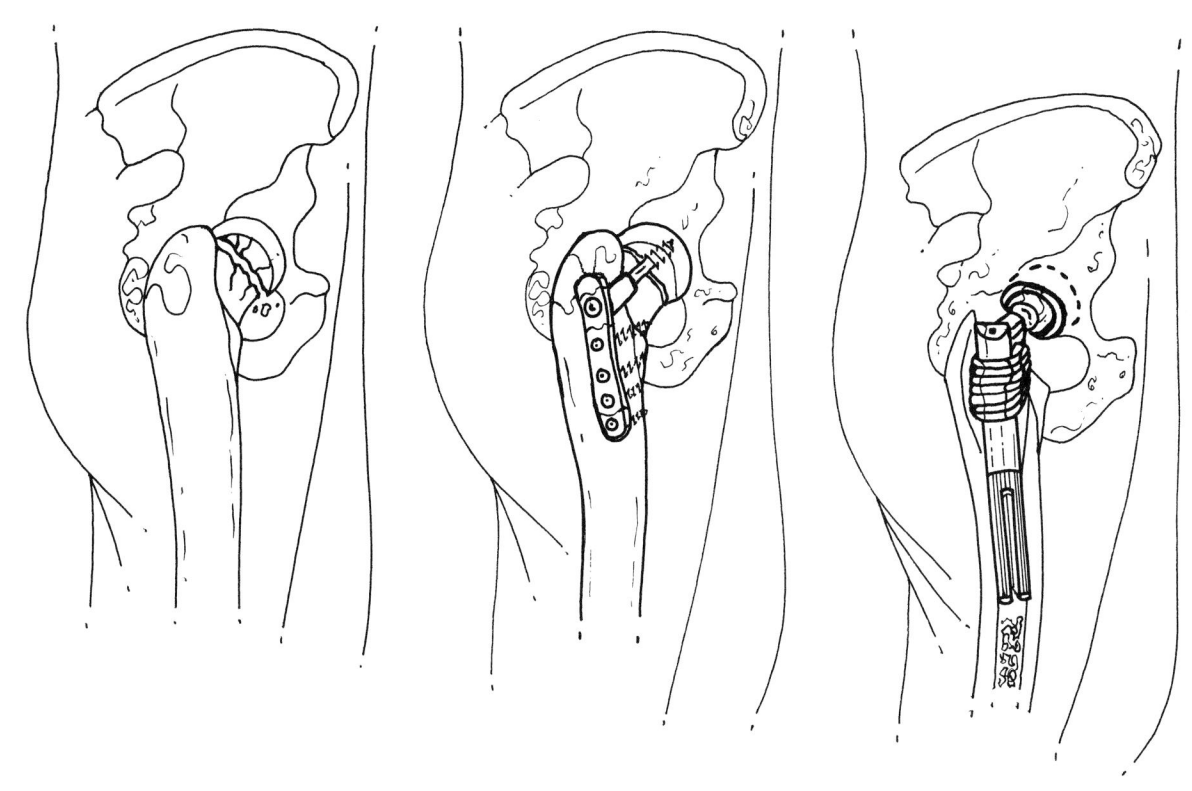

図 21-4A（左） 大腿骨頚部骨頭下骨折．

図 21-4B（中央） 皮質骨と海綿骨の接触を保つように骨折部に圧迫が加わる構造となった，スクリューとスライディングプレートにて固定された骨折．

図 21-4C（右） 高齢者で不安定型の骨折では，早期に安定性を得るために大腿骨骨頭と頚部が人工骨頭で置換される．

表 21-1 膝関節と股関節の可動域

運動の種類	正常可動域	機能的可動域
膝 関 節		
屈　曲	130〜140 度	110 度
伸　展	0 度*	0 度*
股 関 節		
屈　曲	125〜128 度	90〜110 度
伸　展	0〜20 度	0〜 5 度
外　転	45〜48 度	0〜20 度
内　転	40〜45 度	0〜20 度
内　旋	40〜45 度	0〜20 度
外　旋	45 度	0〜15 度

* "0" は，neutral position を示す．

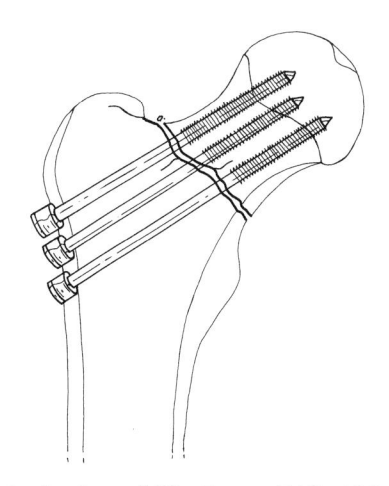

図 21-5 Garden の分類の Type 1 骨折に対する多数の平行な中空スクリューによる内固定法．65 歳未満の患者で，適切に整復できた場合はそのままの位置で内固定する．

204   Ⅲ. 下肢の骨折

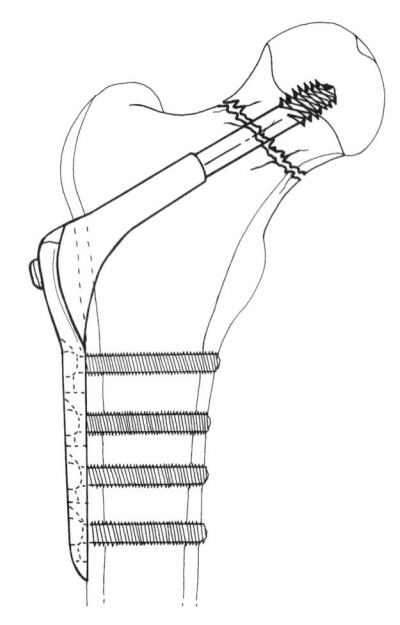

図21-6　圧迫スクリューとスライディングプレートによる固定法．この方法は多数の平行な中空スクリューによる内固定法の代用法である．圧迫スクリューだけでは固定性の弱い大腿骨頭の場合に，骨頭が回転してしまうのを予防する目的で，より近位に回旋防止用スクリューを用いてもよい．

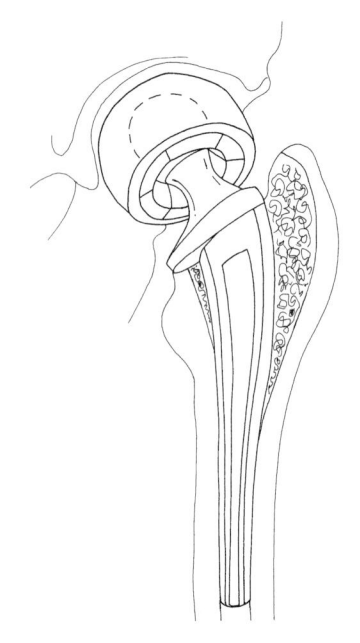

図21-7　不安定型で転位のある大腿骨頚部骨折に対するバイポーラー型人工骨頭置換術．本法は65歳以上の患者で，十分な整復が得られなかった場合にしばしば用いられる．

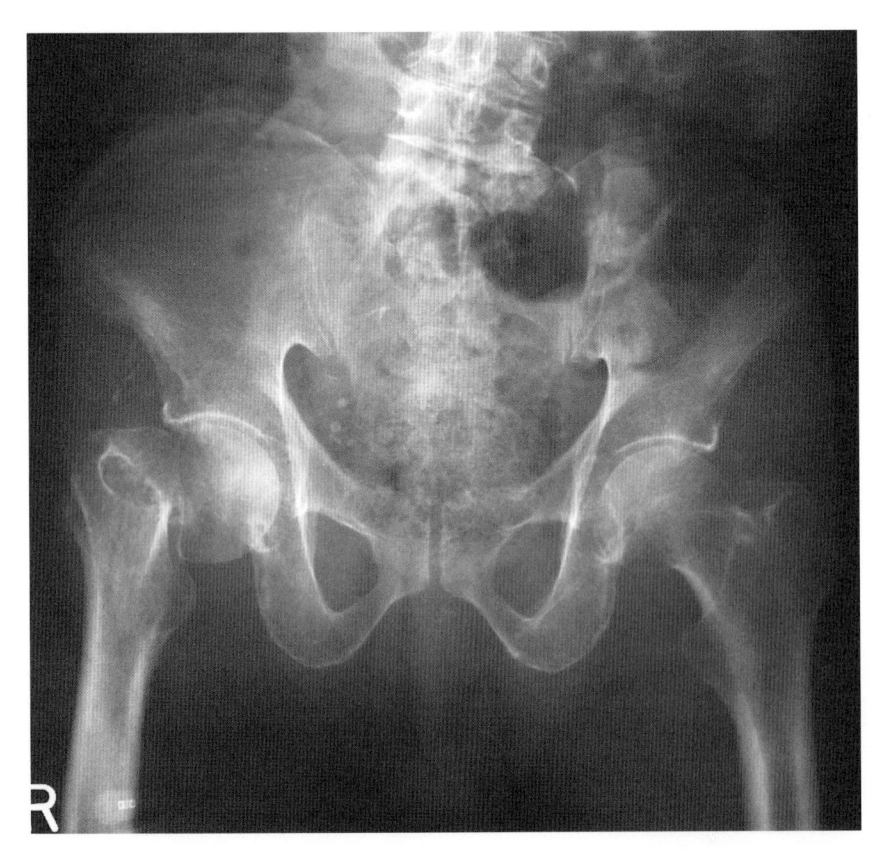

図21-8　高齢患者における完全転位した大腿骨頚部骨折（Gardenの分類；Type 4）．

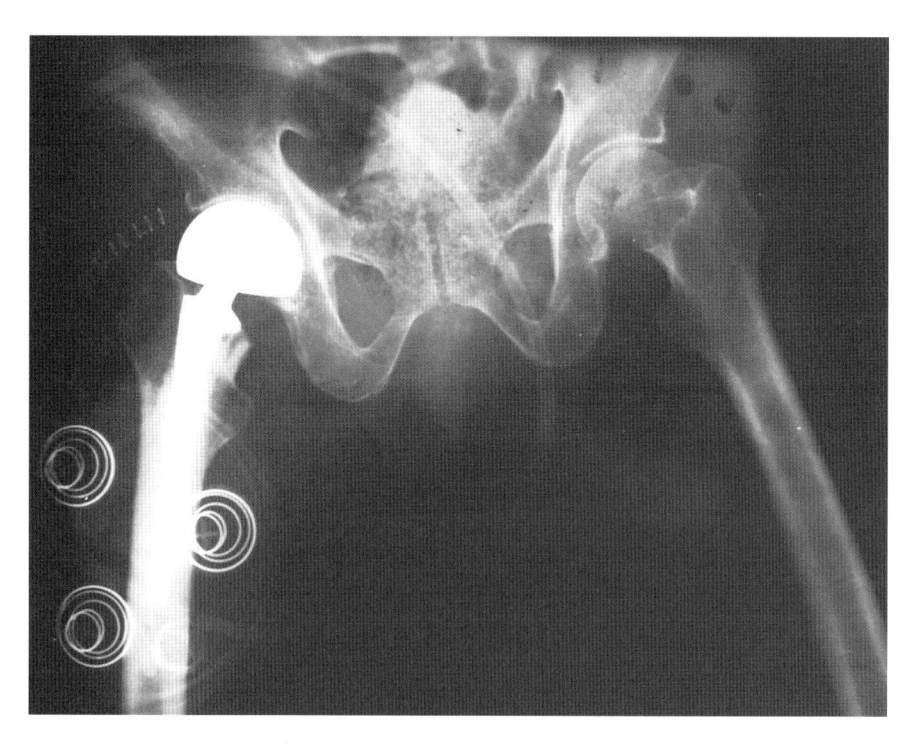

図21-9 大腿骨頚部骨折に対するバイポーラー型人工骨頭置換術（術後早期）．ドレーンと皮膚ステープルが写っていることに注意．

を用いた適切な程度の患肢荷重歩行を開始しなければならない（図7-11, 7-12, 7-13参照）．

安定骨折（転位なし，または嵌入骨折）では，ピンを刺入した後から可能な荷重を行ってもよい（爪先荷重または部分荷重とする整形外科医もいる）．

不安定骨折（整復や徒手操作が必要な骨折）では，たいてい術後は免荷とする．重度の骨量減少の患者でも同様とする．

8 歩 行

定期的な脚長の評価を行い，まれではあるが約1.9cm（3/4インチ）以上の著明な脚長差が出現したケースには，補高靴を処方しなければならない．骨折固定後に脚長差が進行性に生じる場合は，整復位が失われている可能性がある．

a. 立脚期

立脚期は歩行周期の60％を占める．

1）踵接地

大殿筋は強力な股関節伸筋である．踵接地時の股関節の折れ曲がりを防ぎ，股関節安定筋として働く．骨折部にまたがるので，筋力は低下し，まれではあるが大殿筋跛行の原因となる．後方アプローチを用いる場合は，大殿筋の下半分を切開する．外側広筋は踵接地時に膝完全伸展を図るために求心性収縮（短縮）する．スライディングヒップスクリュー手術時に外側広筋近位部を部分的に切開する．このために筋力が落ち，疼痛を伴い，踵接地時の膝完全伸展ができなくなる可能性がある（図6-1参照）．

2）足底接地

大腿四頭筋は，踵接地から足底接地までをスムーズに行うため，膝屈曲をコントロールすべく遠心性（伸張）収縮を行う．残りの歩行周期を通じて膝関節屈曲位を保つ．大腿直筋は股関節と膝関節をまたぐ二関節筋である．不動化により短縮する．このため股関節の屈曲拘縮または膝屈曲の減少が生じる．外側広筋は手術時に一部が切開され，また術中の牽引により筋力が弱まる．これにより足底接地期が短縮する．筋損傷により，歩行時外側広筋が収縮する際には疼痛を生じることもある（図6-2参照）．

3）立脚中期

二重支持期が減少ないし終了すれば，骨折部での荷重は増加する．この応力増加は疼痛を生じ，有痛性（疼痛回避）歩行となる．

腸腰筋が収縮すると股関節が屈曲し，前方推進時に下肢を前に進め，さらに大腿骨に対して骨盤を回旋させて下肢を前に進める．腸腰筋は骨折部をまたぐので，弱くなることもある．患者は筋肉長を減らすため，歩幅を少なくする．中殿筋も骨折部をまたぐので，若干弱くなる．

この筋はTrendelenburg歩行を防ぐために，骨盤を大腿骨に対し安定させる．

股関節外転筋は，立脚中期において骨盤が傾かないようにコントロールする役目がある．人工骨頭によって治療した骨折では，大腿骨頚部の長さを保たなければならない．さもなければ，中殿筋の張力が弱くなり，患肢で荷重した際にTrendelenburg歩行となる．外転筋力を評価して，必要に応じて筋力強化しておかねばならない（図6-3参照）．

外転筋力は，後方アプローチで侵入して置換した人工骨頭の脱臼予防にも重要な役割がある．

4）踏切り

踏切りは通常影響を受けない（図6-4，6-5参照）．

b．遊脚期

遊脚期は歩行周期の40％を占める．

腸腰筋は股関節を屈曲させるパワーを出すために，求心性収縮を担う（これにより，つまずかぬように下肢を短くする）．そして，免荷下肢を前に進める．いったん痛みが鎮静化したら，腸腰筋筋力を評価して，必要に応じて強化しなければならない．加えて，遊脚期においては大腿四頭筋は，加速を補助するために膝関節を伸展させる．骨折によって二次的に腸腰筋が筋力低下しているため，遊脚期における下肢の前進と回旋が影響を受けるかもしれない．これは，たいてい大きな問題とはならない（図6-6，6-7，6-8参照）．

B．治　療

治療：直後から初期（受傷日から1週まで）

骨癒合

①**骨折部の安定性**：骨癒合がなく安定性はない．嵌入型大腿骨頚部骨折では部分的に安定性がある．いったんスクリュー固定されると，その直後よりメカニカルな安定性が得られる．しかし，重篤な骨減少のある例は例外である．人工骨頭置換術を行った場合は，完全にメカニカルな安定性が得られる．

②**骨癒合の段階**：炎症期．骨折部分の血腫では炎症性細胞が増殖し，骨折部の吸収が始まる．

③**X線**：仮骨形成なし．骨折線がはっきりと見える．外骨膜が存在しないので，骨癒合はすべて内骨膜側で起こる．

---

a．整形外科およびリハビリテーション上の注意

1）理学所見

手術創に充血や浮腫，滲出液がないかどうか調べなければならない．留置ドレーンは，24～48時間後に抜去する．感染徴候に対しては，局所的に処置し，全身的に抗生物質を用いて治療しなければならない．滲出液が止まらない場合は深部感染を疑い，手術室で再切開してドレナージを必要とする．

術後，患肢のアライメントを健肢と比較する．運動・知覚機能とともに足趾の毛細血管の圧迫後再充血を評価する．

坐骨神経不全麻痺（neuroapraxia）は滅多にないが，骨折整復時の牽引によったり，人工骨頭を臼蓋に整復するときに再牽引されて圧が加わったり，痩せた患者で骨の隆起部へのパッティングが不十分だったために起こる可能性がある．

皮膚の状態を，患者が術前の機能に戻るまで注意深く観察しなければならない．下肢の回旋アライメントは膝関節の位置で評価し，下肢長は両側足関節内果の位置関係で評価する．

著明な脚長差は滅多に起こらないが，起こったら補高靴で対処する．股関節，膝関節，足関節の可動域を測定する．早期に離床して，自動・他動可動域を維持・改善

させる．このことは，高齢者において術後成績の重要なポイントとなる．外側広筋や大腿筋膜張筋への術中操作による疼痛は，治療をとおして克服しなければならない．患者に本骨折は関節内骨折であり，外傷後関節症を起こすリスクがあることを説明する．大腿骨頭壊死や偽関節が転位のない骨折の10％未満に起こる．転位のある骨折ではさらに高率に合併症が生じ，偽関節や大腿骨頭壊死は1/3の症例にまで起こる．これらの合併症は，骨折整復の正確性によって大きく左右されるように思われる．

2）危険性を示す所見

人工骨頭置換術を行った患者は，人工骨頭を脱臼させないように股関節の内転・内旋を避けなければならない．移乗時やベッド上で体位変換するとき，また便器や椅子を使うときに，股関節が内転・内旋しないように注意を払わなければならない．

肺塞栓や心臓疾患の症状である呼吸窮迫や，胸痛の出現に注意する．深部静脈血栓症の予防には圧迫ストッキングが役に立つ．

骨折部血腫や術中出血がある場合には，術後血液量が減少する可能性があるので，ヘモグロビン値を安定化するまで経過観察する．心筋虚血の治療や予防に輸血が必要となる場合がある．

受傷前から歩行していなかった人やベッド上安静の人では急速に褥瘡ができる可能性がある．皮膚を観察して，適切な体位を保たなければならない．

3）X線所見

正面・側面像のX線写真を撮り，骨折の整復状態や固定性または，人工骨頭の位置を調べる．骨量減少の激しい骨では，大腿骨頭の前方や上方で起こるカットアウトがないか，スクリューの位置を評価しなければならない．カットアウトが起こると骨折部が圧潰し，内反変形を生じる．こうした場合，スクリューを入れ直すとはいえ，荷重を制限してこういった結果にならないように予防することが重要である．

4）荷　　重

徒手整復または観血的整復内固定術：嵌入骨折や強固に固定した骨折では，1週以内に離床して，患肢を部分荷重から全荷重して歩行してよい．松葉杖や歩行器を用いて，3点歩行を行わなければならない（図6-17参照）．後方に粉砕があり，整復が必要な不安定骨折では免荷から爪先荷重としなければならない．

人工骨頭置換術：荷重は術後2～3日中に可能な範囲で開始してよい．

5）関節可動域

初期には外傷や外科的侵襲のために，股関節の自動可動域運動を行うと非常に痛みを感じる．患者は可動域運動を拒否するかもしれない．しかし，2～3日のうちにいったん疼痛や腫脹が消失したら，股関節の自動可動域運動を始める．

膝関節の完全伸展は，外側広筋が手術で展開されているため，初期は疼痛を伴うこともある．

膝関節の適度な自動屈伸運動を始める．

足関節の完全可動域を得るよう教える．

6）筋　　力

足関節の等張性運動を腓腹-ヒラメ筋群や背屈筋群の筋力を維持するために処方する．このことは下肢の血液の還流促進にも役立ち，また血栓性静脈炎や深部静脈血栓症のリスクを減弱させる．

いったん疼痛が消失したならば，殿筋群と大腿四頭筋の等尺性運動を教える．

7）活動能力

健側に体位変換して，ベッドから起き上がるように患者を指導する．もしそれが不可能ならば，両上肢を用いてプッシュアップし，徐々にベッドから起き上がるように指導する．人工骨頭が脱臼したり，骨折部にストレスがかかるのを予防するために，股関節を内転・内旋しないように，両膝の間に枕を置かなければならない．

ズボンを履くときは患肢から，脱ぐときは腱肢から行う．初期には，こういった更衣には介助が必要かもしれない．または，更衣が難しいため浴衣（robe）のみを着せておいたほうがよいかもしれない．

股関節が屈曲しないようにするために，座面を高くした便座や椅子を用いる必要がある．また患者は，下肢の身辺動作に介助が必要となる．

8）歩行，移乗

歩行は，患者の荷重状況による．松葉杖または歩行器といった補助具が移乗や歩行の際に必要になるかもしれない．免荷の場合は，片脚での立位・支点移乗動作や2点歩行を教える．2点歩行では患肢と両松葉杖で1点，腱肢で1点となる．両松葉杖に荷重がかかる（図6-16参照）．

階段の上りでは，腱肢を最初に上げ，患肢と松葉杖が続く．階段の下りでは，患肢と松葉杖が最初に下り，腱肢が続く（図6-20，6-21，6-22，6-23，6-24，6-25，6-26，6-27，6-28，6-29，6-30，6-31参照）．

b. 治療法：本骨折に特有な点

1) 徒手整復または観血的整復内固定術

骨折が強固に固定されているならば，移乗時や歩行時に患肢を部分荷重してもよい．

2) 人工骨頭置換術

関節可動域運動の際は，正中線を越えて内転・内旋を行わないようにして，人工骨頭の脱臼を避ける．患者がベッドにいる間は，両下肢の間に枕を置く．

● 処　方

Rx　第1病日から1週間

① 注意点：他動可動域運動を避ける．
　　人工骨頭置換術を行った患者は，正中線を越えて内転・内旋を行わないようにする．
② 可動域：股関節，膝関節の自動可動域運動を行う．
③ 筋　力：殿筋群，大腿四頭筋の等尺性運動を行う．
　　足関節の等張性運動を行う．
④ 活動性：立位・支点移乗を行ったり，補助具を用いて歩行を行う．座面を高くした便座や椅子を用いる．
⑤ 荷　重：治療法による．安定嵌入骨折や人工骨頭置換術では可能な範囲で荷重を行う．整復を要した不安定骨折では免荷とする．

治療：2週まで

骨癒合

① 骨折部の安定性：最低限の安定性しかない．嵌入型大腿骨頚部骨折では部分的に安定性がある．いったんスクリュー固定されると，その直後よりメカニカルな安定性が得られる．重篤な骨減少のある例は例外である．人工骨頭置換術を行った場合は，完全にメカニカルな安定性が得られる．
② 骨癒合の段階：修復期の始まり．骨形成系細胞が骨芽細胞に分化し，線維骨を形成する．
③ X線：仮骨は見られない．なぜならば，骨癒合は内骨膜側のみで起こるからである．骨折線は見えている．

a. 整形外科およびリハビリテーション上の注意

1) 理学所見

創を評価して，必要に応じて縫合糸または皮膚ステープルを抜去する．股関節そして特に膝関節の自動・他動可動域を調べる．疼痛や腫脹，外側広筋と大腿筋膜張筋との早期の癒着により，可動域減少が起こっているかもしれない．下肢の浮腫は患肢を高挙して解決しなければならない．股関節と膝関節の自動可動域運動を行う．疼痛や筋損傷によって反射性筋抑制が起こるかもしれない．大腿四頭筋の筋力増強訓練を続けることにより，下肢の回旋力のバランスを保って中間位となることの助けとなる．訓練し，歩行し続けるよう患者を励ます．膝関節の可動域減少に対しては何らかの治療が必要である．脚長差に注意して，補高靴が必要かどうか評価する．

2) 危険性を示す所見

前項「受傷日から1週まで」を参照（**207ページ参照**）．

3) X線所見

正面・側面像のX線写真を撮り，角状変形やカットアウト，回旋変形，骨折部の離開を調べる．内固定材料の位置も調べる．

4) 荷　重

徒手整復または観血的整復内固定術：嵌入骨折や強固に固定された骨折では，患肢を部分荷重から全荷重で続けて歩行してよい．松葉杖や歩行器を用いて，3点歩行を行わなければならない（**図6-17参照**）．後方に粉砕があり，整復が必要な不安定骨折では，続けて免荷または爪先荷重としなければならない．

人工骨頭置換術：可能な範囲で荷重を続けてよい．

5) 関節可動域

股関節と膝関節の自動から自動介助可動域運動を続ける．なぜならば，本骨折は関節包内骨折であり，関節包が拘縮を起こすのを避けるためには，可動域運動が非常に重要だからである．

膝関節と足関節の自動可動域運動を続ける．

6) 筋　力

大腿四頭筋，殿筋群の等尺性運動を続ける．大腿四頭筋の筋力増強訓練は，下肢の回旋力のバランスを保って中間位となることの助けとなる．

7) 活動能力

前項「受傷日から1週まで」を参照．

健側に体位変換して，ベッドから起き上がるように患

者を指導する．もしそれが不可能ならば，両上肢を用いてプッシュアップして，徐々にベッドから起き上がるように指導する．股関節が内転・内旋しないように両膝の間に枕を置かなければならない．

ズボンを履くときは患肢から，脱ぐときは健肢から行う．

股関節の屈曲を制限し，座面を高くした便座や椅子を用いる必要がある．

8）歩行，移乗

変更なし．前項「受傷日から1週まで」を参照．

b．治療法：本骨折に特有な点

1）徒手整復または観血的整復内固定術

可動域運動を続ける．

2）人工骨頭置換術

人工骨頭が脱臼しないように，股関節の内転と内旋を避ける．

● 処　方

> **R̸ 2週まで**
>
> ①注意点：整復を行った骨折では他動可動域運動を避ける．人工骨頭置換術を行った患者は，正中線を越えて内転・内旋を行わないようにする．
>
> ②可動域：股関節，膝関節の自動ないし自動介助可動域運動を行う．
>
> ③筋力：殿筋群，大腿四頭筋の等尺性運動を行う．
>
> ④活動性：立位・支点移乗や，補助具を用いた歩行を行う．
>
> ⑤荷重：治療法による．安定嵌入骨折や人工骨頭置換術では可能な範囲で荷重を行う．整復を要した不安定骨折では免荷とする．

治療：4～6週まで

> **骨癒合**
>
> ①骨折部の安定性：骨折部の内骨膜側に架橋性仮骨ができることにより，中等度の安定性が得られる．理学所見で確認する．内固定材料や人工骨頭によるメカニカルな安定性には変化がない．
>
> ②骨癒合の段階：修復期．骨芽細胞による線維骨の形成が続く．内骨膜性仮骨が骨折部を架橋していることが確認されれば，ある程度安定性がある．しかし，この仮骨強度は正常の層板骨に比べ，特にねじり負荷に対して有意に弱い．
>
> ③X線：骨癒合は内骨膜性のため外仮骨は見えず，軟骨と線維組織で構成される．外仮骨は，軟骨内骨化が進むにつれて徐々に見えるようになる．

a．整形外科およびリハビリテーション上の注意

1）理学所見

股関節，膝関節，足関節の関節可動域を調べる．必要に応じて，ストレッチ運動と筋力増強訓練を行わせる．

2）危険性を示す所見

「受傷日から1週まで」を参照（207ページ参照）．

3）X線所見

正面・側面像のX線写真を撮り，角状変形やカットアウト，回旋変形，骨折部の離開を調べる．内固定材料の位置も調べる．大腿骨頭壊死や遷延癒合の徴候を探す．大腿骨頭壊死の場合には，骨シンチグラフィーを行うと大腿骨頭の取り込み減少を示すことがある．

4）荷　重

徒手整復または観血的整復内固定術：安定嵌入骨折や強固に固定された骨折では，患肢部分荷重から全荷重で，続けて歩行してよい．松葉杖や歩行器を用いて，3点歩行を行わなければならない（図6-17参照）．後方に粉砕があり，整復が必要な不安定骨折では，続けて免荷または爪先荷重としなければならない．

人工骨頭置換術：可能な範囲で荷重を続けてよい．

5）関節可動域

この時期までには，患者は股関節を動かす際にほとんど痛みを感じなくなっており，股関節では屈曲90度まで達成していなければならない．このことは，適切な座位姿勢に重要である．股関節と膝関節の自動または自動

介助可動域運動を続ける．

6）筋　　力

股関節の外転筋，屈筋，伸展筋のすべてに対して等尺性または等張性筋力増強訓練を行う．繰り返し自動屈伸，外転運動を行うことは筋力を強化する助けになる．大腿四頭筋の筋力増強訓練を続ける．

7）活動能力

この時期までには，ベッド上の活動は自立していなければならない．更衣についても自立していなければならない．

8）歩行，移乗

歩行は患者の荷重状況によるが，移乗や歩行の際に松葉杖が必要になるかもしれない．その他は変更なし（**前項参照**）．

b．治療法：本骨折に特有な点

変更なし．前項「2週まで」を参照（**209ページ参照**）．

● 処　　方

R **4～6週まで**

① **注意点**：整復を行った骨折では他動可動域運動を避ける．人工骨頭置換術を行った患者は，正中線を越えて内旋・内転を行わないようにする．
② **可動域**：股関節，膝関節の自動・自動介助可動域運動を行う．
③ **筋力**：股関節，膝関節の等尺性・等張性運動を行う．
④ **活動性**：立位・支点移乗を行ったり，補助具を用いて歩行する．
⑤ **荷重**：治療法による．安定嵌入骨折や人工骨頭置換術では，可能な範囲で荷重を行う．整復を要した不安定骨折では免荷とする．

治療：8～12週まで

骨癒合

① **骨折部の安定性**：骨折部の内骨膜側に架橋性仮骨ができるにつれて，中等度の安定性が得られる．理学所見で確認する．内固定材料や人工骨頭によるメカニカルな安定性には変化がない．
② **骨癒合の段階**：修復期後期で，早期リモデリング期．線維骨は層板骨によって置換される．仮骨が骨折部を架橋していることが確認されれば，ある程度安定性がある．しかし，この仮骨強度は正常の層板骨に比べ，特にねじり負荷に対して有意に弱い．
③ **X線**：骨癒合は内骨膜性のため外仮骨は見えず，軟骨と線維組織で構成される．外仮骨は，軟骨内骨化が進むにつれて徐々に見えるようになる．

a．整形外科およびリハビリテーション上の注意

1）理学所見

股関節，膝関節，足関節の関節可動域を調べる．必要に応じて，ストレッチ運動と筋力増強訓練を行わせる．

2）危険性を示す所見

変更なし．「受傷日から1週まで」を参照（**207ページ参照**）．

3）X線所見

正面・側面像のX線写真を撮り，角状変形やカットアウト，回旋変形，骨折部の離開を調べる．内固定材料の位置も調べる．大腿骨頭壊死や遷延癒合の徴候を探す．

4）荷　　重

徒手整復または観血的整復内固定術：安定嵌入骨折や強固に固定された骨折は，この時点では可能な範囲で荷重を進めなければならない．松葉杖や歩行器といった補助具を必要に応じて用いる．

人工骨頭置換術：可能な範囲で荷重を続けてよい．

5）関節可動域

骨折部の内骨膜側に中等度仮骨が出現して，より骨折部が安定化するので，股関節の他動可動域運動を必要に応じて開始する．股関節に可動域制限がみられたなら，屈伸ストレッチ運動を行う．

6）筋　　力

12週ではCybex®やNautilus®機器を用いて，大腿四頭筋や股関節周囲筋を強化する等運動性筋力増強訓練を始

めることができる．殿筋群の等尺性運動も続ける．抵抗運動を始めてもよい．

7）活動能力

患者はさらに荷重をかけられるよう，患肢を移乗や歩行の際に用いなければならない．この時期までに，後方粉砕骨折でも荷重ができるようになる．まだ，松葉杖や歩行器を使ってもよい．座面を高くした便座や椅子をほとんど使用せず，一般トイレを使用することができるくらいに股関節の屈曲が十分にできていなければならない．

8）歩　行

患肢でさらに荷重がかけられるので，患者に松葉杖を用いての4点歩行を教える（図6-18, 6-19参照）．

b．治療法：本骨折に特有な点

1）徒手整復または観血的整復内固定術

後方粉砕骨折でも可能な範囲で荷重をかけられること以外，変更なし．

2）人工骨頭置換術

患者は過度の股関節内転と内旋を避ける．

● **処　方**

8〜12週まで

①**注意点**：人工骨頭置換術を行った患者は，過度の内転や内旋を行わないようにする．
②**可動域**：股関節，膝関節の自動，自動介助，他動可動域運動を行う．
③**筋力**：股関節，膝関節の等張性・等運動性運動を行う．漸増抵抗運動を行う．
④**活動性**：荷重しての移乗や歩行の際には補助具を用いる．
⑤**荷重**：全荷重から可能な範囲での荷重．

治療：12〜16週まで

骨癒合

①**骨折部の安定性**：この時期には，骨折部の内骨膜側に仮骨の架橋ができるにつれて，骨癒合によって確実な安定性がある．理学所見で確認する．内固定材料や人工骨頭によるメカニカルな安定性には変化がない．
②**骨癒合の段階**：リモデリング期．線維骨は層板骨によって置換される．仮骨が骨折部を架橋していることが確認されれば，ある程度安定性がある．しかし，この仮骨強度は正常の層板骨に比べ，特にねじり負荷に対して有意に弱い．
③**X線**：骨癒合は内骨膜性のため外仮骨は見えず，軟骨と線維組織で構成される．外仮骨は，軟骨内骨化が進むにつれて徐々に見えるようになる．骨折線が消える．

---

a．整形外科およびリハビリテーション上の注意

1）理学所見

股関節，膝関節，足関節の関節可動域を調べる．必要に応じて，ストレッチ運動と筋力増強訓練を行わせる．患者は心地よく座れるように，股関節，膝関節ともに90度以上屈曲できなくてはならない．

2）危険性を示す所見

この時期までには関節包が治癒しているので，人工骨頭の脱臼の危険性は減少する．しかし，大腿骨頭壊死は進行しているかもしれない．

3）X線所見

正面・側面像のX線写真を撮り，角状変形やカットアウト，回旋変形，骨折部の離開を調べる．内固定材料の位置も調べる．大腿骨頭壊死や遷延癒合の徴候を探す．

4）荷　重

徒手整復または観血的整復内固定術：安定嵌入骨折や強固に固定した骨折は，この時点までには可能な範囲で荷重を進めなければならない．松葉杖や歩行器といった補助具を必要に応じて用いる．

人工骨頭置換術：可能な範囲で荷重を続けてよい．

5）関節可動域

股関節や膝関節の可動域は，正常可動域まで回復していなければならない．

6）筋　力

大腿骨頚部骨折を受傷した若い患者ではCybex®や

Nautilus®機器を用いて筋力増強訓練を行うことができる．また，重錘を用いた漸増抵抗運動を筋力強化目的で始める．筋力の増強に応じて，重錘や回数を増やす．

7）歩　行

歩行パターンを正常化するように強調しなければならない．

もし股関節外転筋力が弱いならば，骨盤の傾きを伴ったTrendelenburg歩行となるかもしれない（図6-11参照）．

b．治療法：本骨折に特有な点

変更なし．

● 処　方

> **Rx　　12〜16週まで**
> ①**注意点**：人工骨頭置換術を行った患者は，過度の内転や内旋を行わないようにする．
> ②**可動域**：股関節，膝関節の自動・他動全可動域運動を行う．
> ③**筋力**：股関節，膝関節の等運動性・等張性運動や漸増抵抗運動を行う．
> ④**活動性**：補助具を用いないで，移乗や歩行を自立で行う．
> ⑤**荷重**：全荷重．

C．長期的予後と問題点

大腿骨無腐性壊死では，症状が出現したり，疼痛の原因となる場合は，人工股関節全置換術が必要となる．

偽関節では，人工骨頭置換術が必要となる．

脚長差は滅多にないが，長期的な問題として補高靴が必要となる症例がある．

突出したり，痛みの原因となるスクリューやピン，プレートは抜去が必要となる．

直後から1週まで		
	内固定術	人工骨頭置換術
安定性	・嵌入型大腿骨頸部骨折では，部分的に安定性がある．いったん内固定材料で固定されると，その直後よりメカニカルな安定性が得られる．重篤な骨減少の患者は例外である．	・完全にメカニカルな安定性が得られる．
整形外科	・創を調べる． ・適当な時期にドレーンを抜去する． ・深部静脈血栓症を予防する． ・血算をチェックする．	・創を調べる． ・適当な時期にドレーンを抜去する． ・深部静脈血栓症を予防する． ・血算をチェックする． ・患者が座位や臥位のときには，人工骨頭の脱臼予防に外転枕を用いる．
リハビリテーション	・殿筋群や大腿四頭筋の等尺性運動を行う． ・足関節の等張性運動を行う． ・全身調整運動と筋力増強訓練を行う．	・内固定術と同じ．

2週まで

	内固定術	人工骨頭置換術
安定性	・嵌入型大腿骨頚部骨折では，部分的に安定性がある．いったん内固定材料で固定されると，その直後よりメカニカルな安定性が得られる．重篤な骨減少の患者は例外である．	・完全にメカニカルな安定性が得られる．
整形外科	・創を調べる． ・縫合糸またはステープルを抜去する． ・深部静脈血栓症を予防する．	・創を調べる． ・縫合糸またはステープルを抜去する． ・深部静脈血栓症を予防する． ・患者が座位や臥位のときには，人工骨頭の脱臼予防に外転枕を用いる．
リハビリテーション	・股関節，膝関節，足関節の自動・自動介助可動域運動を行う．殿筋群や大腿四頭筋の等尺性運動を行う． ・立位・支点移乗や適切な補助具を用いた歩行を行う．	・内固定術と同じ．

4〜6週まで

	内固定術	人工骨頭置換術
安定性	・骨折部の内骨膜側に仮骨の架橋ができることにより，中等度の安定性が得られる．	・変化なし．
整形外科	・X線写真を撮り，骨癒合状況や内固定材料の位置を調べる．	・患者が座位や臥位のときには，人工骨頭の脱臼予防に外転枕を用いる．
リハビリテーション	・変更なし．	・変更なし．

8〜12週まで

	内固定術	人工骨頭置換術
安定性	・内骨膜側に仮骨が現われ，骨折部のさらなる安定性が得られる．	・変化なし．
整形外科	・X線写真を撮り，骨癒合状況や内固定材料の位置，および可能性のある大腿骨頭壊死を調べる．	・人工骨頭の脱臼を予防するために，随意性に外転位を保つ．
リハビリテーション	・股関節や膝関節の等尺性・等張性運動を行う．	・内固定術と同じ．

12〜16週まで

	内固定術	人工骨頭置換術
安定性	・内骨膜側の仮骨により，骨折部に確実な安定性が加わる．	・変化なし．
整形外科	・X線写真を撮り，骨癒合状況や内固定材料の位置，および可能性のある大腿骨頭壊死を調べる．	・人工骨頭の脱臼を予防するために，随意性に外転位を保つ．
リハビリテーション	・股関節や膝関節の等尺性・等張性運動を行う．全荷重を行う．	・内固定術と同じ．

文 献

Anderson LD, Hamsa WR Jr, Waring TL. Femoral-head prostheses: a review of three hundred and fifty-six operations and their results. *J Bone Joint Surg Am*, 46:1049–1065, 1964.

Barnes R, Brown JT, Garden RS, et al. Subcapital fractures of the femur: a prospective review. *J Bone Joint Surg Br*, 58:2–24, 1976.

Bray TJ, Smith-Hoefer E, Hooper A, et al. The displaced femoral neck fracture: internal fixation versus bipolar endoprosthesis—results of a prospective, randomized comparison. *Clin Orthop*, 230:127–140, 1988.

Cassebaum WH, Nugent G. Predictability of bony union in displaced intracapsular fractures of the hip. *J Trauma*, 3:421–424, 1963.

Christie J, Howie CR, Armour PC. Fixation of displaced subcapital femoral fractures: compression screw fixation versus double divergent pins. *J Bone Joint Surg Br*, 70:199–201, 1988.

DeLee JC. Fractures and dislocations of the hip. In: Rockwood CA Jr, Green DP, Bucholz RW, eds. *Fractures in Adults*, Vol 2, 3rd ed. Philadelphia: J.B. Lippincott, 1991, pp. 1481–1651.

Garden RS. Malreduction and avascular necrosis in subcapital fractures of the femur. *J Bone Joint Surg Br*, 53:183–197, 1971.

Harper WM, Barnes MR, Gregg PJ. Femoral head blood flow in femoral neck fractures: an analysis using intraosseous pressure measurement. *J Bone Joint Surg Br*, 73:73–75, 1991.

Koval KJ, Zukerman JD. Hip fractures: I. overview and evaluation and treatment of femoral-neck fractures. *Journal of the American Academy of Orthopedic Surgeons*, 2:141–149, 1994.

Miller CW. Survival and ambulation following hip fracture. *J Bone Joint Surg Am*, 60:930–934, 1978.

Scheck M. The significance of posterior comminution in femoral neck fractures. *Clin Orthop*, 152:138–142, 1980.

Swiontkowski MF. Intracapsular hip fractures. In: Browner BD, Jupiter JB, Levine AM, Trafton PG, eds. *Skeletal Trauma*, Vol 2. Philadelphia: W.B. Saunders, 1992, pp. 1369–1442.

CHAPTER 22

Treatment and Rehabilitation of Fractures

大腿骨転子部骨折

Intertrochanteric Fractures

A. はじめに

1 定　義

大腿骨転子部骨折は，転子間隆起に沿って，大転子と小転子の間，股関節関節包の外側に生じる骨折である（図22-1；図22-4参照）．

2 受傷機序

高齢および閉経後骨粗鬆症の患者に生じた転倒が，この骨折の大半の原因である．若年者でも高エネルギー外傷でこの種の骨折を引き起こし，転子部骨折とともに大腿骨骨幹部骨折を合併することがある．

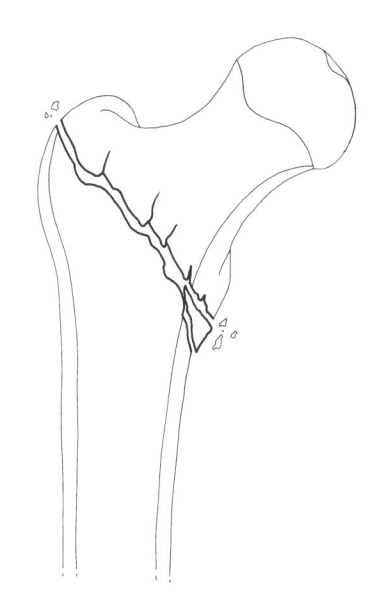

図22-1 大腿骨転子部骨折．骨折線は大転子から小転子に及ぶ．

3 治療のゴール

a. 整形外科的目標

1) アライメント
　頚体角（正常127度；図22-2A，22-2B）の再建．
2) 安定性
　calcar femoralisとしても知られる内側皮質骨の支持性の再建．

b. リハビリテーション的目標

1) 関節可動域
　患者がきちんと座り，階段昇降ができるように股関節の関節可動域を回復・向上させる．歩行時のふらつき，過剰な腰椎前弯，立位時の腰痛を防ぐために，股関節の完全伸展が必要になる．膝関節，足関節の全可動域を維持する（表22-1）．

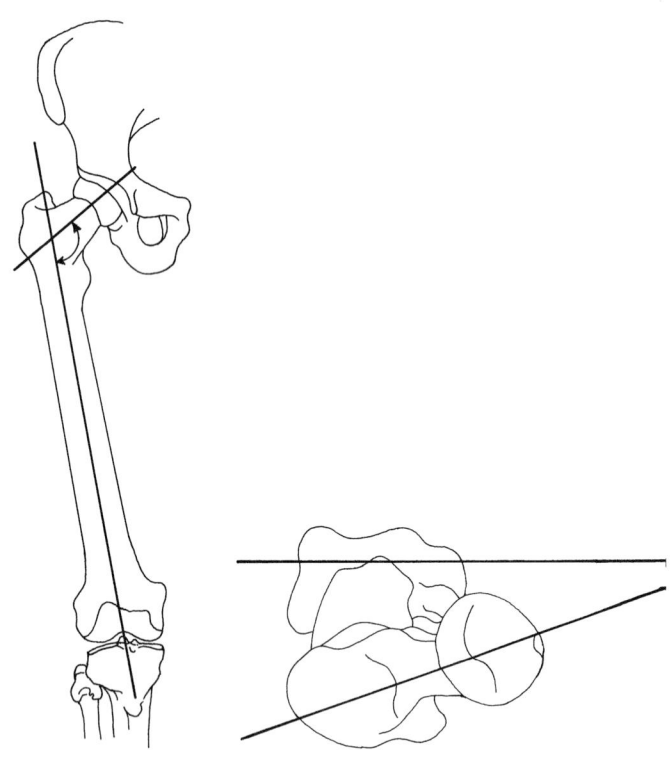

図22-2A（左） 頚体角．解剖学的大腿骨軸と頚部の軸が交差して127度となる．

図22-2B（右） 前捻角．解剖学的な大腿骨頚部の軸は，大腿骨両顆部を結んだ線より12〜15度前方に傾斜している．

表22-1　股関節の可動域

運動の種類	正常可動域	機能的可動域
屈　曲	0〜120度	0〜110度
伸　展	0〜 20度	
外　転	0〜 45度	0〜 20度
内　転	0〜 45度	
内　旋	0〜 45度	0〜 20度
外　旋	0〜 45度	

2）筋　力

股関節をまたぐ筋や，股関節を動かす筋の筋力を回復・維持させる：

- 股関節伸筋：大殿筋
- 股関節外転筋：中殿筋
- 股関節屈筋：腸腰筋
- 股関節内転筋群：大内転筋，長内転筋，短内転筋．骨折が安定化するまで内転筋の筋力強化は避ける．なぜなら骨折部やインプラント（スライディングヒップスクリュー）に負担をかけるためである．
- 膝関節伸筋，股関節屈筋：大腿四頭筋（二関節筋である大腿直筋）
- 膝関節屈筋，股関節伸筋：ハムストリング（二関節筋である大腿二頭筋）

二関節筋はより短縮しやすいので，二関節筋の両端の関節は同時に全可動域を得ることはできないことに注意すること．

3）機能的ゴール

歩行パターンを正常化し正しい座位姿勢を取り戻す．

4　標準的な骨癒合期間

12〜15週．

5　標準的なリハビリテーション期間

15〜20週．

治療選択はスライディングヒップスクリューであり，リハビリテーションの原則はこの方法に基づく（**図22-3**参照）．

6　治療法

a．スライディングヒップスクリュー

バイオメカニクス：応力分散機器．

骨折治癒様式：二次的治癒．

適応：骨折の固定により患者の早期運動を可能にすることが治療の目的である．荷重することによりスクリューがプレートの円筒部分でスライド運動し，骨折部に動的圧迫が生じる．このため近位・遠位骨片間の接触面が大きくなり，骨癒合を促進する．骨折線の傾きが逆の骨折や，高度の粉砕骨折では，多くの整形外科医は近位骨片に対して遠位骨片の内側移動を行う．遠位骨片の（訳注：外側の骨皮質）突起部を骨切りして，近位骨片が遠位の髄腔内に嵌入するようにする．これにより内側骨皮質の支持性をつくり，骨片間の位置関係を保つことができる（**図22-3，22-4，22-5**）．

b．鋼線牽引

バイオメカニクス：応力分散機器．

骨折治癒様式：二次的治癒．

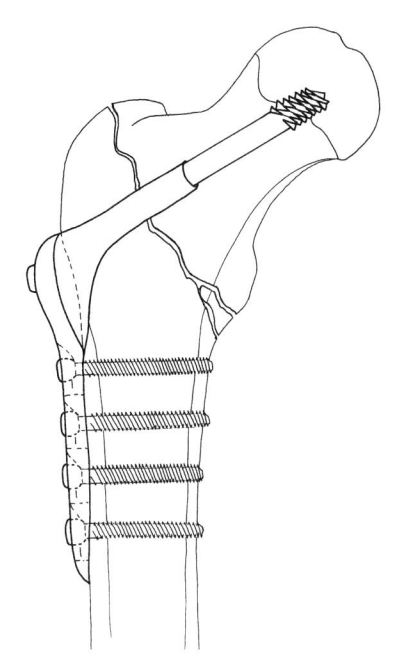

図22-3 スライディングヒップスクリューを用いた大腿骨転子部骨折の内固定．これにより，骨折部に圧迫力が加わる．スクリューの滑らかな部分がプレートの円筒部でスライドし，骨折部が嵌入する．

適応：全身状態が重篤でスライディングヒップスクリューによる観血的整復内固定術に耐えられなかったり，受傷前より歩行していない患者はBuck式の牽引を用いて治療される．骨折に転位が起きにくくなり，疼痛がおさまり，座位で運動が行えるようになる時点まで，患者の牽引を維持する．短縮，外旋，内反変形がこの牽引の後遺症なので，この方法は全身状態が重篤な患者に限られる．静脈うっ帯・血栓，尿路感染，褥瘡といった長期臥床による合併症も問題となる．この治療法は本章ではこれ以上議論しない．

7　本骨折の注意点

この部分の骨は海綿骨であり，骨幹端部と同様に血流に富んでいる．このため高い骨癒合率と多量の骨折血腫を生じる．大腿骨転子部骨折は通常，骨片数またはパート数で表示される（例：近位骨片，遠位骨片，大転子，小転子）．転子部骨折の安定性は，整復固定時の後内方の支持性再建によって左右される．もしこれが確保されていれば，骨折型は「安定」と分類される．この骨折では粉砕度はわずかで，正常の傾き（上外側から下内側に向かう転子間線と同様の方向で走る）をもつ．「不安定」と分類される骨折は内側支持性が粉砕されたり，逆の傾き（上内側から下外側へ転子間線とは直角ないし斜めに走る）をもつ．この骨折には骨頭壊死ないし内反変形癒合の危険がある．

8　合併損傷

大腿骨転子部骨折は関節包外骨折なので骨折部の血腫は大きくなるが，大腿部では隠れて目立ちにくい．血中ヘモグロビンが安定するまでは，手術前後の血液動態をチェックしなければならない．骨量減少のある患者では転倒時に生じる可能性のある手関節，肩関節，肋骨の骨折を見逃さないようにしなければならない．高エネルギー外傷や多発外傷時には頭部損傷にも注意する．

9　荷　重

早期荷重が可能なことは，スライディングヒップスクリューによる固定の利点の一つである．急性期の疼痛が消失次第，大多数の患者で補助具を使って可能な範囲で荷重することができる．安定性に欠ける骨折では，部分荷重や免荷を必要とすることもある．このことは「B．治療」の項で議論する．歩行器などの補助具は当初，安全性と安定性のために用いる．

10　歩　行

a．立脚期

立脚期は歩行周期の60％を占める．

1）踵接地

大殿筋は強力な股関節伸筋である．踵接地時の股関節の折れ曲がりを防ぎ，股関節安定筋として働く．骨折部にまたがるので筋力は低下し，まれではあるが大殿筋跛行の原因となる（**図6-10参照**）．外側広筋は踵接地時に膝完全伸展を図るために求心性収縮（短縮）する．手術時に外側広筋の近位部を部分的に切開する．このために筋力が落ち，疼痛が伴い，踵接地時の膝完全伸展ができなくなる可能性がある（**図6-1参照**）．

2）足底接地

大腿四頭筋は，踵接地から足底接地までをスムーズに行うため，膝屈曲をコントロールすべく遠心性（伸張）収縮を行う．早期からの膝屈曲を図るため，残りの歩行周期を通じて屈曲位を保つ．大腿直筋は股関節と膝関節

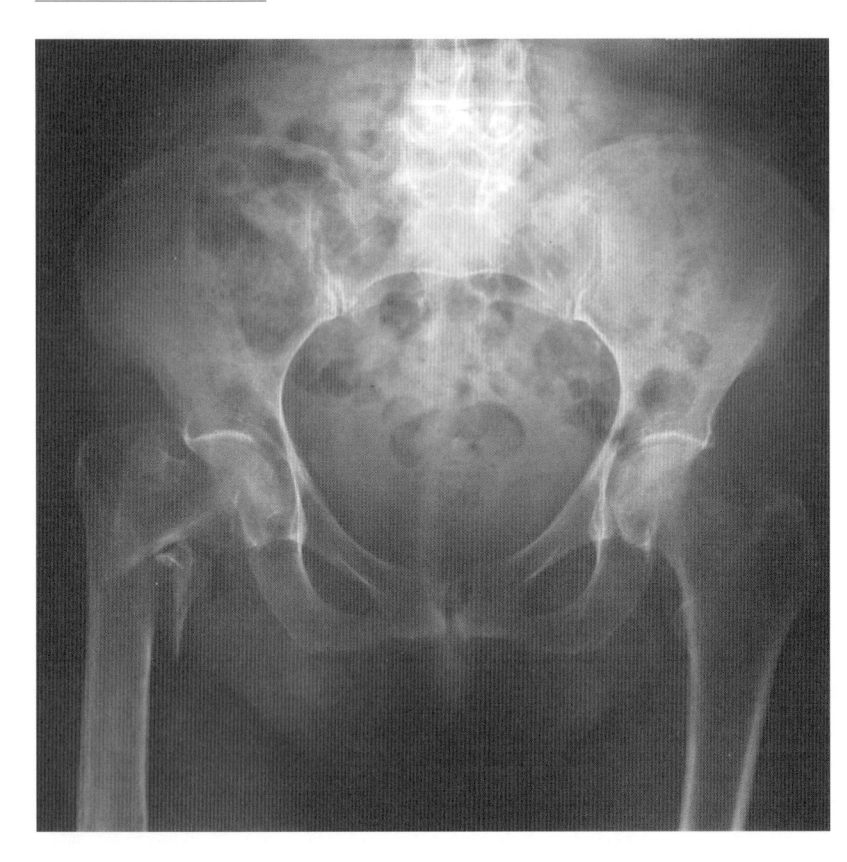

図22-4 右大腿骨転子部骨折を受傷した成人女性患者．骨折部は転子間部で粉砕しており，反対側と比べて脚短縮を生じている．

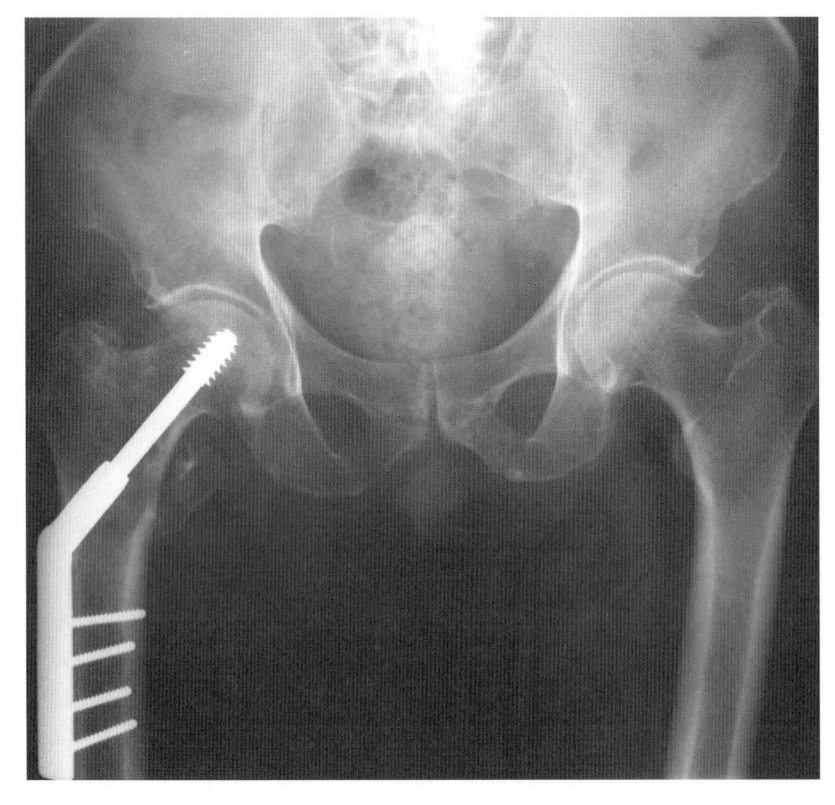

図22-5 スライディングヒップスクリューのスクリューにより内固定され，大腿骨長が保たれた状態で転子部骨折の整復が維持されている．頸体角は約127度に維持されている．本症例の固定は安定しており，早期に荷重を始めてよい．

をまたぐ二関節筋である．不動化により短縮する．このため，股関節の屈曲拘縮または膝屈曲の減少が生じる．外側広筋は手術時に一部が切開され，また術中の牽引により筋力が弱まる．これにより足底接地が短縮する．筋損傷により，歩行時に外側広筋筋が収縮する際には疼痛を生じることもある(図6-2参照)．

3) 立脚中期

二重支持期が減少ないし消失すれば，骨折部での荷重は増加する．この応力増加は疼痛を生じ，有痛性(疼痛回避)歩行となる．

腸腰筋が収縮すると股関節が屈曲し，前方推進時に下肢を前に進め，さらに大腿骨に対して骨盤を回旋させて下肢を前に進める．腸腰筋は骨折部をまたぐので，弱くなることもある．患者は筋肉の張力を減らすため，歩幅を小さくする．中殿筋も骨折部をまたぐので，若干弱くなる．この筋はTrendelenburg歩行を防ぐために，骨盤を大腿骨に対し安定させる(図6-3参照)．

4) 踏切り

踏切りは通常影響を受けない(図6-4参照)．

b. 遊脚期

遊脚期は歩行周期の40%を占める．通常影響を受けない．しかし腸腰筋は弱くなるので，強化を必要とする(図6-6, 6-7, 6-8参照)．

B. 治療

治療：直後から初期(受傷日から1週まで)

骨癒合
① 骨折部の安定性：なし．
② 骨癒合の段階：炎症期．骨折部分の血腫では炎症性細胞が増殖し，骨折部の吸収が始まる．
③ X線：仮骨形成なし．骨折線が見える．

a. 整形外科およびリハビリテーション上の注意

1) 理学所見

患肢のアライメントを健側と比較しなければならない．回旋は，膝蓋骨の位置を見て調べる．脚長は，両足関節内果の位置で比較する．脚長差がしばしば残存する．脚長差が著明であったり，荷重によって骨折部が嵌入することにより脚長差が大きくなったときには，補高靴を後日作成して対処する．

手術創に充血や浮腫，滲出液がないかどうか調べなければならない．留置ドレーンは，48〜72時間の間に抜去する．感染徴候に対しては，局所的に処置し，全身的に抗生物質を用いて治療しなければならない．滲出液が止まらない場合は深部感染を疑い，手術室で再切開してドレナージを必要とする．

2) 危険性を示す所見

一般に起こる危険所見は，血栓塞栓性障害である．肺塞栓の症状である呼吸窮迫や胸痛の出現に注意する．広範囲に骨折部血腫があったり，術中出血量が多かったりする場合には，循環血液量が減少する可能性がある．ヘモグロビン値が安定化するまで，大体術後4日目まで注意して調べる．貧血の補正や心筋虚血の予防に輸血が必要となる場合がある．受傷前から歩行していなかった人や，ベッド上安静の人では急速に褥瘡ができる可能性がある．皮膚を観察して，適切な体位を保たなければならない．

3) X線所見

骨折とヒップスクリューの位置を確認するために，正面・側面像のX線写真を撮影する．荷重を続けるにつれて骨折部が少し嵌入してくる(図22-5参照)．この場合，スクリューが円筒の中をスライドする．しかし，スクリューのネジ山の部分が円筒の頚部に当たると，もうそれ以上の嵌入は起こらない．もしこの状態で骨折のギャップがある場合，円筒がより短いプレートに取り替えなければならない．スクリューの位置がずれて，大腿骨頭や頚部の骨外に出ていないかどうかを観察しなければならない．こうした状況は，非常に骨量減少の強い骨で大腿骨の前方・上方に生じる．X線上，今にもスクリューが前方や上方の骨を切って外に出そうな場合は，骨折部が圧潰して内反変形を起こす可能性があるので，荷重を控え，スクリューを入れ替えなければならない．

4) 荷重

荷重は，後内側の壁が温存されてスクリューが大腿骨頭の適切な位置に入っている場合には，術後1日目から行ってよい．骨折線の傾きが逆の骨折や病的骨折，高度の粉砕骨折では，部分荷重か爪先荷重から始める．固定性や骨の安全性によって荷重させない場合もある．荷重するようになったら，定期的に骨折部のX線写真を撮る．

5) 関節可動域

股関節：骨折部の固定性が安定している場合は，適度な自動屈伸・外転可動域運動を行う．手術の際，大腿筋膜張筋や外側広筋が切られているので，内転や内旋を行うと大腿筋膜張筋がストレッチングされて痛くなる．大転子も骨折している場合は，中殿筋の収縮で疼痛が起こる．小転子も骨折している場合は，腸腰筋の収縮で疼痛が起こる．

膝関節：膝関節は自動可動域運動を行う．外側広筋の切開により，伸展時の疼痛や伸展制限が起こる可能性がある．

足関節：足関節の拘縮を予防するために，全方向に足関節や足部の自動可動域運動を行う．患者は足でアルファベットを書かなければならない．

6) 筋　力

膝関節：膝関節の筋力は大腿四頭筋の等尺性運動を行って強化する．

股関節：股関節伸筋は殿筋群の等尺性運動を行って強化する．内転筋の強化は，骨折部にストレスを与える可能性があるので行わない．

足関節：筋力と可動域を保つために，また静脈血流の増加による血栓症のリスクを下げる一助になるため，足関節の等張性運動を行う．

7) 活動能力

患肢の荷重ができるようになったら，ベッドから椅子への移乗時に患肢を使うことができる．移乗に際して座位をとる場合，患肢側のベッドの端に座ることが一般的である．そして患肢をベッドの端から垂らして，座位から立ち上がる．もしできなければ，下肢リフター（**37ページ参照**）を用いる．下肢リフターを用いて患肢を支持し，ベッドの端に患肢を振り出して座位姿勢をとる．そして両腕を使ってベッドや椅子から立位姿勢をとる（歩行器につかまって引きよせて，立位をとろうとすると，歩行器がぐらついてしまうので行わない）．立位姿勢がとれたならば，立位支持のために松葉杖や歩行器といった補助具を用いる（**図7-10，7-11参照**）．まだ，患肢免荷の場合は，腱肢で立位・支点移乗を行うことを教える．座面を高くすることで股関節にかかるストレスを減らす助けとなる（**図7-5参照**）．患肢に疼痛があったり，調子がよくないときも，腱肢を使って移乗を行うことができる．

トイレでは，座面を高くした便座を装備することにより，股関節の屈曲を抑えることができ，立つのも容易となる．

もし可能ならば，患者は腱肢のほうに寝返りをし，腕でプッシュアップして座位をとり，健側のベッドの端から移乗できるように試みる．それが不可能ならば，患者の両上肢を用いてプッシュアップして座位をとるか，移乗用リフターを用いる．いったん座位姿勢をとったら，まず腱肢をついて回転し，次に患肢をつく．このようにして患者をベッドから離床させる．もし，患肢を用いても症状がなくなった場合は，ベッド上の移動や移乗時でも患肢を用いる．

ズボンを履くときは患肢から，脱ぐときは腱肢から行う．こうすることにより骨折部にストレスや動きが生じることが少なくなる．ズボンを上げる補助具または家族の介助が助けになる．

8) 歩　行

荷重状況によって，松葉杖または歩行器を用いた2点，3点歩行を教える（**図6-16，6-17参照**）．免荷の場合は，腱肢での立位・支点移乗や2点歩行（患肢と両松葉杖で1点，腱肢で1点）を教え，両松葉杖に荷重がかかる．

階段の上りでは，腱肢を最初に上げ，患肢と松葉杖が続く（**図6-20，6-21，6-22参照**）．階段の下りでは，患肢と松葉杖が最初に下り，腱肢が続く（**図6-23，6-24，6-25参照**）．注意深く患者の歩行安定性をチェックしなければならない．階段歩行は，患者の疼痛がおさまるまで遅らせる必要がある．

b．治療法：本骨折に特有な点

スライディングヒップスクリューが治療選択であるので，一般的なリハビリテーション法はこの治療法に基づいて議論する．スライディングヒップスクリューとプレートを用いた観血的整復内固定術は，歩行することにより骨折部に好ましい嵌入を起こすことができる．それゆえに，固定性を確かめてスクリューが大腿骨頭や大腿骨頸部の骨外に出ないように，骨折嵌入を定期的に評価する必要がある．嵌入はプレートの角度が増すほど促進され，またスクリューのネジ山とプレートの円筒部の距離で嵌入が制限される．それゆえに，もし80 mmより短いスクリューを用いる場合は，短い円筒のプレートを用いることを考えねばならない．スクリューの位置決めも重要である．最強の固定性を得るためには，スクリューは大腿骨頭の少し後下方で，軟骨下骨より1 cm以内に刺入しなければならない．

● 処　方

第1病日から1週間

① 注意点：他動可動域運動を避ける．
② 可動域：股関節，膝関節の屈伸および内外転の適度な自動可動域運動を行う．
③ 筋力：殿筋群，大腿四頭筋の等尺性運動を行う．
④ 活動性：免荷ならば立位・支点移乗を行う．荷重ができるならば，移乗には患肢を用いる．座面を高くした便座を股関節屈曲減少のために用いる．
　歩行には荷重状態に応じて，補助具を用いた2点ないし3点歩行を行う．
⑤ 荷重：安定骨折には可能な範囲での荷重を行う．不安定骨折には爪先荷重から部分荷重，または免荷とする．

治療：2週まで

骨癒合

① 骨折部の安定性：なし，または最小限．
② 骨癒合の段階：修復期の始まり．骨形成系細胞が骨芽細胞に分化し，線維骨を形成する．
③ X線：なし，またはごく初期の仮骨形成．骨折線は見えている．骨幹端部はごく薄い骨膜しかなく，多量の外仮骨は形成しない．

a. 整形外科およびリハビリテーション上の注意

1) 理学所見

創を評価して，必要に応じて縫合糸または皮膚ステープルを抜去する．股関節そして特に膝関節の自動・他動可動域を調べる．疼痛や腫脹，外側広筋と大腿筋膜張筋との早期の癒着により，可動域減少が起こっているかもしれない．下肢の浮腫は患肢を高挙して解決しなければならない．脚長差を調べて，必要なら補高靴を作成する．

2) 危険性を示す所見

「受傷日から1週まで」に起こる危険所見と同じ．前項参照．

3) X線所見

X線写真を撮って，整復位とスライディングヒップスクリューの大腿骨頭での位置を確認する．スクリューの迷入やカットオフの徴候がないかどうか調べる．骨折部の嵌入，プレートの円筒部分とヒップスクリューのスライディング部分との関係をX線写真で観察する．スクリューのネジ山の部分が円筒の頚部に当たると，それ以上の嵌入は起こらない．

4) 荷　重

後内側の壁が温存され，かつスクリューが大腿骨頭の適切な位置に入っている場合は，荷重を続ける．骨折線の傾きが逆の骨折や，病的骨折，高度の粉砕骨折では，部分荷重か爪先荷重から始める．固定性や骨の安全性によって荷重させない場合もある．荷重するようになったら，定期的に骨折部のX線写真を撮る．必要に応じて補助具を用いる．

5) 関節可動域

膝関節屈曲位で股関節を90度屈曲できるように，股関節，膝関節，足関節の可動域運動を続ける．膝関節，足関節の自動可動域運動を続ける．膝関節の可動域制限がある場合は，自動・自動介助可動域運動が必要となる．疼痛や筋損傷により二次的に大腿四頭筋の反射性筋抑制が起こるかもしれない．

6) 筋　力

等尺性運動を続ける．
さまざまな方向への反復運動は，関節可動域を改善するだけでなく，等張性運動による筋力強化にもなる．
大腿四頭筋の筋力増強訓練を続けることは，下肢の回旋力のバランスを保って中間位となることの助けとなる．患者に対して，訓練し歩行を続けるよう励ます．

7) 活動能力

荷重の状態により，健肢での立位・支点移乗を行うか，患肢を使った移乗を行う．患者は，松葉杖や歩行器，座面の高くなった便座といった補助具を依然として必要とする．

8) 歩　行

固い床面や階段での補助具を用いた2点，3点歩行を続ける（図6-16，6-17参照）．歩行パターンは荷重の状態による．
階段の上りでは，健肢を先に上げ，階段の下りでは，患肢を先に下ろす（図6-20，6-21，6-22，6-23，6-24，6-25参照）．

b. 治療法：本骨折に特有な点

変更なし．前項「受傷日から1週まで」を参照（220ページ参照）．

●処 方

> **℞ 2週まで**
>
> ① 注意点：支持なしの患肢での起立を避ける．他動可動域運動を避ける．
> ② 可動域：股関節，膝関節の自動可動域運動を行う．股関節90度屈曲を獲得する．
> ③ 筋力：殿筋群，大腿四頭筋，ハムストリングの等尺性運動を行う．
> ④ 活動性：荷重状態に応じて，患者は立位・支点移乗を行ったり，移乗に患肢を用いたりする．
> 　歩行には補助具を用いた2点ないし3点歩行を行う．
> ⑤ 荷重：治療法にもよるが可能な範囲での荷重を行う．不安定骨折には爪先荷重から部分荷重，または免荷とする．

治療：4〜6週まで

> **骨癒合**
>
> ① 骨折部の安定性：架橋性仮骨により，骨折は通常安定している．理学所見でこれを確認する．
> ② 骨癒合の段階：修復期．仮骨が骨折部を架橋していることが確認されれば，ある程度安定性がある．しかし，この仮骨強度は正常の層板骨に比べ，特にねじり負荷に対して有意に弱い．
> ③ X線：架橋性仮骨が見えるようになる．骨幹端部では内骨膜性仮骨が優勢で，骨折線は見えにくくなる．

a．整形外科およびリハビリテーション上の注意

関節可動域と筋力を調べる．

1）理学所見

股関節，膝関節や足関節の自動・他動可動域を調べ，必要に応じてストレッチ運動や筋力増強訓練を行わせる．

2）危険性を示す所見

前項と変更なし．

姿勢のふらつきは，転倒のリスクを高めることになる．

骨折部に捻転応力が加わらないようにする．捻転応力は，過度に動かしたときや，車から降りるような荷重動作時に起こる．

3）X線所見

X線写真を撮って，整復位とスライディングヒップスクリューの大腿骨頭での位置を確認する．スクリューのカットオフや大腿骨頭壊死の徴候がないかどうか調べる．プレートの円筒部分と関連して，スクリューの位置をチェックする．骨折部の嵌入，プレートの円筒部分とヒップスクリューのスライディング部分との関係を観察する．

4）荷　重

後内側の壁が温存され，スクリューが大腿骨頭の適切な位置に入っている場合は，荷重を続ける．骨折線の傾きが逆の骨折や，病的骨折，高度の粉砕骨折では，部分荷重か爪先荷重から始める．固定性や骨の支持性によって荷重させない場合もある．荷重するようになったら，定期的に骨折部のX線写真を撮る．必要に応じて補助具を用いる．

5）関節可動域

股関節，膝関節，足関節の関節可動域は完全でなければならない．もし筋短縮があるならば，自動介助可動域運動を行って筋肉をストレッチさせる．適度な他動ストレッチ運動は，骨折部が安定化してから行う．この運動が必要な場合は，セラピストの補助が必要である．外側広筋が治癒しているので，膝関節の完全伸展が達成できていなければならない．

6）筋　力

等尺性運動を続ける．

股関節の運動が耐えられるならば，筋力増強訓練は，大腿四頭筋，ハムストリング，外転筋，内転筋，腸腰筋，殿筋群を徐々に抵抗運動としなければならない．もし疼痛が続くなら，温熱療法や水治療法を行う．

7）活動能力

患者は，この時点では患肢を使えなければならない．股関節が90度屈曲ができるようになったら，座面を高くした便座は必要ない．なるべく患肢を使うように指導し，可能な範囲で荷重する．日常生活を自立するよう勧める．

8）歩　行

これまでのように2点，3点歩行を続ける（図6-16，6-17参照）．脚短縮を調べ，もし脚短縮があれば，補高靴が必要になるかもしれない．静的バランスを保って歩行し，体重移動を行う．歩行訓練に集中する．姿勢の動揺や転倒のリスクは，筋力増強訓練と歩行訓練によって

減少させる．荷重状態により，補助具がまだ必要な場合がある．

b．治療法：本骨折に特有な点

変更なし．「受傷日から1週まで」を参照（**220**ページ参照）．

● 処　方

℞ **4～6週まで**

①**注意点**：骨折部の回旋やひねりを避ける．
②**可動域**：股関節，膝関節の自動・自動介助可動域運動を行う．
③**筋力**：殿筋群，大腿四頭筋，ハムストリングの等尺性運動を行う．もし運動に問題がなければ，大腿四頭筋，殿筋群，ハムストリングの自動抵抗運動を行う．
④**活動性**：荷重状態に応じて，立位・支点移乗を行ったり，可能な範囲の荷重で移乗に患肢を用いたりする．歩行には補助具を用いる．
⑤**荷重**：安定骨折には可能な範囲での荷重を行う．不安定骨折には爪先荷重から部分荷重，または免荷とする．

治療：8～12週まで

骨癒合

①**骨折部の安定性**：安定．
②**骨癒合の段階**：早期リモデリング期．皮質骨では線維骨は層板骨によって置換される．リモデリング過程は完了までに数ヵ月から数年かかる．
③**X線**：多量の仮骨が見られ，骨折線は消え始める．骨髄腔と骨幹端部のリモデリングが始まる．

a．整形外科およびリハビリテーション上の注意

1）理学所見

機能障害がないかどうか患者の歩行を観察する．関節可動域と筋力を続けて調べる．

2）危険性を示す所見

変更なし．前項参照．この時期には，回旋荷重やバランス訓練もあまり問題とならない．

3）X線所見

X線写真を撮って，整復位とスライディングヒップスクリューの大腿骨頭での位置を確認する．スクリューのカットオフや大腿骨頭壊死の徴候がないかどうか調べる．プレートの円筒部分と関連して，スクリューの位置をチェックする．骨折部の嵌入，プレートの円筒部分とヒップスクリューのスライディング部分との関係をX線写真で観察する．

4）荷　重

後内側の壁が温存され，かつスクリューが大腿骨頭の適切な位置に入っている場合は，荷重をさらに進める．骨折線の傾きが逆の骨折や，病的骨折，高度の粉砕骨折でも，この時期にはすべての骨折で，可能な範囲内で荷重を行わなければならない．必要に応じて補助具を用いる．

5）関節可動域

股関節，膝関節，足関節の関節可動域は，この時点では完全でなければならない．もしそうでないならば，他動可動域運動と適度なストレッチ運動を行う．

6）筋　力

股関節と膝関節の筋力を増強させるために，両下肢の抵抗運動を進める．筋力の増強に伴って，重錘を徐々に増やしていき，運動回数も増やしていく．患者が若く，心肺能力があり，骨折の仮骨形成が良好ならば，筋力をさらに強化するためにCybex®やKinetron®器具を用いて，股関節や膝関節の等運動性・等張性運動を行う．

7）活動能力

患者に補助具の使用を止めさせる．骨折線の傾きが逆の骨折や高度の粉砕骨折では，可能な範囲での荷重を行い，歩行時や移乗時には，補助具を必要とする．骨折の治癒した患者は，一段ずつ階段を上り下りするように訓練を開始する．

8）歩　行

踵接地，足底接地，立脚中期，踵離地，踏切りといった段階で，正常歩行パターンに徐々に発展させなければならない（図6-1，6-2，6-3，6-4，6-5参照）．もしできなかったら，歩行異常があるものとして歩行練習をしなければならない．松葉杖や杖を患者から徐々に取り去る．

b．治療法：本骨折に特有な点

変更なし．「受傷日から1週まで」を参照（**220**ページ参照）．

処方

Rx

8〜12週まで

① 注意点：なし．
② 可動域：自動・自動介助可動域運動を続ける．股関節，膝関節の他動可動域運動とストレッチ運動を始める．
③ 筋力：股関節，膝関節の漸増抵抗運動を行う．
④ 活動性：患者は移乗や歩行に際して，可能な範囲での荷重か，全荷重で患肢を用いる．補助具の使用を徐々に減らしていく．
⑤ 荷重：全荷重．

C. 長期的予後と問題点

a. 整形外科的予後

偽関節はまれであるが，固定性が失われた場合に生じる．もし偽関節が生じれば，強固な固定と骨移植を行う．

b. リハビリテーション的予後

骨折の嵌入による下肢の短縮は，もし跛行や腰痛の原因となっていれば靴の補高を行う．通常約2.5cm（1インチ）以上の短縮で問題となる．

筋力低下による不安定性，バランス低下を示す患者がいる．もし筋力強化やバランス訓練にも反応しなければ，杖を使用する．もし杖でも不安定ならば，多点杖や歩行器を使用する．

歩行時のふらつきは疼痛や筋力低下によっても生じる．有痛性（疼痛回避）歩行は，普通，内固定材料の突出による．Trendelenburg歩行は，大転子が骨折して転位した場合に起こる．

直後から1週まで	
	内固定術
安定性	海綿骨面が嵌入することにより，部分的に骨の安定性が初期より得られるかもしれない．これは，ほぼ解剖学的位置が保たれて，固定しやすい骨折の場合のみ可能となる．さもなければ，スライディングヒップスクリューとプレートを用いて治療しない限り，早期の骨折部の安定性は得られない．
整形外科	創を調べ，適当な時期にドレーンを抜去する．深部静脈血栓症を予防する．血算をチェックする．
リハビリテーション	殿筋群，大腿四頭筋の等尺性運動を行う．足関節の等張性運動を行う．全身調整運動と筋力増強訓練を行う．立位・支点移乗を免荷の場合に行う．さもなければ注意して患肢を用い，移乗を行う．ほとんどの患者で可能な限りの荷重を行う．

2週まで	
	内固定術
安定性	変化なし．
整形外科	創を調べ，縫合糸または皮膚ステープルを抜去する．深部静脈血栓症を予防する．
リハビリテーション	股関節，膝関節，足関節の自動・自動介助可動域運動を行う．適切な補助具を用いて，移乗や歩行訓練を行う．

4～6 週まで

	内固定術
安定性	・内骨膜性仮骨や架橋性仮骨の形成により，安定性が徐々に増加する．
整形外科	・X線写真を撮り，骨癒合や内固定材料，荷重による骨折の嵌入を調べる．ラグスクリューの迷入やカットアウトを注意深く観察する．
リハビリテーション	・股関節，膝関節，足関節の自動・自動介助可動域運動を行う．殿筋群や大腿四頭筋の等尺性運動を行う．もし可能ならば，股関節と膝関節の自動抵抗運動を行う．

8～12 週まで

	内固定術
安定性	・骨折部の仮骨により，中等度の安定性が加わる．
整形外科	・骨折部の嵌入や骨折治療によって発生するかもしれない脚長差を調べ，もし著明な脚長差があるならば，補高靴を処方する．
リハビリテーション	・股関節と膝関節に対して徐々に抵抗運動を行う．補助具の使用を徐々に減らす．股関節，膝関節の筋の等張性・等運動性運動を行う．

12～16 週まで

	内固定術
安定性	・仮骨によって，骨折部の確実な安定性が加わる．
整形外科	・変更なし．
リハビリテーション	・変更なし．

文献

Apel DM, Patwardhan A, Pinzur MS, et al. Axial loading studies of unstable intertrochanteric fractures of the femur. *Clin Orthop*, 246:156–164, 1989.

Den Hartog BD, Bartal E, Cooke F. Treatment of the unstable intertrochanteric fracture: effect of the placement of the screw, its angle of insertion, and osteotomy. *J Bone Joint Surg Am*, 73:726–733, 1991.

Desjardins AL, Roy A, Paiement G, et al. Unstable intertrochanteric fracture of the femur: a prospective randomized study comparing anatomical reduction and medial displacement osteotomy. *J Bone Joint Surg Br*, 75:445–447, 1993.

Dimon JH III, Hughston JC. Unstable intertrochanteric fractures of the hip. *J Bone Joint Surg Am*, 49:440–450, 1967.

Hopkins CT, Nugent JT, Dimon JH III. Medial displacement osteotomy for unstable intertrochanteric fractures: twenty years later. *Clin Orthop*, 245:169–172, 1989.

Kaufer H, Matthews LS, Sonstegard D. Stable fixation of intertrochanteric fractures: a biomechanical evaluation. *J Bone Joint Surg Am*, 56:899–907, 1974.

Koval KJ, Zukerman JD. Hip fractures: II. evaluation and treatment of intertrochanteric fractures. *Journal of the American Academy of Orthopedic Surgeons*, 2:150–156, 1994.

Levy RN, Capozzi JD, Mont MA. Intertrochanteric hip fractures. In: Browner BD, Jupiter JB, Levine AM, Trafton PG, eds. *Skeletal Trauma*, Vol 2. Philadelphia: W.B. Saunders, 1992, pp. 1443–1484.

Meislin RJ, Zuckerman JD, Kummer FJ, et al. A biomechanical analysis of the sliding hip screw: the question of plate angle. *J Orthop Trauma*, 4:130–136, 1990.

Mulholland RC, Gunn DR. Sliding screw plate fixation of intertrochanteric femoral fractures. *J Trauma*, 12:581–591, 1972.

Wolfgang GL, Bryant MH, O Neill JP. Treatment of intertrochanteric fracture of the femur using sliding screw plate fixation. *Clin Orthop*, 163:148–158, 1982.

CHAPTER 23

Treatment and Rehabilitation of Fractures

大腿骨転子下骨折

Subtrochanteric Femur Fractures

A. はじめに

1 定 義

大腿骨転子下骨折とは，小転子と大腿骨近位1/3までの部位に生じた骨折である．この骨折では，骨折線が転子間部まで及ぶことがある（図23-1，23-2）．

2 受傷機序

若年者では高エネルギー外傷で発生し，高齢者では転子部骨折が遠位へ拡がって生じる．

3 治療のゴール

a. 整形外科的目標

1) アライメント
大腿骨頚部が，骨幹部に対して15～20度前捻がつくように整復する．

2) 安定性
荷重による骨折部への圧縮力に耐えうるように，内側皮質骨（calcar）の連続性を修復する．

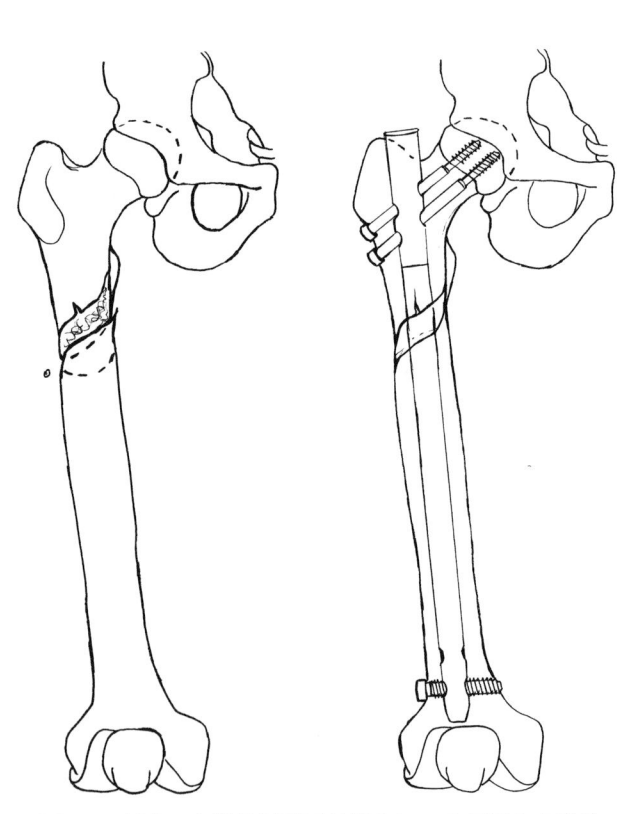

図23-1（左） 大腿骨転子下骨折とは，小転子と大腿骨近位1/3までの部位に生じた骨折である．この骨折では，骨折線が転子間部まで及ぶことがある．

図23-2（右） 大腿骨髄内釘で固定された転子下骨折は，遠位と近位において2本ずつの横止めスクリューで固定される（静的固定）．横止めスクリューによる静的固定は近位と遠位骨片の回旋変形を防止する．

表 23-1 股関節の可動域

運動の種類	正常可動域	機能的可動域*
屈 曲	125〜128度	90〜110度
伸 展	0〜20度	0〜5度
外 転	45〜48度	0〜20度
内 転	40〜45度	0〜20度
内 旋	40〜45度	0〜20度
外 旋	45度	?0〜15度

*：機能的可動域の予測値．

b．リハビリテーション的目標

1）関節可動域

　股関節の可動域を改善する（椅子に座るには90度の屈曲が必要）．

　膝関節と足関節の可動域も維持する（**表23-1**）．

2）筋　　力

　以下に掲げる筋肉の筋力を改善する：

- 大腿四頭筋：膝伸筋群（特に外側広筋）．これは手術時に切開される．大腿直筋は股関節屈筋でもある．
- ハムストリング：膝屈筋で二次的に股関節を伸展する．
- 中殿筋：股関節外転筋
- 大殿筋：股関節伸展筋
- 大腿筋膜張筋：股関節外旋と外転筋
- 大内転筋：股関節内転筋．この筋肉を強化してはいけない．なぜならこの筋は骨折部や骨折固定材料に応力を伝達するからである．

3）機能的ゴール

　正常歩行パターンと自力歩行能力の再獲得．

4　標準的な骨癒合期間

12〜16週．

5　標準的なリハビリテーション期間

16〜20週．

6　治　療　法

a．髄内釘

　バイオメカニクス：近位と遠位の横止めスクリューの使用により，骨折部への応力を部分的に遮蔽する．

　骨折治癒様式：二次的治癒．

　適応：髄内釘はほとんどの転子下骨折に適用される．釘は回旋・屈曲および大腿骨の長さを制御するため，近位部は横止めスクリューが必要である．この手術の結果，早期離床が可能となり，長期臥床に伴う合併症発生頻度が少なくなる．標準的な髄内釘は小転子が骨折していない症例のみに使用される．なぜなら小転子部を横止めスクリューが通過するからである．そこで小転子部を含む骨折では，リコンストラクションタイプの髄内釘が使用される．この髄内釘は近位横止めスクリューを大腿骨頚部から骨頭へ向けて挿入する（**図23-3，23-4，23-5，23-6，23-7**）．

b．圧迫スクリューとスライドプレート

　バイオメカニクス：応力遮蔽機器．

　骨折治癒様式：強固に固定された場合は一次的治癒．著明な粉砕骨折や骨移植を行ったものは二次的治癒．

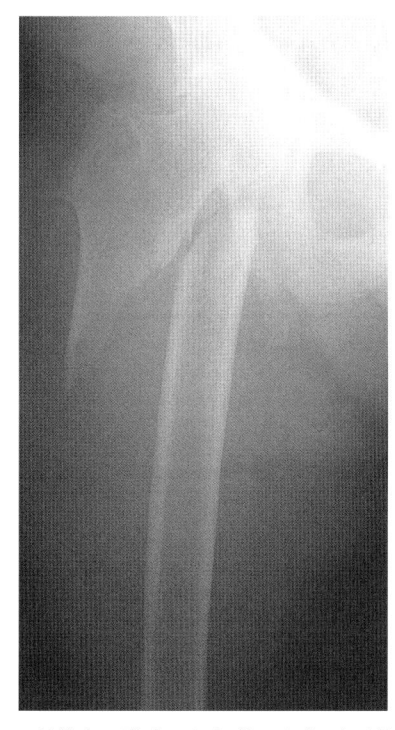

図23-3　高齢者に発生した転位した転子下骨折．短縮転位と遠位骨片の近位骨片への重なりが生じている．

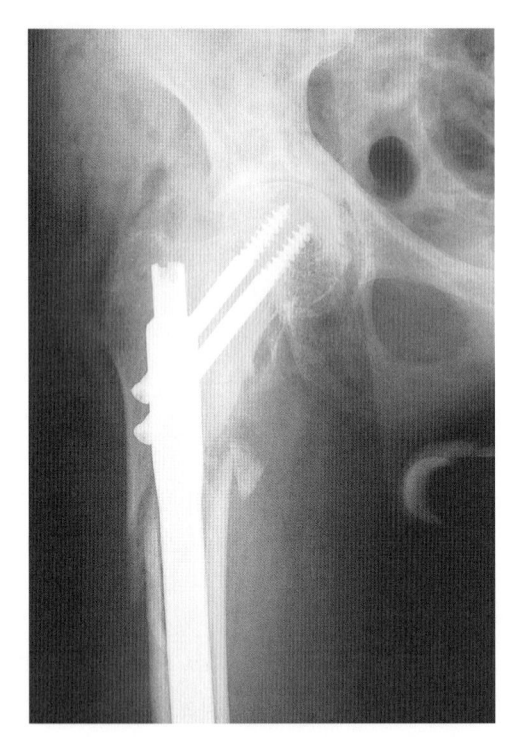

図 23-4 回旋，屈曲，短縮予防のため，近位骨片にスクリューを用いて髄内釘固定した転子下骨折．この固定により早期離床が可能になり，長期臥床に伴う合併症を少なくできる．

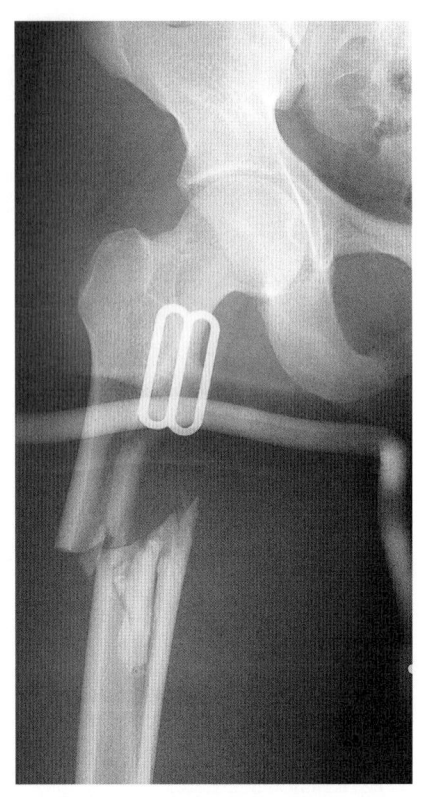

図 23-5 高度に粉砕して転位した高エネルギー転子下骨折．初期固定に Thomas 副子を用いることで骨折部が確認できる．

適応：95度のダイナミックコンディラープレートは骨折部の上下をスクリューで固定することにより骨折部の長さを維持する．このプレートは骨片間の圧潰を予防するので，若年者の粉砕骨折においては手術で整復した大腿骨の長さを維持するのに有用である．このプレートは，骨折部が梨状窩（髄内釘挿入点）まで及ぶ場合にも有用である．このプレートを使用するような重篤な粉砕骨折では，内側骨皮質部への骨移植を考慮する．ダイナミックコンディラープレートは一般には用いられていないので，この章ではこれ以上論じない．

スライディングヒップスクリューは，骨折線がわずかに小転子下まで及ぶものの，粉砕していない場合に用いられる．これについては，この章ではこれ以上論じない（図23-8，23-9，23-10）．この機器についての詳しい説明は，22章「大腿骨転子部骨折」に記載している．

7 本骨折の注意点

大腿骨転子下領域は荷重と転子部に停止する筋群により，強いストレスがかかる部位である．内側皮質骨にかかる圧縮力は外側皮質骨にかかる張力を上回る．この歪みが骨折部での内反変形を引き起こす．大腿骨内側皮質骨が接触するように整復することが，初期固定の安定性を得るために必要である．粉砕骨折や骨欠損がある場合は，内側皮質骨の支持性を修復するために骨移植を要する．

8 合併損傷

a. 血腫

転子下領域は血流が豊富であるため，ここが骨折すると著明に出血する．大腿部の軟部組織が出血の程度を覆い隠すため，術前後の出血状況は，術後血液中ヘモグロビンレベルが安定するまで，注意深くチェックする必要がある．

b. 塞栓

血液ガス測定は脂肪または肺静脈塞栓の危険性を把握するのに有用である．

脂肪塞栓症候群は受傷後72時間以内に生じ，急激に

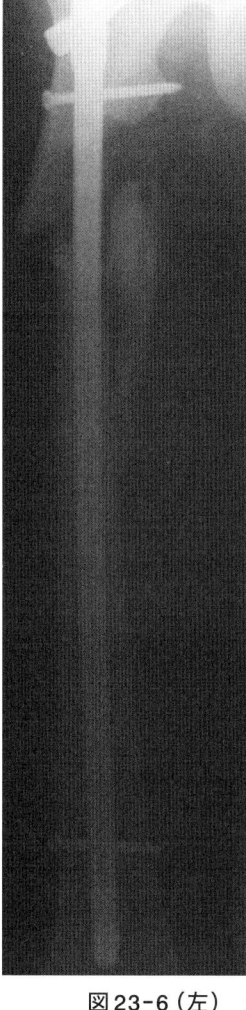

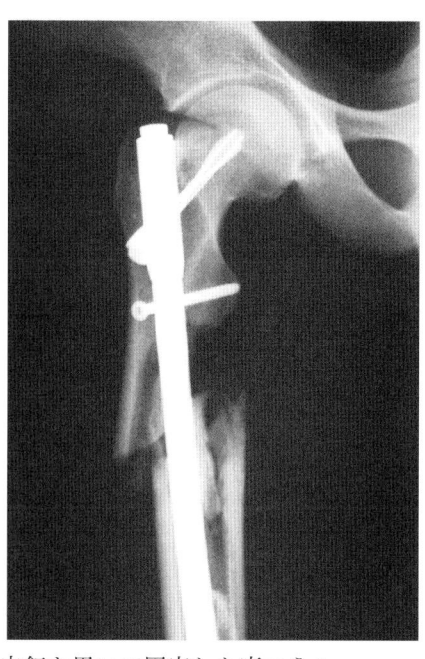

図23-6（左） 髄内釘を用いて固定した高エネルギー転子下粉砕骨折．骨折部の回旋，短縮および屈曲変形を防ぐために，近位と遠位は横止めスクリューを使用している．骨折部が粉砕して骨欠損をきたしているため，荷重がスクリューへかかって破損するのを防ぐ目的で早期荷重は避ける．皮質骨の連続性が回復するまでは爪先荷重までに荷重を制限する．

図23-7（右） 髄内釘と近位横止めスクリューを用いて固定した高エネルギー転子下粉砕骨折（正面像）．

呼吸困難や低酸素血症に陥る．結膜や腋窩の点状出血は，頻呼吸や頻脈と同様に脂肪塞栓症候群に特徴的徴候である．

肺塞栓は臥床後72時間以降に生じる．臨床徴候は点状出血以外は，脂肪塞栓と同様である．観血的骨折整復固定は，早期離床を可能にして，脂肪・肺塞栓の危険性を減少させる．

9) 荷 重

粉砕骨折では皮質骨の連続性が得られるまで，免荷または補助具の使用による爪先荷重が必要となる．粉砕骨折や骨欠損がある骨折では，術後の早期荷重により横止めスクリューにストレスが集積し，時に折損することがある（図23-5，23-6，23-7参照）．

近位と遠位骨片が接触しているような非粉砕骨折では，全荷重歩行を許可してもよい（図23-2参照）．

10) 歩 行

a. 立脚期

立脚期は歩行周期の60％を占める．

1) 踵接地

大殿筋は大腿骨転子部に付着するので，骨折型によっては傷害を受ける．この筋は強力な股関節伸筋であり，踵接地の際に緊張して，股関節が屈曲しすぎて膝折れが生じないように制御する働きを有する．大腿四頭筋は踵接地の際，同調して収縮し，膝伸展位を保持する働きがある．大腿四頭筋は，骨折部をまたいで存在するため，外傷が生じる際にまず圧挫され，骨折にいたると予想される．外側広筋は手術進入の際，たいてい切開され移動される．中間広筋と大腿直筋は大腿骨骨幹部骨折に比べると，損傷される頻度は少ない（図6-1参照）．

2) 足底接地

大殿筋はこの相において，なお収縮している．骨折に伴いこの筋が損傷されている場合は，大殿筋付着部に痛みを感じる．大腿四頭筋は踵接地から足底接地にいたる際に膝が屈曲するのを防ぐために固有の収縮をする．この筋収縮により膝折れが予防される（図6-2参照）．

3) 立脚中期

中殿筋は立脚中期において股関節を安定させ，大腿骨に対して骨盤を固定し，Trendelenburg歩行になるのを予防する．この筋肉は手術進入の際，髄内釘の挿入部を形成するために切り込まれることがある．立脚中期には健側下肢を前に出す際に骨盤が患側大腿骨上を回旋するために，過剰なストレスが骨折部にかかる．患者は患肢に荷重した際，痛みを感じる場合がある．

腸腰筋が収縮すると股関節は屈曲し，遊脚側を前に振り出す際に骨盤が立脚側の大腿骨上を回旋する働きをする（図6-3参照）．

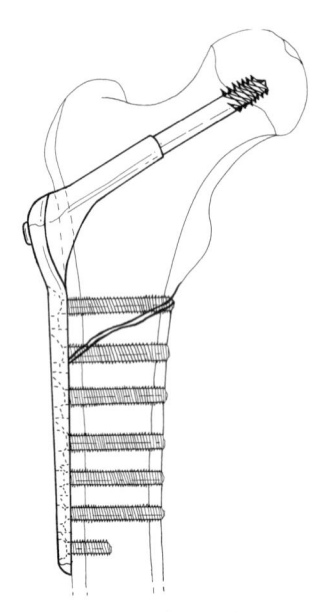

図23-8 スライディングヒップスクリューを用いて固定した転子下骨折．この固定は，骨折部内側に骨移植を追加してある．この操作で内側皮質骨の修復が早くなり，内固定材料の破損を防ぐ．

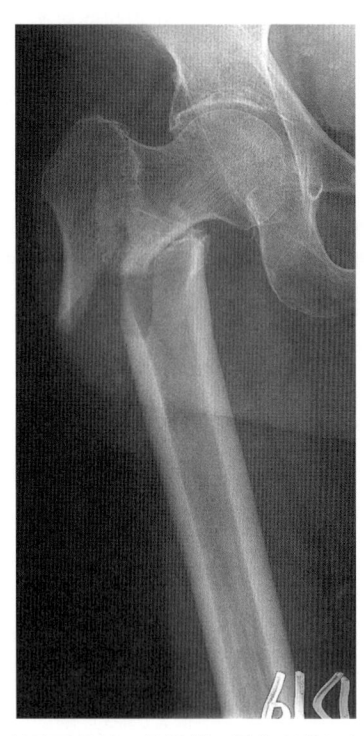

図23-9 転子下骨折．骨折部で屈曲変形が生じている．

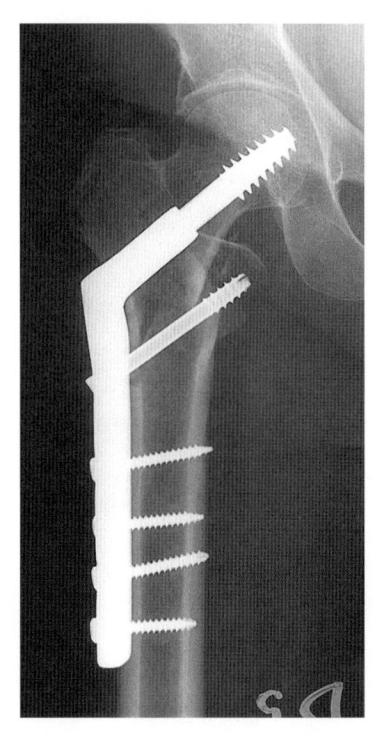

図23-10 スライディングヒップスクリューと小転子をスクリューで固定した転子下骨折．骨折内側部へは骨移植を追加している．

4) 踏切り

踏切りの間は，転子下骨折部には負荷はかからない（図6-4，6-5参照）．

b. 遊脚期

遊脚期は歩行周期の40％を占める．

加速期は膝伸展筋である大腿四頭筋が障害されているのでゆっくりとなる（図6-6参照）．

遊脚中期は延長する．これは下腿を前に振り出す作用を有する大腿四頭筋力が減弱するからである（図6-7参照）．

減速期は変化する．これは，ハムストリングの筋力が低下し，収縮が障害されることに起因する（図6-8参照）．

B. 治 療

治療：直後から初期（受傷日から1週まで）

骨癒合

①**骨折部の安定性**：なし．
②**骨癒合の段階**：炎症期．骨折部分の血腫では炎症性細胞が増殖し，骨折部の吸収が始まる．
③**X線**：仮骨形成なし．骨折線ははっきりと見える．

a．整形外科およびリハビリテーション上の注意

1）理学所見

手術創を観察し，必要に応じて局所の処置をする．膝関節，股関節の自動・他動可動域運動を計測する．関節可動域の低下は，疼痛，腫脹，あるいは外側広筋と大腿筋膜張筋間の早期癒着に起因する．下肢の腫脹は患肢挙上により軽減することが多い．股関節，膝関節の自動可動域運動を始める．大腿四頭筋の反射性筋抑制が，痛みや筋外傷により生じることもある．膝を制御するために大腿四頭筋の筋力増強訓練を開始する．患者には可動域運動を奨励し，早期歩行を図る．慢性的腫脹や軽度の疼痛は数ヵ月から1年に及ぶ．このことはあらかじめ患者に説明しておく．いったん膝関節の可動域が減少すると積極的な治療が必要になる．下肢長差を記載し，補高の要否を評価する．

2）危険性を示す所見

塞栓症は注意すべき合併症である．浅呼吸や胸痛は肺塞栓や心臓疾患の発生を示すことを銘記しなければならない．

循環血液量減少（hyporolemia）は骨折の血腫や術後出血に起因する場合がある．血中ヘモグロビン値は，値が安定するまで監視しなければならない．心筋虚血を予防するために輸血が必要なこともある．

褥瘡は，歩けない患者やベッド臥位患者，または特に低栄養の患者で急激に発症する場合がある．これらの合併症を予防するために皮膚を監視したり，適切な体位をとるように指導する．

3）X線所見

正面・側面像のX線写真を撮影し，骨折部に屈曲，短縮，回旋または離開が生じていないかチェックする．内固定材料の位置と横止めスクリューの長さに注意する（図23-6参照）．

4）荷 重

荷重量は骨折型により加減する．

骨折部で内側皮質骨が接触するように修復されている場合は，術後2～3日で全荷重を許可してもよい．広範な粉砕骨折で内側皮質骨の連続性を修復するために骨移植を併用した場合には，爪先荷重または部分荷重を許可する（図23-7参照）．

また，95度のヒップスクリューを使用した場合には，荷重に伴い内固定材料に過度な軸圧がかかるので部分荷重を行う（図23-10参照）．

5）関節可動域

横止め式髄内釘はよく使用されるが，以下に述べる後療法が必要である：

股関節：できる限り自動可動域運動を指導する．最初は疼痛，腫脹，または外側広筋と大腿筋膜張筋の癒着に伴って，可動域が減少することもある．

膝関節：自動全可動域運動を指導し，奨励する．

6）筋 力

この時期には大腿四頭筋とハムストリングの筋力増強訓練は行わない．筋力維持のため，殿筋の等尺性運動や足関節の等張性底背屈運動を指導する．股関節の内外転運動は，骨折部にねじり負荷が作用するので許可してはいけない．

7）活動能力

内側皮質骨が修復されていれば荷重は許可してよい．粉砕骨折の場合は爪先荷重のみを許可し，3点歩行を指導する（図6-17参照）．歩行器や松葉杖は歩行時の補助や支持に使用する．松葉杖を用いた階段昇降訓練も指導する．高齢者の場合は手すりと多点杖を併用する．

ズボンは患肢から先に履いて，健肢から脱ぐように指導する．こうすることで股関節の過剰運動を防ぎ，骨折部に過度のストレスがかからないようにする．

最初は座面を高くした便座を使用し，座位をとるのを容易にさせる．これは股関節の過屈曲を防ぎ，骨折部にかかるストレスを軽減する．

8）歩 行

2点または3点歩行を指導する（図6-16，6-17参照）．患者の筋力と荷重状態に合わせて松葉杖または歩行器を使用する．疼痛が軽減し，筋力が回復したら，階段昇降訓練を注意深い監視のもとに行う．患者は，健肢より上り，患肢と松葉杖を後から上げる．患肢より下りて，腱

肢を後から下ろす（図6-20，6-21，6-22，6-23，6-24，6-25参照）．

b．治療法：本骨折に特有な点

骨折部内側皮質の再建が不可能な場合にも，大腿骨髄内釘は曲げ応力に対して骨折部を補強する．しかし，髄内釘はねじり負荷に対しては最も弱い．横止めスクリューはねじり負荷と軸圧に弱い．したがって，骨折が治癒するまでの間，注意深く観察する必要がある．

骨折部を直視下に整復して固定した場合には，軟部組織にも侵襲を与えるので血流が悪くなる．したがってしばしば骨移植の併用が必要になる．スライディングヒップスクリューや95度のスクリュープレートは骨折部に張力がかかる側面に設置する．それゆえにプレート部に過剰な張力が作用し，破損するのを防ぐために内側皮質骨の再建が必要になる（図23-10参照）．再建された内側皮質骨が治癒するにしたがい，内側にかかる圧迫力が吸収されるようになり，外側にかかる張力も減少する．

● 処　方

Rx　第1病日から1週間
① 注意点：股関節内外転の禁止．大腿四頭筋，ハムストリングの等尺性運動の禁止．
② 可動域：股関節，膝関節の自動屈伸運動を行う．
③ 筋力：殿筋の等尺性運動を行う．
④ 活動性：補助具使用下に爪先荷重と3点歩行を行う．
⑤ 荷重：安定骨折に髄内釘を使用した場合は，患肢荷重を許可する．不安定骨折や観血的整復内固定した場合は，爪先荷重を許可する．

治療：2週まで

骨癒合
① 骨折部の安定性：なし，または最小限．
② 骨癒合の段階：修復期の始まり．骨形成系細胞が骨芽細胞に分化し，線維骨を形成する．
③ X線：小転子下にはごく早期の仮骨は出現しない．転子部にも仮骨は見えない．この部位では外骨膜が薄く，骨癒合がもっぱら内骨膜で生じる．骨折線は残存する．

a．整形外科およびリハビリテーション上の注意

1）理学所見

縫合糸や皮膚ステープルは創部の評価後，抜去する．股関節，膝関節の自動・他動可動域を測定する．疼痛，腫脹，または外側広筋と大腿筋膜張筋の癒着に伴い可動域が減少している場合は記載する．下肢の浮腫は下肢挙上により改善する．股関節，膝関節の自動運動を指導する．疼痛に応じて大腿四頭筋とハムストリングの反射性筋抑制が生じる．膝を安定させるために大腿四頭筋の等尺性運動を開始する．機能訓練と歩行訓練を奨励する．低下した膝関節可動域には積極的な治療が必要である．両下肢を比較し，下肢長差が生じた場合は整復が不十分であったことを認識し，補高装具の要否を評価する．

2）危険性を示す所見

「受傷日から1週まで」と同様である．前項参照．

3）X線所見

正面・側面像のX線写真を撮影し，骨折部に屈曲，短縮，回旋または離開が生じていないかチェックする．内固定材料の位置と横止めスクリューの長さに注意する．

4）荷重

骨折部皮質骨が接触していれば，荷重を許可する．
骨折部の骨欠損や粉砕骨折の場合は，補助具を用いて爪先荷重を許可する．

5）関節可動域

股関節の自動可動域運動を継続する．患者は股関節の全可動域を獲得するようになる．術後この時期までに全可動域が得られなければ，股関節の自動介助可動域運動と適度な他動可動域運動を追加する．膝関節の可動域運動も継続する．

6）筋力

殿筋の等尺性運動を継続する．
大腿四頭筋とハムストリングの等尺性運動を2週目の後半に指導する．もし，反射性筋抑制が持続する場合は，電気刺激療法を考慮する．

7）活動能力

歩行が安定するまでは松葉杖か歩行器で歩行させる．
患者にはこの時期においても座面を高くした便座と椅子を使用させ，骨折部にかかるストレスを軽減し，移乗動作を容易にさせる．抜糸していれば，シャワーを許可する．
ズボンは患肢より履いて健肢より脱ぐ．この動作で骨折部にかかるストレスが軽減する．

8）歩　行

松葉杖を用いた2点あるいは3点歩行，または歩行器を用いた歩行を継続する（図6-16，6-17参照）．骨折部の疼痛が軽減したら，階段を健肢から上り，松葉杖と患肢を上げ，下りる場合は患肢と松葉杖を先に下ろし，健肢を下げるという訓練を追加する（図6-20，6-21，6-22，6-23，6-24，6-25参照）．患肢を接地する際には，足が回旋して骨折部にねじり負荷がかからないようにする．

b．治療法：本骨折に特有な点

変更なし．前項「受傷日から1週まで」を参照（232ページ参照）．

●処　方

2週まで

①**注意点**：骨折部へのねじり負荷を避ける．過度な股関節内外転を避ける．
②**可動域**：股関節の自動・自動介助，または適度な他動屈伸可動域運動を行う．
③**筋力**：殿筋，大腿四頭筋，ハムストリングの等尺性運動を行う．
④**活動性**：補助具使用下に，爪先荷重または可能な限りの荷重での移乗および3点歩行を行う．
⑤**荷重**：安定骨折に髄内釘を使用した場合は，患肢荷重を許可する．不安定骨折や観血的整復内固定を行った場合は，爪先荷重を許可する．

治療：4～6週まで

骨癒合

①**骨折部の安定性**：大腿骨で骨膜が厚い部分では骨折部骨片間を架橋するように仮骨形成が生じ，内骨膜性仮骨は，骨幹端で骨膜が薄くても髄内血行が豊富であれば形成される．
②**骨癒合の段階**：修復期．骨芽細胞は引き続き線維骨を形成する．いったん骨折部を架橋する仮骨が生じると骨折部はたいてい安定する．しかし，この仮骨強度は正常骨と比べ，特にねじり負荷に対して有意に弱い．
③**X線**：大腿骨骨幹部では架橋性仮骨が生じ始める．内固定が強固であるほど架橋性仮骨形成は減少し，内骨膜性仮骨の形成が多くなる．骨折線は骨幹部や骨幹端において不鮮明化する．

a．整形外科およびリハビリテーション上の注意

1）理学所見

股関節，膝関節の可動域と筋力を測定する．下肢長差の程度に応じて補高装具を処方する．骨折部にねじり負荷がかからないように注意する（具体的には患足が接地する際に回旋しないようにする）．

2）危険性を示す所見

変更なし．「受傷日から1週まで」を参照（231ページ参照）．

3）X線所見

正面・側面像のX線写真を撮影し，骨折部に屈曲，短縮，回旋または離開が生じていないかチェックする．内固定材料の位置と横止めスクリューの長さおよび髄内釘の移動に注意する．

4）荷　重

安定骨折では荷重を許可する．
骨欠損や粉砕している不安定骨折では，歩行器や松葉杖を用いた爪先荷重または3点歩行のみを許可する．

5）関節可動域

股関節，膝関節の自動全可動域運動を継続する．

6）筋　力

大腿四頭筋や殿筋の等尺性運動を継続する．ハムストリングの等尺性運動を開始する．この運動は座位で膝を軽度（30度）屈曲肢位にして，踵で床を押すようにすると行いやすい．

7）活動能力

6週目の後半には患肢での荷重ができるようであれば，多点杖を使って歩行を開始する．骨欠損や粉砕骨折の場合には爪先荷重が必要であり，松葉杖を用いた3点歩行や歩行器を用いた歩行を続ける．

日常生活では，入浴，更衣，歩行において骨折部にねじり負荷や回旋力がかからないよう注意する．

8）歩　行

荷重状態に応じて2点または3点歩行を継続する（図6-16，6-17参照）．

b．治療法：本骨折に特有な点

変更なし．「受傷日から1週まで」を参照（232ページ参照）．

● 処　方

Rx　　4〜6週まで

①**注意点**：骨折部へのねじり負荷を回避する．
②**可動域**：股関節の自動・自動介助，または適度な他動屈伸可動域運動を行う．股関節の自動内外転運動を行う．
③**筋力**：殿筋，大腿四頭筋，ハムストリングの等尺性運動を行う．
④**活動性**：補助具使用下に，爪先荷重または可能な限りの荷重での移乗および歩行を行う．
⑤**荷重**：安定骨折に髄内釘を使用した場合は，患肢荷重を許可する．不安定骨折や観血的整復内固定を行った場合は，爪先荷重のみ許可する．

治療：8〜12週まで

骨癒合

①**骨折部の安定性**：安定．
②**骨癒合の段階**：早期リモデリング期．線維骨は層板骨によって置換されつつある．リモデリング過程は完了までに数ヵ月から数年かかる．
③**X線**：骨折部には正常な骨膜と豊富な仮骨が存在する．骨折線は消失し始める．

a．整形外科およびリハビリテーション上の注意

1）理学所見

患者の歩行状態を評価する．関節可動域と筋力を測定する．骨折肢の短縮有無を評価する．

2）危険性を示す所見

変更なし．「受傷日から1週まで」を参照．

3）X線所見

正面・側面像のX線写真を撮影し，骨折部に屈曲，短縮，回旋または離開が生じていないかチェックする．骨欠損や内側皮質骨の粉砕に対する骨移植部をよく観察する．内固定材料と横止めスクリューの位置に注意する．遠位の横止めスクリューを抜去して骨折部を圧迫している場合には，髄内釘遠位部が移動しているかを特に注意して観察する．

4）荷　重

皮質骨が接触している安定骨折では荷重を許可する．骨欠損や粉砕している不安定骨折では，補助具を用いた爪先荷重のみ許可する．

5）関節可動域

骨折は安定しているので全方向への股関節全可動域運動を許可する．可動域が制限されている患者には，自動介助または他動可動域運動を追加する．

6）筋　力

殿筋，大腿四頭筋，ハムストリングの等尺性運動を継続する．10週の時点で大腿四頭筋とハムストリングの軽い抵抗運動を開始する．約2.25kg（5ポンド）の重錘から始めて，痛みと骨折の治癒状態に合わせて徐々に抵抗を増やしていく［約900g（2ポンド）ずつ］．股関節外転筋と内転筋はこの時点でも，等尺性運動で筋力強化を図る．

7）活動能力

患者は荷重状態に合わせて多点杖を用いた3点歩行を継続する．ほとんどの患者は12週までには全荷重歩行が可能になる．

患者は介助なしに着替えができるようになり，徐々に正常な着替え動作に回復していく．12週までには，座面の高い椅子は不要になる．

8）歩　行

患者の歩行状態を観察し，患肢短縮が問題であれば，補高装具を処方する．歩行は踵接地，足底接地，立脚中期，踵離地，および踏切りの正常パターンに回復する（図6-1，6-2，6-3，6-4，6-5参照）．しかし骨折部に

痛みを感じる場合には，立脚期の時間が短縮する．立位は，体重移動が歩行に伴って片脚にスムーズに移動できるくらいに安定する．松葉杖や杖の使用を止める．

b．治療法：本骨折に特有な点

骨折線がいつまでも消えず，癒合が遅れている場合は，遠位の横止めスクリューを抜去して，骨折部に圧迫力がかかるようにする．

● 処　方

℞

8〜12 週まで

①**注意点**：なし．
②**可動域**：股関節，膝関節の全方向への全可動域運動を行う．
③**筋力**：股関節，膝関節の漸増抵抗運動を行う．
④**活動性**：補助具使用下に，可能な限りの荷重または全荷重での移乗および歩行を行う．
⑤**荷重**：ほとんどの骨折で十分な骨癒合と仮骨形成が得られ，全荷重が可能になる．仮骨形成が見られない場合や骨移植の追加を考慮している場合にのみ，部分荷重を継続する．

治療：12〜16 週まで

骨 癒 合

①**骨折部の安定性**：安定．
②**骨癒合の段階**：リモデリング期．線維骨は層板骨によって置換されつつある．リモデリング過程は完了までに数ヵ月から数年かかる．
③**X線**：骨折部には豊富な仮骨が形成され，骨折線は消失し始める．

a．整形外科およびリハビリテーション上の注意

1）理 学 所 見

変更なし．「受傷日から1週まで」および「4〜6週まで」を参照（231，233ページ参照）．

2）危険性を示す所見

変更なし．「受傷日から1週まで」を参照（231ページ参照）．

3）X 線 所 見

正面・側面像のX線写真を撮影し，骨折部に屈曲，短縮，回旋または離開が生じていないかチェックする．骨欠損や内側皮質骨の粉砕に対する骨移植部をよく観察する．内固定材料の位置，および横止めスクリューを抜去して，圧迫をかけた髄内釘遠位端の移動・破損を確認する．

4）荷　　　重

この時期にはすべての骨折患者に対し全荷重歩行を許可する．

5）関節可動域

全方向への股関節全可動域が得られているべきである．可動域が制限されている患者には，適度な他動ストレッチ運動を継続する．

6）筋　　　力

漸増抵抗運動を許可する．抵抗は，患者の許容度に応じて徐々に増やしていく．等張性・等運動性の下肢筋力増強訓練を行うために，Nautilus®，Cybex®，または他の訓練機器を用いる．

7）活 動 能 力

全荷重を許可し，移動の際に用いる補助具を徐々に除去していく．

8）歩　　　行

正常の踵接地と，立脚期および遊脚期での正常な膝の制御ができるように指導する．Trendelenburg歩行のような歩容異常には，股関節外転の筋力増強訓練を強化して対処する．

b．治療法：本骨折に特有な点

骨折線がいつまでも消えず，癒合が遅れている場合は，遠位の横止めスクリューを抜去して骨折部に圧迫力がかかるようにする．すでに横止めスクリューを抜去し，骨折部に圧迫がかるようにしている場合や，観血的整復内固定した場合で仮骨形成が見られないときは，内側骨皮質部に骨移植を追加する．

● 処　方

Rx

12～16週まで

①注意点：なし．
②可動域：股関節，膝関節の全方向への全可動域運動を行う．
③筋力：股関節，膝関節の漸増抵抗運動を行う．
④活動性：全荷重での移乗および歩行を行う．
⑤荷重：ほとんどの骨折で十分な骨癒合と仮骨形成が得られ，全荷重が可能になる．仮骨形成が見られない場合や骨移植の追加を考慮している場合にのみ，部分荷重を継続する．

C．長期的予後と問題点

a．整形外科的予後

偽関節はめったに発生しないが，固定性が悪い場合に生じる．もし偽関節が生じたら，再手術により強固に固定し，骨移植を追加する．

b．リハビリテーション的予後

骨欠損，粉砕骨折または骨折部の圧縮により下肢が短縮した場合は，程度に応じて補高装具を処方する．

筋力不足に伴い，不安定な歩行を呈する患者が多い．筋力や歩行訓練をしても歩容が急速に安定しない場合には，杖の使用を指導する．この場合，以前に杖を使用していた患者は，多点杖や歩行器が必要である．一般的に高齢者では骨折に伴い，筋力や可動域が低下するので補助具を要することが多い．

筋力低下や疼痛は不安定歩行の原因になる．有痛性（疼痛回避）歩行は内固定材料の皮下突出に伴う疼痛に起因することがある．外転筋力不全歩行は，大転子骨折があり骨片が移動している場合に生じることがある．

直後から1週まで	髄内釘	圧迫スクリューとスライドプレート
安定性	・なし．	・なし．
整形外科	・創部の評価． ・適時ドレーン抜去． ・深部静脈血栓症の予防． ・血算の評価．	・髄内釘と同じ．
リハビリテーション	・股関節，膝関節の自動屈伸運動．殿筋の等尺性運動．移乗訓練．	・髄内釘と同じ．

2週まで	髄内釘	圧迫スクリューとスライドプレート
安定性	・なし，または最小限．	・髄内釘と同じ．
整形外科	・創部の評価． ・抜糸またはステープル抜去． ・深部静脈血栓症の予防を考慮．	・髄内釘と同じ．
リハビリテーション	・股関節，膝関節，足関節の自動・自動介助可動域運動．殿筋，ハムストリング，大腿四頭筋の等尺性筋力増強訓練．患肢をねじらないように立ち上がり，健肢で立位・支点移乗し，適切な補助具を用いて歩行する．荷重量は骨折型による．	・髄内釘と同じ．

4～6週まで	髄内釘	圧迫スクリューとスライドプレート
安定性	仮骨が形成され，骨折部を架橋するにつれて安定性は増加する．骨欠損や重篤な粉砕がなければ，6週までに骨折部は安定する．理学所見とX線像で安定性を確認する．	髄内釘と同じ．
整形外科	X線上で，骨癒合と内固定材料の位置を確認する．	髄内釘と同じ．
リハビリテーション	股関節，膝関節，足関節の自動・自動介助可動域運動を継続し，股関節の自動内外転運動を開始する．等尺性運動を継続し，骨折部の安定性に応じて荷重量を増加する．	髄内釘と同じ．

8～12週まで	髄内釘	圧迫スクリューとスライドプレート
安定性	安定．	髄内釘と同じ．
整形外科	内側皮質骨の骨欠損や重篤な粉砕で，骨折部の離開が継続する場合は，骨移植術の追加を考慮する．	髄内釘と同じ．
リハビリテーション	股関節，膝関節の漸増抵抗運動を開始する．ほとんどの骨折で全荷重が可能になる．補助具を除去し始める．	髄内釘と同じ．

12～16週まで	髄内釘	圧迫スクリューとスライドプレート
安定性	変化なし．	変化なし．
整形外科	変更なし．	変更なし．
リハビリテーション	股関節，膝関節の漸増抵抗運動を強化していく．	髄内釘と同じ．

文献

DeLee JC. Fractures and dislocations of the hip. In: Rockwood CA Jr, Green DP, Bucholz RW, eds. *Fractures in Adults*, Vol 2, 3rd ed. Philadelphia: J.B. Lippincott, 1991, pp. 1481–1651.

McKibbon B. The biology of fracture healing in long bones. *J Bone Joint Surg Br*, 60:150–161, 1978.

Russell TA, Taylor JC. Subtrochanteric fractures of the femur. In: Browner BD, Jupiter JB, Levine AM, Trafton PG, eds. *Skeletal Trauma*, Vol 2. Philadelphia: W.B. Saunders, 1992, pp 1485–1524.

Wiss DA, Matta JM, Sima W, et al. Subtrochanteric fractures of the femur. *Orthopedics*, 8:797–800, 1985.

Wu CC, Shih CH, Lee ZL. Subtrochanteric fractures treated with interlocking nailing. *J Trauma*, 31:326–333, 1991.

CHAPTER 24
Treatment and Rehabilitation of Fractures

大腿骨骨幹部骨折

Femoral Shaft Fractures

A. はじめに

1 定 義

大腿骨骨幹部骨折とは，関節や骨幹端へは波及せずに骨折が骨幹部に生じた骨折である（図24-1，24-2，24-3；図24-4参照）．

2 受傷機序

交通事故のような高エネルギー外傷で生じる．この骨折はしばしば著明な軟部組織損傷を伴い，時には開放骨折となる．

骨粗鬆症の高齢者や骨腫瘍で骨脆弱の場合には，軽微な外傷や介達力で骨折が生じる．病的骨折は回旋力や，らせん力が作用して生じ，軟部組織の損傷は少ない．

3 治療のゴール

a. 整形外科的目標

1) アライメント
回旋変形と短縮転位を修復する．
2) 安 定 性
皮質骨の接触と軸の安定性を修復する．

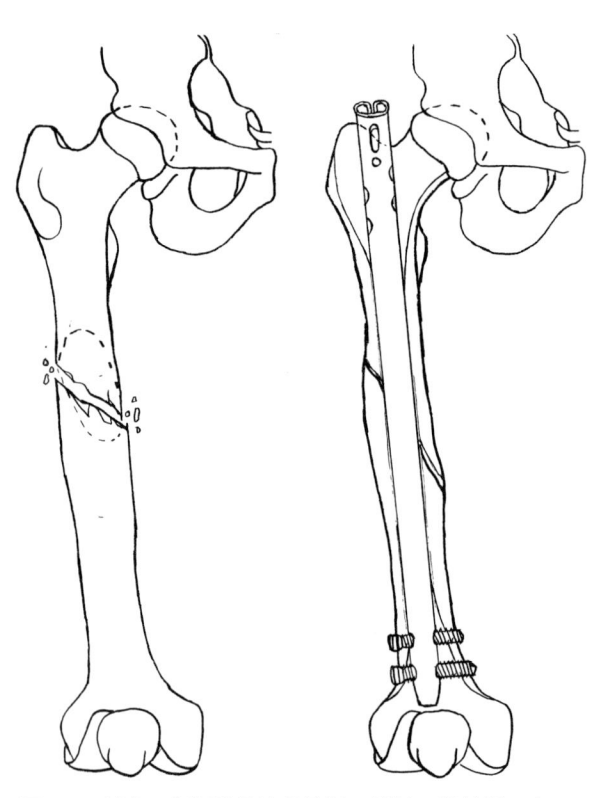

図24-1（左） 大腿骨骨幹部骨折．骨折が骨幹部に生じ，関節や骨幹端へは波及していない．

図24-2（右） 動的に髄内釘で固定した大腿骨骨幹部斜骨折．遠位のみ横止めスクリューを使用し，動的に固定されている．この操作で遠位骨片の回旋変形を制御し，荷重に伴い骨折部に圧迫力がかかる．回旋変形の制御は，髄内釘が大腿骨の峡部にきつく固定されることで可能になる．

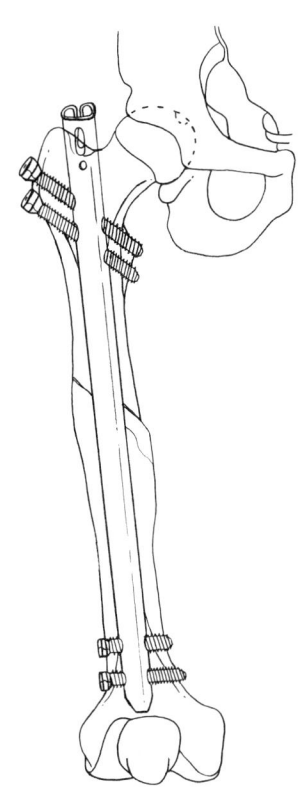

図24-3 静的に髄内釘で固定した大腿骨骨幹部斜骨折．近位と遠位骨片の回旋変形は，遠位・近位に用いた横止めスクリューで制御される．早期荷重が可能である．

表24-1 膝関節と股関節の可動域

運動の種類	正常可動域	機能的可動域
膝関節		
屈曲	0～130/140度	110度
伸展	0度*	0度
股関節		
屈曲	125～128度	90～110度
伸展	0～20度	0～5度
外転	45～48度	0～20度
内転	40～45度	0～20度
内旋	40～45度	0～20度
外旋	45度	0～15度

＊："0" は neutral position を示す．

b. リハビリテーション的目標

1) 関節可動域

股関節と膝関節の完全な関節可動域を回復・維持する（表24-1）．

2) 筋力

骨折で障害される以下の筋力を向上させる：
- 大腿四頭筋：膝伸筋
- ハムストリング：膝屈筋，二次的股関節伸筋

3) 機能的ゴール

正常歩行パターンの獲得．

4 標準的な骨癒合期間

4～6週で骨折部にずれを生じなくなる．これは初期安定性の徴候である．

12～16週で骨癒合する．

5 標準的なリハビリテーション期間

12～16週．

6 治療法

a. 髄内釘

バイオメカニクス：動的に固定されれば応力分散．静的に固定されれば部分的な応力遮蔽．

骨折治癒様式：二次的治癒．

適応：この方法により早期離床と膝関節の早期可動域運動が可能になる．したがって大腿骨骨幹部骨折に対して髄内釘は最も広く使用されている．大腿骨前弯と峡部が存在するために，挿入された髄内釘はぴったりと骨に接触する．転位した第3骨片や粉砕骨折で骨折部が不安定な場合は，近位と遠位に横止めスクリューが必要である．この操作で静的な固定が得られ，短縮転位や回旋転位を防ぐことができる．横骨折で粉砕がほとんどない場合は，髄内釘の一端は横止めをしなくてもよい．この操作で動的な固定が得られ，荷重に伴い骨折部に圧迫力がかかり，骨癒合を促進する（図24-4，24-5，24-6，24-7，24-8，24-9）．

b. 観血的整復とプレートを用いた内固定

バイオメカニクス：応力遮蔽機器．

骨折治癒様式：一次的治癒．

適応：この方法は髄内釘挿入が不能な，骨幹部から関節周囲または関節内にまで及ぶ骨折の固定に最もよい適応がある．この方法では直視下に骨折部を観察し，解剖

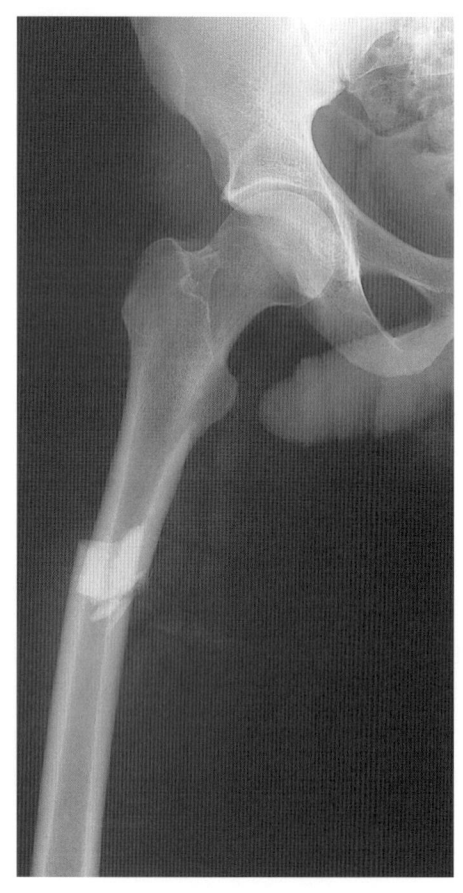

図24-4 大腿骨骨幹部横骨折．骨折部で短縮変形が生じていることに注意．

学的に整復することができる．最適の固定方法は8穴のプレートを大腿骨に設置して，骨折部の上下に4穴ずつ固定することである．粉砕骨折の場合は，骨折部内側に骨移植を考慮する．この方法によって，患者は手術に伴い軟部組織が損傷されているにもかかわらず，早期の免荷歩行が可能になる．この方法は，大腿骨骨折に適応されることは少ない（図24-10）．

c. 創外固定

バイオメカニクス：応力分散機器．
骨折治癒様式：二次的治癒．
適応：創外固定はType 3の開放性骨折（10cm以上の創があり，著明な軟部組織損傷や欠損と骨の粉砕を伴うもの）に使用される．この際，高度に粉砕して転位した骨片には，術中デブリドマンを行う．この機器の使用により，損傷した軟部組織にさらなる損傷を与えることなく創処置が可能になる（図24-11）．

安定した創外固定を行うために，筋肉を貫通してピンを刺入することが必要である．この操作により，大腿四頭筋の機能や膝関節の可動域に制限を与えることがある．創外固定器は，軟部組織損傷が治癒してから，より強固な創外固定や内固定に変更することが可能である．ピン周囲の創処置には十分に注意を払う必要がある．なぜならピン刺入部が感染すれば，軟部組織治癒後の二次的な髄内釘固定ができなくなるからである．

この治療法は広く行われているわけではないが，膝関節や膝関節の上下に及ぶ骨折にはしばしば有用である．

d. 直達牽引

バイオメカニクス：応力分散機器．
骨折治癒様式：二次的治癒．
適応：直達牽引は，かつて大腿骨骨幹部骨折に対する標準術式であった．この方法は感染率が低いが，膝の拘縮と変形癒合を合併することが多い．さらに，牽引は長期入院を要し，時間を浪費する．長期臥床に伴い，呼吸器，皮膚，血液学的合併症が生じる可能性が高くなる．牽引療法は，受傷後早期の手術的治療が不能の場合や，確実な治療が延期されねばならない状態のときに，一時的な治療として行われる．この治療法については，この章ではこれ以上論じない．

7 本骨折の注意点

a. 出 血

血腫は筋膜と皮下組織の間に生じ，直接打撲に起因することがある．転位した骨片の角が，神経，血管，筋肉を傷害し，運動機能が損なわれることがある．転位した骨片は，血腫で満たされた空洞を形成することがある．ヘマトクリットの経時的測定を値が安定するまで続ける．

b. 塞 栓

長管骨骨折を受傷したすべての患者に対して，脂肪塞栓や肺塞栓の危険性を念頭におき，血液ガスの測定を考慮すべきである．

脂肪塞栓症候群は受傷後72時間以内で生じ，急激な呼吸困難や低酸素症を引き起こす．結膜や腋窩の点状出血は過呼吸や頻脈と同様に脂肪塞栓の徴候である．肺静脈塞栓は，臥床後や静脈血うっ滞後72時間以降に生じることがある．

肺静脈塞栓は，点状出血を除いては脂肪塞栓と同じ症

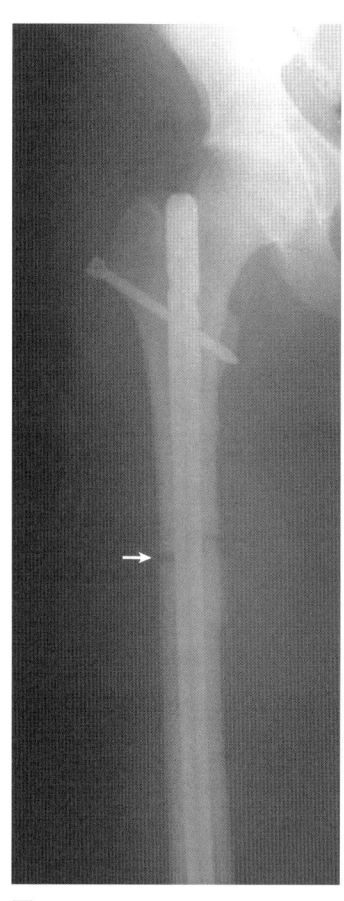

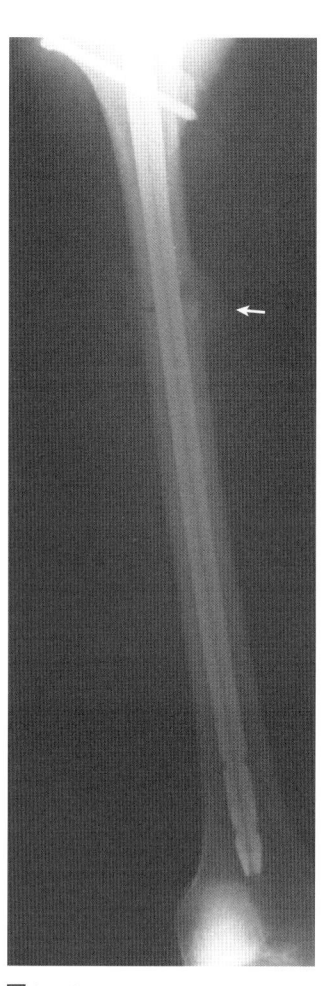

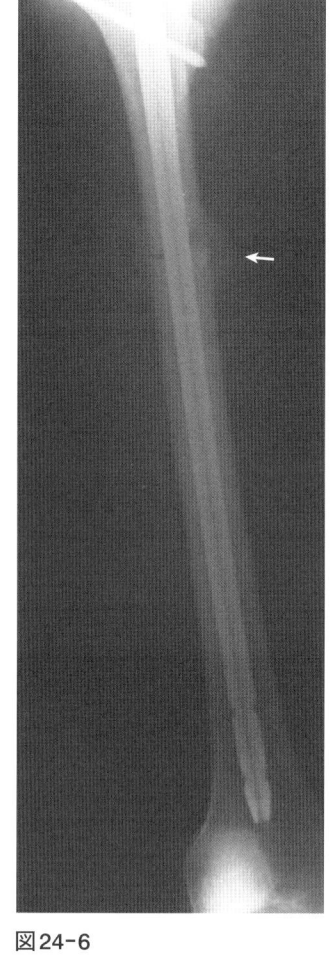

図24-5 近位横止め髄内釘で固定した大腿骨骨幹部横骨折．

図24-6 骨癒合した大腿骨骨幹部横骨折．髄内釘は動的に固定されているので，荷重に伴い骨折部（矢印）に圧迫力がかかる．骨折部に仮骨が形成されていることに注意．

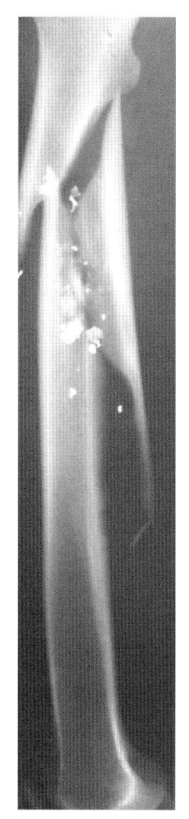

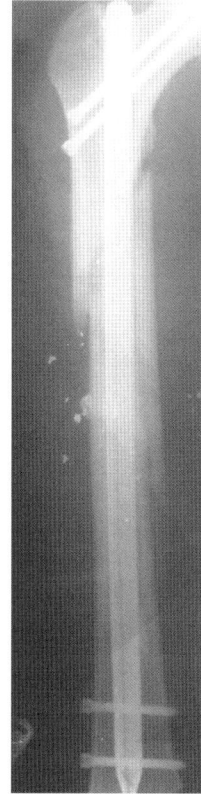

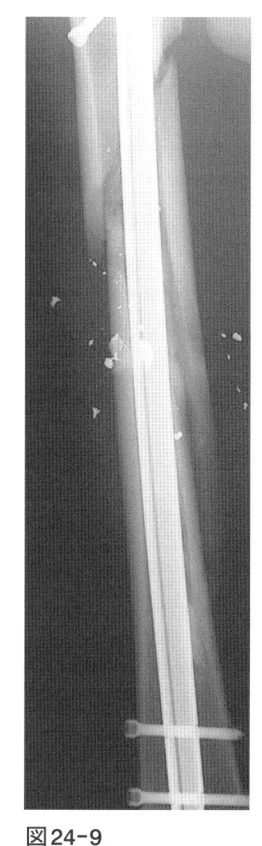

図24-7 銃創に続発した高エネルギー大腿骨骨幹部骨折．骨折部は粉砕し，3つの大きな骨片が転位していることに注意．

図24-8 静的に髄内釘固定した，大きな転位骨片を有する大腿骨骨幹部斜骨折．

図24-9 静的に髄内釘固定した，大きな転位骨片を有する大腿骨骨幹部斜骨折．この操作で早期離床が可能になるが，荷重は部分的に行う．このような高エネルギー骨折では骨折部で大腿四頭筋が癒着し，大腿骨骨幹部に対する大腿四頭筋の滑走機構が障害される．

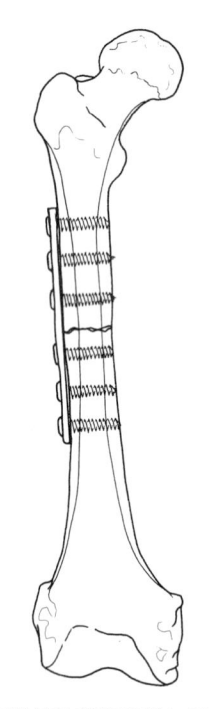

図24-10 大腿骨骨幹部横骨折に対する圧迫プレート固定．大腿骨骨折に適応されることは少ない．この方法により術後早期離床が可能になるが，荷重は避けねばならない．

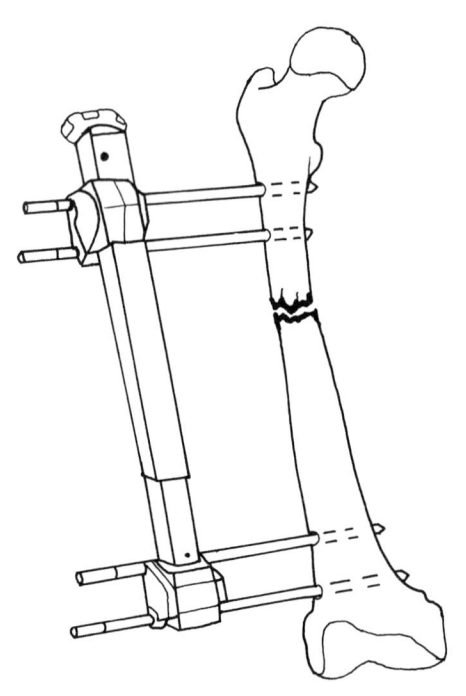

図24-11 大腿骨骨幹部横骨折に対する創外固定．大腿骨骨折に対する創外固定は，通常，全身状態が不良な場合や高度の汚染創に対して施行される．固定ピンは筋肉を貫通して刺入されるので，大腿四頭筋の機能を障害する可能性がある．

状を呈する．観血的に骨折を固定することにより早期離床が可能になり，手術の危険性を低下させることができる．

8 合併損傷

骨盤，股関節および膝のX線写真は撮っておくべきである．こうすることで，大腿骨骨折に伴う著明な疼痛のため，他部位での骨折の存在を見過ごしがちになるのを防ぐことができる．同側の大腿骨頚部骨折が大腿骨骨幹部骨折に合併することもまれではない．大腿骨頚部骨折の合併がみられたら2ヵ所の骨折を別々の固定材料で治療することを考慮する．逆行性髄内釘固定により骨幹部骨折を固定すると，大腿骨頚部骨折に対して圧迫スクリューで固定するための大腿骨スペースが確保できる．リコンストラクションタイプの髄内釘を好んで使用する整形外科医もいる．

自動車事故では，膝損傷を受傷することがよくある．膝をダッシュボードで打撲した場合は，後十字靱帯が損傷を受けていないか検査する必要がある．骨折の固定後に膝靱帯損傷の有無を評価しておくことが大切である．靱帯は術中と術後に検査すべきである．

9 荷　　重

骨折部を動的に髄内釘固定した場合には，骨折部に圧迫力をかけて治癒を促進するため，術後ただちに許容範囲で荷重を開始する．静的な髄内釘固定でも，骨折部の粉砕が少なければ動的な髄内釘と同様の後療法を開始する（図24-4，24-5，24-6参照）．

これら以外の骨折型で静的な髄内釘を用いた場合や，観血的整復後，内固定した場合には，粉砕の程度に応じて爪先荷重から部分荷重まで加減する．骨癒合が始まり，固定材料への応力が除かれる時期である術後6～8週までは，以上の後療法を継続する．整復した骨折部が安定しており，皮質骨が接触していれば，患者は術後ただちに全荷重歩行をしてもよい．骨折部皮質骨が不連続であれば，荷重に伴い軸圧が横止めスクリューへ伝達され，ついには金属疲労が生じて破損する．粉砕骨折の場合には，軸圧応力に耐えきれず圧潰を生じる（図24-7，24-8，24-9参照）．

24. 大腿骨骨幹部骨折　243

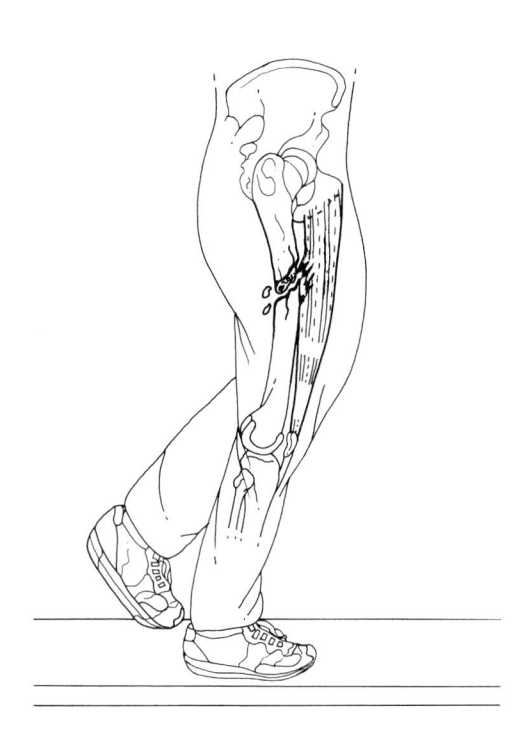

図24-12　大腿四頭筋と筋膜は骨折部で癒着し，滑走機構が障害される．この結果，膝関節の全可動域が制限される．

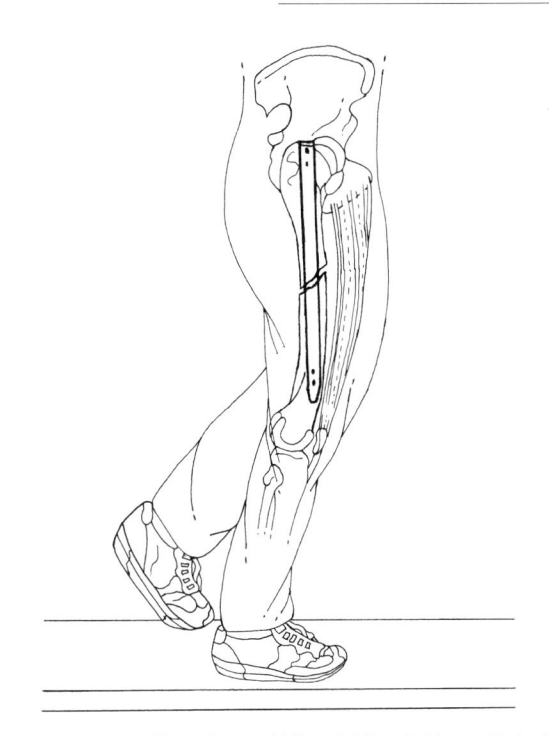

図24-13　立脚期で大腿四頭筋は急激に収縮して膝を安定させる．この動作には強い痛みが伴う．なぜなら受傷時には筋肉が挫滅を受けるからである．

10　歩　行

骨折により，歩行周期で重要な以下の筋肉が障害される．

大腿四頭筋と筋膜は骨折部で癒着し，滑走機構が制限される．この結果，筋収縮に伴い疼痛が生じ，膝関節の完全伸展が制限されて歩行周期に乱れが生じる（図24-12）．

ハムストリングは膝を屈曲した状態で固定されたり，大腿骨の短縮が生じることにより短くなる．この状態は，股関節が屈曲したときに膝関節の完全伸展を妨げる．

a．立脚期

立脚期は歩行周期の60％を占める．

1）踵接地

踵接地で大腿四頭筋は急激に収縮して膝を安定させ，膝関節の完全伸展を維持する．この動作には強い痛みが伴う．なぜなら受傷時には骨折を受けると同時に筋肉が挫滅されるからである（図24-13）．ハムストリングは独特な収縮（または延長）により，踵接地時に下肢の振り出し速度を落とす．しかし，筋肉が拘縮や短縮をきたすと膝関節の完全伸展が制限される（図6-1参照）．

2）足底接地

踵接地と足底接地で，大腿四頭筋は急激に収縮して膝折れを防ぐ（図6-2参照）．

3）立脚中期

この相では骨折部に痛みが生じる．なぜなら片脚で起立しているので，すべての荷重が患肢に作用するからである（図6-3，24-12，24-13参照）．

4）踏切り

この相では通常，大して痛みを感じない（図6-4，6-5参照）．

b．遊脚期

遊脚期は歩行周期の40％を占める．

1）加速期

この相はゆっくりと移動する．なぜなら，大腿四頭筋が滑走して，強い収縮状態が緩和されるからである（図6-6参照）．

2）減速期

この相ではハムストリングは収縮し，遊脚を減速する．そして大殿筋が股関節を伸展するのを補助する．ハムストリングの拘縮や短縮によって，遊脚は急激に減速し，膝関節の完全伸展は妨げられる（図6-8参照）．

B. 治療

治療：直後から初期（受傷日から1週まで）

骨癒合

①骨折部の安定性：なし．
②骨癒合の段階：炎症期．骨折部分の血腫では炎症性細胞が増殖し，骨折部の吸収が始まる．
③X線：仮骨形成なし．骨折線ははっきりと認められる．

a. 整形外科およびリハビリテーション上の注意

1）理学所見

疼痛，知覚異常および腫脹の訴えに注意する．神経障害，虚血および大腿部に拡がる血腫を評価する．

以下に示す足の筋力評価をする：
①背屈：深腓骨神経
②底屈：脛骨神経
③母趾背屈：深腓骨神経
④外がえし：浅腓骨神経
⑤内がえし：脛骨神経

これらの筋力は，坐骨神経の枝である脛骨と腓骨神経の機能を反映する．

以下の知覚を評価する：
①浅腓骨神経：足背部
②深腓骨神経：第1～2趾間
③腓腹神経：足部外側縁
④脛骨神経：足部内側面（足底枝：足底）

膝関節，股関節の自動・他動可動域を評価する．
患肢のアライメントを健肢と比べて評価する．

2）危険性を示す所見

術後3日以内では脂肪塞栓，術後3日以降では肺静脈塞栓に起因する呼吸状態の変化に注意する．

3）X線所見

正面・側面の2方向を撮影し，骨折部の屈曲変形，短縮，回旋および離開を評価する．

4）荷　重

荷重の可否は治療方法に合わせて判断する．一般に荷重は骨癒合を促進するので，皮質骨が接触して骨折部の安定性が得られれば許可する．荷重に関しての特記事項については，各項の「治療法：本骨折に特有な点」に述べられている．

5）関節可動域

疼痛が軽減したら，股関節，膝関節，足関節の自動可動域運動を開始する．はじめのうちは，特に膝関節の可動域が下肢の浮腫や痛みのために制限されることがある．下肢の浮腫を軽減するために，患者に患肢挙上を指示する．

6）筋　力

足関節の自動運動（底背屈運動）を指示する．腓腹筋は静脈ポンプとして働き，静脈うっ血と静脈炎を予防する．底背屈運動により筋力が維持され，底屈拘縮が防止できる．

大腿四頭筋の等尺性筋力増強訓練は，膝の動きをコントロールするために設定されている．大腿四頭筋は大腿部を覆っているので，訓練時に痛みを訴える場合がある．

殿筋の等尺性運動も，筋力を維持するために指導される．

7）活動能力

離床に備えてベッドの端に身体を移動し，上肢を使って患肢を持ち上げ，座位をとるように指示する．

荷重を許可する場合は，ベッドと椅子間の補助移動に際し，患肢を最小限支持するだけで荷重移動ができる．免荷の場合は，松葉杖を用いて健側を支持脚として椅子に座るように指示する．

座面を高くした便座は，股関節屈曲を減少し，骨折部への応力を低下させるために使用する．

骨折部への応力を減少するために，患肢からズボンを履き，健肢から脱ぐように指導する．

8）歩　行

歩行には松葉杖か歩行器を用いる．免荷の場合は，まず両方の松葉杖を同時に前について，後から健肢を前に進める2点歩行を指導する（片足跳び；図6-16参照）．

できる限りの荷重を許可されている場合は，3点歩行を指導する（図6-17参照）．この歩行は両松葉杖を先に前に出し，次に患肢を出し（第2段階），そして健肢を出す（第3段階）．術後数日を経過するまで階段を上る訓練は控える．

b. 治療法：本骨折に特有な点

1）髄内釘

股関節と特に膝関節の自動・他動可動域を計測する．可動域制限が痛みまたは腫脹のために生じることがある

のを銘記しなければならない．少しでも浮腫があれば，患肢を挙上すべきである．

　股関節，膝関節の自動可動域運動を指導する．大腿四頭筋の反射性筋抑制は，痛み，筋損傷，または膝関節液貯留に続発することがある．大腿四頭筋の筋力増強訓練は膝折れを予防するために設定される．術後の筋力増強訓練と可動域運動を奨励し，早期離床を図る．

　この時期に，術後の腫脹と軽度の痛みは数ヵ月から1年に及んで継続する場合があることを患者に説明しておく．膝関節可動域の減少がみられる場合は，軟部組織の癒着と瘢痕化を予防するために早期に積極的な後療法が必要である．下肢長差の有無を確認し，補高装具の要否を検討する．補高を要する下肢長差は重度の粉砕骨折または，部分的皮質骨欠損の場合のみに生じる．

　静的に横止め固定された髄内釘では，爪先荷重を歩行や移乗の際に許可する（図24-3参照）．全荷重歩行は骨折部での大腿骨短縮を予防するために避ける．動的に横止め固定された髄内釘では，可能な範囲の荷重を歩行や移乗の際に許可する（図24-2参照）．

2）観血的整復内固定術

　手術創を診察し，股関節，膝関節の可動域運動を開始する．荷重は，免荷か両松葉杖または歩行器を使用した2点歩行での爪先荷重とする．プレート固定の場合は，荷重により生じたねじり負荷や曲げ応力に耐えられない（図24-10参照）．

3）創外固定

　手術創に発赤，滲出液，または化膿がないか診察する．開放創には創洗浄が必要なこともある．ピン刺入部の滲出液，発赤または皮膚緊張を点検し，適切な治療をする．ピン刺入部を過酸化水素水またはポビドンヨード液で洗浄する．皮膚の緊張があれば切開して緩める．ピン刺入部は定期的に積極的に処置する．ピン刺入部が感染している場合は，抗生物質の投与を考慮する．後療法に伴う筋膜と筋肉の滑走が，ピンの緩みの原因となる．これは，ピンを少し締めることで解決する．筋力増強訓練とともに自動可動域運動を開始する．筋力増強訓練とともに股関節，膝関節の可動域運動を許可する．仮骨形成がみられるまでは，歩行器または両松葉杖を用いた免荷での2点歩行を指導し，骨折部の転位を防ぐ．

　大腿四頭筋を貫通してピンを挿入した場合は，膝関節の可動域が減少する．膝伸展位で筋肉がピンに貫通されるため，屈曲が特に問題となる．この筋肉を伸張させなければならない．歩行と移乗は，両松葉杖を用い免荷とする（図24-11参照）．

● 処　方

℞

第1病日から1週間

①注意点：股関節または膝関節の他動可動域運動を避ける．患肢の回旋を避ける．
②可動域：股関節，膝関節の自動可動域運動を行う．
③筋力：大腿四頭筋，殿筋の等尺性運動を行う．
④活動性：健肢荷重で立ち上がり，両松葉杖歩行を行う．
⑤荷重：不安定骨折や，プレート固定または創外固定の場合は，爪先荷重または免荷とする．安定骨折は痛みがなければ全荷重まで進める．

治療：2〜4週まで

骨癒合

①骨折部の安定性：なし，または最小限．
②骨癒合の段階：修復期の始まり．骨形成系細胞が骨芽細胞に分化し，線維骨を形成する．
③X線：なし，または初期の仮骨形成．

a. 整形外科およびリハビリテーション上の注意

1）理学所見

　新しく生じたあるいは増強した痛み，感覚異常，または患肢の腫脹を注意深く評価する．特にドレーンまたは，手術部位の感染徴候に注意する．縫合糸とステープルは術後2週で抜去する．股関節，膝関節，足関節の可動域と筋力を評価する．

　患肢のアライメントと下肢長を健側と比較して評価する．

2）危険性を示す所見

　前項「受傷日から1週まで」と同様である（244ページ参照）．

3）X線所見

　アライメントと骨折整復の維持，および大腿骨長を評価する．骨折部離開の有無をチェックする．

4）荷　重

　骨折部粉砕の程度と固定法にしたがって，荷重の程度を許可する．前項「受傷日から1週まで」の「治療法：本

骨折に特有な点」を参照（244～245ページ参照）．

5）関節可動域

股関節と膝関節の自動・自動介助可動域運動を続ける．足関節をあらゆる方向に動かして足でアルファベットを書くように指導する．

膝の完全屈伸をできるだけ早く獲得することが重要である．こうすることで骨折部と大腿四頭筋深層の癒着を予防できる．

可能な場合には，他動全可動域運動を開始する．患者が仰臥位の間は通常，滑車を用いて訓練を行う．

最初は，20～30度の膝伸展不全が生じる．これは，膝または受傷部位に滲出液が貯留した結果，大腿四頭筋とハムストリングの抑制が生じるからである．この滲出液は，全可動域が得られるにしたがって消失する．膝がいつまでも腫脹している場合には，座位で可動域運動を行う．この際，足を床面でスライドさせるか（自動可動域運動），健足で補助しながら行う．この運動は運動開始の状況に応じて，重力補助または他動的に行い，部分的な可動域を獲得する．

6）筋　力

膝伸展下肢挙上訓練を患者の状況に応じて行い，大腿四頭筋と股関節屈筋を強化する．

膝屈伸の反復運動は可動域を改善させるだけでなく，大腿四頭筋とハムストリングの筋力を改善させる．

殿筋のセット運動を継続し，殿筋を強化する．

足関節の等張性運動を継続する．

7）活動能力

補助具を用いた健肢荷重で立ち上がり，移動する．

患肢よりズボンを履いて，健肢より脱ぐ．

8）歩　行

荷重状況に応じた歩行訓練を継続する．

階段を上る際は，最初に健肢で上ってから，患肢は両松葉杖とともに上げる．階段を下りる際は，最初に両松葉杖と患肢を下ろしてから，健肢を下ろす（図6-20，6-21，6-22，6-23，6-24，6-25参照）．

b．治療法：本骨折に特有な点

1）髄内釘

自動可動域運動と筋力増強訓練を継続する．できる限り積極的に理学療法に励むように促す．

動的な横止めスクリュー固定した場合には，可能な範囲で荷重を継続する．不安定骨折を静的に横止めスクリュー固定した場合には，両松葉杖または歩行器を用いた3点歩行による免荷から部分荷重を許可する．安定骨折を髄内釘固定した場合には，可能な範囲で全荷重歩行まで進める．

2）観血的整復内固定術

骨折が安定していれば，キャストブレイス（ギプスを用いた装具）を用いた部分荷重歩行を指導する．不安定骨折の場合は，免荷を続ける．積極的な理学療法と可動域運動を継続する．

両松葉杖か歩行器を用いた3点歩行による免荷歩行を継続する（図6-17参照）．

3）創外固定

ピン刺入部の感染を評価する．股関節，膝関節の可動域を測定する．可動域運動と大腿四頭筋の筋力増強訓練を継続する．重度の粉砕骨折や骨欠損を有する患者には，下肢が短縮する可能性があることを告げておく．膝関節拘縮，痛み，および骨折部の腫脹が生じることもあるので説明しておく．

両松葉杖を用いた免荷歩行，または歩行器を用いた3点歩行を継続する．

● 処　方

> **Rx　　2～4週まで**
>
> ①注意点：患肢の回旋を避ける．
>
> ②可動域：股関節，膝関節の自動・自動介助可動域運動を行う．4週に近づいたら他動可動域運動も追加する．
>
> ③筋力：大腿四頭筋，殿筋の等尺性運動．下肢伸展挙上訓練を行う．
>
> ④活動性：健肢に荷重して両松葉杖で立ち上がり，両松葉杖歩行を行う．
>
> ⑤荷重：不安定骨折や，プレート固定または創外固定の場合は，爪先荷重または免荷とする．安定骨折は，痛みがなければ全荷重まで進める．

治療：4〜6週まで

> **骨癒合**
> ①**骨折部の安定性**：架橋性仮骨が観察されたならば，骨折は通常安定である．理学所見でこれを確認する．
> ②**骨癒合の段階**：修復期．架橋性仮骨が観察されたならば，骨折は通常安定である．しかし，この仮骨強度は正常の骨に比べ，特にねじり負荷に対して有意に弱い．
> ③**X線**：架橋性仮骨が見え始める．剛性の増加とともに，架橋性仮骨が少なくなり，内骨膜性仮骨による治癒が優勢となる．仮骨形成量は，骨幹部においては骨幹端骨折よりも多い．骨折線は不明瞭になる．

a. 整形外科およびリハビリテーション上の注意

1）理学所見
すべての術創とピン刺入部を評価し，適切に処置する．股関節，膝関節の可動域と筋力を測定する．下肢長差が顕著な場合には補高装具を処方する．

2）危険性を示す所見
特に変更なし．前項参照．

3）X線所見
正面・側面方向を撮影し，骨折部の固定性，アライメント，回旋変形がないこと，および内固定材料の位置を確認する．髄内釘が移動（破損）している可能性を確認するために，髄内釘挿入部，近位横止め部分は特に注意を払う．

4）荷　重
骨折部粉砕の程度や固定法によって許容された荷重量を継続する．「受傷日から1週まで」の「治療法：本骨折に特有な点」を参照（244〜245ページ参照）．

5）関節可動域
膝関節と股関節の可動域制限があってはならない．自動・他動可動域運動を継続する．

6）筋　力
抵抗運動を開始する．足関節の重錘を増やしながら，大腿四頭筋とハムストリングの筋力強化を図る．1セット8〜12回の反復屈伸から始めて，3セットまで増やしていく．約450g（1ポンド）の重錘から始めて，徐々に約900〜2.25kg（2〜5ポンド）まで増やす．

7）活動能力
患者の荷重状態に応じた移乗訓練を継続する．

8）歩　行
患者の荷重状態に応じた2点または3点歩行を継続する（図6-16，6-17参照）．

b. 治療法：本骨折に特有な点

1）髄内釘
患肢の痛み，感覚異常，または腫脹の訴えを評価する（これらの訴えは減少する）．骨折部に感染微候がないか診察する．患肢をねじらないようにする．特に膝関節の自動可動域運動と筋力増強訓練を継続する．

荷重：動的に横止めした髄内釘固定の場合や，安定骨折に対し静的に横止めした髄内釘固定の場合には，可能な範囲の荷重を継続する．静的に横止めした不安定骨折では，両松葉杖を用いた部分荷重，または歩行器を用いた3点歩行を継続する．

2）観血的整復内固定術
考慮すべき点は髄内釘と同様である．上記参照．
荷重：部分荷重か免荷を継続する．

3）創外固定
すべての固定器具を4〜6週で抜去する．軟部組織の欠損は，治癒するか皮膚で覆う処置が行われている．骨折部はX線的にも臨床的にも安定している．このときにはキャストブレイスに移行してもよい．もし皮質骨の欠損が明らかであれば，骨移植を追加する．必要に応じてピン刺入部を洗浄する．良好な仮骨形成がみられたら，大腿四頭筋とハムストリングの筋力増強訓練を開始する．

荷重：固定器具を抜去したら，両松葉杖か歩行器を用いた部分荷重歩行を開始する．

● 処　方

> **℞　4〜6週まで**
> ①**注意点**：患肢の回旋を避ける．
> ②**可動域**：股関節，膝関節の自動・他動可動域運動を行う．
> ③**筋力**：大腿四頭筋，ハムストリング，殿筋の等張性抵抗運動と等尺性運動を行う．
> ④**活動性**：健肢荷重で両松葉杖で立ち上がり，両松葉杖歩行を行う．
> ⑤**荷重**：不安定骨折や，プレート固定または創外固定の場合は，治療法に応じて部分荷重を行う．安定骨折は全荷重を許可する．

治療：8〜12週まで

骨癒合

① 骨折部の安定性：安定．
② 骨癒合の段階：早期リモデリング期．線維骨は層板骨によって置換される．リモデリング過程は完了までに数ヵ月から数年かかる．
③ X線：プレートの固定力が不十分な場合は，骨折部に仮骨形成が多くなる．骨折線は経時的に消退し，髄内釘固定を除いて骨髄腔はリモデリングされる．

a. 整形外科およびリハビリテーション上の注意

1) 理学所見

髄内釘挿入部より内固定材料が突出し，股関節の可動域を制限していないか診察する．骨癒合が遅れている場合は，近位または遠位の横止めスクリューを抜去し，静的に固定された髄内釘を骨折部に圧迫力がかかるように考慮する．この操作は骨癒合を促進する．骨折部の圧痛と動揺性を評価する．

2) 危険性を示す所見

特に変更なし．前項参照．

3) X線所見

正面・側面方向を撮影し，骨折部の固定性，アライメント，回旋変形がないこと，および内固定材料の位置を確認する．近位を横止めしていない髄内釘の挿入部を注意深く診察する．髄内釘が抜けてきて軟部組織に突出してくる場合がある．

4) 荷　重

骨折部粉砕の程度や固定法によって許容された荷重量を継続する．

髄内釘：骨折部が癒合していない場合は，可能な範囲の荷重を継続する．そしてこの場合は骨移植やより太い髄内釘再挿入など，別の治療法を考慮する．

観血的整復内固定術：骨折部が臨床的に安定していれば，全荷重歩行を開始する．徒手的に骨折部にストレスをかけたときに疼痛が生じる場合は，部分荷重を継続するか開始する．

創外固定：固定器具の抜去後，部分荷重歩行を開始する．固定器具がなお挿入されている場合は，免荷から部分荷重にとどめておく．

5) 関節可動域

特に変更なし．前項参照．

6) 筋　力

大腿四頭筋とハムストリングの漸増抵抗運動をセット数を増やしながら継続する．

7) 活動能力

全荷重歩行ができるようになったら，徐々に移乗や歩行時の補助具を除去していく．

8) 歩　行

全荷重の状態で歩行パターンが正常化するように集中的に訓練する．特に踵接地，足底接地，踏切り，趾離地に注意する（図6-1, 6-2, 6-3, 6-4, 6-5参照）．骨折部で大腿骨が延長した場合は，二次的に股と膝関節の屈曲が減少する．この大腿骨延長に伴い遊脚期で床から足を持ち上げる際には患側の股関節を分回ししたり，引き上げたりする．踏切り時（遊脚前）に膝の屈曲が制限されていると趾離地が遅れて，足を引きずって歩く格好になる．

体重移動とバランスを観察する．免荷か部分荷重の場合は，健肢でバランスをとる．全荷重ができるようになったら体重移動とバランス訓練を開始する．

b. 治療法：本骨折に特有な点

1) 髄内釘

骨折部に間隙がみられる場合は静的に固定された髄内釘を骨折部に圧迫力がかかるようにする．この操作により骨折部にさらに圧迫力がかかる．関節可動域運動と筋力増強訓練を継続する．

2) 観血的整復内固定術

関節可動域運動と筋力増強訓練を継続する．もし骨癒合が遅れていたら，骨移植のような別の処置を考慮する．

3) 創外固定

仮骨形成が明らかになれば固定器具を抜去し，補助的なヒンジ付き装具の使用を考慮する．関節可動域運動と筋力増強訓練を継続する．

● 処　方

Rx　8〜12週まで

①注意点：大腿骨にねじり負荷がかかるのを避ける．
②可動域：股関節，膝関節の自動・他動可動域運動を行う．
③筋力：大腿四頭筋，ハムストリング，殿筋の漸増抵抗運動を行う．
④活動性：普通に移乗する．歩行には両松葉杖が必要な場合もある．
⑤荷重：安定骨折の場合は全荷重または可能な範囲の荷重を許可する．不安定骨折の場合は部分荷重を許可する．

治療：12〜16週まで

骨癒合

①骨折部の安定性：安定．
②骨癒合の段階：リモデリング期．線維骨は層板骨によって置換されつつある．リモデリング過程は完了までに数ヵ月から数年かかる．
③X線：プレートの固定力が不十分な場合は，骨折部に仮骨形成が多くなる．骨折線は経時的に消退し，髄内釘固定を除いて骨髄腔はリモデリングされる．

a．整形外科およびリハビリテーション上の注意

1）理学所見

髄内釘挿入部より内固定材料が突出し，股関節の可動域を制限していないか診察する．骨癒合が遅れている場合は，近位または遠位の横止めスクリューを抜去し，静的に固定された髄内釘を骨折部に圧迫力がかかるように考慮する．この操作は骨折部に圧迫力をかけ，骨癒合を促進する．骨折部の圧痛と動揺性を評価する．もしこれらの徴候がみられたらヒンジ付き装具を考慮する．骨癒合が完全になり，筋力と関節可動域が受傷前レベルまで回復したら，スポーツへの復帰を許可する．

2）危険性を示す所見

特に変更なし．前項参照．

3）X線所見

特に変更なし．前項参照．

4）荷　重

この時期には，ほとんどの患者は可能な範囲で荷重している．

5）関節可動域

この時期までに股関節，膝関節の全可動域を獲得している．自動・他動可動域運動を継続する．

6）筋　力

Cybex®を用いた大腿四頭筋とハムストリングの等運動性運動を指導して筋力強化を図る．

7）活動能力

可能な範囲の荷重をする．移動や歩行時に患肢で荷重するように指導する．補助具はなお必要である．補助具の除去を試みる．

8）歩　行

全荷重歩行．体重移動と歩行パターンの正常化に努める．歩行補助具を除去する．

b．治療法：本骨折に特有な点

変更なし．前項「8〜12週まで」を参照（248ページ参照）．

● 処　方

Rx　12〜16週まで

①注意点：なし．
②可動域：股関節，膝関節の自動・他動可動域運動を行う．
③筋力：大腿四頭筋，ハムストリング，殿筋の漸増抵抗運動を行う．大腿四頭筋，ハムストリングの等運動性運動を行う．
④活動性：普通に移乗する．歩行には両松葉杖が必要な場合もある．
⑤荷重：全荷重歩行．

C．長期的予後と問題点

a．整形外科的予後

偽関節はめったに生じない．しかし，固定不良，荷重開始時期の遅延，もしくは高エネルギー外傷に伴う開放骨折でみられる著明な骨欠損の場合には，たいてい偽関節となる．偽関節が生じたら，まず感染の有無を調べる．

その後，より径の太い髄内釘挿入もしくは骨移植を用いた観血的整復内固定術で治療する．

内固定材料により疼痛が生じたら，疼痛が限局し，X線上固定材料が突出している部位と一致する場合は，抜去を考慮する．髄内釘の場合は，髄内釘が突出して痛みを発生させる場合は1年後に抜去する．横止めスクリューについても，同様に突出してくる場合や骨折部に圧迫力をかける場合は抜去する．プレートとスクリューについても，1年半～2年後に痛みの原因となる場合は抜去する．髄内釘や他の内固定材料を抜去したら，6週間は両松葉杖を使用した部分荷重歩行をしなければならない．プレートで囲まれていた部分には骨折が生じることがある．なぜなら応力遮蔽効果と血流不全によりプレート直下の骨が，隣接部分の骨に比べて脆くなるからである．

大腿四頭筋と筋膜は骨折部に硬く癒着していることがある．この状態は大腿四頭筋が大腿骨を滑走するのを阻害し，痛みや膝屈曲制限を引き起こす．大腿四頭筋の滑走と膝関節の可動域を回復させるために大腿四頭筋形成術が必要な場合もある．

b．リハビリテーション的予後

ハムストリングの短縮は膝伸展制限をもたらす．膝屈曲拘縮を観察すると，腫脹した膝では安静肢位では30度屈曲している．15度の拘縮があると，減速期での膝伸展（遊脚末期），踵接地（接地初期），立脚中期，踏切り（立脚中期と立脚末期）が不十分になる．減速期での膝伸展（遊脚後期）が制限されると歩幅の減少が生じる．立脚中期と踏切り（立脚中期と立脚後期）で膝が適切に伸展しなければ，大腿四頭筋への負担が増加する．

TypeⅢ-BとⅢ-Cの開放骨折では脚短縮が生じることがあり，この場合，下肢長差が2～2.5cm未満の場合は補高装具で対処する（**9章参照**）．

直後から1週まで	
	髄内釘
安定性	・骨折部の安定性なし．髄内釘自体の強度に伴ういくらかのメカニカルな安定性あり．この安定性は骨折近位と遠位の骨片間の連続性が完全であるほど増加し，粉砕骨折や骨欠損の場合には減少する．
整形外科	・創部の評価． ・適時ドレーン抜去． ・深部静脈血栓症の予防（例：弾性ストッキング，圧迫ブーツ，coumadin*，ヘパリン，低分子量ヘパリン）． ・血算の評価． ・脂肪塞栓症候群の可能性を認識する．
リハビリテーション	・股関節，膝関節の自動屈伸運動．殿筋，大腿四頭筋の等尺性運動．移乗訓練．

＊：ワーファリン®と同様の作用を有する薬剤．

2週まで	
	髄内釘
安定性	・なし，または最小限．その他は変化なし．
整形外科	・創部の評価． ・抜糸またはステープル抜去． ・深部静脈血栓症の予防を考慮．
リハビリテーション	・股関節，膝関節，足関節の自動・自動介助可動域運動．他動運動も2週目の終わりには考慮する．殿筋，ハムストリング，大腿四頭筋の等尺性筋力増強訓練．患肢をねじらないように健肢を用いて立位・支点移乗し，適切な補助具を用いて歩行する．荷重量は骨折型に合わせるが，可能な範囲で許可する．

4〜6 週まで

	髄 内 釘
安 定 性	● 仮骨が形成し，骨折部を架橋するにつれて安定性は増加する．骨欠損や重篤な粉砕がなければ，6 週までに骨折部は安定する．理学所見と X 線像で安定性を確認する．
整形外科	● X 線像にて骨癒合と内固定材料の位置を確認する．横止めスクリューを使用しない髄内釘を用いた場合は，近位または遠位へ移動していないか注意する．
リハビリテーション	● 股関節の自動，自動介助，他動屈伸可動域運動を継続し，股関節の自動内外転運動を開始する．軽度の抵抗運動を開始し，骨折部の安定性に応じて荷重量を増加する．

8〜12 週まで

	髄 内 釘
安 定 性	● 安定．
整形外科	● 骨折部の離開が継続する場合，特に骨欠損や重篤な粉砕骨折の場合は骨移植を考慮する．
リハビリテーション	● 股関節，膝関節の漸増抵抗運動を開始する．ほとんどの骨折で可能な範囲の荷重を行う．補助具を除去し始める．

12〜16 週まで

	髄 内 釘
安 定 性	● 変化なし．
整形外科	● 変更なし．
リハビリテーション	● 股関節，膝関節の等運動性運動を含めた漸増抵抗運動を強化していく．

文　献

Bucholz RW, Brumback RJ. Fractures of the shaft of the femur. In: Rockwood CA Jr, Green DP, Bucholz RW, eds. *Fractures in Adults*, Vol 2, 3rd ed. Philadelphia: J.B. Lippincott, 1991.

Johnson KD. Femoral shaft fractures. In: Browner BD, Jupiter JB, Levine AM, Trafton PG, eds. *Skeletal Trauma*, Vol 2. Philadelphia, W.B. Saunders, 1992, pp. 1525–1641.

McKibbon B. The biology of fracture healing in long bones. *J Bone Joint Surg Br*, 60:150–151, 1978.

Winquist RA: Locked femoral nailing. *Journal of the American Academy of Orthopedic Surgeons*, 1:95–105, 1993.

Winquist RA, Hansen ST Jr, Clawson DK: Closed intramedullary nailing of femoral fractures: a report of five hundred and twenty cases. *J Bone Joint Surg Am*, 66:529–539, 1984.

CHAPTER 25

Treatment and Rehabilitation of Fractures

大腿骨顆上骨折

Supracondylar Femur Fractures

A. はじめに

1 定 義

　大腿骨顆上骨折は遠位骨幹端に発生する骨折である．この領域は大腿骨の遠位8〜15cmの間を含む．骨折はしばしば関節面にも及ぶ．
　この骨折には種々の複雑な分類が提案されてきたが，これらの分類は粉砕と骨片移動の程度を定義するものである．
　Müllerの最新AO分類は広く用いられている．この分類によると，関節外骨折（Type A），片側顆部骨折（Type B），両顆部骨折（Type C）の3つに分けられる．さらにそれぞれのグループ内で，Type 1〜Type 3に細分される．Type AからType Cにいくにつれて，さらにType 1からType 3にいくにつれて骨折の重症度は上昇し，機能的予後は悪くなる（図25-1，25-2，25-3，25-4）．

2 受傷機序

　若年者では，この骨折はたいてい車にはねられるなどの高エネルギー外傷の結果生じる．この場合，他部位の外傷も合併することが多い．
　高齢者では，この骨折はたいてい転倒のような低エネルギー外傷に続発して生じる．この場合，他部位の外傷は合併しないことが多い（図25-5）．

3 治療のゴール

a. 整形外科的目標

1) アライメント

　骨折部での屈伸または内外反変形を整復し，アライメントを回復させる．関節変性を減少または遅延し，機能的可動域と正常歩行を獲得するために，関節面の段差は1〜2mm未満に整えなければならない．

2) 安定性

　骨折部の連続性を整復し，強固に内固定することで最もよい安定性が得られる．

b. リハビリテーション的目標

1) 関節可動域

　膝関節，股関節および足関節の関節可動域を回復・維持する（表25-1）．

2) 筋 力

　以下の筋群の筋力強化，回復に努める：
- 大腿四頭筋，膝伸筋
- ハムストリング，膝屈筋
- 大内転筋，長短内転筋群（大腿骨顆部に付着）
- 腓腹筋，足屈筋（足底への）と膝屈筋（二関節筋）

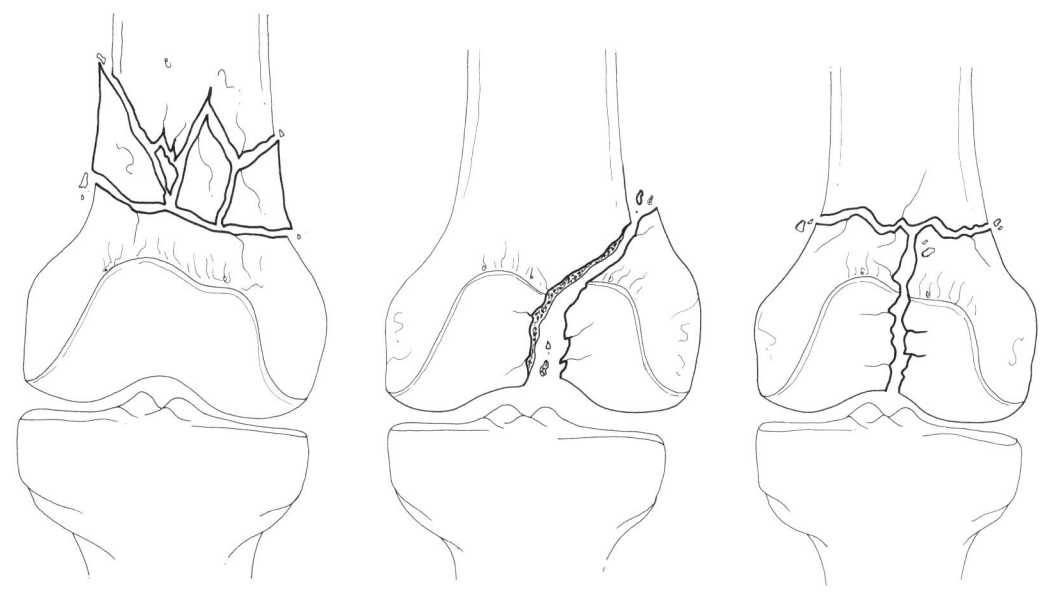

図 25-1（左）　大腿骨遠位骨幹部の粉砕を伴う大腿骨顆上関節外骨折．

図 25-2（中央）　大腿骨遠位片側顆部の転位を有する関節内片側顆部骨折．

図 25-3（右）　大腿骨両側顆部に及ぶ関節内両側顆部骨折．

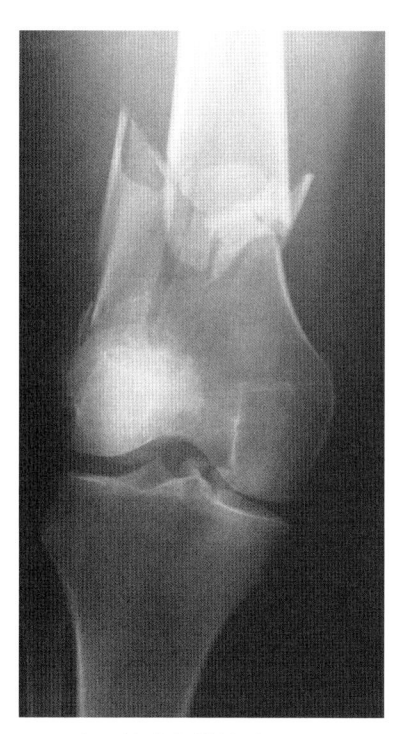

図 25-4　大腿骨遠位骨幹端の粉砕を伴ったType Aの関節外顆上骨折．大腿骨遠位骨幹端の転位と骨折部での短縮に注意．この骨折には観血的整復内固定を要する．

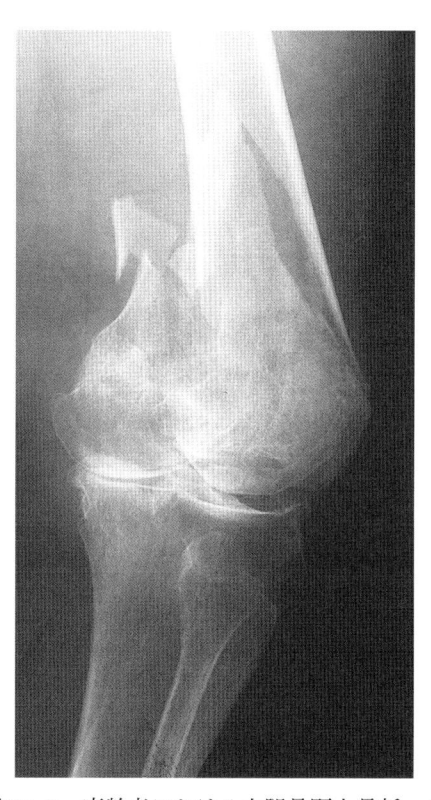

図 25-5　高齢者における大腿骨顆上骨折．この骨折は，転倒などのような低エネルギー外傷で生じ，両顆骨折を呈することが多い．この骨折には観血的整復内固定が必要である．

表25-1 膝関節の可動域

運動の種類	正常可動域	機能的可動域
屈曲	0〜130度/140度	110度
伸展	0〜5度	

3）機能的ゴール

正常歩行パターンと適正座位（膝屈曲90度）の獲得．

4 標準的な骨癒合期間

12〜16週．

5 標準的なリハビリテーション期間

15〜20週．

6 治療法

a．観血的整復内固定術

バイオメカニクス：応力遮蔽機器と応力分散機器がある．ほとんどの大腿骨顆上骨折，特に著明な粉砕を伴う場合では，強固な固定は困難である．そこで応力分散機器が用いられる．

骨折治癒様式：強固な固定では一次的治癒．強固な固定が得られなければ二次的治癒．

適応：観血的整復固定術は現在，顆上骨折の治療法として選択されている．広く使用されている固定材料は，コンディラープレートと95度ダイナミックコンプレッションスクリューである．コンディラーバットレスプレートと逆行性顆上髄内釘固定もよく用いられている．Zickel顆上釘，Ender釘，およびRushピンのような固定性が弱く，術後成績が不十分な固定材料も，いまなお使用されている．はじめの固定時には，骨欠損部を補強するために，しばしば骨移植が用いられる（図25-6，25-7，25-8，25-9，25-9A，25-9B）．

b．ギプスまたは牽引

バイオメカニクス：応力分散機器．
骨折治癒様式：二次的治癒．
適応：牽引やギプスは，内外反および回旋変形のような変形癒合の危険性が高い．さらに牽引治療は長期間の臥床を要し，深部静脈血栓，褥瘡，尿路感染および肺障害が発生しやすくなる．このような保存的治療は高度に粉砕した骨折や手術に際して高リスクを有する場合のみに適応がある．この方法については，この章ではこれ以上論じない（図25-10，25-11）．

7 本骨折の注意点

a．年齢

「2．受傷機序」の項を参照．

b．骨質

若年者はたいてい良好な骨質を有し，整形外科的固定治療のよい適応である．しかし，高齢者ではたいてい骨粗鬆があり，固定が難しい．

c．長期的合併症

受傷時より，将来，関節変形（関節内骨折で多くなる），膝関節の可動域減少，遺残変形および跛行が生じることと，受傷に続発して長期間腫脹が継続する可能性について，患者に説明しておく．

8 合併損傷

a．血管損傷

高エネルギー外傷で，高度に粉砕した骨折では，コンパートメント症候群または膝窩血管損傷の有無について下肢を注意深く診察する．もし血管損傷の疑いがあれば，ドプラ血圧計または血管造影を含む，さらなる精査を要する．

b．靱帯損傷

膝周囲の靱帯損傷合併をみることは少ない．しかし，受傷時に靱帯損傷を評価するのは，痛みや骨折部動揺性があるため難しい．骨折部を固定した後はこれらの靱帯構造を慎重に評価し，適切な修復を行う．

9 荷重

一般には，受傷後3ヵ月は免荷を続ける．この結果，比較的軟らかい骨幹端骨が治癒し，移植骨が固着する．

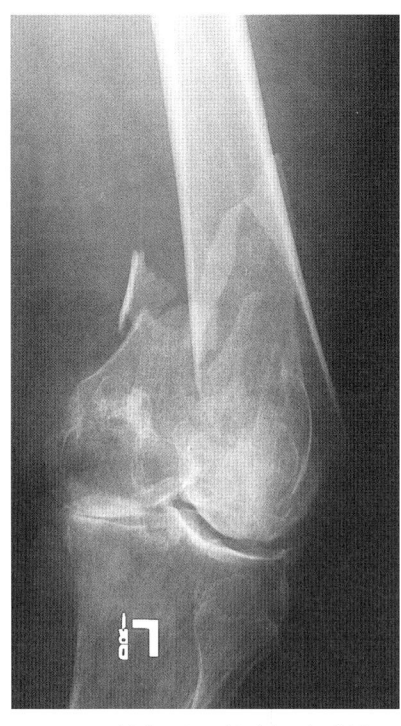

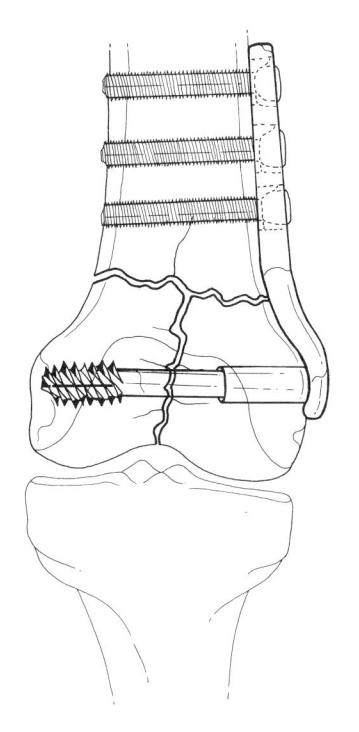

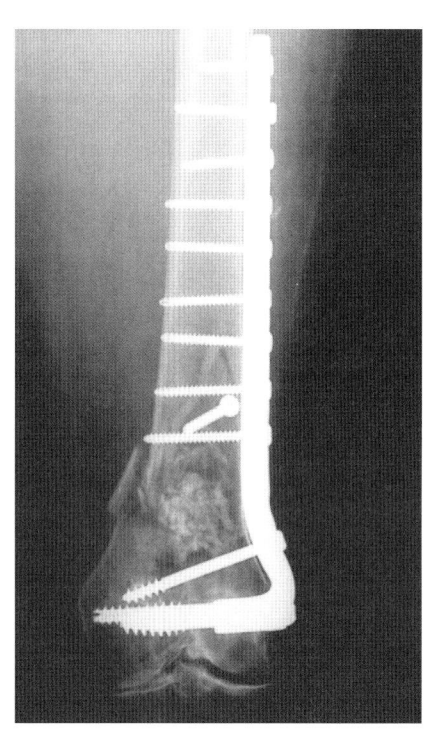

図25-6（左） 大腿骨遠位両顆骨折．

図25-7（中央） 95度ダイナミックコンプレッションスクリューとプレートで固定した大腿骨遠位両顆骨折．

図25-8（右） 95度ダイナミックコンプレッションスクリューとプレートで固定した大腿骨遠位両顆骨折．長いプレートを用いて大腿骨長を修復し，骨幹端部の骨欠損には骨移植を施行している（Dr. Melvin Adlerのご厚意により借用）．

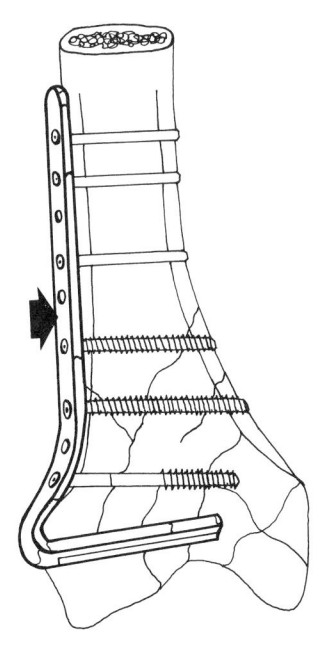

図25-9 95度コンディラーブレードプレートで治療した大腿骨遠位両顆関節内粉砕骨折．

10 歩 行

a. 立脚期

立脚期は歩行周期の60％を占めるが，骨折ではこの相がもっとも障害される．

1）踵接地

踵接地で大腿四頭筋は急激に収縮して膝を完全伸展する．しかし，膝屈曲拘縮は存在する．膝蓋溝が粉砕すると膝蓋骨の滑走機構が障害され，痛みが生じる．膝周囲の伸展機序も阻害される．ときに大腿四頭筋の滑走機構も障害され，最終伸展が制限される（図6-1参照）．

2）足底接地

足底接地はたいてい障害されない．しかし，大腿四頭筋は異常に収縮して，膝にわずかな緊張を保ちつづける．筋肉収縮に伴い，痛みが生じることもある（図6-2参照）．

3）立脚中期

立脚中期では，全荷重が骨折部にかかる．これは，片脚で立っているからである．痛みが生じることもある

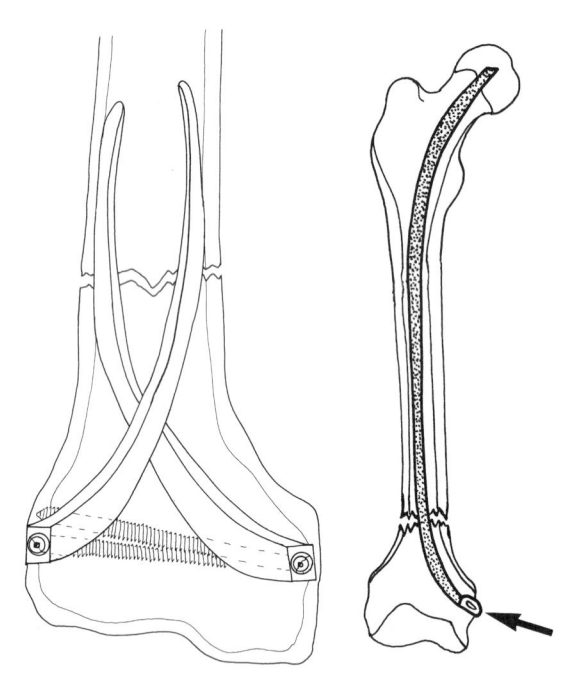

図25-9A (左) Zickel顆上釘．使用される頻度は少ないが，この釘は大腿骨顆上骨折を3点支持により安定させる．

図25-9B (右) 大腿骨顆上骨折に対するEnder釘．

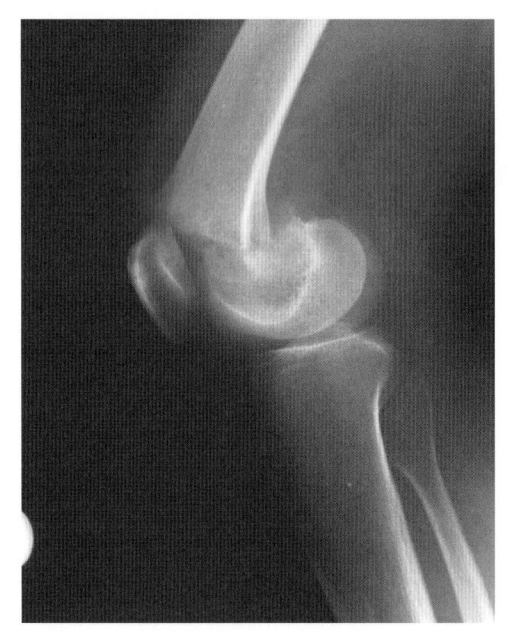

図25-10 大腿骨遠位関節外顆上骨折．骨幹端の粉砕がないことと遠位骨片の後方転位に注意．

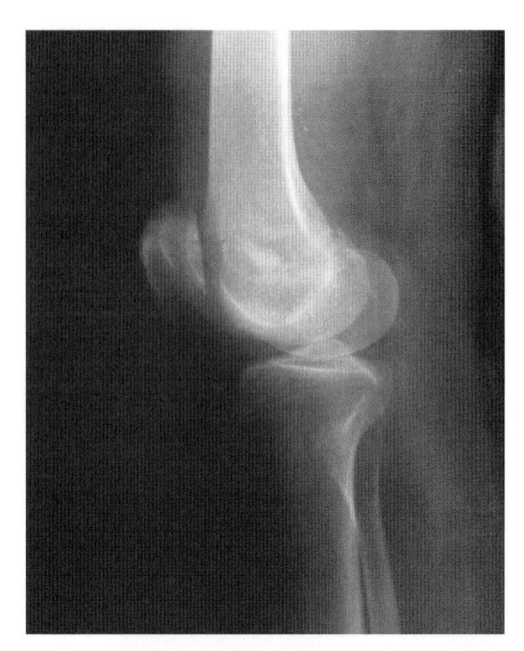

図25-11 大腿骨顆上関節外横骨折に対する，全身麻酔下での牽引による徒手整復．驚くべきことに，この骨折は徒手整復とギプス固定でうまく治療できた．

（図6-3参照）．

4) 踏切り

踏切りは通常障害されない．この相で膝蓋骨は滑車溝にあり，痛みが生じることもある（**図6-4参照**）．

b. 遊脚期

遊脚期は歩行周期の40％を占める．大腿四頭筋は収縮し，大腿骨に対し脛骨の加速が生じる．大腿四頭筋の滑走機構は，踵接地の前に完全伸展するのに必要である．大腿四頭筋は完全伸展ができるほど十分に収縮できない（**図6-6，6-7，6-8参照**）．

B. 治 療

治療：直後から初期（受傷日から1週まで）

> **骨癒合**
> ① 骨折部の安定性：なし．
> ② 骨癒合の段階：炎症期．骨折部分の血腫では炎症性細胞が増殖し，骨折部の吸収が始まる．
> ③ X線：仮骨形成なし．

a. 整形外科およびリハビリテーション上の注意

1) 理学所見

はじめに，患者の神経血管状態を確認するのがもっ

も大切である．知覚と下肢の自動・他動可動域と同時に，脈拍と毛細血管の圧迫後再充血を確認する（もし強固な固定が得られていなければ，膝関節の他動可動域運動は施行してはいけない）．下肢コンパートメントの柔らかさを確認し，コンパートメント症候群が疑われたら，コンパートメント圧を測定する．さらに創部の発赤または滲出液のような感染徴候がないか確認する．浮腫がみられたら下肢を挙上するよう適切に指導する．

2）危険性を示す所見

膝窩部の血管が損傷されておれば，コンパートメント症候群がないか特に注意する．コンパートメント症候群は高エネルギー外傷に多く発生し，たいてい受傷後2～3時間で徴候が現れる．

3）X線所見

X線で健側の膝と比較し，骨折部の内外反および回旋変形を確認する．骨折部の転位や固定不良がないかも確認する．これらの骨折は，通常骨幹端に位置するため血流が良好で，骨癒合はたいてい受傷後3ヵ月以内で生じる．

4）荷　重

3ヵ月は患肢免荷とする．

5）関節可動域

適度な膝関節，足関節，股関節の自動可動域運動を処方する．固定が強固でなければ，他動可動域運動は避ける．足関節が腫脹している場合は，腫脹を減らすために挙上する．膝関節の自動可動域が完全伸展から60～90度屈曲となることをゴールとして運動を奨励する．指示どおりに運動できない場合や，運動のスケジュールについていけない場合は，ヒンジ付き膝装具またはギプス装具をつけて保護的に可動域運動を施行する．

6）筋　力

この時期には，骨折部転位の危険を避けるため，筋力増強訓練は行わない．

7）活動能力

両松葉杖または歩行器を用い，健肢で立ち上がって健肢を軸としながら患肢を免荷で移乗（立位・支点移乗）するよう指導する．骨折部への応力を減少するために，患肢からズボンを履き，健肢から脱ぐように指導する．

8）歩　行

両松葉杖または歩行器を用いた患肢免荷の2点歩行を指導する（最初に両松葉をついて，健肢を松葉杖をついた位置まで進める；図6-16参照）．階段を上るときは，健肢から上り，患肢と両松葉杖を上げる．下りるときは，両松葉杖を先に下ろし，患肢を下ろして，最後に健肢を下ろす（図6-20，6-21，6-22，6-23，6-24，6-25参照）．

b．治療法：本骨折に特有な点

上記「a．整形外科およびリハビリテーション上の注意」を参照．

● 処　方

第1病日から1週間

① 注意点：他動可動域運動を避ける．
② 可動域：自動可動域運動を行う．膝完全伸展と60～90度の屈曲を試みる．他動可動域運動を避ける．
③ 筋力：膝周囲の筋力増強訓練を禁止する．
④ 活動性：免荷．免荷歩行と健肢での立位・支点移乗を行う．
⑤ 荷重：免荷．

治療：2週まで

骨癒合

① 骨折部の安定性：なし，または最小限．
② 骨癒合の段階：修復期の始まり．骨形成系細胞が骨芽細胞に分化し，線維骨を形成する．
③ X線：なし，または初期の仮骨形成．骨折線は明瞭．

a．整形外科およびリハビリテーション上の注意

1）理学所見

創部の発赤または滲出液を確認し，ステープルまたは縫合糸を抜去する．骨折部の不安定性を示唆する軋音または，内外反，矢状面での屈曲変形の有無を評価する．知覚，脈拍および毛細血管循環について，特に神経血管障害の既往がある場合は確認する．

2）危険性を示す所見

固定不良は危険である．この時点でのコンパートメント症候群の危険性は小さい．

3）X線所見

骨折部のアライメントをX線写真で確認する．特に，患側膝に内外反変形および回旋変形がないか，健側と比

較する．骨折部の転位または固定不良を確認する．

4）荷　　重

患肢の免荷を3ヵ月間継続する．

5）関節可動域

股関節，膝関節，足関節の自動可動域運動を継続する．固定が強固であれば，足関節の拘縮と可動域制限を防ぐために自動介助可動域運動を処方する．足を全方向に動かせるようにするために，足でアルファベットを書くように指導する．

6）筋　　力

股関節周囲筋の筋力を維持するために殿筋のセット運動と等尺性運動を処方する．患者が仰臥位臥床で膝完全伸展位のときは，大腿四頭筋の等尺性運動を処方する．この運動は，骨折部への張力と骨折部の転位を予防するためである．大腿四頭筋を強化するために下肢伸展挙上訓練を処方する．

7）活動能力

健肢での立位・支点移乗および歩行において，患肢免荷を継続する．この場合，両松葉杖または歩行器を使用する．

8）歩　　行

両松葉杖を用いて患肢免荷の2点歩行を継続する（図6-16参照）．

b．治療法：本骨折の特有な点

上記「a．整形外科およびリハビリテーション上の注意」を参照．

処　方

2週まで

① 注意点：他動可動域運動を避ける．
② 可動域：膝の60～90度屈曲と完全伸展について自動可動域運動を行う．
③ 筋力（膝）：仰臥位で膝完全伸展肢位での大腿四頭筋等尺性運動を行う．
④ 活動性：免荷歩行と健肢での立位・支点移乗を行う．
⑤ 荷重：免荷．

治療：4～6週まで

骨癒合

① 骨折部の安定性：架橋性仮骨が観察されたならば，骨折は通常安定である．理学所見でこれを確認する．
② 骨癒合の段階：修復期．架橋性仮骨が観察されたならば，骨折は通常安定である．しかし，この仮骨強度は正常骨に比べ，特にねじり負荷に対して有意に弱い．
③ X線：架橋性仮骨が見え始める．剛性の増加とともに架橋性仮骨が少なくなり，内骨膜性仮骨による治癒が優勢となる．骨折線は不明瞭になる．強固な固定の周囲に大量の仮骨形成が見られたら，固定性不良であることを示唆している．

a．整形外科およびリハビリテーション上の注意

1）理学所見

創部の発赤と感染徴候である滲出液を確認する．骨折部の軋音と屈曲変形がないか評価する．

2）危険性を示す所見

固定部の不安定性を評価する．この危険性は依然としてある．

3）X線所見

骨折部のアライメントと仮骨をX線写真で確認する．強固な固定周囲での仮骨形成は固定性が不良になり，一次性骨癒合が生じていないことを示唆する．骨折部を健側の膝と比較し，内外反変形や回旋変形が生じていないか確認する．骨折部の転位または骨折部の固定不良がないかについても確認する．

4）荷　　重

患肢は3ヵ月間免荷を継続する．

5）関節可動域

この時期には，膝関節の完全伸展と90度以上の屈曲を目標とした自動可動域運動を継続する．股関節と足関節の全可動域運動を継続する．骨折部が安定していれば，膝関節の適度な自動介助可動域運動を処方する．患者は椅子に座り，足を床のほうへ滑らせて，伸展60度まで伸ばして，90度以上できる限り屈曲する．この訓練は「stool-scoot訓練」と呼ばれている．

6）筋　　力

足関節と殿筋の等尺性運動と同様に，大腿四頭筋とハムストリングの等尺性運動を行う．

7）活動能力

健肢での立位・支点移乗を患肢免荷のまま継続する.

8）歩　行

両松葉杖を用いた2点歩行を患肢免荷で継続する（図6-16参照）.

b．治療法：本骨折に特有な点

上記「a．整形外科およびリハビリテーション上の注意」を参照.

● 処　方

Rx　4〜6週まで
- ①注意点：他動可動域運動の禁止.
- ②可動域（膝）：90度以上の自動屈曲運動を行う．骨折部が安定していれば，自動・自動介助屈伸運動を行う.
- ③筋力（膝）：大腿四頭筋とハムストリングの等尺性運動を行う.
- ④活動性：免荷歩行と健肢での立位・支点移乗を行う.
- ⑤荷重：免荷.

治療：8〜12週まで

骨癒合
- ①骨折部の安定性：安定.
- ②骨癒合の段階：早期リモデリング期．線維骨は層板骨によって置換される．リモデリング過程は完了までに数ヵ月から数年かかる.
- ③X線：プレートの固定力が不十分な場合は，骨折部に仮骨形成が多くなる．骨折線は経時的に消退し，髄内釘固定を除いて骨髄腔はリモデリングされる.

a．整形外科およびリハビリテーション上の注意

1）理学所見

創部の発赤または滲出液および患肢のアライメントまたは屈曲変形を確認する.

2）危険性を示す所見

骨折部の固定破綻の危険性はまだあるが，以前よりは少ない.

3）X線所見

X線写真を撮り，骨折線の縮小と同様に，骨折部のアライメントと仮骨を確認する．特に，健側の膝と比べて内外反変形および回旋変形がないか確認する．骨折部の転位または固定性不良についても確認する.

4）荷　重

患肢は3ヵ月間免荷を継続する.

5）関節可動域

膝の自動・自動介助可動域運動を継続する．この時期までに90度以上の膝屈曲が可能となる．膝に拘縮があれば，適度な他動可動域運動を許可する．股関節，足関節の全可動域運動を継続する．水治療法は可動域運動中の不快感を緩和するのに役立つ.

6）筋　力

大腿四頭筋とハムストリングの等尺性運動を進めていく．等張性筋力増強訓練も処方する．等張性抵抗運動は筋力とともに可動域も改善させる.

7）活動能力

患肢は免荷なので，健肢での立位・支点移乗を両松葉杖または歩行器を用いて行う.

8）歩　行

両松葉杖または歩行器を用いての2点歩行を継続する（図6-16参照）.

b．治療法：本骨折に特有な点

上記「a．整形外科およびリハビリテーション上の注意」を参照.

● 処　方

Rx　8〜12週まで
- ①注意点：積極的な他動可動域運動を避ける.
- ②可動域（膝）：自動・自動介助可動域運動，適度な他動可動域運動を行う.
- ③筋力（膝）：大腿四頭筋とハムストリングに対する等尺性・等張性運動を行う.
- ④活動性：免荷歩行と健肢での立位・支点移乗を行う.
- ⑤荷重：免荷.

治療：12〜16週まで

骨癒合
① 骨折部の安定性：安定．
② 骨癒合の段階：リモデリング期．線維骨は層板骨によって置換されつつある．リモデリング過程は完了までに数ヵ月から数年かかる．
③ X線：仮骨の形成が多く，骨折線は経時的に消退する．時間とともに仮骨の吸収が生じる．

a．整形外科およびリハビリテーション上の注意

1) 理学所見
患肢のアライメントと屈曲変形を確認する．創部の発赤と滲出液を確認する．

2) X線所見
X線で骨折部のアライメントと仮骨を確認する．特に健側膝と比較し，内外反および回旋変形が生じていないか確認する．また，骨折部の移動や固定の破綻が生じていないかについても確認する．受傷後4〜5ヵ月の時点で仮骨形成がなく，骨折線が消退しない場合は，遷延癒合または偽関節と診断する．この時期では，骨移植を含む他の手術的治療法を考慮する．追加手術については，骨癒合の進行具合によっては，受傷後6週の時点で施行してよい．

3) 荷重
骨癒合が正常に進行していく場合は，爪先荷重から始めて，可能な範囲で全荷重まで進めていく．

4) 関節可動域
仮骨形成が良好で骨折部が安定している場合，膝に拘縮があれば他動可動域運動を継続してもよい．この時点までに膝関節の全可動域が獲得されていない場合は，自動介助可動域運動を可能な範囲で始める．水治療法は可動域運動の間に生じる不快感を緩和する．

5) 筋力
大腿四頭筋，ハムストリング，腓腹筋の等尺性運動とともに等張性運動を継続する．筋力を増加するために適度な抵抗をかける．抵抗は反復の数に応じて徐々に増やしていく．等運動性運動のためのCybex®の使用は，大腿四頭筋やハムストリングの強化に有用である．なぜならこの機器は抵抗量が調節できて，速度も一定であるため，筋力が全可動域において強化できるからである．

6) 活動能力
両松葉杖を用いた患肢荷重での移乗を指導する．

7) 歩行
歩行に際し，爪先歩行から始めて，徐々に全荷重歩行へと進めていく．患肢への荷重量に応じて3点または4点歩行を行う（図6-17，6-18，6-19参照）．両松葉杖から始めて，杖を用いた歩行，さらには全荷重自立歩行まで進める．

b．治療法：本骨折に特有な点

上記「a．整形外科およびリハビリテーション上の注意」を参照．

● 処方

Rx　12〜16週まで
① 注意点：他動可動域運動をやりすぎない．
② 可動域（膝）：自動・他動可動域運動を行う．特に伸展不全を減少するために伸展終末での運動に重点をおく．
③ 筋力（膝）：大腿四頭筋とハムストリングに対する等尺性，等張性，等運動性運動を行う．漸増抵抗運動を適度に進める．筋力は4+または5．
④ 活動性：両松葉杖を用いた部分荷重から始めて，全荷重での歩行および移乗まで進める．
⑤ 荷重：爪先荷重から始めて，全荷重歩行まで進める．

C．長期的予後と問題点

治療のどの段階でもX線写真を撮り，整復不全がないか評価する．なぜなら変形癒合は患肢短縮や回旋変形をきたし，変形性膝関節症の発症を促進するからである．さらに，たいてい膝関節の可動域制限が生じる．それゆえ，術後早期に可動域運動が開始できる強固な固定が得られるように全力をそそぐ．

受傷後6ヵ月間は，繰り返し荷重する運動，ジョギングおよび跳躍は許可しない．

直後から1週まで

観血的整復内固定術

安 定 性	・なし.
整形外科	・切開創部と開放創の処置.
リハビリテーション	・大腿四頭筋の等尺性運動または筋力増強訓練の処方をしない. ・股関節, 膝関節, 足関節, 足趾の適度な自動可動域運動を処方する.

2週まで

観血的整復内復固定術

安 定 性	・なし, または最小限.
整形外科	・抜糸と開放創に対する創処置.
リハビリテーション	・膝完全伸展位での殿筋と大腿四頭筋の等尺性運動を処方する. ・股関節, 膝関節, 足関節, 足趾の自動可動域運動を継続する.

4〜6週まで

観血的整復内固定術

安 定 性	・部分的に安定.
整形外科	・骨折部の不連続が存続していたり, 内外反変形が生じた場合は, 骨移植を考慮する.
リハビリテーション	・大腿四頭筋, ハムストリングとともに足関節や殿筋の等尺性運動を行う. ・股関節, 膝関節, 足関節, 足趾の自動可動域運動を継続し, これらの筋に対する自動介助可動域運動を開始する.

8〜12週まで

観血的整復内固定術

安 定 性	・安定.
整形外科	・ほとんどの骨折は完全に治癒する. しかし骨折部の不連続が継続する場合は, 骨移植を考慮しなければならない.
リハビリテーション	・大腿四頭筋とハムストリングに対する等尺性および等張性運動を継続する. ・膝関節, 股関節, 足関節, 足趾の自動および自動介助可動域運動を継続し, これらの筋に対する他動可動域運動を開始する.

12〜16週まで

観血的整復内固定術

安 定 性	・安定.
整形外科	・骨折部の不連続が継続する場合は, 骨移植を考慮する.
リハビリテーション	・大腿四頭筋, ハムストリング, 腓腹筋に対する等尺性, 等張性, 等運動性運動を行う. ・適度な抵抗運動を開始する. 膝関節, 股関節, 足関節, 足趾の自動, 自動介助, 他動可動域運動を継続する. 荷重を開始し, 最初は爪先歩行から始めて, 全荷重歩行まで進める.

文 献

Albert MJ. Supracondylar fractures of the femur. *J Am Acad Orthop Surg,* 5:163–171, 1997

Giles JB, DeLee JC, Heckman JD, Keever JE. Supracondylar-intercondylar fractures of the femur treated with a supracondylar plate and lag screw. *J Bone Joint Surg*, 64A:864–870, 1982.

Healy WL, Brooker AF Jr. Distal femoral fractures. Comparison of open and closed methods of treatment. *Clin Orthop,* 174:166–171, 1983.

Helfet DL. Fractures of the distal femur. In: Browner BD, Jupiter JB, Levine AM, Trafton P.G., eds. *Skeletal Trauma,* Vol. 2. Philadelphia: W.B. Saunders, 1992, pp. 1643–1683.

Lucas SE, Seligson D, Henry SL. Intramedullary supracondylar nailing of femoral fractures: a preliminary report of the GSH supracondylar nail. *Clin Orthop* 296:200–206, 1993.

Mooney V, Nickel VL, Harvey JP Jr, Nelson R. Cast-brace treatment for fractures of the distal part of the femur: a prospective controlled study of one hundred and fifty patients. *J Bone Joint Surg,* 52A:1563–1578, 1970.

Müller ME, Nazarian S, Koch P. Classification AO des Fractures. New York: Springer-Verlag, 1987.

Sanders R, Regazzoni P, Ruedi TP. Treatment of supracondylar-intercondylar fractures of the femur using the dynamic condylar screw. *J Orthop Trauma,* 3:214–222, 1989.

Schatzker J, Lambert DC. Supracondylar fractures of the femur. *Clin Orthop,* 138:77–83, 1979.

Wiss DA. Supracondylar and intercondylar fractures of the femur. In: Rockwood CA Jr, Green DP, Bucholz RW, eds. *Fractures in Adults,* Vol. 2, 3rd ed. Philadelphia: J.B. Lippincott, 1991, pp. 1778–1797.

Zickel RE, Hobeika P, Robbins DS. Zickel supracondylar nails for fracture of the distal end of the femur. *Clin Orthop,* 212:79–88, 1986.

CHAPTER 26

Treatment and Rehabilitation of Fractures

膝蓋骨骨折

Patellar Fractures

A. はじめに

1　定　義

　膝蓋骨骨折は転位の有無で分類される．1～2mm以下の関節面の段差あるいは3mm以下の骨片転位は，転位のない骨折とみなす．
　また，骨折線の状態により横骨折，縦骨折，粉砕骨折と表現される（図26-1, 26-2）．
　上下極に生じた関節外膝蓋骨骨折は，剝離損傷によって起こったものである．

2　受傷機序

　膝蓋骨への直達外力が膝蓋骨骨折の主因である．また，大腿四頭筋の強力な収縮による間接外力も膝蓋骨骨折につながる．

3　治療のゴール

a. 整形外科的目標

1) アライメント

①骨折転位．3mm以上の骨折転位は膝蓋支帯と伸展機構の断裂を伴うことが普通である．もし伸展不全（ラ

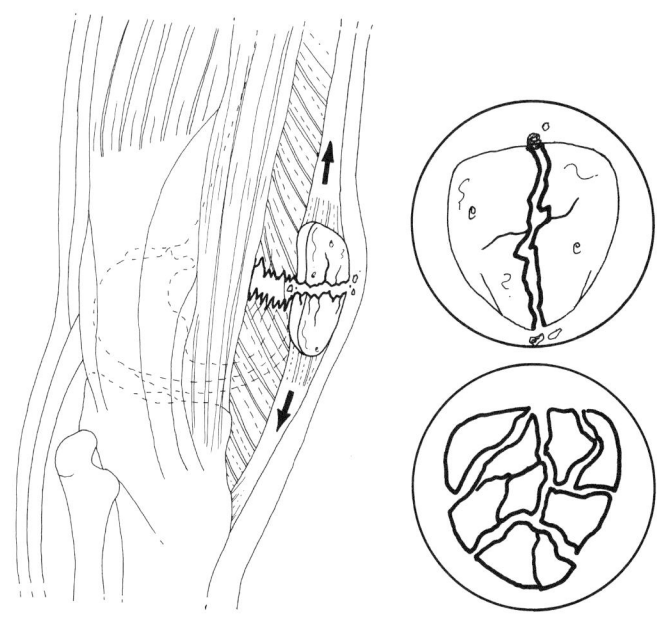

図26-1（左）　膝蓋支帯の断裂を伴った膝蓋骨横骨折．
図26-2（右）　膝蓋骨骨折には横骨折のほかに，縦骨折や粉砕骨折がある．これらは関節内骨折である．

グ）があれば，膝蓋支帯の観血的修復が必要である．
②関節面適合性．関節面に2mm以上の段差を生じる骨折を見過ごしてはならない．こうした例では将来の外傷後変性変化の危険を避けるために，観血的整復が行われなくてはならない．

2) 安 定 性

　安定性は骨の適合性を修復し，内固定材料を用いて骨

折を強固に固定することで得られる．

b. リハビリテーション的目標

1) 関節可動域
①膝伸展不全を予防するために，屈伸での膝関節全可動域を保持する．
②股関節，膝関節の全可動域を獲得するために，大腿直筋（二関節筋）の全長を保持する．
③外傷の影響や固定治療の結果，低下の恐れのある靱帯の柔軟性を維持する．

2) 筋力
①膝関節の伸筋である大腿四頭筋と，股関節の屈筋で二関節をまたぐ大腿直筋の筋力を向上させる．大腿四頭筋は外傷による直接外力を受けることもあり，また，反射性筋抑制になる可能性がある．大腿四頭筋のうち内側広筋が最初に影響を受け，最後に回復する筋である．その斜頭は膝蓋骨の支持機構の役目があり，亜脱臼を防ぐ．
②強力な膝屈筋であるハムストリングの筋力を向上させる．
③大腿四頭筋とハムストリングのバランスを向上させる．

3) 機能的ゴール
歩行パターンを正常化させる（特に立脚期）．固有受容器あるいはスポーツに関係した訓練を行う．

4　標準的な骨癒合期間
8〜12週．

5　標準的なリハビリテーション期間
12〜15週．

6　治療法

a. ギプスまたは膝固定装具
バイオメカニクス：応力分散機器．
骨折治癒様式：二次的治癒．
適応：伸展機構が保たれている関節外骨折を含む，転位のない膝蓋骨骨折に選択される治療法である．シリンダー式ギプスが最も多用され，足関節は完全に動かすこ

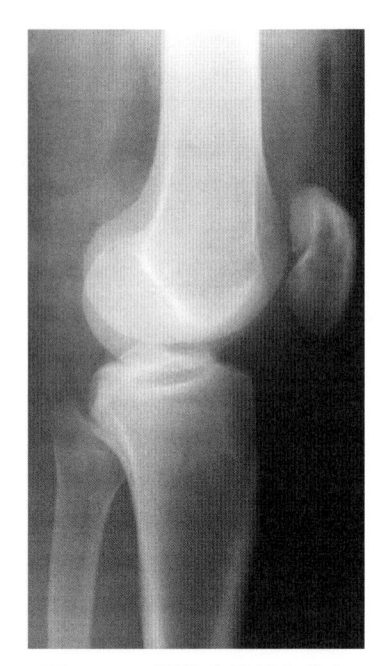

図26-3　関節内骨折を伴う膝蓋骨横骨折．

とができる．膝の自動伸展が可能か慎重に調べる．自動進展が不能であると膝蓋支帯機構の断裂を意味し，観血的修復が必要となる．ギプスにするか膝固定装具にするかは患者の理解力による．もし患者の理解力が悪ければ，ギプスを巻かなければならない（この2つの方法は，この章で交互に論じられている）（図8-1A参照）．

b. 観血的整復内固定術
バイオメカニクス：応力遮蔽か応力分散かは使用機器による．
骨折治癒様式：一次的治癒．強固な固定が得られなければ二次的治癒が起こる．
適応：粉砕骨折や，転位のある膝蓋骨骨折に選択される治療法である．観血的整復の主目的は，外傷後の関節症性変化を減少させるべく関節面を整えることにある．あらゆる膝蓋支帯の断裂も修復する（図26-3，26-4，26-5，26-6，26-7）．

c. 膝蓋骨部分または全切除術
もし十分な修復が不可能な高度の粉砕がある場合，膝蓋骨の部分または全切除を行う．しかし膝蓋骨切除術では術後に疼痛を生じ，伸筋筋力が失われ，伸展不全，膝関節可動域の減少をもたらす．膝蓋骨の部分または全切除後には，下肢は完全伸展位で約4週間固定する．こ

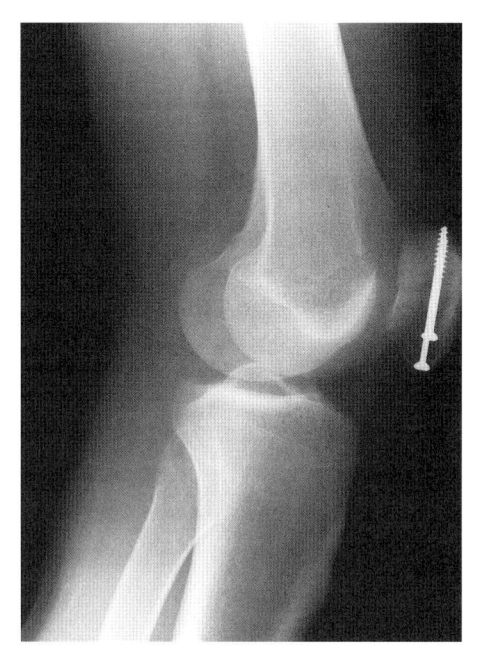

図26-4 ラグスクリューで固定した膝蓋骨横骨折．強固な固定がされていれば応力遮蔽機器となる．

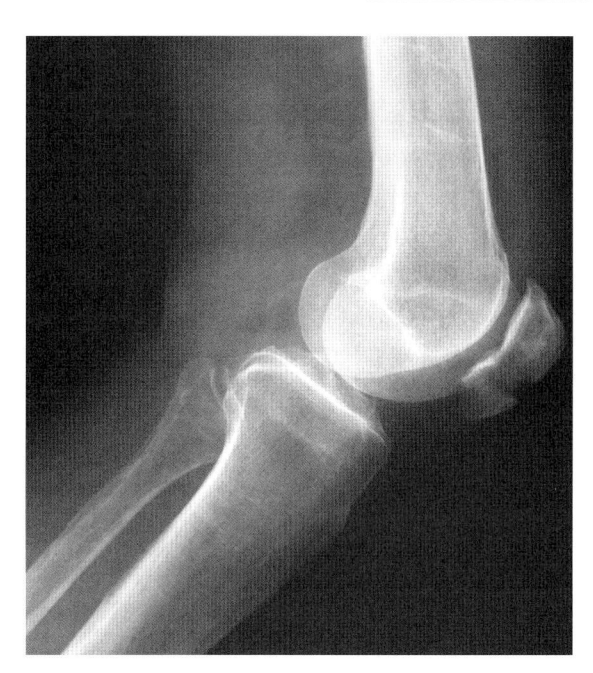

図26-5 転位のある膝蓋骨横骨折．

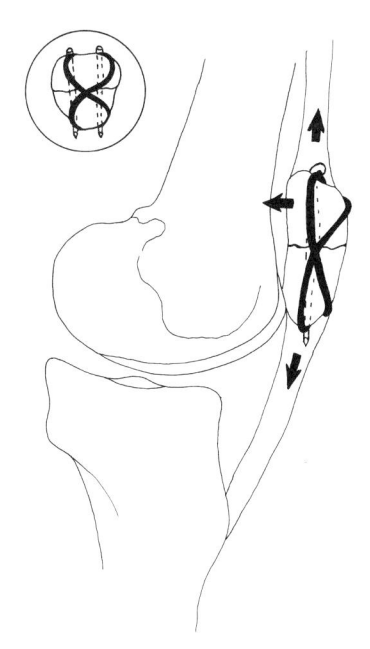

図26-6 膝蓋骨横骨折に対する引きよせ締結法．平行に刺入した鋼線で整復位を保持し，骨折線が開こうとする力で引きよせ締結鋼線が締めつけられる．これは，応力分散機器である．

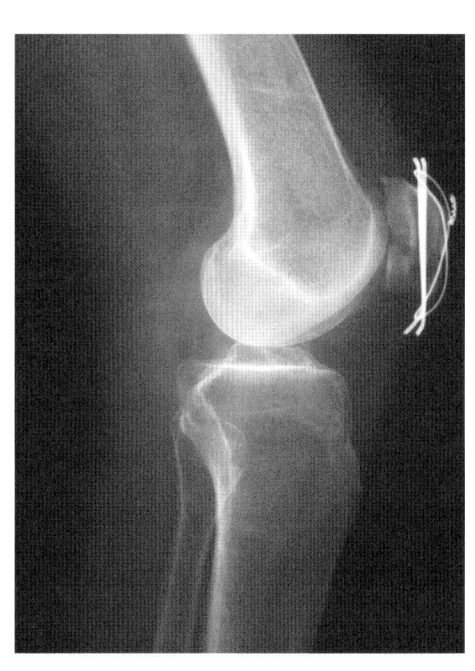

図26-7 膝蓋骨横骨折に対する引きよせ締結法．大腿四頭筋が骨片を引き離すように作用すると，鋼線が締めつけられ，骨片同士が引き合うようになる．

れにより，部分切除では腱-骨間の癒合，全切除では腱-腱間の癒合が進む．4週後に膝関節の自動全可動域運動を徐々に屈曲角度を増しながら開始する．

⑦ 本骨折の注意点

a. 二分膝蓋骨

二分膝蓋骨を膝蓋骨骨折と誤診しないように注意する必要がある．膝の圧痛部位を慎重に診察し，診断確認のために反対側のX線写真を撮り，比較しなければならない．

b. 後遺症

当初から患者に変形性関節症，可動域制限，伸展不全の残存，外傷後の腫脹永続の可能性につき説明しなければならない．

⑧ 合併損傷

a. 膝蓋支帯の断裂

いかなる膝蓋骨骨折でも膝の自動伸展が可能かどうか調べなければならない．これが不能であると膝蓋支帯機構の断裂を意味する．一般的に，転位のある膝蓋骨骨折（3mm以上の転位）は伸展機構の断裂を伴う．こうした場合，膝蓋支帯の観血的修復が必要である．これにより伸展不全の防止に役立つ．

⑨ 荷　重

典型例では，治療がギプスか観血的整復内固定術かにかかわらず，当初の治療に引き続き，ギプスか膝固定を行いつつ全荷重が可能である．

⑩ 歩　行

a. 立脚期

立脚期は歩行周期の60％を占める．

1）踵接地

大腿四頭筋は膝伸展をコントロールすべく，最大限の求心性収縮を行う．骨折部を挟んで張力が働くので，疼痛を生じる可能性がある．膝蓋骨は大腿骨遠位端の膝蓋骨溝に位置する．もし骨折部の段差があり，関節面が滑らかでなければ，患者は疼痛を感じる恐れがある．大腿四頭筋の筋力低下によって膝折れが生じる．患者は転倒を防ぐために，膝を過伸展してロックすることで代償する（図6-1参照）．

2）足底接地

大腿四頭筋は，膝の屈曲開始に合わせて遠心性収縮を始める．患者はこの大腿四頭筋の収縮の結果として疼痛を生じる可能性がある（図6-2参照）．

3）立脚中期

立脚中期は全荷重が加わる片脚支持期を示している．膝がさらに屈曲し，もし膝蓋骨骨折部位の下方関節面が平らでなければ，膝蓋骨は大腿骨の膝蓋骨溝を擦ることになる．大腿四頭筋の筋力低下によって膝折れが生じる（図6-3参照）．

4）踏切り

遊脚期まで腓腹筋が勝るので，踏切りは通常問題にならない（図6-4，6-5参照）．

b. 遊脚期

遊脚期は歩行周期の40％を占める．

1）加速期

大腿四頭筋は，脛骨を前方に引き出すように収縮する．膝蓋骨が膝蓋骨溝を圧迫するにしたがって，大腿膝蓋関節で擦れが生じる．しかしこの現象は通常立脚期では大きな問題にならない（図6-6参照）．

2）遊脚中期

ハムストリングが脛骨の振り出しを遅らせるように収縮するので，この相は通常問題にならない（図6-7参照）．

3）減速期

ハムストリングが踵接地に向けて脛骨の振り出しを遅らせるように収縮するので，この相は通常問題にならない（図6-8参照）．

5. 治療

治療：直後から初期（受傷日から1週まで）

骨癒合

① 骨折部の安定性：なし．
② 骨癒合の段階：炎症期．骨折部分の血腫では炎症性細胞が増殖し，骨折部の吸収が始まる．
③ X線：骨折線が見えており，仮骨形成なし．

a. 整形外科およびリハビリテーション上の注意

1) 理学所見

疼痛や，異常知覚，ギプス障害の訴えを注意深く評価する．腫脹，特に足関節周囲を調べる．もし腫脹しているならば，患肢を高挙するように指導する．足関節の自動・他動可動域とともに，毛細血管の圧迫後再充血と知覚をチェックすることにより神経血管の状態を評価する．

2) 危険性を示す所見

膝蓋骨骨折は，一般的に直接外力によって生じるため，腫脹や血腫，皮膚障害（特に壊死組織）を伴った軟部組織損傷が広範囲に存在する．合併損傷がない限り，コンパートメント症候群の危険性はほとんどない．血栓性静脈炎が外傷によって起こることがある．

3) X線所見

不良な整復位となっていないか，X線写真を撮ってチェックする．骨片の転位が2〜3mm以上，または関節面の段差が1〜2mm以上ある場合は，もう一度徒手整復を行い，整復位が保たれる場合はギプスを巻くが，転位がある場合は観血的整復内固定を行う．内固定を行った場合は，肢位に注意をして内固定材料の破断の有無をチェックする．

4) 荷　重

ギプスや膝固定装具をつけた状態ならば，全荷重歩行を許可する．

もし観血的整復を行い強固に内固定ができたならば，荷重時には着脱可能な膝固定装具をつけ，座位での膝関節の自動可動域運動時には装具をはずして行ってよい．関節可動域運動時には，荷重を許可してはいけない．なぜならば不用意な膝屈曲によって内固定材料が破断し，骨折転位を起こす可能性があるからである．

5) 関節可動域

ギプスや膝固定装具のみで治療する場合は膝関節の可動域運動は行わない．観血的整復を行い強固に内固定ができたならば，膝関節の自動可動域運動を許可する．他動可動域運動は行わない．

自動可動域運動は股関節や足関節から始め，関節運動の全方向で行う．最初は股関節に転倒の影響で苦痛があるかもしれない．股関節を屈曲すると，股関節の屈筋でもある大腿直筋を刺激するため疼痛を伴う．下肢伸展挙上訓練（SLR訓練）は，可能ならば開始する．

6) 筋　力

足関節の拘縮を予防し，血栓性静脈炎の危険性を低下させるために，足関節の底背屈等張性運動を処方する．

股関節を伸展して椅子から立ち上がるのを助ける殿筋群の筋力維持訓練を処方する．

7) 活動能力

患者に臥位から座位に移動するために，一側へ寝返りをして，上肢でプッシュアップしながら行うよう指導する．

全荷重が許可されたら，患肢を荷重して移乗を行う．最初は，痛みや苦痛があるので松葉杖や歩行器などの補助具を使って移乗する．

ズボンを履くのは患肢から，脱ぐのは腱肢から行うように指導する．こうした方法により，骨折部に負担をかけずに衣服の着脱が簡単にできる．

排泄動作では，膝関節を曲げられないのでトイレの便座を高くしたほうがよい（図7-5参照）．

8) 歩　行

患肢の膝関節が伸展位で保持されているので，患者は患肢を進めるため，分回し運動を行うか，骨盤の引き上げを行う．初期は，松葉杖や歩行器を補助に用いる．

階段の上りでは，腱肢を最初に上げ，患肢と松葉杖が続く．階段の下りでは，松葉杖が最初に下り，患肢，腱肢の順に続く（図6-20, 6-21, 6-22, 6-23, 6-24, 6-25参照）．

b. 治療法：本骨折に特有な点

1) ギプスまたは膝固定装具

大腿部と足関節周囲のギプス縁をチェックする．ギプスの近位・遠位端にはたくさんのパッドを巻いておかなければならない．ギプスが足関節果部を擦らないように注意しなければいけない．また，ギプスが柔らかくなっ

ていないかチェックして，適切に修理する．腫脹や疼痛によって，足関節の可動域減少が生じるかもしれない．膝固定装具を用いる場合は，膝関節の可動域運動はできないので，ギプスないし膝固定装具をつけたままでできるSLR訓練を行う．

2）観血的整復内固定術

感染の徴候である創部の発赤や，滲出液，膿をチェックする．創部の状況が良好ならば，シリンダー式ギプスや膝固定装具を装着し，適合性良好かチェックする．ギプスをした場合，ギプスの近位・遠位端には適当なパッドを巻き，ギプスが足関節果部を擦らないように確かめなければいけない．また，ギプスが柔らかくなっていないかチェックして，適切に修理する．膝固定装具を用いる場合は，強固に内固定されている限り，膝関節の自動可動域運動時には装具をはずして行ってよい．

● 処　方

第1病日から1週間
①注意点：他動可動域運動を避ける．
②可動域（膝）：ギプス固定例では行わない．もし観血的整復が行われ，安定した固定が得られれば，免荷にて座位をとり，膝関節の自動可動域運動を行う．
③筋力：膝関節の筋力増強訓練は行わない．
④活動性：補助具を用いて歩行や移乗時の全荷重を行う．

治療：2週まで

骨癒合
①骨折部の安定性：なし，または最小限．
②骨癒合の段階：修復期の始まり．骨形成系細胞が骨芽細胞に分化し，線維骨を形成する．
③X線：仮骨形成なし．骨折線は見えている．

a. 整形外科およびリハビリテーション上の注意

1）理学所見

疼痛や，異常知覚，ギプス障害の訴えを注意深く評価する．腫脹，特に足関節周囲を調べる．もし腫脹しているならば，患肢を高挙するように指導する．内固定したピンが皮膚を押し上げていないかチェックする．足関節の自動・他動可動域とともに，毛細血管の圧迫後再充血と知覚をチェックすることにより，神経血管の状態を評価する．もし観血的整復を行い強固に内固定ができたならば，膝関節の可動域を評価する．

2）危険性を示す所見

固定性が悪くなったり，骨折が転位していないかを調べる．皮膚壊死や痂皮のような直達外力に伴う皮膚合併症を調べる．

3）X線所見

不良な整復位となっていないか，X線写真を撮ってチェックする．骨片の転位が2～3mm以上，または関節面の段差が1～2mm以上ある場合は，もう一度徒手整復を行い，整復位が保たれる場合はギプスを巻くが，転位がある場合は観血的整復内固定を行う．内固定を行った場合は，肢位に注意して内固定材料の破断の有無をチェックする．

4）荷　重

ギプスまたは，膝固定装具を装着したまま全荷重を行う．

5）関節可動域

ギプスや膝固定装具のみで治療する場合は膝関節の可動域運動は行わない．観血的整復を行い強固に内固定ができたならば，膝関節の自動可動域運動を許可する．他動可動域運動は，骨折部に負担がかかるため行わない．

股関節や足関節の自動可動域運動を全例で続け，SLR訓練も続ける．

6）筋　力

足関節の底背屈等張性運動を続ける．殿筋群の筋力維持訓練を続ける．椅子から立ち上がる動作には，大殿筋の筋力が必要である．

7）活動能力

ギプスや膝固定装具をつけたままで，患肢を荷重して移乗や全荷重を続けて行う．

8）歩　行

患肢を荷重する場合は，補助に松葉杖や歩行器が依然必要である．階段の上りでは，腱肢を最初に上げ，患肢と松葉杖が続く．階段の下りでは，松葉杖が最初に下り，患肢，腱肢の順に続く（図6-20，6-21，6-22，6-23，6-24，6-25参照）．

b. 治療法：本骨折に特有な点

1）ギプス

大腿部と足関節周囲のギプス縁をチェックする．足関

節を自由に動かせるようにしなければいけない．また，ギプスの近位・遠位端にはたくさんのパッドを巻いておかなければならない．また，ギプスが柔らかくなっていないかどうかをチェックして，適切に修理する．ギプスないし膝固定装具をつけたままでできるSLR訓練を続ける．

2）観血的整復内固定術

ギプスや膝固定装具をはずして，感染の徴候である創部の発赤や，滲出液，膿をチェックする．縫合糸や皮膚ステープルを抜去する．そしてギプスの巻き直しか膝固定装具を用い，ギプスの近位・遠位端には適当なパッドを巻いておかなければならない．膝固定装具を用いる場合，強固に内固定がされている限り，膝関節の自動可動域運動時には装具をはずして行ってよい．

● 処　方

2週まで
① 注意点：他動可動域運動を避ける．
② 可動域（膝）：行わない．安定した観血的整復内固定術を行った場合は，免荷での膝関節の自動屈曲運動を行う．
③ 筋力（膝）：行わない．
④ 活動性：歩行や移乗時に全荷重を行う．

治療：4〜6週まで

骨癒合
① 骨折部の安定性：なし，または最小限．
② 骨癒合の段階：修復期．骨形成系細胞が骨芽細胞に分化し，線維骨を形成する．
③ X線：仮骨形成なし．骨折線はさらに見えにくくなる．膝蓋骨は種子骨の一つなので仮骨をほとんど形成しない．

a．整形外科およびリハビリテーション上の注意

1）理学所見

感染の徴候である創部の発赤や，滲出液をチェックする．内固定したピンが飛び出していないか，皮膚を押し上げていないかをチェックする．膝関節の自動・他動可動域をチェックする．

2）危険性を示す所見

固定性が悪くなったり，骨折が転位していないか調べる．

3）X線所見

骨折部に仮骨ができて，骨折線が消えたかチェックする．また，固定性が悪くなったり，骨折が転位していないかを調べる．

4）荷　重

ギプスや膝固定装具をはずしたならば，全荷重を許可する．ギプスを巻き直したならば，ギプスをしたまま全荷重とする．また膝固定装具を用いた場合は，装具をつけたときのみ，全荷重とする．膝関節の自動可動域運動時には装具をはずして行ってよい．

5）関節可動域

ギプスをはずして膝関節の自動可動域運動を始める．骨癒合の徴候がみられたら，適度な自動介助・他動可動域運動も追加する．

6）筋　力

6週の終わりの時点で，大腿四頭筋の筋力増強訓練を始める．適度な等尺性運動を処方する．大腿四頭筋の等張性運動を行うために膝の自動伸展を行う．最初は負荷なしで行う．まず45度屈曲位から完全伸展（45〜0度）するまで行い，次に90度屈曲位から完全伸展（90〜0度）まで膝を伸展する．最後の10度の伸展を行うには，強い伸展力が必要である．

ハムストリングを強化する目的でstool-scoot訓練を行う．その方法は患者が膝を曲げて腰掛け（stool）に座り，足を床の上で動かして膝を屈伸する．この運動は膝関節の可動域を改善し，ハムストリングを鍛えるものである．

7）活動能力

安定したら，階段でも松葉杖をはずして昇降可能である．

8）歩　行

階段昇降時は膝固定装具を装着する．骨折部が安定したら，平地歩行では膝固定装具を用いる必要はない．

b．治療法：本骨折に特有な点

1）ギプスまたは膝固定装具

骨折部に圧痛や不安定性があったり，X線上で骨癒合不良（不適切な仮骨形成）の場合は，ギプスを巻き直す．この時点で，もし患者がよく指示を守れるならば，骨折

は膝固定装具で固定性が得られる，ずれを生じない程度まで癒合が進んでいるはずである．

骨折部に圧痛や不安定性がなくなり，X線上で仮骨がよくできているならば，ギプスや膝固定装具をはずす．膝関節の自動・自動介助可動域運動を続ける．しかしながら，もし運動時に疼痛がある場合は，膝固定装具を夜間装具として用いてもよい．

2）観血的整復内固定術

骨折部に圧痛や不安定性があったり，X線上で骨癒合不良（不適切な仮骨形成）の場合は，ギプスを巻き直すか，膝固定装具を装着する．

骨折部に圧痛や不安定性がなくなり，X線上で骨折線が消失してきているならば，ギプスや膝固定装具をはずす．膝関節の自動・自動介助可動域運動を続ける．しかしながら，もし動かしたときに疼痛がある場合は，膝固定装具を一時的な装具として用いる．

● 処　方

Rx　　　　　4～6週まで
① 注意点：圧痛があれば膝固定装具を継続する．
② 可動域（膝）：屈曲・伸展とも自動可動域運動を行う．
③ 筋力（膝）：大腿四頭筋，ハムストリングの等尺性運動を行う．
　6週で膝関節の自動伸展運動を伴った大腿四頭筋の等張性運動を行う．角度は0度を完全伸展位として屈曲45～0度，次いで屈曲90～0度の範囲で行う．
④ 活動性：歩行や移乗時に全荷重を行う．もし骨折が安定しているならば，平地歩行では膝固定装具をはずす．

治療：8～12週まで

骨癒合
① 骨折部の安定性：安定．
② 骨癒合の段階：リモデリング期．線維骨は層板骨によって置換される．リモデリング過程は完了までに数ヵ月から数年かかる．
③ X線：少量の仮骨が見られる．骨折線は時間とともに消え始める．膝蓋骨は種子骨なので，形成される仮骨量は少ない．

a．整形外科およびリハビリテーション上の注意

1）理学所見
感染の徴候である創部の発赤や滲出液をチェックする．膝関節の自動・他動可動域をチェックする．

2）危険性を示す所見
固定性不良の危険性は，以前ほどではないにしてもまだ残存する．

3）X線所見
骨折部に仮骨ができて，骨折線が消えたかどうかをチェックする．また，固定性が悪くなったり，骨折が転位していないかどうかを調べる．

4）荷　重
この時点では骨折は安定しているので，患者は固定なしで全荷重歩行できるようにならなければならない．

5）関節可動域
膝関節の自動・他動可動域運動を行う．最初は，固定していた影響で完全屈曲できないかもしれない．また，大腿四頭筋の筋力低下により伸展不全もあるかもしれない．水治療法は，愁訴や疼痛を減少させる効果がある．

患者は健側の下肢を補助に用いて，患肢の自動屈伸運動を行う．股関節と足関節の関節可動域運動は続ける．

6）筋　力
徐々に抵抗運動を加えていき，大腿四頭筋やハムストリングを強化する．はじめは約450～900g（1～2ポンド）の重錘を足関節に取り付けて行い，徐々に重錘を増やしていく．筋力強化のいろいろな運動を合わせて，徐々にセット数を増やしていく．

患者の筋力が増すにしたがい，筋力強化のため等運動性運動も加える．閉鎖系連鎖運動の反動的衝撃法（plyometric exercise）*をスポーツのなかに加え，その強度を徐々に増加させる．

7）歩　行
普通に歩行するように強調する．立脚期の踵接地から足底接地までの間，大腿四頭筋の収縮を延長して行うように指導する．

b．治療法：本骨折に特有な点

1）ギプスまたは膝固定装具
まだすんでいなければ，ギプスや膝固定装具をはずす．骨折部に圧痛や不安定性があるかどうかを診察する．

2）観血的整復内固定術
骨折部に圧痛や不安定性があるかどうかを診察する．

• 処　方

Rx

8〜12週まで
①注意点：特になし．
②可動域（膝）：自動・他動可動域運動を行う．患者は，大腿四頭筋の筋力低下と膝関節固定の影響による伸展不全があるかもしれない．
③筋力（膝）：重錘を使った大腿四頭筋とハムストリングの漸増抵抗運動を行う．Cybex®マシーンを使った等運動性運動や閉鎖系連鎖運動の反動的衝撃法を行う．
④活動性：補助具なしで全荷重の歩行や移乗を行う．

C. 長期的予後と問題点

どの時期の治療においても，1〜2mm以上の関節面段差あるいは2〜3mm以上の骨片転位とされる基準で，整復位が失われていないかをX線にてチェックしなければならない．治療初期で手術適応となる前に骨片転位が起こったならば，ギプスをまず巻き直す．しかし，観血的整復内固定術を行う場合が多い．もし観血的整復内固定術後に内固定材料の破断によって再転位が起こった場合は，内固定をやり直す．再手術に成功しない場合は，膝蓋骨の部分または全摘出術を行う．一方，将来運動時痛を生じる関節症性変化については経過観察にとどめる．

大腿四頭筋の短縮により，膝の伸展が制限される．また膝関節屈曲拘縮に注意する．なぜならば，腫脹した膝関節の楽な肢位は30度屈曲位であり，屈曲拘縮は決して珍しくない合併症であるからである．もし15度屈曲拘縮が残存した場合，遊脚終期，立脚初期，立脚中期，立脚終期において膝の伸展不良となる．（遊脚終期において）膝伸展制限があると，歩幅が短くなる．立脚中期，立脚終期において，適切に膝の伸展がなされない場合は，大腿四頭筋に負担がかかる．

膝蓋骨の軟骨表面に直接外力が加わるため，膝蓋骨軟化症が起こる可能性がある．この場合，特に膝蓋骨が大腿骨に押しつけられるような力が加わり，階段を上る動作が障害されて，長期的な問題点となる可能性がある．

膝関節の手術の後に，腸腰筋に反射性筋抑制が起こる可能性がある．その場合，患肢の腸腰筋のリハビリテーションを必要とする．

直後から1週まで	ギプス	観血的整復内固定術
安定性	・なし．	・なし．
整形外科	・ギプスが足関節両果部を擦らないようギプスをトリミングする． ・腫脹を減らす目的で患肢を高挙する．	・手術創や開放創の観察を行う．
リハビリテーション	・膝関節の可動域運動は行わない． ・ギプスや膝固定装具をしたままで下肢伸展挙上訓練を行う． ・股関節の殿筋群の等尺性運動や足関節の等張性運動を行う． ・ギプスや膝固定装具をしたままで荷重を許可する．	・安定した内固定ができたならば，膝関節の自動可動域運動を許可する． ・膝関節の他動可動域運動は行わない． ・ギプスや膝固定装具をしたままで下肢伸展挙上訓練を行う． ・股関節の殿筋群の等尺性運動や足関節の等張性運動を行う． ・ギプスや膝固定装具をしたままで荷重を許可する．

*：Stretch-shortening cycle（SSC）；スポーツ領域で主に行われる訓練で，遠心性収縮に引き続き，求心性収縮を連続的に行うもの．

2週まで

	ギプス	観血的整復内固定術
安定性	・なし，または最小限．	・なし，または最小限．
整形外科	・ギプスをトリミングし，腫脹を減少させるため患肢高挙を続ける．	・縫合糸を抜去し，創が治癒するまで観察を続ける．
リハビリテーション	・膝関節の可動域運動は行わない． ・ギプスや膝固定装具をしたままで下肢伸展挙上訓練を続ける． ・股関節の殿筋群の等尺性運動や足関節の等張性運動を続ける． ・ギプスや膝固定装具をしたままで荷重を許可する．	・安定した内固定ができたならば，膝関節の自動可動域運動を許可する． ・膝関節の他動可動域運動は行わない． ・股関節の殿筋群の等尺性運動や足関節の等張性運動を続ける． ・ギプスや膝固定装具をしたままで下肢伸展挙上訓練を続ける． ・ギプスや膝固定装具をしたままで荷重を許可する．

4～6週まで

	ギプス	観血的整復内固定術
安定性	・部分的に安定．	・部分的に安定．
整形外科	・適当な仮骨が出現し，膝に疼痛がなければギプスや膝固定装具をはずす． ・もし運動時，膝に疼痛が出現するならば，膝固定装具を夜間のみ使用する．	・必要に応じて創の観察を続ける． ・骨折線が消失し，圧痛がなくなったならば，ギプスや膝固定装具をはずす． ・もし運動時，膝に疼痛が出現するならば，膝固定装具を夜間のみ使用する．
リハビリテーション	・ギプスをはずしたら，膝関節の自動可動域運動を許可し，徐々に自動介助・他動運動へと進める． ・大腿四頭筋とハムストリングの等尺性・等張性運動を開始する． ・股関節と足関節の運動も続ける． ・ギプスをはずしたら，全荷重を許可する．	・膝固定装具をはずしたら，膝関節の自動可動域運動を自動介助・他動運動へと進める． ・大腿四頭筋とハムストリングの等尺性・等張性運動を開始する． ・股関節と足関節の運動も続ける． ・膝固定装具をはずしたら，全荷重を許可する．

8～12週まで

	ギプス	観血的整復内固定術
安定性	・安定．	・安定．
整形外科	・ギプスや膝固定装具をはずしていない場合は除去する．	・必要に応じて創の観察を続ける．ギプスや膝固定装具をはずしていない場合は除去する．
リハビリテーション	・膝関節の自動・他動可動域運動を行う． ・大腿四頭筋とハムストリングの運動を続ける．また，股関節と足関節の運動も続ける． ・全荷重を許可する．	・膝関節の自動・他動可動域運動を行う． ・大腿四頭筋とハムストリングの運動を続ける．また，股関節と足関節の運動も続ける． ・全荷重を許可する．

文　献

Andrews JR, Hughston JC. Treatment of patellar fractures by partial patellectomy. *South Med J,* 70:800–813, 1977.

Dowd GSE. Marginal fratures of the patella. *Injury,* 14:287–291, 1982.

Huang LK, Chan KM, Chow YN, Leung PC. Fractures patella: operative treatment using the tension band principle. *Injury,* 16:343–347, 1985.

Jakobsen J, Christensen KS, Rasmussen OS. Patellectomy—a 20-year follow-up. *Acta Orthop Scand,* 56:430–432, 1985.

Johnson EE. Fractures of the patella. In: Rockwood CA Jr, Green DP, Bucholz RW, eds. *Fractures in Adults,* Vol. 2, 3rd ed. Philadelphia: JB Lippincott, 1991, pp. 1762–1777.

Levack B, Flannagan JP, Hobbs S. Results of surgical treatment of patellar fractures. *J Bone Joint Surg*, 67B:416–419, 1985.

Lotke PA, Ecker ML. Transverse fractures of the patella. *Clin Orthop,* 158:180–184, 1981.

Ma YZ, Zheng YF, Qu KF, Yeh Y. Treatment of fractures of the patella with percutaneous suture. *Clin Orthop* 191:235–241, 1984.

Sanders R. Patella fractures and extensor mechanism injuries. In: Browner BD, Jupiter JB, Levine AM, Trafton PG, eds. *Skeletal Trauma,* Vol. 2. Philadelphia: WB Saunders, 1992, pp. 1685–1716.

Stern RE, Harwin SF. Spontaneous and simultaneous rupture of both quadriceps tendons. *Clin Orthop,* 147:188–189, 1980.

CHAPTER 27

Treatment and Rehabilitation of Fractures

脛骨プラトー骨折

Tibial Plateau Fractures

A. はじめに

1 定　義

　脛骨プラトー骨折は脛骨近位端，骨幹端部を含み，頻繁に関節面の骨折を伴う．骨折型はSchatzkerによって以下の6型に分類されている：
① Type Iは脛骨プラトー外側の楔状もしくは分離状の骨折（図27-1；図27-8，27-9参照）．
② Type IIは脛骨プラトー外側の分離・陥没状で，関節面の損傷を伴う骨折（図27-2；図27-10，27-11参照）．
③ Type IIIは脛骨プラトー外側の陥没のみで関節面の損傷を伴う骨折（図27-3）．
④ Type IVは脛骨プラトー内側の分離・陥没状の骨折で，しばしば十字靱帯付着部の顆間隆起を含み，関節面の損傷を伴っている（図27-4；図27-12，27-13参照）．
⑤ Type Vは脛骨プラトー両側の骨折で，逆Y字骨折として知られ，一般的に関節面の損傷を伴っている（図27-5）．
⑥ Type VIは脛骨近位骨幹端・骨端境界部の骨折（図27-6）．

　脛骨顆間隆起は脛骨近位面に位置し，その骨折の分類と治療法はプラトー骨折とは異なっている．Type Iと Type IIは顆間隆起が脛骨と接触を保ったまま，小さいもしくは大きい角度で前方が浮き上がる骨折，Type IIIは完全に脛骨から離れた骨折で，Type III-Aは顆間隆起の骨片に回旋転位のないもの，Type III-Bは回旋転位しているものである．治療法は，Type I，Type II，Type III-Aは伸展位で大腿ギプスに6週間固定，すべてのType III-Bと完全伸展位でも整復されないType I，Type II，Type III-Aは，通常，小骨片用のラグスクリューによる観血的整復内固定術を必要とする．

2 受傷機序

　脛骨プラトー骨折に最も多いのは外反変形を起こす内向きの直達外力によるもの（古典的な「バンパー骨折」）である．ほかには内反変形を起こすような外向きの直達外力，軸圧や，それらの複合も考えられる．

　若年の患者では骨端部が強靱なため，純粋な楔状もしくは分離状の骨折（Type I）を生じることが多い．高齢者では骨端部が脆弱なため，さまざまなタイプの陥没を伴う骨折を受傷することが多い．

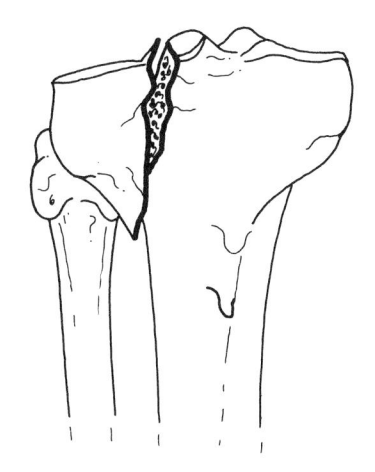

図27-1 転位を伴った脛骨プラトー外側の分離状Type I 骨折．単独の分離骨折は一般に若年者に起こる．

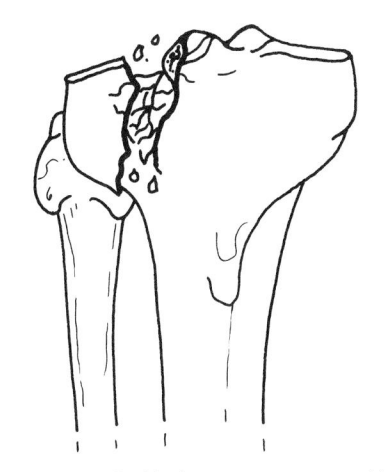

図27-2 脛骨プラトーのType II 骨折．脛骨高原外側の分離・陥没状で関節面の陥没を伴う骨折．

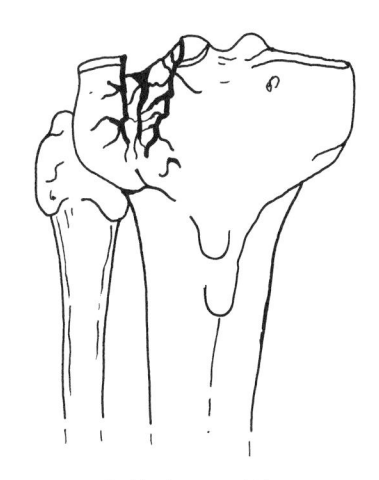

図27-3 脛骨プラトー外側のType III 陥没骨折．単独の陥没骨折は一般に老年者に起こる．

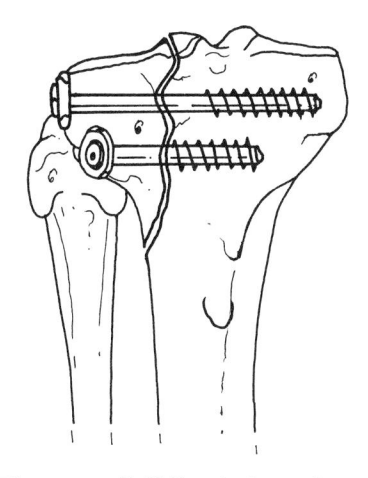

図27-1A 海綿骨スクリューとワッシャーで骨折部に圧迫をかけて治療した脛骨プラトー外側の分離状Type I 骨折．このような骨折では軟らかい骨端部での分離骨片の転位を防ぐため免荷を維持する．

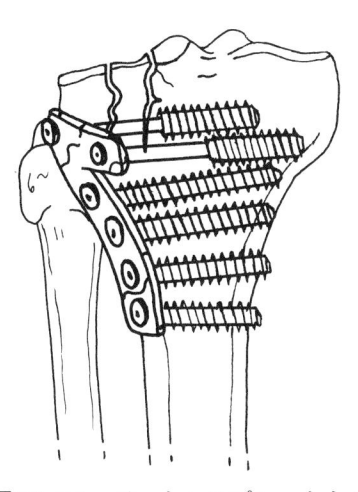

図27-2A バットレスプレートとスクリュー固定で治療したType II 骨折．関節面は持ち上げられ，バットレスプレートが骨片の転位を防いでいる．このような骨折では関節面の陥没を防ぐため術後も免荷を維持する．

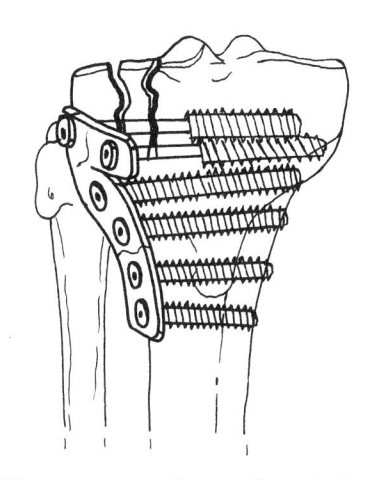

図27-3A バットレスプレートとスクリュー固定で治療したType III 脛骨プラトー骨折．関節面は持ち上げられ，バットレスプレートが骨片を圧迫し，関節面の陥没を防ぐため使われている．

3 治療のゴール

a. 整形外科的目標

1) アライメント

4 mm以上の関節陥没を伴う骨折を整復せずにおいた場合，内外反の変形や不安定性の原因となり，将来の退行性変化の危険性を高める．それゆえこれらの骨折では観血的整復内固定術によって治療を行う．

2) 安　定　性

安定性は，骨適合性の修復と強固な内固定材料による強固な固定にかかっている．

b. リハビリテーション的目標

1) 関節可動域

機能障害を残さないように膝関節の可動域を可能な限り早期に回復すること．足関節，股関節の可動域を維持すること（表27-1）．

2) 筋　　力

以下の筋力を回復・向上させる：
- 大腿四頭筋：強力な膝関節伸筋
- 大腿直筋：二関節筋，股・膝両関節を横切るため股関

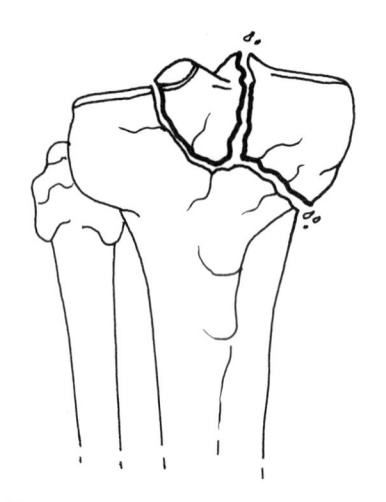

図27-4 Type IV 脛骨プラトー骨折．骨折は内側脛骨プラトーを含み，分離，陥没，ないし分離・陥没骨折である．Type IV 脛骨プラトー骨折はしばしば高エネルギー外傷と関係し，血管損傷の可能性がある．

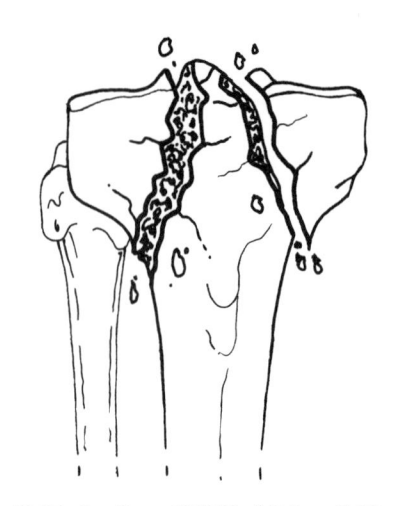

図27-5 Type V 脛骨プラトー骨折．骨折部は両脛骨プラトー（両顆骨折）を含み，逆Y字骨折として知られる．

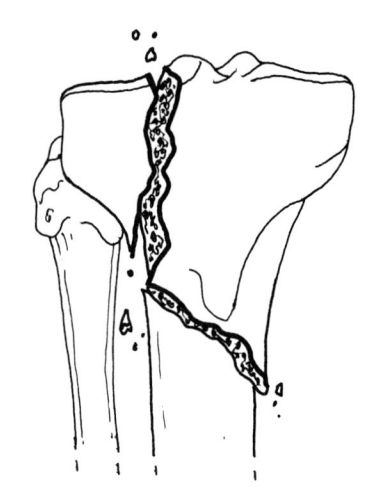

図27-6 Type VI 脛骨プラトー骨折．骨折は内側ないし外側脛骨プラトーを含み，2つ目の骨折が骨端部と骨幹端部を分ける．この骨折もしばしば高エネルギー外傷を含む．

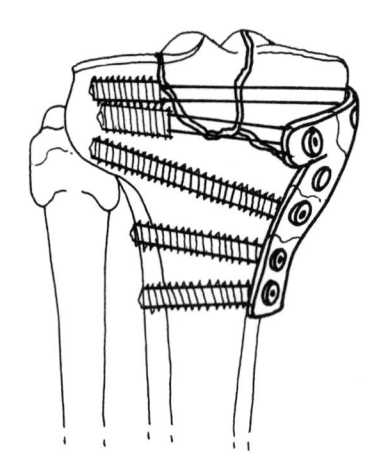

図27-4A バットレスプレートとスクリュー固定で治療したType IV 脛骨プラトー骨折．

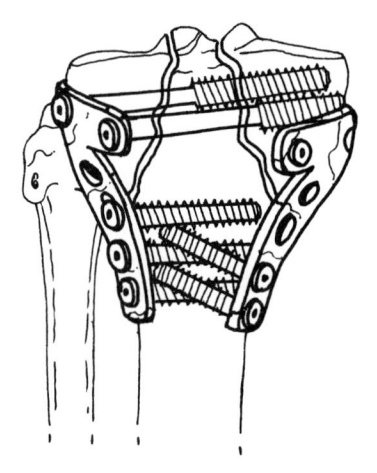

図27-5A 両側のバットレスプレートとスクリュー固定で治療したType V 脛骨プラトー骨折．この固定には広範囲の軟部組織の剥離が含まれる．

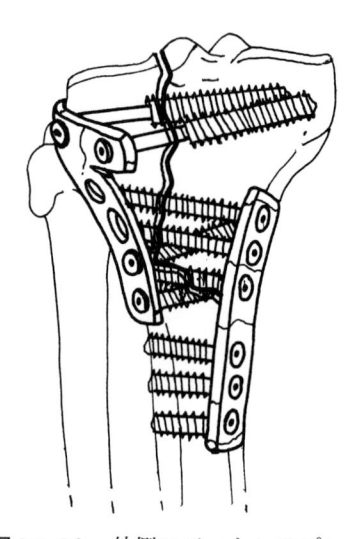

図27-6A 外側のバットレスプレートと骨幹端・骨端部内側の圧迫プレートで治療したType VI 脛骨プラトー骨折．

節屈筋として働く．
- ハムストリング：半膜様筋，半腱様筋，大腿二頭筋からなる．この筋群の機能は一次的には膝関節屈曲であるが，二関節にわたるために股関節伸展の補助としても働く．
- 縫工筋および薄筋：膝関節内側を支持し，歩行時に大腿骨・脛骨のなす外反角のため，かなりの張力がかかる．これらも二関節筋である．
- 腓腹筋：二関節筋で足関節の底屈に働く．

3）機能的ゴール

歩行パターンの正常化と立脚期での膝関節安定性の回復．

4　標準的な骨癒合期間

10～12週（Type I では8週）．

表27-1 膝関節の可動域

運動の種類	正常可動域	機能的可動域
屈曲	130〜140度	0〜110度
伸展	0〜5度	

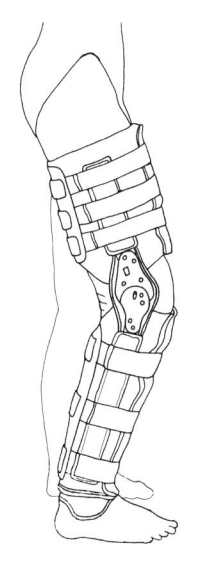

図27-7 脛骨プラトー骨折の治療に使うヒンジ付き装具．免荷を維持する．

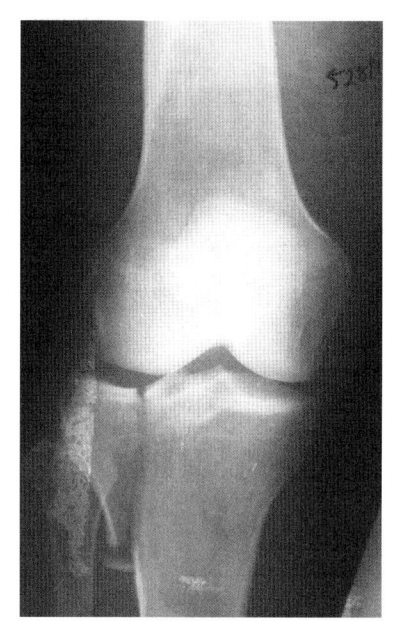

図27-8 Type I 脛骨プラトー骨折．転位を伴った脛骨プラトー外側の分離骨折．

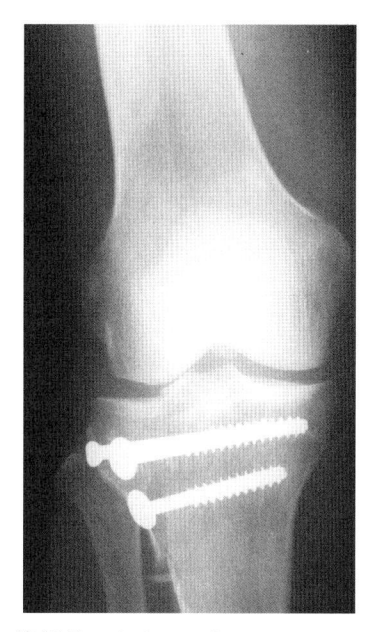

図27-9 海綿骨スクリューとワッシャーで治療したType I 脛骨プラトー外側骨折．関節面の回復に注意．分離骨片の陥没を防ぐために12週間の免荷を指示．

5 標準的なリハビリテーション期間

14〜20週．

6 治療法

a．ヒンジ付き装具

バイオメカニクス：応力分散機器．

骨折治癒様式：二次的治癒．

適応：この治療法は脛骨プラトー外側の，転位がないもしくはごく少ない分離状の骨折，ないしは分離・陥没状で関節面陥没が3mm以下の骨折に選択される．この装具は10度を超える内外反不安定性がなく，後方の楔状骨折を起こしていない骨折に限定した治療法と考えられている．さらに，ヒンジ付き装具は激しい粉砕骨折や手術療法の難しい症例の治療に限定して用いられることもある．観血的整復内固定術後では，患側でヒンジをロックしておくことで免荷の補助として用いうる（図27-7）．

b．観血的整復内固定術

バイオメカニクス：応力遮蔽機器．

骨折治癒様式：一次的治癒．強固な固定が得られなければ二次的治癒も起こりうる．

適応：著明な転位，3mm以上の関節陥没，10度以上

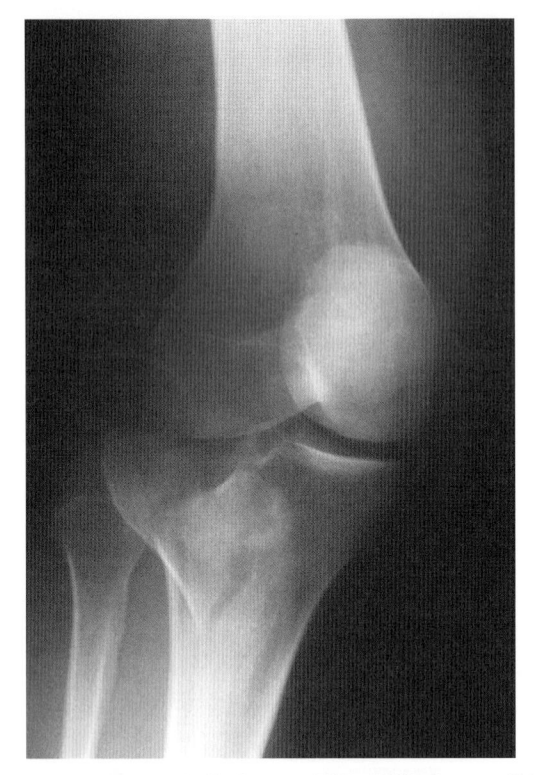

図27-10　Type II 脛骨プラトー骨折．脛骨プラトー外側の分離・陥没複合骨折．関節面の陥没に注意．

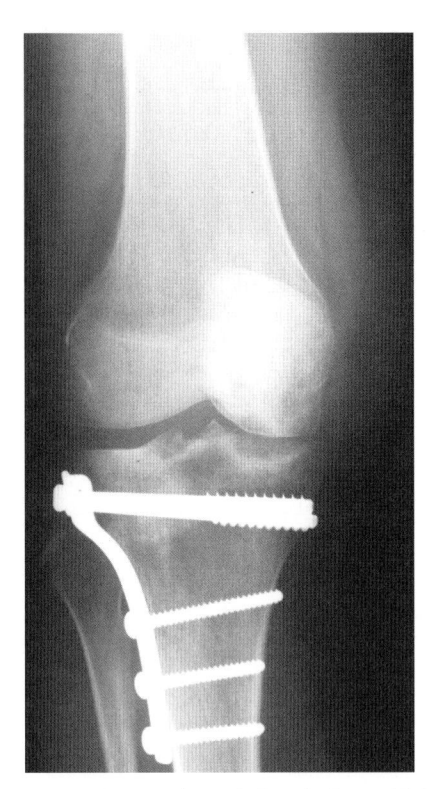

図27-11　バットレスプレートとスクリュー固定で治療したType II 骨折．脛骨プラトーの持ち上げと関節面の回復に注意．

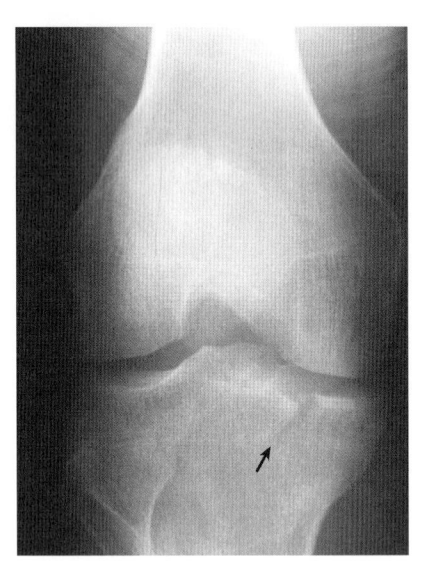

図27-12　Type IV 脛骨プラトー骨折．内側脛骨プラトーの分離骨折．

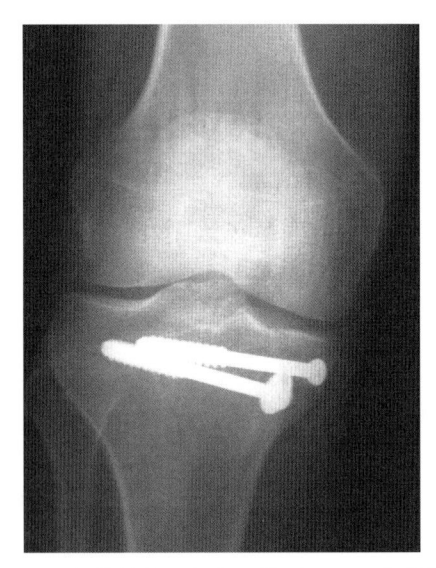

図27-13　分離骨片の転位を防ぐため，海綿骨スクリューとワッシャーで治療したType IV 脛骨プラトー骨折．

の内外反変形，後方の楔状骨折，半月板の嵌頓を伴うものや，脛骨プラトー内側の骨折を含む場合は，関節面の修復と半月板の修復・整復のため，観血的整復内固定術が必要となる．関節面の再建には骨端部への移植骨の充填や整復保持のためのバットレスプレート，ラグスクリュー固定の手法が含まれる（図27-8，27-9，27-10，27-11，27-12，27-13；図27-3，27-4，27-5，27-6参照）．

c. 創外固定

バイオメカニクス：応力遮蔽機器．

骨折治癒様式：一次的治癒．強固な固定が得られなければ二次的治癒も起こりうる．

適応：創外固定は通常応急処置である．脛骨プラトーの開放骨折は外科的緊急処置を要し，十分な軟部組織の保護が不可能な場合，しばしばデブリドマンと創外固定が必要となる．創外固定はしばしば膝を越えて行われるため，膝を動かせない状態となる．新型の「ハイブリッド創外固定器」は膝を越えないため，膝を動かすことが可能である．ひとたび軟部組織の治癒が起これば，皮膚移植や皮弁で覆い内固定を行うことが可能で，創外固定をヒンジ付き装具に置き換えることも可能である．

7 本骨折の注意点

a. 年齢

高齢の骨粗鬆症例の脛骨プラトー骨折では，陥没した骨端部海綿骨が著明に減少しているので，しばしば再建が困難である．このような症例では最初から保存的治療を行うのが最良で，骨癒合の観察，膝関節の安定性・機能の評価を行う．もし不安定性や機能障害が残るならば，関節形成術（人工関節）も考慮される．

b. 位置

内側プラトー骨折のType Ⅳ～Ⅵでは，このような骨折を起こすために大きな外力を必要とするため，一般に広範な軟部組織損傷を伴っている．そのため脛骨プラトーの再建だけでなく，通常，軟部組織の修復も必要となる．顆間隆起の骨折は前十字靱帯（ACL）複合体の機能に影響を及ぼし，不安定性をまねくため，明らかに観血的整復内固定術の適応である．後方の楔状骨折も伸展位での不安定性をまねくため，観血的整復内固定術を必要とする．

c. 損傷された構造

十分な骨折型の放射線学的診断にはCTが必要なこともある．また可能であれば靱帯・半月板損傷の評価のため，MRIが最終的な治療方針決定に際し必要である．

8 合併損傷

外側プラトー骨折では，しばしば内側側副靱帯（MCL）複合体やACLの損傷を伴う．

内側プラトー骨折では，しばしば外側側副靱帯（LCL）複合体や十字靱帯，腓骨神経，膝窩動脈の損傷を伴う．このような骨折はさらに不安定となる傾向があり，しばしば脱臼を伴う．脱臼は検査中に発見が遅れるかもしれないので，検査の前に整復されなければならない．

すべての脛骨プラトー骨折は続発するコンパートメント症候群を注意深く観察する必要がある．外傷の経過で大きな外力が吸収されると，広範な軟部組織損傷が存在することは十分に考えられる．

9 荷重

典型的には，受傷後3ヵ月間免荷を保持すれば，比較的弱い骨端骨でも癒合し，骨移植を追加することができる．

10 歩行周期

a. 立脚期

立脚期は歩行周期の60％を占めている．

1）踵接地

大腿四頭筋は同心的に収縮し，膝関節を完全伸展させる．関節内骨折であるため，完全伸展は難しく，立脚期が短くなり有痛性（疼痛回避）歩行が起こりうる．足関節とその周囲筋は通常影響を受けない（図6-1参照）．

2）足底接地

たとえ大腿四頭筋の収縮が偏心性でも，通常は問題ない（図6-2参照）．

3）立脚中期

この相では全荷重が脛骨プラトーを通して伝わる．関節面の不整があったり，関節炎の状態があると，疼痛が続発して有痛性歩行となる．患者は疼痛を軽減するため，飛び上がるような動作を行う（図6-3参照）．

4）踏切り

荷重は減少するが関節に依然としてかかっているため，疼痛を起こしうる（図6-4，6-5参照）．

b. 遊脚期

遊脚期は歩行周期の40％を占める．荷重が関節を通して伝えられないため，通常問題ない（図6-6, 6-7, 6-8参照）．

B. 治　療

治療：直後から初期（受傷日から1週まで）

骨癒合

①骨折部の安定性：なし．
②骨癒合の段階：炎症期．骨折部分の血腫では炎症性細胞が増殖し，骨折部の吸収が始まる．
③X線：仮骨形成なし．

a. 整形外科およびリハビリテーション上の注意

1）理学所見

まず，神経血管の状態を脈の触知と毛細血管の圧迫後再充血でチェックする．異常知覚，足趾と足関節の自動運動をチェックする．コンパートメント症候群の疑いがあれば，触診とコンパートメント内圧測定によりチェックする．創状態を発赤と滲出液にてチェックする．デブリドマンするべきかもしれないし，抗生物質の投与が必要かもしれない．浮腫が出現すれば，患肢挙上を指導しなければならない．

2）危険性を示す所見

特に膝窩部の血管損傷の際には，コンパートメント症候群に注意する．コンパートメント症候群は高エネルギー外傷のときは珍しくなく，受傷後ないしは術後2〜3時間は注意を要する．腓骨神経麻痺の徴候である下垂足に注意する．

患者にはごく少ない転位や陥没骨折のときでも，関節の退行性変化のリスクについて説明しなければならない．膝関節の拘縮は重要な合併症なので，ある程度の可動域が得られれば患者に積極的に動かすように勧める．転位や陥没の原因となるため，おおよそ3ヵ月間は患肢への荷重を避けるよう患者に注意させるべきである．

3）X線所見

観血的整復内固定術が行われなければ，整復の損失や骨片の転位をX線にてチェックしなくてはならない．大腿骨が脛骨の後方に亜脱臼するような著明な転位や関節適合性の損失は，観血的整復内固定術の適応である．内固定が行われていれば，内固定材料の位置と矯正位維持のチェックを行う．

4）荷　重

患肢は3ヵ月間免荷を保つ．

5）関節可動域

初期の関節可動域運動は成功の鍵となる．瘢痕形成，癒着，靱帯性拘縮を最小限とするため，内外反ストレスから保護した状態で，膝関節の屈伸を自動ないし自動介助運動で許可し，痛みがでればただちに鎮める．通常膝を椅子の端において腰掛けた状態で行われる．最初は40〜60度の屈曲を許可し，1週間で屈曲を90度に増やす．骨折部の安定性が信頼できれば，可動域を維持するために，時には持続他動運動（CPM）も使われる．

拘縮を減らし，浮腫の軽減と可動域維持のために，足関節の自動底背屈運動を勧める．関節液貯留を最小限とするため，患肢挙上を患者に指導する．

6）筋　力

骨片の転位を避けるため，この時期は筋力増強訓練は処方しない．痛みが鎮められれば，足関節の適度な等張性運動を負荷なしで処方する．殿筋群の筋力維持のため，セット運動を処方する．これらの筋は座位から立位へ患者を持ち上げるのに大切である．

7）活動能力

患者に患側に荷重せず，移動には松葉杖を使うよう指導する．ズボンを履くのは患肢から，脱ぐのは健肢からと教える．

8）歩　行

患者に2本の松葉杖で患肢と杖を一緒に出し，健肢を次に出して荷重をかけずに歩行するように教える（図6-16参照）．階段を上るときは健側が先に，下りるときは患側と杖を先に，と教える（図6-20, 6-21, 6-22, 6-23, 6-24, 6-25参照）．高齢者では歩行器を使用する．歩行器を使用した免荷の状態（飛び跳ねて動く）では動き回ることが困難であるため，患肢の爪先を軽くつくことを許可する．

b. 治療法：本骨折に特有な点

1）ヒンジ付き装具

すべての姿勢で装具が十分にフィットしているか評価する（図37-7参照）．

2) 観血的整復内固定術

術後，ヒンジ付き装具を用いている場合は前述のごとく評価する．膝関節可動域は0度から少なくとも90度とする．筋力増強訓練は，骨折部の転位を最小限とするために避けなければならない．足関節の等張性運動と殿筋のセット運動は続ける．

3) 創外固定

アライメントの保持を確実にするために，すべての金具の継ぎ手が十分な硬さに締められていることをチェックする．創外固定器は余分な内外反や前後方への転位を自由に矯正できる．創外固定が膝関節を越えて設置されている場合，可動域運動はできないが，新型のハイブリッド創外固定器が使われていて軟部組織の状態が許せば，自動可動域運動も可能である．

● 処 方

第1病日から1週間

① 注意点：膝関節の内外反ストレスを避ける．他動可動域運動を行わない．
② 可動域：自動・自動介助の屈伸運動を行う．40～60度屈曲より開始し，1週間で90度屈曲まで増やす．
③ 筋力：膝関節の筋力増強訓練は行わない．
④ 活動性：免荷にて立位・支点移乗，松葉杖を用いた歩行を行う．
⑤ 荷重：患肢での荷重は避ける．

治療：2週まで

骨癒合

① 骨折部の安定性：なし，または最小限．
② 骨癒合の段階：修復期の始まり．骨形成系細胞が骨芽細胞に分化し，線維骨を形成する．
③ X線：なし，または初期の仮骨形成．

a. 整形外科およびリハビリテーション上の注意

1) 理学所見

創の状態を発赤と滲出液にてチェックし，感染の可能性があれば，抗生物質の投与や外科的デブリドマンが必要となる．痛み，異常知覚，膝関節の不安定性に注意を払う．毛細血管の圧迫後再充血と知覚のチェックを行う．膝関節の自動・他動可動域をチェックする．屈曲は少なくとも90度が望ましい．

2) 危険性を示す所見

骨折部の転位や固定性の低下の危険性があるので観察を要する．この時期，コンパートメント症候群の危険は少ない．初期の外傷後の腓骨神経麻痺はまれである．

3) X線所見

観血的整復内固定術が行われなければ，整復の損失や骨片の転位をX線にてチェックしなくてはならない．大腿骨が脛骨の後方に亜脱臼するような著明な転位，関節適合性の損失，回旋・内外反変形は，観血的整復内固定術の適応である．内固定が行われていれば，内固定材料の位置と矯正位維持のチェックを行う．矯正損失があれば，再固定が必要かもしれない（骨移植もしばしば使われる）．

4) 荷 重

患肢は3ヵ月間免荷を保つ．

5) 関節可動域

少なくとも0～90度の膝関節屈曲が得られるように，患者は自動ないし自動介助の可動域運動に励まねばならない．もし望むべき可動域が達成されなければ，訓練の回数と強さを増やすことが重要である．足関節の自動底背屈運動は可動域と筋力の維持のため勧められる．

6) 筋 力

廃用による筋萎縮を防ぎ，膝関節の安定性を維持するため，2週を過ぎたら大腿四頭筋の等尺性運動を開始する．もし訓練後に患者が骨折部の痛みを訴えれば，骨折部にストレスを与えているかもしれない．股関節伸展筋力を維持するために殿筋群のセット運動を続け，足関節の底背屈筋力維持のため，足関節の等張性運動を続ける．

7) 活動能力

移乗時は患肢免荷．

8) 歩 行

免荷での両松葉杖を用いた2点歩行を続ける．高齢者では歩行器を使用し，患肢の爪先を軽くつくことを許可する．

b. 治療法：本骨折に特有な点

1) ヒンジ付き装具

すべての姿勢で装具が十分にフィットしているか評価

する．装具を可動域の増加に対応できるように調節する．

2) 観血的整復内固定術

術後，ヒンジ付き装具を使用している場合はそれを除去し，発赤，滲出液，波動性などの創状態をチェックする．抜糸を行う．ヒンジ付き装具をつける前に軽い滅菌の覆いを施す．

3) 創外固定

創とピン周囲の発赤，滲出液，化膿について検討する．アライメントの保持を確実にするために，すべての金具の継ぎ手が十分な硬さに締められていることをチェックする．創外固定器を必要に応じて調整し，余分な内外反や前後方への転位を矯正する．

● 処　方

2 週まで

① 注意点：膝関節の内外反ストレスを避ける．他動可動域運動を行わない．
② 可動域：自動・自動介助の屈伸運動を行う．90 度屈曲まで拡げる．
③ 筋力：大腿四頭筋の等尺性運動を行う．
④ 活動性：免荷にて立位・支点移乗，松葉杖を用いた歩行を行う．
⑤ 荷重：患肢での荷重は避ける．

治療：4〜6 週まで

骨　癒　合

① 骨折部の安定性：骨折部に架橋性仮骨が観察されれば，骨折は通常安定である．理学所見で確認する．
② 骨癒合の段階：修復期．骨折部に架橋性仮骨が観察されれば，骨折は通常安定である．しかし，この仮骨の強度は正常骨と比べ，特にねじり負荷に対して有意に弱い．
③ X線：架橋性仮骨が見られ始める．固定が強固であるほど，架橋性仮骨は観察されにくく，内骨膜性仮骨による治癒が優勢となる．骨折線は見えなくなる．

a. 整形外科およびリハビリテーション上の注意

1) 理学所見

創の状態を発赤と滲出液にてチェックし，感染の可能性があれば抗生物質の投与や外科的デブリドマンが必要となる．

痛み，異常知覚，膝関節の不安定性に注意を払う．毛細血管の圧迫後再充血と知覚のチェックを行う．膝関節の自動・他動可動域をチェックする．屈曲は少なくとも 90 度が望ましい．

2) 危険性を示す所見

骨折部の転位や固定性の低下の可能性が依然としてあり，許容してはならない．

3) X 線所見

回旋・内外反変形のような整復の損失や骨片の転位をX線にてチェックしなくてはならない．この時期，骨折部はいくらかの安定性が得られ，仮骨ないし骨折線の不鮮明化が証明されるはずである．

4) 荷　重

患肢は 3 ヵ月間免荷を保つ．

5) 関節可動域

少なくとも 0〜90 度の膝関節屈曲が得られるように，患者は自動ないし自動介助の可動域運動に励まねばならない．6 週を過ぎて望むべき可動域が達成されなければ，適度な他動可動域運動も許される．股関節，足関節の自動・他動可動域運動は続ける．

6) 筋　力

大腿四頭筋の等尺性運動を続け，ハムストリングの等尺性運動を開始する．足関節周囲筋の筋力維持のため，足関節の等張性運動を続ける．

7) 活動能力

免荷での移乗を続ける．

8) 歩　行

免荷での両松葉杖を用いた 2 点歩行を続ける（図 6-16 参照）．

b. 治療法：本骨折に特有な点

1) ヒンジ付き装具

すべての姿勢で装具が十分にフィットしているか評価する．装具を可動域の増加に対応できるように調節する．

2) 観血的整復内固定術

術後，ヒンジ付き装具を使用していたらそれを除去し，

創の状態について感染の徴候を検討する．ヒンジ付き装具を再装着し，フィットしているか否かをチェックする．

3）創外固定

創とピン周囲の感染徴候についてチェックする．感染の徴候ないし軟部組織状態の悪化がなければ創外固定器を除去し，もっと確実な方法を行うかヒンジ付き装具を使用する．創外固定器を長期に使用すれば，それだけ感染の機会は多くなる．もし膝関節を越えて固定されていれば，膝関節の機能的可動域を再獲得することは難しくなる．そのゴールは0～90度の自動可動域である．この可動域が獲得できなければ，積極的な理学療法が必要となる．水治療法は訓練中の不快感を軽減する．

● 処　方

Rx　4～6週まで
① 注意点：膝関節の内外反ストレスを避ける．他動可動域運動を行わない．
② 可動域：自動・自動介助可動域運動を行う．
③ 筋力：大腿四頭筋，ハムストリングの等尺性運動を行う．
④ 活動性：免荷にて立位・支点移乗，松葉杖を用いた歩行を行う．
⑤ 荷重：患肢での荷重は避ける．

治療：8～12週まで

骨癒合
① 骨折部の安定性：安定．
② 骨癒合の段階：早期リモデリング．線維骨は層板骨によって置換され始める．リモデリング過程は完了までに数ヵ月から数年かかる．
③ X線：豊富な仮骨はプレート固定ほど強固ではない．骨折線は消失する．骨髄腔のリモデリングが時間とともに起こる．

a．整形外科およびリハビリテーション上の注意

1）理学所見

創の状態を発赤と滲出液にてチェックし，感染の可能性があれば，抗生物質の投与や外科的デブリドマンが必要となる．

痛み，異常知覚，膝関節の不安定性に注意を払う．毛細血管の圧迫後再充血と知覚のチェックを行う．膝関節の自動・他動可動域をチェックする．屈曲は少なくとも90度が望ましい．

2）危険性を示す所見

以前ほどではないが，骨折部の転位や固定性の低下の可能性が依然としてある．

3）X線所見

整復の損失や骨片の転位をX線にてチェックしなくてはならない．仮骨が見られ，骨折線が消失する．

4）荷　重

仮骨が十分で，骨折部が安定しているように見え，側副靱帯の圧痛や不安定性がなければ，杖にて部分荷重を開始する．荷重は，理学所見，連続したX線写真で骨折部の維持が確認されたのち，漸増することを許可する．

5）関節可動域

少なくとも完全伸展から90度屈曲が必要である．もし足りなければ，自動介助・他動可動域運動も含めた，積極的な可動域運動が指導されるべきである．

6）筋　力

適度な抵抗運動を大腿四頭筋，ハムストリング，足関節周囲筋に処方する．最初は運動は繰り返して行わない．運動反復の回数は徐々に増やしていく．12週の終わりに仮骨が強固であれば漸増抵抗運動を行うことができる．

7）活動能力

仮骨が十分であれば，荷重活動を12週過ぎから開始する．杖ないし歩行器が依然として必要かもしれない．

8）歩　行

荷重を再開すれば，通常の歩行を行う．動きと荷重が増加し，痛みが軽減すれば，補助具を除去する．

b．治療法：本骨折に特有な点

1）ヒンジ付き装具

内外反・前後方への不安定性がなく十分な仮骨が認められれば，装具をはずす．患者が信頼感から支持を必要とすれば，膝を固定できる副子やヒンジ付き装具を歩行時のみ使用する．これを軟部組織損傷が治癒し，内外反が安定するまで維持する．もし不安定性や側副靱帯の圧痛があれば，さらに2～4週装具を装着し，免荷を保持する．

2）観血的整復内固定術

内外反・前後方への不安定性がなく，十分な仮骨が認められ骨折線が消失すれば，装具をはずす．患者が信頼感から支持を必要とすれば，膝を固定できる副子やヒンジ付き装具を歩行時のみ使用する．これを軟部組織損傷が治癒し，内外反が安定するまで維持する．もし不安定性や側副靱帯の圧痛があれば，さらに2〜4週装具を装着し，免荷を保持する．

3）創外固定

確実な方法（ヒンジ付き装具ないしは観血的整復内固定術）が施されれば，それぞれにあったプロトコールに準じて継続治療する．これまでと同様に創とピン周囲の感染徴候についてチェックする．

● 処　方

℞　8〜12週まで

① 注意点：膝関節の内外反ストレスを避ける
② 可動域：自動，自動介助，他動可動域運動を行う．
③ 筋力：大腿四頭筋，ハムストリングの適度な筋力増強訓練を行う．
④ 活動性：12週末から荷重移乗・歩行を行う．
⑤ 荷重：12週末から部分または全荷重．

治療：12〜16週まで

骨癒合

① 骨折部の安定性：安定．
② 骨癒合の段階：リモデリング期．線維骨は層板骨によって置換される．リモデリング過程は完了までに数ヵ月から数年かかる．
③ X線：骨折線は消失する．

a. 整形外科およびリハビリテーション上の注意

1）理学所見

創の状態を発赤と滲出液にてチェックし，感染の可能性があれば抗生物質の投与や外科的デブリドマンが必要となる．膝関節の自動・他動可動域をチェックする．屈曲は少なくとも90度が望ましい．

2）危険性を示す所見

この時期，拘縮が最も注意すべき点である．これに対抗するため，積極的療法がすでに始められていなければならない．

3）X線所見

整復の損失や骨片の転位をX線にてチェックしなくてはならない．仮骨が見られ，骨折線が消失する．

4）荷　重

全荷重で補助具を除去しなけばならない．

5）関節可動域

少なくとも完全伸展から90度屈曲が必要である．

6）筋　力

筋力強化を続ける．大腿四頭筋，ハムストリングの筋力強化のため，訓練器具の使用が勧められる．抵抗運動も次第に増加される．

7）活動能力

補助具を除去する．

8）歩　行

歩行パターン，特に立脚期の正常化が重要である．

b. 治療法：本骨折に特有な点

1）ヒンジ付き装具

膝の安定性と十分な仮骨が見られれば，まずロックした状態で，次第に0〜90度の屈曲を許可して，（装具下に）可能な範囲での荷重を許可する．

2）観血的整復内固定術

膝の安定性と十分な仮骨ないし骨折線の消失が見られれば，まずロックした状態で，次第に0〜90度の屈曲を許可して，（装具下に）可能な範囲での荷重を許可する．

3）創外固定

確実な方法（ヒンジ付き装具ないしは観血的整復内固定術）が施されれば，それぞれに合ったプロトコールに準じてやや早めに継続治療する．

● 処　方

℞　12〜16週まで

① 注意点：なし．
② 可動域：膝関節の自動・他動全可動域運動を行う．
③ 筋力：膝関節の漸増抵抗運動を行う．
④ 活動性：全荷重での移乗・歩行を行う．
⑤ 荷重：全荷重．

C. 長期的予後と問題点

治療の全段階において，整復の損失や著明な転位・4mm以上の陥没の有無をX線にてチェックしなくてはならない．もしこのようなことが治療の初期（手術前）に起これば，観血的整復内固定術が行われなければならない．術後に発見されれば，再手術しなければならない．

治療の全期間にわたり，0～90度の膝関節の自動・他動可動域を達成するように奨励しなければならない．積極的理学療法がこの可動域獲得のためには必要である．さらに将来的な拘縮や関節損傷に関連した退行性疾患の危険性を説明しておく必要がある．

直後から1週まで

	キャストブレイス*	観血的整復内固定術	創外固定
安定性	・なし．	・なし．	・なし．
整形外科	・足趾の底背屈ができるように，ギプスをMTP関節背側までトリミングする．下肢の腫脹軽減を評価する．	・皮切・創傷の創処置．キャストブレイスをしていれば，キャストブレイスと同様に治療する．	・ピン刺入部と創傷の管理の必要性を評価する．
リハビリテーション	・内外反ストレスを防止し，40～60度の屈曲を許可した，膝関節の自動，および適度な他動屈伸運動． ・筋力増強訓練は処方しない．股関節，足関節の自動・他動可動域運動を許可する．	・キャストブレイスと同じ．	・創外固定器が「ハイブリッド」なら，キャストブレイスと同様に治療する． ・創外固定器が膝関節を越えていたら，動かしてはならない．

＊：ギプスを用いた装具．

2週まで

	キャストブレイス	観血的整復内固定術	創外固定
安定性	・なし，または最小限．	・なし，または最小限．	・なし，または最小限．
整形外科	・ギプス背側をトリミングする．下肢の腫脹軽減が必要なら挙上を続ける．	・抜糸と創傷の処置の継続．キャストブレイスをしていれば，キャストブレイスと同様に治療する．	・ピン刺入部と創傷の管理の必要性を評価する．
リハビリテーション	・少なくとも90度の屈曲を許可した，膝関節の自動，および適度な他動屈伸運動を行う． ・筋力増強訓練は処方しない． ・股関節，足関節の自動・他動可動域運動は継続する．	・キャストブレイスと同じ．	・創外固定器が「ハイブリッド」なら，キャストブレイスと同様に治療する． ・創外固定器が膝関節を越えていたら，動かしてはならない．

4〜6 週まで

	キャストブレイス	観血的整復内固定術	創外固定
安定性	・部分的に安定.	・部分的に安定.	・部分的に安定.
整形外科	・必要ならギプスの修理とトリミングを行う. 可動域が増えるように装具を調整する.	・創の感染徴候を評価する. ・キャストブレイスをしていれば, キャストブレイスと同様に治療する.	・ピン刺入部と創傷の感染徴候を評価する. ・通常, この時期に創外固定器は除去され, キャストブレイスを装着するなどの最適の方法が行われる.
リハビリテーション	・少なくとも90度の屈曲を許可した, 膝関節の自動, および適度な他動屈伸運動を行う. ・筋力増強訓練は処方しない. ・股関節, 足関節の自動・他動可動域運動は継続する.	・キャストブレイスと同じ.	・キャストブレイスと同じ.

8〜12 週まで

	キャストブレイス	観血的整復内固定術	創外固定
安定性	・安定.	・安定.	・安定.
整形外科	・十分な仮骨が形成され, 不安定性がなければ, キャストブレイスは継続しない. ・歩行時のみ, 着脱可能な膝固定装具ないしはロックしたヒンジ付き装具が必要な場合もある.	・キャストブレイスと同じ.	・キャストブレイスと同じ.
リハビリテーション	・少なくとも90度の屈曲を許可した, 膝関節の自動, 自動介助, 他動屈伸運動を行う. ・大腿四頭筋, ハムストリング, 股関節と足関節周囲筋群の適度な漸増抵抗運動を行う. ・通常, 補助具を用いて12週前後から荷重活動を開始する.	・キャストブレイスと同じ.	・キャストブレイスと同じ.

12〜16 週まで

	キャストブレイス	観血的整復内固定術	創外固定
安定性	・安定.	・安定.	・安定.
整形外科	・通常, 最初はヒンジ付き装具をロックして, 0〜90度へ屈曲を漸増しながら, 可能な範囲での荷重を許可する.	・キャストブレイスと同じ.	・キャストブレイスと同じ.
リハビリテーション	・全可動域での膝関節の自動, 自動介助, 他動可動域運動を許可する. ・股関節, 膝関節, 足関節周囲筋群の漸増抵抗運動を進める. ・可能な範囲で全荷重へと進める.	・キャストブレイスと同じ.	・キャストブレイスと同じ.

文　献

Apley AG. Fractures of the tibial plateau. *Orthop Clin North Am,* 10:61–74, 1979.

Blokker C, Roroabeck C, Bourne R. Tibial plateau fractures; an analysis of the results of treatment in 60 patients. *Clin Orthop,* 182:193–199, 1984.

Burri C, Bartzke G, Coldewey J, Muggler E. Fractures of the tibial plateau. *Clin Orthop,* 138:84–93, 1979.

Duwelius PJ, Connelly JF. Closed reduction of tibial plateau fractures: a comparison of functional and roentgenographic end results. *Clin Orthop,* 230:116–126, 1988.

Hohl M. Fractures of the proximal tibia and fibula. In: Rockwood CA Jr, Green DP, Bucholz RW, eds. *Fractures in Adults,* Vol. 2, 3rd ed. Philadelphia: JB Lippincott, 1991, pp. 1725–1752.

Koval KJ, Helfet DL. Tibial plateau fractures: evaluation and treatment. *J Am Acad Orthop Surg,* 3:86–94, 1995.

Lachiewicz P, Funcik T. Factors influencing the results of open reduction and internal fixation of tibial plateau fractures. *Clin Orthop,* 259:210–215, 1990.

Moore T, Patzakis M, Harvey P. Tibial plateau fractures: definition, demographics, treatment rationale, and long-term results of closed traction management or operative reduction. *J Orthop Trauma,* 1: 97–119, 1997.

Schatzker J. Tibial plateau fractures. In: Browner BD, Jupiter JB, Levine AM, Trafton PG, eds. *Skeletal Trauma,* Vol. 2. Philadelphia: WB Saunders, 1992, 1745–1769.

Schatzker J, McBrown R, Bruce D. The tibial plateau fracture: the Toronto experience. *Clin Orthop,* 138:94–104, 1979.

Waddell J, Johnston D, Neidre A. Fractures of the tibial plateau: a review of 95 patients and comparison of treatment methods. *J Trauma,* 21:376–381, 1981.

CHAPTER 28

Treatment and Rehabilitation of Fractures

脛骨骨幹部骨折

Tibial Shaft Fractures

A. はじめに

1 定義

脛骨骨幹部骨折は脛骨の骨幹部の骨折で，一般的に関節内，骨幹端は含まない（図28-1，28-2）．

2 受傷機序

高エネルギーの直達外傷では，横骨折，粉砕骨折となり，しばしば開放性となる．低エネルギー（下腿の捻転や低位からの墜落など）の介達外傷では，斜骨折，らせん骨折のパターンとなる．

3 治療のゴール

a. 整形外科的目標

1) アライメント

長さ，角度，回旋を元通りにし，患側と比較する．回旋は脛骨結節と第2～3趾間との位置の比較で最もよく評価される．

2) 安定性

安定性は，骨の適合性を元通りにする整復を行うことによって成し遂げられる．

b. リハビリテーション的目標

1) 関節可動域

膝関節および足関節の可動域を元通りもしくは維持する（表28-1）．

2) 筋力

骨折および損傷の結果，患う以下の筋力の改善させる：
- 背屈筋群
- 前脛骨筋，長母趾伸筋，長趾伸筋
- 底屈筋群
- 腓腹筋，ヒラメ筋，趾屈筋，長母趾屈筋
- 内がえし筋群
- 後脛骨筋，前脛骨筋
- 外がえし筋群
- 長短腓骨筋

3) 機能的ゴール

歩行パターンを正常化させる．

4 標準的な骨癒合期間

10～12週．

5 標準的なリハビリテーション期間

12～24週．

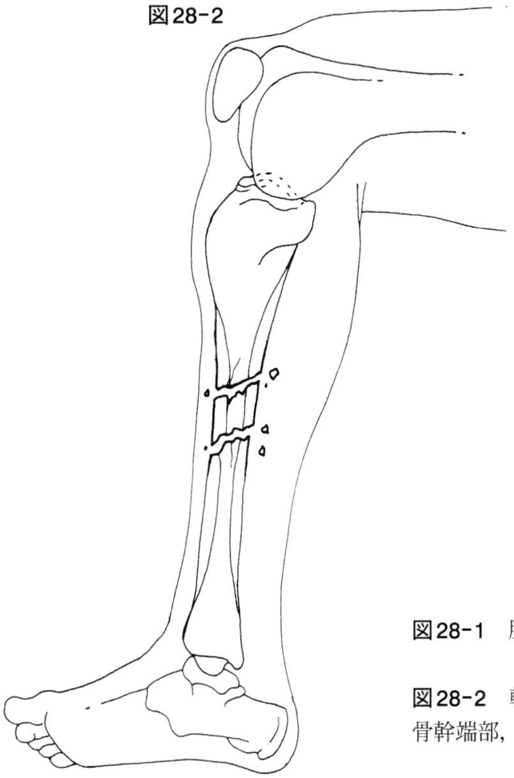

図28-1　脛骨骨幹部分節骨折．

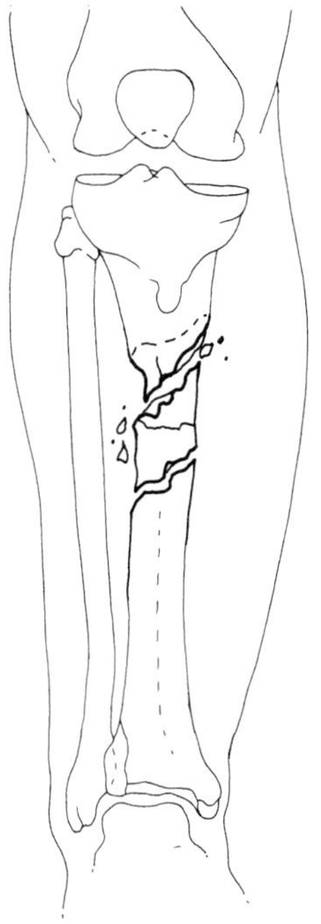

図28-2　転位のない脛骨骨幹部分節骨折（側面像）．骨幹端部，関節内骨折は含まない．

表28-1　膝関節と足関節の可動域

運動の種類	正常可動域	機能的可動域
膝関節		
屈曲	0〜130/140度	110度
伸展	0度	0度
足関節		
背屈	0〜25度	10度
底屈	0〜40度	20度

6　治療法

a．ギプス

バイオメカニクス：応力分散機器．

骨折治癒様式：二次的治癒．

適応：この粉砕が最小限で，一度の固定でアライメントがよい脛骨骨幹部骨折では，大腿ギプスで十分である．安定性に対する相対的診断基準は，転位が脛骨幅の50％以下であり，短縮も1cm以内であることを含んでいる．アライメントは健側脛骨の5〜10度以内の回旋や角変形を元通りにすることである（図28-3，28-4）．

b．髄内釘

バイオメカニクス：釘が動的に内固定されると，髄内釘は応力分散機器．静的に内固定されると，部分的に応力遮蔽機器．

骨折治癒様式：二次的治癒．

適応：不安定分節型脛骨骨折，もしくは非手術療法で適切なアライメントや固定が得られない骨折に対して，ゴールドスタンダードな治療法である．髄内釘を用いることにより早期に動かし，膝関節の可動域運動が開始できる．不安定な第3骨片があるタイプや重度な粉砕型の場合，骨折部の近位および遠位の横止めスクリューが必要となる．これにより静的に固定し，回旋および短縮を予防できる．横骨折や最小限の粉砕型でも小骨片の場合は，近位か遠位のどちらか一方のスクリュー固定とする．この場合は動的固定となり，荷重時に骨片間を圧迫する力が働き，骨癒合を促進できる（図28-5，28-6，28-7，28-8，28-9，28-10，28-11，28-12）．

c．創外固定

バイオメカニクス：応力分散機器．

骨折治癒形態：二次的治癒．

適応：この方法は，開放骨折で骨欠損の大きい場合や

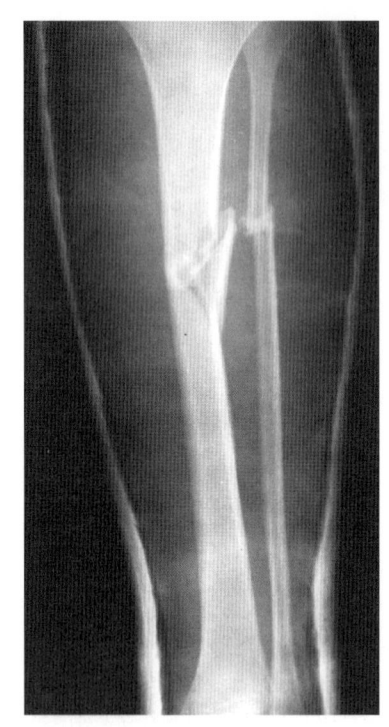

図28-3 脛腓骨骨幹部骨折．大腿ギプスにて治療．転位，変形を認めず．

粉砕型で感染を伴っている場合にしばしば使用される．デブリドマン，拍動性洗浄を同時に施行する．皮膚移植などを行い，骨折部周囲皮膚，軟部組織が骨折部を覆ってしまうまでこの治療が行われるべきである．一般的には後に髄内釘を施行する（図28-13，28-14，28-15）．

d．プレートでの観血的整復内固定術

バイオメカニクス：応力遮蔽機器．
骨折治癒形態：一次的治癒．
　適応：この固定方法は周囲軟部組織に加え，骨膜を剥離する必要がある．このために適応は限られる．しばしば脛骨の偽関節に対し，骨移植とともに用いられる方法である．この治療については，この章ではこれ以上論じない．

7　本骨折の注意点

　脛骨骨折の治癒率は，骨折パターンと周囲軟部組織損傷の程度による．脛骨骨幹部は主に後外側から後脛骨動脈の血流を供給されている．安定型の非開放性の骨折は早期に荷重できて早期治癒が可能である．らせん骨折は骨膜損傷が少なく，高エネルギータイプの骨膜が損傷される骨折より血流障害の程度は大きくないため，より早

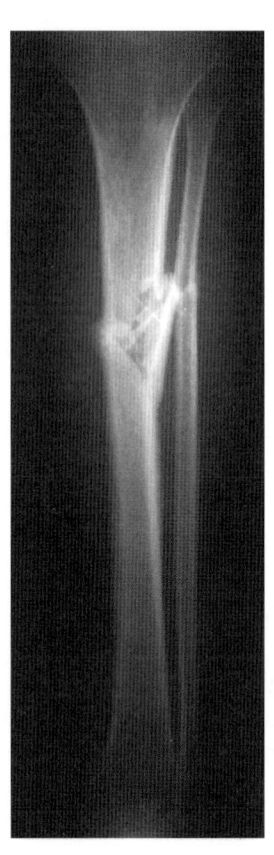

図28-4　ギプス後3ヵ月の脛腓骨骨幹部骨折治癒（正面像）．仮骨を認め，骨折部は安定．

期治癒が見込まれる．開放骨折は周囲軟部組織損傷が大きく，しばしば治療に時間がかかる．時に遷延癒合，骨癒合不全の症例では骨移植術が必要となる．この骨折ならびに重度の粉砕骨折では，骨癒合を促進するために骨移植が必要である．

8　合併損傷

a．コンパートメント症候群

　軟部組織損傷による腫脹，出血による組織内圧の上昇が静脈を遮断した後動脈循環を傷害したときにコンパートメント症候群が生じる．脛骨，腓骨，骨間膜に覆われる前方コンパートメントに最も生じやすい．安静時は通常0〜8mmHgだが，30mmHg以上のときはただちに除圧する必要がある．

　コンパートメント症候群は症状で診断可能である（しばしばギプス固定しており診断が難しいことがある）．症状は，損傷部位に限定されない痛みを生じ，ギプスや包帯を除去した後でも，しびれや異常感覚は進行してい

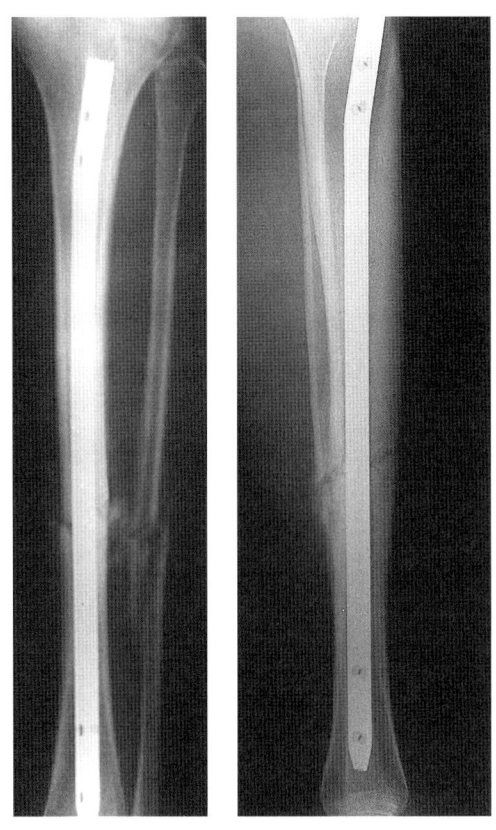

図28-5（左）　脛腓骨骨幹部骨折．髄内釘固定．仮骨を認める．

図28-6（右）　脛腓骨骨幹部横骨折．髄内釘固定．横止めスクリューなし．皮質骨に対し，ロッドは強固に固定している．

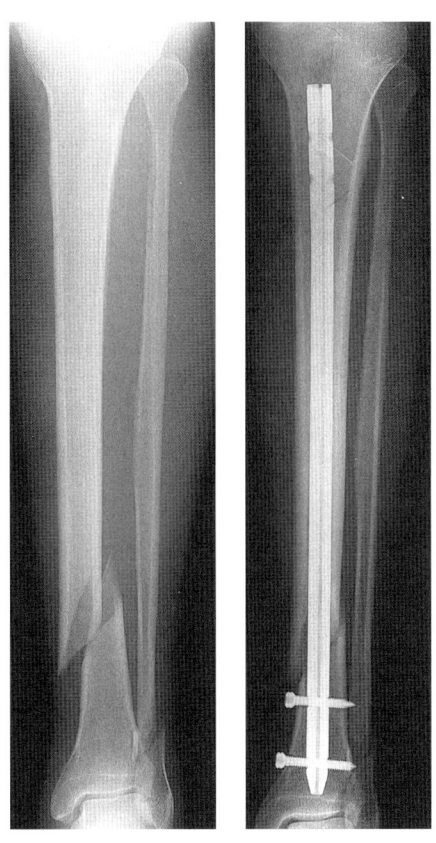

図28-7（左）　遠位脛腓骨骨折．

図28-8（右）　遠位脛腓骨骨折．髄内釘による動的固定．近位は釘にて強固に固定されており，遠位骨片は横止めスクリューにて固定されている．荷重にて骨片間の圧迫力がかかる．

く．中足趾節関節（MTP関節）で足趾を他動的に伸展させたときに生じる痛みは症状として重要である．疑ったらすぐにコンパートメント内圧を測定する．診断がついたら筋膜切開を行うべきである．

b. 塞栓

　脂肪塞栓，肺塞栓のリスクがあるので，血液ガス分析をすべての患者に行っておくことを考慮すべきである．多発外傷患者には必須である．

　脂肪塞栓は骨折後72時間以内に生じうる．突然の呼吸困難，低酸素血症で発症する．点状出血を眼瞼結膜，腋窩などに認め，頻呼吸，頻脈を生じる．

　肺塞栓は症状安静後や静脈がうっ滞して72時間以内に生じうる．症状は脂肪塞栓に類似するが脂肪塞栓には点状出血は生じない．手術的に骨折固定を行った後，早期離床がリスクを減少させる．

c. 軟部組織損傷

　脛骨前内側は皮下にあるため，脛骨骨幹部骨折に合併して軟部組織損傷が生じやすい．皮膚の詳細な診察は挫傷や骨折部を診断するのに重要である．創周囲の発赤，波動を評価しなければならない．感染予防には，創部を清潔に保つため頻回の創処置が必要である．手術を行った場合も同様である．骨折部遠位，足趾の浮腫もまた評価しなければならない．患肢挙上にて対処する（9章参照）．

⑨ 荷　重

　荷重能力は骨折型や固定法によって変わる．安定型の骨折患者の場合は，ギプス固定，もしくは髄内釘の場合は動的，静的いずれの固定法であっても，痛みに応じて早期の荷重が可能である．一方，創外固定，髄内釘，ま

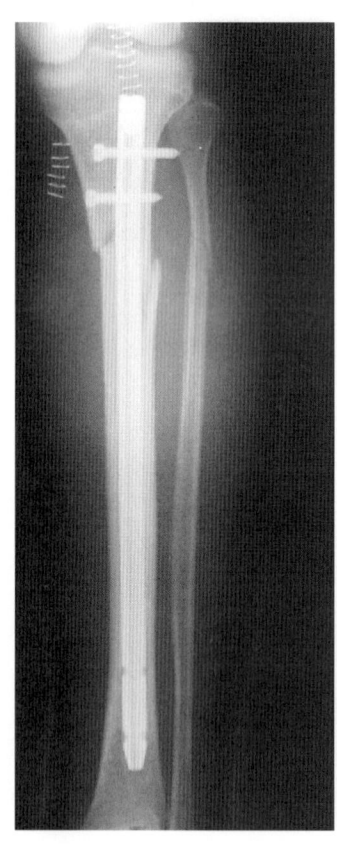

III. 下肢の骨折

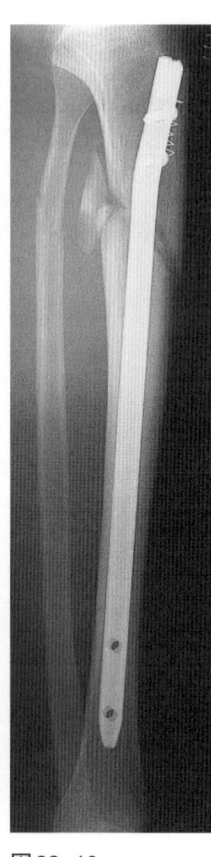

図28-9 近位脛腓骨骨折．髄内釘固定．近位骨片は横止めスクリューにて固定．遠位は髄内釘が皮質骨に強固に固定されることで固定．

図28-10 近位脛腓骨骨折．髄内釘固定（側面像）．遠位または近位の一方を横止めスクリューで固定しないことで，荷重時に骨片間の圧迫力が加わる．

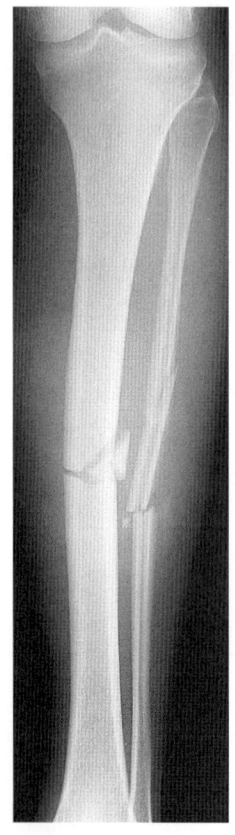

図28-9　　図28-10

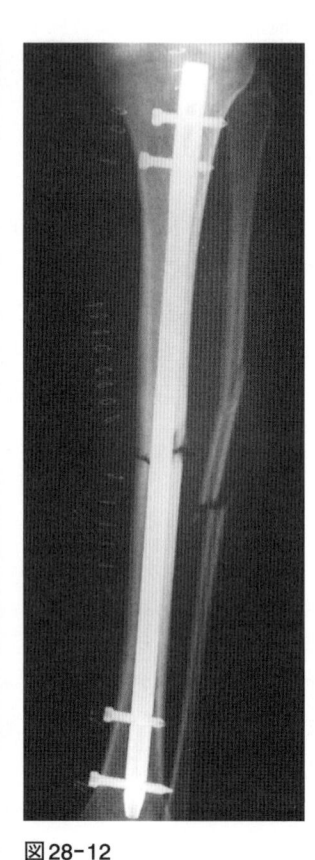

図28-11 交通事故による脛腓骨骨幹部骨折．

図28-12 近位脛腓骨骨折．髄内釘固定．近位，遠位の横止めスクリュー固定．静的固定となり，短縮，回旋変形を予防できる．

図28-11　　図28-12

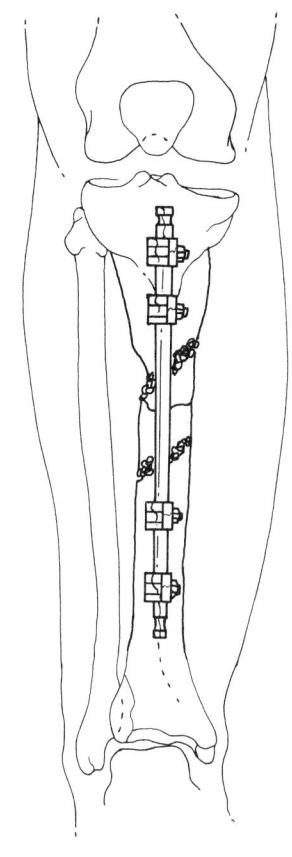

図28-13 脛骨分節骨折．創外固定．応力分散機器である．

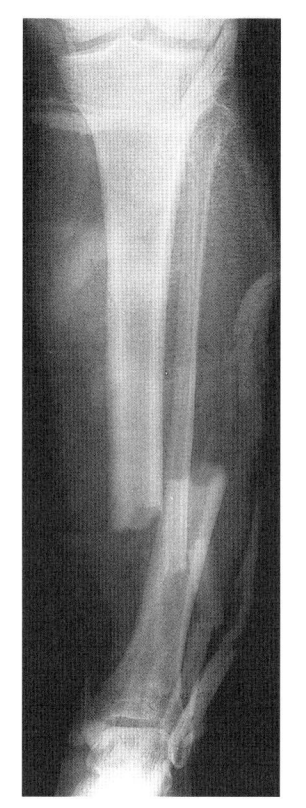

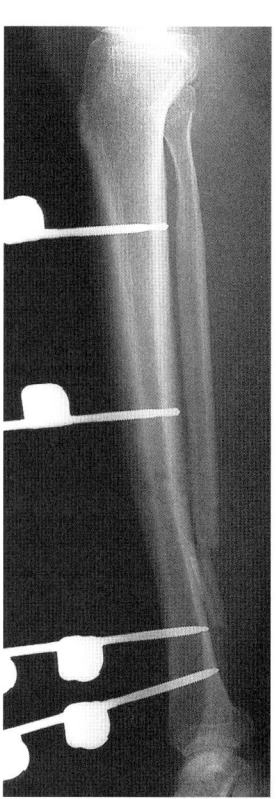

図28-14（左） 脛腓骨骨幹部骨折．転位，短縮，屈曲変形あり．軟部組織損傷を伴い，創部の汚染を認める．

図28-15（右） 脛腓骨骨幹部骨折．創外固定．整復位を保ち，創部のデブリドマン，軟部組織の被覆を行う．

たは動的固定法，観血的整復内固定術で治療された不安定骨折の場合，いずれにしても免荷や爪先荷重の期間が必要である．その場合，粉砕の程度によるが，X線上仮骨が見え始める6～8週まで継続することが望ましい．

10 歩　行

a. 立脚期

歩行周期の60％を占める

1）踵接地

着地時に，足を中間位に保ちフットアップを保つために，背屈筋である前脛骨筋，長母趾伸筋が収縮する（求心性収縮）．骨折やギプス治療により足関節の可動域が低下する．この場合は中間位を保てるよう足関節をストレッチングしなければならない．圧迫からのストレスがあるため，踵は緩衝器として働く．負荷への反応は骨折部の痛みである．このことは治癒を遅らせる（**図28-16；図6-1参照**）．

2）足底接地

遠心性収縮で行う背屈と，踵接地から足底接地までは，背屈筋が収縮しスムーズに張力を保つため，足がぺたっとなることにはならない．外傷後は，背屈筋の遠心性に収縮しストレッチするので，痛みを伴うことがある（**図6-2参照**）．

3）立脚中期

この相は脛骨骨幹部に全荷重がかかるので，片脚立位を意味する．疼痛も生じる可能性があり，有痛性（疼痛回避）歩行となる．患者は疼痛を避けるため，早期に踵を上げて立脚中期を短くしようとする（**図28-17；図6-3参照**）．

4）踏切り

この相は踵が地面から離れる準備をし，遊脚期へと進む．腓腹筋-ヒラメ筋群が推進力のため強く収縮する．患者は，ヒラメ筋の強い収縮で二次的に疼痛を感じるかもしれない．

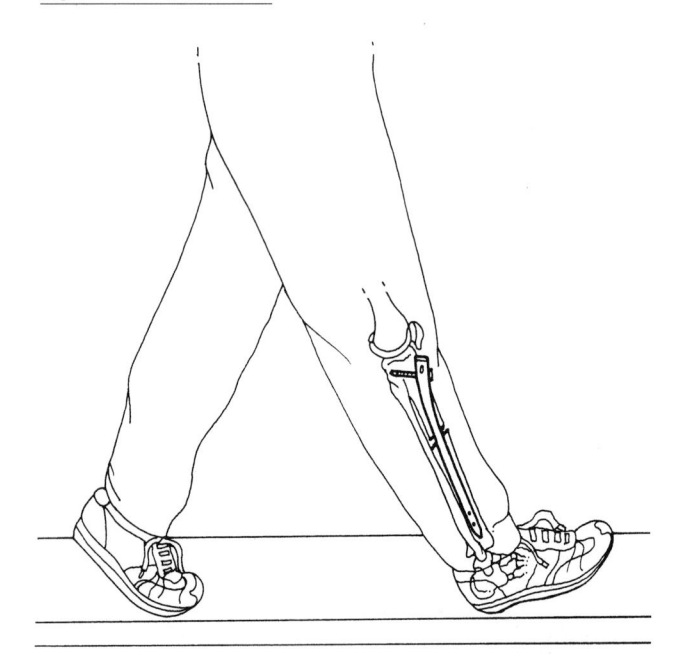

図28-16 脛骨横骨折．髄内釘固定にて治療．踵接地時，脛骨は衝撃を吸収するが，荷重により骨折部に疼痛を生じる．

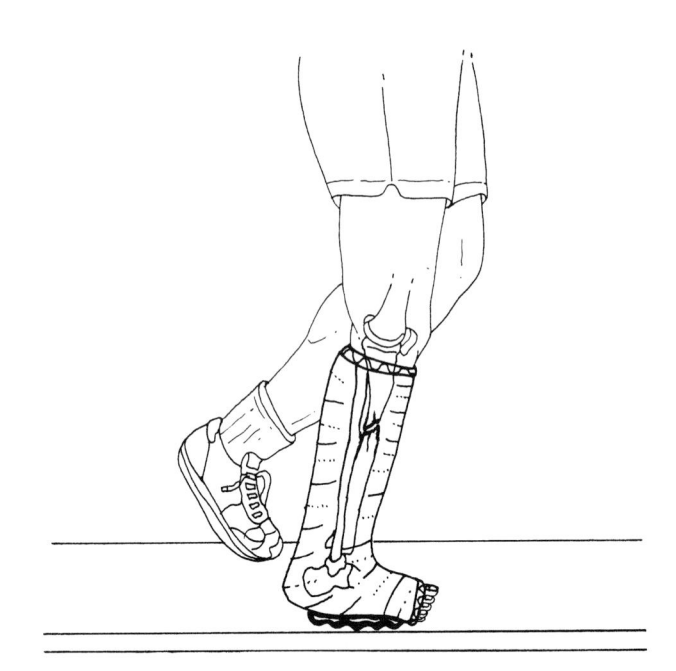

図28-17 脛骨横骨折．大腿ギプスを下腿ギプスに交換して治療．立脚中期に脛骨に全荷重がかかる．疼痛を生じ，有痛性（疼痛回避）歩行となる．

b．遊脚期

歩行周期の40％を占める．

1）加速期

膝関節可動域はストレッチ運動で回復しなければならない．加速器を使うと遊脚期では，より有効に大腿四頭筋の膝の伸展を可能にする．

足関節背屈筋群が収縮して，遊脚期に足が地面につくのを予防する（図6-6参照）．腰筋の反射性筋抑制を生じていることがあるので，脛骨骨幹部骨折で足が地面につくのを予防するためには，股関節の屈曲を保たなければならない．

B．治療法

治療：直後から初期（受傷日から1週まで）

骨癒合
①骨折部の安定性：なし．
②骨癒合の段階：炎症期．骨折部分の血腫では炎症性細胞が増殖し，骨折部の吸収が始まる．
③X線：仮骨形成なし．

a．整形外科およびリハビリテーション上の注意

1）理学所見

ギプスや包帯下の圧迫や硬さに十分な注意を払う．もし圧迫が強すぎるようなら，緩めるか，はずして症状の軽快を図り，再度，疼痛症状や知覚鈍麻などの評価を行う．毛細血管の圧迫後再充血と浮腫の程度をチェックし，必要なら患肢挙上する．前方のコンパートメント症候群の初期症状であるMTP関節の他動伸展時痛が過度でないかチェックする．術前やギプス固定前との理学所見を比べ評価する．

下肢のアライメントの評価を健側と臨床的に比較する．さらには，上前腸骨棘，膝蓋骨中央，脛骨結節，第2趾は健肢と同じような生理的アライメントになければならない．

2）危険性を示す所見

腓骨骨頭での腓骨神経の圧迫性神経障害を予防するため，ギプス固定時には，腓骨神経がまわってくる腓骨頭にパッドを入れておく．脛骨骨幹部骨折には常にコンパートメント症候群の危険性がある．

3）X線所見

膝関節，足関節を共に含んだ正面および側面のX線像を評価する．常に受傷時と前回撮影のX線とを比較していく．内外反変形は5度以内，前後の変形は10度以内

にする．5度までの回旋変形，1cmまでの短縮は許容範囲内である．骨折部の離開がなく，皮質骨の接触面積は最低50％を獲得しておく必要である．また，固定に使用しているスクリュー，ロッド，ピン，創外固定の位置の変化を評価していく．

4）荷　　重

①ギプス：ギプス固定による方法で治療されている骨折は，十分な安定性が得られているときは早期の部分荷重を開始する．通常1週後の軟部組織の腫脹が軽減してから行う．

②髄内釘：不安定骨折（粉砕型もしくは骨欠損）を治療するため静的固定を施行した場合は，松葉杖か歩行器による爪先荷重から部分荷重を許可する．全荷重は避けなければならない（図28-12参照）．

③安定骨折（皮質骨の接触が良好）：動的，静的どちらの固定法を使用した場合でも，ただちに松葉杖，歩行器での早期の可能な限りの部分荷重を開始する（図28-10参照）．

④創外固定：創外固定の患者は最初は免荷とする．軟部組織の腫脹と，創状態がよく，皮質骨同士の接触が十分であれば，松葉杖か歩行器，3点歩行での爪先荷重を許可する．この治療法は全荷重するためではない（図28-15参照）．

5）関節可動域

疼痛が軽減してきたら，膝関節の屈伸，足関節，足のすべての方向の自動可動域運動が可能となる．

6）筋　　力

大腿四頭筋の等尺性運動を開始する．疼痛を訴えることがあるが，疼痛が軽快していけば筋力増強訓練を進めて，足関節は等張性運動をできることが必要である．

7）活 動 性

松葉杖，歩行器を用いてベッドから車椅子への移乗の練習を始める．免荷患者は立位・支点移乗を練習する．
ズボンは患肢から履き，健肢から脱ぐよう指導する．

8）歩　　行

荷重可能な程度によるが，松葉杖，歩行器を使用した2点および3点歩行を練習する．免荷患者は立位・支点移乗を指導し，患肢と患側の松葉杖を1ユニットとし，健側の下肢を1ユニットとした2点歩行を指導する．荷重を松葉杖にかけるようにする歩行である（図6-16，6-17参照）．

階段を上るときは健肢をまず前に出し，下りるときは患肢から出す（図6-20，6-21，6-22，6-23，6-24，6-25参照）．

患者の歩行時の安定および安全には細心の注意を払う．階段昇降は患者の疼痛が軽減するまで行わない．

b．治療法：本骨折に特有な点

1）ギ プ ス

適合性に注意し，パッドを入れたり辺縁の処理に気をつける．ギプスの辺縁や圧迫が強い部分の皮膚には注意を払い，必要ならギプスをカットしたり開窓したりして皮膚障害に注意する．荷重を開始した後や湿気によるギプスの損傷に注意する．足趾が出るようにして，さらにギプス辺縁による皮膚の損傷を起こさないようにする．組織の腫脹が軽減していくにしたがい，ギプスが緩くなっていってないかX線で評価していく．

大腿ギプスにて膝関節・足関節を固定している場合，疼痛範囲内で大腿四頭筋・足関節の等尺性運動を行う（ギプスの中で膝伸展，足関節底背屈を行う）．

2）髄 内 釘

患肢挙上し，足関節の底背屈運動が行えるようにしておく．膝関節，足関節の可動域運動は自動的に行わせる．足関節は全可動域の獲得が可能である．

3）創 外 固 定

ピン刺入部の滲出液，出血，膿汁，滲出液など，感染徴候に注意する．患者にも同様の注意を払うよう指導する．ピンやスクリューが緩んでないか評価していく．X線で骨折部を評価しながら，膝関節・足関節の自動可動域運動を促す．

● 処　　方

第1病日から1週間

①**注意点**：着地時の回旋ストレスを避ける．

②**可動域**：ギプスをしていない場合は，膝関節・足関節の自動可動域運動を行う．

③**筋力**：大腿四頭筋，前脛骨筋，下腿三頭筋の等尺性運動を行う．

④**活動性**：不安定骨折は，補助具を用いた立位・支点移乗と免荷歩行．

安定骨折には，可能な限りの荷重から補助具を用いた部分荷重．

⑤**荷重**：安定骨折は，粉砕骨折ではなく，第3骨片がなく，皮質骨同士の接触面積が広い場合で，部分荷重を開始する．

不安定骨折は，免荷または爪先荷重．

治療：2週まで

骨癒合
①骨折部の安定性：なし，または最小限．
②骨癒合の段階：修復期．骨形成系細胞が骨芽細胞に分化し，線維骨を形成する．
③X線：仮骨形成なし．骨折線を認める．

a．整形外科およびリハビリテーション上の注意

1）理学所見
足趾の腫脹および神経機能を評価する．ギプスや包帯下の圧迫がかかっている部位を診察する．創部はすべて診察し，局所の創状態に注意を払う．ギプスなどの整形外科的固定装具で固定されてない関節は，すべて自動・他動可動域運動を行う．尖足予防のため足関節は自動背屈運動が必要である．四肢骨折部より遠位，および足趾の浮腫がある患者は患肢挙上を続ける．

2）危険性を示す所見
圧迫性神経障害に引き続き注意を払う．

3）X線所見
アライメント，短縮，整復位の支持性を評価する．保存療法を行っている骨折はアライメントの欠如を生じた場合，早期に良好な鋳型のギプスを巻き直すか手術療法を行う．

4）荷　　重
①ギプス：脛骨骨幹部骨折で，大腿ギプスを用い安定性が高い症例では，早期に部分荷重を開始する．荷重による二次的な周期的負荷は骨形成を誘導する．横骨折は可能な限りの荷重をさせる．安定性の高い，短い斜骨折，らせん骨折は部分荷重を開始する．荷重は骨折部の安定性を評価しながら進めていく．
②髄内釘：動的固定で治療された安定骨折（粉砕型や骨欠損などがあるタイプでなく，骨折部の接触面積が大きい症例）では可能な限りの荷重を続ける．静的固定を行うような不安定骨折（粉砕，皮質骨接触が悪い，部分的骨欠損）では免荷から部分荷重とする．患者は松葉杖や歩行器の使用，および3点歩行とする（図6-17参照）．
③創外固定：松葉杖や歩行器の使用，および3点歩行によって免荷から爪先荷重へと進めていく．

5）関節可動域
股関節の可動域運動で問題は生じないが，膝関節と足関節は固定法に合わせて自動的に動かしていく．腫脹および疼痛はこの時期に消退していく．足でアルファベットを書く練習をさせて，いろいろな平面に対する足関節，足部の可動域運動とする．

6）筋　　力
大腿四頭筋の等尺性運動を続けて，足関節には等尺性・等張性の筋力増強訓練を行う．腓腹筋は血液ポンプの役目を果たし，下腿に血液が貯留するのを防止し，血栓性静脈炎，深部静脈血栓症（DVT）の予防に関与する．

7）活動能力
松葉杖，歩行器での立位・支点移乗を続ける．

8）歩　　行
坂道，階段昇降の練習を2点または3点歩行で練習し，歩行パターンは荷重の程度に合わせる（図6-16参照）．
階段を上るときは健肢から上り，下りるときは患肢から下りる（図6-20，6-21，6-22，6-23，6-24，6-25参照）．

b．治療法：本骨折に特有な点

1）ギプス
密着性，パッドの効果，ギプス辺縁を評価する．辺縁の皮膚や内部の圧迫による痛みの部位を評価し，疑わしいところは開窓して皮膚の状態を評価する．

2）髄内釘
股関節，膝関節，足関節の自動可動域運動を継続する．この部位の筋力増強訓練を続ける．術創部および創部の状態に注意を払う．この時期に抜糸する．

3）創外固定
ピン刺入部の膿汁，蜂巣炎，滲出液に注意し，スクリューとピンを締め直して固定性を再評価する．可動域は全可動域を目標に行う．

● 処　方

> **2週まで**
> ①注意点：着地時の回旋ストレスを避ける．
> ②可動域：ギプスが不要な際は，足関節・膝関節の自動可動域運動を行う．
> ③筋力：大腿四頭筋，前脛骨筋，下腿三頭筋の等尺性運動を行う．
> ④活動性：不安定骨折は，補助具を用いた立位・支点移乗と免荷歩行．
>   治療法によるが補助具を用いた部分荷重，または可能な限りの荷重を開始する．
> ⑤荷重：安定骨折は，可能な限りの荷重．
>   不安定骨折は，免荷または爪先荷重．

治療：4～6週まで

> **骨癒合**
> ①骨折部の安定性：仮骨形成が進み，骨折部は安定し軸圧には強くなるが，ねじり負荷には弱いので注意する．
> ②骨癒合の段階：修復期．仮骨形成が進み，層板骨形成のごく早期．骨折部を覆うように仮骨が観察できる．骨折部は安定してくる．しかし，仮骨の強度は正常の骨に比べ，特にねじり負荷に対して有意に弱い．再骨折を防ぐため，骨折部に対する保護は依然必要である．
> ③X線：脛骨の血流が豊富な後外側面に早期仮骨が観察される．骨折部が強固に固定されていれば仮骨はほとんど見えない．

a．整形外科およびリハビリテーション上の注意

1）理学所見

すべての創部，ピン刺入部を評価しておき，適切に治療する．開放骨折で骨欠損がある症例は下肢長差を生じる．これは粉砕骨折に動的固定（dynamization）をしたときにも生じうる．補高で対処するが進行性の場合は骨移植を考慮する．

2）危険性を示す所見

「受傷日から1週まで」と同じ（**294ページ参照**）．

3）X線所見

正面・側面像で，内固定材料の固定性，回旋異常，位置を評価する．髄内釘刺入部に特に注意を払う．近位を固定してない場合は埋没していくので注意する．保存療法の場合はギプスの固定性，軟部組織の腫脹軽快の有無に注意を払う．腫脹の軽減や筋肉の萎縮に伴ってギプスが合わなくなって緩みが出ると，変形癒合の原因となるので巻き直す．

4）荷　重

①ギプス：横骨折では可能な限り荷重することを続ける．仮骨が出現してくるにつれて，短い斜骨折や，らせん骨折は，部分荷重から全荷重へと進めていく．
②髄内釘：動的固定している場合は可能な限りの荷重を続ける．荷重が進むにつれて，スクリュー固定していない側の埋没を評価していく．静的固定している場合は免荷から部分荷重へと移行していく．松葉杖，歩行器，3点歩行にて行う（**図6-17参照**）．
③創外固定：骨折部の接合性が獲得できるまで，松葉杖，歩行器，3点歩行にて行う免荷を続ける．

5）関節可動域

ギプスでない場合は，膝関節・足関節は全可動域を獲得しておかなければならない．

6）筋　力

膝関節，足関節の等張性・等尺性の筋力増強訓練を継続する．

7）活動能力

全荷重してない患者には，移乗・歩行の際に補助具が依然として必要である．

8）歩　行

2点または3点歩行を続ける（**図6-16，6-17参照**）．下肢長差に気をつけ，認められれば補高する．静的バランス，荷重移動訓練を行う．歩行訓練に重点をおく．筋力増強訓練を行い，姿勢異常を生じることを避け，転倒を予防する．荷重状態によっては，患者は歩行時に補助具が依然として必要である．

b．治療法：本骨折に特有な点

1）ギプス

ギプスの適合性，辺縁，パッドの具合に注意し，皮膚異常，圧迫による疼痛部位の有無を評価する．あれば開窓し評価しておく．踵の弛緩程度，すり減りを評価する．必要なら辺縁のカットを行う．X線所見異常があればギプスを巻き直す．大腿ギプスから膝関節の可動域運動ができるようPTB装具に変更する．装具への変更ができないなら，大腿四頭筋，ハムストリング，下腿三頭筋，

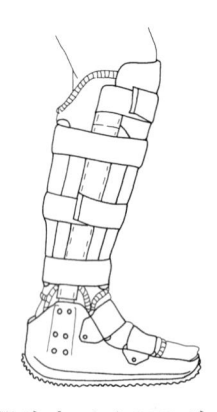

図28-18 大腿ギプスからPTBギプスまたはPTB装具へ変更することで，可動域運動が可能となる．

足関節背屈筋に対し等尺性運動を続ける．足趾の可動域に制限があってはならない（図28-18）．

2）髄内釘

骨折部の動きは，横止めスクリューを入れてないほうが動きがあるため，仮骨がよく見える．近位にしろ遠位にしろ骨折部に離開が残存している症例は動的負荷（dynamization）の適応になる．横止めスクリューを抜くと骨折部の動きが出てきて骨誘導を促進する（図28-7,28-8参照）．

開放骨折の場合，細い髄内釘を初めに挿入するため骨折部の不安定性があるので，太い髄内釘に入れ替える．

このとき骨折部の離開が大きく，遷延癒合が予想される症例は，骨移植または骨誘導を促すため骨髄血注入を考慮する．

膝関節，足関節の等張性運動を継続する．正常歩行獲得のため足関節の内外がえし運動を継続する．足の可動域獲得には，足でアルファベットを書く練習をさせる．

3）創外固定

すべてのピン刺入部の滲出液の有無，発赤，感染に注意し，必要であればピンを締め直す．ピンの感染が疑われたら，ピンを太いピンに入れ替えるか別の場所にピンを入れ替える．ピンは関節には刺入されていないので，足関節の可動域制限はつくらないように気をつける．

● 処　方

℞　4～6週まで

① **注意点**：足を固定して下肢を回旋させない．
② **可動域**：ギプスをしていない場合は，膝関節，足関節の自動可動域運動を行う．
③ **筋力**：膝関節，足関節の等張性・等尺性運動を行う．
④ **活動性**：不安定骨折は補助具を使用した免荷歩行と立位・支点移乗を行う．
　安定骨折は治療法によるが，補助具を使用した移乗・歩行で，可能な限り部分荷重から全荷重へと移行する．
⑤ **荷重**：安定骨折は可能な限り荷重し，不安定骨折は免荷か爪先荷重．

治療：8～12週まで

骨癒合

① **骨折部の安定性**：粉砕骨折でない場合は，安定性は増してきている時期でほぼ安定する．骨欠損が大きい症例や骨移植を行った症例は安定性には疑問があり，X線上仮骨が出現するまで不安定と考える．
② **骨癒合の段階**：早期リモデリング期．線維骨が層板骨によって置換される．リモデリング過程の完了には数ヵ月から数年かかる．
③ **X線**：骨の硬化性変化が進む．後外側の仮骨から周囲へ仮骨が拡がる．骨折線がはっきりしなくなり，消失していく．骨移植下症例は硬化性変化が見え始める．

a．整形外科およびリハビリテーション上の注意

1）理学所見

すべての創部とピン刺入部は適切に評価しておく．下肢長差に気をつけ，約1.2cm（0.5インチ）以上の場合は補高する．歩容に気をつけ，可動域，筋力などの機能的評価を行う．

2）危険性を示す所見

変更なし．「受傷日から1週まで」と同じ（294ページ参照）．

3）X線所見

正面・側面像で，内固定材料の固定性，回旋異常，位

置を評価する．髄内釘を挿入して動的負荷（dynamization）をかけている際は，刺入部に特に注意を払い，抜けてきてないか評価する．脛骨，腓骨ともに治癒過程を評価する．脛骨が癒合してないのに腓骨の癒合が確認できたときは，腓骨の骨切りを行い，骨片間に圧迫がかかるようにしてやることで，骨癒合を期待する方法も考慮する．

4）荷　重
①ギプス：PTBギプスまたはPTB装具で可能な限り荷重する（図28-18参照）．
②髄内釘：可能な限り荷重する．骨癒合が得られないときは骨折部の動きを制限すべくギプスまたは装具の使用を考える．
③創外固定：創外固定を除去してからは，ギプスや装具装着下に部分荷重を開始する．髄内釘を併用している創外固定症例も同様に部分荷重を行う．

5）関節可動域
股関節，膝関節，足関節の自動可動域運動を促進する．可動域制限を残している場合，骨折部の安定性が得られれば，自動介助・他動可動域運動を開始する．

6）筋　力
仮骨の程度，骨折部の安定性によるが，等張性運動の抵抗を増し，足関節周囲筋の訓練を開始する．術前相当の筋力回復のため，その他の筋力増強訓練を8週以前のリハビリテーション同様に継続する．

7）活動能力
荷重の程度によるが，移乗および歩行に補助具が必要な場合もある．

8）歩　行
変更なし．

b．治療法：本骨折に特有な点

1）ギプス
ギプスははずし，安定性を評価する．骨折部の圧痛と仮骨の有無を触診する．皮膚，皮下組織は，ギプスの圧迫による発赤の有無とその範囲を視診にて評価しておく．

骨折部の安定性，仮骨の程度および仮骨部の圧痛の程度を評価し，下腿ギプスか，PTB装具ないしギプスへと移行する．仮骨の増量と圧痛の消失があれば下腿ギプスを使用し，仮骨が少なく圧痛の残存する場合はPTB装具ないしギプスを使用する．PTB装具も有用である．

患者のギプスを短くしたり装具に変更した場合は，膝関節の自動可動域運動を開始し，大腿四頭筋の等張性運動を促す．下腿ギプスまたは装具の重さは，大腿四頭筋の筋力増強訓練に寄与する．

2）髄内釘
静的固定している髄内釘は骨折部の陥凹を評価する．陥凹を触れる場合は近位スクリューを抜き，動的負荷をかけていく．腓骨の骨癒合が得られ，かつ骨折部に陥凹を認める場合は，動的負荷をかける前に腓骨の骨切り術を考慮する．骨移植や骨誘導因子（BMPなど）の注入も癒合促進には効果が期待できる．股関節，膝関節，足関節の可動域運動および筋力増強訓練は続ける．

3）創外固定
すべての創は一次性の創部であれ移植されたものであれ，この時期までに閉鎖しておく．創外固定を抜去し骨折部の安定性，仮骨の程度を評価する．下肢にはPTBギプスまたはPTB装具を使用する．可動域運動，筋力増強訓練を続ける．膝関節の適度な抵抗運動を開始し，徐々に荷重をかけていく．通常の治癒過程に移行するまでこの治療を続ける．

●処　方

℞ 8〜12週まで

①**可動域**：膝関節・足関節の自動，他動，自動介助可動域運動を行う．
②**筋力**：適度な漸増抵抗運動（大腿四頭筋，足関節背屈筋，底屈筋）を行う．
③**活動性**：骨折部の安定性が得られていないときは，移乗および歩行の際に補助具が必要．
④**荷重**：可能な限りの荷重．

C．長期的予後と問題点

粉砕骨折，開放骨折では偽関節，遷延癒合をきたしやすい．高エネルギー外傷での骨折は，脛骨への血流の供給が障害されることが多く，萎縮性の偽関節を生じうる．骨折部の動揺性があると造骨性偽関節を生じうる．偽関節は早期に荷重を開始し骨癒合を促す．腓骨が癒合した後に，脛骨の偽関節を生じた場合，荷重させて骨折部の近位から遠位骨片へ力を伝えようとするなら，腓骨の骨切りが必要である．

偽関節は骨移植やプレート固定，髄内釘固定にて治療

することもある．髄内釘治療後の偽関節はさらに太い髄内釘に入れ替えることも有効である．

直後から1週まで

	ギプス	観血的整復内固定術	創外固定
安定性	・なし．	・なし．	・なし．
整形外科	・足趾の底背屈を可能にするため，中足骨部をトリミングする． ・患肢挙上で腫脹軽減．	・創部の治療．	・ピン刺入部および腱機能の評価． ・創部の治療．
リハビリテーション	・大腿四頭筋，下腿筋の等尺性運動（ギプス内）． ・足趾の自動底背屈運動．	・大腿四頭筋，下腿筋の等尺性運動． ・膝関節，足関節，足趾の可動域運動．	・大腿四頭筋，下腿筋の等尺性運動． ・膝関節，足趾の可動域運動．

2週まで

	ギプス	観血的整復内固定術	創外固定
安定性	・なし，または最小限．	・なし，または最小限．	・なし，または最小限．
整形外科	・トリミングし，患肢挙上で腫脹軽減．	・縫合糸の抜去． ・創部の治療．	・ピン刺入部および腱機能の評価． ・創部の治療．
リハビリテーション	・大腿四頭筋，下腿筋の等尺性運動（ギプス内）． ・足趾の自動底背屈運動．	・膝関節，足関節，足趾の可動域運動． ・大腿四頭筋，足関節筋の等尺性運動．	・膝関節，足関節，足趾の可動域運動． ・大腿四頭筋，足関節筋の等尺性運動．

4〜6週まで

	ギプス	観血的整復内固定術	創外固定
安定性	・部分的に安定．	・部分的に安定．	・部分的に安定．
整形外科	・大腿ギプスの継続． ・必要に応じて巻き直す．	・骨折部に陥凹があれば，動的負荷（dynamization）を考慮する．	・ピン，スクリュー，フレームを評価し，必要に応じて締め直す． ・感染徴候を認めた場合は，ピンを打ち直す（太いピンか別部位）．
リハビリテーション	・大腿四頭筋，下腿筋の等尺性運動（ギプス内）． ・足趾の可動域運動．	・膝関節，足関節，足趾の自動可動域運動． ・大腿四頭筋，足関節筋の等尺性・等張性運動．	・膝関節，足関節，足趾の自動可動域運動． ・大腿四頭筋，足関節筋の等尺性・等張性運動．

8〜12週まで

	ギプス	観血的整復内固定術	創外固定
安定性	・安定．	・安定．	・安定
整形外科	・ギプスの除去．	・多くの骨折は完全治癒． ・陥凹があり，腓骨が治癒してる場合は，腓骨の骨切り術を行い，動的負荷を考慮する．	・ピン，固定器具の除去．
リハビリテーション	・膝関節，足関節の自動可動域運動． ・徐々に抵抗運動．	・膝関節，足関節，足趾の自動可動域運動． ・膝関節，足関節の抵抗運動．	・膝関節，足関節の自動可動域運動． ・大腿四頭筋，足関節筋の漸増抵抗運動．

文　献

Lindsey RW, Blair SR. Closed tibial-shaft fractures: which ones benefit from surgical treatment? *J Am Acad Orthop Surg* 4:35–43, 1996.

McKibbin B. The biology of fracture healing in long bones. *J Bone Joint Surg* 60-B:150–161, 1978.

Puno RM, Vaughan JJ, Stetten ML, et al. Long-term effects of tibial angular malunion on the knees and ankle joints. *J Orthop Trauma* 5:247–254, 1991.

Puno RM, Teynor JT, Nagano J, Gustilo RB. Critical analysis of treatment of 201 tibial shaft fractures. *Clin Orthop* 212: 113–121, 1985.

Sarmiento A, Gersten LM, Sobol PA, Shankwiler JA, Vangsness CT. Tibial shaft fractures treated with functional braces. *J Bone Joint Surg* 71-B:602–609, 1989.

Trafton PG. Tibial shaft fractures In: Browner BD, Jupiter JB, Levine AM, Trafton PG, eds. *Skeletal Trauma,* Vol 2. Philadelphia: W.B. Saunders, 1992, pp. 1771–1869.

CHAPTER 29

Treatment and Rehabilitation of Fractures

脛骨天蓋骨折

Tibial Plafond Fractures

A. はじめに

1 定　義

脛骨遠位端関節面骨折は脛骨遠位の水平荷重関節面（天蓋）を巻き込んでいる骨折である．内果もしくは外顆の単独骨折は天蓋骨折を巻き込んでいるものとそうでないものとがある．

ピロン（pilon，脛骨遠位の果上部）骨折は脛骨天蓋骨折の一分症である．これらの骨折は骨折線が天井に伸びて，転位をしなかったりしたり，粉砕になったり，圧迫されたりする．ピロン骨折については，この章では論じない（図29-1，29-2，29-3，29-4）．

2 受傷機序

この骨折は，一般的に高所からの転落やバイク事故などでの減速作用などによる高エネルギーの衝撃によって

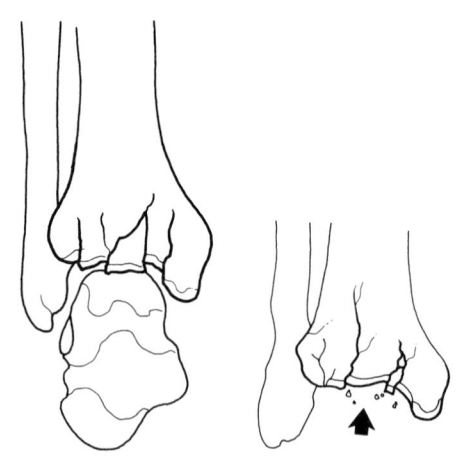

図29-1（左） 粉砕を伴った天蓋骨折．関節症を防ぐため，関節面を元通りにすることは必要不可欠である．

図29-2（右） 関節面の転位を伴った天蓋骨折．関節症を防ぐため整復は必要である．良好な仮骨が得られ，最小限の転位の患者でも部分荷重は6または8週まで許可しない．全荷重は3〜4ヵ月で許可する．

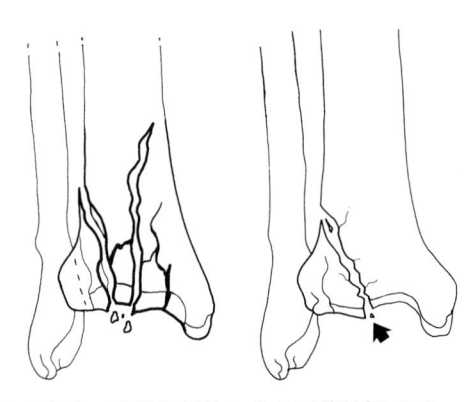

図29-3（左） 粉砕し転位のある天蓋骨折でピロン骨折まで拡大している．関節面を元通りにするには観血的整復内固定術が必要である．

図29-4（右） 斜の天蓋骨折は観血的整復内固定術が必要．強固な固定は足関節の運動を早期に許可しうる．

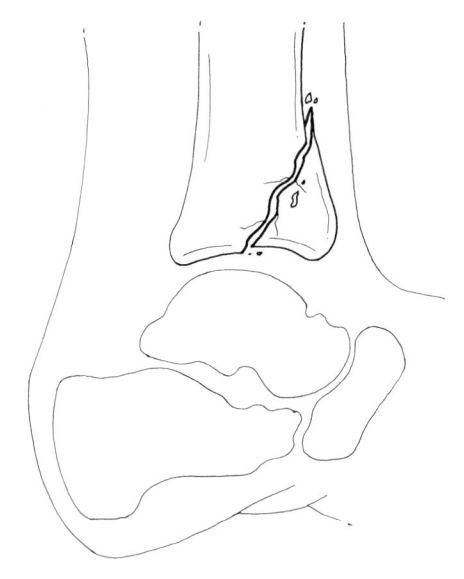

図29-5　脛骨の荷重面を巻き込んだ天蓋骨折.

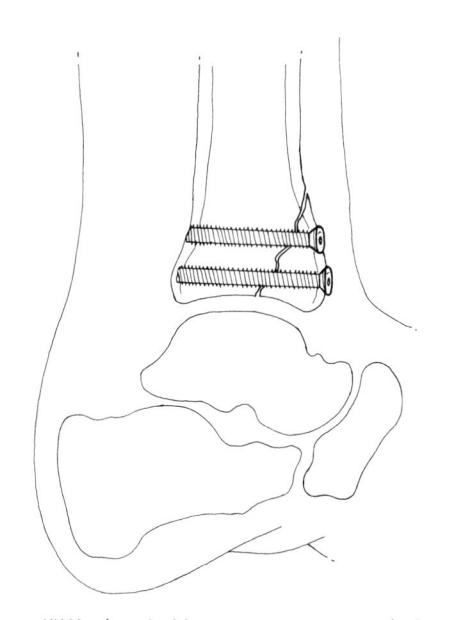

図29-6　関節面を元通りにするとともに，解剖学的に整復することは必要不可欠である．スクリューは大きな骨片を一緒に引きよせ，整復位を維持するために注意深く設置する．仮骨がみられることもある．

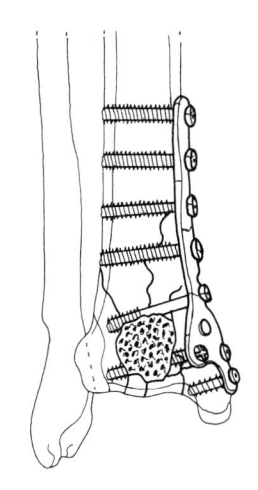

図29-7　解剖学的整復と関節面を元通りに治すことで，患者の予後は改善される．関節面および骨幹端部の骨の圧迫によって生じた骨欠損部を補填するために，骨移植は必要である．大きな骨片を引きよせ，整復を維持するためのスクリューと一緒にプレートを使用する．これによりしっかりと固定され，足関節の早期可動域運動が許可される．保護のためのギプスもしくは副子が術後用いられることもある．

引き起こされる．

3　治療のゴール

a. 整形外科的目標

1) アライメント

足関節のほぞ穴の脛骨天蓋の関節軟骨を修復する．このことは足関節に痛みのない荷重をさせるためにも大変重要である．

脛骨と腓骨の長さを回復させることは，解剖学的な位置で治癒させることと脚長差をなくすことのために重要である．

2) 安定性

外果，内果，および後果のような骨質を安定して再建することは，足関節における静的（荷重）および動的（歩行）安定性にとって重要である．

遠位脛腓靱帯などを含めた靱帯構成体がもし損傷されていれば，それを再建することは足関節の動的安定性と正常歩行を保つことにとって重要である．

b. リハビリテーション的目標

1) 関節可動域

足関節のすべての方向での全可動域を回復させること（表29-1）．

表29-1　足関節の可動域

運動の種類	正常可動域	機能的可動域
底屈	45度	20度
背屈	20〜25度	10度
内がえし	35度	10度
外がえし	25度	10度

304　Ⅲ．下肢の骨折

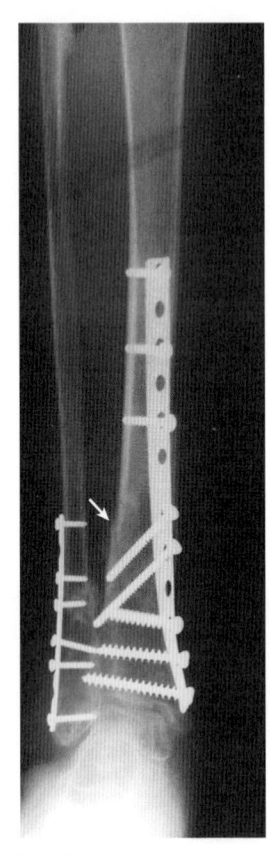

図29-8　観血的に整復し，スクリューとプレートで内固定した天蓋骨折の治癒．治癒を示している仮骨形成に注意（矢印）．良好な仮骨形成があれば，部分荷重を6～8週の時点で許可する．

骨片の適切な整復と足関節の靱帯安定化させることによって，特に底背屈の可動域制限が惹起される．脛距関節の可動域制限が残存すれば，距骨下関節にかかるストレスが増大する．

2）筋　力

骨折やギプス固定によって影響を受けた以下の足関節可動筋の筋力を向上させる：

- 足関節および足部の底屈筋：
    - 腓腹筋
    - ヒラメ筋
    - 後脛骨筋
    - 長趾屈筋
    - 長母趾屈筋
- 足関節および足部の背屈筋：
    - 前脛骨筋
    - 長趾伸筋
    - 長母趾伸筋
- 足関節および足部の外がえし筋：

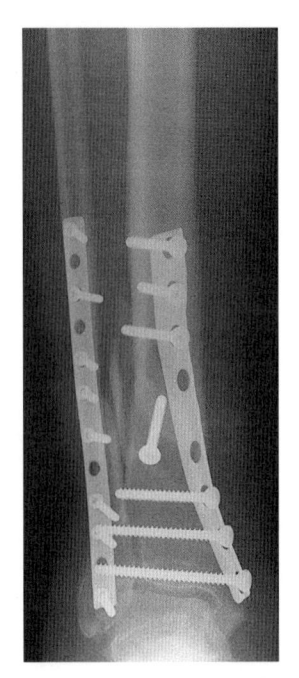

図29-9　スクリューとプレートで内固定した天蓋骨折（正面距腿関節撮影）．ラグスクリューが，整復位を保持するために遠位脛腓関節靱帯結合を横切っていることに注意．この骨折は高エネルギーでの圧迫により，一般的に高所からの転落やバイク事故での減速外力より生じる．

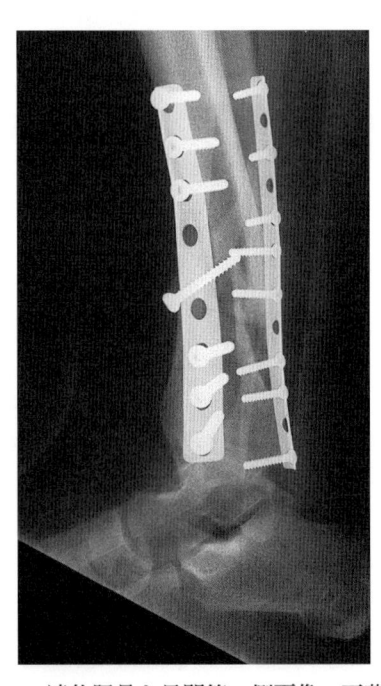

図29-10　遠位脛骨と足関節の側面像．天蓋骨折は整復位を保持するためプレートとスクリューにより治療されている．術後，患者は軟部組織損傷をコントロールするため，ギプス下に置く．すべての天蓋骨折は，初めは免荷とする．

長腓骨筋
短腓骨筋
- 足関節および足部の内がえし筋：
後脛骨筋
前脛骨筋

3）機能的ゴール

距腿関節窩と静的（荷重時）および動的（歩行時）状態における足関節の適合性を取り戻すことで，歩行を正常化させる．

脚長差が起こるのを予防するため脛骨と腓骨の長さを取り戻し，歩行を正常化させる．

4 標準的な骨癒合期間

6～8週．

5 標準的なリハビリテーション期間

3～6ヵ月．

6 治 療 法

a. 観血的整復内固定術

バイオメカニクス：応力遮蔽機器．
骨折治癒様式：仮骨形成による一次的治癒．
適応：観血的整復内固定は天井骨折のための第一選択の治療法である．解剖学的整復を行って，関節面および脛骨長を取り戻すことによって，患者の長期的予後を改善させる．

関節面および骨幹端部の圧迫によって生じた骨欠損部を補填するために骨移植が使用される．引きよせ（ラグ）スクリューを使用するとともに，整復位を維持するために補強用（バットレス）プレートが使用される．観血的整復内固定により，強固な固定が得られ，足関節の早期運動を可能にする．保護のためのギプスや副子が術後用いられる場合がある（図29-5，29-6，29-7，29-8，29-9，29-10）．

b. 創 外 固 定

バイオメカニクス：応力分散機器．
骨折治癒様式：仮骨形成による二次的治癒．
適応：観血的整復内固定が順調にできない著明な軟部組織の損傷を伴った脛骨天蓋骨折には，創外固定は長さや関節面を可能な限り取り戻すために用いられる．また，必要なら筋肉フラップや皮膚移植を含めた軟部組織損傷の治療も考慮する．

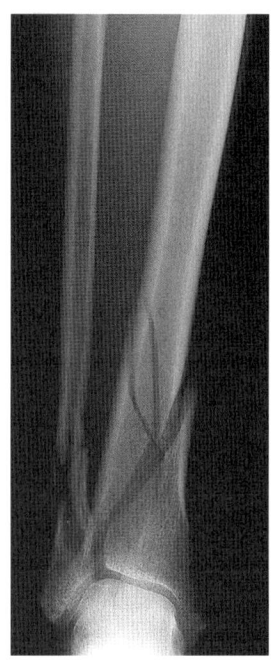

図29-11 関節面の最小限の転位のある天蓋骨折をあらわした足関節のX線写真．

c. ギ プ ス

バイオメカニクス：応力分散機器．
骨折治癒様式：仮骨形成による二次的治癒．
適応：転位のない，もしくはごくわずかな転位の天蓋骨折で，関節軟骨面が維持され，圧潰がない，もしくはほとんどなければ，徒手整復および大腿ギプスによる治療を行う．この治療法は外科的皮切の必要がないが，足関節の運動を早期に許可できないことが不利益な点である（図29-11，29-12）．

d. 一次的関節固定

バイオメカニクス：応力遮蔽機器．
骨折治癒様式：仮骨形成のない一次的治癒．
適応：骨の圧迫や欠損があるために観血的整復内固定がうまくいかないような明らかな粉砕があった場合，骨移植を併用した一次的関節固定は，患者の足関節の痛みをなくし安定化させる．この治療法は最終手段であり，この章ではこれ以上論じない．

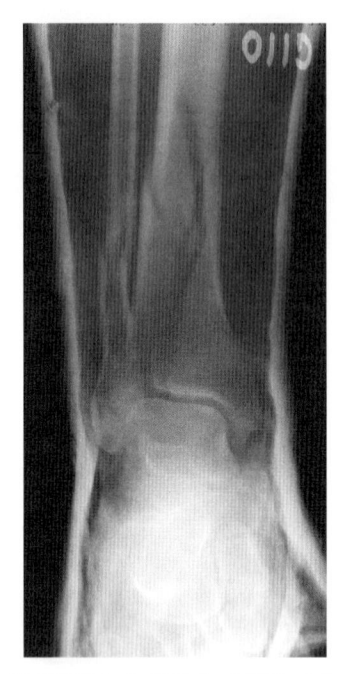

図29-12 徒手整復およびギプス固定により治療に成功した新鮮で転位のある天蓋骨折．この方法では手術創の必要性がなくなるが，足関節の早期運動は許可できない．

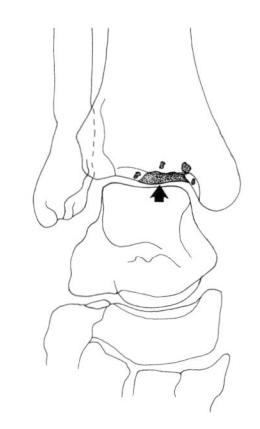

図29-13 脛骨天蓋骨折の転位のない骨折．患者には手術療法もしくは保存療法のどちらを行ってもよい．しかしその後に外傷後関節症が生じ，関節固定が必要になる可能性がある．

7 本骨折の注意点

a. 年齢

患者の年齢だけで，この骨折の治癒の予後を左右しない．しかしながら，高齢者では固定器具をサポートする良質な骨質をもっていない可能性があり，関節拘縮を生じやすい．それに加えて，末梢血管病変や糖尿病などを含んだ全身的疾患がある場合，血行不良などの合併症が生じることがある．

b. 関節損傷

すべての天蓋骨折では脛骨遠位の荷重関節面が損傷されている．転位がない，もしくは微小な転位の骨折では，手術療法にせよ保存療法にせよ，よい結果が得られるが，激しい粉砕や転位のある骨折の場合には，顕著に外傷後変形性関節症になる可能性がある．これに対しては，関節固定もしくは足関節全置換術があとに必要になることがある（図29-13）．

c. 開放骨折

すべての開放骨折は積極的に洗浄，デブリドマン，および抗生物質静注を行わなければならない．脛骨天蓋骨折は通常高エネルギーにより生じる．それゆえに軟部組織の激しい損傷も合併する．皮膚を支持する足関節周辺の皮下組織や筋肉が脆弱なため，開放骨折の場合には皮膚が脱げ落ちたり，欠損したりする．初診時には，足関節周囲の神経および血管などに損傷がないかどうかを注意深く診察すべきである．

d. 腱・靱帯損傷

脛骨天蓋に重度な粉砕骨折を引き起こすような損傷の場合には，しばしば足関節周囲の靱帯複合体の損傷も合併していることが多く，足関節は不安定となる．腱や靱帯の修復が必要になる場合もある．さらには，足関節の関節面適合性を保持するためには，観血的整復内固定もしくは外固定による適切な固定が重要となる．

8 合併損傷

脛骨天蓋骨折は一般的に高所からの転落もしくは高エネルギーの減速効果によって引き起こされ，結果として足関節周囲を被覆している薄い軟部組織も損傷を受ける．開放創の有無にかかわらず，軟部組織によって吸収された外力は壊死を引き起こしたり，外科的侵襲の治癒を妨げる．もし水疱が出現したり，皮膚が脱落したりする可能性がある場合には，皮膚が清潔で，水疱や浮腫がなくなるまで，創外固定もしくは踵骨ピンにより直達牽引を行うべきである．

⑨ 荷　重

X線写真で早期治癒の徴候があるまで荷重は許可されない．全荷重は3～4ヵ月認められない．転位が少なく仮骨形成が良好な場合，部分荷重が6～8週で許可される．

⑩ 歩　行

重症な脛骨天蓋骨折は，歩行周期に強く影響する．関節面の適合不全や関節軟骨の損傷は変形性関節症の素因となる．変形性関節症では関節腔が狭小化し，距骨の上方関節面を脛骨がスライドするたびに痛みを誘発する．外傷後関節症性変化は脛距関節に激しい痛みを生じ，機能不全や不快感を改善するために，後に関節固定もしくは関節置換術が必要になることもある．脛距関節を通じてストレスは距骨下関節および内側足底アーチに伝わり，足関節の障害を緩和する．歩行時にエネルギー消費が増加し，スムーズな歩行が妨げられ，関節面の正常な可動が障害される．

a 立脚期

立脚期は歩行周期の60％を占める．

1）踵接地

この時期は体重が脛骨天蓋から距骨関節面にかかり，関節内骨折を有する患者は痛みを感じる．脛骨天蓋もしくは距骨の荷重関節軟骨面が障害されると，体重が脛骨骨幹部から足部へかかるときに痛みが生じる．ギプスで固定された患者は，関節包拘縮および足関節背屈筋群の筋力低下が起こり，背屈制限や最初の踏み出しが阻害される．これは一般に，時間が経つにつれて解消する（図6-1参照）．

2）足底接地

歩行周期のこの時期では，脛骨を通して距骨さらには足部にまで強く体重がかかるために，疼痛が持続する．（外固定の結果生じる）関節拘縮および底屈筋群の筋力低下もまた疼痛の原因となる（図6-2参照）．

3）立脚中期

片脚立脚期もまた一般的に痛みを伴う．反対側の足部が床から離れるので，足部自身もまた体重が直接かかる位置にくる．脛骨天蓋から距骨に伝わる圧力は増加し，足関節の疼痛を生じ，骨折線が脛骨へと拡がる（図6-3参照）．

4）踏切り

この時期は後足部が免荷となり，体重が反対脚へと移動するため，天蓋骨折の患者にとって痛みが少ないようである．足部は底屈を開始するので，距骨に対する脛骨の位置決定は最も難しいであろう．底屈筋が弱いと足関節で体重を支えるのが困難となる．痛みにより患肢踵部の離床は不良となるかもしれない．立脚期全体の期間は短縮し，患者は痛みを避けようと痛みのある足関節を上げようとするかもしれない［有痛性（疼痛回避）歩行］（図6-4，6-5参照）．

b 遊脚期

遊脚期は歩行周期の40％を占め，この時期もまた障害を受けるが，しかし程度は軽い．背屈では足部を上げなければならず，足関節は圧迫され，天蓋やピロンまで圧迫される．このため，脛距関節と脛骨遠位部に痛みを生じる．また足関節の背屈および底屈の程度が制限される（図6-6，6-7，6-8参照）．

B. 治　療

治療：直後から初期（受傷日から1週まで）

骨癒合

① 骨折部の安定性：なし．
② 骨癒合の段階：炎症期．骨折部分の血腫では炎症性細胞が増殖し，骨折部の吸収が始まる．
③ X線：仮骨形成なし．

a. 整形外科およびリハビリテーション上の注意

1）理学所見

疼痛，腫脹，異常知覚，ギプスの不具合など，脛骨コンパートメント症候群の症状に注意する．ギプスが緩いと転位するのでチェックする．毛細血管の圧迫後再充血と知覚をチェックする．爪先は，軽い圧迫の後，再充血のときにピンクにならなければならない．第1～2趾間でも同様であり，前脛骨コンパートメント症候群による深部腓骨神経麻痺がないかをチェックするには，鈍的な器具で軽くなでるのがよい．もし創外固定が使用されているならば，ドレナージや発赤などをチェックし，必要

2）危険性を示す所見

足関節や下腿の高エネルギーもしくは粉砕損傷では，下腿コンパートメント症候群の危険性がある．腫脹の激しい足関節や下腿にギプスを巻くときはいつでも，コンパートメント症候群は合併する可能性がある．ギプス内での締めつけを防ぎ，適切なモニタリングをするためにギプスやパッドはトリミングしなければならない．コンパートメント症候群が疑われるときは，コンパートメント内圧を測定し，必要ならコンパートメント部分の筋膜減張切開を行う．

開放骨折や骨折部の皮膚の水疱が著明なものは，感染を示唆する発赤や滲出液がないかどうか調べる．患部の腫脹を少なくし，静脈還流を増やすために，足関節と下腿を心臓の位置より挙上することを患者に指示する．

3）X線所見

足関節の正面・側面，および距腿関節窩撮影を撮影し，整復が失われていないか関節面の適合が良好かをチェックする．内固定の場合は，すべてのスクリューおよびプレートが正確な位置にあるかどうかをチェックする（図29-9，29-10参照）．

4）荷　　重

すべての天蓋骨折では免荷とすべきである．

5）関節可動域

安定した内固定と圧迫包帯をした患者は，可能な範囲内で適度な自動可動域運動を開始する．自動可動域運動は中足趾節関節（MTP関節）から処方する．内固定もしくは創外固定をしている患者は，膝関節の自動可動域運動を開始する．

6）筋　　力

大腿四頭筋のセット運動による筋力維持を行う．大腿ギプスもしくは創外固定で下肢を長く固定する場合には，大腿四頭筋の筋力強化を行う．

7）活 動 能 力

患者は，松葉杖もしくは歩行器を使った免荷での立位・支点移乗を指導される．ズボンを履くのは患肢から，脱ぐのは健肢から始める．ギプスの上から履きやすいように縫い目を裂く．

8）歩　　行

患者は免荷の2点歩行を用いる（図6-16参照）．階段を上るときは健肢から，階段を下るときは患肢から出す（図6-20，6-21，6-22，6-23，6-24，6-25参照）．

b．治療法：本骨折に特有な点

1）観血的整復内固定術

皮膚の脱落や壊死がないかどうか注意深く観察し，圧迫に注意して副子をつけ，足関節を中間位で固定する．下肢は腫脹を軽減するために中等度挙上とする．手術創は注意深く観察し，もし皮膚の脱落などがあれば，遊離筋肉移植を用いて適切な被覆を考慮する．患者は，圧迫包帯をした状態で足関節の自動可動域運動を開始する．

2）創外固定

外傷性発赤，滲出液，波動がないかピン刺入部を評価する．皮膚の境界や壊死がないかどうか調べる．開放骨折は感染，変形の残存，および関節可動域の制限などのリスクが増加する．

3）ギ プ ス

すべての足趾が見られるように辺縁をトリミングする．患者はMTP関節は自由に動かすべきである．ギプスの当たり具合やギプス縁をチェックし，柔らかくなるよう調整する．もし知覚消失や足趾の著明な腫脹および体温低下などの症状があれば，ギプスを2つにカットし，綿包帯にも切れ目を入れて，下肢の圧を取り除く．

● 処　　方

Rx　第1病日から1週間

①**注意点**：足関節と下肢は，ギプス，副子，固定器，もしくは牽引で固定される．

②**可動域**：骨折部の強固な固定が得られたならば，MTP関節の自動可動域運動とともに，圧迫包帯をつけたまま膝関節の適度な自動可動域運動を行う．

　固定性が不良な場合は，MTP関節の可動域運動のみとする．

③**筋力**：足関節および足趾の筋力増強訓練は行うべきではない．大腿四頭筋の等尺性運動を可能な限り行う．

④**活動性**：補助具を用いた免荷での立位・支点移乗と歩行を行う．

⑤**荷重**：免荷．

治療：2週まで

骨癒合

①**骨折部の安定性**：なし，または最小限．

②**骨癒合の段階**：修復期の始まり．骨形成系細胞が骨芽細胞へと分化し，線維骨を形成する．

③**X線**：なし，または初期の仮骨形成．

---

a. 整形外科およびリハビリテーション上の注意

1) 理学所見
足趾の毛細血管の圧迫後再充血と知覚をチェックする．MTP関節，趾節間関節（IP関節）の自動・他動可動域運動をチェックする．

2) 危険性を示す所見
疼痛，しびれ，およびギプス障害に注意を払う．患者は，皮膚の脱落を起こすような腫脹に気付いたら，医師にその旨を伝えなければならない．腫脹を最小限にし，静脈還流を改善させるために，患肢を心臓の位置より挙上する．

3) X線所見
足関節から脛骨骨幹部まで延長した正面・側面，および距腿関節窩撮影を行う．整復が失われていないか調べるため骨折の位置をチェックする．また内固定材料が最初の位置にあるかもチェックする．仮骨形成が見られる例もある（**図29-8参照**）．

4) 荷重
すべての患者は免荷とする．

5) 関節可動域
MTP関節の自動・他動可動域運動を続ける．固定性の良好な例ではギプスをカットし，後方の副子のみとして，足関節の自動可動域運動を継続する．大腿ギプスをつけていない患者は膝関節の可動域運動を続ける．

6) 筋力
大腿四頭筋の筋力を維持する．足趾の屈伸を繰り返す運動は足関節を通る屈筋伸筋群を強化する．

7) 活動能力
松葉杖もしくは歩行器を使った免荷での立位・支点移乗を続ける．

8) 歩行
松葉杖を用いた免荷での2点歩行を続ける（**図6-16参照**）．

b. 治療法：本骨折に特有な点

1) 観血的整復内固定術
手術創をチェックし，縫合糸もしくはステープルを抜去する．皮膚移植や筋肉移植が必要な場合は，これらの移植の生存率を調査する．

2) 創外固定
ピン刺入部の感染をチェックする．ロッドとピンの接続部の緩みがないかをチェックする．軟部組織が適切に治癒していたら創外固定をはずし，大腿ギプスを巻く．

3) ギプス
ギプスの清潔さをチェックする．柔らかい部分を修復する．ギプス内のパッドとギプス縁をチェックし，鋭的なギプス縁はトリミングする．

● 処　方

2週まで

①**注意点**：安定していない骨折の患者は，大腿ギプスもしくは創外固定をつけたままとする．

②**可動域**：固定性の良好な骨折では，MTP関節および膝関節の自動可動域運動を開始する．足関節の自動可動域運動は副子をはずして行う．

　固定性が不良な骨折では，MTP関節のみの自動可動域運動を行う．

③**筋力**：固定性の良好な骨折では，足関節と足趾の底背屈の等尺性運動を行う．抵抗運動は行わない．大腿四頭筋の等尺性運動も行う．

　固定性が不良な骨折では，筋力増強訓練や抵抗運動は行わない．

④**活動性**：補助具を用いた，免荷での立位・支点移乗と歩行を行う．

⑤**荷重**：免荷．

治療：4〜6週まで

> **骨癒合**
>
> ①骨折部の安定性：一般的に安定している．骨折部には仮骨による架橋形成が見られ，安定している．しかし仮骨の強度は正常な骨に比べ，特にねじり負荷に対して有意に弱い．理学所見とX線写真でこのことを確認する．
>
> ②骨癒合の段階：修復期．仮骨がさらに形成され，線維骨を形成する．
>
> ③X線：架橋性仮骨は，皮質骨の骨膜表面に少量認められる．スクリューとプレートでしっかりと固定された骨折では，一次性骨癒合なので仮骨形成が認められない．ギプスで治療された骨折では，より多くの仮骨形成が期待でき，骨折部は硬化性になり，間隙にも骨性反応が生じる．

a．整形外科およびリハビリテーション上の注意

1）理学所見

ギプスを除去し，石膏をはずしてX線写真を撮る．足関節の安定性，圧痛，可動域をチェックする．最初に大腿ギプスで治療した患者は，膝関節と足関節の高度な拘縮を呈する．石膏を除去したすべての傷とピン刺入部に感染がないかをチェックし，適切な処置を施す．骨折部は安定でなければならない．安定性を注意深く診察し，圧痛もしくは骨折部の動きを調べる．

2）危険性を示す所見

新鮮骨折による腫脹はほとんど改善されている．血管運動障害，知覚鈍麻，疼痛，および圧痛などによって特徴づけられる反射性交感神経性ジストロフィー（RSD）の徴候をチェックする．もしRSDの症状がみられたら，積極的な理学療法プログラムを始める．もし患者が重度な軟部組織の損傷を有し，乾燥痂皮を形成していれば，瘢痕組織の壊死や感染がないことを注意深く確認する．移植した皮膚や筋の生着および生存を評価する．

3）X線所見

X線写真は足関節の正面・側面，および距腿関節窩撮影にて，治癒の所見と転位の有無を検査すべきである．内固定材料の統合性を評価し，スクリューが破損していないか，プレートが切損していないか評価する．

4）荷　　重

すべての患者は免荷のままとする．

5）関節可動域

MTP関節の可動域運動は続ける．ギプスを除去した場合には，足関節の自動可動域運動を可能な範囲内で行うことを追加する（底背屈）．また内固定されている患者では適度な内外がえし運動を開始する．足関節の底背屈も続行する．これは足関節包の拘縮を予防する．

また大腿ギプスをしていない場合には，膝関節の可動域運動も続行する．治癒傾向が認められた患者は底背屈，さらには内外がえしの運動を試みる．可動域の範囲を越えて行うと不安定性を生じる．これらの運動は抵抗運動として行ってはならない．

6）筋　　力

足関節の底背屈筋の等尺性運動を継続し，大腿四頭筋の筋力増強訓練も続行する．ギプスを除去した患者は，仮骨形成が明瞭となり骨折部の圧痛が減少すれば，内外がえしの運動を行い，腓骨筋腱，後脛骨筋，および前脛骨筋を強化する．

7）活動能力

患者は補助具下で，免荷での立位・支点移乗と歩行を続ける．

8）歩　　行

患者は松葉杖を用い，免荷歩行を続ける．

b．治療法：本骨折に特有な点

1）観血的整復内固定術

もしギプスが補助的な目的で装着されているならば，ギプスを除去し，足関節を診察する．もし骨折部の動揺がなくなり疼痛がなく，X線で仮骨が見えたら，ギプスを除去する．患者には足関節の他動および自動可動域運動を許可する．残存する疼痛と浮腫を少なくするため，ギプスの後ろ半分は夜だけ着用する．腫脹の抑制にはウンナ亜鉛膠包帯も有効である．

この時期には，X線上治癒の明らかな所見がなくて，骨折部に圧痛と動揺性があっても，ギプスを除去し運動を開始する．すでに足関節の自動可動域運動を許可していれば，関節可動域の改善と程度を評価する．皮膚欠損や壊死の治癒も評価する．

2）創外固定

もし軟部組織が治癒していたら，固定を除去し，治癒が完全であっても，ギプスもしくは適当な支持器具を足部と下肢につける．

3）ギ プ ス

骨折部の安定性，圧痛および可動域のチェックをするため，副子をはずして診察を行う．まだ著明な圧痛のある患者は少なくとも，あと2週間の大腿ギプスを追加する．わずかな圧痛やまったく圧痛がない患者はPTBギプスもしくは下腿ギプスを着用する．

● 処　方

℞　　　　4〜6週まで

① 注意点：不安定な骨折もしくは固定された骨折は，まだギプスで固定されている．
② 可動域：固定性の良好な骨折では，足関節，MTP関節，膝関節の自動可動域運動を行う．
　固定性が不良な骨折では，固定装具内の範囲内でMTP関節，足関節，膝関節の自動可動域運動を行う．
③ 筋力：固定性の良好な骨折では，足関節の背屈および底屈の等尺性運動を行う．足趾の底背屈の抵抗運動は行わない．大腿四頭筋の筋力増強訓練は継続する．
　固定性が不良な骨折では，ギプス内で底背屈の適度な等尺性運動を行う．足趾の底背屈の抵抗運動は行わない．大腿四頭筋の筋力増強訓練は継続する．
④ 活動性：補助具を用いた，免荷での立位・支点移乗と歩行を行う．
⑤ 荷重：免荷．

治療：6〜8週まで

骨　癒　合

① 骨折部の安定性：架橋性仮骨の形成があれば，骨折は一般的に安定している．しかしながら，仮骨強度は正常な層板骨に比べ，特にねじり負荷に対して有意に弱い．理学所見で確認する．
② 骨癒合の段階：修復期．さらなる仮骨と層板骨の形成が持続する．
③ X線：架橋性仮骨が見られ，強直が増強してくる．強固な固定であれば，仮骨はあまり見えず，内骨膜性の骨癒合が有意に認められる．

a．整形外科およびリハビリテーション上の注意

1）理 学 所 見

X線撮影および診察のためにはギプスを除去する．骨折部の圧痛を検査する．もし傷もしくは手術創があれば，治癒および感染の徴候がないかどうかチェックする．RSDを示唆する所見として皮膚の色，つや，知覚の変化を評価する．

2）危険性を示す所見

皮膚もしくは筋肉移植をしていたら，癒合しているかどうかをチェックする．傷もしくは手術創の感染や適切に治癒しているかどうかをチェックする．

3）X 線 所 見

X線写真は足関節の正面・側面，および距腿関節窩撮影にて，治癒の状態と転位の有無を検査する．内固定材料の位置と転位の有無を評価する．

4）荷　　重

転位がないかあっても最小限で，X線写真で良好な仮骨形成が見られ，理学所見でも圧痛がない患者は，松葉杖もしくは歩行器にて，部分荷重へと進める．

骨折が明らかに転位している場合，もしくは固定性が不良の場合は，免荷を継続する．骨移植をした患者は，まだ安定していないので免荷を継続する．

5）関節可動域

足関節は軟部組織の外傷や固定していたため，まだ拘縮している．すべての関節可動域方向で，自動および自動介助可動域運動を行う．水治療法は関節可動域を増加させるのに役立つ．

6）筋　　力

足の底背屈，内外がえしの等張性および等運動性運動を始める．大腿四頭筋およびハムストリングの筋力増強訓練を引き続き行う．

7）活 動 能 力

仮骨形成があり，圧痛がほとんどなく，転位もほとんどない患者は患肢を部分荷重にて移乗を行う．

骨折部が触れるとまだ圧痛があり，仮骨形成が不十分で，粉砕骨折の場合には免荷とし，松葉杖による立位・支点移乗を継続する．

部分荷重を許可されている患者は，患肢から着衣する必要がある．

8）歩　　行

患者は部分荷重にて，2本の松葉杖を1点目，患肢を2点目，健肢を3点目とする3点歩行を行う（図6-17参

照).

患者は，はじめに健肢から階段を上り，次に松葉杖と患肢が続き，下りるときは，はじめに松葉杖をつき，次に患肢，健肢と続く（図6-20，6-21，6-22，6-23，6-24，6-25参照).

b. 治療法：本骨折に特有な点

1) 観血的整復内固定術

もしX線写真で適切な仮骨が認められるならば，ギプスや副子は除去し，患者は足関節の自動・他動可動域運動を開始する．注意深く足関節の可動域を評価する．骨折転位があったり，関節軟骨の欠損により二次的に関節症の早期症状がある患者は，関節を動かしたときに痛みを訴えることもある．

2) 創外固定

仮骨が認められれば，軟部組織が完全に治癒していなくても，固定を除去する．このことにより，ピン刺入部の感染を予防する．もし創がすべて治癒していて，診察で圧痛が認められれば，保護のための副子を着用する．不適切な治癒および局所のストレスが脛骨のピン刺入部にかかるため，骨折部の保護を続けることは必要である．

3) ギプス

皮膚の状態と骨折部の安定性を評価するためにギプスは除去する．もし骨折部に圧痛がなく触診で安定していれば，下腿ギプスもしくはPTBギプスへと移行し，部分荷重を開始する．一般的に本骨折の足関節拘縮は果部骨折よりも高度であるといわれており，注意深く評価する．

● 処　方

℞ 6〜8週まで

①注意点：保存的治療を行っている骨折では，まだ安定していない．

②可動域：固定性の良好な骨折では，足関節および距骨下関節のすべての方向での自動可動域運動を開始する．

　固定性が不良な骨折では，足関節および膝関節を装具内で動かす．MTP関節の自動可動域運動を開始する．

③筋力：固定性の良好な骨折では，足関節の背屈および底屈の等尺性運動を続ける．足趾の屈筋と伸展筋の抵抗運動は避ける．大腿四頭筋の等張性運動を続ける．

　固定性が不良な骨折では，ギプス内で足関節の底背屈運動を適度に行う．足趾の屈筋および伸展筋の抵抗運動は避ける．大腿四頭筋の筋力増強訓練は続ける．

④活動性：固定性の良好な骨折では，3点歩行での部分荷重を開始する．骨癒合が認められれば，補助具で歩行する．

　固定性が不良な骨折では免荷を続ける．

⑤荷重：すべての骨折で何らかの治癒所見が認められる．触診で圧痛がなく，X線上安定している骨折は部分荷重とする．

治療：8〜12週まで

骨癒合

①骨折部の安定性：安定．架橋性仮骨は層板骨によって置換され，強度が増してくる．足関節周囲の靱帯も良好に治癒している．

②骨癒合の段階：修復期．早期リモデリング期．層板骨が骨折部に添加される．

③X線：架橋性仮骨が骨折部を横切って認められる．骨折が固定されると，骨折線はほとんど見えなくなる．内骨膜性仮骨が優位な治癒．骨移植の一体化も認められる．

a. 整形外科およびリハビリテーション上の注意

1) 理学所見
骨折部の圧痛を評価する．皮膚離開や感染などの外科的皮切の癒合を評価する．皮膚移植の生着および生存の程度をチェックする．

2) 危険性を示す所見
RSDの徴候の有無を評価する．

3) X線写真
X線写真は足関節の正面・側面，距腿関節窩撮影，脛骨および腓骨の正面・側面を評価する．これらのX線写真は，足関節の完全性，治癒の所見および脛骨遠位部の骨移植の一体化(生着)を評価するために用いる．

観血的整復内固定術を行った患者は，内固定材料に破損がないかどうかを評価する．

4) 荷 重
転位がない，もしくは最小限の患者は，松葉杖もしくは歩行器を用いて部分荷重を続ける．粉砕骨折もしくは骨欠損のある患者は，適切な治癒が認められたら，爪先荷重を開始し，移植の統合性や骨癒合が見られたら徐々に荷重を進める．

5) 関節可動域
ギプスで治療した患者は足関節が拘縮を起こす．足関節と距骨下関節のすべての方向で自動可動域運動を開始する．

観血的整復内固定術を施行した患者は，ギプスで治療した患者より早期に可動域運動を開始するので，関節の動きがよい傾向にある．可動域運動を継続し，足関節すべての方向の自動介助可動域運動を追加する．

6) 筋 力
骨折を観血的整復内固定術で治療した場合は，適度なものからある程度強力なものまで，すべての方向で抵抗運動を続けることができる．患者はある程度の痛みに耐えて抵抗運動を行う必要がある．

保存的治療を行って安定している患者は，圧痛がなければ適度な抵抗運動を開始する．

患者はまた，大腿四頭筋，ハムストリングの等張性筋力増強訓練を行う．

7) 活動能力
骨折部が強固になれば，爪先をついて患肢を全荷重にて歩行可能である．

ズボンを履くときは，患肢から始める．

8) 歩 行
骨折部が強固になれば，患者を松葉杖もしくは歩行器から離して，可能な限り杖を用いるようにする．患者は正常歩行の回復を目的とする．ギプス固定が長期になった患者は，足関節が拘縮するため，扁平足歩行になりやすい．踵接地，足底接地，そして立脚中期，踏切りを再教育するべきである(図6-1，6-2，6-3，6-4，6-5参照)．足関節可動域が底背屈で改善すれば，歩行パターンは正常化に向かう．ジョギング，ジャンプ，ランニング，ツイスティングのような重力で連打する活動は，この時期全荷重になった患者でも，損傷後少なくとも12～16週は避けられるべきである．

b. 治療法：本骨折に特有な点

1) 観血的整復内固定術
すべての患者はギプスを除去する．骨折部は触診で圧痛がなく，安定していなくてはならない．X線写真で仮骨が認められ，もし骨折がほとんど転位していなければ，松葉杖もしくは歩行器を使って部分荷重から全荷重を始める．広範な粉砕や関節軟骨の損傷がある患者は，免荷から爪先荷重を続ける．

2) 創外固定
創外固定器を除去する．損傷部に圧痛がなく，X線写真で良好な治癒が認められる患者は，荷重と抵抗運動を進める．もし適切な治癒が認められなければ，治癒の進行がみられるまで下腿ギプスを装着する．

3) ギ プ ス
ギプスを除去し，骨折部の安定性と圧痛を調べる．もし圧痛がなく，動揺性がなく安定していれば，ギプスを除去し，足関節の可動域運動を開始する．骨折の転位がないもしくは最小限の患者は，X線写真で仮骨が認められ，触診で圧痛がなければ，松葉杖もしくは歩行器にて部分荷重を開始する．

創外固定もしくは牽引治療後にギプスを装着した患者や著しい粉砕骨折の患者では，圧痛がわずかであればギプスを除去する．松葉杖もしくは歩行器で免荷から爪先荷重を続ける．荷重を避けるように指導しても守れそうにない患者は，さらに4週間PTBギプスもしくは下腿ギプスを着用する．

● 処 方

℞ 8〜12週まで

①**注意点**：重たい力がかかる活動は避ける．

②**可動域**：固定性の良好な骨折では，足関節と距骨下関節のすべての方向で，より積極的な抵抗運動を始める．

固定性が不良な骨折では，足関節および距骨下関節の自動，自動介助，他動可動域運動を開始する．ギプス固定している患者は，MTP関節の自動可動域運動と，足関節・距骨下関節の等尺性運動をギプスの中で開始する．

③**筋力**：固定性の良好な患者は，底背屈と同じように，内外がえしの抵抗運動をより積極的に行う．

固定性が不良な骨折では，患者本人がコントロールして適度に抵抗運動を開始する．

④**活動性**：固定性の良好な骨折では，必要に応じて補助具を使いながら，可能な限り部分荷重から全荷重へと進める．

固定性が不良な患者は，補助具を用いて部分荷重を開始する．

⑤**荷重**：爪先荷重から全荷重．

C. 長期的予後と問題点

脛骨天蓋骨折では，天蓋部や距骨ドームの関節軟骨がある程度損傷される．その結果，患者の歩行能力に永続的な障害をきたしたり，その他の日常生活動作・活動が長期に障害される可能性がある．早期の変性変化は重大な足関節症性の疼痛を生じ，長期的には足関節固定術もしくは関節全置換術が必要になる可能性もある．

足関節の距腿関節窩および靱帯結合を適切に整復し，脛骨と腓骨を正常な長さに戻すことは，足関節の安定性および正常な機能のために必要不可欠である．診断が遅れたり不適切な治療が施されると，足関節の不安定性の結果，激しい足関節痛を生じるようになる．歩行を障害し，特に荷重時に激しい痛みを生じる．

足関節の靱帯損傷は，長期にわたる後遺症を生じる．特に外側靱帯では，不安定性を生じ，反復する足関節捻挫の原因となり，さらには脛骨距骨関節面の関節軟骨に障害を与える．重度の足関節外側靱帯損傷の患者は足関節の健全な機能を維持するために靱帯修復術が必要になることもある．

大きな骨欠損があり，二次的に骨折部の圧壊が起こるような患者は，関節面を整復しなければ脚長差が生じる．関節面が不整であると距骨が圧壊し，脛骨の関節面に食い込むようになる．脚長差は歩容異常になり，足関節関節面を傷害する．患者は靴底に補高し，脚長を同じにすることが必要である．脚長差は膝関節，股関節，腰椎に障害を与え，患者のすべての機能障害を増悪させる原因となる．

直後から1週まで	観血的整復内固定術	創外固定	ギプス
安定性	・なし．	・なし．	・なし．
整形外科	・腫脹軽減のため患肢挙上を行う．	・ピン刺入部を評価．	・中足骨部をトリミング． ・ギプス縁に適切なパッドを施す．
リハビリテーション	・中足趾節関節（MTP関節），膝関節の自動可動域運動．	・MTP関節，膝関節の自動可動域運動．	・MTP関節の可動域運動．

2週まで	観血的整復内固定術	創外固定	ギプス
安定性	・なし，または最小限．	・なし，または最小限．	・なし，または最小限．
整形外科	・縫合糸，ステープルの抜去． ・移植組織を評価．	・ピン刺入部を評価． ・接続部とバーの緩みをチェック．	・ギプスパッドとギプス縁をチェック．
リハビリテーション	・MTP関節，膝関節の自動可動域運動． ・外固定をはずして足関節の適度な自動可動域運動．	・MTP関節，膝関節の自動可動域運動．	・MTP関節の自動可動域運動．

4〜6週まで	観血的整復内固定術	創外固定	ギプス
安定性	・部分的に安定．	・部分的に安定．	・部分的に安定．
整形外科	・ギプスを装着していれば，適切なパッドか評価し，中足骨骨頭までトリミング．	・創外固定を除去し，ギプスや補助具へ変更．	・PTBギプスや下腿ギプスへ変更．
リハビリテーション	・MTP関節，足関節，膝関節の自動可動域運動．	・MTP関節，足関節，膝関節の自動可動域運動．	・固定器具内でMTP関節，足関節，膝関節の自動可動域運動．

6〜8週まで	観血的整復内固定術	創外固定	ギプス
安定性	・安定．	・安定．	・安定．
整形外科	・安定していればギプスの除去．	・不安定ならば固定器具を除去し，副子か他の補助具へ変更．	・不安定ならば下腿ギプスかPTBギプスへ変更．
リハビリテーション	・足関節，距骨下関節の抵抗運動を開始．	・足関節，距骨下関節の抵抗運動を開始．	・足関節，膝関節，MTP関節の自動可動域運動を継続．

8〜12週まで	観血的整復内固定術	創外固定	ギプス
安定性	・安定．	・安定．	・安定．
整形外科	・ギプスの除去．	・固定器具の除去．	・ギプスの除去．
リハビリテーション	・足関節，距骨下関節の抵抗運動を継続．	・足関節，距骨下関節の抵抗運動を継続．	・足関節，膝関節，MTP関節の自動，自動介助，他動可動域運動を開始． ・もしまだギプスをするなら，MTP関節の自動可動域運動と，ギプス内での足関節，距骨下関節の等尺性運動．

文　献

Bonar SK, Marsh JL. Tibial plafond fractures: changing principles of treatment. *J Am Acad Orthop Surg* 2:297–305, 1994.

Brumback RJ, McGarvey WC. Fractures of the tibial plafond: the pilon fracture. Evolving treatment concepts. *Orthop Clin North Am* 26:273–285, 1995.

Chapman M. Ankle injuries. In: Mann RA, ed. *Surgery of the Foot,* 5th ed. St. Louis: CV Mosby, 1986, pp. 572–576.

Geissler W, Tsao A. Tibial fractures. In: Rockwood CA, Green DP, eds. *Fractures in Adults,* 4th ed. Philadelphia: J.B. Lippincott, 1995, pp. 2036–2041.

Griffith GP, Thordarson DB. Tibial plafond fractures: limited internal fixation and a hybrid external fixator. *Foot Ankle* 17:8: 444–448, 1996.

Leone VJ, Reeland RT, Meinhard BP. The management of the soft tissues in pilon fractures. *Clin Orthop* 292:315–320, 1993.

Mann R. In: Chapman M, ed. *Operative Orthopaedics.* Philadelphia: J.B. Lippincott, 1993.

Manoli A II. Compartment syndromes of the foot: current concepts. *Foot Ankle* 10:340–344, 1990.

McFerran MA, Smith SW, Boulas HJ, et al. Complications encountered in the treatment of pilon fractures. *J Orthop Trauma* 6: 195–200, 1992.

Mizel M, Sobel M. In: Miller M, ed. *Review of Orthopaedics,* 2nd ed. Philadelphia: W.B. Saunders, 1996, pp. 241, 390.

Perry J. Ankle and foot gait deviations. In: Perry J, ed. *Gait Analysis.* Thorofare, NJ: SLACK, 1992, pp. 185–219.

Tile M. Fractures of the distal tibial metaphysis involving the ankle joint: the pilon fracture. In: Schatzker J, Tile M, eds. *The Rationale of Operative Fracture Care,* 2nd ed. Berlin: Springer, 1996, pp. 491–496, 605–607.

Trafton PG, Bray TJ, Simpson LA. Foot injuries. In: Browner B, Jupiter J, Levine AM, Trafton PG, eds. *Skeletal Trauma,* Vol. 2. Philadelphia: W.B. Saunders, 1992, pp. 1931–1941.

VanderGriend R, Michelson JD, Bone LB. Fractures of the ankle and distal part of the tibia. *Instructional Course Lectures* 46:311–321, 1997.

Yablon IG, Segal D. In: Evarts CM, ed. *Surgery of the Musculoskeletal System,* 2nd ed. New York: Churchill Livingstone, 1990, pp. 3849–3859.

CHAPTER 30

Treatment and Rehabilitation of Fractures

足関節骨折

Ankle Fractures

A. はじめに

1 定 義

足関節骨折は，内外果の骨折とともに脛腓骨の遠位関節面の骨折を伴う（骨幹部へ拡がった脛骨天蓋骨折は29章で述べた）．

足関節骨折はさらに細かく以下のように分類される．
- 外果単独骨折（関節外；図30-1, 30-2）
- 両果骨折（関節内；図30-3, 30-4）
- 内果骨折（関節内；図30-5, 30-6）
- 両果対応骨折（関節内）とは，外果骨折とともに距腿関節窩の内側が開いてしまうもの（図30-7, 30-8）
- 三果骨折（関節内）とは，内外果のみならず脛骨天蓋の後方（後果）にも骨折が及ぶもの（図30-9）

さらに足関節骨折は脛腓骨間の遠位靱帯結合も破断させる．すべての足関節骨折は何らかの靱帯損傷を生じる．

2 受傷機序

つまずいたり，ひねったりといった動作に伴う比較的弱い外力が，足関節骨折の最も多い原因である．交通事故による負傷などの直接・間接の強い外力もまた足関節骨折の原因になりうる．こうした骨折は足関節脱臼とともに，重大な軟部組織損傷を合併することが多い．

足関節損傷のパターンは，受傷時の足部の位置が回内位をとるか回外位をとるかによって決定される．足部の位置と変形をもたらす外力の組み合わせで，足関節骨折として特徴的なパターンを生じる．最も普通の変形をもたらす4つの外力は（頻度順で），回外・外旋，回内・外旋，回外・内転，回内・外転である（図30-20, 30-21, 30-22, 30-23, 30-24, 30-25参照）．地面に固定された足部の上を身体が動き，損傷を拡大させる．ひねりは外旋を生む．どちらかへ転ぶと内転ないし外転を生じる．

3 治療のゴール

a. 整形外科的目標

1) アライメント

距腿関節窩は外果，脛骨天蓋，内果の表面で形成された関節で，その下の距骨滑車と関節面を形成している．距腿関節窩の再建は，痛みのない足関節の荷重確保にとってきわめて重要である．天蓋の下に距骨の位置を確保することもまた必須である（図30-10, 30-11, 30-12）．

足関節では関節適合性をわずか1mm失うことで外傷後関節症につながり，長期にわたって重大な能力低下，疼痛，跛行を生じる．

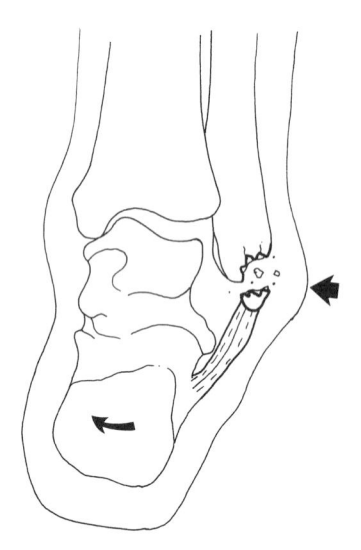

図30-1 外果骨折．外果遠位端が剥離する．

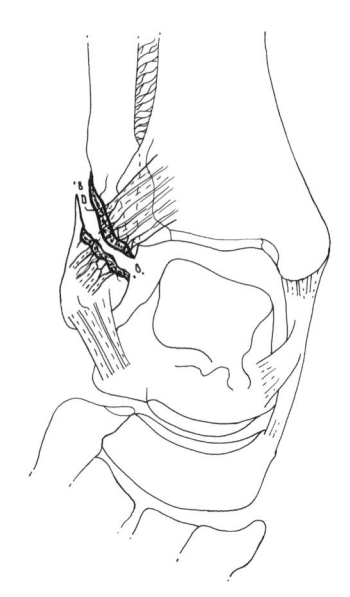

図30-2 外果単独骨折．足関節窩レベルでの外果の斜骨折である．

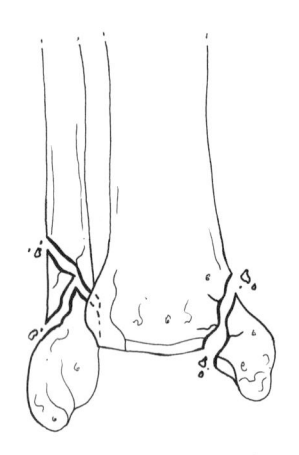

図30-3 内果斜骨折と腓骨遠位の両果骨折．

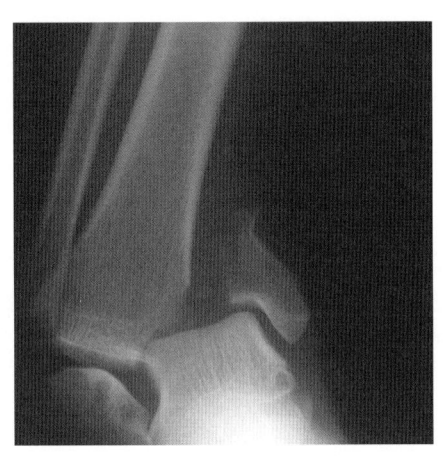

図30-4 足関節両果脱臼骨折．距骨の脛骨からの脱臼を伴う回外・内転型の足関節骨折の最重度例である．腓骨遠位の横骨折と垂直剪断型の内果骨折に注意．

2) 安 定 性

内果，外果，後果の再建は，足関節の静的（立位静止時）および動的（歩行時）安定性にとって不可欠である．

骨折に伴って傷ついた靱帯構造の再建ないし修復も，足関節の動的安定性と歩行時の適切な力学分布にとって大切である．この点は不安定性の反復する患者にとって特に重要で，その靱帯は手術的に再建しなければならない．

b．リハビリテーション的目標

1) 関節可動域

全運動面で足関節の全可動域を再獲得する．

足関節の不十分な整復，不十分な安定化は底背屈を中心に重大な可動域制限をもたらす．距腿関節に遺残した可動域制限は，その運動制限を代償する距骨下関節や横足根関節へのストレスを増大させる（表30-1）．

2) 筋　　力

骨折やその後の固定によって低下した以下の筋力を向上させる：

- 足関節および足部の底屈筋：

　腓腹筋

　ヒラメ筋

　後脛骨筋（内がえし筋としても作用）

　長趾屈筋

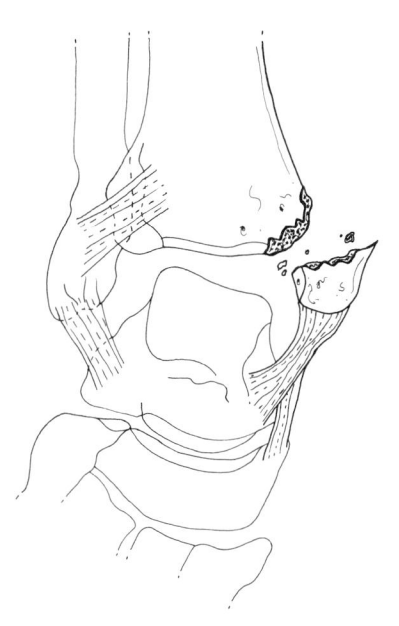

図30-5 内果骨折．骨折が脛骨天蓋の関節内面に達していることに注意．

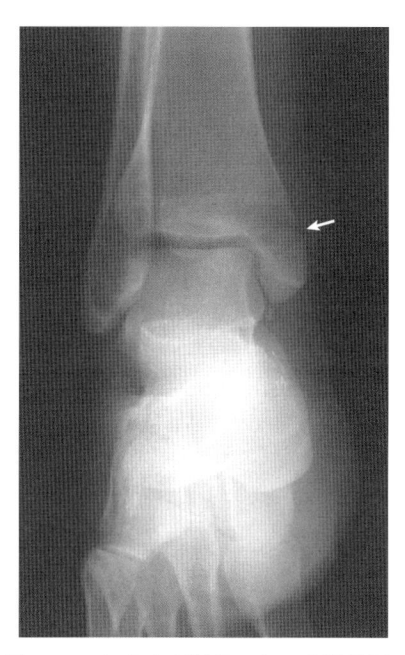

図30-6 ほとんど転位のない内果骨折．

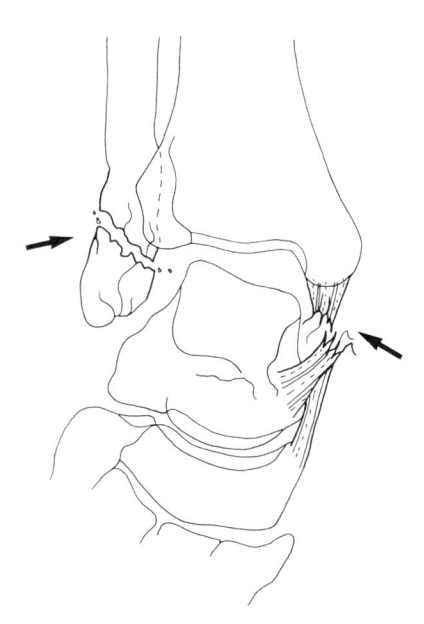

図30-7 足関節両果対応骨折．足関節窩レベルでの腓骨斜骨折と足関節内側での三角靱帯断裂（これは内果骨折と対応している）に注意．外果骨折に合併した内側の断裂により，脛骨下で距骨が外側に亜脱臼することが多い．

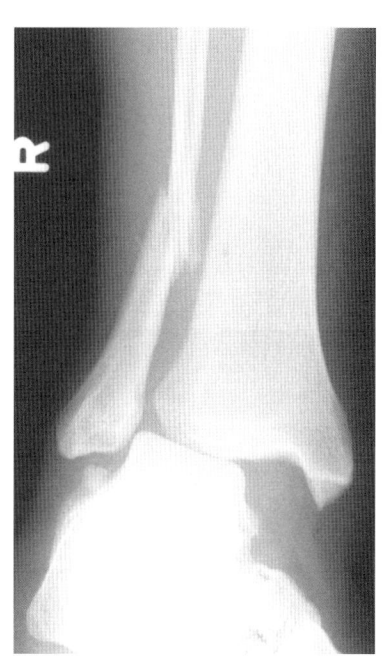

図30-8 足関節両果対応骨折．足関節窩レベル上での腓骨斜骨折と足関節内側での三角靱帯断裂があり，脛骨下で距骨が外側に亜脱臼していることに注意．三角靱帯の断裂は内果骨折と対応している．

長母趾屈筋
- 足関節および足部の背屈筋：
    前脛骨筋（足部の内がえし筋としても作用）
    長趾伸筋
    長母趾伸筋
- 足部の外がえし筋：
    長腓骨筋
    短腓骨筋
- 足部の内がえし筋：
    後脛骨筋（足関節底屈筋としても作用）
    前脛骨筋（足関節背屈筋としても作用）

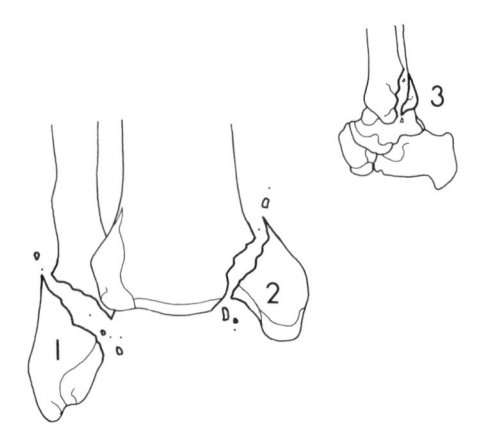

図30-9　三果骨折．足関節レベルでの外果骨折（1），内果斜骨折（2），後果骨折つまり脛骨後方の剥離骨折（3）に注意．

3）機能的ゴール

受傷前のレベルを取り戻す．

4　標準的な骨癒合期間

関節外の果部骨折（外果単独骨折）：6〜10週．
関節内の果部骨折（両果骨折，三果骨折，両果対応骨折，内果骨折）：8〜12週．

5　標準的なリハビリテーション期間

ギプス除去後に：
関節外の果部骨折：12〜16週．
関節内の果部骨折：16〜24週．

6　治　療　法

a．ギ プ ス

バイオメカニクス：応力分散機器．
骨折治癒様式：仮骨形成による二次的治癒．
適応：転位がなかったり，わずかであった果部骨折は，通常，足関節中間位とした大腿免荷ギプスで問題なく治療可能である．

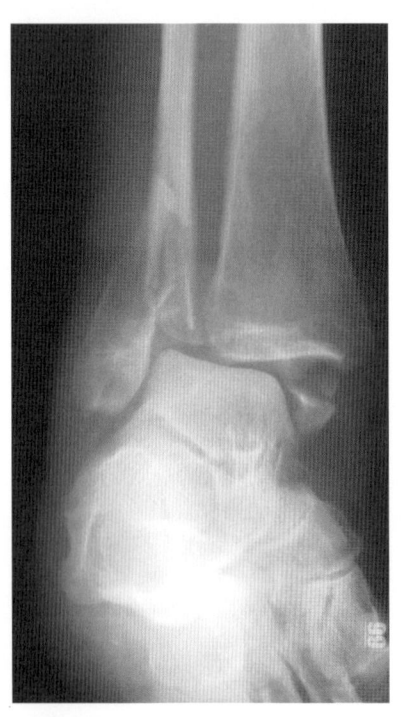

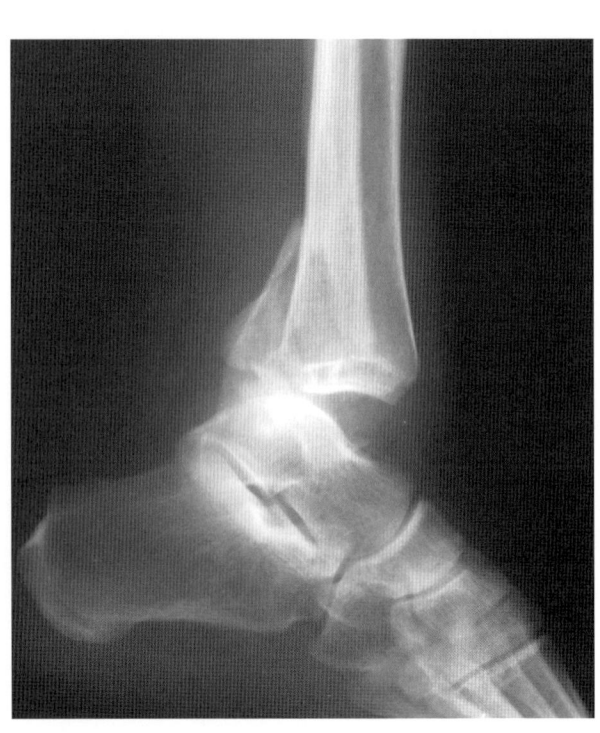

図30-9A，B　内果，外果，後果に及ぶ三果骨折．

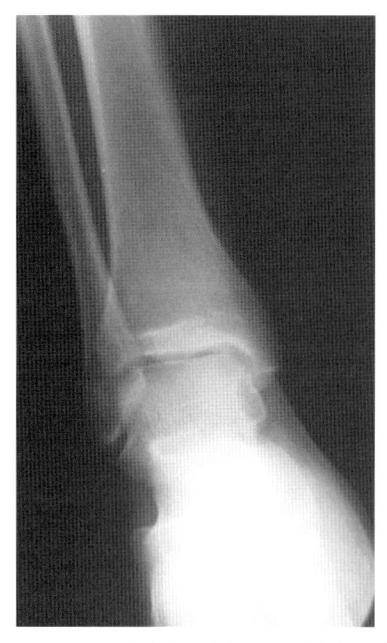

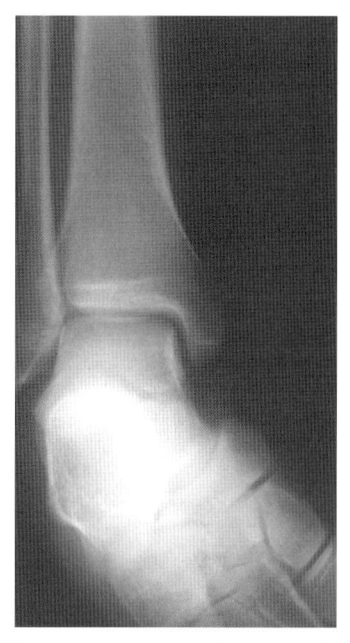

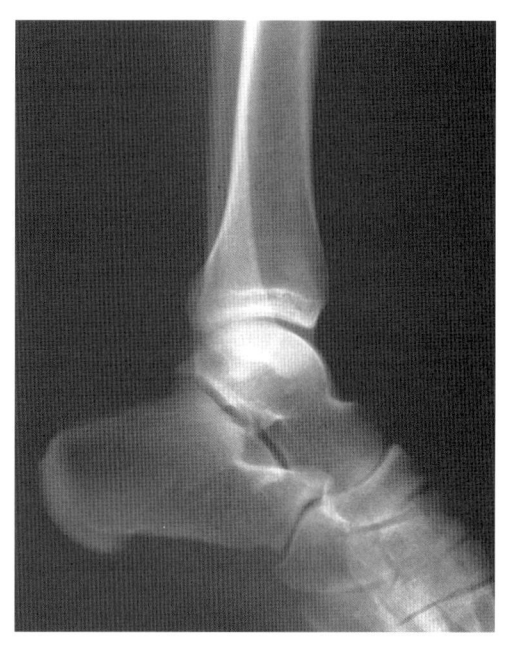

図30-10(左) 正常の足関節(正面像). 距骨が脛骨遠位(脛骨天蓋)の下にあることに注意.

図30-11(中央) 足関節窩像. 足関節正面像を20度内旋する(斜位像). この撮影法は, 距骨と外果上に脛骨天蓋が乗った足関節窩を見るために撮影する. 正常の関節を確認するには, 足関節窩像において内果と距骨, 脛骨天蓋と距骨, 外果と距骨の間の関節裂隙が同じに見えなければならない.

図30-12(右) 足関節側面像. この撮影法は外果と後果の骨折を見るのに使われる.

表30-1 足関節の可動域

運動の種類	正常可動域*	機能的可動域
底屈	45度	20度
背屈	20度**	10度
内がえし	35度	10度
外がえし	25度	10度

*：平均値. **：骨折後に最も可動域制限が起きやすい.

腓骨遠位の単独骨折もまた, この方法が用いられるが, 普通は, もし疼痛が許せば, 可能な限り荷重を許した下腿ギプスで治療される.

手術的治療を望まない, 軽度ないしは中等度の転位がある患者では, もし十分な整復(距腿関節窩の維持)が得られ, 足部がほぼ中間位で維持することができれば, 徒手整復とギプスで治療される. 3〜4週で十分な仮骨形成を伴う回復が確認されるまで, 患者は頻回にX線にて整復位の確認を行う必要がある. もし整復が失われれば, 再整復は無理なので観血的整復内固定術が適応となる(図30-13, 30-14).

b. 観血的整復内固定術

バイオメカニクス：強固な(圧迫)固定では応力遮蔽機器. 強固な固定でなければ応力分散機器.

骨折治癒様式：強固な固定では一次的治癒.

適応：転位のある果部骨折や脛腓靱帯結合の断裂は, 距腿関節(窩)の重大な亜脱臼・脱臼を生じる. 足部を極端な肢位にしないと解剖学的整復が困難なことも多い. 徒手整復が不可能であったり, 元来解剖学的に不安定な骨折では, 骨や軟部組織が治癒するまで足関節を固定するために, Kirschner鋼線(K鋼線), スクリュー, プレートを用いた観血的整復内固定術を必要とする. これにより患者は下腿ギプスで動くことができ, 大腿ギプスよりもずっと面倒がなく負担も軽くなる. また, より早期からの荷重もできる(図30-14, 30-15, 30-16, 30-17, 30-18, 30-19, 30-20, 30-21, 30-22, 30-23, 30-24, 30-25, 30-26, 30-27, 30-28, 30-29).

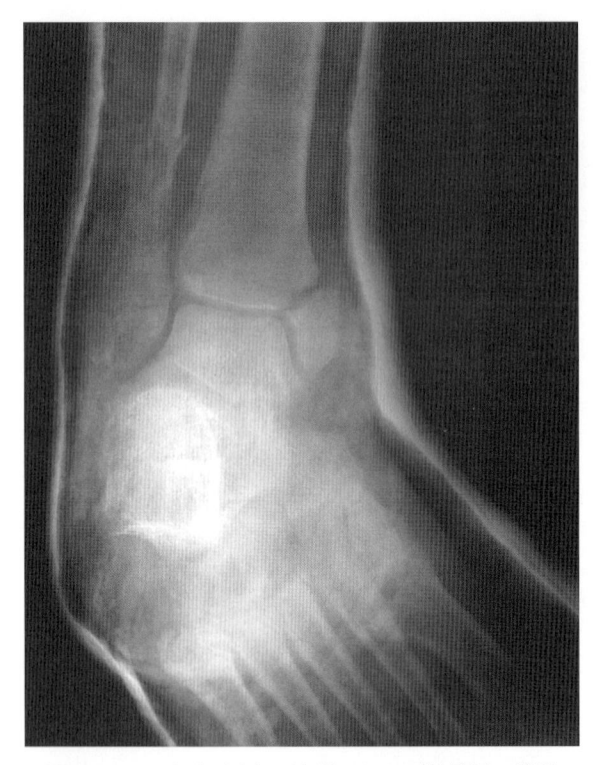

図30-13 ギプス固定で治療された両果骨折．腓骨の十分な骨性アライメントと骨折部にギャップの見える内果の不十分なアライメントに注意．骨折整復がギプスでは維持できないことがあり，この患者では観血的整復内固定術が必要となった．

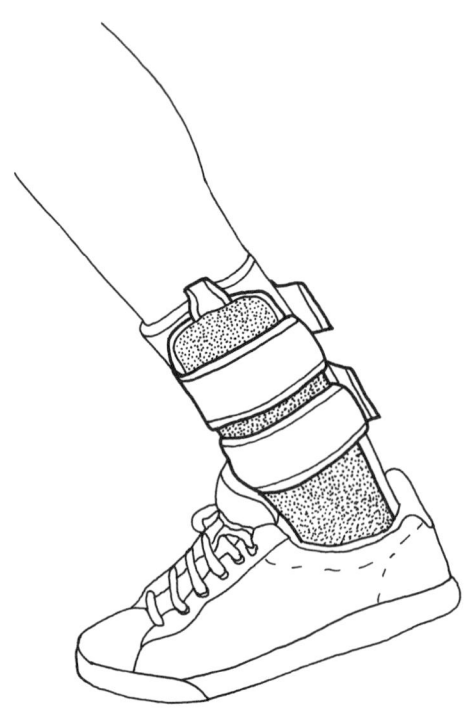

図30-14 術後疼痛を軽減させ，早期運動を可能とするために腓骨遠位の剝離骨折治療に用いられるあぶみ式エアギプス．

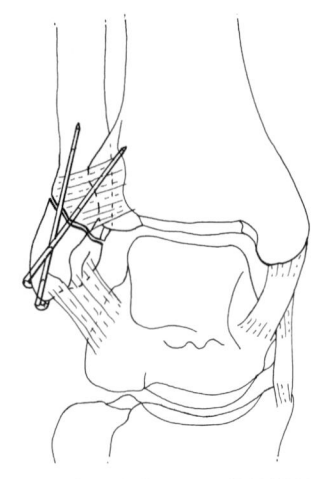

図30-15 ピン固定で治療された外果骨折であるが，プレート固定の代用であり固定性は劣る．

7　本骨折の注意点

a．年　　齢

　高齢者は皮膚と骨がともに治癒不良となる危険があり，また骨が脆弱でスクリューが十分に固定されない恐れがある．手術のもつ危険性と高齢患者に残る能力の低下を注意深く秤にかけて，完全な解剖学的整復をあきらめることも考えておかなければならない．

b．全身疾患

　大腿ギプスに要求されるエネルギー消費のために動けなかったり，ギプスによる長期固定が無理な皮膚や神経障害をもつ，全身疾患を合併する患者には手術治療が適応となる．全身疾患（例：糖尿病）を有する患者に対する種々の治療法の利害得失は，難治性の皮膚や感染と早期運動といった点から，慎重に検討しなければならない．

c．関節損傷

　足関節骨折は，内外果とともに20〜25％以上で後果にも骨折が及び，足関節の正常機能再建のために解剖学的整復を必要とする．もし骨折が脛骨天蓋や骨幹部に及ぶと，リハビリテーションに際して疼痛や有痛性（疼痛回避）歩行が妨げになる．外傷後関節症は足関節関節内骨折の後遺症である．骨折治癒後も耐え難い疼痛を訴える患者では，足関節固定術か人工足関節全置換術によって軽快する．

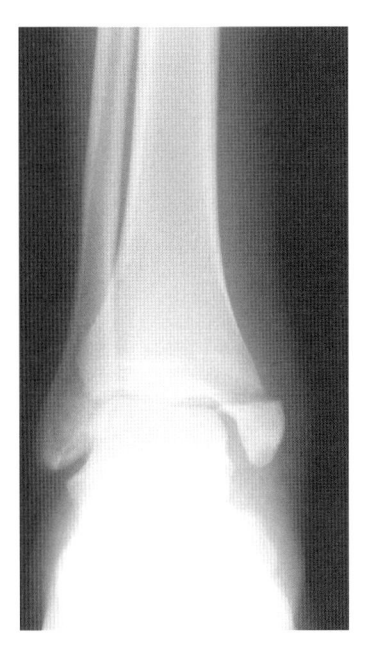

図30-16 内果骨折．内果の横骨折があり，内果骨片は転位し回旋していることに注意．

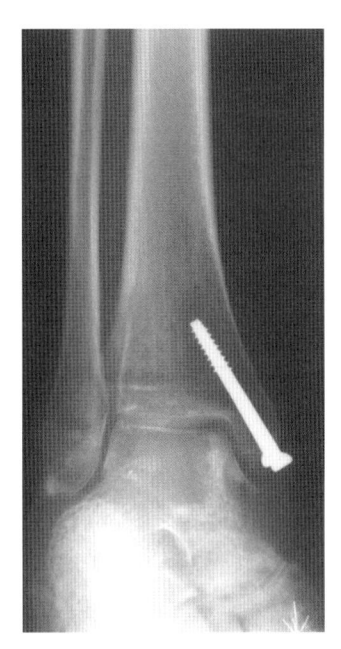

図30-17 平行刺入のスクリュー固定で治療された内果骨折．この固定は骨折間隙に圧迫力を加えるため望ましい．スクリューは遠位部のネジ山により，中枢骨片を引きよせる効果（ラグ効果）を生む．

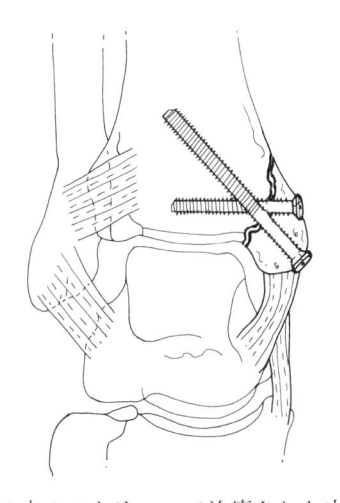

図30-18 2本のスクリューで治療された内果斜骨折．この固定は，引きよせ効果をねらって平行に刺入されたスクリューよりも効果がある．

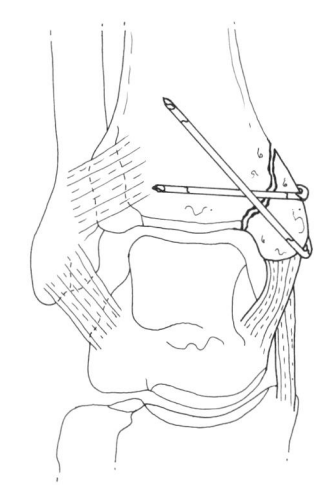

図30-19 ピン固定で治療された内果斜骨折．骨折部に引きよせ効果が加わらないので，ピン固定はスクリュー固定に比べると劣る．ピン固定では通常，早期運動は行わない．

d. 骨折型

足関節骨折は通常，内外果と後果（脛骨天蓋の後方部分），内側・前方・外側の靱帯複合体，遠位脛腓靱帯結合といった他の構造にも及ぶ．

足関節骨折にはDanis-WeberやLauge-Hansenによる分類がある．これらの分類は，しばしばみられる受傷機序と，足関節の骨と靱帯に加わった損傷が順を追って拡大していくとの一般的原則に基づいている．骨折の際に生じる靱帯と他の軟部組織損傷を合わせて考慮しなければならない．張りめぐらされた広範な靱帯組織が足関節を取り巻いている．内側の三角靱帯，外側の前距腓靱帯，そして外側の踵腓靱帯により動的安定性が得られている．足関節のすぐ近位にある遠位脛腓靱帯結合も，足関

324　Ⅲ．下肢の骨折

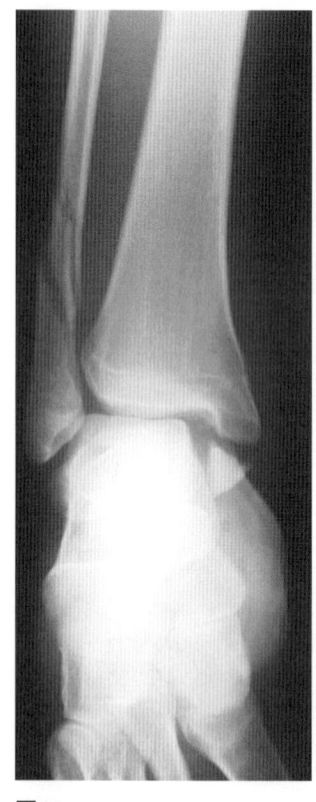

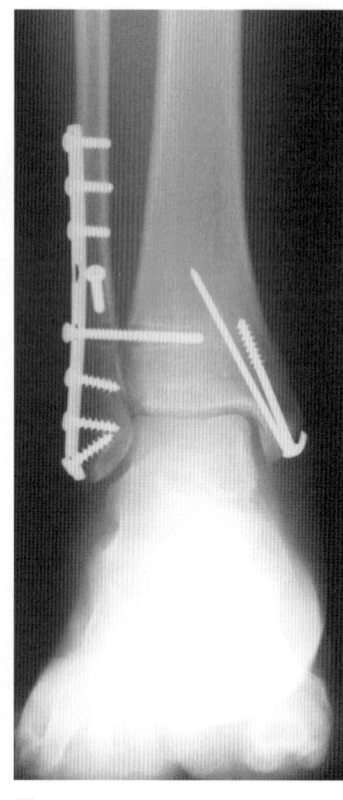

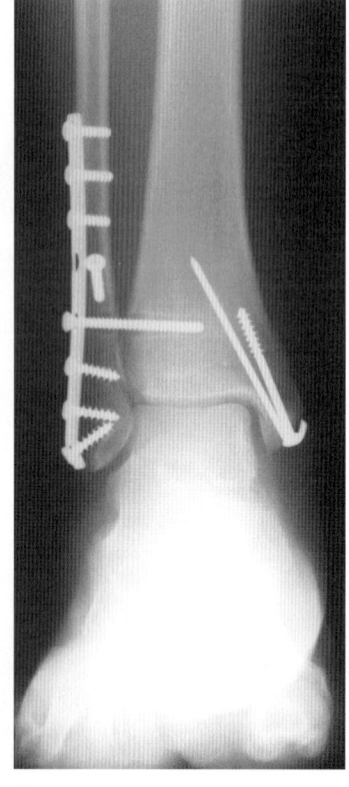

図30-20　　図30-21

図30-20　回内・外旋型の両果骨折．足関節窩レベル上での外果斜骨折と内果横骨折に注意．また足関節レベル上の外果骨折に合併した距骨の脛骨下外側亜脱臼があり，遠位脛腓靱帯結合の断裂を示すことに注意．この骨折は内外果の固定と靱帯結合の再建を必要とする．

図30-21　遠位脛腓靱帯結合の断裂を合併した足関節両果骨折．これは回内・外旋型損傷である．腓骨骨折は1/3円プレートとスクリューで，内果はラグスクリューとピンで固定され，靱帯結合は腓骨プレートを通した結合スクリューによって再建されている．

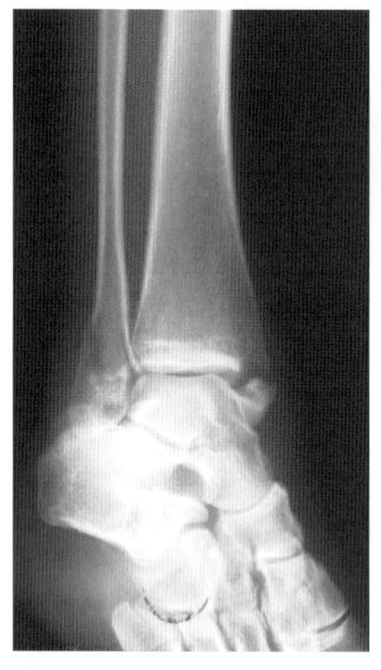

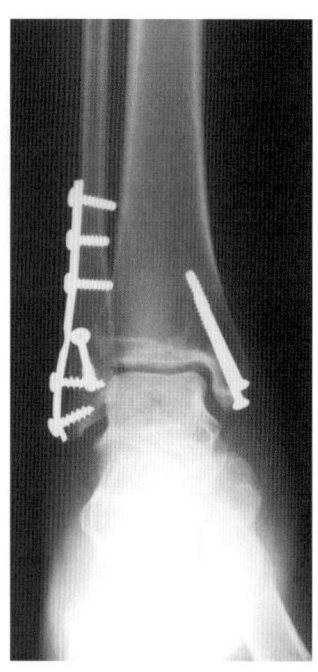

図30-22　　図30-23

図30-22　最も多い受傷機序である回外・外旋型の両果骨折．足関節レベルの腓骨斜骨折と内果斜骨折に注意．

図30-23　回外・外旋型の両果骨折．1/3円プレートとスクリューに加え，骨折間隙をラグスクリューで固定した腓骨骨折．内果は2本の平行なラグスクリューで固定している．

節の関節適合性の維持のためには不可欠となる．これらがすべて治療とリハビリテーションの際に考慮されなければならない．

e．開放骨折

　足関節のいかなる開放骨折も，最初から徹底的な洗浄およびデブリドマン，抗生物質の静注投与によって治療

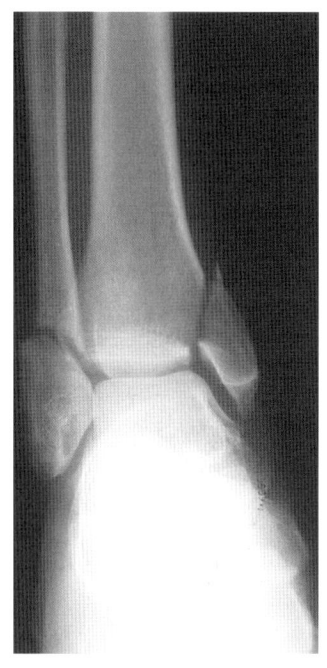

図30-24 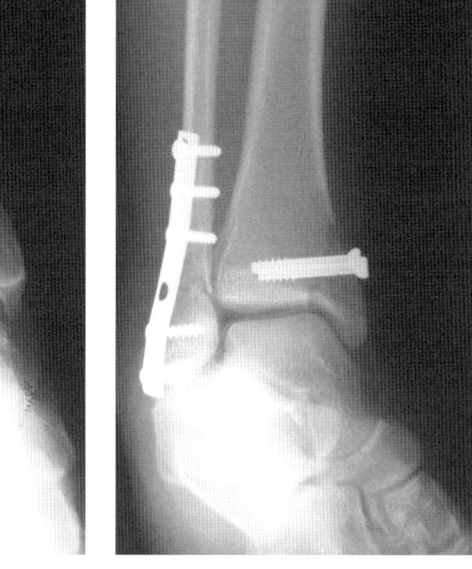　図30-25

図30-24　回外・内転型の足関節両果骨折．外果骨折は足関節レベルの横骨折で，内果骨折は垂直剪断型骨折である．

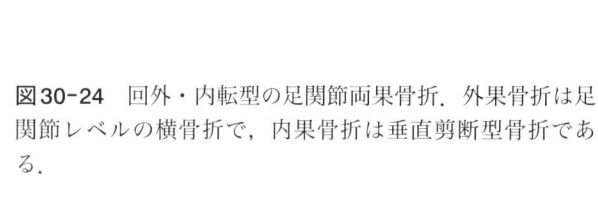

図30-25　1/3円プレートとスクリューで外果を，また骨折に対して垂直に2本の平行なラグスクリューで内果を固定した回外・内転型の両果骨折．骨折の整復固定後に足関節窩が再建されていることに注意．

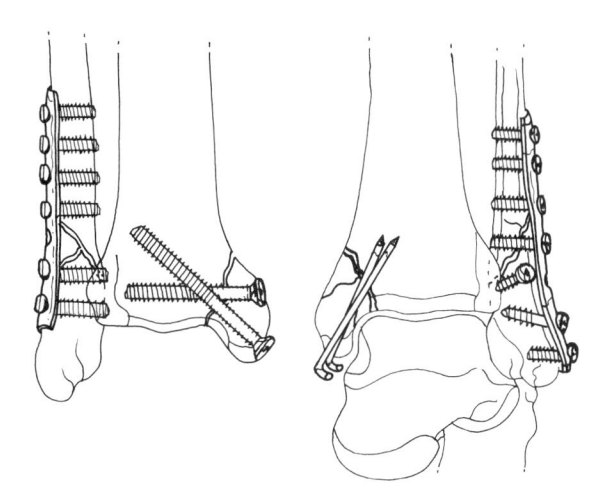

図30-26（左）　プレートとスクリューで外果を，また2本のラグスクリューで内果を固定した両果骨折．ラグスクリューは骨折間隙に圧力をかけるために最善の平行位置に置かれている．

図30-27（右）　プレートとスクリューで外果を，1本のラグスクリューで骨折間隙を治療した足関節両果骨折．内果は平行のピンで固定されている．この固定は，内果の骨折間隙に引きよせ効果をかけられるスクリュー固定には劣る．

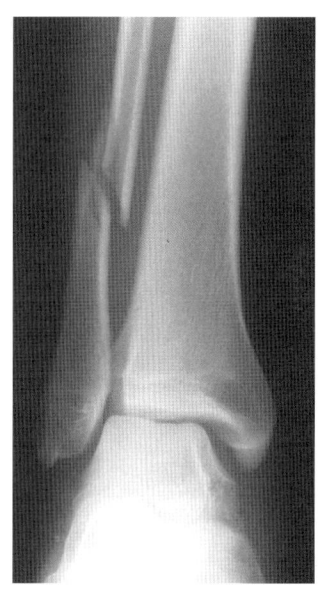

図30-28　足関節両果対応骨折．足関節窩レベル上での外果斜骨折と三角靱帯断裂による足関節窩内側の破断（これは内果横骨折に対応する）に注意．高位の腓骨骨折に合併した距骨の脛骨下外側亜脱臼があり，遠位脛腓靱帯結合の断裂ないし破綻を示すことに注意．この骨折はプレート固定，外果の整復，結合スクリューを用いた靱帯結合の整復によって治療される．

されなければならない．広範な軟部組織損傷や骨片の粉砕があっても，骨折に最小限の内固定は行ってよい．もしも可能ならば，観血的整復内固定術は受傷時に行うべきである．創外固定を適応することは，軟部組織の挫滅が損傷の中心であれば有用である．

f. コンパートメント症候群

足関節自体は通常，脛骨コンパートメント症候群には

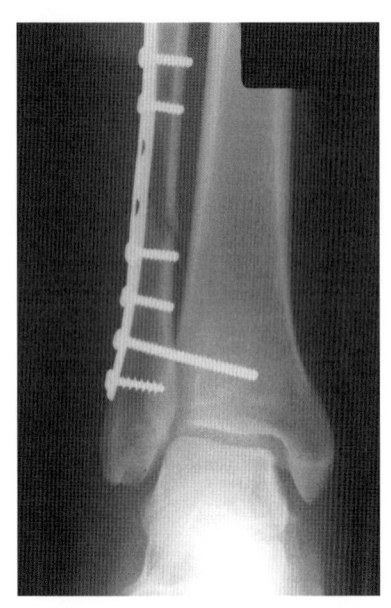

図30-29 外果の整復と，足関節窩に平行な腓骨プレートを貫く結合スクリューによって治療された両果対応骨折．足関節窩の整復と内側の開大スペース消失に注意．

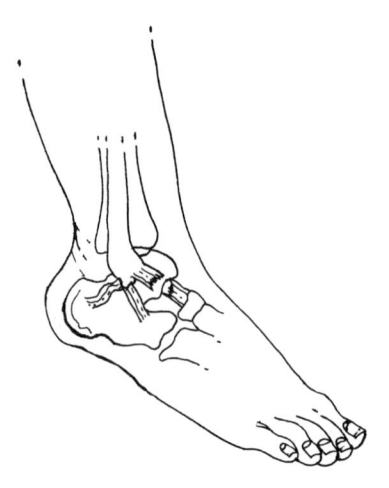

図30-30 足関節の外側靱帯捻挫．前距腓靱帯の断裂と踵腓靱帯，後距腓靱帯の脆弱化がある．内がえし型の足関節捻挫の反復は慢性の外側靱帯複合体脆弱化となり，足関節の不安定性へとつながる．

罹患しない．しかし足部への合併損傷，特に高エネルギー外傷（低エネルギーではなく）による足関節骨折があると，足部のコンパートメント症候群を引き起こすのに十分な腫脹を生じる．

コンパートメント症候群の疑いが，特に腫れた足や足関節にギプスを巻いた後に少しでもあれば，ギプスと綿包帯をすぐに切らなければならない．足部や下腿の筋内圧測定によって，筋膜切開の適応が示される．受傷後早期の軟部組織腫脹を十分乗り切れるようにギプスを二分割しておく必要がある．

重大な足関節脱臼骨折では，腱や腱鞘の損傷のために足関節底屈筋や腓骨筋群が筋力を失うことがありうる．下腿（まれではあるが）や足部のコンパートメント症候群を見逃すと，これまでに述べたどの筋の拘縮ももたらしうるので，重大な筋力低下，変形，可動域制限を残すことになる．

g. 腱・靱帯損傷

腱損傷は足関節骨折ではまれであるが，腱が骨折部で挟まってしまうことがある．足部外傷によるいかなる腱損傷でも，手術的修復を考慮しなければならない．もし転位した腱が整復を妨げるならば，手術で取り除く必要がある．

外側側副靱帯複合体の完全断裂は保存的に治療されている．手術的修復は足関節機能を向上させないことが示されている．しかしもし患者が反復する足関節捻挫による慢性化した不安定性を示すならば，外側靱帯複合体の再建は反復する足関節内がえし損傷の防止につながる（図30-30）．

内側靱帯複合体が単独損傷を受けることはまれである．時に内果骨折と合併して切れることがあるが，骨折の内固定で問題なく修復される．最も多いのが外果骨折と組み合わさったもので，両果対応骨折として知られる（図30-28，30-29参照）．

足関節面より近位で生じた腓骨骨折では，遠位脛腓靱帯結合も破断する．もし合併する骨折の整復後にも靱帯結合が不安定であれば，手術的に靱帯結合をスクリュー固定する必要がある．

後脛骨筋腱の断裂は，修復しないと症状のある扁平足変形にいたることが多い．足部を走る他の腱の損傷や断裂は，仮に修復されなくても著しい機能低下には結びつかない．

小趾伸筋といった腱では意味のある機能をもたず，機能低下のないまま瘢痕となっていく．

8　合併損傷

足関節骨折は高エネルギー，低エネルギー外傷のいずれでも起こりうる．いずれの場合でも足関節には軟部組織の腫脹があり，足部や下腿に及ぶことも多い．足背動脈や後脛骨動脈の拍動を注意深く調べ，軟部組織の腫脹を測定し，足部のコンパートメント症候群のスクリーニ

ングのために，最初の24時間は2時間ごとにチェックすべきである．足趾の他動可動域運動による疼痛の増悪と感覚鈍麻はコンパートメント症候群を示す所見である．足部や足関節の高度な腫脹は壊死となって足背の軟部組織，なかでも外側寄りの欠損を生じて，植皮術を必要とすることもある．

後脛骨神経の障害は，この神経が（足底）荷重面の知覚を司っているので，特に大きくなる．幸い，これはごくまれで，重大な関節破壊を伴う高エネルギー外傷に限ってみられる．もし修復不能であると，患者は足底に創を生じ，潰瘍や他の合併症を引き起こす危険性が高くなる．

足関節部を走る他の神経損傷はまれであり，高エネルギー外傷の際にみられるのみである．これらは瘢痕組織の中に埋まって有痛性神経腫となる．これは，損傷された神経を切り直し，瘢痕あるいは動きがあったり荷重を受けたりする構造から離れた，軟部組織や骨の中に深く引き込ませることで防止できる．

9　荷　重

当初，転位のない腓骨単独骨折を除いて，観血的整復内固定術またはギプスのいずれであっても荷重は許さない．安定な内固定でも6週までは免荷とし，十分治癒が進んでから，徐々に荷重を開始する．

10　歩　行

a．立脚期

立脚期は歩行周期の60％を占める．

1）踵接地

荷重が脛骨天蓋を通じて距骨表面に伝達されると，関節内骨折を負った患者には疼痛刺激となる．長期間の固定を受け，足関節の背屈筋（フットスラップ*を防ぐために，足関節の背屈か足部の減速を行う）の筋力低下を生じた患者では，筋痛を感じて最初のフットスラップを生じる．脛骨天蓋ないし距骨の軟骨面に損傷が生じると，残ったより狭い正常の関節軟骨への負荷が増加し，障害を生じる．荷重が脛骨骨幹部を通じて足部に伝達されると，神経末端は増加した圧力を受けて疼痛を増す結果となる．より狭い面積に増加した荷重が加わる結果，残った軟骨の急速な変性が起こる（図6-1参照）．

2）足底接地

脛骨が距骨上でねじれると，荷重を中足部に伝達して疼痛が持続する．この時点で足関節の底屈筋が収縮して腓腹部に筋痛と緊張を生じる．下腿前面の筋群（主に長母趾伸筋と前脛骨筋）は弱く，足底が床面に接するとき，他動的に引き伸ばされる．これが疼痛を起こす．さらに関節包が緊張し，荷重時に伸張され疼痛を生じる（図6-2参照）．

3）立脚中期

一側の立脚期が始まり，一般に歩行周期中で最も痛む部分となる．反対側の足が挙上されるにしたがい，足部は全体重を受ける位置をとる．増大した圧力は脛骨を通じて距骨に伝達され，足関節の障害を引き起こす．患者はこの時期を短くしようとして，患肢で可能な限り早く跳ねようとする（有痛性（疼痛回避）歩行：図6-3参照）．

4）踏切り

これは歩行周期のなかで最も痛まない部分である．患者は後足部での荷重を止めて，反対側へ荷重を移し始める．底屈筋が弱く関節包が緊張するので，患肢の踏切りが障害されやすい．一般に，患者の歩幅が短くなり，患肢での着地時間が短縮する．

b．遊脚期

遊脚期は歩行周期の40％を占める．

遊脚期では，背屈筋は足趾を持ち上げなければならない．これにより，足関節を通過する，障害を起こす恐れのある力が生まれる．踏切りが不十分で，患者が底背屈の程度を制限しようとする傾向があるので，足部が地面に引っかからないように膝を屈曲して代償する（図6-6，6-7，6-8参照）．

関節面のいかなる不適合，軟骨の損傷も，初期の変形性関節症の誘因となりうる．関節裂隙が狭くなり，距骨の上面を脛骨がすべろうとする際に，その移動の妨げとなる．関節面の破綻により，外傷後関節症の変化は距腿関節に強い疼痛を生み出す．この障害の解消に固定術が行われるが，滅多に適応にはならない．

距腿関節で吸収されない応力は，足関節での破綻を何とか代償しようとして，距骨下関節や内側足底アーチに伝達される．このためエネルギー消費が増大し，歩行の

---

*：踵接地直後に，体重負荷による足部の急激な底屈により地面を叩く現象．

スムーズな移行，前進が障害され，凹凸のある地面での正常な移動が阻害される．

B. 治療

治療：直後から初期（受傷日から1週まで）

骨癒合
①骨折部の安定性：なし．
②骨癒合の段階：炎症期．骨折部分の血腫では炎症性細胞が増殖し，骨折部の吸収が始まる．
③X線：仮骨形成なし．

a. 整形外科およびリハビリテーション上の注意

1) 理学所見

ギプスが緩いと患者が感じていないか注意する．足趾の毛細血管の圧迫後再充血と知覚をチェックする．足趾はピンク色で，軽い圧迫の後，瞬時に再充血しなければならない．他動的な足関節底背屈で疼痛の増悪がないか評価する．下腿遠位から足部にかけて腓骨神経深枝に圧迫が生じていないかを確認するために，ギプスは第1〜2趾間に届いて，丸い器具で軽く触れられるようになっていなければならない．この神経麻痺の合併はまれではない．

もし創外固定器が使われていれば，ピン刺入部に分泌物や発赤の所見がないかチェックし，適切に対処する．挫滅症候群の場合には，足背に皮膚壊死の所見がないか評価する．

2) 危険性を示す所見

脛骨コンパートメント症候群とともに足背部のコンパートメント症候群の所見がないか評価する．疼痛，異常知覚，ギプス障害の訴えに注意を払う．開放骨折であったり，骨折部に水疱形成のあった場合には，感染を示す発赤や滲出液がないかチェックする．腫脹を軽減させるため，患者に患肢を心臓のレベル以上に挙上し，足関節や足部にアイスパックを当てるように指示する．

3) X線所見

整復が失われていないか，正面像，側面像，足関節窩像（15度の内旋位）のX線を撮影してチェックする．もし観血的整復内固定術が行われていれば，すべてのスクリュー，プレート，K鋼線が本来の位置にあるかを確認する．もし骨折が前述のX線で十分評価できないならば，斜位像も撮影しなければならない．

4) 荷重

すべての足関節骨折は荷重をしてはならない．ただ一つの例外は他の靱帯・骨損傷のない腓骨遠位端単独骨折である．この場合は下腿ギプスを装着し，痛みの許す範囲で荷重してもよい．

5) 関節可動域

大腿ギプスの患者は中足趾節関節（MTP関節）の自動可動域運動を開始する．

観血的整復内固定術を行った患者では術後の下腿副子を維持し，膝関節とMTP関節の可動域運動を開始する．もし安定した固定が得られ，骨質もしっかりしていれば，患者は早期の足関節可動域運動を始めてよい．

6) 筋力

セット運動で大腿四頭筋の筋力を維持する．大腿ギプスの患者はギプスの中で膝伸展を行い，踵部をベッドから持ち上げることで，大腿四頭筋の等尺性運動を試みる．創外固定の患者もまた，大腿四頭筋強化を実行する．足関節の底背屈筋，内がえし・外がえし筋の筋力強化は行わない．

7) 活動能力

患者には杖などの補助具を使い，患肢に荷重をしないで，立位・支点移乗を行うように指導する．患者がズボンを履くには患肢から，脱ぐのは健肢から始める．

8) 歩行

患者は，両松葉杖を一組とし，健肢をもう一組とする免荷2点歩行を指導される（図6-16参照）．階段を上るには，患者はまず健肢を先に上げ，次いで杖と患肢を持ち上げてそろえる一側一段とする．階段を下りるには，まず杖を下ろし，次いで健肢を下ろす一側一段とする．

b. 治療法：本骨折に特有な点

1) ギプス

大腿ギプスの状況を評価する．ギプス縁に十分なパッドが当たっているかチェックする．ギプスは中足骨頭部まで延びている必要があるが，MTP関節は自由に動かせなければならない．腫脹によって皮膚に傷を生じていたり，チアノーゼやコンパートメント症候群の所見がないか，ギプス縁での皮膚を評価する．もし足底部のギプスが破損していれば，強化・修理する．MTP関節の可動域運動を続ける．下腿ギプスの患者では膝関節の可動

域運動を続けなければならない．

2）観血的整復内固定術

もし患者が下腿ギプスをしていれば，ギプス縁のパッドが十分かチェックする．またMTP関節が自由に動かすことが可能でなければならない．さらに膝窩部や腓骨頚部が，長すぎたり不十分なパッドのギプスによって刺激を受けていないかを確認する．ギプス縁での皮膚の傷に注意して適切なトリミングを行う．あらゆる傷やギプスの破損を処置する．

もし患者がまだギプスを装着していなければ，副子によって刺激や圧迫がないかを確認するためにパッドを調べる．感染の徴候がないかすべての創を調べる．膝関節の可動域運動，大腿四頭筋の筋力強化とともに，MTP関節の可動域運動を続ける．

● 処　方

第1病日から1週間

① 可動域：強固に固定された骨折では，MTP関節と膝関節の自動可動域運動を行う．足関節は動かさない．
強固に固定されていない骨折では，MTP関節の可動域運動を行う．足関節や膝関節は動かさない．
② 筋力：足関節や足部の筋力増強訓練は行わない．可能な限りで大腿四頭筋の等尺性運動を行う．
③ 活動性：補助具を使い，免荷にて立位・支点移乗および歩行を行う．
④ 荷重：転位のない腓骨遠位端骨折では可能な限りの荷重を行ってもよいが，これ以外は荷重を行わない．

治療：2週まで

骨　癒　合

① 骨折部の安定性：なし，または最小限．
② 骨癒合の段階：修復期の始まり．骨形成系細胞が骨芽細胞に分化し，線維骨を形成する．
③ X線：変化なし．骨折線は見える．仮骨は見られない．

a. 整形外科およびリハビリテーション上の注意

1）理学所見

足趾の毛細血管の圧迫後再充血と知覚をチェックし，もし可能ならば第1～2趾間も調べる．すべてのMTP関節，趾節間関節（IP関節）の自動・他動可動域をチェックする．

2）危険性を示す所見

内外果や脛骨前面，膝といった骨表面の突出部上の圧迫点によって生じる疼痛，異常知覚，ギプス障害の訴えに特に注意を払う．こうした部位は十分にパッドされていない恐れがある．

患者は皮膚に傷を生じる恐れのある高度の腫脹に気をつけなければならず，速やかに医師に注意を促さなければならない．患者は腫脹軽減のため，心臓のレベル以上に患肢を挙上するように指導される．

3）X線所見

整復が失われていないか，使用した内固定材料が元来の位置を保っているかを確認するために，正面像，側面像，足関節窩像のX線をチェックする（図30-10，30-11，30-12参照）．早期の仮骨出現を探す．前述のX線では骨折型が十分に把握できなければ，斜位像も必要になろう．

4）荷　　重

転位のない腓骨遠位骨折を除くすべての骨折で免荷を守る．強固な固定をされた骨折では，爪先荷重を許可する．

5）関節可動域

患者はMTP関節の自動・他動可動域運動を続ける．内固定を行い大腿ギプスを装着しなかった患者では膝関節の自動可動域運動を続ける．

6）筋　　力

疼痛がいったん消退すれば，患者は足趾の屈伸自動可動域運動を始める．足趾の反復運動は足関節をまたぐ屈筋・伸筋を強化する．

強固な固定を行った患者では，ギプスの中で足関節の底背屈等尺性運動を行うことができる．

大腿四頭筋の筋力を維持する．

7）活動能力

杖か歩行器を使った立位・支点移乗を継続する．

8）歩　　行

杖を用いた免荷歩行を続ける．転位のない腓骨骨折のように荷重が許されれば，患者は2点ないし3点歩行によって可能な限り荷重してもよい（図6-16，6-17参照）．

b．治療法：本骨折に特有な点

1）ギプス

MTP関節まで足趾が見えるようにギプスをトリミングする．通常，整復が失われない限り，この時期の受診までギプスは変更しない．足部やMTP関節部でギプスが壊れていれば，補強しておく．まだ腫脹が残っているので，おそらくギプスは緩くないはずである．MTP関節の可動域運動を行う．下腿ギプスの患者では膝関節の自動可動域運動を続ける．

2）観血的整復内固定術

創外固定を必要とする高度の開放骨折を除く，すべての患者でギプスを装着している．膝関節の可動域運動，大腿四頭筋の筋力増強訓練とともにMTP関節の可動域運動を継続する．

● 処　方

℞　2週まで

① 注意点：大腿ギプスや創外固定で治療された患者では，骨折は不安定である．
② 可動域：強固に固定された骨折では，MTP関節と膝関節の自動可動域運動を行う．足関節の可動域運動は行わない．
　強固に固定されていない骨折では，MTP関節の自動可動域運動を行う．足関節や膝関節の可動域運動は行わない．
③ 筋力：強固に固定された骨折では，足趾や足関節の底背屈筋の等尺性運動を行う．抵抗運動は処方しない．
　強固に固定されていない骨折では，筋力増強訓練を行わない．
④ 活動性：免荷にて立位・支点移乗を行う．歩行は補助具を用いて行う．
⑤ 荷重：腓骨遠位の安定な骨折を除いて荷重しない．強固に固定された骨折では，爪先荷重を行う．

治療：4～6週まで

骨癒合

① 骨折部の安定性：新鮮骨折では架橋性仮骨が見られるはずで，骨折は通常安定である．しかしこの仮骨強度は正常骨に比べ，特にねじり負荷に対して有意に弱い．
② 骨癒合の段階：修復期．さらなる仮骨の器質化と層板骨の形成が開始する．
③ X線：架橋性仮骨が皮質骨の骨膜表面の綿毛のような所見として確認される．スクリューとプレートで強固に固定された骨折では，仮骨は観察されず，骨折部の硬化と骨折線の不明瞭化がある．仮骨量は骨幹部のそれに比べると少ない．

a．整形外科およびリハビリテーション上の注意

1）理学所見

ギプスなしのX線検査のためにギプスをはずす．足関節の安定性，圧痛，可動域をチェックする．当初，大腿ギプスによって治療された患者は，足関節・膝関節ともに拘縮が高度になる恐れがある．

2）危険性を示す所見

骨折急性期に起因する腫脹は消退しているはずである．反射性交感神経性ジストロフィー（RSD）の指標となる所見（発赤，腫脹，血管運動性障害，知覚過敏，疼痛や骨折治癒段階からはずれた圧痛など）をチェックする．もしRSDの徴候がみられたならば，その患者にはより徹底的な理学療法プログラムを始めなければならない．

重度の軟部組織損傷があり痂皮形成が続く患者では，痂皮の下に壊死や感染の徴候がないか慎重に確認しなければならない．植皮の生着状況もチェックする．

3）X線所見

治療状況とともに整復が失われていないか，正面像，側面像，足関節窩像のX線を調べる．また内固定材料の状況も調べる．抜ける可能性のあるスクリュー，折損する可能性のあるプレートをチェックする．

4）荷　重

内固定を行い，すでに十分な骨硬化を示す患者では，患肢による爪先荷重を開始する．

もし十分な仮骨が見られれば，大腿ギプスから，下腿ギプス，PTBギプス，または歩行用支持装具（cam walker)＊に変更できる．しかし少なくともさらに2週間経過してから荷重を開始する．広範な軟部組織損傷があり，創外固定で治療された患者では固定器を除去する．もし皮膚に問題がなければ保護のための副子かギプスに替えて，免荷を維持する．

圧痛もなく転位もない腓骨遠位骨折の患者はギプスを除去し，可能な限りの荷重を開始する．

5）関節可動域

MTP関節と膝関節の可動域運動を続ける．もし患者が内固定を行い，すでにギプスをはずしていれば，可能な限りの足関節の自動底背屈運動と適度な内外がえし運動を加えてもよい．これは足関節の関節包の拘縮予防の一助になる．水治療法は可動域運動中の足関節拘縮の軽減に役立つ．

もし患者がまだギプスをしていれば，ギプスの中での足関節底背屈運動と内外がえし運動を行う．この段階でギプスは多少の可動域を可能とする緩さになっている．膝関節の自動可動域運動を続ける．

6）筋　　力

足関節の底背屈筋の等尺性運動を続ける．患者は大腿四頭筋の筋力増強訓練を継続しなければならない．すでにギプスが除去されていれば，内外がえし運動とともに腓骨筋群，後脛骨筋，前脛骨筋の筋力増強訓練を開始する．内外がえし運動には抵抗運動を処方してはならない．

7）活 動 能 力

爪先荷重を許された患者は，バランスと支持のために杖を用いる移乗動作に際し，患肢を使ってよい．

もし荷重がまだ許されなければ，杖を使った免荷移乗動作を続けなければならない．

8）歩　　行

免荷の患者は杖による歩行を続ける．

荷重開始を許可された患者は，両側の杖を一度に動かし，次いで患肢，健肢と動かす3点歩行を行う（**図6-17参照**）．階段を上る際に患者は健肢を先にして，杖，患肢と動かし，下りる際には杖を先にして，患肢，健肢と動かす（**図6-20，6-21，6-22，6-23，6-24，6-25参照**）．

b．治療法：本骨折に特有な点

1）ギ プ ス

患者の足関節可動域を評価する．固定後の関節は拘縮を生じやすい．不安定骨折における，疼痛を伴った拘縮による不快感と混同しないように注意する．もしX線にて仮骨形成が見られたなら，骨折部に患者が圧痛を訴えることは少なく，PTBギプスか下腿ギプスに替えて，部分荷重を開始してよい．また骨折部に圧痛を訴えたり，十分な仮骨形成所見のない患者では再度大腿ギプスに戻し，免荷を維持する．MTP関節と膝関節の可動域運動を続ける．

2）観血的整復内固定術

ギプスをはずし，足関節を調べる．術創に感染の徴候や皮膚の傷がないか評価する．もし圧痛がなく，X線上十分な仮骨形成と骨折線の硬化がみられれば，下腿ギプスを中止して，松葉杖による部分荷重を開始する．膝関節と足関節の自動可動域運動を処方する．

十分な治癒所見に欠け，診察で疼痛のみられた患者は下腿ギプスに戻し，松葉杖か歩行器を用いて2点歩行を行い，免荷を維持する（**図6-16参照**）．

内固定に創外固定を追加したまれな症例では，もし十分な治癒所見，およびギプスか装具に替えてもよい軟部組織の条件が整っていれば，創外固定器をはずす．もし軟部組織がまだ十分に治癒していなければ，足関節の安定を保ちつつ創を観察することのできる歩行用支持装具といった機器に変更しなければならない．

＊：固定性のあるパッド付きの下腿支持装具．踏みかえしを容易にするため，足底が舟底様になっている．

●処　方

℞　4〜6週まで

①**注意点**：不安定骨折や固定力の弱い骨折は，ギプスや歩行用支持装具で維持する．安定骨折はギプスをはずす．

②**可動域**：強固に固定された骨折では，MTP関節，足関節，膝関節の自動可動域運動を行う．

強固に固定されていない骨折では，MTP関節の自動可動域運動を行う．足関節や膝関節は固定器具の許す範囲で動かす．

③**筋力**：強固に固定された骨折では，足関節の底背屈筋および足関節や足部の内がえし・外がえし筋の等尺性・等張性運動を行う．抵抗運動は処方しない．大腿四頭筋の筋力増強訓練を続ける．

強固に固定されていない骨折では，ギプスの中における足関節の底背屈筋の適度な等尺性運動を行う．抵抗運動は処方しない．大腿四頭筋の筋力増強訓練を続ける．

④**活動性**：治癒所見のほとんどない骨折には，補助具を使い，免荷にて立位・支点移乗および歩行を行う．治癒所見のある骨折には，補助具による爪先荷重から部分荷重を行う．

⑤**荷重**：治癒所見のほとんどない骨折には免荷．触診で圧痛がなく，X線で安定と思われる骨折には部分荷重．転位のない腓骨遠位骨折では可能な限りの荷重とする．

治療：6〜8週まで

骨癒合

①**骨折部の安定性**：架橋性仮骨により，骨折は通常安定である．この仮骨強度は正常骨に比べ，特にねじり負荷に対して有意に弱い．理学所見でこれを確認する．

②**骨癒合の段階**：修復期．仮骨の器質化がさらに進み，層板骨の形成が継続する．再骨折を避けるために保護の継続が必要である．

③**X線**：架橋性仮骨が確認され，剛性の増加を示す．強固な固定では仮骨が少なく，骨折線はより不明瞭になる．内骨膜性仮骨による治療が優勢となる．

a. 整形外科およびリハビリテーション上の注意

1）理学所見

すべての骨折で診察とX線のためにギプスを除去する．骨折部の圧痛を調べる．創や手術部位の治癒状況，感染の徴候を評価する．RSDの指標となる皮膚変化や知覚変化を調べる．植皮部分を調べる．

2）X線所見

治癒状況とともに整復が失われていないか，正面像，側面像，足関節窩像のX線を調べる．内固定材料の位置と状況を調べる．

3）荷　重

転位のない腓骨遠位骨折と，内固定で治療されたすべての骨折では，骨癒合の所見があって，触診で骨折部に圧痛がなければ，徐々に部分荷重を増やしていく．

ギプスで治療された骨折で，診察で骨折に圧痛がなければ，部分荷重を開始する．

まだ頼りない軟部組織を持つ開放骨折では，骨折の治癒状態と軟部組織の許す範囲内で，爪先荷重から部分荷重を開始してよい．

まだ保護を要する骨折のある患者では，骨折を保護しつつ動きを許す歩行用支持装具を用いる．可動域運動時にははずし，下肢の安静時には副子として使用することができる．

4）関節可動域

足関節は固定に伴い拘縮が高度になる．自動・自動介助，そして適度な他動による全方向の可動域運動が行われる．もし必要ならば，（可動域を増大させ，不快感を軽減させるために）水治療法が処方される．患者は可動域を増大させるために，足でアルファベットを書くように指導される．

5）筋　力

適度な抵抗運動を開始する．患者は健側の足を使って抵抗を加える．足部の底背屈筋，内がえし・外がえし筋に等張性運動のような筋力増強訓練を処方する．大腿四頭筋の筋力増強訓練を継続する．

6）活動能力

移乗動作は患肢への部分荷重から全荷重で行う．免荷を要する骨折患者では，松葉杖を使って立位・支点移乗を行う必要がある．患者は患肢から先にズボンを履く．

7）歩　行

患者は徐々に松葉杖や歩行器から杖に移行して，正常の歩行パターンを再獲得しなければならない．踵接地，

足底接地，立脚中期，踵離地，そして踏切りの時期を強調して，再学習に努める．患者は長期にわたってギプス固定をしていたので，足底接地歩行を行う傾向がある．足関節底背屈筋が回復するに連れて，歩行パターンも改善する．ジョギング，ジャンプ，ランニング，ひねり動作といった衝撃的な活動は，少なくとも12～16週までは避けるべきである．

b．治療法：本骨折に特有な点

1）ギプス

ギプスをはずして患者を評価する．固定により関節は拘縮している．PTBギプスか下腿ギプスによって部分荷重を行っていた患者では，可能な限りで荷重を増やしてよい．PTBギプスや下腿ギプスに変更した患者では，部分荷重を開始する．この段階で骨折部に圧痛を訴えたり，仮骨所見がなかったりして，大腿ギプスを続けなければならない患者はまれである．MTP関節の可動域運動を続ける．

2）観血的整復内固定術

まだすんでいなければギプスをはずし，足関節を調べる．もし骨折部に圧痛がなく，X線上十分な治癒所見があれば，ギプスを中止して，部分荷重を開始する．すでにギプスをはずしていた患者では自動可動域運動を続け，この段階でギプスをはずした患者ではそれを開始する．

下腿ギプスを続ける必要のある患者では部分荷重を開始する．

内固定に創外固定を追加したまれな症例で，まだ創外固定器がはずされていなければ，はずしてよい．これらの患者には軟部組織損傷を管理するために，下腿ギプスや取りはずしの可能な副子といった代わりの支持が必要になる．

● 処　方

6～8週まで

① 注意点：不安定骨折や固定力の弱い骨折は，ギプスや歩行用支持装具で維持する．安定骨折はギプスをはずす．

② 可動域：強固に固定された骨折では，足関節・距骨下関節の自動，自動介助，他動可動域運動を行う．

強固に固定されていない骨折では，足関節・距骨下関節の自動・自動介助可動域運動を開始する．まだギプスを装着している患者では，MTP関節を自動で動かし，ギプスの中で足関節も動かすように努める．

③ 筋力：骨折の固定状態にかかわらず，足関節の底背屈筋および内がえし・外がえし筋の抵抗運動を開始する．

④ 活動性：強固に固定された骨折で，治癒所見を示したものには，補助具を使った部分荷重から全荷重を行う．補助具は必要に応じて使用する．

強固に固定されていない骨折では，移乗や歩行に際し，補助具を使った爪先荷重から部分荷重を行う．

⑤ 荷重：部分荷重から全荷重とする．

治療：8～12週まで

骨癒合

① 骨折部の安定性：高度の粉砕骨折を除いて安定である．

② 骨癒合の段階：リモデリング期．線維骨は層板骨によって置換される．リモデリング過程は完了までに数ヵ月から数年かかる．

③ X線：強固に固定された骨では骨折線が消失する．ギプスで治療された骨折では，内果や腓骨遠位の骨幹部に沿って少量の綿毛のような仮骨が見える．

a．整形外科およびリハビリテーション上の注意

1）理学所見

骨折部に残っている圧痛を評価する．手術が行われていれば手術創の状態を調べる．

関節可動域を調べる．長期間にわたってギプスをしていた患者では関節が拘縮している．ギプスで治療された患者で圧痛がなければ，ギプスをはずし，部分荷重とともに自動可動域運動を開始する．

2) 危険性を示す所見

発赤や感染の徴候がないか創や手術創を評価し，適切に処置する．RSDを調べる．骨折部に圧痛がないか調べる．もし骨折部に触診で圧痛があれば，荷重を制限しなければならない．

3) X線所見

骨折治癒とともに足関節のアライメントを評価するために，正面像，側面像，足関節窩像のX線を撮る．内固定材料の状況を調べる．

4) 荷　　重

観血的整復内固定術で治療されたすべての骨折は安定しており，患者は患肢への荷重漸増を始める．

ギプスで治療された患者で，十分な仮骨があり，骨折部に圧痛がなければ，こちらも部分荷重から全荷重へ進めていく．

5) 関節可動域

ギプスで治療された患者には関節包の線維化と緊張により高度な拘縮がみられる．足関節と距骨下関節の全方向に対する自動介助・他動可動域運動を開始しなければならない．

観血的整復内固定術で治療された患者は，より良好な可動域を示すことが多い．足関節の可動域改善のために，自動介助・他動可動域運動を処方する．足関節の底背屈では，足部や足関節をストレッチするのにタオルを使うと患者の助けになる．

6) 筋　　力

観血的整復内固定術で治療された患者では，足関節の全方向の漸増抵抗運動を継続する．患者は可能な限りの抵抗になるよう，これらの運動を調整しなければならない．足に付けた約900g（2ポンド）の重錘から開始し，徐々に約2.25～4.5kg（5～10ポンド）へと増量する．

ギプスで治療された患者では，もし骨折部が安定で圧痛がなければ，適度な抵抗運動を開始する．

患者はまた，大腿四頭筋運動を続ける必要がある．

7) 活動能力

移乗動作は患肢への部分荷重から全荷重で行う．患者はこの段階でも患肢から先にズボンを履く．

8) 歩　　行

患者は可能な限り松葉杖や歩行器から杖に移行して，正常の歩行パターンを再獲得しなければならない．踵接地，足底接地，立脚中期，そして踏切りの時期を再学習する．長期にわたってギプス固定をしていた患者は，足底接地歩行を行う傾向がある．足関節底背屈筋が回復すると，歩行パターンは改善することになる．ジョギング，ジャンプ，ランニング，ひねり動作といった衝撃的な活動は，少なくとも12～16週までは避けるべきである．

b. 治療法：本骨折に特有な点

1) ギプス

大部分の患者でギプスははずれている．診察で骨折部に圧痛を示す患者では，必要に応じてPTBギプスや下腿ギプスを継続する．こうした患者では骨に負荷をかけ，治癒を促進するために部分荷重を開始する．ギプスをはずした患者では，足関節の自動・自動介助可動域運動を行う．

2) 観血的整復内固定術

この治療法を選択した患者はよく治癒しているはずである．より積極的な可動域運動と，部分荷重から全荷重を継続する．ジョギング，ジャンプ，ランニング，ひねり動作といった衝撃的な活動は，骨折がまだこうした外力に耐えられないので避けるべきである．

● 処　　方

Rx　8～12週まで

① 注意点：基本的にはなし．

② 可動域：強固に固定された骨折では，足関節・距骨下関節の全方向の自動，自動介助，他動可動域運動を行う．

強固に固定されていない骨折では，足関節・距骨下関節の自動・自動介助可動域運動を開始する．まだギプスを装着している患者では，MTP関節を自動で動かし，ギプスの中で足関節も動かすように努める．

③ 筋力：強固に固定された骨折では，足関節の底背屈筋および内がえし・外がえし筋の漸増抵抗運動を開始する．

強固に固定されていない骨折では，適度な抵抗運動を続ける．

④ 活動性：強固に固定された骨折では，必要に応じて補助具を使いながら，移乗や歩行に際して，可能な限り部分荷重から全荷重へと進めていく．

強固に固定されていない骨折では，部分荷重を始める．移乗や歩行には補助具を使う．

⑤ 荷重：部分荷重から全荷重とする．

C. 長期的予後と問題点

　強固な固定が得られなかった患者には，まだ足関節の可動域制限が残っている可能性がある．自動介助・他動可動域運動を行われなければならない．漸増抵抗運動も足関節の筋力強化のために付け加えられる．

　跳んだり，はねたりする，反動的衝撃法（plyometric exercise）*は，機能的歩行や日常生活動作・活動には必要ない．筋力と運動能力を向上させたいスポーツ選手は，リハビリテーションの後半に反動的衝撃法と高度な技能練習を処方される．

　足関節骨折は通常，脛骨天蓋や距骨滑車の関節軟骨面に多かれ少なかれ損傷を及ぼす．このため外傷性関節症となり，患者の労働能力や他の日常生活動作・活動の能力に永く影響する長期にわたる慢性的能力低下を生じる．強い足関節部痛に進行する初期の変性変化も，障害が重大になれば最終的には固定術か人工関節置換術を必要とする．

　足関節窩と遠位脛腓靱帯結合の両者の適切な整復が，距腿関節の正常機能にとって不可欠である．骨硬化が始まるまで断裂が見逃されてしまい，整復が不可能であったり，あるいは整復と安定化が不十分であった患者では，足関節の不安定性による強い足関節部痛を生じる．これは歩行に影響し，さらなる歪みが軟部組織，腱，関節面に生じるので，患肢に荷重した際に足関節障害を引き起こす．

　足関節の靱帯損傷のいくつかも長期にわたる後遺症となりうる．特に外側において，外側側副靱帯複合体（前距腓靱帯，踵腓靱帯，後距腓靱帯を含む）の反復する不安定性と足関節のひねりは，足関節捻挫の反復と距腿関節面への損傷となる．足関節外側靱帯損傷の患者は，関節機能保持のために二次的再建を必要とする（**図30-30参照**）．

　固有知覚トレーニングはすべての患者，とくにスポーツ選手に行われなければならない．高度の技能を要するスポーツで再び負傷しないために，反射能力を再獲得する助けとして，足関節のテーピング，深めのスポーツシューズ，片脚でのバランス訓練の習得は重要である．

---

*：Stretch-shortening cycle（SSC）；スポーツ領域で主に行われる訓練で，遠心性収縮に引き続き，求心性収縮を連続的に行うもの．

直後から 1 週まで

	ギプス	観血的整復内固定術
安定性	・なし.	・なし.
整形外科	・ギプス縁に十分パッディングがあるかチェックする. 中足骨頭部分までをトリミングする. 必要に応じて, 補強や修理を行う.	・もし下腿ギプスが使われていれば, ギプス縁に十分パッディングがあるかチェックし, 中足骨頭部分までギプス足部をトリミングする.
リハビリテーション	・中足趾節関節 (MTP 関節) の可動域運動を行う.	・MTP 関節・膝関節の可動域運動を行う.

2 週まで

	ギプス	観血的整復内固定術
安定性	・なし, または最小限.	・なし, または最小限.
整形外科	・中足骨頭部分のギプスをトリミングする. パッディングを認める. 必要に応じて, 補強や修理を行う.	・中足骨頭部分のギプスをトリミングする. パッディングを認める. 必要に応じて, 補強や修理を行う.
リハビリテーション	・MTP 関節の自動可動域運動を行う. ギプスの中で大腿四頭筋の等尺性筋力増強訓練を行う.	・MTP 関節, 膝関節の自動可動域運動を行う. 大腿四頭筋の等尺性筋力増強訓練を行う.

4～6 週まで

	ギプス	観血的整復内固定術
安定性	・部分的に安定.	・部分的に安定.
整形外科	・もし安定性が得られていれば, PTB ギプスまたは下腿荷重ギプスに変更する. さもなければ大腿ギプスを続ける.	・もし安定性が得られていれば, ギプスをはずしてもよい.
リハビリテーション	・MTP 関節の可動域運動を続ける. 固定範囲に応じて, 足関節や膝関節の可動域運動を始める. 大腿四頭筋の等尺性運動と, 足関節底背屈筋の筋力増強訓練を行う.	・MTP 関節, 足関節, 膝関節の自動可動域運動を行う. 大腿四頭筋の等尺性運動と, 足関節の底背屈筋に対する筋力増強訓練を行う.

6～8 週まで

	ギプス	観血的整復内固定術
安定性	・安定.	・安定.
整形外科	・もし安定性が得られていれば, ギプスをはずしてよい.	・まだすんでいなければ, ギプスをはずす.
リハビリテーション	・MTP 関節, 足関節, 距骨下関節, 膝関節の自動・自動介助可動域運動を続ける. ・足関節の等張性・等運動性運動を行う.	・MTP 関節, 足関節, 距骨下関節, 膝関節の自動・自動介助可動域運動を続ける. ・足関節の等張性・等運動性運動を行う.

8～12 週まで

	ギプス	観血的整復内固定術
安定性	・安定.	・安定.
整形外科	・まだすんでいなければ, PTB ギプスまたは下腿ギプスをはずす.	
リハビリテーション	・足関節, 距骨下関節の自動, 自動介助, 他動可動域運動を始める. まだギプスを装着していれば, MTP 関節の可動域運動を継続する. 足関節のすべての筋群の漸増抵抗運動を行う.	・足関節, 距骨下関節の自動, 自動介助, 他動可動域運動を行う. 足関節のすべての筋群の漸増抵抗運動を行う.

文 献

Amendola A. Controversies in diagnosis and management of syndesmosis injuries of the ankle. *Foot and Ankle*, 13:44–50, 1992.

Chapman M. Ankle injuries. In: Mann RA, ed. *Surgery of the Foot*. St. Louis: C.V. Mosby, 1986, pp. 568–586.

Geissler W, Tsao A. Foot and ankle fractures. In: Rockwood CA Jr, Green DP, eds. *Fractures in Adults*, 4th ed. Philadelphia: J.B. Lippincott, 1995, pp. 2212–2235.

Manoli A II. Compartment syndromes of the foot: current concepts. *Foot and Ankle*, 10:340–344, 1990.

Mann R. Lower extremeties. In: Chapman M, ed. *Operative Orthopaedics*. Philadelphia: J.B. Lippincott, 1993, pp. 2143–2178.

Michelson JD. Fractures about the ankle. *J Bone Joint Surg Am*, 77:142–152, 1995.

Mizel M, Sobel M. Trauma—Section 1. In: Miller M, ed. *Review of Orthopaedics*, 2nd ed. Philadelphia: W.B. Saunders, 1996, pp. 390–391.

Perry J. Ankle and foot gait deviations. In: Perry J, ed. *Gait Analysis*. Thorofare, NJ: Slack, 1992, pp. 185–219.

Segal D, Wiss DA, Whitelaw GP. Functional bracing and rehabilitation of ankle fractures. *Clin Orthop*, 199:39–45, 1985.

Tile M. Fractures of the ankle. In: Schatzker J, Tile M, eds. *The Rationale of Operative Fracture Care*, 2nd ed. Berlin, Springer-Verlag, 1996, pp. 523–530.

Trafton PG, Bray TJ, Simpson LA. Fractures and soft tissue injuries of the ankle. In: Browner B, Jupiter J, Levine AM, Trafton PG, eds. *Skeletal Trauma*, Vol 2. Philadelphia: W.B. Saunders, 1992, pp. 1887–1931.

VanderGriend R, Michelson JD, Bone LB. Fractures of the ankle and distal part of the tibia. *Instr Course Lect*, 46:311–321, 1997.

Yablon IG, Segal D. Foot and ankle injuries. In: Evarts CM, ed. *Surgery of the Musculoskeletal System*, 2nd ed. New York: Churchill Livingstone, 1990, pp. 3827–3849.

CHAPTER 31

Treatment and Rehabilitation of Fractures

距骨骨折

Talar Fractures

A. はじめに

1 定義

後足部の骨折は，踵骨骨折と距骨骨折を含む．

距骨骨折は，距骨頚部・距骨体部・距骨骨頭，また骨軟骨骨折と外側突起骨折も含む（**図31-1**；**図31-2, 31-4, 31-7参照**）．

2 受傷機序

距骨の体部と頚部の骨折は通常交通外傷などの高エネルギー外傷によって起こる．頭部と後面の骨折は通常，軸方向の荷重によって起こる．骨軟骨骨折と外側突起骨折は，しばしば距腿関節あるいは距骨下関節の捻挫や，距骨下関節の骨折・脱臼に伴って認められる．

3 治療のゴール

a. 整形外科的目標

1）アライメント

解剖学的に距骨の関節面のアライメントを整復することは，足の他のどの骨よりも重要である．これは血行が少ないことによる阻血性壊死の危険が高いことによる

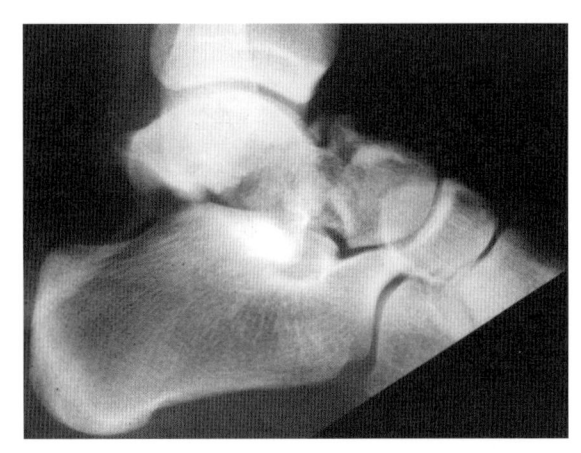

図31-1 交通外傷の高エネルギー外傷によって起こった距骨頚部骨折．徒手整復とギプス固定が試みられたが失敗した．観血的整復内固定が必要となった．

（**図31-11, 31-12参照**）．

2）安定性

距骨頚部骨折を固定で安定させることは距骨頭部の阻血性壊死の危険を減らすために必要である．距骨体部骨折は，距骨下関節の適合を回復するために安定させなければならない．距骨骨頭骨折は，距舟関節への荷重を伝達するために安定性が保たれなければならない．

b. リハビリテーション的目標

1）関節可動域

距腿関節と足部の関節の全方向の可動域を回復するこ

表 31-1　足関節の可動域

運動の種類	正常可動域	機能的可動域
底屈	45度	20度
背屈	20度	10度
内がえし	35度	10度
外がえし	25度	10度

と，

距骨下関節の全方向の可動域を回復すること（表31-1参照）．

距骨下関節を含む距骨体部の関節内骨折の場合，関節可動域制限が残ることがある．このため距骨下関節へのストレスが増加し，関節の変性と関節症性変化を起こす．

2）筋　力

足の以下の筋力を向上させる：

- 足の内がえし：

    後脛骨筋（内がえしと底屈，内側距骨舟状骨関節を支える）

- 足の外がえし：

    短腓骨筋

    長腓骨筋

- 足の背屈：

    前脛骨筋（足の背屈と内がえし）

    長母趾伸筋

- 距腿関節と足部の関節の底屈：

    腓腹筋

    ヒラメ筋

    短趾屈筋（踵骨結節から起始し，距腿関節は横断しない）

3）機能的ゴール

歩行パターンを正常化させる．

4　標準的な骨癒合期間

6〜10週．

5　標準的なリハビリテーション期間

12〜16週．阻血性壊死のある場合は，通常さらに手術と最長12ヵ月のリハビリテーションを要する．

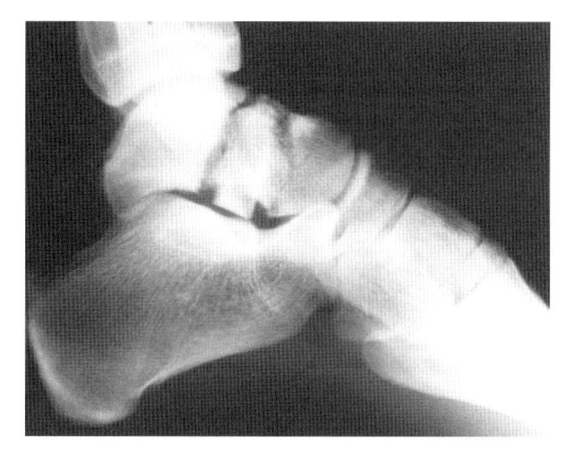

図31-2　距骨頚部骨折．徒手整復を試みたが失敗した．

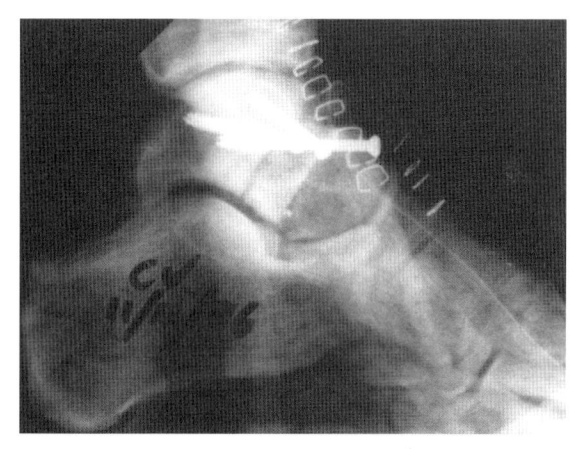

図31-3　観血的整復内固定された頚部骨折．術後は，初期は圧迫包帯を行った．腫脹が消えた後にギプス固定した．距骨骨折は踵骨骨折よりも腫脹が少ない．

6　治療法

a．観血的整復内固定術（複数のスクリュー使用）

バイオメカニクス：強固な固定による応力遮蔽機器．

骨癒合様式：一次的治癒．仮骨形成なし．

適応：距骨の転位骨折．距骨表面の60％以上は関節面である．距骨が関節しているすべての関節がほぼ正常な可動域を回復しなければ，正常な歩行メカニズムは得られない．距骨には腱や筋肉は付着していないので，血行は非常に制限され，特に距骨体部が亜脱臼あるいは脱臼したときに，阻血性壊死に陥りやすい（図31-11, 31-12参照）．観血的整復内固定によって，距骨体部および頚部骨折の場合の阻血性壊死の可能性を減らすことができる．距骨骨頭骨折では，あまり一般的ではないが，

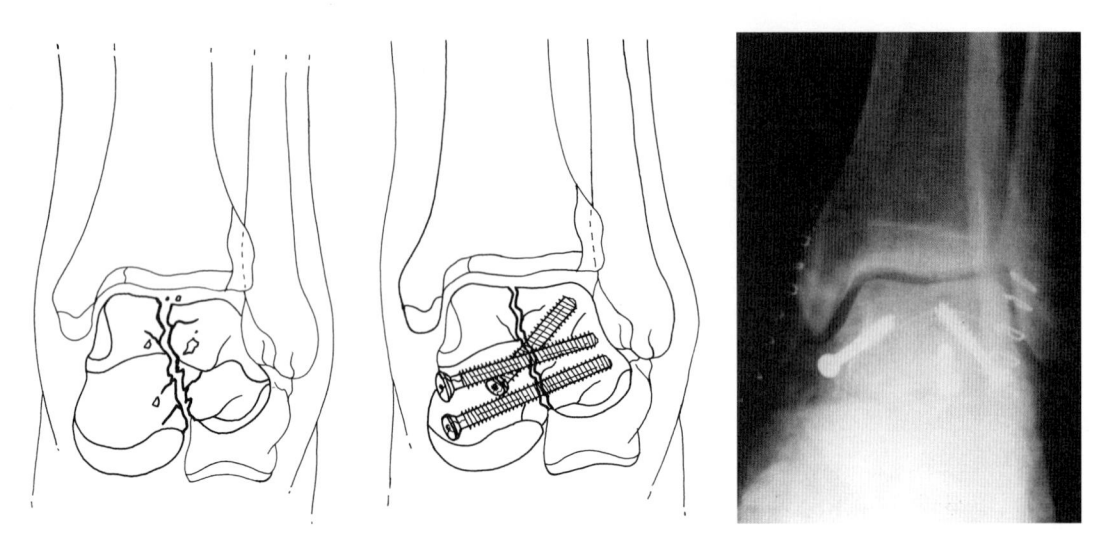

図31-4(左) 距骨体部骨折．距骨表面の60％以上は関節であるため，解剖学的にできるだけ正確に整復することが必要である．

図31-5(中央) 距骨の観血的整復・スクリュー内固定．距骨下関節を含んだ距骨体部の関節内骨折は可動域制限を残すことがある．腱や筋肉が距骨に付着していないことに注意．

図31-6(右) 距骨の観血的整復・ラグスクリュー内固定．距骨下関節の変性変化を最小限にとどめ，痛みのない歩行を回復するために，解剖学的アライメントを回復し，治癒過程を通して保つことが重要である．

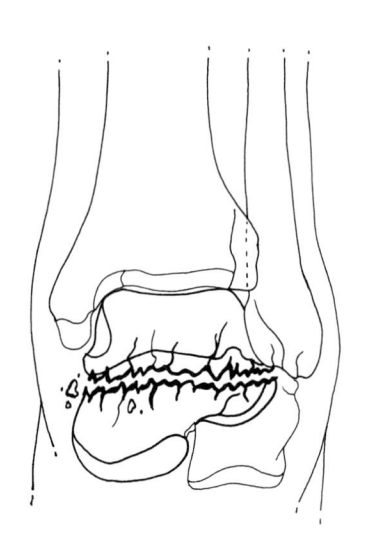

図31-7 距骨体部骨折

図31-8 解剖学的整復位を得るためにラグスクリューで距骨体部骨折を内固定．

潜在的な阻血を防ぐため大きな骨片は整復すべきである．術後初期は圧迫包帯を使用すべきである．浮腫が消失した後は，内固定した骨折をギプスで固定する．距骨骨折は踵骨骨折よりも腫脹が少ない（図31-2, 31-3, 31-4, 31-5, 31-6, 31-7, 31-8, 31-9, 31-10）．

b．ギプス

バイオメカニクス：応力分散機器．

骨癒合様式：仮骨形成による二次的治癒．距骨は主に海綿骨で成っているので，皮質骨が非常に薄く，骨膜が最小限しかないため，仮骨の生成量はわずかである．

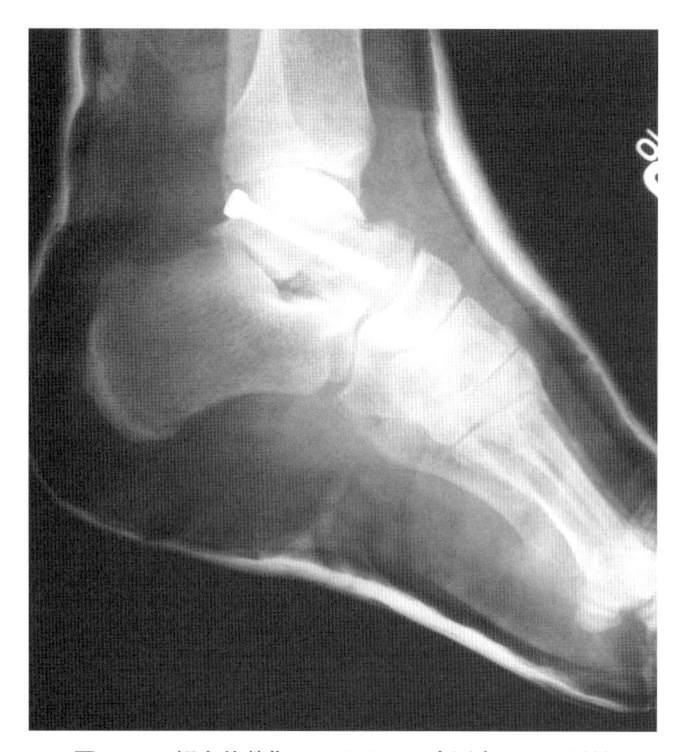

図31-9 観血的整復・スクリュー内固定された距骨頸部骨折．腫脹がごくわずかだったので，術後すぐにギプス固定した．

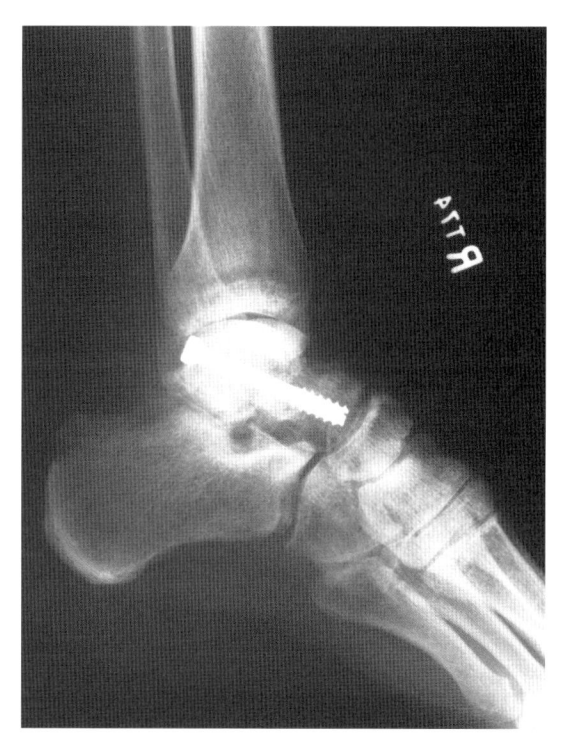

図31-10 距骨頸部骨折の観血的整復内固定術後．治癒している．距腿関節と距骨下関節の自動可動域運動を開始している．

適応：転位がない，あるいはわずかな距骨頸部骨折を解剖学的に整復できれば，ギプスで固定する．この方法の問題点は，ギプス固定のために，距腿関節と距骨下関節のリハビリテーションを成功させるために重要な早期の運動ができないことである．一般に初期治療としてのギプス固定は一時的なもので，最終的な治療法としては受け入れられないと考えるべきである．

7　本骨折の注意点

a. 年　齢

高齢者は距骨骨折後の関節拘縮を起こす危険性が高い．すべての年齢で阻血性壊死は起こりやすいが，循環系に問題のある高齢者はより危険性が高い．骨折以前に距腿関節・距骨下関節に関節症性変化をきたしている高齢者では，リハビリテーション期間は長期化し，あるいは終了できないこともある．

b. 関節損傷

距骨は約60％が関節面のため，ほぼすべての距骨骨折が関節内骨折となる．そのため解剖学的整復が最重要となる．距骨下関節の変性変化を減少させ，痛みのない歩行を回復させるために，治癒過程では常に解剖学的アライメントが保たれていることが重要である．

c. 位　置

筋肉は距骨に起始ないし停止していない．距骨骨折に関係して残る筋力低下は，固定と治癒期間中の廃用によるものである．距骨下関節の重度の脱臼によって，外側ならば腓骨筋腱，内側ならば後脛骨筋腱の外傷が合併することもある．

距骨骨折とくに阻血性壊死を起こした場合，下腿骨から足へ，そして後足部から中足部への荷重が明らかに障害される．痛みや歩行様式の変化によって，機能障害が非常に悪化することがある．

d. 開放骨折

距骨の開放骨折の場合，強力に洗浄，デブリドマン，抗生物質の静注を行わなければならない．内固定材料を使用した場合も感染の可能性は増加する．距骨の脱臼・亜脱臼を伴った開放骨折の場合，明らかな外傷のために希薄な距骨の血流がさらに阻害されているので，十分注意して観察すべきである．

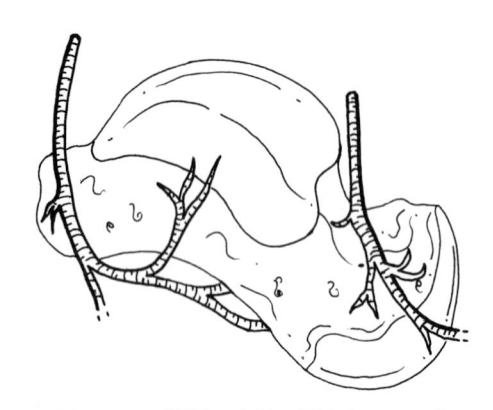

図31-11 距骨の血流が限られているため，特に距骨体部が亜脱臼または脱臼した後に，阻血性壊死を起こしやすい．

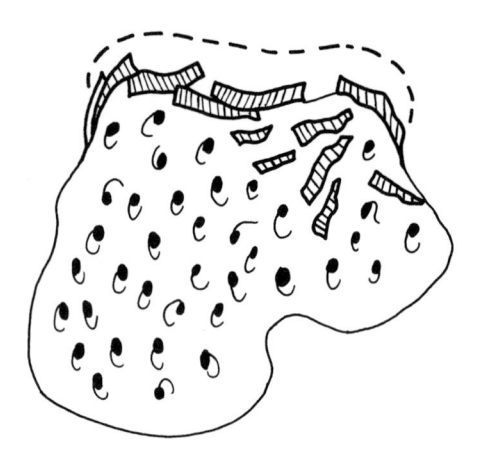

図31-12 距骨の阻血性壊死．距骨下関節のドーム状の骨が圧潰していることに注意．

e. 腱・靱帯損傷

距骨の重度の骨折および脱臼によって，外側に脱臼した場合，腓骨筋腱を損傷する．距骨の内側への脱臼によって，後脛骨筋腱が損傷する．これらの筋肉の機能を，患者が検査に耐えられるようになったら評価する．

8 合併損傷

ほとんどの距骨骨折では加わった外力が大きいため，腫脹に次いで軟部組織損傷を明らかに認める．開放骨折であっても，コンパートメントは腫脹し続けるので観察が必要である．足部のコンパートメント症候群の出現を注意して観察すべきである．

9 荷 重

距骨骨折は，初期には2〜5日間，圧迫包帯あるいはギプス固定して下肢を挙上する．歩行可能なギプスをつけたときに，固定が荷重に耐えられれば，荷重が許可される．距骨骨折の場合，距骨の血流を改善して阻血性壊死を防止するため（図31-11, 31-12），最初の3週間はできるかぎり足を挙上しておくことが非常に重要である．足を下垂すると，腫脹によるうっ血のために静脈還流が不十分になる．早期に運動することが最終的に満足な結果を得るために非常に重要なので，強固に内固定されている場合は，しばしば関節の運動を促進するために二分割したギプスあるいは着脱型の歩行用支持装具（cam walker）*を術後2週で使用する．理想的には3ヵ月は部分荷重を保つべきであり，その後，荷重に耐えることができ，X線上治癒の証拠が認められれば荷重を増やす．

10 歩 行

a. 立脚期

立脚期は歩行周期の60％を占める．

1）踵接地

体重が距骨下関節の後関節面にかかるにしたがって，最初の衝撃は明らかな不快感を生む．体重が後足部から中足部へと移って，前ないし内側関節面がかみ合うようになっても，この痛みは持続する．

距骨骨折は，踵接地の時期に，踵骨の後関節面が距骨の下面とかみ合うときにも痛みを生む．このとき，距骨は踵骨と距腿関節の下面との間に挟まれ，この2つの面から圧迫される．

立脚期を通して距骨が荷重されるため，距骨骨折が治癒する初期の段階では，患者は患肢を使う時間をなるべく減らそうとする．踵接地の衝突の角度は浅くなり，距骨を通じた荷重の最大値を減らすため，足の底屈を保とうとする（図6-1参照）．

---

*：固定性のあるパッド付きの下腿支持装具．踏みかえしを容易にするため，足底が舟底様になっている．

2）足底接地

歩行周期のこの部分では，後関節面から前・内側関節面と距舟関節へと荷重が移動しつつあるため，やはり痛みが生まれる．踵骨の関節面と距骨体部・頚部に明らかに荷重がかかる（図6-2参照）．

3）立脚中期

片脚立位の時期にも距骨が圧迫され，距舟関節で完全にかみ合うため，通常痛みを伴う（図6-3参照）．

4）踏切り

この時点でも，距骨頭部が舟状骨に押しつけられ，荷重が中足部から前足部へと伝えられるため痛みを伴う．患者はこの力の伝導を制限するため，距腿関節の底屈量を減らそうとする．こうして患肢では踏切りは十分行われないため，歩行周期においての踏切りの部分は制限される．荷重の時期は常に痛みを伴うので，立脚期を減少させるために有痛性（疼痛回避）歩行となる（図6-4，6-5参照）．

b. 遊脚期

遊脚期は歩行周期の40％を占める．通常距骨骨折には影響されない．

距骨の亜脱臼・脱臼による腓骨筋腱または後脛骨筋腱の損傷など，距骨の重度の骨折によっては，歩行周期は非常に影響されうる．距骨の関節面の不整による明らかな痛みがあれば，痛みと足の機能改善のために固定術が必要なことがある（図6-6，6-7，6-8参照）．

B. 治　療

治療：直後から初期（受傷日から1週まで）

骨癒合
①骨折部の安定性：なし．
②骨癒合の段階：炎症期．骨折部分の血腫では炎症性細胞が増殖し，骨折部の吸収が始まる．
③X線：仮骨形成なし．骨折線が見える．

a. 整形外科およびリハビリテーション上の注意

1）理学所見

疼痛，感覚障害，ギプスの不快感はコンパートメント症候群を示すものとして特に注意する．圧迫包帯とギプスの具合をすべてチェックする．毛細血管の圧迫後再充血と知覚をチェックする．足趾はピンク色であり，軽く圧迫した後に素早く再充血する．足関節と足部で腓骨神経が圧迫されていないか確かめるために，足の第1〜2趾間を鈍い針で軽くつつくこともできるだろう．明らかな浮腫や骨折時の水疱が認められないか評価する．

2）危険性を示す所見

足の明らかな軟部組織の腫脹がある場合，コンパートメント症候群の危険性が増す．疑うべき症状として，明らかな腫脹，皮膚の緊張，骨折時の水疱の存在が含まれる．強い痛み，感覚障害，ギプスや圧迫包帯の不快感の訴えにとくに注意する．骨折時の水疱がある患者の場合，皮膚に発赤あるいは滲出液があれば，それは感染を示しているかもしれない．患者は下肢を心臓より高く上げ，足関節と足に氷嚢を置いて腫脹を軽減する．

3）X線所見

整復が失われていないか，足の正面・側面像を撮影しチェックする．

4）荷　重

距骨のどの型の骨折でも免荷とする．最初の週の大半は，浮腫を防ぐためにベッド臥位で足を心臓より高く上げておくべきである．

5）関節可動域

骨折が強固に固定されている場合，初期の痛みが消失していれば，ギプス交換の合間に足関節の自動可動域運動を，底背屈・内外がえしについて可能な範囲で開始する．骨折が内固定されていない場合は可動域運動は避ける．膝関節と中足趾節関節（MTP関節）の自動可動域運動を行うべきである．

6）筋　力

大腿四頭筋筋力を保つため大腿四頭筋訓練を処方する．

7）活動能力

ズボンは患肢から履き，健肢から脱ぐように教育する．

ベッドから椅子あるいはその逆の立位・支点移乗では，免荷とする．移乗と歩行の際には，松葉杖や歩行器などの補助具を必要とする．

8）歩　行

患肢は免荷で，松葉杖あるいは歩行器を使った2点歩行とする．階段を上る場合は，健側を最初に上の段に上げて，患肢と松葉杖を同じ段に上げる．下る場合は，松

葉杖を最初に下ろして，健側を下ろす（図6-20，6-21，6-22，6-23，6-24，6-25参照）．

b．治療法：本骨折に特有な点

1）観血的整復内固定術

腫脹が高度ではなく水疱がなければ，ギプスを最初の2〜5日使用してもよい．ギプス交換の間，腫脹を減らすため足関節と足部の可動域運動と等尺性運動を開始する．十分パッドが当たっているか，ギプスの隙間を確認する．再度，MTP関節が完全に動くか注意する．ギプスの縁で皮膚が損傷していないか確認して，適切にギプスをトリミングする．ギプスが壊れるか緩んだ場合，必要に応じて修理する．

2）ギプス

ギプスの状態を評価する．ギプスの隙間は十分にパッドが当たっていなければならない．MTP関節は自由に動き，膝関節は完全に屈伸できるべきである．ギプス縁の皮膚を評価し，腫脹による皮膚の損傷，あるいはチアノーゼやコンパートメント症候群の所見がないか確認する．足底でギプスが壊れていた場合，補強あるいは修理すべき時期である．

● 処　方

> **Rx 第1病日から1週間**
> ①注意点：観血的整復内固定されていない場合，固定は強固ではない．他動可動域運動は避ける．
> ②可動域：足趾，MTP関節，膝関節の自動可動域運動を行う．強固に固定されていない場合，距腿関節・距骨下関節はギプス固定前に動かしてはならない．
> ③筋力：足関節，足部の筋力増強訓練は行わない．
> ④活動性：免荷の立位・支点移乗．補助具を使った歩行．
> ⑤荷重：免荷．

治療：2週まで

> **骨癒合**
> ①骨折部の安定性：なし，または最小限．
> ②骨癒合の段階：修復期の始まり．骨形成系細胞が骨芽細胞に分化し，線維骨を形成する．
> ③X線：変化は認められない．骨折線が見える．仮骨形成なし．

a．整形外科およびリハビリテーション上の注意

1）理学所見

足趾と，もし可能なら第1〜2趾間の背側の毛細血管の圧迫後再充血と知覚をチェックする．すべてのMTP関節と趾節間関節（IP関節）の自動・他動可動域をチェックする．ギプスを交換する．足関節と踵の皮膚に，感染や腫脹による皮膚の損傷が認められないか検査する．抜糸を行う．

2）危険性を示す所見

痛み，感覚障害，ギプスの不快感の訴えに特に注意する．患者にはどんな程度の腫脹によっても皮膚が損傷することがあることを注意させ，すぐに医師に知らせるようにすべきである．腫脹を減らし循環を改善するため，下肢はできるかぎり心臓より高く上げ続けるように助言する．

3）X線所見

正面像と側面像をチェックする．整復が失われていないか，内固定材料が移動していないか，移植骨が突出していないかチェックする．この時点では，距骨に阻血性壊死があるかを検討するには早すぎる．

4）荷　重

距骨骨折が強固に固定されている場合，固定器具や痛みに問題がなければ，爪先荷重を始めてよい．どのような荷重であっても補助具は必要である．

5）関節可動域

観血的整復内固定されている場合，装具をはずして距腿関節や距骨下関節を動かせるように二分割した下腿ギプスか歩行用支持装具を使用すべきである．

6）筋　力

大腿四頭筋筋力を保つ．痛みがなければ，繰り返し屈伸することで足趾の筋を訓練する．

7) 活動能力

松葉杖や歩行器を使って爪先荷重で移乗してよい．

8) 歩　行

距骨骨折の患者は，両松葉杖で免荷歩行を続ける．
強固に固定されている場合，補助具を使いながら爪先荷重を始める．

b. 治療法：本骨折に特有な点

1) 観血的整復内固定術

まだ行っていなければ，足趾とMTP関節が見えるようにギプスをトリミングする．足部やMTP関節のところでギプスが壊れていれば補強する．MTP関節の可動域運動を続ける．ギプスの中で底背屈しようとすることで，腓腹筋-ヒラメ筋群と前脛骨筋の基礎訓練を始める．骨折の内固定が安定していれば，ギプスをはずして適度に足を外がえしすることで，腓骨筋群の適度な等尺性運動を始める．足を内がえしして後脛骨筋を働かせ，距骨下関節をいくらか動かしてみる．

2) ギプス

まだ行っていなければ，足趾とMTP関節が見えるようにギプスをトリミングする．足部やMTP関節のところでギプスが壊れていれば補強する．MTP関節の可動域運動を続ける．初期治療をギプス固定としているなら，距腿関節および距骨下関節の運動は始めてはならない．

● 処　方

2週まで

① **注意点**：観血的整復内固定されていない場合，固定は強固ではない．他動可動域運動は避ける．
② **可動域**：強固に固定されている場合，距腿関節・距骨下関節の自動可動域運動を始めてよい．MTP関節の運動を続ける．内固定されていない場合は，MTP関節の運動のみとする．
③ **筋力**：強固に固定されている場合，二分割したギプスや歩行用支持装具をはずして，底背屈・内外がえしの等尺性運動を行う．
④ **活動性**：強固に固定されている場合，補助具を使って爪先荷重で移乗する．
⑤ **荷重**：強固に固定されている場合，爪先荷重を開始する．

治療：4〜6週まで

骨癒合

① **骨折部の安定性**：骨折部はやや安定する．仮骨形成はあるが，この仮骨強度は正常の骨に比べ，特にねじり負荷に対して有意に弱い．再骨折を防ぐために足部をさらに保護する必要がある．理学所見とX線所見で確認する．
② **骨癒合の段階**：修復期．仮骨がさらに形成され，層板骨の形成が始まる．
③ **X線**：足根骨は主に海綿骨で形成され，骨膜はほとんどないので，骨折が癒合し，透明線が充填されるのが見え始める．硬度が増すにつれて透明な部分は消え，骨膜は少ないので内骨膜性仮骨による治癒が多くを占める．

a. 整形外科およびリハビリテーション上の注意

1) 理学所見

ギプスを除去し，石膏を通さないでX線検査を行う．安定性，圧痛，関節可動域を確認する．

2) 危険性を示す所見

急性期の骨折によるほとんどの腫脹はこの時点で消えている．反射性交感神経性ジストロフィー(RSD)による皮膚温の異常をチェックする．RSDは，血管運動障害，感覚過敏，骨折の治癒時期に合わない痛み，圧痛を特徴とする．もしRSDの所見があれば，水治療法を含む強力な理学療法を始める．

3) X線所見

治癒像あるいは整復が失われている像があるか，正面・側面像をチェックする．距骨骨折では阻血性壊死の所見がないかX線で評価する．

距骨骨折ではHawkins徴候（距骨頚部の軟骨下板の下の透過陰影の存在；足関節の正面像で認められる）が見られるはずである．この徴候は，距骨の血流が再開し，阻血性壊死の可能性が減っていることをよく表している．Hawkins徴候が認められないときは，阻血性壊死が将来X線所見で現れる可能性がある．

距骨骨折に対して骨移植が行われている場合は，移植骨の癒合を注意深く調べる．

ピン周囲の透過陰影を探すことで，内固定材料の緩みがないか評価する．前回の検査から変化がないかを見て，

アライメントが保たれているかをチェックする．

4）荷　重
距骨骨折が強固に固定されている場合，固定状態と痛みに問題がなければ，部分荷重を続けてよい．保存的に整復した場合は免荷とする．

5）関節可動域
強固に固定されている場合，すでに処方したようにギプスや歩行用支持装具をはずして，距腿関節・距骨下関節の自動可動域運動を続ける．距骨骨折を保存的に整復した場合は，まだ十分な強度がなく，ギプスをはずして距腿関節・距骨下関節を動かすと転位の危険があるため，MTP関節の可動域運動のみ続ける．ギプスは，わずかに距腿関節・距骨下関節が動かせるまでに緩くなっている．

6）筋　力
繰り返し可動域運動をすることで徐々に患肢の筋力が強化される．大腿四頭筋の筋力増強訓練を続ける．腓腹筋-ヒラメ筋群と前脛骨筋の筋力を改善するために，ギプスの中で距腿関節の等尺性運動を始める．

7）活動能力
強固に固定されている場合は，部分荷重で移乗および歩行してよい．移乗の際には松葉杖あるいは歩行器が必要である．

保存的治療の場合は，移乗・歩行時には免荷を保つべきである．

8）歩　行
免荷の場合は，松葉杖か歩行器を引き続き使う．荷重を開始している場合は，松葉杖で1点，患肢・健肢が他の2点の，3点歩行を行ってよい．階段を上る場合は健肢から先に上がり，次に松葉杖，そして患肢を合わせる．階段を下る場合は最初に松葉杖を下ろし，患肢を下ろし，次に健肢を下ろす．

この時点ではどの荷重も，ギプスや副子，歩行用支持装具をつけて行う．歩行周期を正常化する試みはまだ開始しない．

b．治療法：本骨折に特有な点

1）観血的整復内固定術
強固に固定されている場合，着脱式のギプスあるいは歩行用支持装具を使用する．距腿関節，距骨下関節，MTP関節の可動域運動を評価し運動を促す．

2）ギ　プ　ス
強固に固定されていない場合は，距腿関節および距骨下関節の可動域運動は行ってはならない．

● 処　方

℞　4〜6週まで

①**注意点**：強固に固定されている場合，二分割したギプスあるいは歩行用支持装具を使用する．

②**可動域**：強固に固定されている場合，MTP関節，距腿関節，距骨下関節の自動可動域運動を続ける．可動域運動の際には，二分割したギプスあるいは歩行用支持装具をはずす．

　内固定されていない場合，MTP関節の可動域運動のみとする．ギプスを続ける．ギプスの中で距腿関節・距骨下関節を少し動かそうとしてもよい．

③**筋力**：強固に固定されている場合，ギプスをつけたまま底背屈・内外がえしの等尺性運動を行う．

　強固に固定されていない場合，筋力増強訓練は行わない．

④**活動性**：強固に固定されている場合，部分荷重で移乗動作と3点歩行を続ける．

⑤**荷重**：強固に固定されている場合，爪先荷重あるいは部分荷重．

　強固に固定されていない場合，下腿ギプスをつけて免荷．

治療：6〜8週まで

骨癒合

①**骨折部の安定性**：骨折部の安定性が増加する．仮骨形成はあるが，この仮骨強度は正常の骨に比べ，特にねじり負荷に対して有意に弱い．再骨折を防ぐために足部をさらに保護する必要がある．理学所見とX線所見で確認する．

②**骨癒合の段階**：修復期．仮骨がさらに形成され，層板骨の形成が始まる．少量の仮骨が認められる．

③**X線**：骨折線は不明瞭となる．足根骨は主に海綿骨で形成されているので，骨膜は薄く，仮骨ははっきりとは見えない．

a. 整形外科およびリハビリテーション上の注意

1) 理学所見

観血的整復内固定されている場合はすべて，ギプスを除去する．保存的に治療されている場合はギプスをはずして検査し，その後免荷の下腿ギプスに交換すべきである．骨折部の圧痛を検査する．傷や術創があれば，治癒しているか，感染の徴候はないかを評価して，適切に対処する．RSDの可能性のある徴候として皮膚温や感覚の変化がないか評価する．

2) X線所見

正面像と側面像をチェックする．阻血性壊死の所見が疑われれば，Hawkins徴候があるかを評価することが重要になる．血流再開の徴候（X線所見での透過陰影として認められる）があるものの，それが不十分の場合は，距骨頭部が圧潰する危険を減らすため部分荷重に止めるべきである（図31-12参照）．この方針は，血流増加による治癒の徴候がはっきりするか距骨頭部が圧潰するまで続ける．現時点で阻血性壊死があっても，距骨頭部の圧潰ははっきりしないことが多い．

3) 荷重

特に骨折部に圧痛がある場合は，荷重は部分荷重のみであることを患者に強調することが重要である．

距骨骨折が強固に固定されている場合，固定状態と痛みに問題なければ，部分荷重を増やしてよい．

保存的に治療した場合は，下腿ギプスをつけて免荷とする．

4) 関節可動域

距骨骨折を保存的に治療し，まだギプスをつけている場合は，MTP関節の可動域運動を続ける．強固に固定されている場合は，二分割したギプスや歩行用支持装具をはずして，全方向での自動可動域運動を試みる．

5) 筋力

強固に固定されている場合は，底背屈・内外がえしの抵抗運動をギプスをはずして始める．痛みがなく，骨折部の治癒が進んで安定性が証明された場合は，抵抗運動を増やす．

保存的に治療された場合は，ギプスをつけたまま，ギプスの隙間の範囲で痛みがないように底背屈・内外がえしの等尺性運動を開始する．

6) 活動能力

内固定されている場合は，松葉杖と3点歩行で部分荷重を始めてよい．保存的治療の場合は免荷を保つべきで，移乗・歩行時には補助具が必要である．

7) 歩行

保存的治療の場合は，免荷で2点歩行すべきである．部分荷重を開始している場合は，松葉杖で3点歩行であり，松葉杖を先に出して，次に健肢，その次に患肢を出す．階段を上る場合は，健肢から先に上がり，次に松葉杖，そして患肢を合わせる．階段を下る場合は，最初に松葉杖を下ろし，患肢を下ろし，次に健肢を下ろす．爪先荷重のみ許可されている患者は，骨折が十分治癒していないので有痛性（疼痛回避）歩行となる．しかし，爪先のみの部分荷重なので，歩行周期を正常化しようとするのはまだ尚早である．

b. 治療法：本骨折に特有な点

1) 観血的整復内固定術

保護的なギプスはこの時点ですべて除去する．すでに述べたように，特に距腿関節・距骨下関節について，自動あるいは自動介助可動域運動を開始してよい．拘縮による痛みが残っている場合は，水治療法で改善するかもしれない．

2) ギプス

保存的に治療された場合は，骨折がまだ完全に安定していないので完全に免荷であり，下腿ギプスの装着を続ける．膝関節とMTP関節の可動域運動を続け，ギプスの中で底背屈・内外がえしの等尺性運動を開始する．

● 処　方

Rx　6～8週まで

①注意点：他動可動域運動は不可．

②可動域：強固に固定されている場合，ギプスをはずして，距腿関節・距骨下関節の底背屈・内外がえしの自動介助可動域運動を始めてよい．

強固に固定されていない場合，MTP関節，距腿関節，距骨下関節の自動可動域運動を，ギプスをしたまま，あるいはギプスをはずして行ってよい．

③筋力：強固に固定されている場合，ギプスをはずして等尺性運動を始めてよい．

強固に固定されていない場合，ギプスをつけて，距腿関節・距骨下関節の等尺性運動を続けてよい．大腿四頭筋の筋力増強訓練を続ける．

④活動性：強固に固定されている場合，補助具を使い，部分荷重で移乗・歩行を続ける．

強固に固定されていない場合，移乗・歩行では免荷を続ける．

⑤荷重：強固に固定されている場合，ギプスをつけて可能な範囲の部分荷重を開始する．

強固に固定されていない場合，免荷を続ける．

治療：8～12週まで

骨癒合

①骨折部の安定性：内固定されていれば安定．頚部骨折で内固定されていなければ，不安定の可能性がある．

②骨癒合の段階：修復期，早期リモデリング期．線維骨は層板骨によって置換される．リモデリング過程は完了までに数ヵ月から数年かかる．

③X線：骨折線は消失する．内固定されていれば消失は明らかである．骨膜は非常に薄いため，長管骨の骨幹部骨折に比べて，仮骨は明らかに少ない．

a. 整形外科およびリハビリテーション上の注意

1）理学所見

骨折部の圧痛を評価する．傷や術創があれば，皮膚の傷や感染の徴候はないかを評価する．水疱は完治しているべきである．発赤や感染がないか，すべての傷および術創を確認して，適切に対処する．RSDの可能性を評価する．触診で圧痛があれば部分荷重とする．

2）X線所見

血流再開が起こったかを決定するために，すべての場合で正面・側面像が必要である．Hawkins徴候があるかを評価する．阻血性壊死があれば，部分的あるいは全体的な距骨頭部の圧潰の初期徴候があるかもしれない．その徴候は，正常な円形の距骨頭部関節が平面化するか，距骨頭部に三日月状の透過陰影が見られることでわかる．

3）荷重

距骨骨折が内固定されている場合，X線所見で十分な治癒が認められ荷重や触診で痛みがなければ，全荷重まで荷重を増やしてよい．

保存的に治療した場合は，完全に圧痛がなく，はっきりした骨折線が消えることで骨折の癒合が認められた場合でなければ，免荷のままである．これらの改善があれば部分荷重を始める．

4）関節可動域

内固定されている場合は，距腿関節・距骨下関節に対して，全方向で自動・他動全可動域運動を続けるべきである．

保存的に整復した場合も，ギプスを除去して距腿関節・距骨下関節に対する自動可動域運動と適度な他動可動域運動を許可すべきである．

5）筋力

内固定されている場合はすべて，適度なあるいはより強力に，底背屈・内外がえしの抵抗運動を続ける．痛みによって抵抗を変えることで，この運動の強度を調整する．大腿四頭筋の抵抗運動も続ける．保存治療例では，治癒が不十分な場合は転位を起こしうるので，抵抗運動をさせてはならない．このことは距骨骨折では特に重要である．なぜなら，距骨の表面はほとんど関節面であり，骨折の転位は阻血性壊死を起こし，外傷後関節症となるからである．ただし大腿四頭筋は例外であり，これまで通り等尺性および等張性運動を続ける．

6）活動能力

内固定されている場合は，可能であれば全荷重を始めてよい．たとえX線写真で十分な治癒が認められていても，移乗・歩行時には松葉杖あるいは杖が必要である．

保存治療の場合は，まだ松葉杖を使う必要があるが，移乗・歩行時に3点歩行で部分荷重を始めてもよい．

7) 歩　行

距骨骨折の場合，踵接地から片脚立位，踏切りの早期にいたるまで痛みを感じる．なぜなら立脚期のこれらの時期のすべてにわたって，距骨の関節面が体重移動に関わるからである．

特に距骨頭部に阻血性壊死がある場合，患者は踏切りの角度が深くならないようにしようとする．なぜなら踏切りの角度が深くなると，距骨頭部が舟状骨の関節表面に押し当てられるからである．

距骨体部骨折の治癒が不十分な場合，立脚中期により大きな不快感を感じるため，荷重を踵あるいは爪先にかけようとする．どちらであるかは体部のどの部分が骨折したかによる．頸部骨折の場合は踵により長い時間体重をかける．より後部の体部骨折の場合は爪先に体重をかけようとする．

b. 治療法：本骨折に特有な点

1) 観血的整復内固定術

どの場合であっても，ギプスはこの時点までに除去されている．距腿関節，距骨下関節，MTP関節に対して，自動抵抗運動と可動域運動を行うべきである．痛みがなければ，可能な範囲で部分荷重ないし全荷重を行う．歩行の正常化を目標とする．

2) ギプス

保存的にギプス固定で治療された場合は，骨癒合が認められるまでは免荷のままである．癒合が認められれば部分荷重を始める．MTP関節の自動可動域運動と等尺性運動を続け，ギプスの中で底背屈・内外がえしの等尺性運動を続ける．十分な治癒の徴候があれば，ギプスをはずして可動域運動を行う．抵抗運動は避ける．

● 処　方

Rx

8〜12週まで

①**注意点**：強固に固定されていない場合，荷重および他動可動域運動を制限する必要があるかもしれない．

②**可動域**：強固に固定されている場合，距腿関節・距骨下関節の自動，自動介助，他動可動域運動を始めてよい．

　強固に固定されていない場合，MTP関節の自動可動域運動と，距腿関節・距骨下関節の等尺性運動をギプスをはずして行ってよい．

③**筋力**：強固に固定されている場合，底背屈・内外がえしと，足趾の屈伸の適度な抵抗運動を始めてよい．

　強固に固定されていない場合，抵抗運動は行わない．

④**活動性**：強固に固定されている場合，可能な限りの全荷重で移乗・歩行を行ってよい．必要ならば補助具を使用する．

　強固に固定されていない場合，移乗・歩行では免荷あるいは部分荷重である．移乗・歩行には補助具を必要とする．

⑤**荷重**：強固に固定されている場合，部分荷重あるいは全荷重．

　強固に固定されていない場合，免荷あるいは部分荷重．

治療：12〜16週まで

a. 整形外科およびリハビリテーション上の注意

骨折が解剖学的に整復されていれば，内固定された患者の状態は通常良好である．ギプスや固定器具ははずされている．全荷重と歩行の正常化を進める．6ヵ月間は強い衝撃を加えるような活動を避ける．

強固に固定されていない場合，ギプスを装着し続ける必要があるかによって変化する．距骨骨折は通常この時点で癒合していて，ギプスははずされる．全荷重と歩行の正常化を進める．特に距骨頭部の阻血性壊死が出現していないかをチェックする．阻血性壊死がある場合は，荷重してはならない．

C. 長期的予後と問題点

阻血性壊死となった距骨骨折の場合，距舟関節を通した後足部から中足部への荷重のスムーズな移動に必要な主な関節面が完全に破壊されるため，明らかな障害が起こる．距舟関節が障害されるので，この場合正常な歩行は実際上不可能である．中足部と後足部を関節固定させる手術がさらに必要かもしれない．このとき患肢の正常な歩行は永続的に失われる．術前に，歩行用の底の硬い特別な靴が必要になるだろう．

距骨骨折は，特に体部骨折の場合，解剖学的アライメントが整復されなければ，関節症による距腿関節・距骨下関節の重度の障害を起こす．これらの関節面の破壊によって明らかな痛みが起こり，正常な歩行ができなくなる．加えてこの場合，明らかな外傷後関節症が2つの関節で進行するため，固定術あるいは足関節置換術がおそらく必要となるだろう．

保存的に後足部骨折の保存療法でしばしば必要となる長期の固定によって，後関節包の明らかな拘縮が起こる．このため足関節の完全な動作が制限され（特に背屈），アキレス腱の緊張を起こす．このため，代わりに中足部・後足部間の関節を通る荷重が増加する．そうした変化のため，これらの関節にストレスが過剰にかかり，関節の変性変化が促進され，正常歩行がさらに阻害される．

直後から1週まで

	観血的整復内固定術	ギプス
安定性	・なし．	・なし．
整形外科	・中足骨骨頭部でギプスをトリミングする．膝が完全に動くようにする．	・中足骨骨頭部でギプスをトリミングする．膝が完全に動くようにする．
リハビリテーション	・ギプス交換の間に，圧迫包帯をしながら中足趾節関節（MTP関節），趾節間関節（IP関節），距腿関節の可動域運動．	・MTP関節・IP関節の可動域運動．

2週まで

	観血的整復内固定術	ギプス
安定性	・なし，または最小限．	・なし，または最小限．
整形外科	・中足骨骨頭部でギプスを切る，または二分割したギプスを歩行用支持装具（cam walker）に交換する．	・中足骨骨頭部でギプスをトリミングする．
リハビリテーション	・MTP関節，IP関節，膝関節の可動域運動．ギプスまたは歩行支持装具をはずして，距腿関節・距骨下関節の可動域運動．	・MTP関節，IP関節，膝関節の可動域運動．

4〜6週まで

	観血的整復内固定術	ギプス
安定性	・安定．	・安定．
整形外科	・ギプスの破損を評価し，必要があれば修理する．必要があればギプスをトリミングし，パッドを入れる．	・ギプスの破損を評価し，必要があれば修理する．必要があればギプスをトリミングし，パッドを入れる．
リハビリテーション	・ギプスをはずして距腿関節・距骨下関節の可動域運動．	・MTP関節，IP関節，膝関節の可動域運動．ギプスの中でわずかに距腿関節と距骨下関節を動かしてみる．

6〜8 週まで

	観血的整復内固定術	ギプス
安定性	・安定.	・安定.
整形外科	・まだ行っていないならばギプスを除去.	・免荷の下腿ギプスを続行.
リハビリテーション	・ギプスをはずして, 距腿関節・距骨下関節の底背屈・内外がえしの自動可動域運動.	・ギプスの中で, あるいははずして MTP 関節, 距腿関節, 距骨下関節の自動可動域運動.

8〜12 週まで

	観血的整復内固定術	ギプス
安定性	・安定.	・安定.
整形外科	・ギプスを除去.	・ギプスを除去. 時に荷重のため, 固定のためのギプスが必要.
リハビリテーション	・距腿関節・距骨下関節の自動, 自動介助, 他動可動域運動.	・MTP 関節の自動可動域運動. ギプスをはずして距腿関節・距骨下関節の等尺性運動.

文　献

Adelaar RS. Complex fractures of the talus. *Instr Course Lect*, 46:323–338, 1997.

Canale ST, Kelly FB. Fractures of the neck of the talus. *J Bone Joint Surg Am*, 60:143–156, 1978.

DeLee J. Talus and MTP injuries. In: Mann RA, ed. *Surgery of the Foot*, 5th ed. St. Louis: C.V. Mosby, 1986, pp. 656–711.

Geissler W, Tsao A. Foot and ankle fractures. In: Rockwood CA Jr, Green DP, eds. *Fractures in Adults*, 4th ed. Philadelphia: J.B. Lippincott, 1995, pp. 2212–2235.

Hansen ST Jr. Foot injuries. In: Browner B, Jupiter J, Levine AM, Trafton PG, eds. *Skeletal Trauma*, Vol 2. Philadelphia: W.B. Saunders, 1992, pp. 1960–1972.

Inokuchi S, Ogawa K, Usami N. Classification of fracture of the talus: clear differentiation between neck and body fractures. *Foot and Ankle*, 17:748–750, 1996.

Jahss MH. *Disorders of the Foot and Ankle: Medical and Surgical Management*. Philadelphia: W.B. Saunders, 1990.

Mann R. Lower extremity. In: Chapman M, ed. *Operative Orthopaedics*. Philadelphia: J.B. Lippincott, 1993, pp. 2143–2178.

Mann RA, Coughlin MJ. *Surgery of the Foot and Ankle,* 7th ed. St. Louis: Mosby, 1999.

Manoli A II. Compartment syndromes of the foot: current concepts. *Foot and Ankle*, 10:340–344, 1990.

Mizel M, Sobel M. Trauma—Section 1. In: Miller M, ed. *Review of Orthopaedics*, 2nd ed. Philadelphia: W.B. Saunders, 1996, pp. 390–391.

Perry J. Ankle and foot gait deviations. In: Perry J, ed. *Gait Analysis*. Thorofare, NJ, Slack, 1992, pp. 185–219.

Tile M. Fractures of the talus. In: Schatzker J, Tile M, eds. *The Rationale of Operative Fracture Care*, 2nd ed. Berlin, Springer-Verlag, 1996, pp. 563–569.

Yablon IG, Segal D. Foot and ankle injuries. In: Evarts CM, ed. *Surgery of the Musculoskeletal System*, 2nd ed. New York: Churchill Livingstone, 1990, pp. 4257–4267.

CHAPTER 32

Treatment and Rehabilitation of Fractures

踵骨骨折

Calcaneal Fractures

A. はじめに

1 定　義

後足部の骨折は，踵骨骨折と距骨骨折および距骨の突起の骨折を含む．

踵骨骨折はしばしば関節内骨折で，距骨下関節や時には踵立方関節に及ぶ（図32-10参照）．踵骨の関節外骨折は，通常いわゆる後面の腱付着部（アキレス腱の骨性の停止を含む踵骨の後面；図32-10参照）を含み，アキレス腱損傷を含むこともある（図32-1，32-2，32-3，32-4）．

2 受傷機序

踵骨骨折はしばしば，交通外傷や1m（3フィート）以上の落下で踵から着地したときなど，踵部への突然の高速度の衝撃によって起こる．

3 治療のゴール

a. 整形外科的目標

1）アライメント

踵骨の長さと正常な幅を獲得し，距骨下関節の踵骨側の面を回復すること（図32-12，31-13参照）．

2）安定性

踵骨骨折の固定安定性には，Böhler角（X線の側面像で計測する．踵骨上面に沿った線と，前関節突起と後関節突起の最高点を結んだ線との交わりによってできた角；図32-5，32-6）の再獲得と維持が不可欠である．距骨下関節の正常な解剖を，後・前・内側関節面で回復することも重要である（図32-7）．

b. リハビリテーション的目標

1）関節可動域

距腿関節と足部の関節の全方向の可動域を回復すること．

距骨下関節の全方向の可動域を回復すること．これは関節内骨折で傷害されやすい（表32-1）．

解剖学的に整復されなかった踵骨関節内骨折の場合，関節可動域制限が残ることがある．このため距骨下関節へのストレスが増加し，関節変性と関節症性変化を起こ

表32-1　足関節の可動域

運動の種類	正常可動域	機能的可動域
底屈	45度	20度
背屈	20度	10度
内がえし	35度	10度
外がえし	25度	10度

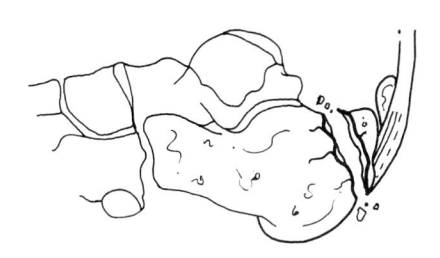

図32-1 踵骨後面の腱付着部骨折．アキレス腱付着部を含む踵骨の後面が障害される．

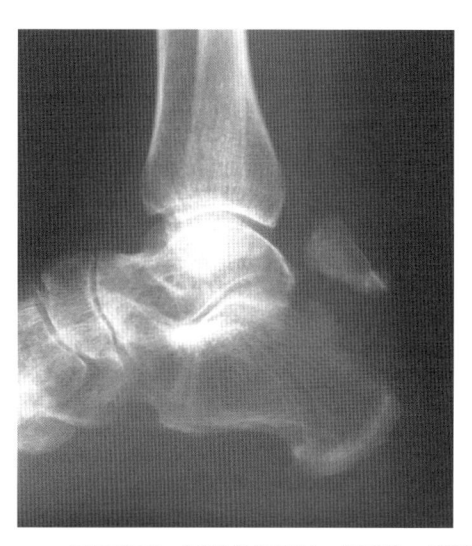

図32-2 踵骨後面の腱付着部骨折の側面像．関節外骨折である（Albert Einstein College of Medicine, Bronx, NYのDr. Jerry Sallisのご厚意により借用）．

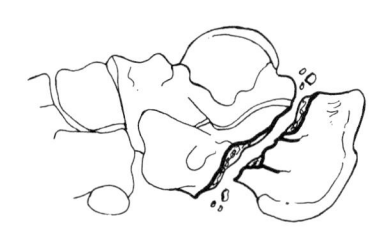

図32-3 後面を含んだ踵骨関節外骨折．交通事故や1m以上の高さから転落して直接踵をついたときなどの，踵部への突然の高速度の衝撃によってしばしば起こる．

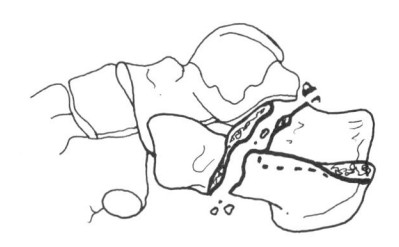

図32-4 距骨下関節を含んだ踵骨関節内骨折．踵骨の高さと正常な幅を獲得し，距骨下関節の関節面を回復することが重要である．

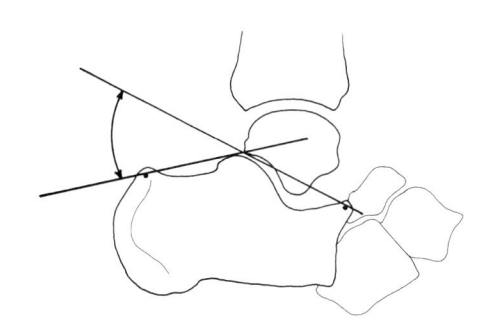

図32-5（上） 側面像でのBöhler角測定．踵骨上面に沿った線と，前関節突起と後関節突起の最高点を結んだ線との交わりによってできた角．

図32-6（右） 足関節と足部の側面像で見るBöhler角．この角度の減少は後・前・中関節面での距骨下関節の正常性が失われていることを示す．

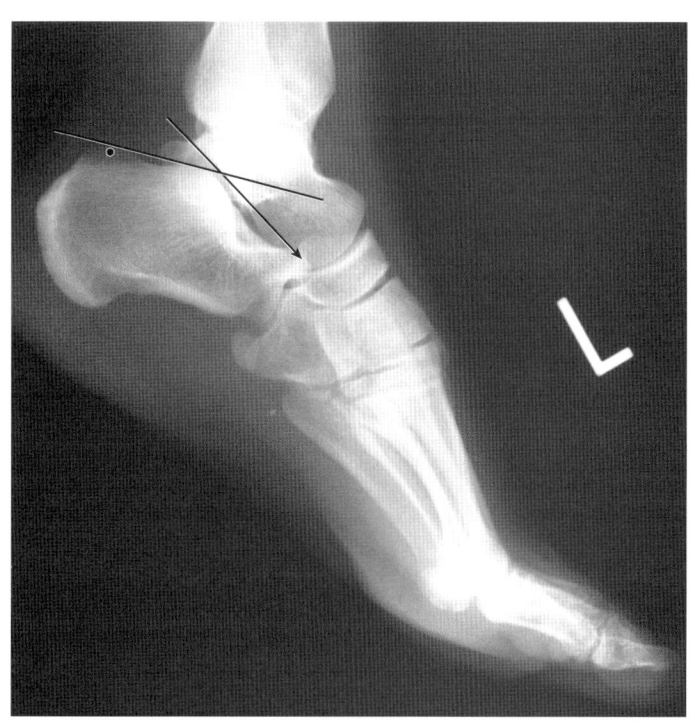

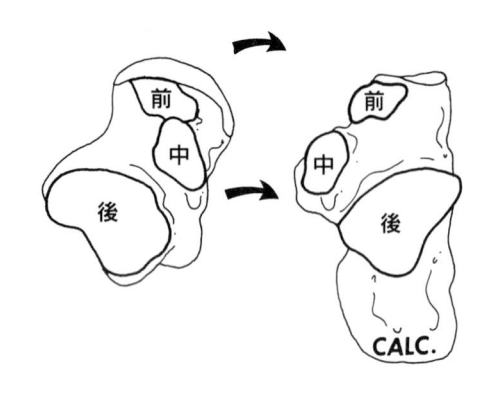

図32-7 距骨下関節．距骨と踵骨は貝のように開いている．右には，踵骨の背側面が描かれていて，前・中・後関節面が現われている．左には距骨の底面(下面)が描かれていて，後・前・中関節面からなる距骨下関節が解剖されている．踵骨関節内骨折後には，これらの関節の正常性を回復することが必要である．

す(図32-7)．

2) 筋　力

足関節を横断する筋肉の筋力を改善させる．筋力は骨折自体あるいはギプス固定によって低下する：

- 距腿関節と足部の関節の底屈：
  - 腓腹筋
  - ヒラメ筋
  - 後脛骨筋(内がえし筋としても働く)
  - 長趾屈筋
  - 長母趾屈筋
- 距腿関節と足部の関節の背屈：
  - 前脛骨筋(内がえし筋としても働く)
  - 長趾伸筋
  - 長母趾伸筋
- 距腿関節と足部の関節の外がえし：
  - 長腓骨筋
  - 短腓骨筋
- 距腿関節と足部の関節の内がえし：
  - 後脛骨筋(底屈筋としても働く)
  - 前脛骨筋(背屈筋としても働く)

3) 機能的ゴール

歩行パターンを正常化させる．踵骨骨折で，踵骨が短縮かつ幅が広がった状態で放置された場合，正常で痛みのない歩行を回復するために，靴の中敷きやオーダーメイドの靴で補助する．

4　標準的な骨癒合期間

8〜12週．

5　標準的なリハビリテーション期間

12〜16週．保存的に治療されたときは12〜18ヵ月かかることもある．

6　治療法

a．観血的整復内固定術(スクリューとプレートによる固定)

バイオメカニクス：応力遮蔽機器．

骨折治癒様式：強固な固定があれば一次的治癒．

適応：踵骨骨折の大部分は関節内骨折であり，距骨下関節の関節面を含む(図32-4，32-7参照)．解剖学的に正常化することは，距骨下関節症の可能性を減少させ，また正常で痛みのない歩行ができるようにするために必要である．観血的整復内固定は，アキレス腱を含む関節外の大きな踵骨骨折にも適応がある(図32-8，32-9)．機能回復は，どれだけ正確に距踵関節が回復するか，またどれだけ踵が正常の高さ，幅，アライメントを確立するかに直結している．スクリューやプレート，骨移植が通常の固定法として使われる(図32-10，32-11，32-12，32-13)．手術の禁忌となる要素は，足の軟部組織の高度の腫脹である．もし皮膚に水疱(骨折時の水疱)が出現したときは，手術は延期しなければならない．初期的な整復は3〜4週後でも可能である．しかし骨癒合の進行のために，より困難になる．4週間手術できなかった場合は，3〜12ヵ月骨癒合を進行させて，その後，骨切り術と距骨下関節固定術で再建するのがよい．

観血的整復内固定された場合は，浮腫が消えた後にギプス固定する．ギプス固定は8週間が望ましい．踵骨骨折は距骨骨折よりも腫脹しやすい(図32-14，32-15，32-16，32-17)．

b．ギプス

バイオメカニクス：応力分散機器．

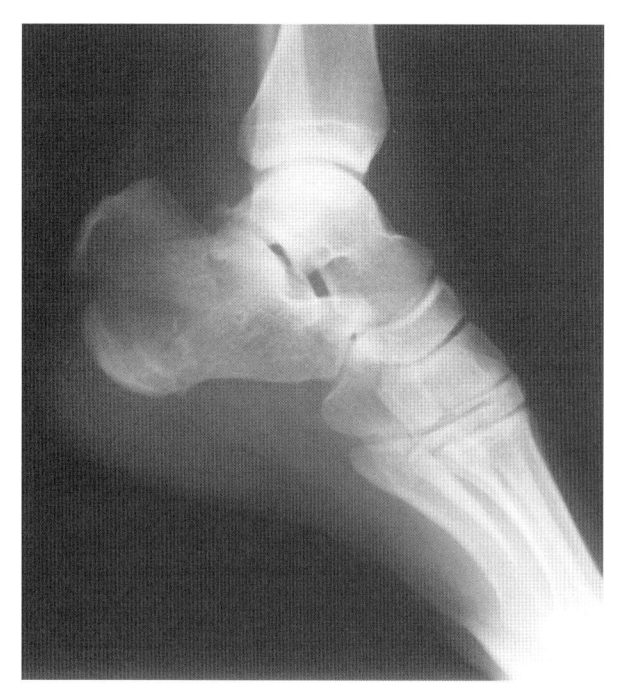

図32-8 アキレス腱を含んだ大きな踵骨関節外骨折．

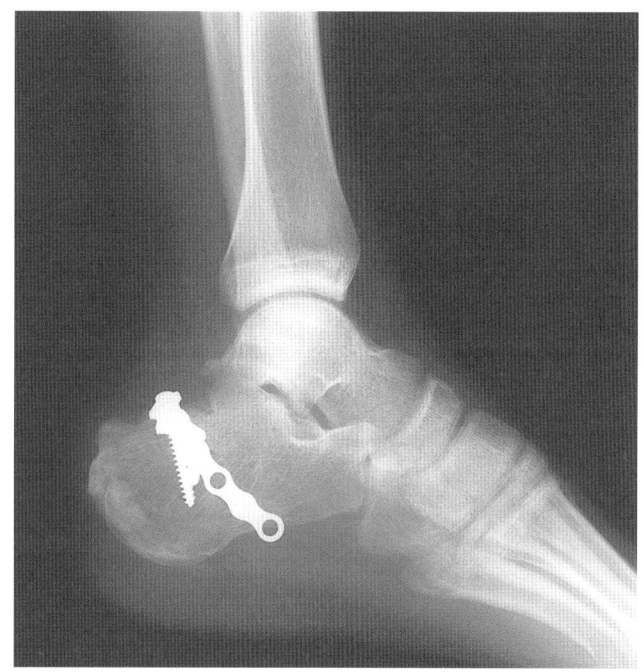

図32-9 スクリューとプレートによる踵骨関節外骨折の観血的整復内固定．

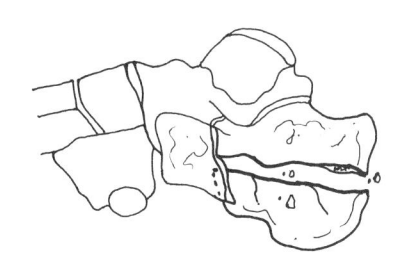

図32-10 踵骨関節内骨折．踵立方関節が含まれる．

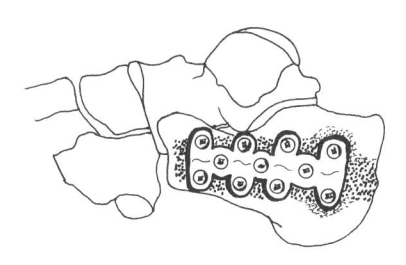

図32-11 プレートによる踵骨骨折内固定．関節面の適合を回復している．

骨折治癒様式：仮骨形成による二次的治癒．主に海綿骨から成り，皮質骨が比較的薄い骨のため仮骨の生成量はごく少ない．

適応：ほとんど転位がない踵骨骨折は保存的に治療してよい．そのような骨折は，後面の腱付着部の骨折のことが多いと思われる．もしアキレス腱が傷害されていれば，手術を行う．

徒手整復は通常の解剖を回復できず，特に歩行において明らかな機能的障害を残す．この場合の骨折の多くは治癒に8〜12週かかり，耐えられる程度の痛みが残る．リハビリテーションには12〜18ヵ月かかる．しかし，正常な活動レベルと正常な歩行に戻ることはまれである．これらの場合の多くは，後に固定術を必要とする．保存的治療を受けた場合は治癒状況や痛みにもよるが，12〜16週のギプス固定が必要となろう．患者はまず腫脹を抑えるため圧迫包帯を使用される．初期のギプス固定は，高度な腫脹や皮膚の水疱（骨折時の水疱）があれば，1週から10日遅れる．

7 本骨折の注意点

a. 年　齢

高齢者は関節拘縮を起こす危険性が高い．すべての年齢で阻血性壊死は起こりやすいが，循環系に問題のある高齢者はより危険性が高い．骨折以前に距骨下関節に関節症性変化をきたしている高齢者では，リハビリテーション期間は長期化し，あるいは終了できないこともある．

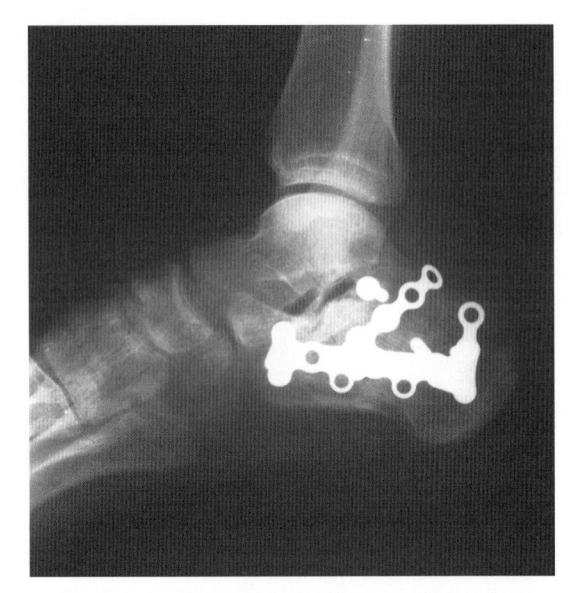

図32-12　2階の窓から飛び降りて発生した踵骨関節内骨折．踵骨の高さと長さ，距骨下関節の関節面が回復している．

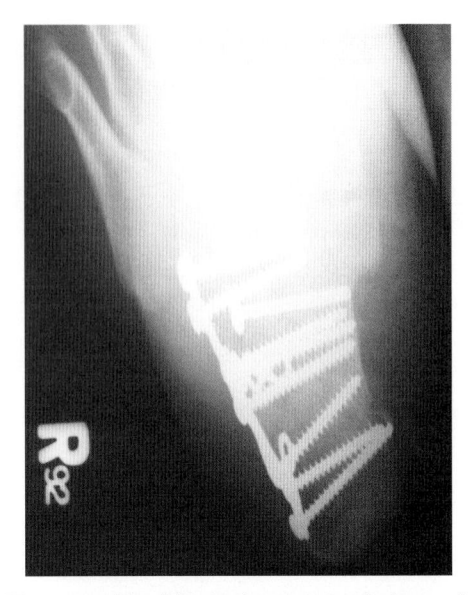

図32-13　踵の幅およびアライメントを，スクリューとプレートで回復している．機能回復は，距踵関節の回復および踵の正常な高さ・長さ・幅の獲得度合に直接対応する．

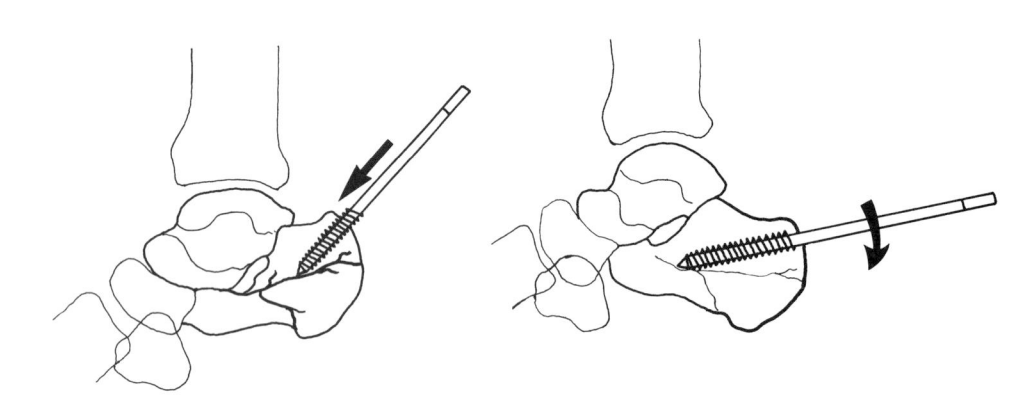

図32-14（上）　踵骨骨折のEssex-Lopresti法．ピンを踵骨に刺入しピンを足底面へ倒すことによって，距骨下関節，Böhler角および踵骨の高さを回復しようとする．

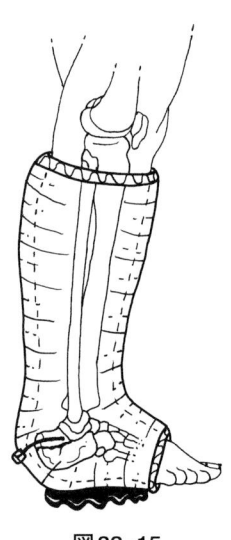

図32-15　骨折の整復後，固定を保つためピンをギプスに埋め込む．

図32-15

b. 関節損傷

踵骨骨折は距骨下関節の関節面を障害する．距骨下関節の変性変化を減少させ，痛みのない歩行を回復させるために，解剖学的アライメントを回復し，完全に治癒するまで保つことが重要である（図32-12，32-13参照）．

c. 位　置

徒手整復後も解剖学的アライメントを回復できなかった踵骨骨折の場合，治癒とリハビリテーションの期間は延長する．多くの場合，痛みのない正常な歩行は回復しない．

d. 開放骨折

踵骨の開放骨折の場合，強力に洗浄，デブリドマン，抗生物質の静注を行わなければならない．内固定材料を使用した場合も感染の可能性は増加する．

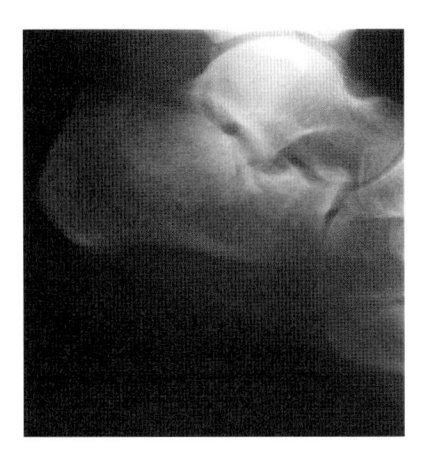

図32-16 高さとBöhler角が失われた踵骨骨折.

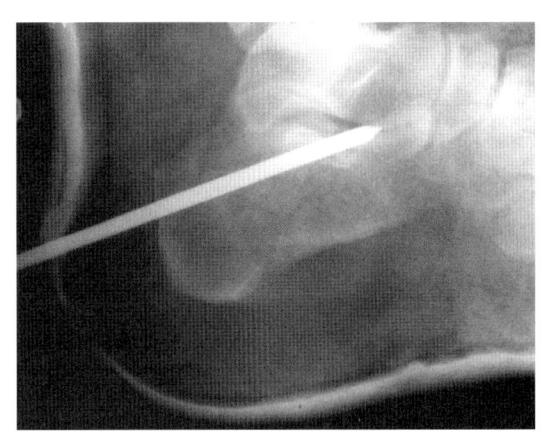

図32-17 Essex-Lopresti法で手術し，踵骨の高さとBöhler角を整復した踵骨骨折．骨折とピンはギプスで整復位に保たれる．距骨下関節を貫いているため，ピンは刺入し直さなければならない．この術式は観血的整復内固定術よりも行われることは少ない．

e. 腱・靱帯損傷

アキレス腱を含む踵骨の関節外骨折の場合は，手術治療を行う．腓腹筋-ヒラメ筋群は踵骨後面で収束してアキレス腱となる．アキレス腱の機能が失われると腓腹筋-ヒラメ筋群が作用しなくなり，距腿関節および足部の関節の底屈ができなくなる．廃用やアキレス腱の踵骨からの剝離のために筋力低下が残ることがある．

8 合併損傷

踵骨骨折による足のコンパートメント症候群の危険がある．踵骨を囲む比較的閉じた小さなコンパートメントに対して，強い軟部組織の腫脹の危険がある．明らかな軟部組織の浮腫や皮膚の（骨折時の）水疱がある場合，これらが治療されるまでは外科的治療はできない．

この骨折のほとんどの原因となる外力のため，明らかな軟部組織の損傷がありうる．開放骨折であっても，孤立したそれぞれのコンパートメントが腫脹しうるので観察が必要である．足部のコンパートメント症候群の可能性について注意深く観察する．

9 荷 重

踵骨骨折の術後早期の2～5日間は，下肢を挙上して臥床しておくべきである．腫脹が消えたら，下腿ギプスをつけて離床が許可される．バランスをとるためのみに爪先荷重を行ってもよい．術後約2～3週に，部分荷重（下肢の重さ分）を開始し，その後3週にわたり部分荷重を保つ．それからギプスをつけたまま術後8週まで荷重を増やす．治癒が十分ならば，8週後にギプスをはずして荷重してよい．痛みに耐えることができて治癒が十分ならば，全荷重は約3ヵ月後に始めてよい．

10 歩 行

a. 立脚期

立脚期は歩行周期の60％を占める．

1）踵接地

体重が距骨下関節の後関節面にかかるにしたがって，最初の衝撃は明らかな不快感を生む．体重が後足部から中足部へと移って，前ないし内側関節面がかみ合うようになっても，この痛みは持続する．

踵骨骨折が治癒する初期の段階では，患者は踵と中足部を使う時間をなるべく減らし，踵接地の衝突の角度を浅くして，踵骨の軸方向の荷重を減らそうとする（図32-18）．踵骨に直接荷重しないように，爪先歩行をしがちになる．後面の腱付着部の骨折は例外である．この場合，アキレス腱のストレスによって不快感が増す．患者は，踵をつく時間をなるべく延ばし，腓腹筋-ヒラメ筋群を収縮させないようにする（図6-1参照）．

2）足底接地

歩行周期のこの部分では，後関節面から前・内側関節面と距舟関節へと荷重が移動しつつあるため，やはり痛みが生まれる．踵骨の関節面と距骨体部・頸部に明らか

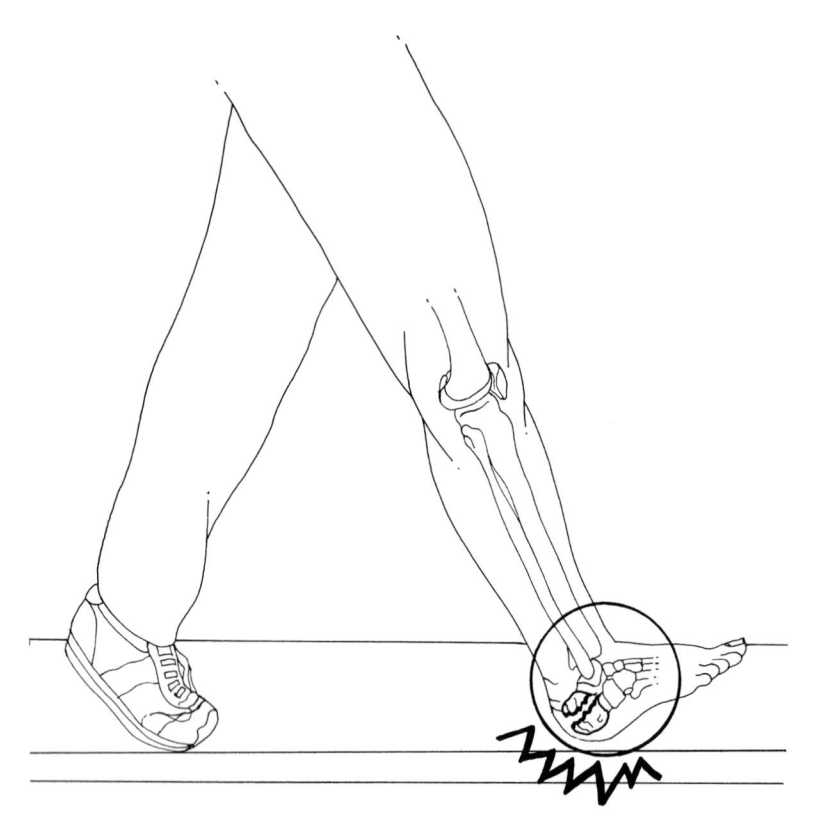

図32-18 踵接地の最初の衝撃時に，骨折した踵骨と距骨下関節の後関節面に荷重されるにしたがって明らかな不快感が生まれる．患者はできるだけ踵接地の時間を短くし，しばしば跳び上がり［有痛性（疼痛回避）歩行］，踵骨に直接荷重しないように爪先歩行となりやすい．

に荷重がかかる（**図6-2参照**）．
　前・内側関節面を含んだ踵骨骨折の場合も，足を内がえしから外がえしへ動かすにしたがって荷重が移るため，いくらか痛みがある．

3）立脚中期
　荷重が片脚にかかるため，立脚中期は非常に痛い（**図6-3参照**）．

4）踏切り
　この時点では踵骨への荷重はほとんど除かれるため，アキレス腱を含んだ後面の腱付着部骨折以外では，踏切りは比較的痛みがない（**図6-4，6-5参照**）．

b．遊脚期
　遊脚期は歩行周期の40％を占める．
　アキレス腱を含んだ後面の腱付着部骨折以外では通常，踵骨骨折には影響されない．腱付着部骨折の場合は，足関節の背屈力が制限されうるので，不快感を避けるため鶏状歩行のような歩行をするようになることもある（**図6-6，6-7，6-8参照**）．

B．治　療

治療：直後から初期（受傷日から1週まで）

骨癒合

①**骨折部の安定性**：なし．
②**骨癒合の段階**：炎症期．骨折部分の血腫では炎症性細胞が増殖し，骨折部の吸収が始まる．
③**X線**：仮骨形成なし．骨折線は明瞭である．

a．整形外科およびリハビリテーション上の注意

1）理学所見
　疼痛，感覚障害，ギプスの不快感はコンパートメント症候群を示すものとして特に注意する．圧迫包帯とギプスの緩み具合をすべてチェックする．毛細血管の圧迫後再充血と知覚をチェックする．足趾はピンク色であり，軽く圧迫した後に素早く再充血するべきである．足関節と足部で腓骨神経が圧迫されていないか確かめるために，足の第1〜2趾間を鈍い針で軽くつつくこともでき

るだろう．明らかな浮腫や骨折時の水疱が認められないか評価する．

2）危険性を示す所見

足の明らかな軟部組織の腫脹がある場合，コンパートメント症候群の危険が増加する．疑うべき症状として，明らかな腫脹，皮膚の緊張，骨折時の水疱の存在が含まれる．強い痛み，感覚障害，ギプスや圧迫包帯の不快感の訴えに特に注意する．骨折時の水疱がある患者の場合，皮膚に発赤あるいは滲出液があれば，それは感染を示しているかもしれない．患者は下肢を心臓より高く上げ，足関節と足に氷嚢を置いて腫脹を軽減する．

3）X線所見

足の正面・側面像，およびHarris法（踵より45度の入射角をもつ踵骨の後方軸写）で撮影し，術中の整復が失われていないかチェックする．

4）荷　　重

踵骨のどの型の骨折でも免荷とする．最初の週の大半は，浮腫を防ぐためにベッド臥位で足を心臓より高く上げる．

5）関節可動域

骨折が強固に固定されている場合，初期の痛みが消失していれば，ギプス交換の合間に足関節の自動可動域運動を，底背屈・内外がえしについて可能な範囲で開始する．骨折が内固定されていない場合，可動域運動は避ける．膝屈伸の自動可動域運動を行わなければならない．中足趾節関節（MTP関節）も自動運動を行う．

6）筋　　力

大腿四頭筋筋力を保つため大腿四頭筋の筋力増強訓練を処方する．

7）活動能力

ズボンは患肢から履き，健肢から脱ぐように教育する．

ベッドから椅子あるいはその逆の立位・支点移乗では，免荷とする．移乗と歩行の際には，松葉杖や歩行器などの補助具を必要とする．

8）歩　　行

患肢は免荷で，松葉杖あるいは歩行器を使った2点歩行とする（図6-16参照）．階段を上る場合は，健肢を最初に上の段に上げて，患肢と松葉杖を同じ段に上げる．下る場合は，松葉杖を最初に下ろして，健肢を下ろす（図6-21，6-22，6-23，6-24，6-25参照）．

b．治療法：本骨折に特有な点

1）観血的整復内固定術

腫脹が高度ではなく，水疱がなければ，ギプスを最初の2～5日使用してもよい．ギプス交換の間，腫脹を減らすため，足関節と足部の可動域運動と等尺性運動を開始する．十分パッドが当たっているか，ギプスの隙間を確認する．再度，MTP関節が完全に動くか注意する．ギプス縁で皮膚が損傷していないか確認し，適切にギプスをトリミングする．ギプスが壊れるか緩んだ場合，必要に応じて修理する．

2）ギ プ ス

ギプスの状態を評価する．ギプスの隙間は十分にパッドが当たっていなければならない．MTP関節は自由に動き，膝関節は完全に屈伸できるべきである．ギプス縁の皮膚を評価し，腫脹によって皮膚が損傷，あるいはチアノーゼやコンパートメント症候群の所見がないか確認する．足底でギプスが壊れていた場合，補強あるいは修理すべき時期である．

● 処　　方

第1病日から1週間

①注意点：観血的整復内固定されていない場合，固定は強固ではない．他動可動域運動は避ける．

②可動域：足趾，MTP関節，膝関節の自動可動域運動を行う．強固に固定されていない場合，距腿関節・距骨下関節はギプス固定前に動かしてはならない．

③筋力：足関節，足部の筋力増強訓練は行わない．

④活動性：免荷の立位・支点移乗．補助具を使った歩行．

⑤荷重：免荷．

治療：2週まで

骨　癒　合

①骨折部の安定性：なし，または最小限．

②骨癒合の段階：修復期の始まり．骨形成系細胞が骨芽細胞に分化し，線維骨を形成する．

③X線：変化は認められない．骨折線が見える．仮骨形成なし．

a. 整形外科およびリハビリテーション上の注意

1）理学所見
足趾と，もし可能なら第1〜2趾間の背側の，毛細血管の圧迫後再充血と知覚をチェックする．すべてのMTP関節と趾間関節（IP関節）の自動・他動関節可動域をチェックする．ギプスを交換する．足関節と踵の皮膚に感染や皮膚の損傷が認められないか検査する．抜糸を行う．

2）危険性を示す所見
痛み，感覚障害，ギプスの不快感の訴えにとくに注意する．患者にはどんな程度の腫脹によっても皮膚が損傷することがあることを注意させ，すぐに医師に知らせるように指示する．腫脹を減らし循環を改善するため，下肢はできるかぎり心臓より高く上げ続けるように助言する．

3）X線所見
正面・側面像，およびHarris法でチェックする．整復が失われていないか，内固定材料が移動していないか，移植骨が突出していないかチェックする．

4）荷重
どの型の踵骨骨折であっても，まだ免荷とする．

5）関節可動域
踵骨骨折の場合，ギプスをつけてMTP関節と膝関節の可動域運動を続ける．
観血的整腹内固定されている場合，下腿ギプスは計6週固定する．強固に固定されていない場合，下腿ギプスは計8〜12週固定する．

6）筋力
大腿四頭筋筋力を保つ．痛みがなければ，繰り返し屈伸することで足趾の伸筋・屈筋を訓練する．

7）活動能力
踵骨骨折の場合，免荷のまま立位・支点移乗を続ける．

8）歩行
踵骨骨折の患者は，両松葉杖で免荷歩行を続ける（図6-16参照）．

b. 治療法：本骨折に特有な点

1）観血的整復内固定術
まだ行っていなければ，足趾とMTP関節が見えるようにギプスをトリミングする．足部やMTP関節のところでギプスが壊れていれば補強する．MTP関節の可動域運動を続ける．ギプスの中で底背屈しようとすることで，腓腹筋−ヒラメ筋群と前脛骨筋，趾伸筋の訓練を始める．骨折の内固定が安定していれば，ギプスをつけたまま適度に足を外がえしすることで，腓骨筋群の適度な等尺性運動を始める．足を内がえしして後脛骨筋を働かせ，距骨下関節をいくらか動かしてみる．

2）ギプス
まだ行っていなければ，足趾とMTP関節が見えるようにギプスをトリミングする．ギプスが壊れていれば補強する．MTP関節の可動域運動を続ける．初期治療をギプス固定としているなら，距腿関節および距骨下関節の運動は始めてはならない．

• 処　方

℞

2週まで

①注意点：観血的整復内固定されていない場合，固定は強固ではない．他動可動域運動は避ける．
②可動域：強固に固定されている場合，内固定されていない場合とも，MTP関節の可動域運動のみとする．
③筋力：強固に固定されている場合，ギプスの中のみで底背屈・内外がえしの等尺性運動を行う．
④活動性：踵骨骨折の場合，免荷で立位・支点移乗．
⑤荷重：踵骨骨折の場合，免荷．

治療：4〜6週まで

骨癒合

①骨折部の安定性：骨折部はやや安定．仮骨形成はあるが，この仮骨強度は正常の骨に比べ，特にねじり負荷に対して有意に弱い．再骨折を防ぐために足部をさらに保護する必要がある．理学所見とX線所見で確認する．
②骨癒合の段階：修復期．仮骨がさらに形成され，層板骨の形成が始まる．
③X線：足根骨は主に海綿骨で形成され，骨膜はほとんどないので，骨折が癒合し，透明線が充填されるのが見え始める．硬度が増すにつれて，透明な部分は消え，骨膜は少ないので内骨膜性仮骨による治癒が多くを占める．

a. 整形外科およびリハビリテーション上の注意

1) 理学所見
ギプスを除去し，石膏を通さないでX線検査を行う．安定性，圧痛，可動域を確認する．

2) 危険性を示す所見
急性期の骨折によるほとんどの腫脹はこの時点で消えているべきである．反射性交感神経性ジストロフィー（RSD）による皮膚温の異常をチェックする．RSDは血管運動障害，感覚過敏，骨折の治癒時期に合わない痛み，圧痛を特徴とする．もしRSDの所見があれば，水治療法を含む強力な理学療法を始める．

3) X線所見
治癒像あるいは整復が失われている像があるか，正面・側面像，およびHarris法でチェックする．

踵骨骨折で骨移植されている場合は，注意深く移植骨が癒合しているか観察する．

ピン周囲の透過陰影を探すことで，内固定材料の緩みがないか評価する．前回の検査から変化がないかを見て，アライメントが保たれているかをチェックする．

4) 荷重
観血的整復内固定されている場合，少しずつ爪先荷重を始め，徐々に8週までに部分荷重へと進める．痛みによって荷重量を決定する．徒手整復した場合は免荷とする．

5) 関節可動域
強固に固定されている場合も徒手整復した場合も，MTP関節の可動域運動を続ける．強固に固定されている場合はギプス内で距腿関節の可動域運動を始めてよい．ギプスにはパッドによる圧迫があることに注意し，わずかに距腿関節が動かせるように緩める．

6) 筋力
繰り返し可動域運動をすることで徐々に患肢の筋力が強化される．大腿四頭筋の筋力増強訓練を続ける．腓腹筋-ヒラメ筋群と前脛骨筋の筋力を改善するために，距腿関節の等尺性運動を始める．後面のアキレス腱を含んだ腱付着部骨折の場合は，腓腹筋-ヒラメ筋群の筋力増強訓練は行ってはならない．

7) 活動能力
強固に固定されている場合は，部分荷重で移乗および歩行してよい．移乗の際には松葉杖あるいは歩行器が必要である．

保存的治療の場合は，移乗・歩行時には免荷を保つべきである．

8) 歩行
免荷の場合は，松葉杖か歩行器を引き続き使う．荷重を開始している場合は，松葉杖で1点，患肢・健肢が他の2点の3点歩行を行ってよい（図6-17参照）．階段を上る場合は，健肢から上がり，次に松葉杖，そして患肢を合わせる．階段を下る場合は，最初に松葉杖を下ろし，患肢を下ろし，次に健肢を下ろす（図6-20，6-21，6-22，6-23，6-24，6-25参照）．

どの荷重も，ギプスや副子，歩行用支持装具（cam walker）*をつけて行う．歩行周期を正常化する試みはまだ開始しない．

b. 治療法：本骨折に特有な点

1) 観血的整復内固定術
強固に固定されている場合も，まだ下腿ギプスを使用する．ギプスは，パッドがちょうどよいか，壊れていないかを評価する．MTP関節の可動域を評価し，距腿関節・距骨下関節のギプスの中での可動域運動を進める．

2) ギプス
徒手整復後にギプスで固定されていた患者は免荷を続け，ギプスの除去は検査あるいは石膏を通さないX線撮影のときのみとする．免荷の下腿ギプスを取り替える．MTP関節の可動域を評価する．今までのように，ギプスの中での等尺性運動は行ってよい．

---

*：固定性のあるパッド付きの下腿支持装具．踏みかえしを容易にするため，足底が舟底様になっている．

● 処　方

> **Rx　　4～6週まで**
>
> ①**注意点**：どの型の踵骨骨折の場合も，免荷の下腿ギプスをつける．
> ②**可動域**：強固に固定されている場合，引き続きギプスをつける．MTP関節の自動可動域運動と，距腿関節のギプスの中での底背屈・内外がえしの等尺性運動を続ける．
> 　内固定されていない場合，MTP関節の可動域運動のみとする．ギプスを続ける．
> ③**筋力**：強固に固定されている場合，ギプスをつけたまま，底背屈・内外がえしの等尺性運動を行う．
> 　強固に固定されていない場合，筋力増強訓練は行わない．
> ④**活動性**：強固に固定されている場合，部分荷重で立位・支点移乗と3点歩行を続ける．
> ⑤**荷重**：強固に固定されている場合，爪先荷重あるいは部分荷重．
> 　強固に固定されていない場合，下腿ギプスをつけて免荷．

治療：6～8週まで

> **骨癒合**
>
> ①**骨折部の安定性**：骨折部の安定性は増加．仮骨形成はあるが，この仮骨強度は正常の骨に比べ，特にねじり負荷に対して有意に弱い．再骨折を防ぐために足部をさらに保護する必要がある．理学所見とX線所見で確認する．
> ②**骨癒合の段階**：修復期．仮骨がさらに形成され，層板骨の形成が始まる．少量の仮骨が認められる．
> ③**X線**：骨折線はよりはっきりしなくなる．足根骨は主に海綿骨で形成されているので，骨膜は薄く，仮骨ははっきりとは見えない．

a．整形外科およびリハビリテーション上の注意

1）理学所見

観血的整復内固定されている場合はすべて，ギプスを除去する．保存的に治療されている場合はギプスをはずして検査し，その後は免荷の下腿ギプスに交換すべきである．骨折部の圧痛を検査する．傷や術創があれば，治癒しているか，感染の徴候はないかを評価して，適切に対処する．RSDの可能性を示す徴候として皮膚温や感覚の変化がないか評価する．

2）X線所見

正面・側面像，およびHarris法で，治癒像や整復が失われていないかチェックする．特に内固定されていない場合で荷重を不注意に増やしてしまった患者は，よく確認する．

3）荷　重

特に骨折部に圧痛がある場合は，荷重は部分荷重のみだと患者に強調することが重要である．

踵骨骨折が強固に固定されている場合，自動可動域運動と部分荷重をするためにギプスをはずしてよい．内固定せず徒手整復した場合は，8～12週の間，下腿ギプスをつけて免荷あるいは爪先荷重とする．さもなければ，全荷重を始めるまでに骨折の転位の危険がある．

4）関節可動域

内固定されている場合は自動可動域運動を始める．距腿関節と距骨下関節の可動域を完全に回復することがもっとも重要である．

踵骨骨折を保存的に整復した場合は，MTP関節の可動域運動を続ける．痛みがなければ，ギプスをつけたまま底背屈・内外がえしの等尺性運動を行う．

5）筋　力

強固に固定されている場合は，底背屈・内外がえしの運動を始める．最初は抵抗をかけずに，痛みがなく安定性が証明されている場合は，抵抗運動へと進む．距骨下関節の運動（特に内外がえし）も始める．自動であるが抵抗をかけない内外がえし運動を始める．痛みに十分耐えられれば，内外がえしの抵抗運動を始めてよい．足関節の底背屈の強化についても同様である．ギプスをまだつけている場合は，ギプスの隙間の範囲でこれらの運動を開始する．

6）活動能力

内固定されている場合は，松葉杖と3点歩行で部分荷重を始めてよい．保存的治療の場合は免荷を保つべきで，移乗・歩行時には補助具が必要である．

7）歩　行

保存的治療の場合は，免荷で2点歩行すべきである（図6-16参照）．部分荷重を開始している場合は，松葉杖で3点歩行であり，松葉杖を先に出して，次に健肢，

その次に患肢を出す（図6-17参照）．階段を上る場合は健肢から先に上がり，次に松葉杖，そして患肢を合わせる．階段を下る場合は最初に松葉杖を下ろし，患肢を下ろし，次に健肢を下ろす（図6-21，6-22，6-23，6-24，6-25参照）．爪先荷重のみ許可されている患者は，骨折が十分治癒していないので痛みによる異常な歩行になる．しかし，爪先のみの部分荷重なので，歩行周期を正常化しようとするのはまだ尚早である．

b．治療法：本骨折に特有な点

1) 観血的整復内固定術

保護的なギプスはこの時点ですべて除去する．すでに述べたように，特に距腿関節・距骨下関節について，自動あるいは自動介助可動域運動を開始してよい．拘縮による痛みが残っている場合は，水治療法で改善するかもしれない．

2) ギプス

保存的に治療された場合は，骨折がまだ完全に安定していないので免荷であり，下腿ギプスの装着を続ける．膝関節とMTP関節の可動域運動を続け，ギプスの中で底背屈・内外がえしの等尺性運動を開始する．

● 処　方

6～8週まで

①注意点：他動可動域運動は不可．

②可動域：強固に固定されている場合，ギプスをはずして距腿関節・距骨下関節の底背屈・内外がえしの自動介助可動域運動を始めてよい．

強固に固定されていない場合，MTP関節，距腿関節，距骨下関節の自動可動域運動を，ギプスをしたまま，あるいはギプスをはずして行ってよい．

③筋力：強固に固定されている場合，ギプスをはずして等尺性運動を始めてよい．

強固に固定されていない場合，ギプスをつけて距腿関節・距骨下関節の等尺性運動を続けてよい．大腿四頭筋の筋力増強訓練を続ける．

④活動性：強固に固定されている場合，補助具を使い，部分荷重で移乗・歩行を続ける．

強固に固定されていない場合，免荷での移乗を続ける．

⑤荷重：強固に固定されている場合，ギプスをつけて可能な範囲の部分荷重を開始する．

強固に固定されていない場合，免荷を続ける．

治療：8～12週まで

骨癒合

①骨折部の安定性：内固定されていれば安定．

②骨癒合の段階：リモデリング期．線維骨は層板骨によって置換される．リモデリング過程は完了までに数カ月から数年かかる．

③X線：骨折線は消失する．内固定されていれば消失は明らかである．骨膜は非常に薄いため，長管骨の骨幹部骨折に比べて，仮骨は明らかに少ない．

a．整形外科およびリハビリテーション上の注意

1) 理学所見

骨折部の圧痛を評価する．傷や術創があれば，皮膚の傷や感染の徴候はないかを評価する．水疱は完治しているべきである．発赤や感染がないかすべての傷や術創を確認して，適切に対処する．RSDの可能性を評価する．

何らかの圧痛がないか骨折を評価する．触診で圧痛があれば，部分荷重とする．

2）X線所見

徒手整復された場合でも内固定された場合でも，ギプスをはずして正面・側面像，およびHarris法の像が必要である．徒手整復された場合は，早い時期の全荷重があった場合に整復が失われている．内固定されていれば整復が失われることはまれである．

3）荷　　重

内固定されている場合，X線所見で十分な治癒が認められ，荷重や触診で痛みがなければ，全荷重まで荷重を増やしてよい．

保存的に治療した場合は，完全に圧痛がなく，はっきりした骨折線が消えることで骨折の癒合が認められた場合でなければ，免荷のままである．

4）関節可動域

内固定されている場合は，距腿関節・距骨下関節に対して，全方向で自動全可動域運動と抵抗運動を続ける．

保存的に整復した場合は，ギプスを除去して距腿関節・距骨下関節に対する自動可動域運動と，適度な他動可動域運動ができる．骨折が十分治癒していないときは，骨折の転位を起こすので抵抗運動は行わない．

5）筋　　力

内固定されている場合はすべて，適度なあるいはより強力に，距骨下関節の底背屈・内外がえしの抵抗運動を続ける．痛みに耐えられるかによって適切に抵抗を変えることで，この運動の強度を調整する．大腿四頭筋の抵抗運動も続ける．保存的に治療された場合は，治癒が不十分な場合転位を起こしうるので，抵抗運動はさせてはならない．ただし大腿四頭筋は例外であり，これまで通り等尺性および等張性運動を続ける．

6）活動能力

内固定されている場合はすべて，可能であれば全荷重を始めてよい．たとえX線写真で十分な治癒が認められていても，移乗・歩行時には松葉杖あるいは杖が必要である．

保存的治療の場合は，まだ松葉杖を使う必要があるが，移乗・歩行時に3点歩行で部分荷重を始めてもよい（図6-17参照）．

7）歩　　行

踵骨骨折の場合，踵接地の際には引き続き圧痛を感じることが多い．後足部から中足部および前足部へと荷重が移るので，患者は不快感を感じなくなる．踵を完全に接地してその上に体重をかけるのではなく，爪先に体重をかけようとする（図32-18参照）．

b．治療法：本骨折に特有な点

1）観血的整復内固定術

どの場合であってもギプスはこの時点までに除去されている．距腿関節，距骨下関節，MTP関節に対して，自動抵抗運動（および等尺性運動）を行う．痛みがなければ，可能な範囲で部分荷重ないし全荷重を行う．歩行の正常化を目標とする．

2）ギ プ ス

保存的にギプス固定で治療された場合は，骨癒合が認められるまでは免荷のままである．癒合が認められれば部分荷重を始める．MTP関節の自動可動域運動と等尺性運動を続け，ギプスの中で底背屈・内外がえしの等尺性運動を続ける．抵抗運動は避ける．

踵骨骨折が十分に治癒してギプスを除去できれば，補助具を使って部分荷重を開始し，骨折の治癒と痛みの受容の程度によってさらに荷重する．

● 処　方

Rx　　　8〜12週まで

①**注意点**：強固に固定されていない場合，荷重および他動可動域運動を制限する必要がある．

②**可動域**：強固に固定されている場合，距腿関節・距骨下関節の自動，自動介助，他動可動域運動を行ってよい．

強固に固定されていない場合，MTP関節の自動可動域運動と，距腿関節・距骨下関節の等尺性運動をギプスの中で行ってよい．

③**筋力**：強固に固定されている場合，底背屈・内外がえしと，足趾の屈伸の適度な抵抗運動を始めてよい．

強固に固定されていない場合，抵抗運動は行わない．

④**活動性**：強固に固定されている場合，可能な限り全荷重で移乗・歩行を行ってよい．必要ならば補助具を使用する．

強固に固定されていない場合，移乗・歩行では免荷あるいは部分荷重であり，補助具を必要とする．

⑤**荷重**：強固に固定されている場合，部分荷重あるいは全荷重．

強固に固定されていない場合，免荷あるいは部分荷重．

治療：12〜16週まで

a. 整形外科およびリハビリテーション上の注意

骨折が解剖学的に整復されていれば，内固定された患者の状態は通常良好である．ギプスや固定器具ははずされている．全荷重と歩行の正常化を進める．6ヵ月は強い衝撃を加えるような活動を避ける．

強固に固定されていない場合，ギプスを装着し続ける必要があるかによって変化する．たいていの場合，強固に固定された場合に比べると解剖学的な整復は保たれず，骨折の痛みは強く，癒合は遅い．こうした患者の多くは，さらに4〜6週，ギプスで保護しながらの荷重の必要がある．その後，ギプスをはずして可能な限り荷重を増加し，歩行の正常化を進める．

C. 長期的予後と問題点

踵骨骨折はしばしば就労に関係し，長期の能力低下の原因となりうる．踵骨骨折は就労能力と日常生活動作・活動の能力に永く影響しうる．明らかな粉砕骨折や関節内骨折があった場合は，外傷後距骨下関節症が出現しやすい．このため初期から明らかな不快感があり，最終的には後足部の固定術が必要になる．

解剖学的整復が得られないあるいは内固定されなかった場合は，関節面（前・中・後関節面）の関節内アライメント不整が起こるため（図32-7参照），さらに高度な能力障害を経験しうる．また踵の幅の拡大あるいは短縮を起こすこともあり，靴が不自由になる．正確に合う靴をつくるのは非常に困難で高価となりうる．踵骨骨折の骨片の位置によっては，骨片が踵部を貫くため，踵接地時に耐え難い痛みを起こすこともある（図32-18参照）．

アキレス腱を含む関節外骨折（後面の腱付着部）で正しく整復されなかった場合は，靴がその部位をこするにしたがって外傷後腱鞘炎を起こしうる．腓腹筋-ヒラメ筋群の筋力低下が，アキレス腱短縮によって起こりうる（図32-1参照）．

後足部骨折の保存療法でしばしば必要となる長期の固定によって，後関節包の明らかな拘縮が起こる．これによって足関節の完全な動作が制限され（特に背屈），アキレス腱が短縮し，結果として後側部・中足部間の関節への荷重が増加する．この関節の過緊張のため関節変性変化が進み，歩行はいっそう悪化し不安定になる．

直後から1週まで

	観血的整復内固定術	ギプス
安定性	なし.	なし.
整形外科	中足骨骨頭部でギプスをトリミングする. 膝が完全に動くようにする.	中足骨骨頭部でギプスをトリミングする. 膝が完全に動くようにする.
リハビリテーション	ギプス交換の間に, 圧迫包帯をしながら中足趾節関節 (MTP 関節), 趾節間関節 (IP 関節), 距腿関節の可動域運動.	MTP 関節, IP 関節, 距腿関節の可動域運動.

2週まで

	観血的整復内固定術	ギプス
安定性	なし, または最小限.	なし, または最小限.
整形外科	中足骨骨頭部でギプスをトリミングする.	中足骨骨頭部でギプスをトリミングする.
リハビリテーション	MTP 関節, IP 関節, 膝関節の可動域運動.	MTP 関節, IP 関節, 膝関節の可動域運動.

4～6週まで

	観血的整復内固定術	ギプス
安定性	安定.	安定.
整形外科	ギプスの破損を評価し, 必要があれば修理する. 必要があればギプスをトリミングし, パッドを入れる.	ギプスの破損を評価し, 必要があれば修理する. 必要があればギプスをトリミングし, パッドを入れる.
リハビリテーション	MTP 関節, IP 関節, 膝関節の可動域運動を続行. ギプス内で距腿関節と距骨下関節の可動域運動を始める.	MTP 関節, IP 関節, 膝関節の可動域運動.

6～8週まで

	観血的整復内固定術	ギプス
安定性	安定.	安定.
整形外科	まだ行っていないならば, ギプスを除去.	免荷の下腿ギプスを続行.
リハビリテーション	ギプスをはずして, 距腿関節と距骨下関節の底背屈・内外がえしの自動可動域運動.	ギプスの中で, あるいははずして, MTP 関節, 距腿関節の自動可動域運動.

8～12週まで

	観血的整復内固定術	ギプス
安定性	安定.	安定.
整形外科	ギプスを除去.	ギプスを除去. 時に固定による保護のためにギプスを続行.
リハビリテーション	距腿関節と距骨下関節の自動, 自動介助, 他動可動域運動.	MTP 関節の自動可動域運動 ギプスの中で, あるいははずして, 距腿関節と距骨下関節の等尺性運動.

文 献

DeLee J. Talus and MTP injuries. In: Mann RA, ed. *Surgery of the Foot*, 5th ed. St. Louis: C.V. Mosby, 1986, pp. 656–711.

Geissler W, Tsao A. Foot and ankle fractures. In: Rockwood CA Jr, Green DP, eds. *Fractures in Adults*, 4th ed. Philadelphia: J.B. Lippincott, 1995, pp. 2291–2353.

Giachino AA, Unthoff HK. Current concepts review: intraarticular fractures of the calcaneus. *J Bone Joint Surg Am*, 71:784–787, 1989.

Hansen ST Jr. Foot injuries. In: Browner B, Jupiter J, Levine AM, Trafton PG, eds. *Skeletal Trauma*, Vol 2. Philadelphia: W.B. Saunders, 1992, pp. 1960–1972.

Jahss MH. *Disorders of the Foot and Ankle: Medical and Surgical Management*. Philadelphia: W.B. Saunders, 1990.

Macey LR, Benirschke SK, Sangeorzan BJ, Hansen ST. Acute calcaneal fractures: treatment, options, and results. *Journal of the American Academy of Orthopedic Surgeons*, 2:36–43, 1994.

Mann R. Lower extremity. In: Chapman M, ed. *Operative Orthopaedics*. Philadelphia: J.B. Lippincott, 1993, pp. 2143–2178.

Mann RA, Coughlin MJ. *Surgery of the Foot and Ankle,* 7th ed. St. Louis: Mosby, 1999.

Manoli A II. Compartment syndromes of the foot: current concepts. *Foot and Ankle*, 10:340–344, 1990.

Mizel M, Sobel M. In: Miller M, ed. *Review of Orthopaedics*, 2nd ed. Philadelphia: W.B. Saunders, 1996, pp. 241, 390–391.

Myerson M, Manoli A. Compartment syndromes of the foot after calcaneal fractures. *Clin Orthop*, 290:142–150, 1993.

Perry J. Ankle and foot gait deviations. In: Perry J, ed. *Gait Analysis*. Thorofare, NJ, Slack, 1992, pp. 185–219.

Sangeorzan BJ, Benirschke SK, Carr JB. Surgical management of fractures of the os calcis. *Instr Course Lect*, 44:359–370, 1995.

Yablon IG, Segal D. Foot and ankle injuries. In: Evarts CM, ed. *Surgery of the Musculoskeletal System*, 2nd ed. New York: Churchill Livingstone, 1990, pp. 4257–4267.

CHAPTER 33

Treatment and Rehabilitation of Fractures

中足部骨折

Midfoot Fractures

A. はじめに

1 定 義

Lisfranc（足根中足）関節，楔状骨，舟状骨，および立方骨を含む中足部の骨折（**図33-1，33-2，33-3**）．

Lisfranc関節の損傷は中足骨基部骨折を含むものと含まないものがある．同側型（同方向にすべての中足骨が脱臼したタイプ），単独型（1つないし2つの中足骨の転位）ないし，発散型（冠状面と矢上面の両方に転位する）と，さらに分類される（**図33-4，33-5，33-6；図33-12，33-15参照**）．

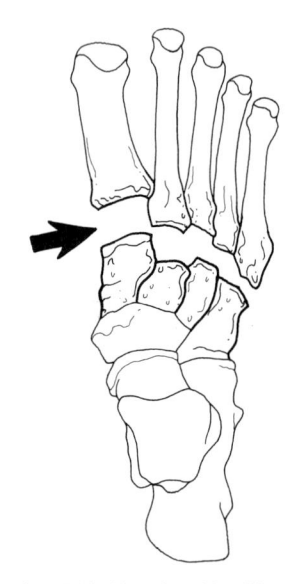

図33-1 中足部の足根骨と中足骨の間にあるLisfranc関節．この関節（内側楔状骨と第1，2中足骨が関節を形成している）は足部のかなめ石であり，正常な荷重と分散において非常に重要であり，歩行中の中足部と前足部との安定性に関与している．

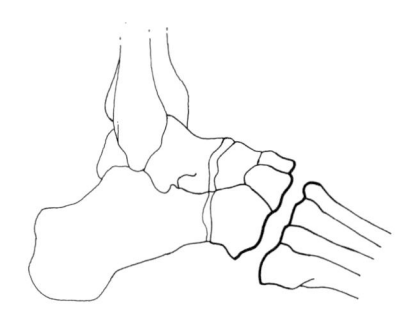

図33-2 Lisfranc関節（側面像）．

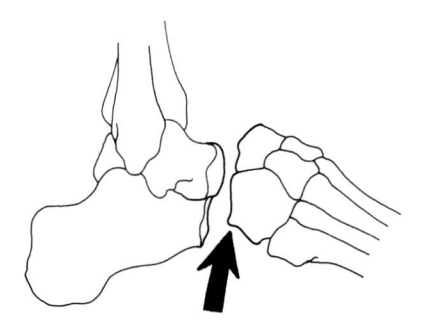

図33-3 中足根関節を意味するChopart関節．距立方関節および踵舟関節を含む．

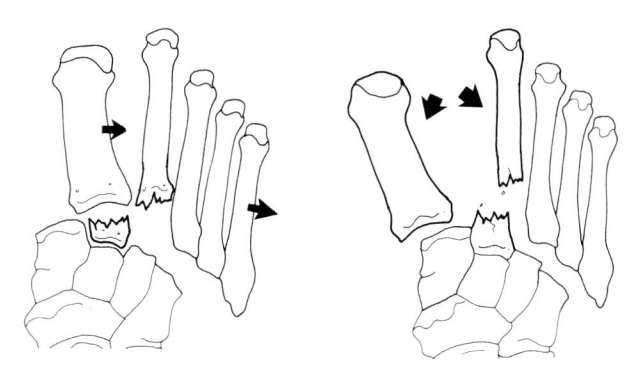

図33-4（左） Lisfranc関節骨折・脱臼．すべての中足骨は同側性に（同じ方向に），脱臼ないし亜脱臼している．

図33-5（右） Lisfranc関節の骨折発散型．中足骨は異なる方向に脱臼している．Lisfranc関節複合体の骨折・脱臼を伴っているため，荷重は少なくとも6週まで，または痛みがなくなるまでは開始しない．

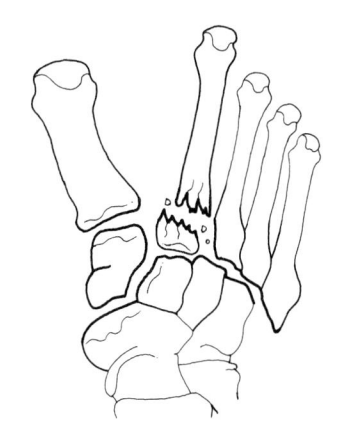

図33-6 冠状面と矢状面の両方でLisfranc関節を通過する骨折で発散型である．亜脱臼が楔状骨まで及んでいる．

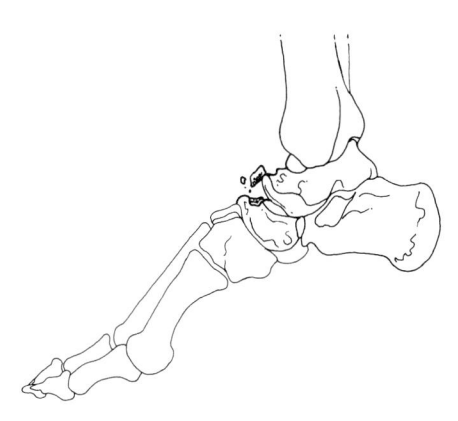

図33-7 背側舟状骨結節背側の皮質骨剥離骨折．皮質骨剥離骨折（背側唇）では，荷重は可能である．

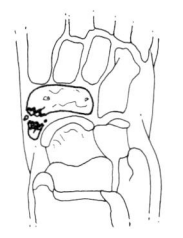

図33-8 舟状骨結節骨折．後脛骨筋腱がその結節に停止しているため，痛みや骨片の剥離が起きる．癒合不全の舟状骨の結節骨折は痛みが強く，剥離骨片や後脛骨筋腱の骨への再縫着の手術が必要になる．

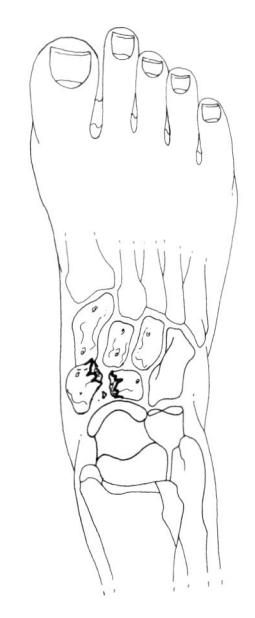

図33-9 舟状骨体部骨折．この骨折は関節内である．しばしば外傷性関節症や歩行のすべての相で不快感がある．舟状骨体部骨折は下腿免荷ギプスで7〜10週間固定をする．粉砕の程度により，6〜12週の間で荷重制限を徐々に進める．

足の舟状骨骨折は，皮質骨の剥離，結節の骨折（後脛骨筋腱を含むもの），体部骨折や疲労骨折を含む．（図33-7, 33-8, 33-9；図33-12参照）

立方骨の骨折は通常踵骨骨折と合併しており，時に中足骨骨折と合併している．いわゆるナットクラッカー（くるみ割り）骨折として知られる．踵骨が前足部が方向に外転強制され，立方骨が第5中足骨と踵骨の間でナット（くるみ）のように割れる（図33-10, 33-11）．

② 受傷機序

中足部骨折の一般的な原因は，前足部のひねり，固定

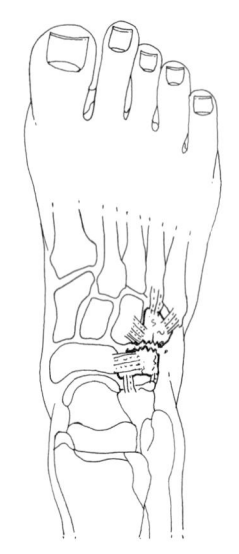

図33-10 立方骨骨折でナットクラッカー骨折と呼ばれる．踵骨が前足部が方向に外転強制され，立方骨が第5中足骨と踵骨の間でナットのように割れる．立方骨の骨折は通常，踵骨骨折と合併しており，時に中足骨骨折と合併している．

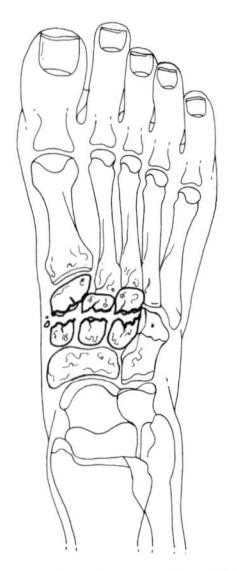

図33-11 楔状骨骨折．単独の楔状骨骨折は珍しく，通常は高エネルギー外傷によって起こる．転位があれば観血的整復内固定術が推奨される．その後6週間免荷とする．

した足への軸圧，粉砕の3つである．ひねりによる損傷は，自動車事故でしばしばみられ，足部の外転が強制されたり，または足がはしごの段に挟まったとき，前足部が固定され，中足部と後足部がその周囲でねじられて起こる．固定した足に軸圧がかかると2つのことが起こる．つまり，外因性の軸圧が後足部にかかり極端に背屈した状態となったり，または道の縁石を降りるとき，体重の軸圧がかかり極端に足関節が尖足になる．工場での事故では，砕けるような衝撃を直接足背部に受けて起こることがよくある．医師はこのような損傷に対し十分に注意を払わねばならず，コンパートメント症候群や足背動脈の損傷を評価しなくてはならない．

3 治療のゴール

a. 整形外科的目標

1) アライメント

楔状骨を含む中足骨のアライメントを修復すること，つまり中足部（内側の舟状骨に接合している第1および第2楔状骨）のかなめ石を修復することは，正常荷重と足部の負荷を分散させるのに非常に重要である．このかなめ石は，歩行中の中足部と前足部の間での安定性に寄与する．

楔状骨，立方骨および舟状骨の長さとアライメントを修復することは，足部の内側アーチを維持するために重要である．

2) 安定性

Lisfranc関節複合体の安定した再建は，痛みのない安全な歩行だけでなく，足部の内側アーチを維持することにも，非常に重要である．

安定した舟状骨と立方骨の固定は，横足根関節（踵立方関節および距舟関節）の位置の維持に非常に重要である．これにより距骨下関節の内外がえしが容易になるだけでなく，後足部からの効率的な荷重移動が可能となる．

b. リハビリテーション的目標

1) 関節可動域

内外がえしにおける横足根およびLisfranc関節の可動域を修復する．

すべての平面における足関節の全可動域を修復する（表33-1）．

第4，5中足立方関節の可動域を修復ないし維持しなくてはならない．回内外だけでなく，底背屈における大きな弧（アーク）は，第1，2，3 Lisfranc関節よりも第4，5 Lisfranc関節で起きている．この動きは小さいが，平らでない地面に足が適応するのに役立っている．この可

表33-1　足関節の可動域

運動の種類	正常可動域	機能的可動域
底屈	45度	20度
背屈	20〜25度	10度
内がえし	35度	10度
外がえし	25度	10度

楔舟関節と楔状足根骨関節は支持機構として機能し，わずかな動きしかない．これらの可動域の損失は大きな問題にならない．

動域が失われると，距骨下関節にかかる応力が増加する．

2）筋　　力

足部と足関節の以下の正常な筋力を修復する：

- 足部，足関節の内がえし筋群：
  　　後脛骨筋（底屈時にも作用する．この筋は中足根関
  　　　節を主に支持している）
  　　前脛骨筋（背屈時にも作用する）
- 足部，足関節の外がえし筋群：
  　　長腓骨筋
  　　短腓骨筋
- 足部，足関節の背屈筋群：
  　　前脛骨筋（内がえし筋でもある）
  　　足趾伸筋
- 足部，足関節の底屈筋群：
  　　腓腹筋
  　　ヒラメ筋
  　　後脛骨筋（内がえし筋でもある）

長腓骨筋の停止部は第1中足骨と第1楔状骨であり，Lisfranc関節における重度の脱臼によって長腓骨筋の脆弱化が起こる．

3）機能的ゴール

歩行中に荷重を適度に分散するために，足部の縦，横アーチを維持する．

受傷前のレベルに歩行パターンを修復する．

4　標準的な骨癒合期間

Lisfranc（足根中足）関節骨折・脱臼：8〜10週．
舟状骨骨折：6〜10週．
立方骨と楔状骨骨折・脱臼：6〜10週．

5　標準的なリハビリテーション期間

Lisfranc（足根中足）関節骨折・脱臼：8週〜4ヵ月．
舟状骨骨折：
　急性期の骨折；6週〜4ヵ月．
　遷延癒合，偽関節，または疲労骨折；6週〜4ヵ月．
　　外科的修復が必要であればそれ以上の期間．
立方骨と楔状骨骨折・脱臼：6週〜4ヵ月．

6　治療法

a．Lisfranc（足根中足）関節骨折・脱臼

1）ギプス

バイオメカニクス：応力分散機器．
骨折治癒様式：仮骨形成による二次的治癒．
適応：X線で明らかなLisfranc関節の骨折ないし脱臼があり，解剖学的整復が保持できる場合，6週間の下腿ギプス固定を行う．痛みがなくなった段階で荷重を開始する．

2）観血的整復内固定術

バイオメカニクス：スクリューによる応力遮蔽機器．
骨折治癒様式；強固な固定による一次的治癒．
適応：転位したLisfranc関節骨折・脱臼の多くは，解剖学的整復および強固な固定のため観血的整復内固定術が行われる．術後6週はギプス固定で免荷とする．スクリューを抜去するまで少なくとも術後10〜12週は，保護のない荷重は好ましくない（図33-12，33-13，33-14）．

3）徒手整復と経皮的ピン固定

バイオメカニクス：ピン固定による応力分散機器．
骨折治癒様式：仮骨形成による二次的治癒．
適応：損傷が主に骨性の場合，骨癒合や固定に時間がかからないKirschner鋼線（K鋼線）によるピン固定を行う．固定後，下腿免荷ギプスとする．鋼線は約6週で抜去し，その後は保護のもとにを行う（図33-15，33-16）．

b．舟状骨骨折

1）ギプス

バイオメカニクス：応力分散機器．
骨折治癒様式：仮骨形成による二次的治癒．
適応：皮質骨剥離（背側唇）骨折，舟状骨結節部骨折および舟状骨疲労骨折は，下腿ギプスで保存的に治療す

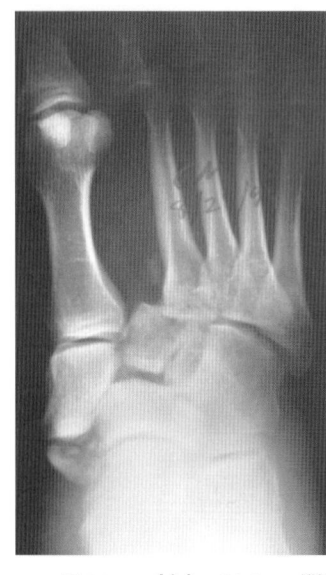

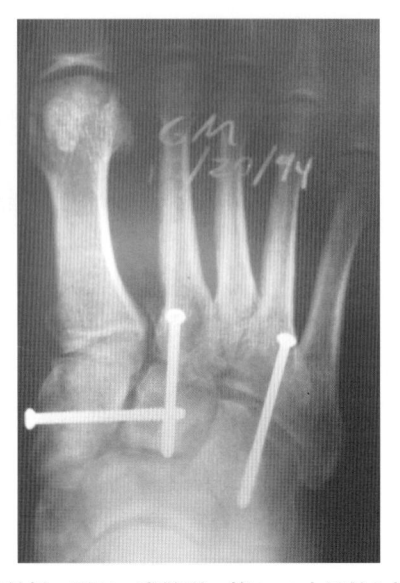

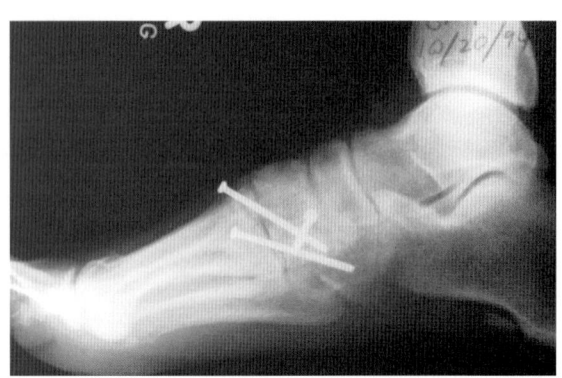

図33-12(左) Lisfranc関節骨折・脱臼，発散型．第1, 2中足骨と楔状骨を通過し，第1～2楔状骨間まで及んでいる．舟状骨結節が剥離している．

図33-13(中央) Lisfranc関節骨折・脱臼で発散型であり，観血的に整復しスクリューによる内固定を行った．解剖学的整復と強固な固定を確保した．術後6週はギプス固定で免荷する．舟状骨結節は整復されている．

図33-14(右) Lisfranc関節骨折・脱臼の観血的整復およびスクリュー内固定(側面像)．スクリューを抜去するまで少なくとも術後10～12週は，保護のない荷重は好ましくない．

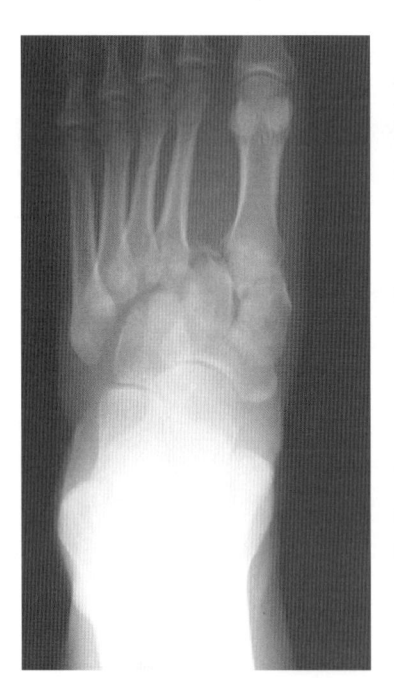

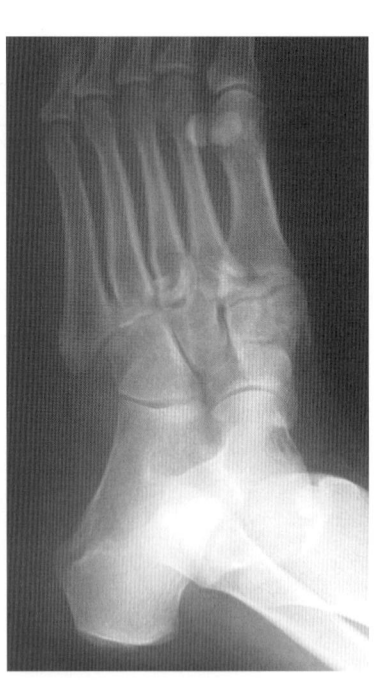

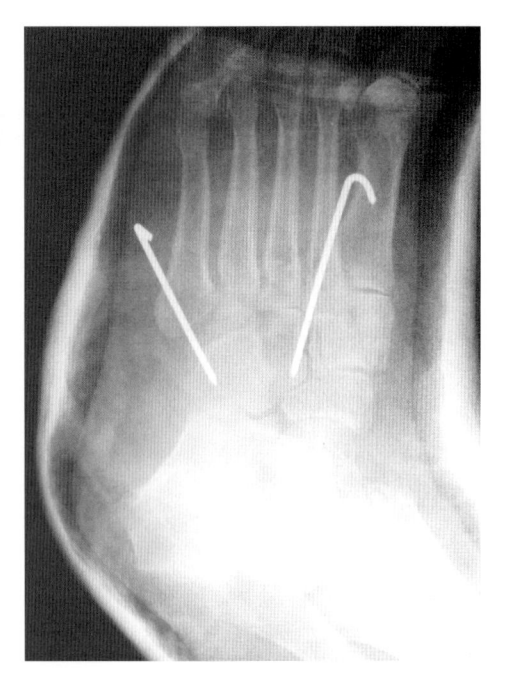

図33-15A, B(左および中央) 小骨片を伴ったLisfranc関節骨折・脱臼．

図33-16(右) 固定後，下腿免荷ギプスとする．鋼線は約6週で抜去し，その後は保護下での荷重を行う．

る．

皮質骨剥離骨折は下腿歩行ギプスとし，4〜6週治療する（図33-7参照）．

結節部骨折も同様に，4〜6週間の維持目的で下腿歩行ギプスが適応である．ギプスはアーチを形成し，足部は中間位からやや回外位に維持する（図33-8参照）．

結節部骨折の偽関節は次なる手術，多くは観血的整復内固定術が必要になる．

転位のない疲労骨折は免荷ギプスで治療する．転位のある骨折は観血的整復内固定術が必要である．

2）観血的整復内固定術

バイオメカニクス：強固な固定による応力遮蔽機器．
骨折治癒様式：仮骨形成のない一次的治癒．
適応：舟状骨体部骨折は距舟関節と楔舟関節の両方を含む．著明な変形と中足部の外傷後関節症を予防するため，解剖学的整復と強固な固定を行う．骨折が粉砕している場合，前足部を中間位に修復するため，骨移植と同時に創外固定器による仮固定が必要である．

ギプスで整復位を保持できないあるいは転位のある疲労骨折では，移植骨をはめ込むと同時に強固な固定を必要とする．

痛みのある偽関節や舟状骨結節の内側突起が靴に当たって痛みを生じるような場合，後脛骨筋腱の再縫着ないし剥離骨片の整復が必要になる．

c．立方骨と楔状骨の骨折・脱臼

1）ギプス

バイオメカニクス：応力分散機器．
骨折治癒様式：最小限の仮骨形成による二次的治癒．
適応：多くの立方骨骨折はほとんど転位していないか，または転位のない剥離骨折である．X線上しばしば踵立方関節の側面に沿う島のように見える．これらの骨折は荷重ギプスで保存的に治療する．

転位のない楔状骨骨折は下腿ギプスで治療してよいが，通常重大な靱帯損傷を伴っていることが多いため，骨癒合までの固定期間は長くなる（図33-10，33-11参照）．

2）観血的整復内固定術

バイオメカニクス：応力遮蔽機器．
骨折治癒様式：強固な固定による一次的治癒．
適応：圧迫損傷ないしナットクラッカー骨折は，通常高エネルギー外傷に起因する．いかなる転位でも観血的整復内固定術が必要である．高度の粉砕や骨欠損が存在する場合，外側列の長さを再建するため，自家骨移植とともに短期間の創外固定器が必要となる．これにより痛みを伴った，歩行を変化させるような前足部の外転，回内変形を予防できる．

楔状骨のほとんどの骨折や脱臼は，他の高エネルギー外傷に関連して起こる．いかなる転位であっても，観血的整復内固定術を行い，6週間免荷とする．

楔状骨の単独骨折は珍しいが，スクリュー固定の適応である．術後はこれらの骨折や脱臼は，さらに下腿免荷ギプスで固定する．

7　本骨折の注意点

a．年　齢

高齢者は関節拘縮が進行するという重大な危険性があり，特に舟状骨骨折に多い．若年者など活動性が高い人では，舟状骨骨折が解剖学的アライメントを損失したままとなり，後足部の関節拘縮が起こる傾向がある．

b．関節損傷

解剖学的な理由によりほとんどの中足部の骨折は，関節内骨折である．幸いにもLisfranc関節と立方楔状関節は，通常ほとんど動かない．しかし，これらの骨のアライメント不良は，靴の圧迫により足底アーチないし足部背側面の痛みの原因となる．舟状骨関節は足部の内側アーチのかなめ石である．立方骨とともに横足根関節（後足部と関節をもつ）を形成する．舟状骨は，平らでない面や傾斜のある地面に対応するため，後足部の内がえしおよび外がえしの両方に重要である．立方骨ないし舟状骨の関節内骨折は，重大な外傷性関節炎を引き起こすため，最終的に固定の適応となる．これによって後足部の拘縮や距骨下関節で，正常な内外がえしが損なわれることがある．拘縮が残存すると，足関節の回内外も制限される．

c．位　置

Lisfranc骨折の見落としや不適切な治療によって，中足部の機能が改善しないことがある．注意すべきことは，舟状骨や立方骨のいかなる関節内の問題も長期的な能力障害となることである．舟状骨の結節部の骨折では，後脛骨筋の脆弱化により内がえしが弱くなり，内側の縦アーチが障害される（図33-8，33-12参照）．

d. 開放骨折

軟部組織の損傷を合併している中足部骨折は足背動脈の損傷を伴うことが多い．初診時に注意深く評価しなければならない．前足部への側副循環は通常十分である．しかしまれなケースではあるが，これらの損傷により前足部の切断を余儀なくされることもある．

開放骨折を引き起こす多くの中足部損傷は，高エネルギーと合併しているため，コンパートメント症候群の疑いに，より注意を払う必要がある．すべての開放骨折は洗浄，デブリドマン，および経静脈的抗生物質投与を積極的に行わなくてはならない．

e. 腱・靱帯損傷

Lisfranc関節複合体の崩壊は，必ず中足部内や足根骨靱帯の崩壊を伴っている．これは手術中に修復されるが，修復できないこともある．

いかなる開放骨折でも，足部の伸筋腱損傷がないか注意深く観察しなくてはならない．

前脛骨筋や第1列に伸びている腱（長趾伸筋）の断裂は，初期に修復しなければならない．

小趾伸筋腱の断裂は初期に修復するが，足の機能に関してはあまり重要ではなく，損傷したまま残してよい．

8 合併損傷

Lisfranc関節複合体の骨折は，足部が固定されている状態で，踵部に強い衝撃が加わるような高エネルギー外傷，または足部をひねった状態で縁石から降りるような些細な外傷で起こる．いずれの場合も足背部の著明な軟部の腫脹がある．足背動脈の脈拍は注意深く観察し，コンパートメント症候群の可能性を否定するために，最初の24時間はすべての軟部の腫脹を観察しなくてはならない．立方骨や楔状骨の骨折は，通常Lisfranc関節の損傷を伴っており，これらの骨折に対しても同様にコンパートメント症候群を警戒する必要がある．舟状骨の疲労骨折は，他の剥離骨折や急性期の骨折とは異なり，必ずしも軟部の腫脹を伴うものではない．注意すべき点は，開放骨折の場合，大きな伸筋腱の断裂や足背動脈の直接損傷を注意深く評価しなくてはならないことである．足部の著明な腫脹は足背部の壊死や軟部の欠損を引き起こし，皮膚移植が必要になるという危険性がある．

挫滅損傷による未治療のコンパートメント症候群で

表33-2 早期部分荷重

Lisfranc（足根中足）関節骨折・脱臼	6～8週
舟状骨骨折	
・皮質骨剥離	早期（可能な範囲）
・結節部	早期（可能な範囲）
・疲労（転位なし/あり）	6週
・観血的整復が必要な転位のある関節内骨折	6～8週
・体部	7～10週
立方骨骨折	
・剥離	早期（可能な範囲）
・転位なし	4～6週
・観血的整復内固定術が必要な転位したナットクラッカー骨折	6週
楔状骨骨折	
・転位なし	4～6週
・観血的整復内固定術が必要な著明な転位	6週

は，足関節の主要な背屈筋群と同様，中足部の外がえし筋群や内がえし筋群が損傷されている可能性がある．これによってかなりの筋力低下が引き起こされる．

9 荷重

Lisfranc関節複合体の骨折・脱臼，舟状骨疲労骨折および舟状骨体部の骨折，いずれの楔状骨骨折，ないし立方骨のナットクラッカー骨折では，初期には荷重を許可しない．

舟状骨の皮質骨剥離骨折（背側唇），舟状骨結節部骨折および立方骨の剥離骨折では，荷重してよい．

Lisfranc関節複合体の骨折・脱臼では，少なくとも6週間，あるいは患者が痛みを感じなくなるまでは荷重は開始しない．

転位のない舟状骨疲労骨折は，6週で荷重を開始する．観血的整復内固定を要する転位のある骨折は，6週で保護のもとに荷重を開始する．

舟状骨体部骨折では，7～10週間下腿免荷ギプス固定とする．粉砕の程度によって次の6～12週間は，制限しながら徐々に荷重をかけていく．

楔状骨や立方骨の転位のない骨折は，4～6週で保護のもとに荷重を開始する．著明な転位を伴った骨折において，観血的整復内固定によってある程度の安定性が得

られれば，6週で部分荷重を許可し，その後は症状消失およびX線上の骨片の硬化に応じて荷重を進めていく（表33-2）．

10 歩　行

a. 立脚期

立脚期は歩行周期の60％を構成している．

中足部骨折が治癒する間，初期は患肢にかける時間を制限しようとし，骨折した骨にかかる軸圧を最小にするために踏切り角度を最小にしようとする．

1) 踵接地

初期の衝撃は不快に感じる．荷重は後足部から中足部に移動し，舟状骨や立方骨の骨折の場合，足部が内がえしから外がえしとなり始めるため，痛みが増強する（図6-1参照）．

2) 足底接地

荷重は中足部から前足部へ移動し，内側アーチの骨が損傷されているため，歩行周期のこの部分で痛みがある（図6-2参照）．

3) 立脚中期

片脚立脚期が始まる．この部分も通常痛みがある．足部は中間位から外がえしへ移動し，足部への荷重は足根部を越えて外側からLisfranc関節へ移行していくため，痛みが生じる（図6-3参照）．

4) 踏切り

この部分では，荷重の大部分は第1と第2中足骨骨頭を超えていく．患者は中足骨骨幹部に沿う力の伝達を最小限にするため，足関節の底屈の量を制限する．特にLisfranc関節の損傷では著明である．痛みを避けようと患肢の踏切りが不十分となり，歩行周期のこの部分は短くなる（図6-4，6-5参照）．

b. 遊脚期

遊脚期は歩行周期の40％を構成する．足部は地面に接地していないため，この部分ではいかなる骨折も影響を受けない（図6-6，6-7，6-8参照）．

B. 治　療

治療：直後から初期（受傷日から1週まで）

骨癒合

① 骨折部の安定性：舟状骨の疲労骨折以外はなし．
② 骨癒合の段階：炎症期．骨折部分の血腫では炎症性細胞が増殖し，骨折部の吸収が始まる．疲労骨折はすでに吸収され，線維組織が形成されている．
③ X線：仮骨形成なし．

a. 整形外科およびリハビリテーション上の注意

1) 理学所見

痛み，感覚異常や，ギプスの締まりすぎ，足部コンパートメント症候群の可能性を示す，ギプスの違和感に特別の注意を払う．また緩みがないかも注意する．毛細血管の圧迫後再充血と知覚もチェックする．足趾は軽い圧迫後に素早く再充血し，ピンク色になるべきである．第1～2趾間部を鈍棒で触れ，患側の足関節と足部以遠での腓骨神経の圧迫による感覚異常がないことを確認する．

もし内固定の追加として創外固定を用いている場合，ピン刺入部の滲出液・発赤をチェックし，適切な治癒を行う．挫滅損傷の場合，足背に皮膚剥離の徴候がないかチェックする．

2) 危険性を示す所見

前述したように，足部コンパートメント症候群の徴候がないか，痛み・異常知覚・ギプスの違和感に特別の注意を払う．開放骨折や皮膚の水疱形成を伴う骨折では，皮膚に感染の存在を示すような発赤や滲出液がないか評価する．患者には患肢を心臓の高さ以上に挙上し，アイスパックを足関節および足部に置いて腫脹を軽減し，静脈還流を高めるよう指導する．

3) X線所見

足部の正面・側面のX線像を撮影し，整復位の喪失（Lisfranc関節の脱臼，移植骨の転位，角状変形や短縮など）がないかチェックする．

4) 荷　重

Lisfranc関節複合体の骨折・脱臼はすべて免荷とする．

表33-3 受傷日から1週までの荷重

	部分荷重	免荷
Lisfranc（足根中足）関節骨折・脱臼	・なし	・すべて
舟状骨骨折	・皮質骨剝離骨折 ・結節骨折	・疲労骨折（転位なし/あり） ・体部骨折 ・転位のある関節内骨折
楔状骨骨折	・なし	・すべて
立方骨骨折	・剝離骨折 ・転位のない骨折	・ナットクラッカー骨折

舟状骨の結節骨折や皮質（背側唇）の剝離骨折は，短い歩行ギプスにて可能な範囲での荷重を許可する．

立方骨の小さいもしくは転位のない骨折は，ギプスにて可能な範囲での荷重を許可する．

立方骨の重症もしくはナットクラッカー骨折の粉砕骨折は免荷とする（表33-3）．

5）関節可動域

中足趾節関節（MTP関節）の可動域運動を指導する．長指伸筋・屈筋腱は足根関節を横切るため，この運動には痛みを伴うかもしれない．膝関節の自動可動域運動も処方する．

6）筋　　力

等尺性運動にて大腿四頭筋の筋力を維持する（大腿四頭筋セット運動）．

7）活動能力

患者に患側に荷重せず，立位・支点移乗には松葉杖のような補助具を使うように指導する．ズボンを履くのは患肢から，脱ぐのは健肢からと指導する．

8）歩　　行

患者に2本の松葉杖で，まず患肢と松葉杖一緒に出し，次に健肢を出す2点歩行で，荷重をかけずに歩行するように指導する（図6-16参照）．階段を上るときは，健肢を先に上げ，杖と同時に骨折した患肢を運ぶか，両下肢が上の段に上がるまで松葉杖を下の段に残しておく（図6-20，6-21，6-22参照）．下りるときは，患肢と松葉杖を先に下ろし，続いて健肢を下ろす（図6-23，6-24，6-25参照）．舟状骨と立方骨の骨折で部分荷重が可能な患者（表33-3参照）は，患肢も移乗や歩行の際に使用するように指導する．

b．治療法：本骨折に特有な点

1）ギ プ ス

ギプスの状態を評価する．ギプス縁に十分なパッドが施されているかをチェックする．MTP関節の動きは自由とし，膝関節は完全な屈伸を可能にしておく．ギプス縁の皮膚を観察し，皮膚の挫滅や腫脹，コンパートメント症候群の徴候がないかを評価する．ギプスの足底部が柔らかければ補強する．

2）観血的整復内固定術

通常ギプスは第1週の終わりまでとする．ギプス縁に良好なパッドが施されているかをチェックする．MTP関節が自由に動くかチェックする．皮膚の挫滅がないかを観察し，ギプス縁を適当にトリミングする．ギプスの破損や軟化は必要に応じて修理する．

3）徒手整復と経皮的ピン固定

ピン刺入部の発赤，滲出液，皮膚の引きつりをチェックする．皮膚の引きつりは割を入れ外科的に解除する．もし足部やピン刺入部に膿汁，発赤，変色があれば，抗生物質の経静脈的投与を開始し，可能ならばピンを抜去する．ほとんどの場合，第1週は下腿ギプスを用いる．

ギプスをしていない場合，MTP関節は注意深く動かすべきである．この固定は内固定ほど強固ではなく，激しい自動可動域運動はピンを緩ませ，Lisfranc関節複合体の整復が損われる．

● 処　方

Rx　第1病日から1週間

① 注意点：観血的整復内固定術が行われなければ，固定は強固ではない．中足部の可動域運動は行わない．
② 可動域：足趾とMTP関節の自動可動域運動を行う．
③ 筋力：足関節，足部の筋力増強訓練は行わない．
④ 活動性：補助具を用いた免荷での立位・支点移乗と歩行を行う．
　　舟状骨と立方骨の一部の骨折では部分荷重で補助具を用いた移乗・歩行（**表33-3参照**）を行う．
⑤ 荷重：舟状骨の結節骨折や皮質（背側唇）剥離骨折は部分荷重．同様に立方骨の小さいもしくは転位のない骨折も部分荷重．残りは免荷（**表33-3参照**）．

治療：2週まで

骨癒合

① 骨折部の安定性：なし，または最小限．
② 骨癒合の段階：修復期の始まり．骨形成系細胞が骨芽細胞に分化し，線維骨を形成する．この例外として，舟状骨骨折の偽関節は線維性癒合がゆっくり修復される．しかし，正常骨にまでは修復されないこともある．
③ X線：なし，または骨膜面に初期の仮骨形成．

a．整形外科およびリハビリテーション上の注意

1）理学所見

毛細血管の圧迫後再充血と，足趾と可能ならば第1～2趾間の知覚もチェックする．MTP関節と趾節間関節（IP関節）の自動・他動可動域をチェックする．

2）危険性を示す所見

特に痛み，異常知覚，ギプスの不快感に注意を払う．皮膚壊死をまねくような著名な腫脹に注意し，すぐに医師に知らせるようにする．患者には，できるだけ患肢を心臓の高さ以上に挙上し続けるよう指導する．

3）X線所見

足部の正面・側面のX線像を撮影し，Lisfranc関節複合体の整復の損失，移植骨の移動や短縮がないかチェックする．皮質骨を含む骨折部に中足骨骨幹部で見られるような仮骨が形成されていないかを評価する．

4）荷重

舟状骨の結節骨折や皮質剥離骨折，立方骨の転位のない剥離骨折は，部分荷重ないし可能な範囲で荷重する．
その他すべてのLisfranc関節複合体の骨折，舟状骨剥離骨折，転位のある立方骨・楔状骨骨折，疲労骨折は免荷とする（**表33-4参照**）．

5）関節可動域

MTP関節の自動・他動可動域運動を継続する．膝関節の可動域運動も同様である．

6）筋力

等尺性運動にて大腿四頭筋の筋力を維持する．長趾屈筋，足内筋，趾伸筋の反復運動を行う．

7）活動能力

骨折型によっては患肢に荷重せず，立位・支点移乗や歩行には，杖ないし歩行器の使用を続ける．部分荷重が許可された骨折では，移乗時にいくらかの荷重を患肢にかけてもよい．

8）歩行

松葉杖を用いた免荷歩行を続ける（**図6-16参照**）．
前述した安定骨折のように，荷重が許可されたならば部分荷重ないし可能な範囲での荷重で3点歩行を行う（**図6-17参照**）．もしギプスがよくフィットしていれば，どの歩行周期においても不快感はない．

b．治療法：本骨折に特有な点

1）ギプス

足趾のMTP関節が見えるように，ギプスをトリミングする．ギプスに何らかの破損があれば補強する．MTP関節の可動域運動を続ける．ギプスの中で底背屈することによって，腓腹筋-ヒラメ筋群，前脛骨筋，伸筋群の運動を開始する．安定した固定が行われた骨折では，腓骨筋群の適度な等尺性運動を外がえしで，適度な背屈を前脛骨筋のために開始する．後脛骨筋の筋力強化のため足部の内がえしも試みる．

2）観血的整復内固定術

観血的整復内固定術を行ったすべての患者は，前述したプロトコール通りに可動域運動をギプスの中で開始する．

3）徒手整復と経皮ピン固定

ピン刺入部の滲出液，発赤，皮膚の引きつりをチェックし，問題があれば適切に治療する．ピン刺入部に感染があれば入院させ，抗生物質の経静脈的投与を行う．
ギプスをしている患者では，パッドとギプス縁の部分

表33-4 2週までの荷重

	部分荷重	免荷
Lisfranc（足根中足）関節骨折・脱臼	・なし	・すべて
舟状骨骨折	・皮質骨剝離骨折 ・結節骨折	・疲労骨折（転位なし/あり） ・体部骨折 ・転位のある関節内骨折
楔状骨骨折	・なし	・すべて
立方骨骨折	・剝離骨折 ・転位のない骨折	・ナットクラッカー骨折

の装着具合をチェックする．ギプス縁のパッドは，皮膚の障害を防ぐのに十分でなければならない．またギプスの軟化をチェックし，適切に修理する．

ギプスをしていれば前述の運動を行う．

時に，広範な軟部組織損傷のためギプスをしていないことがある．その場合，足関節の底背屈・内外がえしは整復の損失をまねくので，MTP関節のみの適度な屈伸運動を続ける．

・処　方

℞　　　　2週まで

①注意点：観血的整復内固定術が行われた場合のみ，固定は強固で安定している．
②可動域：足関節，足趾，MTP関節の自動可動域運動を行う．
③筋力：長趾屈筋・伸筋の抵抗運動は行わない．ギプスの中で足関節の底背屈・内外がえしの等尺性運動を行う．
④活動性：骨折型によっては，補助具を用いた免荷での立位・支点移乗と歩行を行う．
　舟状骨と立方骨の安定した骨折では，補助具を用いた，部分荷重から可能な範囲の荷重での移乗・歩行（表33-4参照）を行う．
⑤荷重：舟状骨と立方骨の安定した骨折を除いて免荷（表33-4参照）．

治療：4〜6週まで

骨癒合

①骨折部の安定性：通常安定である．急性期の骨折では架橋性仮骨が見られる．理学所見とX線写真で確認する．Lisfranc関節骨折・脱臼や足根骨の剝離に伴う靱帯損傷では，靱帯損傷の治癒自体が遅いので，骨折・脱臼部の安定性は，まだ回復していない可能性がある．
②骨癒合の段階：修復期．仮骨が器質化し始め，層板骨が形成され始める．X線で骨折部に架橋性仮骨が観察されれば，骨折部は通常安定である．しかし仮骨強度は正常骨に比べ，特にねじり負荷に対して有意に弱い．
③X線：架橋性仮骨が皮質骨の骨膜表面に斑点状に見られる．海綿骨が主体の足根骨では，淡い骨折線の充塡や硬化が見られ始める．固定が強固であるほど，架橋性仮骨は観察されにくく，内骨膜性仮骨による治癒が優勢となる．舟状骨の疲労骨折や偽関節では，骨折縁の平滑な線維性偽関節が観察される．

a. 整形外科およびリハビリテーション上の注意

1）理学所見

ギプスを除去してX線検査を行う．安定性，圧痛，可動域をチェックする．

2）危険性を示す所見

急性期の骨折による腫脹のほとんどは吸収されているはずである．骨折の治癒時期に合致しない血行障害，知覚鈍麻，痛み，圧痛を認めれば，反射性交感神経性ジストロフィー（RSD）の徴候をチェックすることが重要である．もしRSDの徴候が認められれば，経皮的硬膜外神経刺激や温冷浴療法を追加し，積極的な理学療法プログラムを行う．

表33-5　4〜6週までの荷重

	部分荷重	免荷
Lisfranc（足根中足）関節骨折・脱臼	● 徒手整復と経皮的ピン固定（6週まで底の硬い靴で） ● ギプス	● 観血的整復内固定術
舟状骨骨折	● 皮質骨剥離骨折 ● 結節骨折 ● 転位のない疲労骨折 （底の硬い靴）	● 体部骨折 ● 転位のある疲労骨折 ● 転位のある関節内骨折
楔状骨骨折	● 転位のない骨折	● 転位のある骨折（スクリュー固定）
立方骨骨折	● 転位のない骨折 ● 剥離骨折	● 転位したナットクラッカー骨折

3）X線所見

足部の正面，側面，斜位のX線像を撮影し，治癒や整復不全の所見を調べる．ギプスで治療したLisfranc関節骨折・脱臼では，特に整復が保持されているか評価することが重要である．

舟状骨の疲労骨折では，骨折線が消失しているかの判定が重要である．

舟状骨や立方骨の剥離骨折に骨移植が行われた場合，移植骨の同一化について注意深く評価する．舟状骨や立方骨の剥離骨折では，内側ないし外側アーチの保持を確かめるために足部のアライメントを評価する．

4）荷　重

Lisfranc関節骨折・脱臼は，圧痛がなければ可能な範囲で荷重を開始する．平らでない床や裸足での歩行は避け，さらに数週間は頑丈な靴で足部を保護する．

もし経皮ピンが残っていれば抜去し，可能な範囲で部分荷重を開始する．

観血的整復内固定術が行われていれば，免荷を続行する．

舟状骨の皮質剥離骨折，結節骨折，癒合してきた疲労骨折は，ギプスを除去して可能な範囲で部分荷重を開始する．舟状骨の転位のある疲労骨折や体部の剥離骨折は，関節内骨折と同じく免荷を続行する．

立方骨の転位のない剥離骨折は，可能な範囲での荷重を開始する．立方骨のナットクラッカー骨折や転位のある骨折ないし，スクリュー固定を受けた粉砕性の楔状骨骨折は，ギプスのままで免荷を続行する．転位のない楔状骨骨折も免荷のままである（**表33-5参照**）．

5）関節可動域

MTP関節の自動・他動可動域運動を継続する．ギプスをしていなければ，可能な範囲で足関節底背屈の自動可動域運動を追加する．適度な内外がえし運動も開始する．これは足関節包の拘縮の予防となる．ギプスをしていれば，MTP関節の可動域運動と，ギプス内での足関節底背屈・内外がえしの等尺性筋力増強訓練を継続する．膝関節の可動域運動も継続しなければならない．

6）筋　力

足関節の底背屈の等尺性運動を継続する．大腿四頭筋の筋力増強訓練も継続しなければならない．ギプスが除去されていれば，内外がえしで腓骨筋群・前脛骨筋力の訓練を開始する．もちろん前脛骨筋力のために背屈運動を行い，腓腹筋-ヒラメ筋力のために底屈運動を行う．

7）活動能力

荷重が依然として許可されていなければ，立位・支点移乗には杖を使用し続ける．バランスや補助のため杖がまだ必要かもしれないが，荷重が許可された骨折では移乗時に患肢を使う．

8）歩　行

免荷の場合，松葉杖を用いた歩行を続ける（**図6-16参照**）．荷重を開始し始めた場合，患者に，まず2本の松葉杖を1点として出し，次に患肢と健肢を2点として出す，いわゆる3点歩行を行う（**図6-17参照**）．階段を上るときは健肢を先に上げ，杖と同時に骨折した患肢を運ぶようにする（**図6-20，6-21，6-22参照**）．下りるときは，先に患肢を下ろし，続いて杖と健肢を下ろす（**図6-23，6-24，6-25参照**）．

Lisfranc関節の骨折・脱臼をギプスで治療している場合，まだ踵接地から立脚中期の動きや，足部が外がえしから内がえしに動くとき，著明な痛みがあるかもしれない．その場合，歩行周期の踵接地を長くし，Lisfranc関

節複合体に圧力がかからないように，荷重を足部外側面で移動するかもしれない．踏切りは，荷重が移動する際，中足部を横切る動きを最小限にするために，短く不完全になる（図6-4, 6-5参照）．

舟状骨の皮質骨剥離骨折，結節骨折，良好に治癒した疲労骨折は，この時期痛みがなく歩行も異常がないはずである．

良好に治癒していれば，立方骨の転位のない剥離骨折も，歩行時に痛みはないはずである．

通常，楔状骨骨折は靱帯の破綻を伴い，踵接地から立脚中期にかけて中足部を横切って痛みが生じる．患者は第5中足骨を越え，さらに荷重を足部外側面に移動することもある．また楔状骨のねじりと荷重の時間を短くしようとして，立脚と踏切りを最小限にすることもある．

b. 治療法：本骨折に特有な点

1）ギプス

骨折部の圧痛や安定性を評価するため，この時期にギプスを除去する．手術していないLisfranc関節複合体の骨折・脱臼の場合，ギプスを除去し，外反母趾用の靴で愛護的に荷重を行うか，免荷とする．

舟状骨の皮質剥離骨折，結節骨折，転位のないもしくは不完全な疲労骨折は，ギプスをはずし可能な範囲で，底の硬い靴で荷重を開始する．まだ圧痛があれば，再度下腿ギプスで免荷とする．

転位のない立方骨の剥離骨折は，楔状骨の転位のない骨折と同じようにギプスをはずし，圧痛がなければ部分荷重を開始する．もし楔状骨上に圧痛があれば，靱帯損傷の治癒のために固定を延長する必要があり，下腿ギプスにする．

2）観血的整復内固定術

骨折の安定性，圧痛，可動域すべてを，ギプスをはずして評価する．

Lisfranc関節複合体の骨折は，強固な内固定なしではまだ安定していないため，少なくともあと4〜6週ないし，スクリューが抜去できるようになるまで免荷を続ける．

舟状骨体部の骨折は距舟・楔舟両関節を含む．もし骨折部に顕著な圧痛を認めれば，下腿ギプスにて免荷とする．圧痛がなければギプスははずしたままとし，厳密に免荷とする．

立方骨の圧迫外傷やナットクラッカー骨折は通常，著明な粉砕や骨欠損を伴う．外側列の長さ確保のため自家骨移植と創外固定が行われ，X線・理学所見でこの構造が安定したと考えられた場合，創外固定を除去する．もし著明な圧痛が認められたり，安定したと考えられない場合，下腿ギプスにて免荷とする．

スクリュー固定した楔状骨の多発骨折の場合，下腿ギプスにて固定し，免荷を続ける．

3）徒手整復と経皮的ピン固定

ピン刺入部の滲出液，発赤，引きつりをチェックする．必要なら引きつりは皮膚に割を入れ解除する．もし足部やピン刺入部に，なんらかの膿汁，発赤，変色があれば，患者を入院させ，抗生物質を経静脈的に投与し，ピンを抜去する．

X線検査の結果，骨折部が十分に安定していればピンを抜去する．Lisfranc関節を横切る骨折・脱臼で，十分に安定している場合，底の硬い靴を用いて保護下での部分荷重を開始する．

● 処　方

Rx　4〜6週まで

① 注意点：強固な固定器具なしでは，骨折・脱臼は完全に安定してはいない．骨折は完全には治癒しておらず，荷重はできない．

② 可動域：足関節，足趾，MTP関節の自動可動域運動を行う．ギプスをはずして，足関節と距骨下関節の適度な自動可動域運動を行う．

③ 筋力：足関節の底背屈等尺性運動を行う．長趾伸筋・屈筋の抵抗運動は行わない．

④ 活動性：骨折型によって，補助具を用いた，部分ないし免荷での立位・支点移乗と歩行を行う．

⑤ 荷重：観血的整復内固定術例，楔状骨の多発骨折，舟状骨の転位のある疲労骨折などは免荷．他のすべての骨折は，経皮的ピン固定を含めた内固定材料を抜去した後，可能な範囲で部分荷重（表33-5参照）．

治療：6〜8週まで

骨癒合

① **骨折部の安定性**：架橋性仮骨が認められれば，通常骨折部は安定する．理学所見で確認する．

② **骨癒合の段階**：修復期．仮骨が器質化し始め，層板骨が形成され始める．架橋性仮骨が観察されれば骨折部は通常安定である．しかしこの仮骨強度は通常の層板骨に比べ，特にねじり負荷に対して有意に弱く，再骨折を避けるため，さらにある程度の保護が必要である．

③ **X線**：架橋性仮骨が皮質骨に見られ，強度の増加を示す．内骨膜性仮骨による治癒が優勢となる．海綿骨が主体の足根骨では，皮質が非常に薄いため，識別できるほどの仮骨は見られないが，骨折線は不明瞭となる．

a. 整形外科およびリハビリテーション上の注意

1) 理学所見

すべての骨折でギプスをはずす．骨折部の圧痛を調べる．もし傷や手術創があれば，治癒状態や感染の徴候について評価する．RSDを示すような皮膚の色，つや，感覚の変化について評価する．傷や手術創に感染の徴候がないか評価し，適切に治癒する．

2) X線所見

足部の正面，側面，斜位のX線像を撮影する．整復維持や治癒状態について評価する．

3) 荷　重

この時期，ギプスや徒手整復と経皮ピンで固定した例，あるいはすでに部分荷重を始めているLisfranc関節骨折では，可能な範囲で荷重を増やしつづける．観血的整復内固定術を要した骨折・脱臼は，スクリューを抜去するめどが立たなければ，免荷を続行しなければならない．

舟状骨の皮質剥離骨折，結節骨折，癒合した疲労骨折は部分荷重を続け，可能な範囲で進めていく．舟状骨の観血的整復内固定術を要した体部の骨折や，転位を伴う疲労骨折は荷重すべきでない．

立方骨の転位のない剥離骨折は，可能な範囲で荷重を続行する．観血的整復内固定術を要した立方骨のナットクラッカー骨折は免荷を続ける．転位のない楔状骨骨折は，触診で圧痛がなければ，軽い爪先荷重から部分荷重を開始する (表33-6)．

4) 関節可動域

MTP関節，IP関節，足関節のすべてについて，自動・自動介助可動域運動を行う．固定によって足関節に拘縮があれば，適度な他動可動域運動を始める．患者に足趾の他動屈伸運動を指導する．足関節の拘縮が認められれば，足関節も同様に行う．これらの運動はすべて，患者が耐えうる範囲で行う．患者が積極的になり過ぎて，中足部を横切る応力がかかるような内外がえしをしないように注意する．

5) 筋　力

足趾の自動的な屈伸を繰り返していれば，筋力は等張性運動にて強化される．骨折部が安定すれば足趾の可動域運動に適度な抵抗を加える．患者は足趾に力がかかりすぎないよう一方の手でコントロールする．足関節の底背屈の筋力強化は，足関節の可動域運動中に抵抗を加える．抵抗運動は，Lisfranc関節複合体の骨折・脱臼には行ってはならない．

6) 活動能力

観血的整復内固定術を要したLisfranc関節骨折・脱臼，舟状骨の体部骨折，癒合していない疲労骨折，立方骨のナットクラッカー骨折は免荷を続ける．その他すべての中足部骨折は部分荷重から全荷重とする．患者は，骨折部にまだ痛みがあり安定していなければ，荷重を支えるために松葉杖を必要とする．

7) 歩　行

免荷や部分荷重の患者の場合，依然として杖を必要とする．このような場合，保護靴 (protective shoe) を使用する．松葉杖を使用していれば，2点ないし3点歩行を行う (図6-16，6-17参照)．ギプスを除去し，もはや松葉杖を使用していない患者でも，立脚期の全荷重時にはまだ痛みを感じ，踵接地時間が長くなることもある．踵接地から立脚中期にかけ，足部の外がえしから内がえしへのねじりの動きを避けようとする傾向がある．このため立脚中期から踏切りにかけ，荷重を足部外側面に移動させることになる．中足部から前足部への体重移動の際の不快感を避けようと，全荷重をかけることなく踏切りの時間が短縮することもある．

b. 治療法：本骨折に特有な点

1) ギプス

治癒していない舟状骨の疲労骨折を除いて，ギプスは除去する．ギプスをしている場合はすべてはずし，検査を行う．圧痛がまだ残っている場合，移動には底の硬い

表33-6 6〜8週までの荷重

	部分荷重	免荷
Lisfranc（足根中足）関節骨折・脱臼	・徒手整復と経皮的ピン固定 ・ギプス	・観血的整復内固定術
舟状骨骨折	・皮質骨剝離骨折 ・結節骨折 ・転位のない疲労骨折	・体部骨折（観血的整復内固定術） ・転位のある疲労骨折
楔状骨骨折	・転位のない骨折	・転位のある骨折
立方骨骨折	・転位のない骨折 ・剝離骨折	・ナットクラッカー骨折 （観血的整復内固定術）

靴や歩行用支持装具（cam walker）*を使用する．すでにギプスを除去している場合は自動・自動介助可動域運動を開始し，継続する．ギプスを除去したばかりの場合，足関節は拘縮している．適度な距骨下関節運動と内外がえしを開始する．これらの動きは最初かなりの痛みを伴う．患者にこれらの運動を水中で行うか，不快感をなくすため水治療法を指導する．

2）観血的整復内固定術

ギプスはこの時点で除去していなければならない．まだ始めていなければ，足関節とMTP関節の自動・自動介助可動域運動を開始する．観血的整復内固定術を要した骨折はすべて免荷とする．

3）徒手整復と経皮的ピン固定

すべてのギプスとピンを除去する．骨折の治癒時期にもよるが，可能な範囲で患肢に荷重をかける．まだ骨折部に痛みがあるため荷重がかけられないならば，MTP関節，距骨下関節，足関節の自動・自動介助可動域運動を続けなければならない．

● 処 方

℞ 6〜8週まで

①**注意点**：中足部の他動可動域運動を避ける．強固な固定がなければ，骨折・脱臼の安定性は十分ではない．

②**可動域**：ギプスをしていなければ，可能な範囲で足関節・距骨下関節の適度な自動，自動介助，他動可動域運動を行う．

③**筋力**：ギプスをしていなければ，足関節・距骨下関節の等尺性・等張性運動を行う．

④**活動性**：観血的整復内固定術で治療した骨折を除いて，移乗時の部分荷重を許可する（表33-6参照）．

⑤**荷重**：観血的整復内固定術を除いて，骨折部の圧痛や仮骨形成にもよるが，部分荷重から全荷重とする．

治療：8〜12週まで

骨癒合

①**骨折部の安定性**：安定．

②**骨癒合の段階**：リモデリング期．線維骨は層板骨によって置換される．リモデリング過程は完了までに数ヵ月から数年かかる．

③**X線**：皮質骨の骨折部すべてに，仮骨形成が見られる．足根骨の骨折線は見えなくなる．骨梁がリモデリングされ，時間とともに強度を増す．

---

*：固定性のあるパッド付きの下腿支持装具．踏みかえしを容易にするため，足底が舟底様になっている．

表33-7 8〜12週までの荷重

	全荷重	部分荷重
Lisfranc（足根中足）関節骨折・脱臼	・徒手整復と経皮的ピン固定 ・ギプス	・観血的整復内固定術
舟状骨骨折*	・皮質骨剥離骨折 ・結節骨折 ・転位のない疲労骨折	・体部骨折（観血的整復内固定術）
楔状骨骨折	・転位のない骨折	・転位のある骨折
立方骨骨折	・転位のない骨折 ・剥離骨折	・ナットクラッカー骨折 　（観血的整復内固定術）

*：舟状骨の癒合していない疲労骨折は免荷.

a. 整形外科およびリハビリテーション上の注意

1) 理学所見

骨折部の圧痛を調べる．創やピン刺入部，皮切部の治癒状態や感染の徴候について評価する．RSDについて評価する．

2) X線所見

骨折部に圧痛がなく内固定材料がない場合，X線写真は必要ない．骨折部に圧痛がある場合，内固定材料がある場合，もしくは偽関節が疑われる場合，正面・側面・斜位のX線像を撮影し，骨癒合状態とアライメントを評価する．

3) 荷重

癒合していない舟状骨の疲労骨折を除いて，すべての骨折で軽い爪先荷重から部分荷重を始める．すでに荷重している骨折の場合，全荷重まで進めていく．観血的整復内固定術を要したLisfranc関節骨折・脱臼は，この時期内固定材料を除去して，ゆっくりと荷重を進めていく．整復の喪失や内固定材料の損傷の原因となるので，繰り返す強打やジャンプを要する活動は禁止する（表33-7）．

4) 関節可動域

MTP関節，足関節の自動・他動全可動域運動を続ける．ギプスを除去して少なくとも2週たっていれば，これらの関節はほとんど全可動域を獲得しているはずである．舟状骨体部骨折や立方骨ナットクラッカー骨折では，まだ内外がえしに制限を伴った拘縮が残っているかもしれない．骨折の複雑さや，関節内に骨折が及んでいるかにもよるが，最終的に内外がえしの動きを制限する永続的な関節症変化が起こる場合もある．

5) 筋力

骨折部の安定性により，適度な抵抗運動を指導する．片方の足で逆の足に加えた抵抗に対し，五つ数える間，背屈を保持する．痛みと抗力に応じて，抵抗を変えることができる．これはすべての面で繰り返される．大腿四頭筋の等張性運動も続ける．

6) 活動能力

患者は部分ないし全荷重の状態である．移乗時には安定とバランスをとるため，依然として松葉杖か杖を必要とするかもしれない．

7) 歩行

長期間の固定のため足関節とMTP関節には，まだ拘縮が残っていることもある．これは歩行時の踏切りと踵接地に影響する．中足部に残った圧痛は，立脚期に中足部への荷重移動を遅らせ，踵接地の時間を増やす．Lisfranc関節複合体を横切る圧力を避けるため，荷重を足部外側面に移動しようとする．骨折・脱臼が足根骨を含んでいれば，痛みのため立脚期も避けようとするかもしれない．中足骨頭への力はLisfranc関節複合体への応力を加えるため，離床は痛みを伴う．Lisfranc関節複合体へのねじりを避けるには，歩行周期の踵接地部分をとばして，足全体に均等に荷重を分散させるために，立脚中期に短時間足をついてもよい．このような場合，ほとんどの時間，健肢に荷重することになり，患肢は，前に進むための踏切りにのみわずかに荷重される．

舟状骨の皮質剥離骨折，結節骨折，疲労骨折や，同様に立方骨の転位のない剥離骨折は，この時点で歩行周期は正常パターンとなる．舟状骨の偽関節や疲労骨折ではまだ痛みがあり，観血的整復内固定術が必要である．

舟状骨体部骨折は当然関節内骨折である．典型的には距骨頭から距舟関節に力がかかるため，踵接地から立脚

初期・中期にかけて不快感を経験する．立脚期に距舟関節に荷重しないように，荷重を足部外側面に移動する．この足部外側面への荷重移動は，距舟関節に荷重しないように趾離地まで続く．粉砕やナットクラッカータイプの立方骨骨折では，踵接地から立脚初期・中期に荷重を移動する際に痛みを伴う．このような場合，踵立方関節へ荷重しないように足部内側面に荷重を移動する．立脚期をとおして踏切り直前まで，足部の第1列に荷重をかけることになる．この2つの骨折では外傷後関節症性変化のため，患者は歩行を十分に正常化することができないかもしれない．激しい痛みは最終的に関節固定術を考慮することが必要かもしれない．

b．治療法：本骨折に特有な点

1）ギプス

すべての骨折でギプスを除去する．自動，自動介助，他動可動域運動を継続する．可能な範囲で荷重を続ける．

2）観血的整復内固定術

ギプスはこの時点で除去していなければならない．足関節，MTP関節の自動・自動介助可動域運動をする．観血的整復内固定術を要したLisfranc関節複合体の骨折は，十分な治癒の所見があれば内固定材料を除去する．舟状骨体部・立方骨骨折では移植骨が強固に一体化してくれば，内固定材料の除去を考慮する．しかし強固に一体化し，内外側列の安定性が確実となるまで，内固定材料は残しておく．内側列は内側楔状骨・舟状骨・距骨からなり，外側列は立方骨・踵骨からなる．すべての骨折は可能な範囲で荷重を始める．

3）徒手整復と経皮的ピン固定

上記「観血的整復内固定術」の項を参照．

● 処　方

Rx　8～12週まで

① **注意点**：必要に応じて保護靴や歩行用支持装具を使う．
② **可動域**：足関節・距骨下関節の自動，自動介助，他動可動域運動を行う．
③ **筋力**：適度な底背屈・内外がえし，長趾伸筋・屈筋の抵抗運動を行う．
④ **活動性**：治癒の時期にもよるが，単独もしくは補助具を用いた，部分荷重から全荷重での移乗・歩行を行う．
⑤ **荷重**：部分荷重から全荷重（表33-7参照）．

C．長期的予後と問題点

Lisfranc関節複合体の骨折と脱臼で，解剖学的整復を行った場合，中足部にいくつかの長期的な問題を残すことがある．関節の拘縮と関節内損傷は，中足部から前足部への荷重を移動する際に，立脚中期から後期の不快感をもたらす．しかし，これらの関節はもともと大きな動きを有しないので，通常問題となることは少ない．

舟状骨体部と立方骨ナットクラッカー骨折は，最も長い経過をとることになる．これらの骨折は当然関節内骨折である．解剖学的整復が得られない著明な関節損傷がある場合，激しい外傷後関節症性変化が生じ，すべての歩行周期で不快感を引き起こすこともある．

癒合不全の舟状骨結節の骨折は，激しい痛みを起こす可能性があり，剝離した骨片を後脛骨筋腱とともに接合する再手術が必要となるかもしれない．

不適切に治療されたLisfranc関節骨折・脱臼は，不安定性を残したり，歩行時の著明な中足部の痛みと機能障害の原因となったりする．踵接地から立脚中期に，荷重がLisfranc関節複合体を横切る際，特に痛みが認められる．不安定性が永続する外がえしから内がえしへ足部をねじるとき，著明な中足部の痛みの原因となる．最終的に観血的整復内固定術が必要となる．

Lisfranc関節・楔状骨間関節・立方楔状関節の硬直は，これらの関節がもともと小さい動きしかしないため，大きな問題にはならない．

舟状骨や立方骨の重度の骨折の場合，これらの骨が横足根（踵立方・距舟）関節ないしはChopart関節（図33-3参照）の両方に面しているため，歩行周期は大きく影響を受ける．この関節は後足部から中足部に荷重を移動するときに重要である．また歩行周期をとおして足部を安定化している．外傷後関節症性変化は，これらの関節の深部痛の原因となる．不快感の除去と歩行能力の獲得のために，最終的には関節固定術が必要となる．

直後から1週まで

	ギプス	観血的整復内固定術	徒手整復と経皮的ピン固定
安定性	・なし.	・なし.	・なし.
整形外科	・ギプスを中足骨頭までトリミングし,膝関節の全可動域運動を許可する.	・ギプスを中足骨頭までトリミングし,膝関節の全可動域運動を許可する.	・ギプスを中足骨頭までトリミングし,膝関節の全可動域運動を許可する.
リハビリテーション	・膝関節同様,中足趾節関節(MTP関節)と趾節間関節(IP関節)の可動域運動.	・膝関節同様,MTP関節とIP関節の可動域運動.	・膝関節同様,MTP関節とIP関節の可動域運動.

2週まで

	ギプス	観血的整復内固定術	徒手整復と経皮的ピン固定
安定性	・なし,または最小限.	・なし,または最小限.	・なし,または最小限.
整形外科	・ギプスを中足骨頭までトリミングし,膝関節の全可動域運動を許可する.	・ギプスを中足骨頭までトリミングし,膝関節の全可動域運動を許可する.	・ピン刺入部を評価.ギプスを中足骨頭までトリミングし,膝関節の全可動域運動を許可する.
リハビリテーション	・膝関節同様,MTP関節とIP関節の可動域運動.	・膝関節同様,MTP関節とIP関節の可動域運動.	・膝関節同様,MTP関節とIP関節の可動域運動.

4〜6週まで

	ギプス	観血的整復内固定術	徒手整復と経皮的ピン固定
安定性	・安定.	・中程度〜安定.	・安定.
整形外科	・ギプス除去し,底の硬い靴に替える.	・歩行ギプスを除去する,または続ける.	・ピンを抜去する.ギプスを除去し,底の硬い靴に替える.
リハビリテーション	・膝関節同様,MTP関節とIP関節の可動域運動を継続. ・足関節と距骨下関節の底背屈・内外がえし可動域運動を開始.	・膝関節同様,MTP関節・IP関節の可動域運動を継続. ・足関節と距骨下関節の底背屈・内外がえし可動域運動を開始.	・膝関節同様,MTP関節・IP関節の可動域運動を継続. ・足関節と距骨下関節の底背屈・内外がえし可動域運動を開始.

6〜8週まで

	ギプス	観血的整復内固定術	徒手整復と経皮的ピン固定
安定性	・安定.	・安定.	・安定.
整形外科	・ギプスを除去してなければ,除去する.	・ギプスを除去してなければ,除去する.	・ギプスやピンを除去してなければ,除去する.
リハビリテーション	・膝関節同様,MTP関節とIP関節の可動域運動を継続. ・足関節と距骨下関節の底背屈・内外がえし可動域運動を開始.	・膝関節同様,MTP関節とIP関節の可動域運動を継続. ・足関節と距骨下関節の底背屈・内外がえし可動域運動を開始.	・膝関節同様,MTP関節とIP関節の可動域運動を継続. ・足関節と距骨下関節の底背屈・内外がえし可動域運動を開始.

8〜12 週まで	ギプス	観血的整復内固定術	徒手整復と経皮的ピン固定
安定性	・安定.	・安定.	・安定.
整形外科		・内固定材料の除去を考慮する.	
リハビリテーション	・膝関節同様, MTP 関節と IP 関節の可動域運動を継続. ・Lisfranc 関節以外の適度な抵抗運動を開始.	・膝関節同様, MTP 関節と IP 関節の可動域運動を継続. ・Lisfranc 関節以外の適度な抵抗運動を開始.	・膝関節同様, MTP 関節と IP 関節の可動域運動を継続. ・Lisfranc 関節以外の適度な抵抗運動を開始.

文 献

Chapman M. Tarsal and metatarsal injuries. In: Mann RA, ed. *Surgery of the Foot*. St. Louis: C.V. Mosby, 1986, pp. 714–729.

Geissler W, Tsao A. Foot and ankle fractures. In: Rockwood CA Jr, Green DP, eds. *Fractures in Adults*, 4th ed. Philadelphia: J.B. Lippincott, 1995, pp. 2354–2372.

Hansen ST Jr. Foot injuries. In: Browner B, Jupiter J, Levine AM, Trafton PG, eds. *Skeletal Trauma*, Vol 2. Philadelphia: W.B. Saunders, 1992, pp. 1960–1972.

Mann R. Lower extremity. In: Chapman M, ed. *Operative Orthopaedics*. Philadelphia: J.B. Lippincott, 1993, pp. 2179–2190.

Manoli A II. Compartment syndromes of the foot: current concepts. *Foot and Ankle*, 10:340–344, 1990.

Mizel M, Sobel M. Trauma—Section 1. In: Miller M, ed. *Review of Orthopaedics*, 2nd ed. Philadelphia: W.B. Saunders, 1996, pp. 241–242, 391.

Perry J. Ankle and foot gait deviations. In: Perry J, ed. *Gait Analysis*. Thorofare, NJ, Slack, 1992, pp. 185–219.

Schenck RC Jr, Heckman JD. Fractures and dislocations of the forefoot: Operative and nonoperative treatment. *Journal of the American Academy of Orthopedic Surgeons*, 3:70–78, 1995.

Sondergaard L, Konradson L, Holmer P, et al. Acute midtarsal sprains: frequency and course of recovery. *Foot and Ankle*, 17: 195–199, 1996.

Stephen DJG. Injuries to the midfoot and forefoot. In: Schatzer J, Tile M, eds. *The Rationale of Operative Fracture Care*, 2nd ed. Berlin: Springer-Verlag, 1996, pp. 605–619.

Yablon IG, Segal D. Foot and ankle injuries. In: Evarts CM, ed. *Surgery of the Musculoskeletal System*, 2nd ed. New York: Churchill Livingstone, 1990, pp. 4269–4277.

CHAPTER 34

Treatment and Rehabilitation of Fractures

前足部骨折

Forefoot Fractures

A. はじめに

1 定　義

　前足部の骨折は，母趾，足趾のいずれかと，中足骨，種子骨の骨折を含む（**図34-1**；**図34-4，34-13，34-15参照**）．

　趾節骨，中足骨を含む骨折は，関節内ないし関節外骨折の可能性がある．趾節骨，中足骨の骨折は，頚部，骨幹部ないし基部骨折がある．Lisfranc関節（足根中足関節）を含む骨折は，33章「中足部骨折」に記載してある（**図33-1，33-2参照**）．

　中足骨骨折は，安定型と不安定型に分類される．不安定型の形状は，複雑ないし転位，第1中足骨骨折を含む多発中足骨骨折である（**図34-2**）．これらの骨折は，コンパートメント症候群や皮膚の挫傷などの合併症を引き起こすこともある．

　第5中足骨骨幹部の近位部骨折はJones骨折と呼ばれる（**図34-3**；**図34-11，34-12参照**）．

　第5中足骨基部の骨端部骨折と紛らわしいこともある（**図34-3A**；**図34-9，34-10参照**）．

　種子骨骨折は長母趾屈筋腱内に2個存在し，1個ないし2個が分割ないし破砕される．それらは前足部の荷重分散に重要である（**図34-4**；**図34-17参照**）．

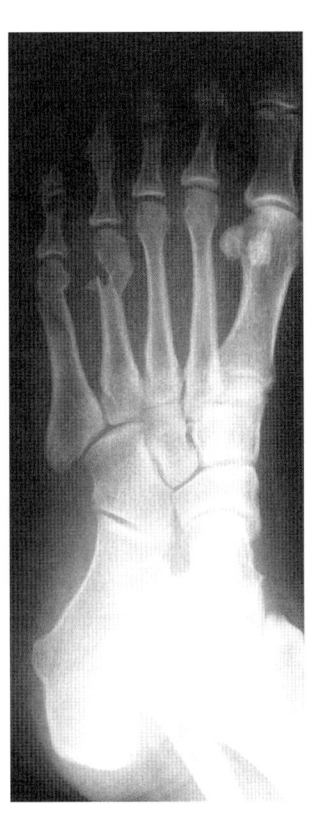

図34-1 第4，5中足骨骨折．関節外骨折であり安定している．

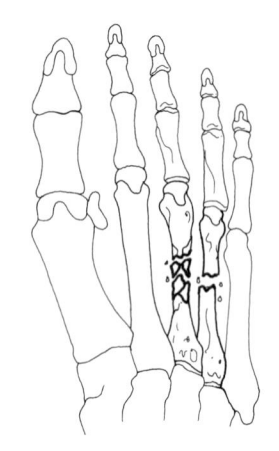

図34-2 第3中足骨骨折．複雑で不安定な関節外骨折である．第4中足骨の横骨折も認める．

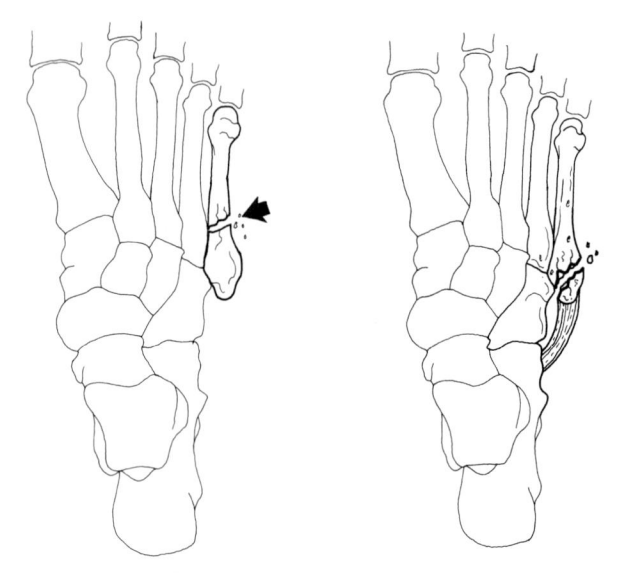

図34-3（左） 第5中足骨骨幹部近位部骨折（Jones骨折）．第5中足骨基部の骨端線部骨折と紛らわしいときがある．

図34-3A（右） 第5中足骨基部の骨端線部ないし剥離骨折．時にJones骨折と紛らわしい．短腓骨筋は第5中足骨の茎状突起部に付着し，体重負荷によって近位骨片の剥離を伴う．

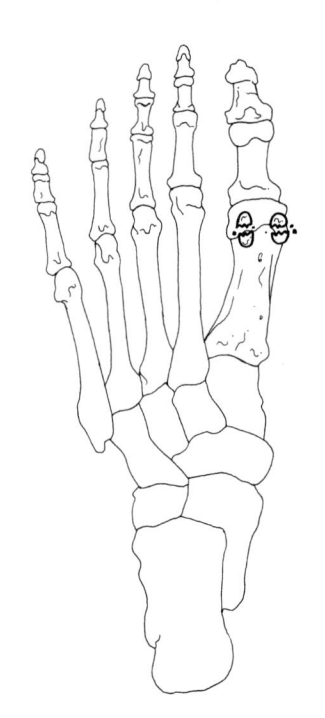

図34-4 種子骨骨折は長母趾屈筋腱内に2個存在し，1個ないし2個が分割ないし破砕される．それらは前足部の荷重分散に重要である．これらの骨折は硬い床で，足趾が背屈位で強打したとき生じる場合がある．

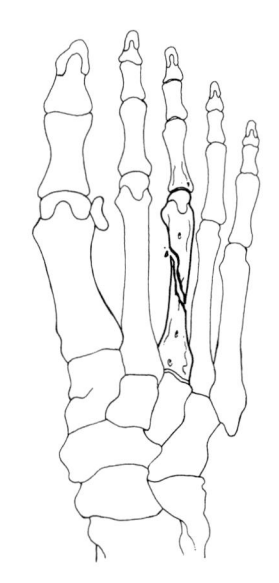

図34-5 第3中足骨の斜骨折．これは通常，ひねりの外力によって生じる．

2 受傷機序

a. 趾節骨骨折

母趾基節骨骨折は，母趾が机や椅子に引っかかることなど，直達外力や剥離機序で生じる（図34-13参照）．小趾骨折は通常直達外力で生じる．

b. 中足骨骨折

第1～4中足骨の骨折は通常，直達外力で生じる（図34-17，34-20参照）．第2～5中足骨の骨折は，ひねりの外力によって生じる（図34-5；33-15参照）．

34. 前足部骨折　389

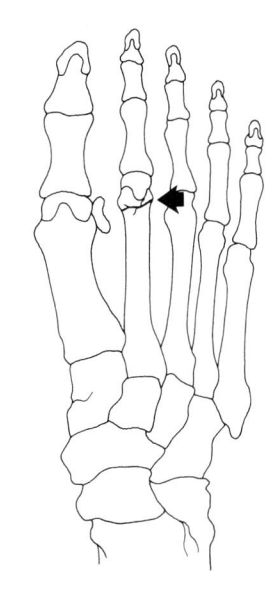

図34-6　第2中足骨頚部の疲労骨折．これはしばしば長距離歩行や長時間のバレエの練習後に起こるため，時として「行軍骨折」と呼ばれる．

骨幹部の疲労骨折は，通常第2〜4中足骨にみられ，繰り返される外傷の結果生じる（図34-6；図34-8参照）．

第5中足骨骨幹部近位と近位骨端部の剥離骨折は，底屈位で内がえしの外力によって生じる（図34-9, 34-9A, 参照）．

c. 種子骨骨折

種子骨骨折は硬い床で足趾が背屈位で強打したとき生じる．疲労骨折は繰り返し起こる衝撃や緊張によって生じる（ダンサーやランナーでみられる）．

3　治療のゴール

a. 整形外科的目標

1）アライメント

母趾，趾節骨，中足骨および種子骨の整復は，荷重および足部の負荷分散のため重要である．第2〜5趾節骨を解剖学的に整復すれば問題はない．第2〜5中足骨の骨折は，歩行や靴を履いたときの痛みを最小限にするために，できるだけ解剖学的に整復すべきである．

2）安定性

前足部の安定した骨癒合は，痛みがなく安定した歩行維持のため，特に重要である．

表34-1　前足部の可動域

運動の種類	正常可動域
母趾のMTP関節の伸展ないし背屈	75度
母趾のMTP関節の屈曲ないし底屈	45度
母趾のIP関節の伸展	0度
母趾のIP関節の屈曲	90度
足趾のMTP関節の屈曲	40度
足趾のMTP関節の伸展	70度
足趾の遠位趾節間関節（DIP関節）の屈曲	60度
足趾の近位趾節間関節（PIP関節）の屈曲	75度

b. リハビリテーション的目標

1）関節可動域

中足趾節関節（MTP関節）と趾節間関節（IP関節）の関節可動域を回復し，維持する．足関節および足部の関節可動域を維持する（表34-1）．

第1中足骨と母趾趾節骨の重度の骨折では，正常な関節可動域の75％以上を失う．関節可動域が制限されると，荷重時に痛みが出現することがある．特に踏切り時に疼痛を生じやすい（図34-18, 34-19参照）．

第1中足骨と母趾趾節骨の骨折による可動域の減少は，通常関節内骨折によることが多い．

2）筋　力

以下の筋力を回復させ向上させる：

- 趾の長伸筋：
　長母趾伸筋
　長・短趾伸筋
- 趾の長屈筋：
　長母趾屈筋
　長趾屈筋
- 足の外がえし筋：
　長短腓骨筋（それぞれ第1中足骨と第5中足骨に付着する）
- 足の内がえし筋：
　後脛骨筋（第2〜4中足骨の基部に広がって付着する）
　前脛骨筋（楔状骨から第1中足骨基部に付着する）

種子骨骨折によって短母趾屈筋の筋力低下が生じる．なぜなら種子骨がその腱内に存在するからである．第1中足骨骨折は長母趾屈筋とともに長母趾伸筋にも筋力低下が起こる．第4中足骨骨折は長趾屈筋と長趾伸筋に，

筋力低下が起こる．未治療の足部コンパートメント症候群がない場合，前足部骨折の結果，足関節を横切る主背屈筋（major dorsiflexors）ならびに，外がえし筋と内がえし筋のどの筋にも，筋力低下が残らないようにしなければならない．

3）機能的ゴール

受傷前の歩行パターンへの正常化．

4 標準的な骨癒合期間

① 小趾趾節骨骨折：4〜6週．
② 第2，3，4中足骨骨折：4〜6週．
③ 第5中足骨骨折：6〜8週．
④ 母趾趾節骨骨折：4〜6週．
⑤ 第1中足骨骨折：6〜8週．
⑥ 種子骨骨折：4〜8週．

5 標準的なリハビリテーション期間

① 小趾趾節骨骨折：2〜6週．
② 第2，3，4中足骨骨折：4〜6週．
③ 第5中足骨骨折：
　急性期の骨折；4〜6週．
　遷延癒合，偽関節，または疲労骨折；6〜10週．
④ 母趾趾節骨骨折：4〜6週
⑤ 第1中足骨骨折：4〜6週．
⑥ 種子骨骨折：
　急性期の骨折；8〜12週．種子骨摘出術は長期化することがある．

6 治療法

a．小趾趾節骨骨折

1）副子またはbuddy taping（隣接趾とのテープ固定）

バイオメカニクス：応力分散機器．
骨折治癒様式：仮骨形成による二次的治癒．
適応：基節骨と中節骨の骨幹部骨折は，閉鎖骨折であり単純な副子が用いられる．損傷した足趾は，皮膚の浸軟を予防するため数枚のガーゼないしギプス用パッドを挟み込み，隣接する損傷していない足趾とともに軽くテーピングする（buddy taping）（図34-7）．

2）観血的整復と経皮的ピン固定

バイオメカニクス：応力分散機器によるピン固定．
骨折治癒様式：仮骨形成による二次的治癒．
適応：開放骨折ないし徒手整復不能な場合，観血的に整復し，Kirschner鋼線（K鋼線）で骨片を固定する．足趾までの下腿ギプスで，ピン抜去まで術後2〜3週間固定する．

b．第2，3，4中足骨骨折

1）ギプス

バイオメカニクス：応力分散機器．
骨折治癒様式：二次的治癒．
適応：中足骨骨幹部骨折で転位のない，またはわずかな転位の骨折の場合（疲労骨折も含む），通常，徒手整復のうえ下腿歩行ギプスが用いられる（図34-8；図34-6参照）．

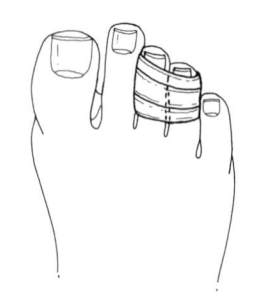

図34-7　第3，4趾基節骨と中節骨骨幹部骨折に対するbuddy taping．損傷された足趾は，皮膚の浸軟を予防するため数枚のガーゼないしギプス用パッドを挟み込み，隣接する損傷されていない足趾とともに軽くテーピングする．

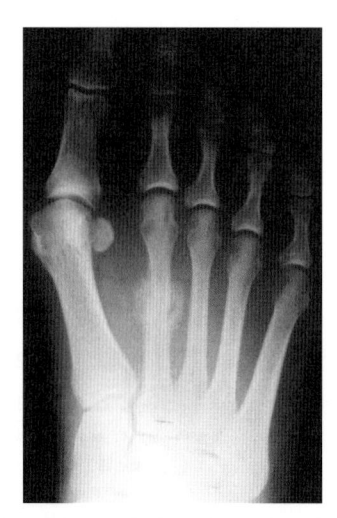

図34-8　第2中足骨骨幹部の疲労骨折．初期治療法として下腿歩行ギプスが用いられる．

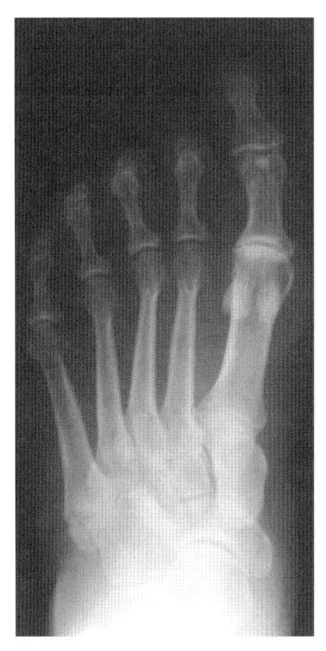

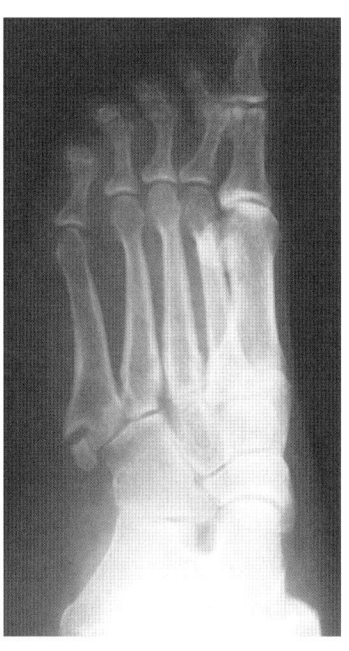

図34-9（左）　第5中足骨基部の茎状突起剝離骨折．免荷．骨片は隣接している．

図34-9A（右）　第5中足骨茎状突起の剝離骨折．荷重．骨片は短腓骨筋に引っ張られ，もはや隣接していない．そのため痛みを伴う．下腿ギプスが最良の治療法である．

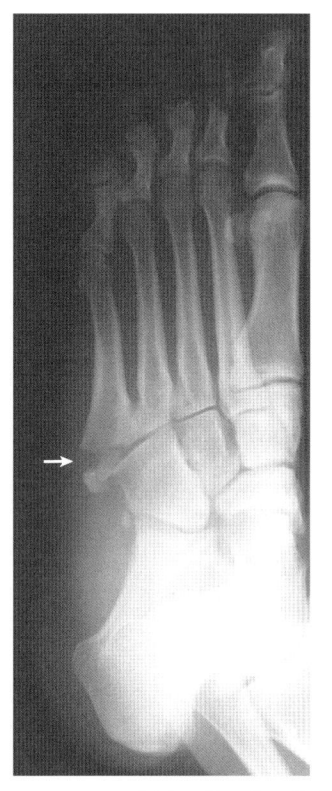

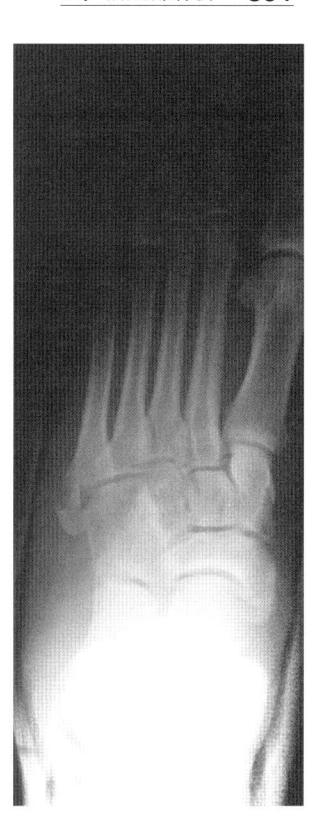

図34-10（左）　第5中足骨茎状突起剝離骨折．短腓骨筋によって引っ張られ，骨片の著明な転位を認める．

図34-10A（右）　下腿ギプスでの茎状突起骨折の治療．

2）観血的整復と経皮的ピン固定
　バイオメカニクス：応力分散機器によるピン固定．
　骨折治癒様式：仮骨形成による二次的治癒．
　適応：閉鎖性，転位や角状の中足骨骨幹部骨折の場合，髄内K鋼線固定が用いられる．術後免荷ギプスとし，ピン抜去まで術後2〜3週間固定する．

3）観血的整復内固定術
　バイオメカニクス：応力分散機器によるピン固定．
　骨折治癒様式：仮骨形成による二次的治癒．
　適応：転位した開放性骨折は，できるだけ解剖学的に整復する必要がある．この整復のため髄内K鋼線固定が用いられる．術後，下腿免荷ギプスとし，ピン抜去まで術後2〜3週間固定する．

c．第5中足骨骨折
1）ギプスまたは副子
　バイオメカニクス：応力分散機器．
　骨折治癒様式：仮骨形成による二次的治癒．
　適応：急性期の骨端部の剝離損傷は下腿歩行ギプスが治療に用いられ，または転位が2mm以下であればストラッピングと歩行靴が治療に用いられる（図34-9，34-9A，34-10，34-10A）．第5中足骨骨幹部近位の骨折であるJones骨折は，下腿免荷ギプスを用いて治療する（図34-11，34-12）．疲労骨折はギプスで治療されるが，しばしば不良なことがある．

2）観血的整復内固定術
　バイオメカニクス：応力遮蔽目的のスクリュー固定．
　骨折治癒様式：仮骨形成のない一次的治癒．
　適応：転位が2mm以上の骨端部の剝離骨折は，観血的に整復し，引きよせ締結鋼線リングないしラグスクリューを用いた内固定での治療が行われる．遷延癒合や偽関節では，骨移植と髄内スクリュー固定が行われる．術後約6週間，下腿免荷ギプスが用いられる．

d．母趾趾節骨骨折
1）ギプス
　バイオメカニクス：応力分散機器．
　骨折治癒様式：仮骨形成による二次的治癒．
　適応：転位のない骨折ないし関節外骨折は，足趾遠位までの下腿免荷ギプスで，隣接趾とともにbuddy taping（隣接趾テープ固定）が用いられる．

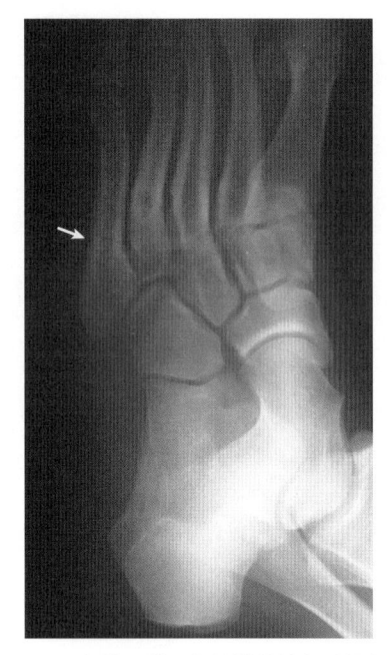

図34-11 急性の第5中足骨骨幹部近位部骨折（Jones骨折）にはギプス固定が必要である．

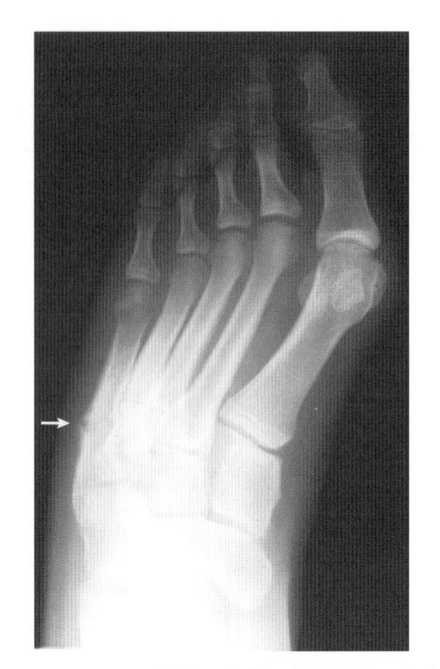

図34-12 Jones骨折の治癒．仮骨形成に注意．

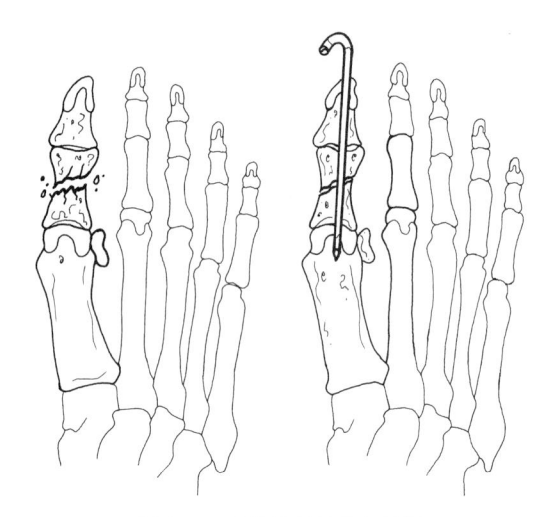

図34-13（左） 母趾基節骨骨幹部骨折．

図34-14（右） K鋼線で固定された母趾基節骨骨幹部骨折．ピン抜去まで2～3週間，足趾中間位で下腿ギプスが用いられる．

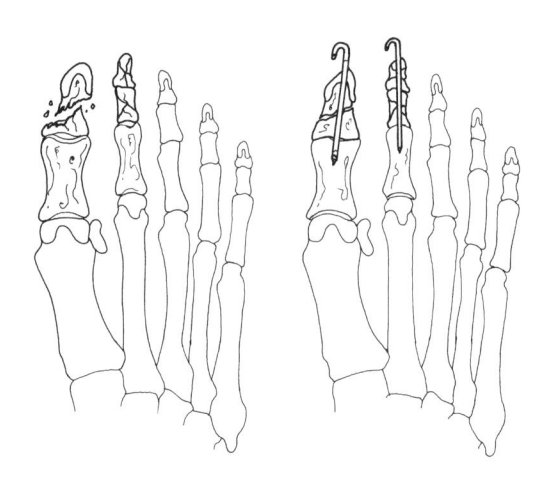

図34-15（左） 母趾末節骨骨折．これは通常直達外力やひねりによって生じる．第2趾の末節骨と中節骨骨折に注意．

図34-16（右） K鋼線で固定された母趾と第2趾趾節骨骨折．ピンは2～3週で抜去する．

2) 徒手整復と経皮的ピン固定

バイオメカニクス：応力分散機器．

骨折治癒様式：仮骨形成による二次的治癒．

適応：転位のある骨折ないし関節内骨折は，解剖学的に整復し，その位置でK鋼線を用いて固定する．ピン抜去までの2～3週間，足趾は中間位で下腿ギプスが用いられる（図34-13，34-14，34-15，34-16）．

3) 観血的整復内固定術

バイオメカニクス：強固な固定を得るための応力遮蔽機器．

骨折治癒様式：強固な固定による一次的治癒．仮骨形成は認めない．

適応：転位のある骨折ないし関節内骨折で，徒手整復

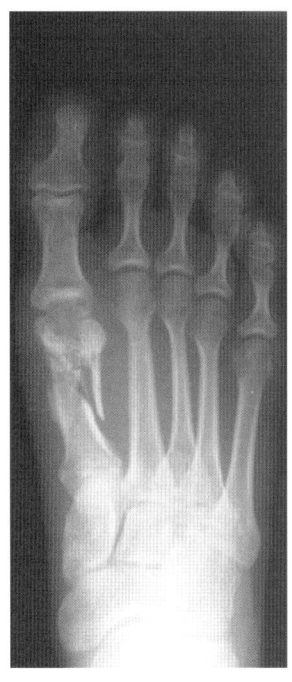

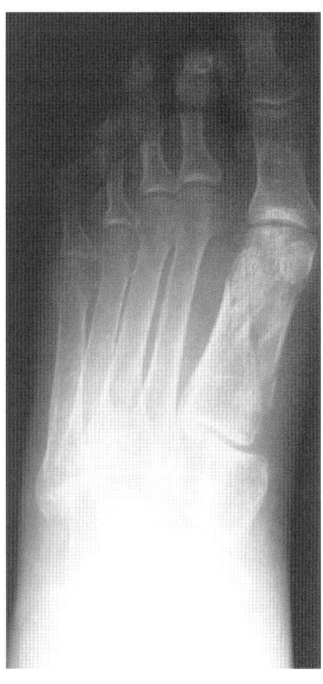

図34-17（左） 直達外力によって生じた母趾基節骨骨幹部骨折．内側種子骨骨折を認める．足趾伸展位の下腿免荷ギプスで治療した．

図34-18（右） 第1中足骨の圧潰骨折．

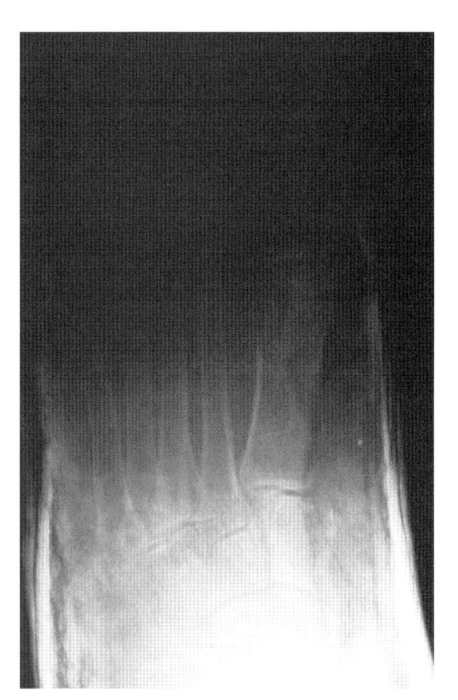

図34-19 第1中足骨の圧潰骨折は下腿免荷ギプスで治療．ギプスは足趾が見えるよう背側をトリミングする．母趾節骨骨折は歩行，特に踏切りに影響する．なぜなら第1中足骨は前足部の1/3の負荷を担っているからである．

で満足な整復が得られない場合，この方法が用いられる．小骨軟骨片がある場合，スモールコンプレッショスクリューないし2個の溝を有するHerbertスクリューで保持し整復する．術後，足趾は中間位とし，2～3週間ギプス固定とする．通常スクリューは抜去しない．

e．第1中足骨骨折

1）ギプス

バイオメカニクス：応力分散機器．

骨折治癒様式：仮骨形成による二次的治癒．

適応：転位のない骨折ないし関節外骨折は，足趾先端までの下腿免荷ギプスが用いられる（図34-17，34-18，34-19）．

2）観血的整復内固定術

バイオメカニクス：プレート固定のための応力遮蔽機器．

骨折治癒様式：強固な固定による一次的治癒．仮骨形成は認めない．

適応：転位のある骨折，関節内骨折ないし開放骨折は，解剖学的に整復し，強固な固定が必要である．1/3円プレートないし小型DCPを適当な大きさの皮質骨スクリューで固定する．術後，下腿ギプスが必要である（図34-20，34-21）．

f．種子骨骨折

1）ギプスまたは副子

バイオメカニクス：応力分散機器．

骨折治癒様式：結合組織骨による一次的治癒．仮骨形成を認めない．

適応：急性期や疲労骨折と疑われる場合，MTP関節は中間位ないしやや底屈位で，第1中足骨頭とアーチの下に柔らかいパッドを用いる．足部は足趾先端までの下腿ギプスで固定する．代わりとして外反母趾術後用の靴（postoperative bunion-type shoes）を用いることもある（図34-4参照）．

2）種子骨摘出術

バイオメカニクス：適応なし．

骨折治癒様式：適応なし．

適応：手術は，ギプスで不満足な場合や，治癒がはっきりしない場合（一般に多い），ないし痛みが長期間続く場合に行われる．これは短母趾屈筋腱から骨を剥ぐ繊細な手術であり，腱はそのままにしておく．足趾は4～

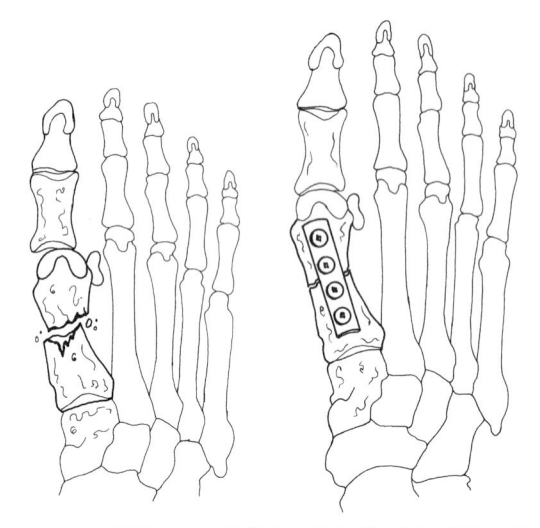

図34-20（左） 母趾基節骨骨幹部横骨折．整復保持は予後を左右する．体重の1/3が第1趾列を通るからである．

図34-21（右） 観血的整復内固定術として，解剖学的整復を保持するプレートが用いられる．骨折部に応力が生じないよう下腿ギプスが用いられる．

6週間副子で保護する．

7 本骨折の注意点

a. 年齢

すべての前足部骨折において，高齢者は隣接関節の固定により関節拘縮の危険性が高い．特に第1MTP関節において起こる．高齢者は遷延癒合や偽関節の原因となり，特に第5中足骨骨折で起こる．

b. 関節損傷

前足部のいずれかの関節面を含む骨折は，解剖学的整復が必要である．特に母趾，第1中足骨骨折において重要である．なぜならこれらは荷重を受ける主な構成体だからである．立方骨と関節を有する第5中足骨の骨折も，骨性疼痛を予防するために解剖学的整復が必要である．

c. 位置

圧迫によって隣接趾に軟らかい胼胝が生じるような大きな角状変形がなければ，小趾のわずかな角状変形は許容される．なぜなら前足部の負荷伝達において小趾は重要ではなく，関節拘縮は徐々に問題にならなくなるからである．

中足骨骨幹部骨折は骨癒合良好であり，問題は数ヵ月後に発生する中足部痛や中足骨頭下の難治性角化症である．骨頭が2～4mm持ち上がったり，中足骨が損傷され短縮したときに起こる．この転位によって損傷のない足趾への負荷は過剰となり，引き続く痛みや有痛性（疼痛回避）歩行の原因となる．

第5中足骨近位部の疲労骨折，遷延癒合，偽関節は，特にダンスやランニングで痛みや機能障害の原因となる．まれに足関節の外側に走行する腓腹神経に絞扼障害が起こる．もしこれが起これば，Tinel徴候が誘発される（神経の拘扼された箇所をタッピングすると，その遠位に沿って痛みが誘発される）．骨片切除ないし骨移植が適切に行われ，髄内固定によって問題は解決される．

母趾，第1中足骨の骨折は，できるだけ解剖学的に整復することが重要である．なぜなら第1中足骨の列は足趾の足底部にかかる負荷の1/3を担うからである．中足骨骨頭の角状変形では，どの方向のものでも前足部のバイオメカニクス的障害を引き起こす（図34-20，34-21参照）．

種子骨骨折は通常横骨折であり（MTP関節が脱臼しないならば縦骨折が起こる），二分裂が生じる．種子骨は腱内に包まれており，通常大きな転位や角状変形は起こらない．しかしアライメント不良は，母趾を反対側（内側）に偏位させ，矯正手術が必要なことがある（図34-4参照）．

d. 開放骨折

すべての開放骨折は，積極的に洗浄しデブリドマンを行い，抗生物質を投与する．第1中足骨の開放骨折が生じるような外傷では，重大な血管と皮膚損傷を疑う必要がある．

8 合併損傷

特徴的な「爪先打撲」による剥離タイプの骨折では，開放性でなければ，中等度の腫脹だけで軟部組織の欠損は起こらない．しかし，粉砕骨折ないし直達外力による多発性中足骨骨折は，重度の腫脹や軟部組織の欠損を引き起こす．手袋状剥皮損傷（デグロービング損傷）では特殊な被覆手術が必要である．

足背の腫脹は軟部組織の壊死を引き起こしたり，伸展機構損傷の可能性がある．このような重度な外傷の場合，

足背コンパートメント症候群の可能性を考える必要がある．

足関節から足部に横たわる前足部・中足部の神経血管複合体（通常長母趾伸筋と長趾伸筋の間）の除圧手術が必要になる．

すべての開放骨折は，腱損傷の合併の有無を注意深く観察する．小趾伸筋の挫傷は修復するか，もしくはそのままとする．この筋は正常歩行においてそれほど重要ではない．母趾と足部の伸筋腱挫傷は一次的ないし二次的に修復する必要がある．

9 荷 重

種子骨，母趾趾節骨，中足骨骨折の初期には，いかなる場合も荷重を許可してはいけない．しかし趾節骨骨折の場合，可能な範囲で荷重が許可される．X線で順調に治癒していることが確認されれば，約4週の時点で種子骨，母趾趾節骨，中足骨骨折への積極的な荷重プログラムを開始する．

10 歩 行

a. 立脚期

立脚期は歩行周期の60％を占める．

1）踵接地

踵接地では痛みは発生しない．実際，患者は踵接地時間を延長するか，または「踵歩行」のみである（図6-1参照）．

2）足底接地

この足底接地では通常痛みは発生しない．荷重のほとんどを後足部で支える（図6-2参照）．

3）立脚中期

片脚立脚（single stance phase）で始まる．通常有痛性であり，足部が内がえしから外がえしへと変化し始め，中足骨頭に荷重が移動するにつれて痛みが発生する．骨折治癒部への圧力を減らすため，前足部を内がえししたり，外がえししたりする．痛みのため立脚中期が短縮される（図6-3参照）．

4）踏切り

荷重の大部分は第1，2中足骨骨頭で担うため，踏切りには痛みがある．痛み（有痛性歩行）のため，中足骨

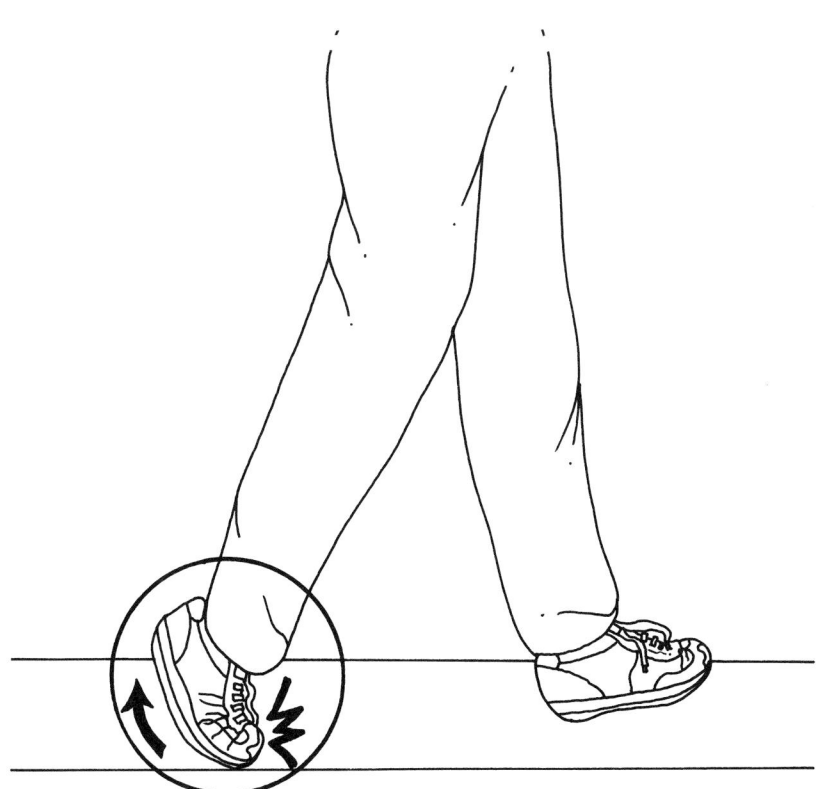

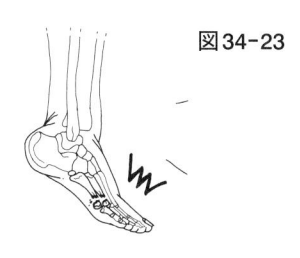

図34-22 中足骨骨折はしばしば歩行周期の踏切りに痛みが生じる．痛み（有痛性歩行）のため，この部分を完全に避けようとして踏切りは短縮される．

図34-23 特に第1中足骨骨折の場合，歩行周期の踏切りに痛みが発生する．底の硬い靴は，踏切りの痛みを一時的に緩和させる．

頭への荷重を完全に避けようとして，踏切り時間が短縮される（図34-22, 34-23；図6-4参照）．

b. 遊脚期

遊脚期は歩行周期の40％を占める．歩行において遊脚期は問題とならない（図6-6, 6-7, 6-8参照）．

⑪ 治癒過程の歩行

小趾骨骨折の治癒過程では，足趾を保護するため踵接地が立脚早期にずれる．この骨折は通常はすぐに治癒するため，永続的な歩行異常にはならない．

小趾中足骨骨折は，短縮，変形，回旋によって踏切りに痛みが生じる．中足骨下の圧迫や痛みを避けようと，足部外側面や踵部での荷重時間を長くする．

第5中足骨の骨端部あるいは骨端線近位部の骨折では，しばしば踏切り後半に，足部が外がえしとなるため，足趾に痛みが起こる．偽関節や変形癒合の場合，第1, 2中足骨の負荷が過剰となり，痛みが誘発され足部外側面で荷重を受けることが難しくなり，荷重を内側に移動する．

母趾・第1中足骨・種子骨の骨折は，踏切りに影響を及ぼす．第1趾列は前足部の負荷分布の1/3を担う（図34-23参照）．有痛性の変形癒合ないし偽関節のため，足部外側面に荷重を移動する．他の中足骨への負荷が増加し，その結果として中足部痛が生じる．

B. 治　療

治療：直後から初期（受傷日から1週まで）

骨癒合
① 骨折部の安定性：なし．
② 骨癒合の段階：炎症期．骨折部分の血腫では炎症性細胞が増殖し，骨折部の吸収が始まる．疲労骨折を除いて，時間とともに線維性組織の吸収と形成が見られる．
③ X線：仮骨形成なし．

a. 整形外科およびリハビリテーション上の注意

1) 理学所見

毛細血管の圧迫後再充血や知覚をチェックする．足趾は軽い圧迫後に素早く再充血し，ピンク色になる．第1～2趾の趾間部をできるだけ近づける．足関節や下位足部で腓骨神経の圧迫がないことを確かめるため，先の鈍な棒で軽く触れる．特に痛み，感覚異常，足部コンパートメント症候群の可能性を示すギプスの不快感やギプスの締まりすぎに注意を払う．また緩みにも注意する．趾骨，種子骨骨折の場合，足趾の回旋位置をチェックし，装具の装着によって変形が生じていないか確かめる．種子骨骨折の場合，足趾とMTP関節が中間位，またはやや底屈位であることが重要である．

2) 危険性を示す所見

足背コンパートメント症候群の所見を評価する．特に疼痛，腫脹，異常感覚の訴えを評価する．開放骨折や水疱形成を伴った重度の骨折の場合，感染を疑わせる発赤や滲出液について皮膚を評価する．患者には患肢を心臓の高さ以上に挙上し続け，腫脹を軽減させるためアイスパックを足関節・足部に置くように指導する．

3) X線所見

足部の正面・側面のX線を撮影し，矯正不全（特に中足骨骨折において回旋変化，角状，短縮変形）がないかチェックする．もし中足骨骨頭に陥凹がある場合，骨折の再整復が必要である．

4) 荷　重

この時点では松葉杖を用いた免荷である．趾節骨骨折を除き，可能な範囲で荷重してもよい．

5) 関節可動域

趾節骨骨折は通常安定しており，患者の痛み次第でbuddy taping内で動かしてもよい．中足骨骨折はギプスで固定されるが，MTP関節（第1中足骨骨折を除いて）を動かすよう指導することは重要である．これは足部や足趾の腫脹を軽減し，MTP関節，特に第1MTP関節の拘縮を予防する．この時点では，種子骨骨折は固定したままで，MTP関節も動かさないようにする．膝や足関節の自動可動域運動を行うよう処方する．ギプスの中で足関節の底背屈を行うようにする．

6) 筋　力

前足部骨折は不安定なため，通常，長趾屈筋や長趾伸筋の筋力増強訓練は行わない．筋力維持のため大腿四頭筋の等尺性運動を処方する．足関節の底背屈の筋力増強

訓練も，足関節の筋力維持と静脈うっ滞軽減のために処方する．

7）活動能力

松葉杖などの補助具を使いながら，患肢を免荷とした立位・支点移乗を指導する．ズボンを履くのは患肢から，脱ぐのは健肢からと教える．

8）歩　行

患者は免荷で健肢と松葉杖の2点歩行を行う（図6-16A，6-16B参照）．患者は階段を上がる際は健肢から，階段を下りる際は患肢からである（図6-20，6-21，6-22，6-23，6-24，6-25参照）．

b．治療法：本骨折に特有な点

1）ギプス

ギプスの状態を評価する．種子骨と第1中足骨の骨折の場合，ギプスは足趾先端までとし，MTP関節の動きを制限する．第2，3，4，5中足骨骨折の場合，MTP関節は早期から可動域運動を行う．ギプスが長すぎた場合，ギプスをトリミングし，快適にするためパッドを追加する．腫脹によって皮膚が障害されたり，チアノーゼやコンパートメント症候群が起こっていないか，ギプス縁から皮膚を観察する．ギプス足底部が柔らかければ，補強したり修復する必要がある．足関節の筋力維持のため，ギプスの中で底背屈の等尺性運動を処方する．これはまた静脈うっ滞の軽減効果もある．

2）徒手整復と経皮的ピン固定

すべてのピン刺入部の滲出液や発赤をチェックし，皮膚の引きつりを解除する．足部やピン刺入部に，何らかの感染や発赤，変色がある場合，患者を入院させ，抗生物質の経静脈的投与を開始し，可能ならばピンは抜去する．

副子やギプスをしない場合，MTP関節は第1MTP関節を除いて，自動運動を行う．大腿四頭筋の筋力と膝関節の可動域維持のため運動を開始する．

3）観血的整復内固定術

母趾趾節骨，第1中足骨，種子骨の骨折の場合，ギプスが用いられ足趾の先端が確認できるようトリミングを行う．第2～5中足骨はMTP関節までギプスをするが，可動域は制限しない．皮膚の障害を観察し，ギプス縁のパッドが十分に施されているかどうか評価し，適切にギプスをトリミングする．破損していたり柔らかい場合はギプスを修理する．

術後，第1MTP関節を除いて，すべてのMTP関節は自動的に動かすことができる．

● 処　方

第1病日から1週間

① 注意点：他動可動域運動を避ける．
② 可動域：安定した趾節骨骨折はMTP関節の自動可動域運動を行う．
　種子骨，母趾趾節骨，第1中足骨骨折は可動域運動は行わない．
③ 筋力：筋力増強訓練は行わない．
④ 活動性：種子骨，母趾趾節骨，第1中足骨骨折は，補助具を用いた免荷での立位・支点移乗と歩行を行う．
　小趾趾節骨，第5中足骨骨折は，可能な範囲で荷重を許可し，移乗・歩行を行う．
⑤ 荷重：趾節骨，小趾中足骨の安定骨折は，可能な範囲で荷重とする．
　種子骨，母趾趾節骨，第1，5中足骨骨折は，免荷とする．

治療：2週まで

骨癒合

① 骨折部の安定性：なし，または最小限．
② 骨癒合の段階：修復期の始まり．骨形成系細胞が骨芽細胞に分化し，線維骨を形成する．例外として，種子骨や第5中足骨骨幹部は偽関節となることもある．この場合には線維性癒合がゆっくり起こるが，骨にならない．
③ X線：なし，または骨膜面に初期の仮骨形成．

a．整形外科およびリハビリテーション上の注意

1）理学所見

毛細血管の圧迫後再充血と，可能ならば第1～2趾間部もチェックする．趾節骨，中足骨の場合，損傷していない他趾の自動・他動可動域をチェックする．趾節骨骨折では，このとき何らかの回旋変形が認められるかもしれない．足趾を触知しながら，痛みの有無をもとに治癒の全体的印象を観察する．

2) 危険性を示す所見

コンパートメント症候群の徴候である疼痛，腫脹，異常感覚や，ギプス不快感の訴えを特に注意する．患者には著しい腫脹が皮膚壊死をまねく恐れがあることを自覚させ，すぐに医師に知らせるようにする．患肢を心臓の高さ以上に挙上し続けるよう指導する．

3) X線所見

足部の正面・側面像が必要であり，すべての骨折で中足骨アライメントの損失と仮骨形成の有無をチェックする．

4) 荷　　重

趾節骨骨折と転位のない第2～4中足骨骨折は，可能な範囲で荷重を開始または継続する．種子骨，母趾趾節骨，第1中足骨の骨折は，第5中足骨骨幹部近位骨折（Jones骨折）や第5中足骨骨端部骨折と同様，免荷のままとする．

5) 関節可動域

ギプスでなければ，可能な範囲で足関節の自動可動域運動を追加する．これは足関節関節包の拘縮の予防となる．まだギプスのままであれば，引き続きMTP関節（第1，5 MTP関節を除いて）と，膝関節の自動可動域運動を行う．ギプスの中で足関節の底背屈を試みるよう指導する．

6) 筋　　力

前足部骨折は不安定なため，通常，長趾屈筋や長趾伸筋の筋力増強訓練は行わない．ギプスの中で膝と足関節の等尺性運動を継続する．

7) 活 動 能 力

免荷のまま，松葉杖のような補助具を用いて立位・支点移乗を継続する．荷重が許可され移乗時に患肢を使うとき，松葉杖はバランスと補助のために有用である．

8) 歩　　行

松葉杖を使い免荷歩行を続ける．荷重が許可されれば，両松葉杖を1点，健肢と患肢を他の2点とする，いわゆる3点歩行を行う（図6-17参照）．荷重が許可され階段を上がる際は，まず健肢を先に，続いて両松葉杖と患肢を上げる（図6-20，6-21，6-22参照）．階段を下りる際は，まず両松葉杖を先に，続いて患肢を，その後健肢を下ろす（図6-23，6-24，6-25参照）．

小趾趾節骨骨折の場合，負荷が中足骨骨頭から足趾にかかり，踏切り時に少し不快感が生じる．

安定例や転位の少ない小趾中足骨骨折の場合，立脚中期から踏切り時，ちょうど荷重が後足部から前足部へ移動するときにわずかに痛みを感じる（図34-22，34-23参照）．この不快感のため，患者は踵接地時間を長くしたり，または踵だけで歩行する．

b. 治療法：本骨折に特有な点

1) ギ プ ス

中足骨骨折の場合，足趾の先端からMTP関節まで観察できるように，ギプスをトリミングする必要がある．足趾の皮膚の色や腫脹によって，buddy tapingに替えることもある．足部やMTP関節部でギプスの破損があれば補強する．

引き続き，可能な範囲でMTP関節の可動域運動を行う（種子骨と第1中足骨の骨折を除く）．腓腹筋群の等尺性運動を開始し，ギプスの中で底屈運動を行う．趾節骨や中足骨と関係ない骨折ならば，ギプスの中で外がえし運動による腓骨筋群の等尺性運動を開始する．ギプスの中で前脛骨筋による背屈運動も開始する．母趾趾節骨の骨折があれば，母趾の背屈運動は禁止する．後脛骨筋による内がえし運動を行う．

2) 徒手整復と経皮的ピン固定

すべてのピン刺入部の滲出液や発赤，および皮膚の引きつりをチェックし，必要な場合は処置する．感染が疑われれば患者を入院させる．

骨折が十分に治癒していればピンは抜去してもよい．MTP関節の自動可動域運動を継続する．ギプスの中で可能な範囲で適度な等尺性運動を行う．

3) 観血的整復内固定術

母趾趾節骨の場合，損傷された足趾先端を観察できるようにギプスをトリミングするが，MTP関節を自由に動かしてはいけない．すべての中足骨骨折では，MTP関節が自動・他動可動域運動をできるよう自由にする．パッドやギプス縁をチェックし，皮膚の壊死が起こらないようギプス縁に適切なパッドを施す．ギプスの軟化がないかをチェックし，必要があれば修理する．

ギプスでなければ，可能な範囲で足関節の自動可動域運動を開始する．ギプスであれば初期の計画に従い運動を行う．

●処　方

Rx　2週まで

①**注意点**：他動可動域運動を避ける．

②**可動域**：安定した趾節骨骨折は，MTP関節の自動可動域運動を行わせる．
　第1中足骨，Jones骨折は，可動域運動は行わない．
　種子骨，母趾趾節骨の骨折は，可動域運動は行わない．
　第2，3，4，5中足骨骨折の場合，MTP関節とIP関節の自動可動域運動を行う．

③**筋力**：安定した趾節骨骨折の場合，長趾伸筋，長趾屈筋の筋力増強訓練は行わない．
　中足骨骨折の場合，運動は行わない．しかし足関節周囲の等尺性運動は行う．

④**活動性**：種子骨，母趾趾節骨，第1中足骨骨折の場合，補助具を用いた，免荷での立位・支点移乗と歩行を行う．
　小趾趾節骨のみの骨折は，可能な範囲での荷重とし，移乗・歩行とする．

⑤**荷重**：小趾趾節骨や安定型中足骨骨折は，可能な範囲での荷重とする．
　種子骨，母趾趾節骨，第1，5中足骨の骨折は，免荷とする．

治療：4～6週まで

骨癒合

①**骨折部の安定性**：骨折部を架橋する仮骨が観察されたならば，骨折は通常安定している．理学所見でこれを確認する．この仮骨強度は正常の骨に比べ，特にねじり負荷に対して有意に弱い．

②**骨癒合の段階**：修復期．仮骨の器質化が進み，層板骨の形成が始まる．

③**X線**：架橋性仮骨が骨の骨膜周辺に斑点状に観察される．剛性の増加とともに，架橋性仮骨が少なくなり，内骨膜性仮骨による治癒が優勢となる．種子骨，第5中足骨の疲労骨折や偽関節の場合，骨折縁の平滑な線維性偽関節が観察される．

a．整形外科およびリハビリテーション上の注意

1）理学所見

ギプスをはずして，X線と理学所見を検査する．安定性，圧痛，可動域をチェックする．

2）危険性を示す所見

急性期の骨折による腫脹のほとんどは吸収されているはずである．骨折の治癒時期にふさわしくない血行障害，知覚鈍麻，痛み，圧痛を認めれば，反射性交感神経性ジストロフィー（RSD）の徴候をチェックすることが重要である．もしRSDの徴候が認められれば，水治療法を含めた積極的な理学療法を開始する．

3）X線所見

矯正損失や仮骨形成を確認するためにX線検査を行う．このため足部の正面・側面像が必要である．種子骨の疲労骨折や第5中足骨骨折の場合，骨折線が消失しかけているかどうかが重要である．

4）荷　重

小趾趾節骨骨折の場合，まだ荷重していなければ，可能な範囲で全荷重負荷を開始する．素足歩行は避け，数週間は足趾を保護する．

第2～5中足骨骨折では圧痛の評価を行う．荷重歩行が難しいと考えられる場合，下腿歩行ギプスが用いられる．この時点で治癒を促進するため，できるだけ荷重を行う．第5中足骨骨幹部近位骨折（Jones骨折）や第5中足骨骨端部骨折は，愛護的な荷重を開始するためにギプスを除去する．もし圧痛があれば，再度下腿免荷ギプスを用いる．

母趾趾節骨，第1中足骨の骨折は，外反母趾術後用の靴を用い，愛護的な荷重を開始する．この時点でまだ圧痛が認められれば，荷重のままで可動域運動を行える外反母趾術後用の靴を用いる．

種子骨骨折は，外反母趾術後用の靴を用い，愛護的な荷重を開始する．母趾はMTP関節を中間位か底屈位に保持するために，外反母趾術後用の靴に合わせてテーピングする．荷重中に痛みを訴えるならば，種子骨切除術を考慮する場合もある．

5）関節可動域

ギプスをしていなければ，可能な範囲で足関節の自動可動域運動を追加する．これは足関節関節包の拘縮の予防となる．ギプスをしている患者は，MTP関節（第1，5MTP関節を除いて）と膝関節の自動可動域運動を継続する．第1中足骨，第5中足骨（Jones骨折），種子骨，

母趾趾節骨の骨折は，固定を続行する．

6）筋　　力
大腿四頭筋の筋力増強訓練を継続する．ギプスが除去されれば，さらに内外がえし運動で腓骨筋，前脛骨筋の筋力強化を行う．また足関節を背屈して前脛骨筋の，底屈して足底屈筋の筋力強化を行う．すべての筋は固定のため弱くなっている．

7）活動能力
荷重が依然として許可されていなければ，立位・支点移乗に杖の使用を続ける．荷重が許可された骨折では移乗時に患肢を使うが，まだバランスや補助のため杖が必要なこともある．

8）歩　　行
荷重を許可された場合，患者にまず両松葉杖を1点として出し，次に患肢と健肢を別の2点として出す，いわゆる3点歩行を行う（図6-17参照）．荷重が許可され階段を上がる際は，まず健肢を先に，続いて両松葉杖と患肢を上げる（図6-20，6-21，6-22参照）．階段を下りる際は，まず両松葉杖を先につき，続いて患肢を，その後健肢を下ろす（図6-23，6-24，6-25参照）．下腿ギプスで荷重している中足骨骨折の場合，松葉杖なしで正常歩行を試みる．まだ免荷歩行が必要な場合は，松葉杖を用いて免荷歩行とする．

この時点で趾節骨骨折は治癒し，痛みがない．著明な変形癒合となり，靴を履いたときに隣接の足趾や，足底部が圧迫され，歩行異常が生じる可能性がある．この場合には前足部や足趾に荷重がかかり，立脚後期（または踏切り）が制限される．

安定例や転移の少ない小趾中足骨骨折の場合，依然として立脚中期から踏み切り時に少し不快感が生じる（図34-22，34-23参照）．患者は踵接地を長くし，損傷された中足骨を避けようとして内側ないし外側に体重を移動させ，中足骨に荷重しない．

第1中足骨と趾節骨の骨折は，踏切りに不快感を感じる．患者は踵接地を長くする．母趾が底屈しないように，底の硬い靴や外反母趾術後用の靴を履く．

b．治療法：本骨折に特有な点

1）ギ プ ス
骨折部の安定性と圧痛を評価するため，この時点でギプスを除去する．種子骨，母趾趾節骨，第1中足骨と小趾趾節骨の骨折は，ギプスをはずしたままとする．まだ骨折部に痛みがある場合，外反母趾術後用の靴を用い，愛護的な荷重ないし免荷とする．第2～4中足骨骨折でまだ痛みがある場合，下腿歩行ギプスとし，治癒促進のため可能な限り荷重する．第5中足骨骨幹部骨折（Jones骨折）と第5中足骨骨端部骨折で，まだ痛みがある場合，下腿免荷ギプスとする．痛みがなくなればしっかりした靴型装具で愛護的な荷重を開始する．

2）徒手整復と経皮的ピン固定
すべてのピン刺入部の滲出液や発赤，および皮膚の引きつりをチェックし，必要な処置を行う．足部やピン刺入部に感染や皮膚の発赤，変色があれば，患者を入院させ，抗生物質を投与し，ピンを抜去する．

骨折部の十分な安定性がX線で確認されれば，ピンはこの時点で抜去する．

ギプスや副子をしていない場合，母趾趾節骨，第1中足骨の骨折を除いて，MTP関節は自動可動域運動を行う．大腿四頭筋の筋力強化や膝の屈曲運動を継続する．ギプスを更新しない場合，足関節の筋力強化として，背屈として前脛骨筋と足趾伸筋，底屈として足底屈筋と腓腹筋群，内がえしとして後脛骨筋，外がえしとして腓骨筋の筋力強化を開始する．

3）観血的整復内固定術
趾節骨と中足骨の骨折において，ギプスが2週の時点で除去されていないならば，これをはずして骨折部の安定性，圧痛，可動域のすべてを評価する．X線で仮骨形成がなく，ギプスを除去するための明らかな所見がなくても，ギプスをはずして早期可動域運動を開始する．第1中足骨と第5中足骨の場合，愛護的な荷重として，底の硬い靴や外反母趾術後用の靴を履くよう勧める．仮骨が不十分で骨折部に圧痛を認めるならば，再度ギプス固定として免荷とする．

ギプスが除去されている場合，足関節関節包の拘縮を避けるため，底背屈の自動可動域運動を行う．同様に内外がえしの運動も行う．ギプスのままならば，MTP関節と膝関節の自動可動域運動を行う．

- 処　方

4～6週まで

①注意点：他動可動域運動を避ける．

②可動域：安定した趾節骨骨折は，MTP関節の全可動域にわたり自動可動域運動を行う．

中足骨骨折は，ギプスをはずしてMTP関節の自動可動域運動を行う．足関節の自動・自動介助可動域運動を行う．

第1中足骨，第5中足骨（Jones骨折），種子骨，母趾趾節骨の骨折は，可動域運動は行わない．

③筋力：安定した趾節骨骨折の場合，長趾伸筋，長趾屈筋の等張性運動を行う．

中足骨骨折の場合，足関節の底背屈・内外がえしの等尺性・等張性運動を行う．

④活動性：必要なら補助具を用いて荷重下に移乗・歩行を行う．母趾趾節骨，第1，5中足骨，種子骨の骨折の場合，免荷または部分荷重で移乗・歩行を行う．

⑤荷重：安定骨折，小趾趾節骨・中足骨の骨折は，可能な範囲で荷重とする．

種子骨，母趾趾節骨，第1および5中足骨の骨折（Jones骨折）は，免荷から部分荷重とする．

治療：6～8週まで

骨癒合

①骨折部の安定性：架橋性仮骨により，骨折は通常安定している．理学所見でこれを確認する．

②骨癒合の段階：修復期．いったん骨折部に架橋性仮骨が得られれば，骨折部は安定している．まだ再骨折の予防が必要である．しかしこの仮骨強度は正常骨と比べ，特にねじり負荷に対して有意に弱い．さらに仮骨の器質化が進み，層板骨の形成が始まる．

③X線：剛性の増加した架橋性仮骨が明らかに見られる．架橋性仮骨が少なくなり，内骨膜性仮骨による治癒が優勢となる．骨折線ははっきりしなくなる．種子骨には仮骨は見られないが，骨折線は不鮮明となる．

a．整形外科およびリハビリテーション上の注意

1）理学所見

すべての骨折でギプスを除去する．骨折部の圧痛を調べる．創や術創があれば，皮膚の治癒傾向と感染を評価する．RSDの徴候として萎縮や知覚の変化がないか評価する．

2）危険性を示す所見

感染の疑いのある創や術創を評価し，必要ならば適切な治療を行う．

3）X線所見

圧痛のある骨折は，正面・側面像で変形癒合や偽関節の評価が必要である．

4）荷　重

荷重がまだ開始されていない第1，5中足骨骨折は，この時点で爪先荷重から部分荷重を開始する．圧痛のない他の前足部の骨折は，可能な範囲で積極的に全荷重歩行とする．

5）関節可動域

すべての患者において，MTP関節，IP関節，足関節の自動ないし自動介助可動域運動が行われる．MTP関節に拘縮があるならば，適度な他動可動域運動を開始する．足趾の底背屈を指導する．同様に足関節に拘縮があるならば足関節にも行う．これらの運動は可能な範囲で行う．

6）筋　力

足趾の自動的な屈伸を繰り返していれば，筋力は等張性運動で強化される．骨折部が安定すれば足趾の可動域運動に適度な抵抗を加える．患者は足趾に力がかかりすぎないよう一方の手でコントロールする．足関節の底背屈筋力強化のため，足関節の可動域運動中に抵抗を加える．

種子骨摘出術が行われたり，第1中足骨ないし母趾趾節骨において解剖学的に十分に修復されていない場合，踏切りや趾離地に必要な筋力を再獲得できない可能性がある．

7）活動能力

この段階では，移乗や歩行時に可能な範囲での荷重または部分荷重とする．松葉杖は依然として必要なこともある．

8）歩　行

患側で荷重しているにもかかわらず，移乗時にまだ松葉杖を必要とするかもしれない．ギプスがはずれ，もは

や松葉杖を使用しない中足骨骨折でも，歩行の立脚期にまだ痛みがあることもある．第5中足骨，小趾趾節骨骨折では，踏切り時に不快感を感じる．荷重時に痛みがあれば足部の内側ないし外側に体重を移動しなければならず，骨折部が安定するまで，一時的に部分荷重ないし免荷に逆戻りすることもある．

第1中足骨，母趾趾節骨，種子骨の骨折は，立脚後期，特に踏切りに不快感がある．第1列にかかる荷重負荷を減らすため，踵接地を長く続ける．

Jones骨折では，特に立脚期に外足部にまだ痛みがあるため，圧迫をなくそうと荷重を内側に移動させることがある．また治癒が終了したり，スクリューが抜去されるまでは，第5中足骨基部に異和感があり，靴の履き心地が悪いことがある．

b. 治療法：本骨折に特有な点

1) ギプス

前足部の骨折では，ギプスはすでに除去されている．治癒に時間がかかり再度ギプスが必要な場合でも，理学検査のため除去する．傷の痛みがまだある場合，底の硬い靴や外反母趾術後用の靴が選ばれる．ギプスがはずされたり，すでに除去されている場合，自動ないし自動介助可動域運動を開始する．可動域運動中，関節拘縮や不快感を軽減させるため水治療法が役立つ．

2) 徒手整復と経皮的ピン固定

この時点ですべてのピン，ギプスも除去されている．骨折の治癒次第で，可能な範囲で患肢に荷重する．

3) 観血的整復内固定術

この時点でギプスはすでに除去されている．足関節，MTP関節の自動ないし自動介助可動運動を行う．荷重している患者には，反復性ないし衝撃タイプの運動をしないよう指導する．骨折部の固定が緩くなったり，内固定材料の破損，再骨折を引き起こすことがある．

● 処　方

Rx

6〜8週まで

①注意点：反復性衝撃運動を避ける．

②可動域：趾節骨，中足骨，足関節の自動・自動介助，ならびに適度な他動可動域運動を行う．

③筋力：足関節の底背屈・内外がえしの等尺性・等張性運動を行う．長趾伸筋，長趾屈筋の等尺性・等張性の筋力増強訓練を行う．

④活動性：安定した骨折では，全荷重で移乗・歩行を行う．

　種子骨，母趾趾節骨，第1，5中足骨，種子骨の骨折の場合，部分荷重または全荷重で移乗・歩行を行う．

⑤荷重：趾節骨，中足骨の骨折は，全荷重である．種子骨，母趾趾節骨，第1，5中足骨の骨折は，部分荷重ないし全荷重とする．

治療：8〜12週まで

骨癒合

①骨折部の安定性：安定．

②骨癒合の段階：リモデリング期．線維骨は層板骨によって置換される．リモデリング過程は完了までに数ヵ月から数年かかる．

③X線：種子骨を除いて骨折部に豊富な仮骨形成が見られる．骨折線は消失してくる．時間とともに骨髄腔のリモデリングが起こる．骨端部では骨幹部のように仮骨は生成されない．

a. 整形外科およびリハビリテーション上の注意

1) 理学所見

骨折部の圧痛を調べる．創や術創の感染を評価する．すべての創部，ピン刺入部，発赤の切開や感染を評価し，適切な治療を行う．

2) X線所見

この時点で圧痛は消失しており，X線は必要ない．しかし遷延癒合が疑われる場合，正面・側面像が必要である．

3) 荷　重

理学所見で圧痛は消失している場合は，部分荷重を継

続，または可能な範囲での全荷重へと進める．患者には，ジャンプや反復運動を積極的に行わないよう指導する．再骨折や内固定材料の破損を引き起こすからである．

4）関節可動域

MTP関節，足関節の自動・他動可動域運動を継続する．この時点ですべての患者で，これらの関節が全可動域まで到達していなくてはならない．特に第1中足骨，母趾趾節骨の粉砕骨折では，MTP関節に拘縮が残りやすいので注意を要する．

5）筋　力

漸増抵抗運動により，MTP関節・足関節を横切るすべての損傷筋群の筋力強化を行う．

この時点で筋力は，種子骨，母趾趾節骨，第1中足骨の骨折における第1MTP関節の伸展・屈曲力を除いて，元通りに回復していなければならない．

6）活動能力

この時点では部分荷重ないし全荷重であり，移乗や歩行時には補助具は除去する．

7）歩　行

長期間の固定によって足関節やMTP関節に拘縮が残っている可能性がある．この場合は，踏切り，立脚期，踵接地において歩行が障害される．第2〜5中足骨の骨折では，骨折部の疼痛により，第1中足骨と母趾趾節骨にかかる荷重が増加する．このような場合，第1中足骨頭の負荷が過剰となり，痛みのために踏切り時間が長くなる．わずかでも種子骨，母趾趾節骨，第1中足骨に圧痛が残れば，荷重は足部外側面に移動する．これは特に踏切りを難しくし，踵接地と立脚中期の時間を長くする．たとえ足部全体に荷重が分散されるような部分荷重をとるにしても，この時点で歩行パターンは正常化していなければならない．

b．治療法：本骨折に特有な点

1）ギプス

すべての骨折でギプスを除去する．可能な範囲で荷重するとともに，自動，自動介助，他動可動域運動を継続する．

2）徒手整復と経皮的ピン固定

すべてのピンはすでに抜去され，すべての創は治癒していなければならない．患者は，足関節・MTP関節のどの面でも全可動域となっている．荷重は可能な範囲とする．

3）観血的整復内固定術

すべての骨折でギプスは除去されている．患者は，足関節・MTP関節の自動，自動介助，他動可動域運動を行う．荷重は可能な範囲とする．

●処　方

> **8〜12週まで**
>
> ①**注意点**：足関節，MTP関節，IP関節の自動，自動介助，他動可動域運動を行う．
> ②**筋力**：足関節の底背屈・内外がえしと，足趾の長趾伸筋・屈筋の漸増抵抗運動を行う．
> ③**活動性**：全荷重で移乗・歩行を行う．
> ④**荷重**：全荷重．

C．長期的予後と問題点

第2〜4中足骨の骨折の場合，足底角化症とともに，中足骨骨折による回旋，底屈，短縮によって中足骨骨頭に痛みが長く残ることがあることを，患者に説明しておく．その場合，靴に中足骨パッドを追加したり，必要なら手術が行われる．

母趾趾節骨，第1中足骨の骨折は，MTP関節の拘縮を引き起こすかもしれない．関節内骨折であれば早期に関節症性変化を生じやすい．MTP関節は拘縮になりやすい．これは強直母趾と関連している．これによって踏切りが変わり，靴を改良する必要がある．痛みが数年も続いたり悪化する場合，痛みをなくすために手術が必要となる場合があることを，患者に説明しておく．

種子骨骨折は，急性の骨折や疲労骨折を問わず，ギプス固定だけでは治癒しない場合がある．歩行時の痛みが継続するならば，将来的に手術の可能性について患者に説明しておく必要がある．

第5中足骨骨折（Jones骨折）は治癒しないこともある．その場合，骨移植やスクリュー固定手術が必要となる（図34-3，34-11，34-12参照）．

小趾骨折

直後から1週まで

	副子または buddy taping	観血的整復と経皮的ピン固定
安定性	・なし.	・なし.
整形外科	・足趾間の浸軟の評価. 必要があればパッドを替える.	・ピンの位置を評価. ・足趾先端が見えるようにギプスをトリミングする.
リハビリテーション	・中足趾節関節 (MTP関節) と趾節間関節 (IP関節) は可能な範囲で自動可動域運動.	・健趾の他動可動域運動.

2週まで

	副子または buddy taping	観血的整復と経皮的ピン固定
安定性	・なし, または最小限.	・なし, または最小限.
整形外科	・足趾間の浸軟の評価. 必要があればパッドを替える.	・必要があればギプスを補強. ・ピン刺入部の感染の評価.
リハビリテーション	・可能な範囲で自動可動域運動.	・可能な範囲で MTP関節, IP関節の自動可動域運動.

4〜6週まで

	副子または buddy taping	観血的整復と経皮的ピン固定
安定性	・安定.	・安定.
整形外科	・buddy taping 除去.	・ギプス除去, ピン抜去.
リハビリテーション	・MTP関節, IP関節の自動可動域運動を継続.	・MTP関節, IP関節のギプスをはずした自動可動域運動を開始.

6〜8週まで

	副子または buddy taping	観血的整復と経皮的ピン固定
安定性	・安定.	・安定.
整形外科		・未施行ならギプス除去. ・未施行ならピン抜去.
リハビリテーション	・可能な範囲で MTP関節, IP関節, 足関節の自動可動域運動.	・可能な範囲で MTP関節, IP関節, 足関節の自動可動域運動.

8〜12週まで

	副子または buddy taping	観血的整復と経皮的ピン固定
安定性	・安定.	・安定.
整形外科		
リハビリテーション	・MTP関節, IP関節, 足関節の自動可動域運動を継続.	・MTP関節, IP関節, 足関節の自動可動域運動を継続.

- **第2,3,4,5中足骨骨折（Jones骨折除く）**

直後から1週まで

	ギプス	徒手整復と経皮的ピン固定	観血的整復内固定術
安定性	・なし.	・なし.	・なし.
整形外科	・中足骨頭までギプスをトリミングする.	・ピンの位置を評価. ・中足骨頭までギプスをトリミングする.	・中足骨頭までギプスをトリミングする.
リハビリテーション	・可能な範囲でMTP関節，IP関節の自動可動域運動.	・可能な範囲でMTP関節，IP関節の自動可動域運動.	・可能な範囲でMTP関節，IP関節の自動可動域運動.

2週まで

	ギプス	徒手整復と経皮的ピン固定	観血的整復内固定術
安定性	・なし，または最小限.	・なし，または最小限.	・なし，または最小限.
整形外科	・中足骨頭までギプスをトリミングする.	・ピンの位置を評価. ・中足骨頭までギプスをトリミングする.	・中足骨頭までギプスをトリミングする.
リハビリテーション	・可能な範囲でMTP関節，IP関節の自動可動域運動.	・可能な範囲でMTP関節，IP関節の自動可動域運動.	・可能な範囲でMTP関節，IP関節の自動可動域運動.

4～6週まで

	ギプス	徒手整復と経皮的ピン固定	観血的整復内固定術
安定性	・安定.	・安定.	・安定.
整形外科	・ギプス除去もしくは下腿歩行ギプス.	・ピンの位置を評価，もしくはピン抜去. ・ギプス除去，もしくは下腿歩行ギプス.	・ギプス除去.
リハビリテーション	・MTP関節，IP関節の可動域運動を継続. ・ギプス除去後は足関節の可動域運動を開始.	・MTP関節，IP関節の可動域運動を継続. ・ギプス除去後は足関節の可動域運動を開始.	・MTP関節，IP関節の可動域運動を継続. ・ギプス除去後は足関節の可動域運動を開始.

6～8週まで

	ギプス	徒手整復と経皮的ピン固定	観血的整復内固定術
安定性	・安定.	・安定.	・安定.
整形外科	・未施行ならギプス除去.	・未施行ならギプス除去. ・未施行ならピン抜去.	・未施行ならギプス除去.
リハビリテーション	・可能な範囲で足関節，MTP関節，IP関節の自動可動域運動.	・可能な範囲で足関節，MTP関節，IP関節の自動可動域運動.	・可能な範囲で足関節，MTP関節，IP関節の自動可動域運動.

（次ページにつづく）

● 第2，3，4，5中足骨骨折（Jones骨折除く）（つづき）

8～12週まで

	ギプス	徒手整復と経皮的ピン固定	観血的整復内固定術
安定性	・安定.	・安定.	・安定.
整形外科			
リハビリテーション	・抵抗運動と，足関節，MTP関節，IP関節の自動可動域運動.	・抵抗運動と，足関節，MTP関節，IP関節の自動可動域運動.	・抵抗運動と，足関節，MTP関節，IP関節の自動可動域運動.

● 第5中足骨骨折（Jones骨折）

直後から1週まで

	ギプス	観血的整復内固定術
安定性	・なし.	・なし.
整形外科	・中足骨頭までギプスをトリミングする.	・中足骨頭までギプスをトリミングする.
リハビリテーション	・IP関節，MTP関節の可動域運動は避ける.	・IP関節，MTP関節の自動可動域運動.

2週まで

	ギプス	観血的整復内固定術
安定性	・なし，または最小限.	・なし，または最小限.
整形外科	・中足骨頭までギプスをトリミングする.	・中足骨頭までギプスをトリミングする.
リハビリテーション	・IP関節，MTP関節の可動域運動は避ける.	・IP関節，MTP関節の自動可動域運動.

4～6週まで

	ギプス	観血的整復内固定術
安定性	・安定.	・安定.
整形外科	・ギプス除去，もしくは6週まで下腿歩行ギプスを継続.	・ギプス除去，もしくは下腿歩行ギプスを継続.
リハビリテーション	・IP関節，MTP関節の可動域運動を6週までに開始. ・足関節の可動域運動を開始. ・免荷.	・IP関節，MTP関節の自動可動域運動を継続. ・足関節の可動域運動を開始.

6～8週まで

	ギプス	観血的整復内固定術
安定性	・安定.	・安定.
整形外科	・未施行ならギプス除去.	・未施行ならギプス除去.
リハビリテーション	・IP関節，MTP関節，足関節の自動可動域運動を継続. ・荷重を開始.	・IP関節，MTP関節，足関節の自動可動域運動を継続.

（次ページにつづく）

● 第5中足骨骨折（Jones骨折）（つづき）

8〜12週まで

	ギプス	観血的整復内固定術
安定性	・安定.	・安定.
整形外科		
リハビリテーション	・IP関節, MTP関節, 足関節の自動可動域運動を継続. ・抵抗運動を開始.	・IP関節, MTP関節, 足関節の自動可動域運動を継続. ・抵抗運動を開始.

● 母趾（または第1）趾節骨骨折

直後から1週まで

	ギプス	徒手整復と経皮的ピン固定	観血的整復内固定術
安定性	・なし.	・なし.	・なし.
整形外科	・足趾先端のギプスをトリミングする.	・足趾先端のギプスをトリミングする. ・ピン刺入部を評価.	・足趾先端のギプスをトリミングする.
リハビリテーション	・この時点で可動域運動は行わない.	・この時点で可動域運動は行わない.	・この時点で可動域運動は行わない.

2週まで

	ギプス	徒手整復と経皮的ピン固定	観血的整復内固定術
安定性	・なし, または最小限.	・なし, または最小限.	・なし, または最小限.
整形外科	・足趾先端のギプスをトリミングする.	・足趾先端のギプスをトリミングする. ・ピン刺入部を評価.	・足趾先端のギプスをトリミングする.
リハビリテーション	・この時点で可動域運動は行わない.	・この時点で可動域運動は行わない.	・この時点で可動域運動は行わない.

4〜6週まで

	ギプス	徒手整復と経皮的ピン固定	観血的整復内固定術
安定性	・安定.	・安定.	・安定.
整形外科	・ギプスを除去し, 外反母趾術後用の靴に替える.	・ピン刺入部を評価. ・ピン抜去, ギプス除去.	・ギプス除去.
リハビリテーション	・足関節, MTP関節, IP関節の適度な自動可動域運動を開始.	・足関節, MTP関節, IP関節の適度な自動可動域運動を開始.	・足関節, MTP関節, IP関節の適度な自動可動域運動を開始.

6〜8週まで

	ギプス	徒手整復と経皮的ピン固定	観血的整復内固定術
安定性	・安定.	・安定.	・安定.
整形外科	・未施行ならギプス除去.	・未施行ならギプス除去.	・未施行ならギプス除去.
リハビリテーション	・自動・自動介助可動域運動を継続.	・自動・自動介助可動域運動を継続.	・自動・自動介助可動域運動を継続.

（次ページにつづく）

● 母趾（または第1）趾節骨骨折（つづき）

8〜12週まで	ギプス	徒手整復と経皮的ピン固定	観血的整復内固定術
安 定 性	・安定.	・安定.	・安定.
整形外科			
リハビリテーション	・IP関節, MTP関節, 足関節の自動介助可動域運動を継続.	・IP関節, MTP関節, 足関節の自動介助可動域運動を継続.	・IP関節, MTP関節, 足関節の自動介助可動域運動を継続.

● 第1中足骨骨折

直後から1週まで	ギプス	観血的整復内固定術
安 定 性	・なし.	・なし.
整形外科	・足趾先端が見えるようにギプスをトリミングする.	・中足骨骨頭までギプスをトリミングする.
リハビリテーション	・可動域運動は避ける.	・MTP関節, IP関節の適度な自動・他動可動域運動.

2週まで	ギプス	観血的整復内固定術
安 定 性	・なし, または最小限.	・なし, または最小限.
整形外科	・中足骨骨頭までギプスをトリミングする.	・中足骨骨頭までギプスをトリミングする.
リハビリテーション	・MTP関節, IP関節の可動域運動は避ける.	・MTP関節, IP関節の適度な自動・他動可動域運動を継続.

4〜6週まで	ギプス	観血的整復内固定術
安 定 性	・安定.	・安定.
整形外科	・ギプスを除去し, 底の硬い外反母趾術後用の靴に替える.	・ギプスを除去し, 底の硬い外反母趾術後用の靴に替える.
リハビリテーション	・MTP関節, IP関節, 足関節の可動域運動を開始.	・MTP関節, IP関節の可動域運動を継続.

6〜8週まで	ギプス	観血的整復内固定術
安 定 性	・安定.	・安定.
整形外科	・未施行ならギプスを除去し, 底の硬い外反母趾術後用の靴に替える.	・未施行ならギプスを除去し, 底の硬い外反母趾術後用の靴に替える.
リハビリテーション	・MTP関節, IP関節, 足関節の自動・自動介助可動域運動を継続.	・MTP関節, IP関節, 足関節の自動・自動介助可動域運動を継続.

（次ページにつづく）

● 第1中足骨骨折（つづき）

8～12週まで

	ギプス	観血的整復内固定術
安定性	・安定.	・安定.
整形外科		
リハビリテーション	・IP関節, MTP関節, 足関節の自動介助可動域運動を継続. ・抵抗運動を開始.	・IP関節, MTP関節, 足関節の自動介助可動域運動を継続. ・抵抗運動を開始.

● 種子骨骨折

直後から1週まで

	ギプス	種子骨摘出術
安定性	・なし.	・なし.
整形外科	・足趾先端が見えるようにギプスをトリミングする.	・足趾先端が見えるようにギプスをトリミングする.
リハビリテーション	・この時点で可動域運動は行わない.	・この時点で可動域運動は行わない.

2週まで

	ギプス	種子骨摘出術
安定性	・なし, または最小限.	・なし, または最小限.
整形外科	・足趾先端が見えるようにギプスをトリミングする.	・足趾先端が見えるようにギプスをトリミングする.
リハビリテーション	・この時点で可動域運動は行わない.	・この時点で可動域運動は行わない.

4～6週まで

	ギプス	種子骨摘出術
安定性	・最小限.	・最小限.
整形外科	・ギプスを除去し, 外反母趾術後用の靴に替える. 靴に母趾をテーピング.	・ギプス除去.
リハビリテーション	・足関節, MTP関節, IP関節の適度な自動介助可動域運動を開始.	・足関節, MTP関節, IP関節の適度な自動介助可動域運動を開始.

6～8週まで

	ギプス	種子骨摘出術
安定性	・安定.	・安定.
整形外科	・底の硬い靴を継続.	・底の硬い靴を継続.
リハビリテーション	・MTP関節, IP関節, 足関節の自動・自動介助可動域運動を継続.	・MTP関節, IP関節, 足関節の自動・自動介助可動域運動を継続.

（次ページにつづく）

種子骨骨折（つづき）

8〜12 週まで	ギプス	種子骨摘出術
安定性	・安定.	・安定.
整形外科		
リハビリテーション	・IP 関節, MTP 関節, 足関節の自動・自動介助可動域運動を継続.	・IP 関節, MTP 関節, 足関節の自動・自動介助可動域運動を継続.

文献

Chapman M. Tarsal and metatarsal injuries. In: Mann RA, ed. *Surgery of the Foot.* St. Louis: CV Mosby, 1986, pp. 729–749.

Glasgow MT, Naranja RJ, Glasgow SG, Torg JS. Analysis of failed surgical management of fractures of the base of the fifth metatarsal distal to the tuberosity: the Jones fracture. *Foot Ankle* 1996; 17:8:449–457, 1996.

Hansen ST Jr. Foot injuries. In: Browner B, Jupiter J, Levine AM, Trafton PG, eds. *Skeletal Trauma,* Vol. 2. Philadelphia: W.B. Saunders, 1992, pp. 1982–1989.

Heckman J. Forefoot fractures. In: Rockwood CA, Green DP, eds. *Fractures in Adults,* 4th ed. Philadelphia: J.B. Lippincott, 1995, pp. 2373–2391.

Mann R. In: Chapman M, ed. *Operative Orthopaedics.* Philadelphia: J.B. Lippincott, 1993, pp. 2191–2198.

Manoli A II. Compartment syndromes of the foot: current concepts. *Foot Ankle* 10:340–344, 1990.

Mizel M, Sobel M. In: Miller M, ed. *Review of Orthopaedics,* 2nd ed. Philadelphia: W.B. Saunders, 1996, pp. 241, 391.

Perry J. Ankle and foot gait deviations. In: Perry J, ed. *Gait Analysis.* Thorofare, NJ: SLACK, 1992, pp. 185–219.

Schenck RC Jr, Heckman JD. Fractures and dislocations of the forefoot: operative and nonoperative treatment. *J Am Acad Orthop Surg* 3:70–78, 1995.

Stephen DJG. Injuries to the midfoot and forefoot. In Schatzker J, Tile M, eds. *The Rationale of Operative Fracture Care,* 2nd ed. Berlin: Springer, 1996, pp. 608–616.

Yablon IG, Segal D. In: Evarts CM, ed. *Surgery of the Musculoskeletal System,* 2nd ed. New York: Churchill Livingstone, 1990, pp. 4278–4295.

Part IV

脊椎の骨折

Spine Fractures

35. 環椎骨折（Jefferson 骨折） ……………412
    C1 Fracture (Jefferson Fracture)

36. 軸椎骨折（ハングマン骨折） ……………419
    C2 Fracture (Hangman's Fracture)

37. 歯突起骨折（Dens） ……………423
    Fractures of the Odontoid (Dens)

38. 頸椎圧迫・破裂骨折 ……………427
    Cervical Spine Compression and Burst Fractures

39. 頸椎片側・両側椎間関節脱臼 ……………435
    Cervical Spine Unilateral and Bilateral Facet Dislocation

40. Gardner-Wells 牽引の装着とハローベスト ……………445
    Application of Gardner-Wells Tongs and Halo Vest

41. 胸腰椎骨折 ……………448
    Thoracolumbar Spine Fractures

　早期発見と正確な診断が適切な治療に結びつく．頸椎および胸腰椎損傷の原因は，交通事故，転落，水中への飛び込み時の損傷などである．外傷があり，泥酔した患者あるいは意識のない患者では，脊椎の損傷を見落としてはいけない．脊椎はその解剖学的特徴から，神経損傷のない簡単な骨折から脊髄完全麻痺を伴う脱臼骨折までさまざまな損傷が起こる．Part IVでは神経損傷の個々の治療法については言及していない．患者の神経学的所見は手術が必要かどうかを決定するのに重要な役割を果たす．

CHAPTER 35

Treatment and Rehabilitation of Fractures

環椎骨折（Jefferson骨折）

C1 Fracture (Jefferson Fracture)

A. はじめに

1 定 義

Jefferson骨折は環椎の前弓および後弓の粉砕骨折である（図35-1）．

2 受傷機序

この骨折は軸圧によって生じる．一般に浅瀬に飛び込むなど，頭から落ちたときに起こる．

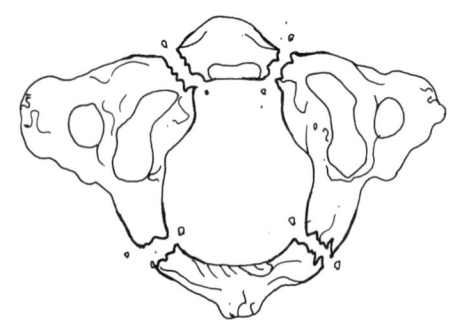

図35-1 Jefferson骨折．環椎の前弓および後弓の粉砕骨折．ほとんどのJefferson骨折の患者は，神経学的異常所見がない．骨折によって環椎が拡がるため，浮腫が生じても脊髄の圧迫症状は出現しない．

3 X線評価

上位頚椎の損傷時には，正面像，側面像，および開口像でのX線写真を撮る．斜位像は軸椎以下の骨折の鑑別に役立つ．X線撮影のときに患者の頭を他動的に動かしてはならない．開口像で環椎の外側塊が軸椎に対し側方に偏位していれば，Jefferson骨折を疑う．側面像では骨折がはっきりしないことが多いが，軟部の腫脹が環椎前方に見られる．環椎の前弓および後弓には少なくとも1つの骨折線が確認できる．開口像で外側塊の偏位が7mm以上の場合，環椎横靱帯の破損を考える．横靱帯は中央で断裂するより，骨折時に骨付着部から剥離することが多い．環椎の骨折は，CTによる検査が最も有用で，環椎の傾斜に合わせて薄く切って撮影すると，環椎の広がりと横靱帯の断裂を伴った剥離骨折が明瞭に描出される．

4 治療のゴール

a. 整形外科的目標

①脊椎のアライメントの保持と骨折の整復を得る．
②脊椎の安定性を保つ．
③神経所見の悪化を予防し，現在の症状を改善させる．
④将来の脊椎の変形を防止する．

表35-1 頚椎の可動域

運動の種類	正常可動域
屈曲*	65度
伸展*	65度
側屈	45度
回旋**	75度

*：屈曲と伸展の50％は後頭骨と環椎のレベルで起こる．
**：回旋の50％は環軸椎のレベルで起こる．

b．リハビリテーション的目標

1）関節可動域
神経症状を悪化させないで機能と全方向の痛みのない可動域を回復する（表35-1）．

2）筋力
傍脊椎および頚椎（僧帽筋，上肢の筋）の筋力を回復・維持する．ベッド上安静や神経障害で拘縮を生じた下肢の筋力を回復する．

3）機能的ゴール
機能的独立のために頚椎の柔軟性を得る．

5　標準的な骨癒合期間

8〜16週以前に骨癒合は完成し，骨折は完全に治癒する．

6　標準的なリハビリテーション期間

3〜6ヵ月．

7　治療法

a．装具

硬性カラー（例：フィラデルフィアカラー），胸骨・後頭骨・下顎固定装具（SOMI装具），頚胸椎装具，4本支柱型装具あるいはハローベストを装着する（図8-7，8-8，8-9，8-10，8-11）．

バイオメカニクス：応力分散機器．
骨折治癒様式：二次的治癒．
適応：転位のない骨折，あるいは転位の少ない（開口像で2mm以内の外側塊の転位）骨折では，フィラデルフィアカラーなどの硬性カラーや，ハローベスト以外の装具で治療される．

転位性骨折（開口像で2〜7mm以内の外側塊の複合転位）は，ハロー頭蓋牽引で整復し，頚部の筋スパスムがおさまった時期にハローベストを装着する．

横靱帯の損傷を伴う，7mm以上の外側塊の複合転位は，4週以上のハロー牽引を行い，その後ハローベストを装着する．ハローベストを装着するまでの期間については，まださまざまな意見がある．

b．観血的後方固定術

バイオメカニクス：強固な骨癒合が起こるまで応力分散機器．
骨折治癒様式：二次的治癒．
適応：環椎の単独骨折で手術を行うことはほとんどない．手術の適応はハローベストでの整復が困難なものおよびハローベスト装着中に転位がみられたもの，環軸椎の可動部に不安定性を認めるもの，ハロー頭蓋牽引で整復しても骨折の整復が得られないものが含まれる．手術は後頭骨から軸椎までの後方固定が，さまざまな鋼線固定と自家骨移植を用いて選択される．プレートとスクリューを用いた固定も行われる．手術は環軸椎のみの固定が推奨され，術後ハローベストを装着する必要がないMagerl法が最良の方法である．

8　本骨折の注意点

ほとんどのJefferson骨折は，骨折によって環軸椎の脊柱管が広くなるために，周囲組織に浮腫を生じても脊髄の障害が起こることはない．初期の神経学的所見と合併損傷の検索は重要であり，ハロー頭蓋牽引は局所麻酔で行う．これは神経学的所見を的確に判断するのに有用である（445ページ参照）．

不安定性を伴う損傷，7mm以上の外側塊の転位では，ハロー頭蓋牽引で整復し，ハローベストを装着する必要がある．ハロー牽引を行い，その後ハローベストを装着するまでの期間については，まださまざまな意見がある．

9　合併損傷

Jefferson骨折の患者は，他の頚部骨折，特に上位3つの頚椎と，頭部外傷の合併を注意深く検索しなければならない．また腕神経叢麻痺，胸腹部の損傷，四肢損傷などの合併症は早急に治療を行う必要がある．

B. 治療

治療：直後から初期（受傷日から1週まで）

骨癒合
① 骨折部の安定性：不安定．安定性は，損傷を受けていない骨と靱帯の要素や，内固定・外固定による．
② 骨癒合の段階：炎症期．移植骨も同様に炎症期．
③ X線：骨折線と移植骨が見える．

a. 整形外科およびリハビリテーション上の注意

1）理学所見

患者の神経学的所見を受傷後早期に観察する．この時期に転位した骨片による脊髄の直接圧迫や，硬膜外の血腫による脊髄の二次的な圧迫が起こる．神経学的所見が悪化した場合は手術が必要となる．

嚥下困難や呼吸困難は，脊椎周囲の血腫と軟部組織の炎症で生じ，これらが起こったときには挿管や手術が必要になる．

頚椎装具は，頚部に心地よく密着し，皮膚剥離を起こさないようにする．特に顎は剥離が生じやすいので，装具の調節が必要となる．

ハローベストもまた快適でなければならない．ピンの刺入部はいつも清潔に消毒して，抗生物質を内服させる．ハローベスト装着後24～48時間の間に刺入したピンのトルクを約10kg/cm（8 inch-pounds）に調節する．刺入圧が下がるのは，外板に常時圧がかかり侵食されるためである．もしピンが緩んだときは，ハローベストが不快になり，刺入部からの滲出液が多くなる．

2）危険性を示す所見

ハローベストを用いるときには，刺入したピンに注意して，これが緩んだときには常に締める．しかし，常にピンを締めたり，強く締めつけると刺入部に過剰な圧が加わり，外板の侵食を早くして，内板の貫通にいたる．常時滲出液が出る場合は，1日に2度，クロルヘキシジンと過酸化水素水で消毒し，ガーゼを当てる．加えて抗生物質を投与する．それでも滲出液が止まらない場合は，ハローベストをはずさずにピン刺入部を変更する．症状の激しい症例では，抗生物質の静脈内投与が必要となる．骨髄炎になることはほとんどない．褥瘡はまれな合併症ではあるが，老人や衰弱した患者および感覚のない患者では注意が必要である．褥瘡は消毒を丁寧に行い，ベストを患者に合わせることで防止できる．骨の突起部にはパッドを当てる．体位変換をこまめに行う．脊髄損傷患者では，特別なベッドを用いて体位変換を行う．手術後の患者は，術部のドレナージと創の感染に気をつける．

3）X線所見

頚椎のアライメントはX線で評価する．骨折に転位があれば頚椎牽引を行って転位を整復する．徐々に牽引の重錘を増やして，環椎の外側塊が整復されるまで牽引する．重錘は約2.25kg（5ポンド）ずつ増やすが，その都度X線で整復の状態を確認する．骨折部が不安定であればハロー牽引の後，ハローベストを長期間装着する必要がある．

4）荷重

患者は，手術による内固定および外固定での頚椎の安定性が得られた当日は，ベッドあるいは椅子での座位が許される．可能ならば介助歩行を許可する．起立性低血圧予防には斜面台での起立訓練が有用である．患者の全身状態を改善する必要がある．

頚椎牽引を要する患者では骨癒合を得るまでの間，ベッド上での安静が必要である．その後ハローベストを装着してから歩行が可能となる．

5）関節可動域

骨折の癒合が起こるまでは，頚椎の運動は行わない．両上肢の自動可動域運動を行うが，過度の運動は避ける．下肢の自動可動域運動を関節拘縮予防のために行う．

6）筋力

頚椎固定の間，約450g（1ポンド）の重錘で上肢の筋力増強訓練を行う．体幹，腹部の等尺性運動は推奨される．

殿筋，大腿四頭筋，足関節の筋力増強訓練は，下肢の筋力維持に有用である．

7）活動能力

ベッド上の移動：側臥位や寝返り，側方向への運動を許可する．座位は介助つきで許可する．

移乗：患者が座位をとれるようになったら，簡単な介助で立位が可能となり，椅子への移乗ができるようになる．初期に，起立性低血圧や立ちくらみが起こるようなら斜面台での起立訓練が有用である．

入浴・トイレ：初期には患者は，頚椎を固定されているため身辺動作ができず，更衣，整容，入浴・トイレには介助が必要である．

歩行：患者は筋力の低下と疼痛のため，歩行器や杖を用いて安定したバランスのとれた歩行が可能である．

8) 歩　行

歩行は骨折と装具のために安定性が欠け，不安定感があるため歩幅の広い歩行になる．腕の振り幅が狭くなるのは痛みのためである．装具による体幹の前方突進によって不安定になることを避けるために，踏切りはわずかに減弱する．

● 処　方

第1病日から1週間
① 注意点：頚椎を固定する．
　　上肢の過度の運動は避ける．
② 可動域：頚椎の運動は行わない．
　　上肢と下肢の適度な自動可動域運動を行う．
③ 筋力：頚椎の筋力増強訓練は行わない．
　　腹部，殿筋，大腿四頭筋の等尺性運動を行う．
　　頚椎の固定が安定していれば，上肢と下肢の適度な筋力増強訓練を行う．
④ 活動性：ベッド上の移動：介助下での寝返り．
　　移乗と歩行：介助と補助具を必要とする．
⑤ 荷重：補助具を用いた荷重．

治療：2〜4週まで

骨癒合
① 骨折部の安定性：不安定．安定性は，損傷を受けていない骨と靱帯の要素や，内固定・外固定による．
② 骨癒合の段階：修復期．骨芽細胞が線維骨を形成する．
③ 関節固定の段階：繊維性血管基質が生成する．
④ X線：骨折線と移植骨が見える．初期の仮骨形成が起こるが，X線ではまだ見えない．

a. 整形外科およびリハビリテーション上の注意

1) 理学所見

神経学的所見をしっかりとる．必要によって頚椎装具を調節して締める．装具に隠れた部分の皮膚の状態を観察する．ハローベストのピン刺入部の緩みと滲出液を観察する．毎日過酸化水素水で消毒をする．ピン刺入部に滲出液が観察されれば，抗生物質を投与する．深部感染が観察されたらピンを抜いて，ピンの場所を変える．ピン刺入部をデブリドマンして，抗生物質を静注する．

頚椎カラーによる顎部の炎症にはパッドを当てる．抜糸およびステープルの抜去は術後10日ごろに行う．頭と頚部は固定しておく．

2) X線所見

アライメントの確認と維持のためにX線写真を撮る．

3) 関節可動域

骨折部の転位と内固定の転位（もしあれば）を防止するため，頚椎の運動は禁止する．頚椎は動かないように固定しておく．骨と靱帯の修復はまだ起こっていない．そのため脊髄への損傷の危険性は残されている．上肢の過度の運動を禁止しつつ，上肢と下肢の運動を継続する．

4) 筋　力

腹筋の等尺性運動を続けて，殿筋，大腿四頭筋および足関節の等張性運動を行う．これは体幹，下肢の筋力維持と静脈のポンプ機構の維持により深部静脈血栓を予防するためである．上肢の筋力増強訓練を続ける．

5) 活動能力

ベッド上の移動：側臥位や寝返り，側方向への運動を許可する．

移乗：「受傷日から1週まで」と同様にする．患者が座位をとるためには介助が必要である．

入浴・トイレ：ハローベストの装着によって，身辺動作，整容，更衣には，まだ介助が必要である

6) 歩　行

補助具を用いての歩行を続ける．患者は，まだ歩幅の広い歩行をしているかもしれない．疼痛が改善したら，腕の振り幅は広くなる．

● 処　方

2〜4週まで
① 注意点：頚椎を固定する．
② 可動域：頚椎の運動は行わない．
　　上肢と下肢の自動可動域運動を行う．
③ 筋力：頚椎の筋力増強訓練は行わない．
　　腹部，殿筋，大腿四頭筋の等尺性運動を行う．
④ 活動性：ベッド上の移動：介助下での寝返り．
　　移乗と歩行：介助と補助具を必要とする．
⑤ 荷重：可能な範囲での補助具を用いた荷重．

治療：4〜8週まで

骨癒合

①**安定性**：早期の骨折部の修復と移植骨の癒合が安定性を増加させる．
②**骨癒合の段階**：修復期．骨芽細胞が線維骨を形成する．
③**X線**：骨折線は不明瞭になる．仮骨が観察されるが，頚椎は椎体が小さいので仮骨も少ない．

a. 整形外科およびリハビリテーション上の注意

1）理学所見

神経学的所見をとる．頚椎装具を調節し，ピン刺入部を観察する．

2）危険性を示す所見

患者は，まだ神経学的所見の悪化の可能性がある．

3）X線所見

X線で頚椎骨折のアライメントを確認する．

4）関節可動域

頚椎周囲筋は，頚椎の動きをコントロールできるまで回復する．しかし骨折部はまだ不安定性が残る．頚椎の運動は禁止する．上肢と下肢の可動域運動を続ける．

5）筋力

頚椎の骨接合部の治癒が不完全なため，頚椎の筋力増強訓練は行わない．頚椎は固定したままで腹筋の等尺性運動，殿筋，大腿四頭筋および足関節の筋力増強訓練を行う．

6）活動能力

ベッド上の移動：患者はベッド上で，介助なしに制限なく動くことが可能になる．

移乗：この時点で，患者は介助なしに移乗できる．起立性低血圧と立ちくらみはほぼなくなっている．

入浴・トイレ：身辺動作は自分で可能であるが，ハローベストをつけている人にはまだ介助が必要である

7）歩行

多くの患者は，立位でのバランスと安定性が得られ，介助の必要なく歩行が可能となる．しかし，何人かは歩行器か杖が必要である．歩行は正常となり，歩幅は小さくなる．

●処方

4〜8週まで

①**注意点**：頚椎固定を継続する．
②**可動域**：頚椎の運動は行わない．
　上肢と下肢の自動可動域運動を行う．
③**筋力**：頚椎の筋力増強訓練は行わない．
　腹部，殿筋，大腿四頭筋の等尺性運動を行う．
④**活動性**：ベッド上の移動：寝返り．
　移乗と歩行：必要であれば補助具を使用する．
⑤**荷重**：全荷重．

治療：8〜12週まで

骨癒合

①**安定性**：骨の安定性は得られるが，靱帯の不安定性が残存する．
②**骨癒合の段階**：リモデリング期．線維骨が層板骨によって置換される．リモデリング過程は完了までに数ヵ月から数年かかる．
③**関節固定の段階**：骨接合部に骨梁形成が始まる．リモデリングが行われている過程である．
④**X線**：骨折線が消失し始める．骨移植部の骨梁はさまざまな状態にある．

a. 整形外科およびリハビリテーション上の注意

強固な骨接合および骨折の治癒が得られた患者では，頚椎装具は除去される．骨癒合が完全でなければ，ハローベストは12週まで装着する．骨癒合が完了すればハローベストを強固な頚椎装具に替える．

1）X線所見

頚椎装具の除去後にX線を撮る．頚椎の不安定性の確認のために，側面での前屈および後屈のX線を撮る．もし不安定性が確認されれば，再度装具を装着するか，再手術を行う．

2）関節可動域

受傷後10〜12週で頚椎装具をはずした後，頚椎の適度な自動可動域運動を行う．

頚椎の自動可動域運動の後，一時的に軟性カラーによる固定を行うとより快適となる．最終的にはカラーは必

要なくなる．

頚椎の適度な他動可動域運動は，12週で骨癒合が完成してから行う．患者は術前の頚椎の可動域を取り戻すことができる．他動可動域運動は屈伸・回旋を行う．伸展時の拘縮と痛みのため，患者は適度な自動介助可動域運動を必要とするかもしれない．自動的な僧帽筋と胸鎖乳突筋の運動が側屈と回旋運動に効果がある．

3）筋　　力

完全に可動域が獲得されたら，筋力増強訓練を勧める．胸鎖乳突筋と僧帽筋の筋力増強訓練と伸展運動は，拘縮の予防と回旋の補助に有効である．傍脊柱筋の等尺性運動を始める．患者は自分の手を頭に当ててこれに抵抗するように力を加える．上肢と下肢の筋力増強訓練は重錘を用いて行う．腹筋の等尺性運動を続ける．

4）活動能力

この時期までに，神経学的障害がなく高齢でもなく，補助具の必要がなければ，患者は自力での生活を獲得し，補助具は必要なくなっている．

患者は水泳ができるようになる．しかし，ジョギングは脊椎への負担が大きいので避ける．速歩は許可する．コンタクトスポーツは禁止する．

患者は，12週を過ぎたら骨癒合が完成し，ハローベストをはずして自動車の運転が可能になる．ヘッドレストを持ち上げて，シートベルトをつける．軟性頚椎カラーが有用な場合もある．患者の頚椎の回旋可動域に制限が残っていれば，広い視野のバックミラーを取り付けて運転する．

5）歩　　行

歩行パターンは正常になる．

● 処　方

8～12週まで

①**注意点**：靱帯の不安定性に注意する．
②**可動域**：骨折が治癒したら，10～12週で頚椎の適度な自動可動域運動を行う．
　12週で骨折が治癒したら適度な他動可動域運動を始める．
③**筋力**：可能な範囲で頚椎周囲筋群の等尺性運動を始める．
④**活動性**：ベッド上の移動，移乗，歩行は，自力で可能となる．
⑤**荷重**：全荷重．

治療：12～16週まで

骨 癒 合

①**安定性**：安定．
②**骨癒合と関節固定の段階**：リモデリング期．線維骨は層板骨によって置換される．
③**X線**：骨折は癒合し，移植骨は成熟．

a．整形外科およびリハビリテーション上の注意

頚椎装具は除去する．ピン刺入部の創の状態を特に注意する．反射と筋力テストを含めた神経学的検査を行う．

1）危険性を示す所見

靱帯の不安定性の継続は，神経障害の危険性と疼痛の原因になる．

2）X線所見

頚椎の不安定性の確認のために，側面での自動前屈および後屈のX線写真を撮る．経過観察のX線写真は，6ヵ月から1年の間隔で，遅発性不安定症と頚椎の変形を早期に発見するために施行する．外傷後の変形性変化が確認される．

3）関節可動域

機能的可動域は，自動および他動運動で得られる．可動域制限は，固定範囲が広い場合や可動部位が少ない場合に生じる．後頭骨と環椎を固定すると50％の屈伸可動域の減少が生じる．環軸椎を固定すると50％の回旋の制限が生じる．そのため，後頭環椎移行部での骨折や関節固定では，他の部位に比べて著明な可動域制限の原因となる．

4）筋　　力

僧帽筋，胸鎖乳突筋を含めた頚椎周囲筋群のストレッチ運動と筋力増強訓練を，回旋と側屈維持のために続ける．

5）活動能力

患者は徐々にスポーツに復帰する．しかし，レスリング，ボクシング，ダイビング，体操，フットボールなどのコンタクトスポーツは最低1年は禁止する．患者は個々の状態に応じて活動を許可する．

6）歩　　行

歩行パターンは正常化する．患者は歩行に補助具を必要としなくなる．

● 処　方

Rx 12〜16週まで
①**注意点**：コンタクトスポーツを禁止する．
②**可動域**：頚椎の自動および適度な他動可動域運動を行う．
③**筋力**：頚椎周囲筋群の等尺性筋力増強訓練を行う．
④**活動性**：移乗と歩行は自力で可能となる．
⑤**荷重**：全荷重．

C．長期的予後

　残存した疼痛には，一時的な装具の着用と抗炎症剤の投与が必要である．残存した神経学的欠損に注意して，四肢装具の装着，治療，拘縮の除去と腱移行が必要となることがある．

　頚椎の変形の進行が生じたら，手術が必要となる．手術によって永続的な可動域制限が生じるが，その程度は関節固定の範囲と場所および骨折の拡がりによって決定される．

　固定材料は痛みの原因となれば抜去する．

　偽関節が生じたら，再度金属固定材料の挿入と固定術が必要である．反射性交感神経性ジストロフィー（RSD）には長期間の星状神経節ブロックと理学療法が必要となる．

文献：446〜447ページ参照．

CHAPTER 36

Treatment and Rehabilitation of Fractures

軸椎骨折（ハングマン骨折）

C2 Fracture (Hangman's Fracture)

A. はじめに

1 定　義

ハングマン骨折は，軸椎の椎弓根部あるいは関節突起間部の骨折によって椎体と後方要素が分離する骨折である（図36-1，36-2）．

Type I：骨折部のわずかな転位と椎体骨折のわずかな傾斜．

Type II：椎体の10度以上の傾斜あるいは後方要素と椎体の3mm以上の転位．

Type III：片側および両側の第2，3椎間関節の脱臼に伴った高度の傾斜と転位．

多くの骨折はType IとType IIの骨折である．

2 受傷機序

伸展した頸部に過度の伸展力が加わるのが最も多い．その他には，屈曲した頸部に屈曲力，伸展した頸部に圧迫力が加わり生じる．多くは自動車事故で起こる．歴史的には，絞首刑のときに下顎に結んだ紐が原因で死にいたることが，この骨折がみられる代表的な例であった．「ハングマン骨折」の名称は絞首刑になった人の解剖所見に由来する．

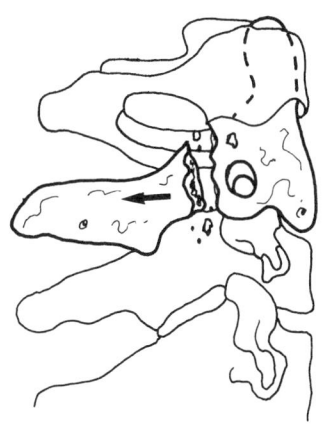

図36-1　ハングマン骨折．軸椎の椎弓根部あるいは関節突起間部の骨折で，軸椎椎体の後方要素からの分離が生じる．

3 X線評価

頸椎の骨折の標準的なX線撮影は，正面像，側面像，開口像である．斜位像は，軸椎以下の骨折の合併の確認に有用である．ハングマン骨折は側面像が診断に有用である．CTの横断像と側面の再構築像が骨折部の診断に有効である（図36-3，36-4）．患者の頭部を，X線やCT撮影の間に他動的に動かさないように注意する．

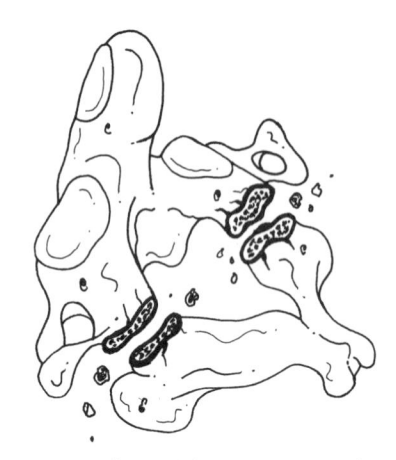

図36-2 ハングマン骨折．この骨折は自動車事故でしばしば起こる．「ハングマン骨折」の名称は絞首刑になった人の解剖所見に由来する．

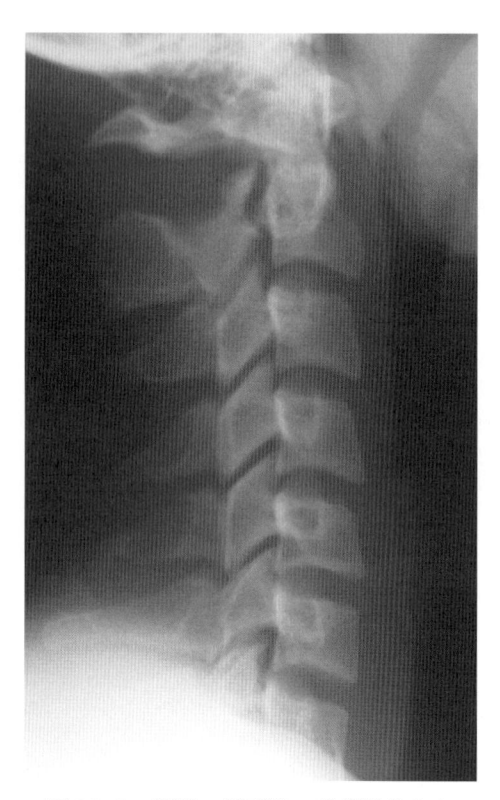

図36-3 頚椎の側面像．軸椎椎体から後方要素が3mm以上離れている．患者はGardner-Wells牽引を用いて，約9kg（20ポンド）で牽引する．

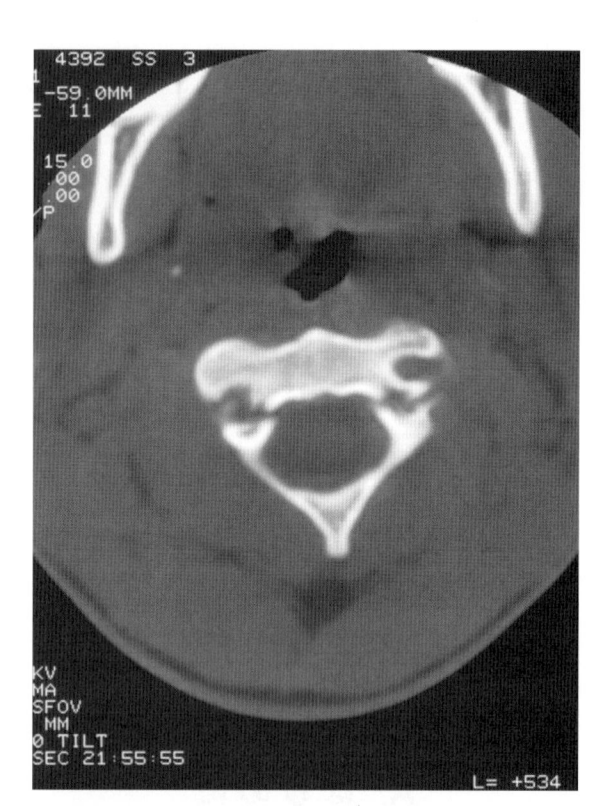

図36-4 軸椎のCT．椎体から分離している後方要素に注意（Kennedy White Orthopaedic Center, Sarasota, Floridaのご厚意により借用）．

表36-1 頚椎の可動域

運動の種類	正常可動域
屈　曲*	65度
伸　展*	65度
側　屈	45度
回　旋**	75度

*：屈曲と伸展の50%は後頭骨と環椎のレベルで起こる．
**：回旋の50%は環軸椎のレベルで起こる．

4　治療のゴール

a．整形外科的目標

①頚椎のアライメントと骨折の整復を行い，それを保持する．
②頚椎の安定性を保持する．
③新しい神経損傷を予防し，既存の損傷の悪化を防止する．
④将来の頚椎の変形を防止する．

b．リハビリテーション的目標

1）関節可動域

新しい神経損傷を生じないように，全方向の可動域を回復する（表36-1）．

2）筋　力

頚椎周囲筋と肩甲筋の筋力（僧帽筋と上肢の筋力を含む）を回復させ，維持する．殿筋は，頚椎固定のために

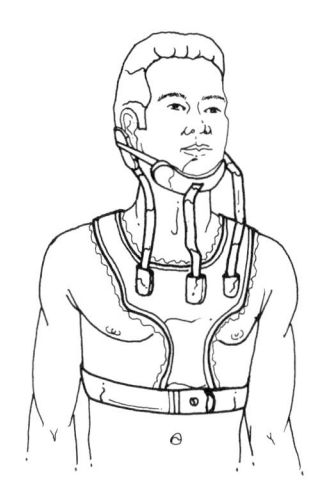

図36-5 胸骨・後頭骨・下顎固定装具（SOMI装具）．

採骨が行われていれば障害されている．下肢の筋力はベッドでの臥床と神経損傷のために萎縮しているので筋力強化が必要である．

3）機能的ゴール

機能的独立のために頚椎の柔軟性を回復する．

5 標準的な骨癒合期間

8～12週以前に，骨癒合は完成する．

6 標準的なリハビリテーション期間

3～6ヵ月．

7 治療法

a. 装具

硬性カラー（例：フィラデルフィアカラー），胸骨・後頭骨・下顎固定装具（SOMI装具），頚胸椎装具（CTO），4本支柱型装具あるいはハローベストを装着する（図8-7，8-8，8-9，8-10，8-11参照）．

バイオメカニクス：応力分散機器．

骨折治癒様式：二次的治癒．

適応：Type I 骨折は，フィラデルフィアカラーなどの硬性カラーや，SOMI装具などのハローベスト以外の装具で治療する．固定は8～12週行う．Type II 骨折は，最初に軽度伸展位で牽引して整復した後，ハローベストで12週間固定する．転位が6mm以上のときは，ハローベストを装着する前に，整復位を保持するために頭蓋牽引を数週続ける．頭蓋牽引を行っても転位が残る場合は，最初にハローベストをつける．ハローベストで制動しておいて骨折部を徐々に整復する．これは Type II-A 骨折に適応される．

b. 手術

軸椎椎弓根部骨折の直接整復，第2，3頚椎脱臼の観血的整復，第2，3頚椎後方固定（棘突起間鋼線あるいはプレートによる固定）．

バイオメカニクス：応力分散機器．

骨折治癒様式：二次的治癒．

適応：骨折部の整復保持がハローベストで困難な Type II 骨折には，スクリューによる椎弓根部の直接骨接合が必要である．Type III 骨折は通常，非常に不安定性が強く，脱臼した椎間関節は，徒手整復では整復が困難である．観血的に脱臼した椎間関節を整復し，第2，3頚椎を固定して，硬性カラーあるいはハローベストで外固定を行う．

8 本骨折の注意点

Type II-A 骨折は，Type I あるいは Type II 骨折と転位の程度は同等であるが，傾斜が著明なこと，および第2，3椎間の開大が大きいことで鑑別される．Type II-A 骨折の傾斜は15度以上で，転位は2～3mmである．これらの骨折は牽引では整復されず，ハローベストを装着しての頚椎の緩徐な伸展圧迫で整復される．

Type III 骨折は骨折型によってさまざまなアプローチが行われる．通常，第2，3頚椎の脱臼は徒手整復では整復不能で，観血的整復と第2，3頚椎の後方固定が必要である．

一般には，ハングマン骨折は骨折によって脊柱管が広くなるために神経学的障害を合併しない．脊髄の障害は Type III 骨折に限られる．このうち11％に永続的な脊髄障害が残存する．

9 合併損傷

ハングマン骨折の31％の患者に，頚椎の合併損傷がみられる．そのうち94％は上位3つの頚椎の損傷である．胸郭，腹部，四肢の合併症と同様に，頚椎の合併損傷を見落とさないようにする．

B. 治療

環椎骨折（Jefferson骨折）と同様のプロトコールで，治療とリハビリテーションを行う（35章，412～418ページ参照）．

C. 長期的予後

残存する痛みは，疼痛時のカラーの着用や抗炎症剤を勧める．神経学的損傷には四肢の装具や手術による拘縮の除去および腱移行が必要となる．

もし進行性の変性が生じたり，不安定性が出現したら手術の適応となる．手術は，永続的な可動域制限を引き起こす可能性がある．可動域制限は骨接合の範囲，高位および骨折の広がりに依存する．

固定材料による痛みが残れば，除去が必要になる．

もし偽関節が起こったら再度金属固定材料の挿入と固定術が必要である．反射性交感神経性ジストロフィー（RSD）には長期間の星状神経節ブロックと理学療法が必要である．

文献：446～447ページ参照．

CHAPTER 37

Treatment and Rehabilitation of Fractures

歯突起骨折（Dens）

Fractures of the Odontoid (Dens)

A. はじめに

1 定　義

歯突起骨折は受傷の解剖学的位置により，以下の3型に分類される：

Type I：歯尖靱帯や翼状靱帯の歯突起先端からのまれな剝離骨折．
Type II：歯突起と軸椎の椎体中央軸の結合部における骨折．これは最も多い歯突起骨折の型である（図37-1，37-2）．
Type III：軸椎椎体に及ぶ骨折．

2 受傷機序

多数の剖検例やバイオメカニクス的研究にもかかわらず，この損傷の正確な機序はわかっていない．おそらく屈伸と回旋の合併であろう．

3 X線評価

この頚椎骨折に対する外傷時の標準的撮影は，正面像，側面像，開口（歯突起）像からなっている（図37-3，37-4，37-5）．斜位X線は軸椎以下の合併骨折を鑑別するのに付け加えられる．環椎後頭関節，環椎後弓，下位頚椎への合併損傷も鑑別されなければならない．歯突起のCT（薄い水平断を矢状面や前額面で再構築したもの）は骨折型を決定するのに有用である．頭部はX線検査やCT検査の際に他動的に動かしてはならない．

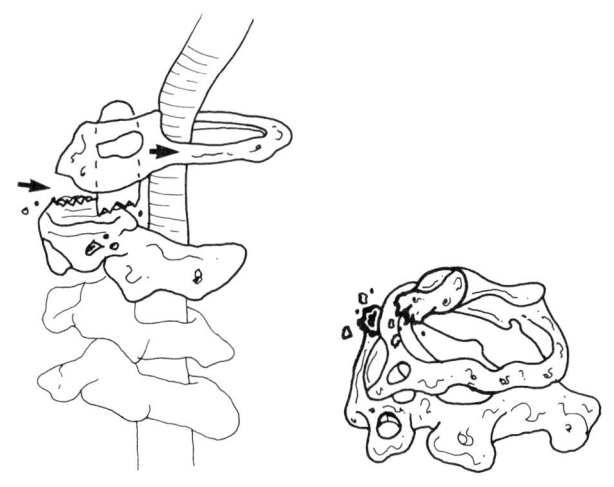

図37-1（左）　歯突起のType II骨折．歯突起と椎体の結合部において骨折し，後方に転位．

図37-2（右）　環椎の後方転位で，わずかに脊柱管が傷害された歯突起骨折．

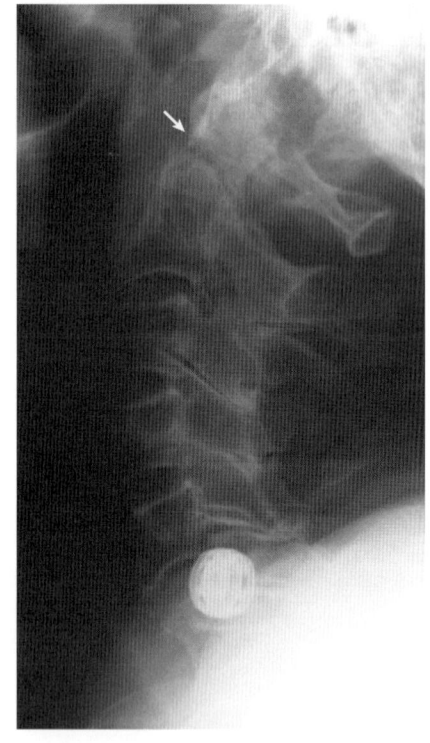

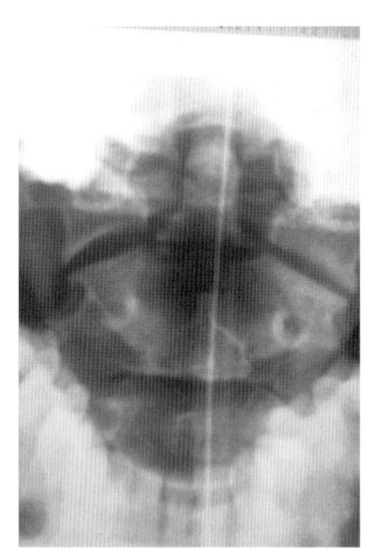

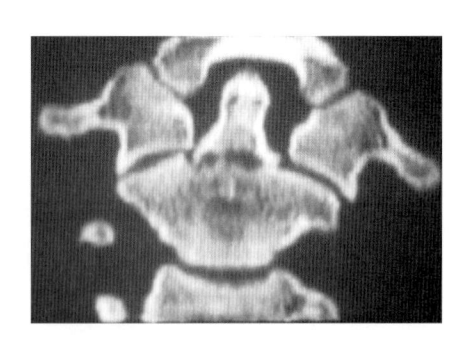

図37-3（左） 歯突起基部を含むTypeⅡ骨折．転位はほとんどない．

図37-4（中央） 歯突起基部でTypeⅡ骨折となっているところを示す環軸椎の開口像．

図37-5（右） 環軸椎のCTを前額面で再構成したもの．歯突起基部の骨折が椎体にまで達していることに注意．TypeⅡ骨折．

4 治療のゴール

a. 整形外科的目標

① 脊柱アライメントと骨折の整復を獲得・維持する．
② 脊柱の安定性を得る．
③ 新たな神経症状を防ぎ，すでにある神経症状を改善し，さらに悪化することを防ぐように努める．
④ 将来の脊柱変形を防ぐ．

b. リハビリテーション的目標

1）関節可動域

神経症状を生じることなく全方向の可動域を再獲得する（表37-1）．

表中の可動域は患者の年齢によって変化する．ひとつひとつの椎体が特定の平面上で均等に動くわけではない．たとえば環軸椎で頸椎回旋の約50％を受けもつ．環椎後頭関節で屈伸の約50％を受けもつ．

表37-1 頸椎の可動域

運動の種類	正常可動域
屈 曲*	65度
伸 展*	65度
側 屈	45度
回 旋**	75度

*：屈曲・伸展の50％は後頭骨と環椎のレベルで起こる．
**：回旋の50％は環軸椎のレベルで起こる．

2）筋 力

僧帽筋や上肢の筋肉を含む，傍頸椎筋や肩甲部の筋力を再獲得し，維持する．固定術のために自家骨移植を採取すると，殿筋群も弱くなる．下肢の筋肉も，ベッド上安静や神経損傷の結果，萎縮して筋力強化を要する．

3）機能的ゴール

機能的自立のために頸椎の柔軟性を向上させる．

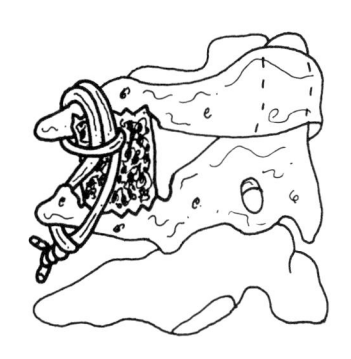

図37-6

図37-6 Gallie固定術．環軸椎鋼線固定術と関節固定術．

図37-7 環軸椎のGallie固定（後方固定）を行った頚椎の側面像．

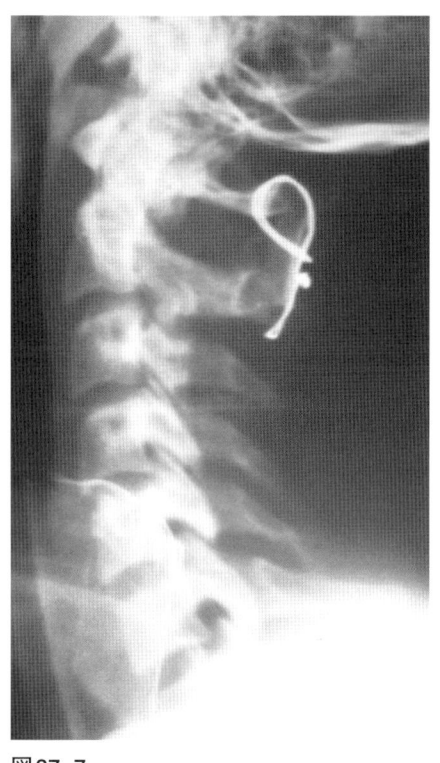

図37-7

5　標準的な骨癒合期間

固定がしっかりして骨癒合が完成するまでに，12〜16週．

6　標準的なリハビリテーション期間

3〜6ヵ月．

7　治療法

a．装具（軟性カラー，硬性カラー，ハローベスト）

バイオメカニクス：応力分散機器．
骨折治癒様式：二次的治癒

適応：TypeⅠ骨折は，軟性カラーの使用でその症状を抑えることができる．転位のないTypeⅡ骨折（10度以下の屈曲と5mm以下の転位）は，ハローベストで治療する．転位のあるTypeⅡ骨折の治療に関しては議論があるが，一般には手術的に治療される．10度以上の屈曲と5mm以上の転位のあるTypeⅢ骨折は，当初ハロー牽引によって整復し，その後ハローベストで治療する．転位のないTypeⅢ骨折は，初めからハローベストで治療する（図8-7，8-8，8-9，8-10，8-11参照）．

b．後方からの関節固定術と環軸椎鋼線固定術

バイオメカニクス：応力分散機器．
骨折治癒様式：二次的治癒．

適応：診断の遅れた例，当初の転位が5mm以上の例，前方よりも後方に屈曲した例，そして60歳以上の症例で，TypeⅡ骨折の高い偽関節率が報告されている．こうした患者やハローベストでは歯突起の解剖学的整復が維持できない患者では，後方からの環軸椎鋼線固定術と関節固定術が勧められる（図37-6，37-7）．関節固定スクリューを併用すると癒合率が高まり，外固定が不要になる．

c．前方からの歯突起スクリュー固定術

バイオメカニクス：応力分散機器．
骨折治癒様式：一次的治癒．

適応：前方からの歯突起スクリュー固定は，先天奇形，既往手術ないし外傷自体によって発生した環椎ないし軸椎の後弓の破断や欠損を示す患者に適応となる．その潜在的な危険性や技術的な困難にもかかわらず，この手法は環軸椎間の関節群を固定しないので，上位頚椎の回旋を維持できる利点がある．

⑧ 本骨折の注意点

　Type IIの歯突起骨折は，ごく若い患者や高齢患者においては，典型的な高エネルギー損傷パターンによってのみ起こるとは限らない．軽い転倒といった低エネルギー損傷がこれらの患者に骨折をもたらすことも多い．歯突起骨折は最も見逃されやすい脊椎骨折に含まれるので，頚椎を痛めたあらゆる患者で，診断を下す際に必ず疑ってかからなければならない．

　Type IIの歯突起骨折に対する手術適応に関しては多くの論争が存在する．前項で説明したガイドラインは，一般に最終決定を下す際の参考になろう．

　一部の脊椎外科医によって前方からの歯突起スクリュー固定が行われている．この型の固定は環軸椎間の関節群での運動を保つ．この手法は技術的に難しく，スクリュー固定の前に歯突起がすでに整復されている必要がある．さらに骨折部に，目立つ粉砕や斜骨折，骨粗鬆症があってはならない．

⑨ 合併損傷

　他の頚椎骨折と同様に後頭頚椎間の不安定性を鑑別しなければならない．後方鋼線を使って固定術を試みる際には，注意深く環椎の合併骨折をチェックしなければならない．歯突起は環椎骨折がある場合に，最も多く二次的骨折をみる部分である．頭頚部のいかなる骨折を治療する場合にも，環椎と軸椎の注意深い観察が必要である．環椎と軸椎の合併損傷は特に多く，ある研究では40%もの頻度であった．環椎と軸椎の合併損傷の治療は，通常軸椎骨折の型によって決定される．これらの骨折の最善の治療が何かに関しては論争がある．もし環椎の骨折があれば，固定術は後頭部にまで延長しなければならない．

B. 治　療

　その後の治療とリハビリテーションは，Jefferson（環椎）骨折のそれと同様である（35章，412〜418ページ参照）．

C. 長期的予後

　歯突起骨折の治療終了時に，すべての患者は頚椎の自動的な屈曲・伸展位で側面像を撮らなければならない．もし明らかな不安定性（環軸椎で4mm以上のずれ）があれば，この外傷を環軸椎後方固定によって治療することを検討しなければならない．もし不安定性が無症状で，何らの神経症状も伴っていなければ経過観察でよいが，患者はコンタクトスポーツに参加することを控えなければならない．

　疼痛の残存は一時的な装具や抗炎症剤の投与を必要とする．神経症状の残存は必ず対処し，四肢への装具や治療，そして拘縮除去や腱移行の手術を要することがある．

　もし進行性の変形を生じたら，手術が必要になる．永続的な可動域制限を生じる恐れがある．その程度は固定された椎体数や骨折の高位と拡がりに関連する．もし疼痛があれば，固定材料の抜去も必要となろう．もし偽関節となれば，再度金属固定材料の挿入と固定術が必要となる．

　反射性交感神経性ジストロフィー（RSD）が，星状神経節ブロックと長期の理学療法を要する長期的課題である．

文献：446〜447ページ参照．

CHAPTER 38

Treatment and Rehabilitation of Fractures

頚椎圧迫・破裂骨折

Cervical Spine Compression and Burst Fractures

A. はじめに

1 定　義

　圧迫骨折とは，脊椎への純粋な屈曲モーメントの結果起こるものであり，回転力や剪断力は加わっていない．圧迫骨折は椎体の前部を骨折する．一般に後部の靱帯構造は破壊されないし，椎体後壁の高さも失わない．椎間板や骨片の脊柱管への後方突出はない．しかし，椎体高の50％以上を失った重度の圧迫骨折では，後部の靱帯が損傷されることがある．

　破裂骨折は，椎体全体の粉砕骨折であり，骨片の脊柱管への後方突出を通常伴う．また，後部の靱帯や骨，あるいは椎間板の損傷を伴うことがある（図38-1, 38-2）．

2 受傷機序

　下部頚椎の圧迫骨折は純粋な屈曲力によるものであり，一般に交通事故に伴って起こる．破裂骨折は通常屈曲時の軸方向の荷重によって起こる．破裂骨折は一般に，交通事故やある程度の高さから頭を下にして転落した際に起こる．

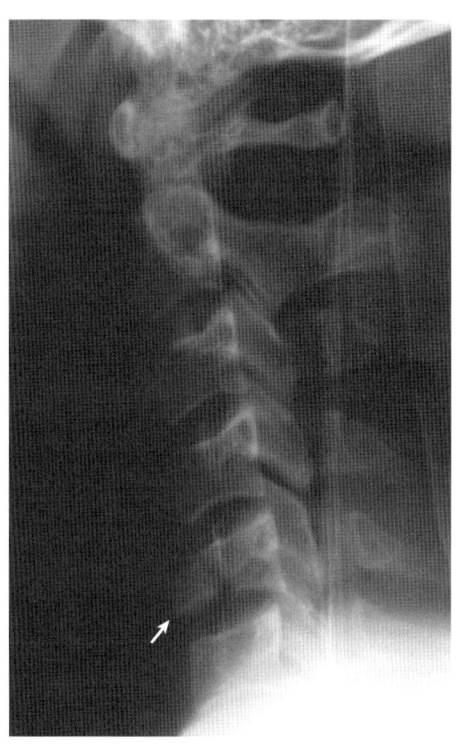

図38-1　第5頚椎の破裂骨折（側面像）．椎体が粉砕されている．

3 X線評価

　これらの骨折の外傷後に標準的に撮影するのは，正面像，側面像，開口（歯突起）像である（図38-3）．隠れた骨折，特に椎弓，関節突起，関節間部を明らかにし，骨

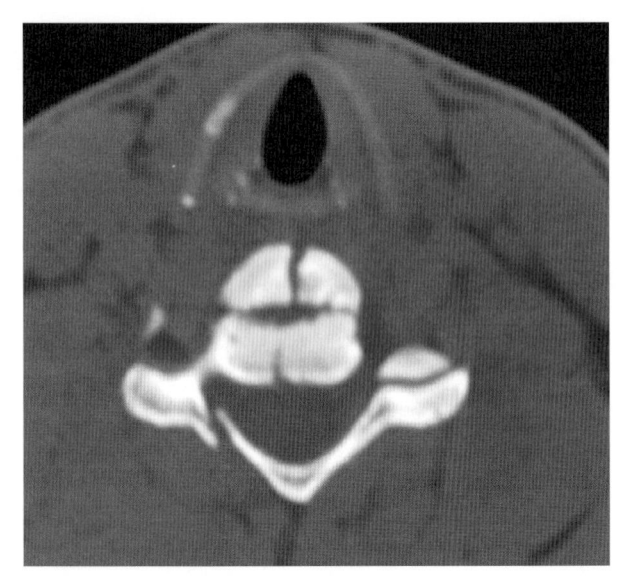

図38-2 第5頚椎椎体破裂骨折のCT像．椎体の破壊と，椎体後面のわずかな破裂が認められる．椎弓も骨折している．

折の解剖をさらにはっきりさせるために，斜位像を加えてもよい．圧迫骨折ではさらに自動的な屈曲・伸展位での側面像を，後方の靱帯の不安定性を除外するために評価してもよい．患者は立位で自動的な屈伸動作を行う．このX線撮影で患者の頭部を他動的に動かすべきではない．

CTはしばしば圧迫骨折と破裂骨折を鑑別するのに有用である．CTは破裂骨折での脊柱管狭窄の程度や後方突出した骨片による傷害を評価するのにも有用である．細かい水平断や，再構成した矢状断像で，骨の損傷と脊柱管の傷害の程度を明らかにできる．MRIも，骨の侵入の所見がないのに神経障害がある場合で，椎間板の状態を評価するとき，あるいは靱帯構造を調べるときに有用である．

4 治療のゴール

a. 整形外科的目標

①脊柱のアライメントと骨折の整復位を得て，それを保つ．
②脊柱の安定性を得る．
③新たな神経障害を防ぎ，現在の神経障害を改善，または悪化を防ぐ．
④将来の脊柱の変形を防ぐ．

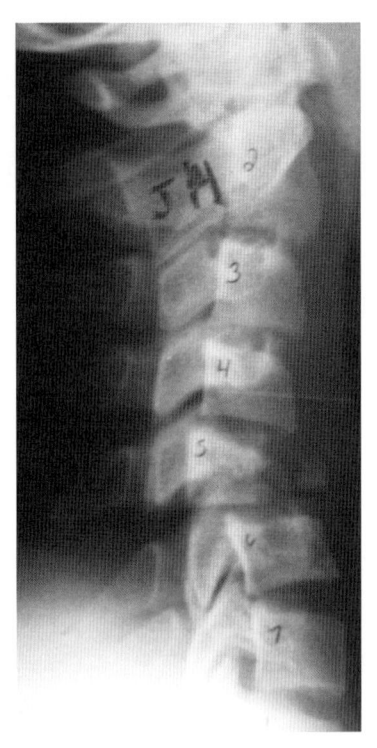

図38-3 第4〜5，第5〜6頚椎間の靱帯切断を伴う重度の第5頚椎破裂骨折（側面像）．

表38-1 頚椎の可動域

運動の種類	正常可動域
屈　曲*	65度
伸　展*	65度
側　屈	45度
回　旋**	75度

＊：屈曲・伸展の50%は後頭骨と環椎のレベルで起こる．
＊＊：回旋の50%は環軸椎のレベルで起こる．

b. リハビリテーション的目標

1) 関節可動域

神経障害を起こさずに全方向の可動域を回復すること（表38-1）．

表中の可動域は患者の年齢によって変化する．各々の椎骨が特定の動作平面で同じだけ寄与しているわけではない．たとえば，環軸椎の動きが頚椎回旋の約50%を受けもつ．残りの動きはほぼ均等に，その他の頚椎すなわち軸椎から第7頚椎に分配され，わずかに第5，6頚椎の可動域が大きい．

2) 筋　力

僧帽筋と上肢筋を含む頚部近傍の筋力を向上させ，保

つ．固定のために自家骨移植が行われた場合は，殿筋群が障害される．臥床や神経障害のために下肢筋が萎縮することがあり，筋力強化を必要とするかもしれない．

3）機能的ゴール

機能的な自立のために頚椎の可塑性を伸ばす．

5 標準的な骨癒合期間

圧迫骨折では6〜12週．粉砕骨折では8〜12週．

6 標準的なリハビリテーション期間

3〜6ヵ月．

7 治療法

a．装具（硬性頚椎カラー，頚胸椎装具，ハローベスト）

バイオメカニクス：応力分散機器．
骨折治癒様式：二次的治癒．
適応：後部の損傷のない小さな圧迫骨折の場合は，硬性頚椎カラーまたは頚胸椎装具を使用してよい．

明らかな粉砕や神経障害のない破裂骨折は，ハローベストや頚胸椎装具を使用してよい．この治療法では整復がいくらか失われることが予想されるが，注意深く経過観察することで保証される．明らかな椎体の粉砕の場合，垂直方向の頭蓋骨牽引が最初にアライメントを得るために必要である．さらに変形や神経学的な悪化が進むのを防ぐためにはこれで十分だろう．アライメントが回復し，椎体の高さが靱帯配列に沿って改善した後に，ハローベストや頚胸椎装具を使用する．しかし，ハローベストを含めていかなる固定装具を使う際にも，重度の粉砕した破裂骨折の場合は注意すべきである．これらの機器は軸方向の圧力には明らかな抵抗にはならない．そのため，牽引が中止され，これらの機器が取り付けられる際には整復が失われる危険が高いのである（図8-7，8-8，8-9，8-10，8-11参照）．

b．手術

前方除圧術と移植骨による固定，前方プレート固定，後方鋼線固定あるいはプレート固定を行う．または後方鋼線固定またはプレート固定だけを行うこともある．

バイオメカニクス：応力分散機器．
骨折治癒様式：二次的治癒．
適応：圧迫骨折の場合，自動的な屈曲・伸展位のX線像で後部の靱帯損傷を伴っていないかを鑑別することが必須である．もし後方の靱帯損傷があれば，後で角状変形と後弯の進行が起こる可能性が高い．これらは前部の椎体の高さが50％以上失われている骨折の場合に起こりやすい．靱帯損傷と圧迫骨折を合併しているこれらの限られた場合では，早期の後方固定術が適応となる．

前方からの脊髄圧迫が続き，垂直方向の頭蓋骨牽引後も神経障害が続いた粉砕骨折の場合は手術が必要となる．前方除圧固定術が，不全脊髄損傷や画像上で脊髄圧迫が証明された患者には行われる．さらに，手術による安定化は四肢麻痺の患者にも，早期の運動を進める目的でしばしば行われる．前方プレート固定や骨移植術を伴った前方除圧術は，これらの外傷を安定化するために通常行われる方法である．

ハローベストを含む固定装具を使うことは，重度に粉砕した破裂骨折には勧められない．なぜなら軸方向の圧力に対して明らかな抵抗がないからである．この場合は，前方椎体切除と骨移植術に，しばしば前方あるいは後方のインストゥルメンテーションが勧められる．

8 本骨折の注意点

粉砕した破裂骨折はしばしば脊髄損傷を起こす．治療は神経学的な状態，傷害の拡がりによって変化する．後柱を含む破裂骨折の治療については議論が分かれる．移植骨を使った前方固定術のみでは，高い確率で移植骨の突出が起こるため，これらの骨折は治療困難である．前方プレート固定がこの合併症を防ぎ，後方固定の追加を不要とする．そのような骨折の一つとして，涙滴型脱臼骨折がある（図38-3参照）．この高度に不安定な傷害は高エネルギーの圧迫する力によるもので，3つの柱のすべてを傷害する．この傷害の場合，前方椎骨切除術と前方プレート固定を伴った移植骨固定術を必要とする．明らかな後方の傷害があった場合に後方固定も行うべきかについては，議論が分かれている．そのため各々の骨折について不安定性の程度によって治療法を決めている．

9 合併損傷

他の頚椎骨折のように，頭部外傷や腕神経叢の牽引損傷を鑑別すべきである．他の脊椎骨折や，胸郭，腹部，

四肢の外傷も鑑別すべきである．

B. 治療

治療：直後から初期（受傷日から1週まで）

骨癒合

①骨折部の安定性：安全性は，傷害されていない骨と靱帯の要素や，内固定・外固定による．
②骨癒合の段階：炎症期．骨折部分の血腫では炎症性細胞が増殖し，骨折部の吸収が始まる．
③関節固定の段階：移植骨も同様に炎症期．
④X線：骨折線と移植骨が見える．

a. 整形外科およびリハビリテーション上の注意

1）理学所見

患者の神経学的所見を外傷後の初期によく観察しなければならない．この時期の骨折の転位によって，神経が直接圧迫されたり，硬膜外血腫を起こして二次的に圧迫されたりする．もし神経学的な障害が進めば，手術が必要になる．

嚥下障害と呼吸障害が脊椎前の血腫や軟部組織の炎症によって起こりうるので，挿管や手術が必要となるかもしれない．

頚椎装具は皮膚，特に下顎に沿って傷をつくらないように，頚部にきちんと適合していなくてはならない．必要ならば装具を調整し，トリミングを行う．ハローベストはきちんと適合していて，かつ快適でなくてはならない．ピン刺入部は過酸化水素水で消毒し，抗生物質の軟膏を塗布する．最初に取り付けてから24～48時間後にピン刺入部を確認して，約10kg/cm（8 inch-pounds）のトルクに調整する．ピンの圧力減少は，ピンからの持続する圧力によって頭蓋骨の外板が壊れるためのもので正常である．ピンが緩むとハローベストは不快になり，ピン刺入部からの滲出液がみられるかもしれない．

2）危険性を示す所見

ピンは緩ければ締める．しかし，強く締め過ぎたり，締める回数が多すぎたりしてはいけない，なぜならピンを締めることで頭蓋骨が破壊され，頭蓋骨の内板を貫いてしまうかもしれないからである．もし膿性の滲出液があれば，ピン刺入部をクロルヘキシジンで1日に2回消毒し，クロルヘキシジンあるいは過酸化水素水に浸したガーゼを当てる．経口抗生物質を投与すべきである．もしこの処置にもかかわらず排膿が続いた場合は，ハローベストを除去せずにピンを抜去して，リングの隣りの針穴に新しいピンを刺す．抗生物質の静注が必要な場合もある．骨髄炎はまれな合併症である．ベストの圧迫による褥瘡もまれだが，高齢で衰弱した，あるいは理性の低下した患者には危険があるので，痛みの訴えがないか観察すべきである．褥瘡は，慎重に清潔を保つこととベストを身体に合うようにトリミングすることで避けられる．骨が突出した部分にはパッドを当てる．2～4時間ごとの体位変換を設定すべきである．ベッドによる痛みを防ぐための特別なベッドを，脊髄損傷の患者には使うべきである．術後の患者では，手術創に滲出液や感染がないか確認しなければならない．

3）X線所見

アライメントが保たれているかを評価するためX線写真を撮影しなければならない．頚椎圧迫骨折では，術後早期に筋スパズムが起こるため，自動的な屈曲・伸展位での適切なX線写真は撮影が困難なことが多い．そのため，1～2週後に再来した際に自動的な屈曲・伸展位での頚椎側面像を再度撮影する．この時点で，筋スパズムは減少し，適切な検査結果が得られる．繰り返すが，自動的な屈曲・伸展位でのX線撮影の際に頚部を他動的に動かすことは禁忌である．

ハローベストを装着した破裂骨折の場合は，最初の4週での圧潰の進行や後弯の進行を注意して精査する．もしこの期間に骨折部に圧潰や後弯が見られれば，手術が必要となるかもしれない．

4）荷重

もし神経学的に障害がなければ，適切な頚椎固定（内固定あるいは装具による固定）後に，第1病日からベッド上座位あるいは椅子座位をとらせるべきである．神経学的に障害がなければ，可能な範囲で介助歩行を始めるべきである．起立性低血圧に対処するため最初に斜面台での起立訓練が必要かもしれない．全身状態を引き続き改善すべきである．頚椎牽引を続けている場合は臥床を続けなければならない．骨折が治癒してさらに安定性が得られれば，ハローベストを装着して動くことが許される．

5）関節可動域

骨折が治癒するか固定が完成するまで，頚椎の運動は

許されない．上肢の適度な自動可動域運動を行う．下肢の自動可動域運動で関節拘縮を防げる．

6）筋　　力

頚椎が固定されている間に，約450 g（1 ポンド）の重錘で上肢の筋力増強訓練を行ってよい．腹筋の等尺性運動を処方する．殿筋，大腿四頭筋，足関節の等尺性運動を，下肢の筋力保持のために行う．

7）活動能力

活動能力は神経学的な状態に大きく依存する．

ベッド上の移動：側臥位から側臥位への動作として，寝返りをしてよい．ほとんどの患者は初期には座位に介助を要する．

移乗：座位がとれれば，軽介助で立ち上がって椅子に移乗することができる．初期に起立性低血圧や立ちくらみがあれば，斜面台での起立訓練が有効である．

入浴・トイレ：初期には頚椎の固定のため身辺動作が困難であり，更衣，整容，入浴・トイレに介助を要する．

歩行：固定装具や全身の筋力低下，痛みがあるため，歩行器や杖のような補助具を安定とバランスのために必要とする．そのうえ，移動のためにさまざまな技術を習得する必要があり，神経学的な障害があれば，車椅子の使用法を習得しなければならない．

8）歩　　行

歩行は安定性に欠けるため歩幅が広くなるかもしれない．上肢の振りは痛みのため減少する．装具による体幹の前方突進によって不安定となることを避けるために，踏切りはわずかに減弱する．

● 処　　方

第1病日から1週間

① **注意点**：頚椎は固定．
　上肢の頭上を越えた可動域運動は避ける．
② **可動域**：頚椎の可動域運動は行わない．
　上下肢の適度な自動可動域運動を行う．
③ **筋力**：頚椎の筋力増強訓練は行わない．
　腹筋，殿筋，大腿四頭筋の等尺性運動を行う．
　もし頚椎が固定されていれば，適度な両上肢の筋力増強訓練を行う．
④ **活動性**：ベッド上の移動：介助下での寝返り．
　移乗と歩行：補助具と介助を要する．
⑤ **荷重**：補助具を用いた荷重．

治療：2～4週まで

骨癒合

① **骨折部の安定性**：安定性は，損傷を受けていない骨と靱帯の要素や，内固定・外固定による．
② **骨癒合の段階**：修復期．骨形成系細胞が骨芽細胞に分化し，線維骨を形成する．
③ **関節固定の段階**：線維性血管基質が生成する．
④ **X線**：骨折線と移植骨が見える．早期の仮骨形成が認められる．

a．整形外科およびリハビリテーション上の注意

1）理学所見

神経学的所見をよく観察し続ける．必要ならば装具を調整して締める．装具の下の皮膚の軟化を確認する．ハローベストのピン刺入部の滲出液や緩みを確認する．刺入部は毎日過酸化水素水に浸した綿棒で消毒する．ピン刺入部に排膿があれば，経口抗生物質を必要とする．もし深部感染があれば，ピンを抜去し位置を変え，ピン刺入部をデブリドマンし，抗生物質を投与しなければならない．

頚椎カラーによる下顎の炎症があれば，下顎の下にパッドを当てるべきである．約10日後に抜糸あるいはステープルの抜去を行う．頭部と頚部は固定したままとする．

2）X線所見
「受傷日から1週まで」と同じ．

3）関節可動域
「受傷日から1週まで」と同じ．

4）筋　　力
「受傷日から1週まで」と同じ．

5）活動能力
「受傷日から1週まで」と同じ．

6）歩　　行
「受傷日から1週まで」と同じ．

IV. 脊椎の骨折

● 処　方

> **2〜4週まで**
> ① 注意点：頚椎は固定．
> ② 可動域：頚椎の可動域運動は行わない．
> 　　　　　上下肢の自動可動域運動を行う．
> ③ 筋力：頚椎の筋力増強訓練は行わない．
> 　　　　腹筋，殿筋，大腿四頭筋の等尺性運動を行う．
> 　　　　軽度の両上肢の筋力増強訓練を行う．
> ④ 活動性：ベッド上の移動：介助下での寝返り．
> 　　　　　移乗と歩行：補助具を要する．
> ⑤ 荷重：補助具を用いた荷重．

治療：4〜8週まで

> **骨癒合**
> ① 骨折部の安定性：骨折部の早期癒合と移植骨の早期硬化によって安定性は増す．
> ② 骨癒合の段階：修復期．骨芽細胞が線維骨を形成する．仮骨が観察され，固定術が行われていれば移植骨の硬化が見られる．
> ③ X線：骨折線が不明瞭になる．移植骨が硬化する．

a. 整形外科およびリハビリテーション上の注意

1）理学所見

神経学的所見を観察する．必要ならば装具を調整する．ピン刺入部を検査する．

2）危険性を示す所見

骨折部の圧潰と，軽度にみえる圧迫骨折での後部の不安定性の残存に注意する．

3）X線所見

頚椎骨折のアライメントを確認する．

4）関節可動域

安定した骨折で軟性頚椎カラーをしている場合は，頚部の適度な自動可動域運動のみを行ってよい．筋肉は通常十分なコントロールができる程度に回復している．軟性頚椎カラーは頚部の筋肉の状態に合わせて徐々に中止する．上下肢の可動域運動を続ける．

5）筋　力

頚椎の関節固定や骨折の治癒は完成していないので，頚椎の筋力増強訓練を行ってはならない．しかし，安定した骨折の場合は，頚椎の等尺性運動を開始してよい．片手を頭に当てて抵抗にして，頭を押しつける．腹筋の等尺性運動と，頚椎が固定されている間の上下肢の筋力増強訓練を続ける．

6）活動能力

「受傷日から1週まで」と同じ（431ページ参照）．

7）歩　行

「受傷日から1週まで」と同じ（431ページ参照）．
全荷重とする．

● 処　方

> **4〜8週まで**
> ① 注意点：他動可動域運動は行わない．不安定な場合は固定を保つ．
> ② 可動域：頚椎の可動域運動は避ける．
> ③ 筋力：頚椎の筋力増強訓練は行わない．
> 　　　　腹筋，殿筋，大腿四頭筋の等尺性運動を行う．
> ④ 活動性：ベッド上の移動：寝返り．
> 　　　　　移乗と歩行：必要であれば補助具を使用．
> ⑤ 荷重：全荷重．

治療：8〜12週まで

> **骨癒合**
> ① 骨折部の安定性：骨の安定は達成されたが，靱帯の不安定性が残存している．
> ② 骨癒合の段階：リモデリング期．線維骨は層板骨によって置換される．リモデリング過程は完了までに数ヵ月から数年かかる．
> ③ 関節固定の段階：固定した骨の骨梁形成が始まる．リモデリングが行われている過程である．
> ④ X線：骨折線が消え始める．移植骨の骨梁形成はさまざまな段階にある．

a. 整形外科およびリハビリテーション上の注意

装具は圧迫骨折では中止できる．破裂骨折の場合は，各々装具を中止できるか評価する．

1) X 線所見

装具を除去した後に撮影しなければならない．不安定性の残存を鑑別するために，動的な屈曲・伸展位でのX線像を撮影する．もし不安定性が認められれば，さらに装具をつけるか，一次的な関節固定術あるいは再手術を行う．

2) 関節可動域

10〜12週後に不安定性がなく，装具を除去した場合には，適度な自動可動域運動を始めてよい．

可動域運動をした後に，患者は一時的な支えとして軟性頚椎カラーをするとより快適かもしれない．最終的には，カラーは必要なくなる．

12週後に骨折が治癒していれば，適度な他動可動域運動を始められる．これによって頚部の最大可動域が回復する．他動運動は屈伸・回旋で行う．最大可動域が得られたら，筋力増強訓練の強度を増すことができる．特に伸展時の拘縮と痛みのため，適度な自動介助運動を必要とするかもしれない．僧帽筋と胸鎖乳突筋の自動ストレッチ運動を，頚部の側屈や回旋を助けるために続けるべきである．

3) 筋力

上下肢の抵抗運動を重錘を使って続ける．腹筋の等尺性運動を続ける．胸鎖乳突筋，僧帽筋の筋力増強訓練とストレッチ運動は，拘縮を防ぎ，回旋を助けるために続けるべきである．

4) 活動能力

装具を除去した患者は水泳を始めてよい．速歩はよいが，ランニングとジョギングは避ける．コンタクトスポーツは許可されない．十分な自動可動域があり，装具が除去されている場合は，自動車の運転が許可される．もし頚部の回旋に制限があれば，広い視野のバックミラーを取り付ける必要がある．装具を除去していない場合は，運転は許可されない．

5) 歩行

歩行パターンは正常化すべきである．

● 処方

8〜12週まで

① 注意点：靭帯の不安定性に注意する．
② 可動域：10〜12週後に骨折が治癒していれば，適度な自動可動域運動を始める．12週後に骨折が治癒すれば，他動可動域運動を行ってよい．
③ 筋力：可能な範囲で頚椎の等尺性運動を行う．
④ 活動性：ベッド上の移動，移乗，歩行で自立する．
⑤ 荷重：全荷重．

治療：12〜16週まで

骨癒合

① 骨折部の安定性：安定．
② 骨癒合と関節固定の段階：リモデリング期．線維骨は層板骨によって置換される．
③ X線：骨折は治癒し，移植骨は成熟．

a. 整形外科およびリハビリテーション上の注意

装具は除去する．反射，筋力測定など神経学的検査を行う．特にピン刺入部の創の状態を評価する．

1) 危険性を示す所見

靭帯の不安定性は神経系に危険を及ぼし，痛みの原因となる．

2) X線所見

まだ撮影していなければ，不安定性の残存を除外するために，屈曲・伸展位でのX線像を撮影する．6ヵ月から1年後に，遅発性の不安定や変形の出現を鑑別するためにフォローアップのX線撮影を行うべきである．外傷後の変形性変化が見えるかもしれない．

3) 関節可動域

自動または他動運動で機能的可動域は回復していなければならない．可動域制限は関節固定術や動作部位が失われたことによって起こりうる．

4) 筋力

回旋と側屈を保つため，胸鎖乳突筋，僧帽筋を含めて頚椎のストレッチ運動と筋力増強訓練を続ける．

5) 活動能力

レスリング，ボクシング，ダイビング，体操，フット

ボールのようなコンタクトスポーツ以外のスポーツ活動に徐々に戻ってよい．それぞれの活動能力は別々に評価されるべきである．

6）歩　行

歩行パターンは，この時点で正常化しているべきである．歩行には通常補助具は必要としない．

● 処　方

Rx

12〜16週まで

①**注意点**：コンタクトスポーツは行わない．
②**可動域**：頸椎の自動あるいは適度な他動可動域運動を行う．
③**筋力**：頸椎の等尺性筋力増強訓練を行う．
④**活動性**：移乗・歩行で自立する．
⑤**荷重**：全荷重．

C．長期的予後

痛みが残存した場合，一時的に装具をつけ，抗炎症剤を投与する．神経学的問題が残っていれば対処しなければならず，四肢の装具や治療，拘縮の除去や腱移行術が必要となるかもしれない．

もし進行性の変形が起こったり不安定性が残ったりした場合は，手術が必要である．手術によって可動域が永続的に制限されることがあるかもしれない．関節を固定された部位の数や骨折のレベルと程度によって，動作は決まる．痛みがあれば固定材料を抜去する必要がある．偽関節が起こった場合は，再度金属固定材料の挿入と固定術が必要となる．反射性交感神経性ジストロフィー（RSD）が，星状神経節ブロックと長期の理学療法を要する長期的課題である．

文献：446〜447ページ参照．

CHAPTER 39

Treatment and Rehabilitation of Fractures

頚椎片側・両側椎間関節脱臼

Cervical Spine Unilateral and Bilateral Facet Dislocation

A. はじめに

1 定　義

　片側の椎間関節の脱臼は，健側の椎間関節に対して患側が前方に回旋するために生じる（図39-1，39-2）．診察では，患者の頭は健側に回旋し，患側に側屈する．
　両側の椎間関節の脱臼は，両側の椎間関節の前方への変位で，脱臼する椎骨の下関節突起は，その下の上関節突起の前方にロッキングする（図39-3，39-4）．両側脱臼のほとんどの患者は完全脊髄損傷（四肢麻痺）となる．

2 受傷機序

　これらの損傷は一般に，屈伸・回旋の組み合わせで生じる．後方の靱帯の激しい損傷と椎間関節の関節包の破壊が生じる．損傷の方向と受傷時の頚部の位置が，椎間関節，椎弓および椎体の骨折と関連している．損傷がより激しい場合には，椎間板の損傷が生じ，前縦靱帯のみが損傷を免れる．

3 X線評価

　標準的な頚椎の外傷では，正面像，側面像，斜位像，それに開口像の撮影をする．

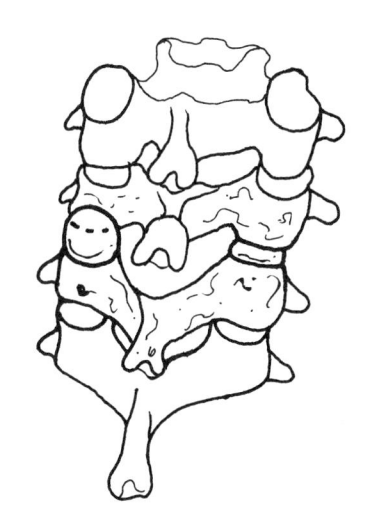

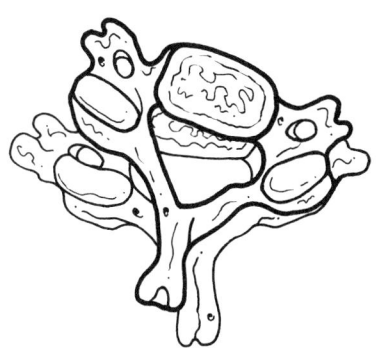

図39-1（上）　片側椎間関節脱臼．片側の下関節突起が上関節突起を乗り越えている．

図39-2（下）　患側椎弓が健側の椎間関節を軸にして前方へ回旋したために，片側椎間関節脱臼が生じた．

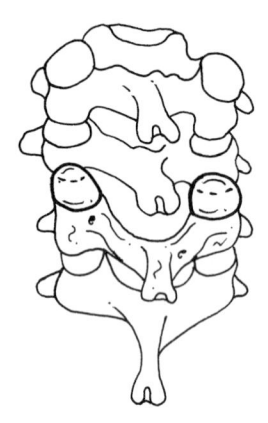

図39-3　両側椎間関節脱臼．両側の下関節突起が上関節突起を乗り越えて前方に転位する．

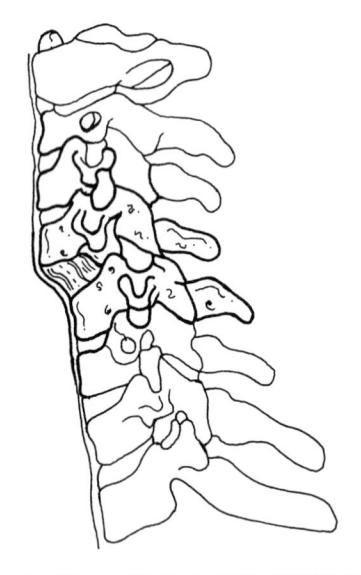

図39-4　第4，5頚椎での両側椎間関節脱臼．第4頚椎は50％前方に脱臼している．両側椎間関節脱臼の患者の多くは完全脊髄損傷を伴う．

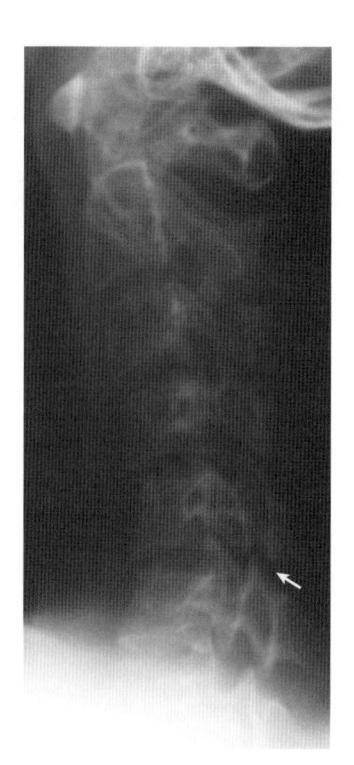

図39-5　第5，6頚椎の片側椎間関節脱臼の側面X線像．第6頚椎の上関節突起が第5頚椎の下関節突起に対して後上方へ転位している．椎体の転位はない．

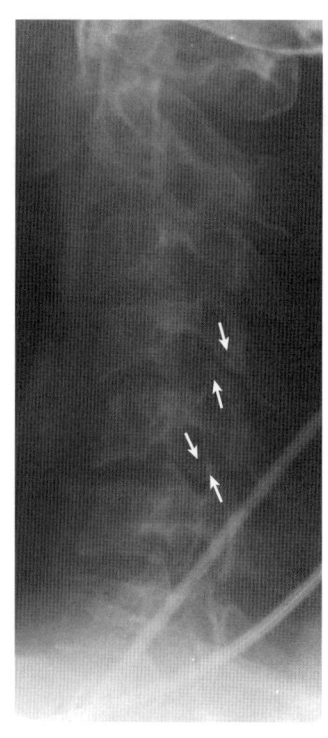

図39-6　第5，6頚椎の片側椎間関節脱臼．矢印で脱臼部位を示している．神経損傷は認めない．

　片側の椎間関節脱臼では正面像で，脱臼した椎骨の棘突起が，脱臼した側にずれているのを確認できる．側面像では，脱臼した椎体が，下の椎体に対して25％ずれているのが確認できる（図39-5, 39-6）．加えて，前方へ転位した椎体の外側塊の重なりはなく，典型的な蝶ネクタイ徴候を示す．斜位像では，脱臼した椎体の下関節突起がその下の上関節突起の前方に転位する．

　両側の椎間関節脱臼では，側面像で50％以上の転位と著明な後弯が見られる（図39-7, 39-8）．正面像では明らかな所見を認めない．しかしながら，棘間靱帯の完全損傷と後弯によって棘突起の間が著明に拡がっている．斜位像では，脱臼した椎体の両側の下関節突起が，その下の上関節突起の前方に転位する．明らかな脱臼が

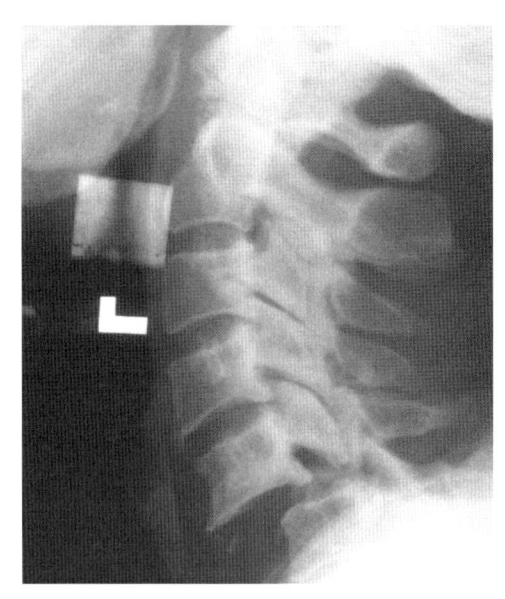

図39-7 第5頚椎の50%以上の両側椎間関節脱臼．両側の椎間関節は嵌頓している．

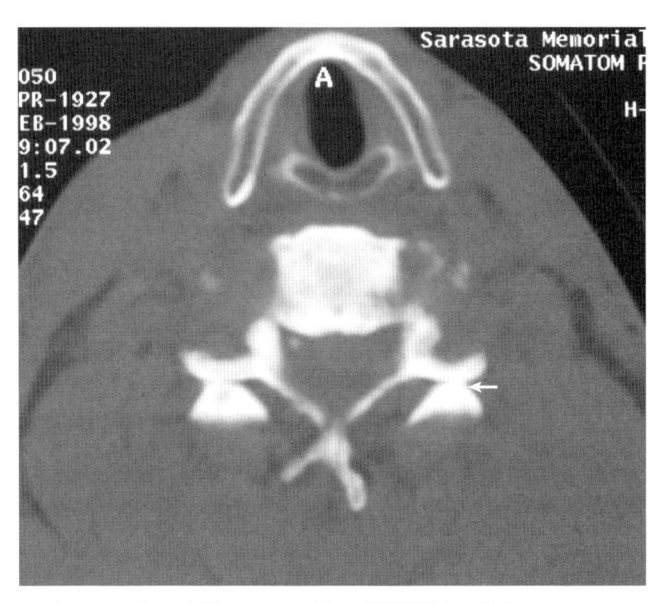

図39-8 第5頚椎のCT．両側の椎間関節が脱臼している．

ないとき，下関節突起の先端が上関節突起の先端に引っかかっている．

　CTによる，脱臼部位の詳細な断層写真と再構築像が，合併する椎間関節の骨折と椎弓の骨折の発見に役立つ．

　片側あるいは両側の椎間関節脱臼には，椎間板ヘルニアが合併する．多くの報告者がMRIで，神経症状をもたない椎間関節脱臼に合併する椎間板ヘルニアを報告している．

表39-1 頚椎の可動域

運動の種類	正常可動域
屈　曲*	65度
伸　展*	65度
側　屈	45度
回　旋**	75度

*：屈曲と伸展の50%は後頭骨と環椎のレベルで起きる．
**：回旋の50%は環軸椎のレベルで起きる．

4　治療のゴール

a．整形外科的目標

①骨折あるいは脱臼を整復して，頚椎のアライメントを保持および維持する．
②脊椎の安定性を保つ．
③神経所見の悪化を予防し，現在の症状を改善させる．
④将来の脊椎の変形を防止する．

b．リハビリテーション的目標

1）関節可動域

　神経症状を悪化させないで，機能と全方向の痛みのない可動域を回復する（表39-1）．

　可動域は患者の年齢によって異なる．椎体のひとつひとつが同じ可動域ではなく，たとえば環軸椎は頚椎の回旋の約50%を行っている．また後頭環椎で頚椎の屈伸の約50%を行っている．残りの可動域は，軸椎から第7頚椎で行われている．この中で第5，6頚椎の可動域が最も大きい．

2）筋　力

　傍脊椎および頚椎（僧帽筋，上肢の筋）の筋力を回復・維持する．殿筋は脊椎固定のための採骨が行われていれば，障害されている．ベッド上安静や神経障害で拘縮を生じた下肢の筋力を回復する．

3）機能的ゴール

　機能的独立のために頚椎の柔軟性を得る．

5　標準的な骨癒合期間

　純粋な片側・両側椎間関節脱臼は靱帯損傷である．この損傷の治癒期間は8〜16週と予測される．もし骨折を合併していたり，頚椎の固定術が行われた場合は，骨癒合すなわち骨折治癒までの期間は12〜16週である．

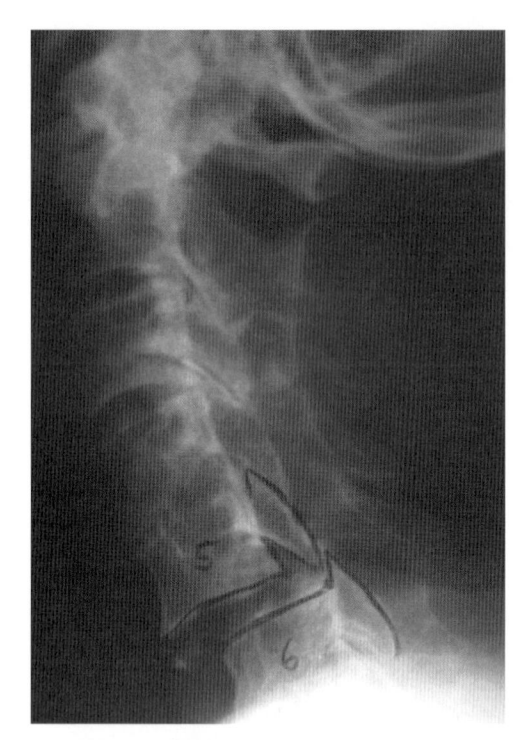

図39-9 両側椎間関節脱臼．椎体の前方への脱臼と椎間関節の位置の変位を認める．

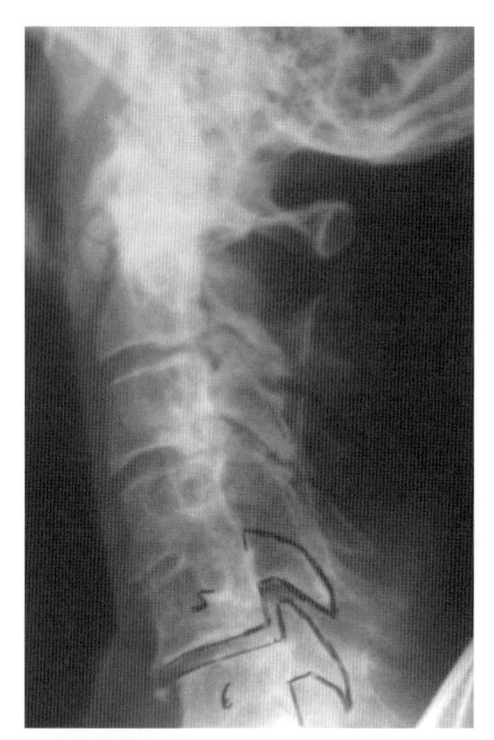

図39-10 Gardner-Wells牽引を用いて牽引整復された両側椎間関節脱臼．患者に神経損傷は認めない．

6 標準的なリハビリテーション期間

3〜6ヵ月．

7 治療法

片側椎間関節脱臼に対する治療法は，まだ議論の余地がある．両側椎間関節脱臼では脱臼整復後に観血的固定を行う（図39-9，39-10）．

a. 直達牽引とハローベスト

バイオメカニクス：応力分散機器．

骨折治癒様式：靱帯修復．

適応：一般に脊髄損傷を伴う片側・両側椎間関節脱臼の患者は，できる限り早く徒手整復を行う．患者がすでに不全あるいは完全脊髄損傷を伴う場合には，MRIは必要ない．患者を意識下に直達牽引で徒手整復を行う．新しい神経損傷の出現や既存の損傷の進行が認められたら，徒手整復を中止してMRIを行う．Gardner-Wells牽引またはハローリングで，直達牽引を行う（40章「Gardner-Wells牽引の装着とハローベスト」，**445ページ参照**）．ピンは外耳の1cm後方で1cm上方につける．後方に装着することで頚椎の十分な屈曲が可能となり整復しやすい．約4.5kg（10ポンド）の重錘で牽引して側面のX線を撮り，過度の牽引がかかっていないことを確認する．

牽引による損傷のないことが確認できたら，約2.25〜4.5kg（5〜10ポンド）の重錘を15〜30分間隔で増やしていく．重錘を増やすたびに側面X線撮影を行って整復と過牽引を確認する．処置をしている間，神経学的所見を観察する．もし牽引のみでは整復が得られないとき（片側脱臼の場合には整復が得られないことが多い）は，患者が意識のある状態での整復操作が必要になる．患者の肩の下に枕を入れる．患者の頚部を屈曲して患側に回旋する．椎間関節をかみ込んだ方向に牽引し，牽引の力を維持する．頚部を後正中に回旋して徐々に伸展する．もし牽引の最中に新しい神経損傷の出現や既存の損傷の進行が認められたら，それ以上の整復は中止する．

片側椎間関節脱臼では，徒手整復は50％の成功率しか得られない．両側脱臼では，牽引での整復後にハローベストを3ヵ月間装着する．しかしながら，片側椎間関節脱臼では後方固定が行われることが多い．

両側椎間関節脱臼でも直達牽引で整復位が得られたら，一般に後方固定術が行われる．

片側あるいは両側椎間関節脱臼の患者で，神経損傷がない場合，意識下に徒手整復を行う．もし神経損傷が進行したり，徒手整復が成功しない場合は，観血的整復の前にMRIを行う．MRIで椎間板ヘルニアが明らかなときは，早急に前方から椎間板の摘出と前方固定術を行う．

もし患者の意識がなければ，徒手整復の前にMRIを行う．もし椎間板ヘルニアがなければ，徒手整復を行う．椎間板ヘルニアがある場合には，前方からの椎間板摘出と固定の後で後方固定を行う．

b. 手　術

後方固定と前後方椎体固定，および硬性頚椎カラー．
バイオメカニクス：応力分散機器．
骨折治癒様式：二次的治癒．
適応：徒手整復と直達牽引で整復されないとき，後方からの観血的固定術が勧められる．

片側椎間関節脱臼は椎間関節の関節包，上関節靱帯，および棘間靱帯を含む靱帯損傷である．徒手整復後のハローベスト装着治療では，軟部組織は完全には修復されず，その後の不安定性や疼痛の原因となる．このため多くの医師は，徒手整復がうまく行われた場合でも，特に神経損傷のある患者には最初から後方固定術を勧めている．術後固定が完成するまで硬性頚椎カラーを装着する．

両側椎間関節脱臼では，一般に徒手整復あるいは観血的整復後に後方固定術が勧められる．

もしMRIで椎間板ヘルニアが確認されれば，整復の前に前方から椎間板摘出術を行う．椎間板摘出後にCasperディストラクターあるいは椎弓板スプレッダーを用いて整復する．整復が終了したら，骨移植とプレート固定を行う．整復ができなければ，Smith-Robinson椎体間固定を行い，患者を腹臥位にして観血的後方固定術を行う．もし整復時に移植骨が転位したら，再度骨片の整復を行う．

この損傷に対し，棘突起間鋼線固定，外側塊プレート固定，斜め鋼線固定などの特殊な手術法が行われる．骨癒合が完成するまで内固定が使用される．

⑧　本骨折の注意点

初期診断では神経学的検査と合併する損傷の評価を行う．片側・両側椎間関節脱臼で神経損傷のない患者では，意識下に牽引を行い，神経所見を観察する．もし，徒手整復が失敗したら，観血的整復の前にMRI検査を行い椎間板ヘルニアがないことを確認する．そうしないと術中に完全脊髄損傷を起こす危険がある．もし椎間板ヘルニアが認められたら前方からの椎間板摘出を最初に行う．他の人々は，神経損傷がない場合でも，MRIで必ず検査することを勧めている．このように椎間板の脱出がある場合には，徒手整復を試みることなく，前方からの椎間板摘出と椎体間固定を行う．

⑨　合併損傷

合併する頭蓋損傷，腕神経叢引き抜き損傷および骨折を評価する．加えて障害部位に合併する椎間関節あるいは椎弓骨折はしばしば観察される．他の頚椎の骨折と同様に，他の部位，胸郭，腹部，四肢の骨折も観察する．

B. 治　療

治療：直後から初期（受傷日から1週まで）

骨癒合

① **骨折（脱臼）部の安定性**：損傷していない骨と靱帯の要素や，内固定・外固定の総合的な安定性による．

② **骨癒合の段階**：炎症期．骨折部分の血腫では炎症性細胞が増殖し，骨折部の吸収が始まる．

③ **関節固定の段階**：移植骨も同様に炎症期．

④ **X線**：もし合併する骨折があれば，骨折線が確認できる．もし固定が行われていたら移植骨が観察できる．椎間関節は整復され，棘突起は正常の配列になっている．

a. 整形外科およびリハビリテーション上の注意

1）理学所見

患者の神経学的所見は，受傷早期から観察しなければならない．脱臼の残存と再脱臼が起こる可能性があり，これによって新しい神経損傷や初診時の損傷の悪化が起こりうる．神経損傷が認められれば，手術の適応となる．

嚥下困難と呼吸困難は，椎体前方の血腫や炎症および内固定材料の突出などが原因で，場合によっては手術の

適応となる.

頚椎装具は頚椎に心地よくフィットして, 皮膚の障害を起こさないようにする. 必要に応じて装具を修理して調節する.

ハローベストもまた快適にする. ピン刺入部を過酸化水素水で消毒して抗生物質を内服させる. ピン刺入部をピン挿入から24～48時間でチェックし, ピン刺入部のトルクを約10kg/cm（8inch-pounds）にする. ピン刺入部の圧が下がるのは正常で, 頭蓋外板にかかる持続圧で外板に侵食が起こるからである. ピンが緩くなったら, ハローベストは不快になり, ピン刺入部からの滲出液が増加する.

2）危険性を示す所見

もしハローベストを使用して, ピンが緩んだ場合にはピンをしっかり締め直す. ピンはあまり強く締めつけず, 頻回に締めないようにする. なぜなら, これらは外板の侵食を早くして, 内板を貫通する結果を生じる. もし感染性の膿の滲出が認められたら, 1日に2回, 創をクロルヘキシジンで消毒して, クロルヘキシジンあるいは過酸化水素水に浸したガーゼを当てる. 抗生物質の内服を行う. この治療にもかかわらず滲出液が止まらない場合には, ハローの位置を動かさずに, 感染部のピンを抜去して近くの部位に再度ピンを挿入する. 抗生物質の静脈投与が必要になる患者もいる. 骨髄炎になることはほとんどない. ハローベストの使用により褥瘡をつくることはほとんどないが, 高齢で衰弱した患者, あるいは意識のない患者では, 褥瘡の危険性があるので注意する. 褥瘡は注意深い消毒とベストの調整で防止できる. 骨の突出した部分は, パッドを当てて皮膚の障害を防止する. ベッド上での体位変換を2～4時間ごとに行う. 脊髄損傷患者には特別なベッドを用いて褥瘡を予防する. 手術が行われたら手術創からの滲出液と感染に注意する.

患者が外傷によって四肢麻痺になってしまったら, 坐骨の褥瘡, 無気肺, 肺炎, 便秘, 排尿障害などの合併症を防ぐための特別な注意が必要である.

3）X線所見

X線は頚椎アライメントの保持と手術が行われた場合の内固定材料の位置確認に必要である.

4）荷　重

もし神経損傷がなければ, 患者は, 頚椎の固定（内固定あるいは装具）が行われた次の日から, ベッドあるいは椅子での座位を始める. 歩行は必要ならば介助にて始める. 斜面台は起立性低血圧の予防に用いる. 全身状態を改善させる.

患者が四肢麻痺になったら, 車椅子に移動させる.

5）関節可動域

骨折が完全に癒合するか, 骨癒合が完成するまで頚椎の運動は行わない. 神経学的所見に応じて, 上肢と下肢の自動可動域運動を行わせる. 自動運動ができない場合には早急に他動可動域運動を行い, 四肢の関節拘縮を予防する.

6）筋　力

頚椎を固定している間は神経学的所見に応じて, 約450g（1ポンド）の重錘を用いて上肢の筋力強化を行う. 腹筋の等尺性運動を行う. 殿筋, 大腿四頭筋, 足関節の等張性運動を下肢の筋力維持のために行う.

7）活動能力

ベッド上の移動, 移乗, 入浴・トイレは, 神経学的所見に依存する. 患者は, 損傷の高位によってさまざまな程度の介助を必要とする.

特別な頚椎装具と電動車椅子が必要なこともある. これらの装具も患者の残存する神経機能によってさまざまである.

8）歩　行

患者は, 装具を着用していたり, 全身の衰弱や不全麻痺あるいは痛みのために, 歩行には歩行器や杖が必要である. 歩行ができない患者は, 車椅子を使用するために, さまざまな技術を用いた安全な移乗方法を習得する.

● 処　方

R **第1病日から1週間**

①注意点：頚椎の固定.

②可動域：頚椎の運動は行わない.
　　　　　上肢と下肢の適度な自動可動域運動を行う.

③筋力：頚椎の筋力増強訓練は行わない.
　　　　神経損傷のない患者の腹筋, 殿筋, 大腿四頭筋の等尺性運動を行う.
　　　　もし頚椎が固定されていたら, 両側上肢の適度な筋力増強訓練を行う. 他動可動域運動は, 神経損傷のある患者で関節拘縮を予防するために行う.

④活動性：ベッド上の移動：介助下での寝返り.
　　　　　移乗と歩行：介助と補助具を必要とする.

⑤荷重：神経損傷のない患者での補助具を用いた全荷重.

治療：2〜4週まで

骨癒合

①**骨折部の安定性**：損傷していない骨と靱帯の要素や，内固定・外固定の総合的な安定性による．
②**骨癒合の段階**：修復期．骨形成系細胞が骨芽細胞に分化し，線維骨を形成する．
③**関節固定の段階**：線維性血管基質が生成する．
④**X線**：骨折線と移植骨が確認できる．初期の仮骨形成が骨折の場合には確認できる．

a. 整形外科およびリハビリテーション上の注意

1）理学所見

神経学的所見を頻繁に評価する．必要に応じて，装具を修理して調節する．装具の下の皮膚の損傷に注意する．ハローベストのピン刺入部の滲出液と緩みに注意する．ピン刺入部を毎日，過酸化水素水で消毒する．抗生物質の内服は，ピン刺入部からの滲出液の治療に効果がある．もし深部感染が起こったなら，ピンを抜いて別の位置に入れ替える．ピン刺入部をデブリドマンして抗生物質の点滴を行う．

頚椎カラーによる顎の皮膚障害には，顎の下にパッドを当てる．抜糸あるいはステープルの抜去は術後10〜14日で行う．頭部と頚部は動かないように固定しておく．

2）X線所見

X線は，頚椎アライメントの保持と内固定材料の安全な位置の確認に必要である．

3）関節可動域

頚椎の運動は損傷部位が安定化していないので行わない．骨と靱帯の修復はまだ完全ではない．それゆえ脊髄と神経根はまだ損傷の可能性がある．上肢と下肢の可動域運動を続ける．

4）筋力

「受傷日から1週まで」と同じ（440ページ参照）．

5）活動能力

「受傷日から1週まで」と同じ（440ページ参照）．

6）歩行

「受傷日から1週まで」と同じ（440ページ参照）．

●処方

2〜4週まで

①**注意点**：頚椎固定を継続する．
②**可動域**：頚椎の運動は行わない．
　　上肢と下肢の自動可動域運動を行う．
③**筋力**：頚椎の筋力増強訓練は行わない．
　　神経損傷のない患者の腹筋，殿筋，大腿四頭筋の等尺性運動を行う．
　　もし頚椎が固定されていたら，両側上肢の適度な筋力増強訓練を行う．他動可動域運動は，神経損傷のある患者で関節拘縮を予防するために行う．
④**活動性**：ベッド上の移動：介助下での寝返り．
　　移乗と歩行：介助と補助具を必要とする
⑤**荷重**：神経損傷のない患者での補助具を用いた全荷重．

治療：4〜8週まで

骨癒合

①**骨折部の安定性**：損傷部の早期修復と移植骨の癒合が安定性を与える．
②**骨癒合の段階**：修復期．骨芽細胞が線維骨を形成する．骨折では仮骨が観察される．骨移植が行われた症例では，移植骨の安定化がみられる．靱帯の修復は継続している．
③**X線**：骨折線は不明瞭となる．移植骨は安定化する．

a. 整形外科およびリハビリテーション上の注意

1）理学所見

変化がないことを確認するために神経学的所見をとる．必要に応じて装具を調節し，ピン刺入部を観察する．

2）危険性を示す所見

もしハローベストを使用して，ピンが緩んだ場合にはピンをしっかり締め直す．ピンはあまり強く締めつけず，頻回に締めないようにする．なぜなら，これらは外板の侵食を早くして，内板を貫通する結果を生じるからである．もし感染性の膿の滲出が認められたら，1日に2回，創をクロルヘキシジンで消毒して，クロルヘキシジンあるいは過酸化水素水に浸したガーゼを当てる．抗生物質の内服を行う．この治療にもかかわらず滲出液が止まら

ない場合には，ハローの位置を動かさずに，感染部のピンを抜去して，近くの部位に再度ピンを挿入する．抗生物質の静脈投与が必要になる患者もいる．骨髄炎になることはほとんどない．ハローベストの使用により褥瘡をつくることはほとんどないが，高齢で衰弱した患者，あるいは意識のない患者では，褥瘡の危険性があるので注意する．褥瘡は，注意深い消毒とベストの調整で防止できる．

骨の突出部分は，パッドを当てて皮膚の障害を防止する．ベッド上での体位変換を2～4時間ごとに行う．脊髄損傷の患者には特別なベッドを用いて褥瘡を予防する．手術が行われたら手術創からの滲出液と感染に注意する．

患者が外傷によって四肢麻痺になってしまったら，坐骨の褥瘡，無気肺，肺炎，便秘，排尿障害などの合併症を防ぐための特別な注意が必要である．

3）X線所見
X線は，整復，頸椎アライメントの保持と内固定材料の安全な位置の確認に必要である．

4）関節可動域
頸椎の運動は行わない．

5）筋　力
骨折部の癒合が完全ではないので，頸椎周囲筋の筋力強化は行わない．頸椎を固定している間は，腹筋の等尺性運動と上下肢の筋力増強訓練を行う．

6）活動能力
「受傷日から1週まで」と同じ（**440ページ参照**）．

7）歩　行
「受傷日から1週まで」と同じ（**440ページ参照**）．

● 処　方

℞

4～8週まで

①**注意点**：頸椎固定を継続する
②**可動域**：頸椎の運動は行わない．
　上肢と下肢の自動可動域運動を行う．
③**筋力**：頸椎の筋力増強訓練は行わない．
　神経損傷のない患者の腹筋，殿筋，大腿四頭筋の等尺性運動を行う．
　もし頸椎が固定されていたら，両側上肢の筋力増強訓練を行う．他動可動域運動は，神経損傷のある患者で関節拘縮を予防するために行う．
④**活動性**：ベッド上の移動：介助下での寝返り．
　移乗と歩行：介助と補助具を用いる．
⑤**荷重**：神経損傷のない患者での補助具を用いた全荷重．

治療：8～12週まで

骨癒合

①**骨折部の安定性**：骨の安定性は得られるが，靱帯の不安定性が残存する．
②**骨癒合の段階**：リモデリング期．線維骨が層板骨によって置換される．リモデリング過程は完了までに数ヵ月から数年かかる．靱帯の修復は継続している．
③**関節固定の段階**：移植骨に骨梁形成が始まる．リモデリングが行われている過程である．
④**X線**：骨折線が消失し始める．移植骨の骨梁はさまざまな状態にある．

a．整形外科およびリハビリテーション上の注意

手術をした患者で，骨癒合が完成していれば頸椎装具は除去する．手術をせずにハローベストで治療した患者は，12週で装具を除去して，頸椎の前屈および後屈のX線を撮影する．ピンは挿入したままとし，不安定性が観察されれば，再度ベストを装着する．手術による固定も考慮する．

1）X線所見
X線は，装具を除去した後に撮影する．頸椎の前屈および後屈のX線を撮影して，不安定性の有無を確認する．もし不安定性が明らかならば，より長期の固定，または

手術あるいは再手術を考慮する．

2）関節可動域

頚椎装具を除去した患者は，不安定性のないことを確認して，適度な自動可動域運動を行う．

可動域運動を行った後で，一時的な固定として軟性カラーを用いるとよい．最終的にはカラーは必要なくなる．

この可動域運動によって患者は可動域の回復が得られる．他動可動域運動は屈伸・回旋を行う．一度，最大可動域が得られたら，筋力の強化を行う．特に伸展位での拘縮および疼痛があれば，自動介助可動域運動を行う．自動的な僧帽筋・胸鎖乳突筋のストレッチ運動が，頚部の側屈と回旋に有効である．

3）筋　　力

神経損傷のない患者では，上肢および下肢の重錘を用いた抵抗運動を行う．また腹筋の等尺性運動を継続する．胸鎖乳突筋と僧帽筋の強化とストレッチ運動は，拘縮を防ぎ，回旋を容易にするために継続する．

4）活動能力

この時期に，患者の生活は自立し，神経損傷のある患者，高齢患者，あるいは歩行の安定のために補助具が必要な患者以外は，自力歩行が可能となる．

患者は水泳が可能となる．しかしジョギングは避ける．速歩は許可する．コンタクトスポーツは禁止する．十分な可動域が得られたら，自動車の運転を許可する．患者の頚椎回旋可動域に制限があれば，広い視野のバックミラーを取り付けて運転させる．

神経障害のある患者には，自立のためにさまざまな装具を使用する．これに加えて，腱移行を行うことも自立のために必要である．

5）歩　　行

歩行パターンは神経損傷のない患者では正常である．

6）危険性を示す所見

靱帯の不安定性の継続は，神経損傷の危険性をもたらし，痛みの原因ともなる．

● 処　　方

8〜12週まで

①注意点：靱帯の不安定性の継続に注意する．
②可動域：頚椎の骨癒合が完成したら，適度な自動・他動可動域運動を行う．
③筋力：頚椎の等尺性筋力増強訓練を可能な範囲で行う．
④活動性：神経損傷のない患者は，ベッド上の移動，移乗，歩行で自立する．
⑤荷重：神経損傷のない患者では全荷重．

治療：12〜16週まで

骨　癒　合

①骨折部の安定性：安定．
②骨癒合と関節固定の段階：リモデリング期．線維骨が層板骨によって置換される．
③X線：骨折はすべて治癒する．手術を行った患者では移植骨の成熟が見られる．靱帯の不安定性はまだ残存し，頚椎の前後屈撮影で確認できる．

a．整形外科およびリハビリテーション上の注意

すべての装具は16週までに除去する．深部腱反射，筋力テストなどの神経学的検査を行う．創の治癒状況，特にハローピンの刺入部を観察する．

1）危険性を示す所見

靱帯の不安定性の継続は，神経損傷の危険性と痛みの原因になる．

2）X 線 所 見

頚椎の前屈および後屈のX線を撮影して，残存する不安定性の有無を確認する．遅発性の不安定性と頚椎変形の検索のために6ヵ月，1年で経過観察のためのX線撮影を行う．外傷後の変形性変化が見られる．

3）関節可動域

自動および他動運動で機能的可動域を得る．可動域制限は固定範囲と可動部の減少によって起こりうる．

4）筋　　力

頚椎の回旋と側屈の維持のために，僧帽筋および胸鎖乳突筋を含む頚椎周囲筋のストレッチ運動と筋力増強訓練を続ける．

5) 活動能力

　神経損傷のない患者では，徐々にスポーツに復帰させる．患者はレスリングやボクシング，ダイビング，体操，フットボールなどのコンタクトスポーツは制限させる．患者の活動性はそれぞれの状態で決定する．

6) 歩　行

　歩行パターンは神経損傷のない患者では正常である．

● 処　方

℞

12～16週まで

①**注意点**：コンタクトスポーツの禁止．
②**可動域**：適度な自動・他動可動域運動を行う．
③**筋力**：頚椎周囲筋の等尺性筋力増強訓練を行う．
④**活動性**：神経損傷のない患者は，移乗・歩行で自立する．
⑤**荷重**：神経損傷のない患者は全荷重．

C. 長期的予後

　残存する疼痛に対しては，一時的な装具と抗炎症剤の投与が有効である．残存する神経障害には四肢の装具や拘縮除去と腱移行などの手術が必要となる．

　もし，進行性の変形が生じたら手術が必要となる．もし固定材料の破損を生じたらこれも手術が必要となる．それらは永続的な可動域の消失を生じる．この制限は，固定の範囲と障害の高位に依存する．

　疼痛の原因が固定材料の場合には，それを抜去する．もし偽関節が起こったら，再手術による内固定が必要になる．反射性交感神経性ジストロフィー (RSD) の患者には，長期間の星状神経節ブロックと理学療法が必要である．

文献：446～447ページ参照．

CHAPTER 40

Treatment and Rehabilitation of Fractures

Gardner-Wells牽引の装着とハローベスト

Application of Gardner-Wells Tongs and Halo Vest

A. はじめに

1 定 義

a. Gardner-Wells牽引

患者の頭部を耳の上まで消毒して準備する．頭蓋骨の最大径部の下にある外耳道のすぐ上に局所麻酔を行う．通常1%のリドカイン液で十分である．局所麻酔は，頭蓋骨外板の骨膜まで浸透させる．刺入位置を少し前方や後方にすることにより，伸展や屈曲方向へのベクトルが生まれる．ボルトを側方にあるインディケーターが1mm突出するまで進める．ロック・ナットを締め，リングの先端のフックを用いて牽引する．最初の24時間は6時間ごとに牽引装置を観察し，アライメントや緊張が適当かどうか調べる．

約2.25kg(5ポンド)/レベルというCrutchfield's ruleにのっとり，頭部では約4.5kg(10ポンド)から牽引を始める．約4.5kgで牽引を開始してから，側面のX線写真を撮影し，頚椎のポジションをチェックする．損傷のレベルに応じて15～30分ごとに，約2.25～4.5kgさらに加える．下位頚椎損傷の症例では，約27～31.5kg(60～70ポンド)まで重さを必要に応じて増やすことができる．牽引することにより頚部をリラックスさせて，頚椎骨折や脱臼の整復障害となる筋スパズムを起こさないようにし

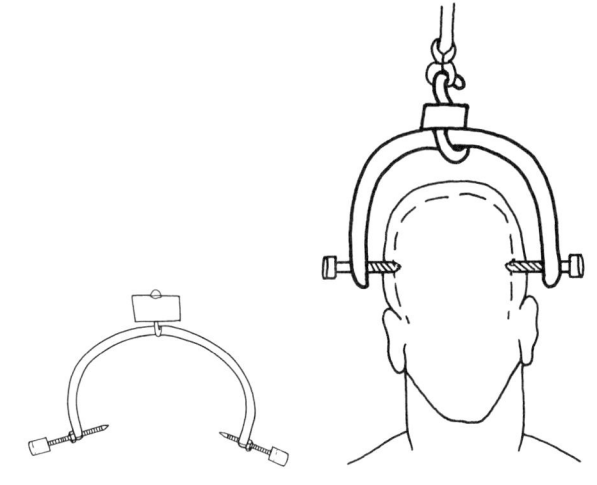

図40-1(左) Gardner-Wells牽引．この牽引装置は，頚椎の骨折や脱臼を整復するのに効果的である．

図40-2(右) Gardner-Wells牽引を装着して頚椎牽引を行っているところ．ピンは皮膚から頭蓋骨の外板まで刺入されている．骨折や脱臼を整復するために，いろいろな重さで牽引される．

なければならない(**図40-1，40-2**)．

b. ハローベスト

ハローベストを装着するには，3人の人員が必要である．最初に，患者に適合するリングとベストのサイズを決める．リングのサイズは，頭蓋骨の最大径部である頭部の赤道周径より2cm大きいものとする．一般的には，

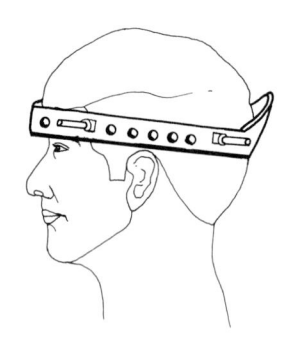

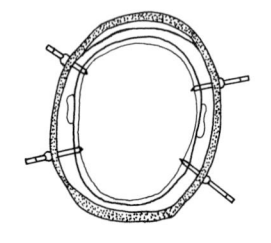

図40-3 リングは頭部の周りに頭蓋骨の赤道上で，耳介の約1cm上に装着されている．4本のピンを頭蓋骨に刺入するが，対角線上に2本ずつ刺入する．最後にロッキングナットをそれぞれのピンに取り付ける．

リングが上方に滑り上がらないようにするために，赤道より下方に装着する．

患者は，ベッドに仰臥位で寝て，頭部はベッドの端を越えて1人が支え持つ．この人は，ハローベスト装着の全行程で，患者の頭部を把持し続ける．

リングを頭部に通し，頭蓋骨の赤道の下，耳輪の約1cm上方で把持する．ピンを刺入するのに適切なリングの穴を選ぶ．前外側のピンは赤道の下で眼窩上部の外側2/3の眉毛の約1cm上に刺入する．このピンの内側には眼窩上神経と動脈がある．ピンを後ろ過ぎて側頭筋に刺入しないようにしなければならない．さもないと，咀嚼時に疼痛が起こったり，側頭窩は骨がきわめて薄い部分なのでピンが内板を貫いてしまう可能性がある．

ピン刺入部に1%のリドカイン液を外板の骨膜まで浸潤させる．ピンは無菌的に扱い，皮切はおかず，トルクスクリューレンチを用いて頭蓋骨に垂直に刺入する．前外側のピンを刺入する際，患者に眼を閉じ，前頭部をリラックスするように指示する．こうすることにより，皮膚や眉毛がテント状に突っ張って閉眼の障害となるのを予防する．後外側ピンはGardner-Wells牽引装置と同じく，外耳道のすぐ上に刺入する．そして，右側の後外側ピンは左側の前外側ピンから180度の位置，すなわち対角線上となるように刺入する．リングを適切な位置でも

う1人の人に把持してもらいながら，2つの対角線上のピンを同時に，頭蓋骨の外板を貫くまで刺入する．対角線上のピンをトルクレンチを用いて約10kg/cm（8 inch-pounds）まで，約2.5kg/cm（2 inch-pound）ずつ増やして締めていく．もう一対の対角線上のピンを同様に刺入し，最後にロッキングナットをそれぞれのピンに取り付ける（図40-3）．

頚椎を牽引しながらベストを装着するために，患者の体幹を股関節部で30度屈曲させる．ベストの後ろ半分の位置を決めて把持し，次にベストの前半分を装着する．支柱と連結ロッドを一時的にベストに取り付ける．頭部と頚部を適切な位置に把持して，ボルトと関節部分をすべて締めつける．頚椎のX線写真を撮り，頚椎のアライメントがよいか，また骨折または脱臼が整復されているかどうかを確かめる．装着してから48時間後に一度だけ，ピンを約10kg/cm（8 inch-pounds）まで再度締結する．

文　献

Aebi M, Etter C, Coscia M. Fractures of the odontoid process: treatment with anterior screw fixation. *Spine*, 14:1065–1070, 1989.

Allen BL Jr, Ferguson RL, Lehmann TR, et al. A mechanistic classification of closed, indirect fractures and dislocations of the lower cervical spine. *Spine*, 7:1–27, 1982.

Anderson LD, D'Alonzo RT. Fractures of the odontoid process of the axis. *J Bone Joint Surg*, 56A:1663–1674, 1974.

Bohlman HH. Acute fractures and dislocations of the cervical spine: an analysis of three hundred hospitalized patients and review of the literature. *J Bone Joint Surg*, 61A:1119–1142, 1979.

Clark CR, White AA. Fractures of the dens: a multicenter study. *J Bone Joint Surg*, 67A:1340–1348, 1985.

Eismont FJ, Arena MJ, Green BA. Extrusion of an intervertebral disc associated with traumatic subluxation or dislocation of cervical facets: case report. *J Bone Joint Surg*, 73A:1555–1560, 1991.

Esses SI, Bednar DA. Screw fixation of odontoid fractures and nonunions. *Spine*, 16(suppl 10):S483-S485, 1991.

Fielding JW, Francis WR Jr, Hawkins RJ, et al. Traumatic spondylolisthesis of the axis. *Clin Orthop*, 239:47–52, 1989.

Garfin SF, Botte MJ, Waters RL, et al. Complications in the use of the halo fixation device. *J Bone Joint Surg*, 68A:320–326, 1986.

Jeanneret B, Magerl F. Primary posterior fusion C1/C2 in odontoid fractures: indications, technique, and results of transarticular screw fixation. *J Spin Disord*, 5:464–475, 1992.

Kasser JR, ed. *Orthopaedic Knowledge Update 5 Home Study Syllabus.* Rosemont, IL: American Academy of Orthopaedic Surgeons, 1996, pp. 577–579.

Levine AM, ed. *Orthopaedic Knowledge Update: Trauma.* Rosemont, IL: American Academy of Orthopaedic Surgeons, 1996, pp. 317–339.

Levine AM, section ed. Spine and pelvis. In: Browner BD, et al, eds. *Skeletal Trauma.* Philadelphia: W.B. Saunders, 1992, pp. 665–728.

Levine AM, Edwards CC. Fractures of the atlas. *J Bone Joint Surg,* 73A:680–691, 1991.

Levine AM, Edwards CC. The management of traumatic spondylolisthesis of the axis. *J Bone Joint Surg,* 67A:217–226, 1985.

Levine AM, Edwards CC. Treatment of injuries in the C1-C2 complex. *Orthop Clin North Am* 17:31–44, 1986.

Montesano PX, Anderson PA, Schlehr F, et al. Odontoid fractures treated by anterior odontoid screw fixation. *Spine,* 16:S33–S37, 1991.

Robertson PA, Ryan MD. Neurological deterioration after reduction of cervical subluxation: mechanical compression by disc tissue. *J Bone Joint Surg,* 74B:224–227, 1992.

Star AM, Jones AA, Cotler JM, et al. Immediate closed reduction of cervical spine dislocations using traction. *Spine,* 15:1068–1072, 1990.

White AA III, Panjabi MM, eds. *Clinical Biomechanics of the Spine,* 2nd ed. Philadelphia: J.B. Lippincott, 1990.

CHAPTER 41

Treatment and Rehabilitation of Fractures

胸腰椎骨折

Thoracolumbar Spine Fractures

A. はじめに

1　定　義

　胸腰椎骨折は胸椎骨折と胸腰椎骨折に分類される．この2つは治療方法の違いをもとに，解剖学的，また受傷機序的特徴によって分類されたものである．

　胸腰椎骨折は受傷機序をもとに，分類法がいくつもある．Denisの分類は広く用いられており，脊椎を3本の柱に分けて考えられている．前方の柱は，前縦靱帯と椎体の前方部分で構成される．中間の柱は，椎体の後方部分と後縦靱帯で構成されている．後方の柱は，脊椎の後方要素で構成されている（図41-1）．412例の自験例の検討により，Denisは胸腰椎骨折を大・小損傷に分類した．小損傷は棘突起，横突起骨折や，椎間関節骨折のことを指す．大損傷は圧迫骨折や，破裂骨折，屈曲・伸展骨折，脱臼骨折とした．

　どんな分類法を用いたとしても，適切な治療プランを立てるうえで，損傷の状態を完全に理解することが重要である．この章では，神経損傷（対麻痺）のある患者の治療法は取り扱わない．しかし，神経損傷の状態は手術の適応を決定する因子の一つである．

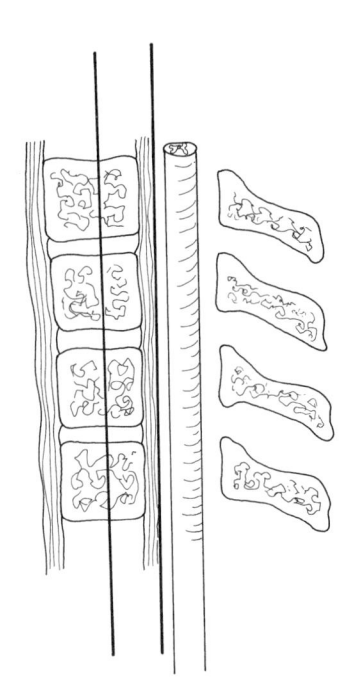

図41-1　脊椎の3つの柱に分けたバイオメカニクス的モデルに基づくDenisの分類．前方の柱は，前縦靱帯と椎体の前方部分で構成される．中間の柱は，椎体の後方部分と後縦靱帯で構成される．後方の柱は，後方要素（棘突起，横突起，椎弓根，椎間関節）と関連する靱帯で構成される．

2　受傷機序

　胸腰椎骨折は，高エネルギー外傷で起こるが，一般的には，個々の椎体の構築学的強度が減弱した状態である

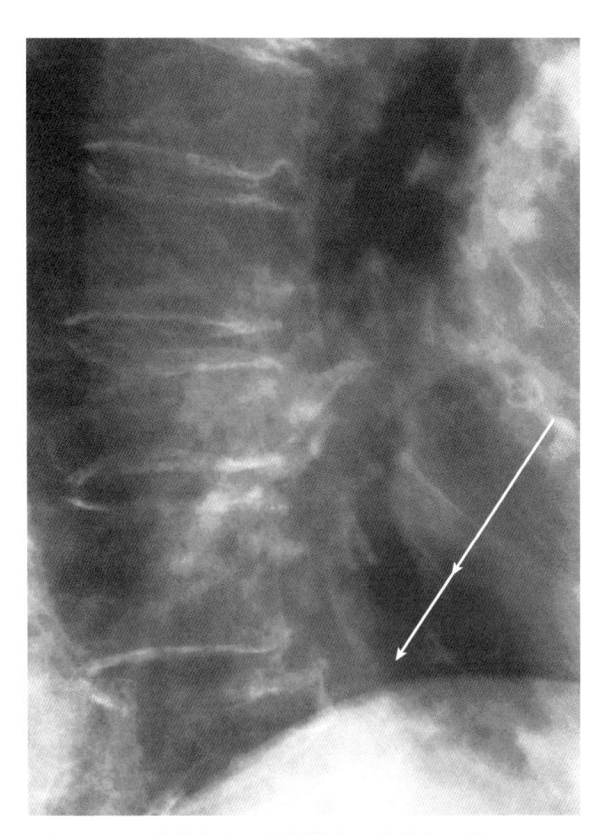

図41-2 高齢患者の骨粗鬆症に続発する第10，12胸椎圧迫骨折．

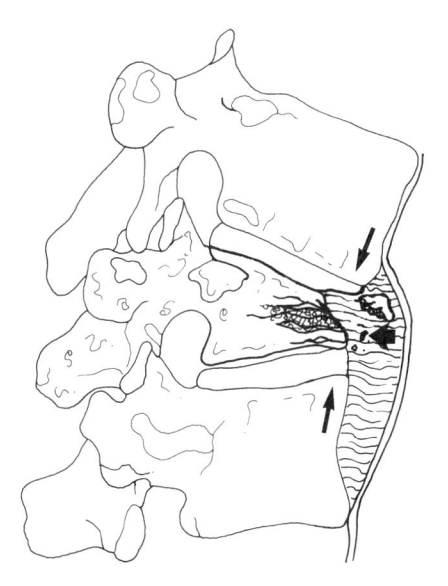

図41-3 脊椎圧迫骨折．前方の柱のみが関与する．

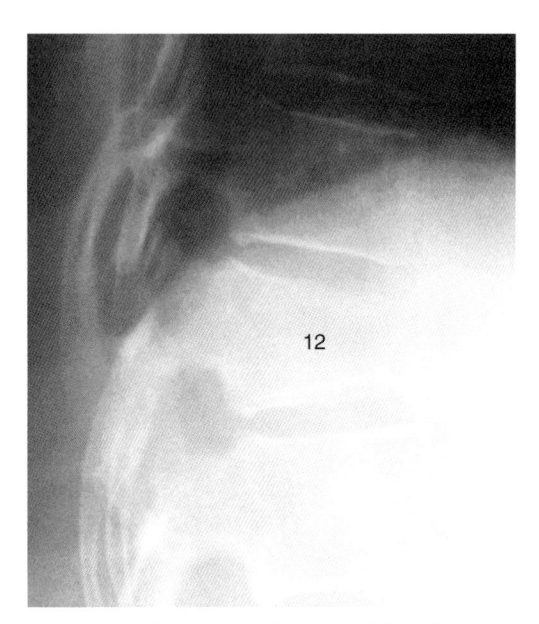

図41-4 第12胸椎圧迫骨折．椎体の前方部分が圧迫されている．中間や後方の柱は関与しない．

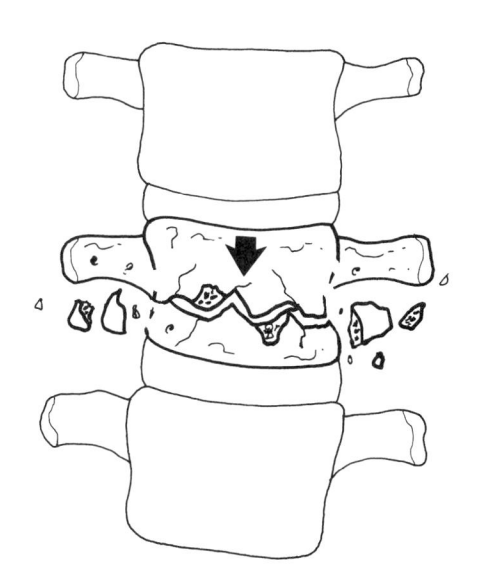

図41-5 腰椎の破裂骨折．前方・中間の柱が関与して，中間の柱の骨片が後方の脊柱管内にさまざまな程度で突出する．

骨粗鬆症を伴って微少外傷によって起こることが多い（図41-2）．T1〜10の胸椎レベルで起こった骨折は，一般的に安定型である．なぜならば，肋骨で作られた胸郭や，肋椎体関節があるからである．

圧迫骨折は前方や側方に屈曲して発生し，前方の柱の高さの減少が起こる．中間の柱は保たれる（図41-3，41-4）．椎体高の50％を超えて圧迫が起こったり，角度変形が20度を超える場合には，後方の靱帯損傷（棘上・棘間靱帯，椎間関節包，黄靱帯）も存在するかもしれない．このことは，後方の柱が引っ張り張力で損傷を受けた結果である．

破裂骨折は第一に，高所からの転落といった軸荷重により起こる．軸荷重とは異なった方向の力が加わることにより，違った骨折のパターンを示す．脊椎の前方や中間の柱の損傷を伴って，さまざまな程度で骨片が後方の脊柱管内に突出する（図41-5, 41-6）．椎弓骨折に関連してX線上椎弓根間の拡がりが，胸腰椎移行部に起こる（図41-7, 41-8, 41-9）．Denisは，破裂骨折の59人の患者のうち47%に神経学的異常が伴っていたと報告した．

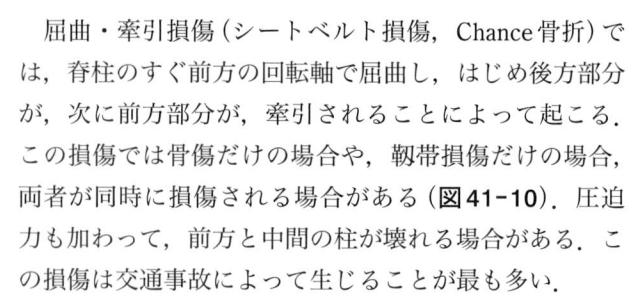

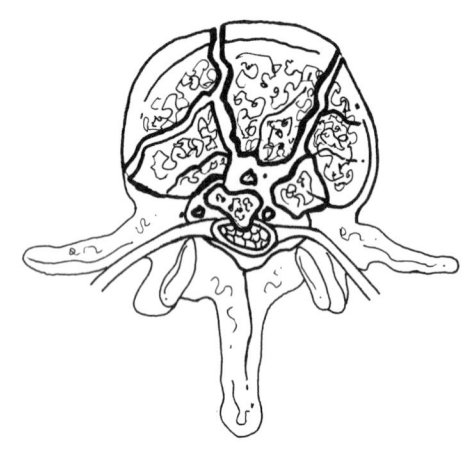

屈曲・牽引損傷（シートベルト損傷，Chance骨折）では，脊柱のすぐ前方の回転軸で屈曲し，はじめ後方部分が，次に前方部分が，牽引されることによって起こる．この損傷では骨傷だけの場合や，靱帯損傷だけの場合，両者が同時に損傷される場合がある（図41-10）．圧迫力も加わって，前方と中間の柱が壊れる場合がある．この損傷は交通事故によって生じることが最も多い．

脱臼骨折は，回旋・牽引・圧縮・剪断力が複合的に加わった高エネルギー外傷によって起こる．定義上は，3つの柱すべてが壊れる極度に不安定な骨折である．この損傷を受けた患者の75%もの人が，完全な神経学的脱失症状を呈する（図41-11）．

3　治療のゴール

a．整形外科的目標

①脊柱を，正常な脊椎アライメントとなるように元に戻し，将来において変形しないようにする．
②脊柱の安定性を保つ．
③新たな神経脱失を予防し，存在する神経脱失症状の悪化を予防または改善させるように試みる．

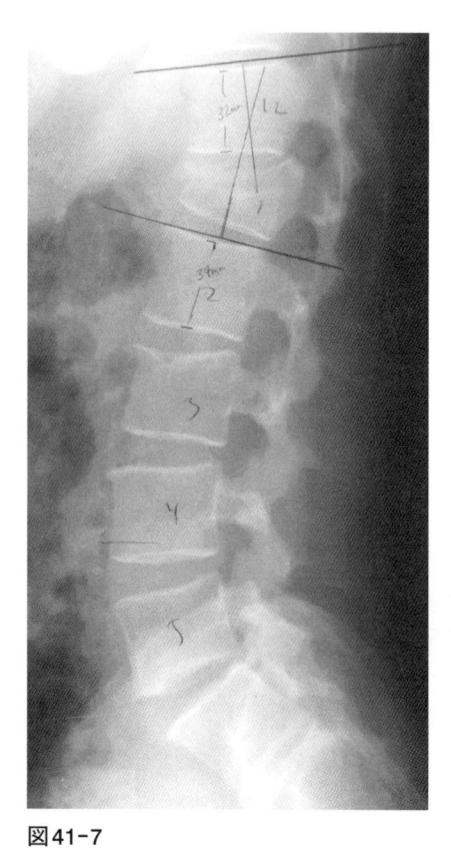

図41-6　中間の柱の骨片が後方の脊柱管内に突出する．

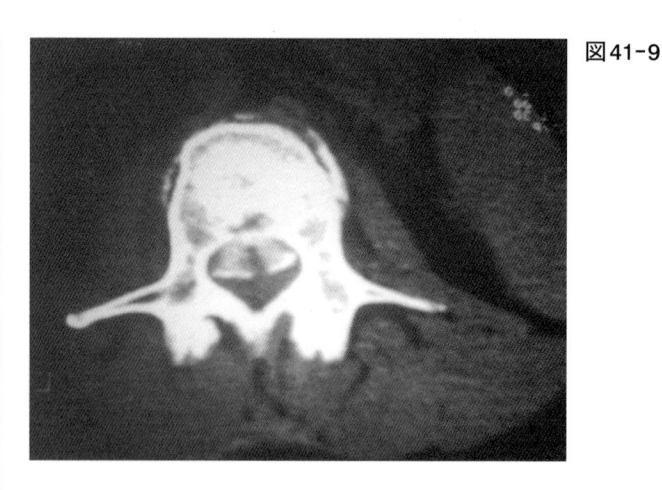

図41-7　第1腰椎破裂骨折．前方・中間の柱が関与して，中間の柱の骨片が後方の脊柱管内に突出する．

図41-8　第1腰椎破裂骨折．合併する椎弓骨折によって，椎弓間距離が拡がっている．

図41-9　第1腰椎のCT画像．中間の柱の骨片が後方の脊柱管内に突出している．

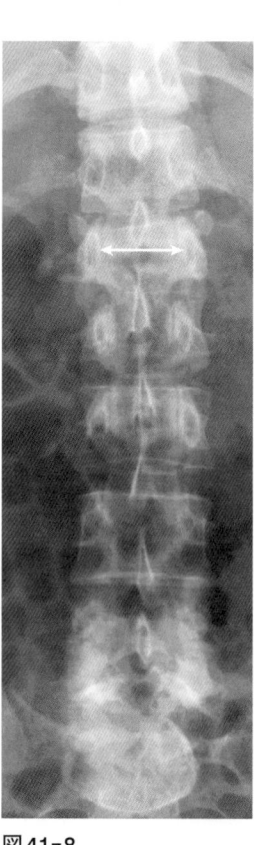

図41-7

図41-8

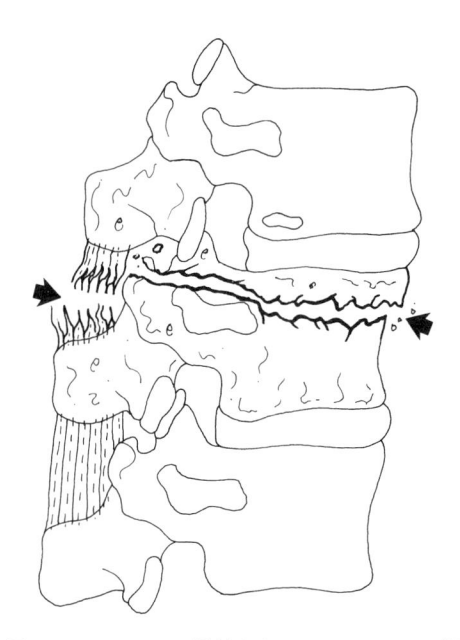

図41-10 Chance骨折またはシートベルト損傷．3つすべての柱（前方，中間，後方）が関与する．損傷は骨だけや，靱帯だけの場合があるが，骨と靱帯の合併損傷もある．

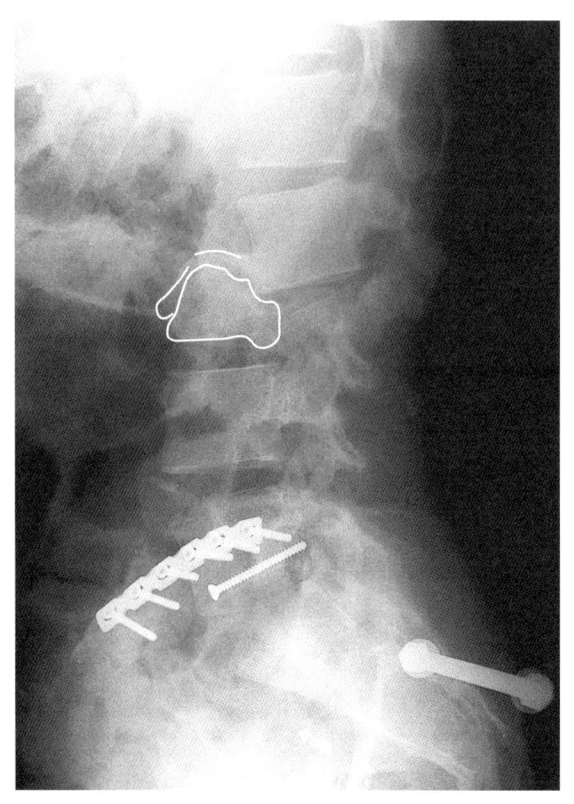

図41-11 腰椎脱臼骨折．3つすべての柱が関与する．この骨折は非常に不安定な骨折であり，しばしば完全神経脱失となる．

表41-1 胸腰椎の可動域

運動の種類	正常可動域
屈 曲	60度
伸 展	35〜40度
側 屈	±30度
回 旋	20度

b. リハビリテーション的目標

1）関節可動域

神経脱失症状を起こさずにすべての方向で，脊椎（体幹）の機能的可動域を維持する（表41-1）．

可動域は患者の年齢によって異なる．椎体セグメントにより特徴的な可動面がある．たとえば，側屈では動きのほとんどがL5〜S1間で起こり，屈伸のほとんどがL4〜L5とL5〜S1間で起こる．

2）筋　力

傍脊柱筋，広背筋，僧帽筋，腰方形筋の筋力を維持する．関節固定のために自家骨移植を行った場合は，殿筋の筋力も維持する．両下肢の筋肉も，臥床や神経損傷によって萎縮する可能性があるため，強化が必要である．

3）機能的ゴール

疼痛がなく，座り，立ち，歩くことができること，機能的に自立するために必要な脊椎の柔軟性を保つことである．

4　標準的な骨癒合期間

8〜16週．

5　標準的なリハビリテーション期間

3〜6ヵ月．

6　治　療　法

a. 保存的治療：装具，体幹ギプス

現在の脊椎骨折の保存的治療は，適切な装具やギプスを用いて，患者の耐久性に応じてできる限り早期から動かすことである．胸腰仙椎装具は，どの方向の動きも制限することができる．Jewett式装具は脊椎を過伸展位に

保って，屈曲を制限するためには効果的である．
　過去には，骨折治癒が進むまで長期間のベッド上安静とし，それから徐々に動かすことを許可していた．長期間のベッド上安静による合併症である，肺炎，尿路感染症，深部静脈血栓症，肺塞栓，褥瘡などはないわけではなかった．
　バイオメカニクス：装具はある程度の応力分散機能があるが，そのほとんどの役割を骨折治癒過程の脊椎可動域制限として担う．下位腰椎（L4～仙椎）を効果的に固定するためには，片側の大腿まで装具をつないで，棘状としなければならない．
　骨折治癒様式：二次的治癒．
　適応：一般的に，神経脱失症状がなく安定型の骨折は，保存的に治療することができる．潜在的には不安定な骨折でも，外固定を用い安定化させることにより，保存的治療で治癒させることができる．
　安定型の損傷，すなわち棘突起や横突起骨折では，疼痛緩和目的の軟性コルセットを用いて治癒させることができる．
　ほとんどの圧迫骨折は保存的治療で治療可能である．装具は，患者の疼痛が和らぐ4～6週まで用いる．ときどき，装具固定を長期間行わなければならない重傷例や骨粗鬆症例がある．
　破裂骨折は，保存的治療で成功する例もあるが，議論のあるところである．椎体高の減少が50％未満，椎体楔状変形が20度未満，脊柱管占拠率が50％未満の症例では，一般的に装具療法が好まれる．
　屈曲・牽引損傷は，一般的には伸展位での装具や体幹ギプスで治療可能である．しかし，靱帯損傷や骨靱帯合併損傷では手術が必要である．

b．手術治療：インストゥルメンテーション，脊椎固定

　脊椎骨折の手術治療には，さまざまな前方・後方固定術がある．長いセグメントでの固定よりも，損傷椎骨の一つ頭側と一つ尾側との間で短いセグメントでの固定のほうが，可動できるセグメントを温存するためにも好んで用いられる．
　手術法の種類は以下に挙げるものがある：
①後方インストゥルメンテーションと後方固定術（ペディクルスクリューやフックで構成された装置；図41-12）．
②前方支柱状骨移植と前方プレート固定術．
③前方椎体切除と支柱状骨移植（前方インストゥルメン

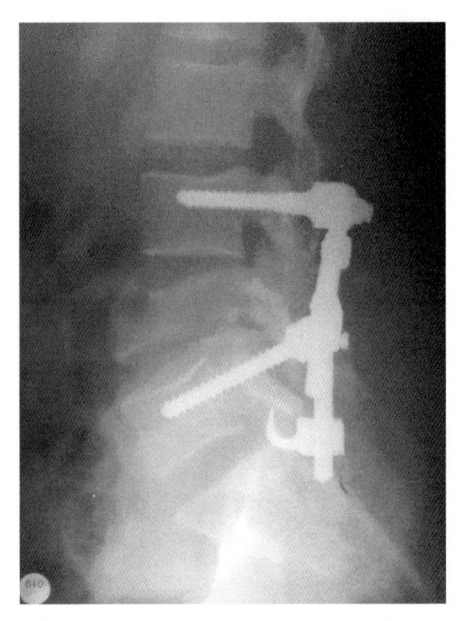

図41-12 ペディクルスクリューと後方固定で治療した第4腰椎破裂骨折（Dr. John Olsewskiのご厚意により借用）．

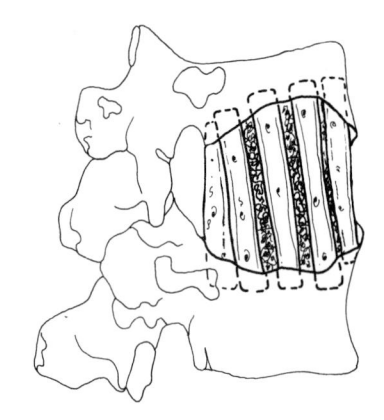

図41-13 前方椎体切除術と支柱骨移植は前方の柱を支持し関節固定となる．

テーションを行っても行わなくてもよい）に後方インストゥルメンテーション固定術（図41-13）．
　バイオメカニクス：一般的には，脊椎インストゥルメンテーション器具は，応力分散の役目をする．その器具にかかる荷重量は，前方・中間の柱における粉砕骨折の程度や骨片離開の程度による．椎体の構造強度が減少することにより，後方固定器具に大きな荷重が加わって，応力が集中して破断する可能性もある．こういったケースは，前方に支柱状骨移植を行い，前方を支持するほうがよい．前方支持の器具を用いると，再び応力分散となる．

骨折治癒様式：二次的治癒.

適応：圧迫骨折では，椎体高の減少が50％以上や，椎体楔状変形が25度以上の場合は後方インストゥルメンテーション固定の適応となる．この適応は，相対的なものである．若い患者で後方の靱帯断裂が疑われるほどの高エネルギー損傷の場合は，手術治療のほうがよいかもしれない．骨粗鬆症による圧迫骨折は一般的には保存的に治療する．

破裂骨折では，骨片が脊柱管の40％以上を占拠する場合や，25度後弯の場合は後方インストゥルメンテーション固定の適応となる．脊柱管内の骨片は，しばしば靱帯整復術（ligamentotaxis）によって整復される（骨折周囲の靱帯を牽引して緊張させることにより，骨片を整復する力となる）．これは，受傷から約2週以上経過すると不可能である．術中は超音波機器を用いて脊柱管の骨片除去を確認することができる．

神経脱失症状と脊柱管占拠骨片のある患者は，後方インストゥルメンテーションを用いて牽引を加え，後縦靱帯をストレッチすることによる靱帯整復術を用いて，後方に突出した骨片を整復することができる場合がある．この方法は受傷後24〜48時間以内で行わなければならない．後方に突出した骨片や神経学的な脱失は，直接的にアプローチするには前方から進入し，除圧，椎体切除して脊柱管を完全に除圧し，支柱骨移植を行う．

神経脱失症状がない場合や，前方除圧支柱骨移植術が適応となる場合は，重度の粉砕骨折のときや，脊柱の安定性やアライメントを改善するために前方・中間の柱を再建したほうがよい場合のみである．

屈曲・牽引損傷では著明に靱帯損傷が加わっており，後方圧迫インストゥルメンテーションと関節固定で治療されるであろう．

神経脱失症状を伴ったほとんどの脱臼骨折は，不安定型であり，手術的に安定性を得るように治療し，関節固定も加えなければならない．固定器具の種類は，外傷のメカニズムにより，屈曲・牽引損傷では圧迫固定器具を用い，破裂骨折では牽引固定器具を用いる．

7　本骨折の注意点

胸腰椎骨折を受傷した患者を最初に評価する場合，十分な神経学的診察と合併損傷の有無を含めて行わなくてはならない．神経損傷は捉えがたい場合があり，腸管や膀胱機能障害といった症状や，肛門周囲の知覚障害だけの場合がある．

硬膜断裂や神経根絞扼が，椎弓損傷を合併した椎体の破裂骨折患者で高頻度に遭遇する．合併損傷に対して外科的な処置が必要である．

8　合併損傷

高エネルギー胸腰椎骨折では，腹腔内損傷や骨盤・四肢損傷を高頻度に合併する．非接触性の脊髄損傷もある頻度で起こるので，慎重に診察し，全脊椎のX線写真をよく診て診断しなければならない．

9　荷　　重

骨折が安定型ならば，患者は立って荷重をかけてよい．骨折が不安定型ならば，ギプスや装具や内固定をして安定型とすれば，すぐに歩行を開始してよい．座っているよりも，立位のほうが椎間板内圧が低いので，患者は立位のほうが心地よいかもしれない．椎間板内圧は座位では約2倍になる．しかし，背もたれ座位が心地よいものとなったならば，背もたれ座位をとってよい．

10　歩　　行

骨折が癒合するまでは傍脊柱筋が固縮しているため，歩行時に交互に動く脊椎の動きが影響を受ける．脊椎の回旋が制限され，そのため骨盤の振り出しが減少して歩幅が小さくなる．より安定感を得るために両側での立脚期が増えるかもしれない．歩調も乱れ，歩幅が減少する．さらに上肢の振りも小さくなる．腰椎骨折では，前方に位置する腸腰筋の筋力低下も起こり，さらに骨盤の振り出しが制限される．

B. 治療

治療：直後から初期（受傷日から1週まで）

骨癒合

① **骨折部の安定性**：複雑である．損傷を受けなかった骨・靱帯の要素や，内固定・外固定の状態による．
② **骨癒合の段階**：炎症期．
③ **関節固定の段階**：移植骨も同様に炎症期．
④ **X線**：骨折線が見えている．移植骨片も見え，一体化していない状態．

a. 整形外科およびリハビリテーション上の注意

1) 理学所見

手術創は毎日観察しなければならない．滲出液が止まらない場合は早期に創開放をして洗浄を行い，細菌の繁殖や感染を予防するためにドレーンを留置する．

もし激しい頭痛や，吐き気，嘔吐といった症状を伴って透明な液が採取されるようならば，硬膜からの脳脊髄液の濾出を疑い，外科的に処置しなければならない．

栄養状態のパラメーター（アルブミン，総蛋白，全リンパ球数）をチェックする．もしこれらのパラメーターが低値で，患者が経口摂取できない場合は，非経口的な栄養補給を行うべきである．感染率や創治癒は患者の栄養状態に影響される．受傷後早期や術後早期の合併症として，腸閉塞がよく起こる．腸閉塞と関連する便秘を予防するために緩下剤を投与する必要があるかもしれない．患者は腸管の音がするようになり，放屁があるまで食物を与えてはいけない．吐き気や嘔吐が起こった場合は，持続的経鼻胃管吸引が必要となる．患者の体液バランスを注意深く監視する必要がある．

手術やギプスを行った患者が腹痛を訴え，嘔吐するようになった場合，上腸間膜症候群を考えなければならない．この合併症は，十二指腸の狭窄によって起こる．治療は，術後患者では経鼻胃管吸引と側臥位をとらせることである．ギプスの患者では，ギプスを切り二枚貝のようにはさんだり，除圧されるまで前方のギプスをはずす．

2) 危険性を示す所見

深部静脈血栓予防のために，圧迫ストッキングや空気圧迫ブーツを用いるべきである．無気肺を予防するために，誘発スパイロメーターを用いなければならない．激しい疼痛のため，長期の臥床が予想されるならば，褥瘡を予防するために回旋ベッドまたはエアーマットレスを使用しなければならない．

骨破壊や骨粗鬆症のために，内固定が計画したとおりに安定したものとならないかもしれない．そういった場合は，さらに安定性を得るために体幹ギプスや装具を装着させる．

3) X線所見

治療の種類にかかわらず，X線写真を撮り，脊柱のアライメントをモニターしなければならない．

4) 荷重

骨折部の安定性により，全荷重を許可する．不安定骨折は，患者が動けるようにするために，しばしば外科的治療を必要とする．最初は疼痛や，調子が悪かったりして，歩行が制限される．可能な範囲で患者に座ることを勧める．

5) 関節可動域

最初は骨折部やインプラントに不必要なストレスがかからないように，脊椎を動かさない．患者自身も疼痛のため，可動域運動に抵抗する．下肢の自動可動域運動はどの方向を行ってもよい．アキレス腱や関節包が固くならないように，特に足関節の背屈運動を行う．上肢の可動域運動を促す．

6) 筋力

できるだけ早期に，腹筋の等尺性運動を始める．骨折部に応力が加わる，起き上がり腹筋運動はやめる．早期歩行目的に下肢の筋力を維持しておくために，殿筋，大腿四頭筋のセット運動，足関節の等張性運動を処方する．

7) 活動能力

患者は，疼痛のレベルや全身状態が落ち着いたら，すぐに椅子まで動かなければならない．手術を行った患者は強固な内固定を行ってすぐに安定性が得られるため，装具をした患者より早く離床することがほとんどである．このことは，創痛が減少した後であればより心地よいものとなる．歩行は介助で始めなければならない．起立性低血圧が起こる可能性があるため，早期には斜面台に乗せて立位訓練を行う必要がある．そして，テーブルから離れるように歩行を開始する．全身状態を維持する．

ベッド上の移動：初期には，寝返りするようにして患

者を回転する．これにより更衣ができ，褥瘡の予防に役立つ．ベッド上では背臥位か側臥位をとる．腹臥位で横たわると，過伸展となりインストゥルメンテーションに過度の力がかかるかもしれない．

移乗：患者は介助にて片方に寝返りをうち，肘と肩でプッシュアップして座位をとる．座った後に体重を下肢で支えて立位までもっていき，ベッドから椅子へ移乗する．患者は背中を椅子で支えて，可能なだけ座っていてよい．

更衣：最初は更衣を座位で行わなければならない．ズボンを脱ぎ履きする際に屈曲位とならないようにアドバイスする．最初は下肢の更衣，特に靴下を履く動作やひもを結ぶ動作に介助を要する．

入浴・トイレ：患者は入浴・トイレがしづらいといくらか感じるかもしれない．最初は，座面を高くした便座を用いて胸椎や腰椎の屈曲を予防し，トイレ動作を容易にする．

8) 歩 行

患者は両下肢で荷重してよい．歩行器や杖といった歩行補助具を歩行時の支えとして用いる．めまいがなくなり歩行可能となったら，介助にて階段昇降，最初は2足1段で，その後1足1段で行う．階段の平均的高さは約19〜20cm（7.5〜8インチ）である．

b．治療法：本骨折に特有な点

1) ギプスまたは装具

ギプスや装具は，圧迫部位を軽減したり，股関節が屈曲できるようにするために，必要に応じてトリミングする．ギプスは脊柱の回旋や屈曲を制限し，寝返りをしやすくなる．

2) 内固定術

創の滲出液をチェックする．縫合糸やステープルの状態が良好で，創は閉じていなければならない．定期的に包交する．ドレーンは術後2〜3日後に抜去する．

● 処　方

第1病日から1週間

① 注意点：屈曲や起き上がり腹筋運動，脊椎の回旋運動を避ける．
② 可動域：上下肢の自動可動域運動を行う．
　　胸腰椎の可動域運動は行わない．
③ 筋力：腹筋の等尺性運動や，殿筋・大腿四頭筋のセット運動を行う．
　　脊柱筋の筋力増強訓練は行わない．
④ 活動性：ベッド上の移動：寝返りを行う．腹臥位にはならない．
　　歩行や移乗：補助具を用いて，ベッドから椅子まで移乗する．
⑤ 荷重：荷重は，補助具を用いて可能な程度とする．

治療：2週まで

骨 癒 合

① 骨折部の安定性：安定性は，損傷を受けなかった骨・靱帯の要素や，内固定・外固定の状態による．
② 骨癒合の段階：修復期の始まり．
③ 関節固定の段階：線維血管性間質が出現する．
④ X線：骨折線や移植骨片はまだ見えている．初期の仮骨が出現する．仮骨形成量は長管骨と比べると少ない．

a．整形外科およびリハビリテーション上の注意

1) 理学所見

特に装具を使っている患者で皮膚の状態を観察する．装具は，患者の体重が特に減少するため，患者の体によくフィットするように修理しなければならない．滲出液がなくなり，創皮下出血がなくなったら，抜糸またはステープルの抜去をする．栄養をとるように励ます．患者の神経学的状態変化をモニターする．

2) 危険性を示す所見

骨折は依然として不安定であり，転位する可能性がある．神経学的に変化する危険性がある．

3) X線所見

X線写真では，脊椎固定器具の脊椎への接合部の強度や脊柱のアライメントを調べなければならない．もし，

外傷によりアライメント異常や，転位がある場合は外科的安定性と関節固定を行うことも考えられるが，装具で治療する．

4）荷　　重
後述「歩行」の項を参照．

5）関節可動域
関節可動域運動を四肢に対して続ける．脊椎の動きは禁じられている．

6）筋　　力
脊柱の屈曲位を避けながら，腹筋の等尺性運動を続ける．仰臥位で上肢の筋力強化を行う際に軽い重錘を用いる．軽い重錘を用いた両下肢の運動を，座位で大腿四頭筋，前脛骨筋より始める．立位での踵上げ運動を行い，腓腹筋を鍛える．

7）活動能力
ベッド上の移動：寝返りを続ける．過伸展力がインプラントにかからないように，患者が腹臥位で横たわらないように注意する．

移乗：以前と同様に，ベッドと椅子の間を移乗する．

更衣：脊椎が屈曲位や回旋しないように更衣の際に介助を要する．

入浴・トイレ：座面を高くした便座を用いることで，脊椎や股関節の屈曲を予防し，トイレ動作を容易にする．

8）歩　　行
患者はたいてい安定化し，平地では歩行時に歩行補助具は必要としない．一足一段で階段昇降訓練を続ける．歩行時の関節可動域運動で脊椎骨折が転位しないようにする．

b．治療法：本骨折に特有な点

1）ギプスまたは装具
必要に応じてギプスや装具をトリミングする．患者の体型変化に応じて装具を適合させるために，ストラップを締める．

2）内固定術
術後10～14日の間で，全抜糸（鉤）する．滲出液がなければ，もう包交の必要はない．

● 処　方

Rx　2週まで

①注意点：脊椎屈曲，回旋，起き上がり腹筋運動を避ける．

②可動域：胸腰椎の可動域運動は行わない．
上下肢の自動可動域運動を行う．

③筋力：腹筋の等尺性運動を行う．上下肢の軽い重錘を用いた等張性運動を行う．
脊柱筋の筋力増強訓練は行わない．

④活動性：ベッド上の移動：寝返りを行う．腹臥位にはならない．
歩行や移乗：補助具を用いて行う．

⑤荷重：荷重は補助具を用いて行う．

治療：4～8週まで

骨癒合

①骨折部の安定性：骨折部に初期癒合や初期移植骨の硬質化が起こり，ある程度安定性が得られる．

②骨癒合の段階：修復期．
少量の仮骨が観察される．

③X線：仮骨形成なし．骨折線は見えにくくなる．移植骨は硬質化する．

a．整形外科およびリハビリテーション上の注意

1）理学所見
必要な装具を合わせて作る．初期に安定型骨折パターンや圧迫骨折，微小骨折，疼痛が少ない患者では，装具を中止してもよいかもしれない．

2）危険性を示す所見
患者の神経学的状態をチェックする．Valsalva手技（咳，いびき，またはbearing down）で下肢に放散する痛みは，骨片や椎間板による神経学的問題を示しているかもしれない．

3）X線所見
脊柱アライメントと骨癒合をX線写真でチェックする．

4）荷　　重
荷重は可能な範囲で行う．

5）関節可動域

装具をはずした安定骨折（圧迫骨折）に対して，自動可動域運動，特に伸展運動を始める．この時点では，他動可動域運動は控える．上下肢の関節可動域運動は続ける．

6）筋　力

全身の調整運動を続ける．上下肢の軽い重錘を用いた筋力増強訓練を続ける．傍脊柱筋の筋力増強訓練は行わない．しかし自動伸展運動を，ほとんど疼痛のない安定型の圧迫骨折に対して行う．

7）活動能力

ベッド上の移動：この時点では，寝返り運動は必須ではないが，ベッド上で寝返り運動を行う．この段階では，腹臥位をとらないようにして続ける．背臥位や側臥位をとらせるようにする．

移乗：患者はベッドからの移乗が容易になる．椅子から体を上げるのに，自分の腕を使ってプッシュアップする．

入浴・トイレ：屈曲位を避けるために座面を高くした便座を勧めるが，この時点ではそれほど重要ではない．患者は傷が治ったため，立ってシャワーを浴びることができる．浴槽に入ったり出たりする際，脊柱の過度の屈曲やコントロールできない動きを予防するために，立位での区画シャワーを勧める．

8）歩　行

歩行パターンは正常とならなければならない．骨盤の振り出し（回旋）は，脊柱の少しの回旋を必要とし，痛いかもしれない．歩幅は植骨部や骨折部の硬化の結果，疼痛が減弱するにしたがって大きくなるはずである．

骨折部はまだ完全に癒合しておらず，適当な安定性もないため，スポーツ活動は差し控える．

b．治療法：本骨折に特有な点

1）ギプスまたは装具

安定骨折では，装具をはずして可動域運動を行い，再び装具を装着する．

2）内固定術

脊柱の可動域運動は行わない．

●処　方

4〜8週まで

① **注意点**：胸腰椎の他動可動域運動を避ける．胸腰椎の回旋や屈曲運動を避ける．
② **可動域**：6週の終わりには，安定型の圧迫骨折で自動伸展運動を許可する．
③ **筋力**：傍脊柱筋の筋力増強訓練は行わない．上下肢の重錘を用いた等張性運動を行う．
④ **活動性**：ベッド上の移動：寝返りを勧める．歩行や移乗：補助具を用いて行う．
⑤ **荷重**：荷重は補助具を用いて行う．

治療：8〜12週まで

骨癒合

① **骨折部の安定性**：骨性の安定性は確立するが，靱帯の不安定性が残存する．
② **骨癒合の段階**：リモデリング期．リモデリング過程は完了までに数ヵ月から数年かかる．
③ **関節固定の段階**：12週では癒合塊の中に初期の骨梁形成が見られる．リモデリングが行われている過程である．
④ **X線**：骨折線は消え始める．移植骨の骨梁形成はさまざまな段階となっている．

a．整形外科およびリハビリテーション上の注意

1）理学所見

装具は，強固な関節固定または骨癒合が明らかになった患者では，はずすことができる．骨癒合または強固な関節固定が明らかになった患者では，体幹の筋力増強訓練や柔軟性運動を始めてもよい．

2）危険性を示す所見

保存的治療を行った患者で，以前靱帯損傷がわからなかった人は，いったん可動域運動を始めると神経脱失症状が出現するかもしれない．

3）X線所見

装具を中止した後にはX線写真を撮らなければならない．いったん骨癒合が起こったら，動的な屈曲・伸展位での側面X線写真を撮り，靱帯損傷のある患者に脊柱不

安定性が残存するかどうか調べる．もし不安定性が認められたなら，特に骨折部に疼痛がある場合や，神経学的症候がある場合には，関節固定を考えなければならない．

4）関節可動域

脊柱の屈伸，側屈，回旋方向の自動可動域運動を患者の耐えられる範囲で行う．脊柱不安定性や疼痛を患者自身の体で感じることにより，適切な可動域をモニターできる．他動可動域運動は避ける．拘縮による疼痛があるかもしれない．深部の温熱療法やマッサージにより拘縮や疼痛を少なくすることができる．

5）筋　力

強固な関節固定または骨癒合が起こったら，体幹や傍脊柱筋の筋力増強訓練を始める．水泳は柔軟性と筋力を回復する助けになる．脊柱筋のストレッチ運動を許可する．

6）活動能力

ベッド上の移動：骨折が安定化し，強固な関節固定となるので，寝返り運動はもう必要ない．12週では特に睡眠時に腹臥位で横たわることができるようにならなければならない．

移乗：ベッドから椅子へ移乗したり，ベッドから立位となるのに，自力で容易にできる．

入浴・トイレ：立位でのシャワーを勧められるが，浴槽に入ってもよい．座面を高くした便座はもう必要ない．

7）歩　行

歩行パターンは正常にならなければならない．疼痛がなくなったら，補助具は必要ない．

b．治療法：本骨折に特有な点

関節固定が強固となったら，ギプスまたは装具をはずす．脊椎の拘縮を改善するために，脊椎の自動可動域運動を行うように指導する．

● 処　方

8～12週まで

① 注意点：胸腰椎の他動可動域運動を避ける．
② 可動域：胸腰椎の自動屈伸，側屈，回旋運動を許可する．
③ 筋力：骨折が癒合するか関節固定が強固となったら体幹の筋力増強訓練や，傍脊柱筋の筋力増強訓練を行う．
④ 活動性：ベッド上の移動：術後12週から腹臥位となってよい．
　　　　　　歩行や移乗：自立．
⑤ 荷重：全荷重．

治療：12～16週まで

骨 癒 合

① 骨折部の安定性：安定．
② 骨癒合の段階：リモデリング期．
③ 関節固定の段階：リモデリング期．
④ X線：骨折治癒．仮骨が成熟する．破裂骨折の脊柱管内骨片は吸収徴候を示すかもしれない．

a．整形外科およびリハビリテーション上の注意

1）X線所見

屈曲・伸展位でのX線写真を撮り，骨・靱帯合併損傷の患者において残存する不安定性や偽関節を除外しなければならない．フォローアップのX線写真を以後6ヵ月から1年の間隔で撮影しなければならない．

2）筋　力

体幹の筋力増強訓練や柔軟性運動を続けなければならない．患者はすべての場面で徐々に元の完全な活動性レベルに戻ってよい．走り始めてもよい．ジョギングをゆっくりとしたペースで試してみて，徐々に距離を増やしていってよい．コンタクトスポーツは少なくとも受傷後6ヵ月までは避ける．また，外傷や治療の状態によっては一生スポーツを制限しなければならない患者もいる．

b．治療法：本骨折に特有な点

装具を除去する．

● 処　方

℞ 12〜16週まで

① **注意点**：過度の可動域運動を避ける．
② **可動域**：胸腰椎の自動・自動介助，適度な他動運動を許可する．
③ **筋力**：傍脊柱筋の漸増抵抗運動を増加させる．
④ **活動性**：移乗や歩行を自立で行う．
⑤ **荷重**：全荷重．

C. 長期的予後

　残存する疼痛に対して，一時的な装具装着や消炎鎮痛剤の内服，理学療法が必要な場合がある．残存する神経学的問題を対処しなければならない．たとえば，下垂足に対して足関節-足部装具といった四肢装具が必要となるかもしれない．後弯変形や側方リスト，変形性変化といった外傷後変形がみられるかもしれない．もし，変形が進行するものであったり，手に負えない疼痛，神経脱失症状が起こっていたら，外科的な安定化や除圧術を考慮しなければならない．

　患者によっては脊椎関節可動域が永久になくなるかもしれない．この可動制限の程度は関節固定をしたセグメント数と骨折部による．

　固定材料は，疼痛の原因となっているならば抜去しなければならない．もし，偽関節となったならば，再度金属固定材料の挿入と脊椎固定が必要となる．

　"flat back syndrome"といったアライメント異常は，固定椎体レベルの下方に疼痛や疲労感を生じるかもしれない．そして，追加矯正手術が必要となる場合がある．

文　献

Bohlman HH. Treatment of fractures and dislocations of the thoracic and lumbar spine. *J Bone Joint Surg,* 67A:165–169, 1980.

Cammisa FP, Eismont FJ, Green AB. Dural laceration occurring with burst fractures and associated laminar fractures. *J Bone Joint Surg,* 71A:1044–1052, 1989.

Chance GQ. Note on a type of flexion fracture of the spine. *Br J Radiol,* 21:452–453, 1948.

Denis F. The three column spine and its significance in the classification of acute thoracolumbar spinal injuries. *Spine,* 8: 817–831, 1983.

Gertzbein SD, Courtney-Brown SM. Flexion distraction injuries of the lumbar spine: mechanisms of injury and classification. *Clin Orthop,* 227:52–60, 1988.

Gertzbein SD. Spine update. Classification of thoracic and lumbar fractures. *Spine,* 19(5):626–628, 1994.

Hanley EN Jr, Eskay ML. Thoracic spine fractures. *Orthopedics* 12:689–696, 1989.

Krompinger WJ, Fredrichson BE, Mino DE, Yuan HA. Conservative treatment of fractures of the thoracic and lumbar spine. *Orthop Clin North Am,* 17:161–170, 1986.

Nerubay J, Marganit B, Bubis JJ, et al. Stimulation of bone formation by electrical current on spinal fusion. *Spine,* 11:167–169, 1986.

Smith MD, Bressler EL, Lonstein JE, Winter R, Pinto MR, Denis F. Deep venous thrombosis and pulmonary embolism after major reconstructive operations on the spine. A prospective analysis of three hundred and seventeen patients. *J Bone Joint Surg,* 76A(7):980–985, 1994.

Smith TK. Prevention of complications in orthopaedic surgery secondary to nutritional depletion. *Clin Orthop,* 222:91–97, 1987.

Stauffer SE, ed. *Thoracolumbar Spine Fractures Without Neurologic Deficit.* Rosement, IL: The American Academy of Orthopaedic Surgeons, 1993.

Weinstein JN, Coccalto P, Lehman TR. Thoracolumbar burst fractures treated conservatively: a long term follow-up. *Spine,* 12: 33–38, 1988.

索引

和文

あ
アイスパック 21
アキレス腱損傷 352
圧迫スクリュー 12
圧迫プレート 10

い
移乗 32
異常歩行 28
異所性骨化 51, 127
一次性骨癒合 2
インピンジメント 71

う
烏口鎖骨靱帯 57

え
遠位尺骨脱臼 133
炎症期 3
炎症性細胞 3
遠心性収縮 18

お
横足根関節 370
応力遮蔽機器 8
応力分散機器 8
温熱療法 20
温風浴療法 21

か
外顆骨折 95
外果単独骨折 317
回旋筋腱板断裂 71
外側側副靱帯複合体 335
外転歩行 30
開放系連鎖運動 17
開放骨折 47
踵接地 23
踵離地 24
架橋性仮骨 2
仮骨形成 8
下肢骨折時の歩行 30
下肢短縮歩行 28
荷重 52

顆上骨折 95
下肢リフター 37
下垂手 82
加速期 24
肩関節の可動域 57, 68, 82
可動型副子(ファンクショナルブレース) 45, 84
環軸椎鋼線固定術 425
関節可動域運動 14
完全可動域 14
環椎横靱帯 412
環椎骨折 412
　――治療：受傷日から1週まで 414
　――治療：2～4週まで 415
　――治療：4～8週まで 416
　――治療：8～12週まで 416
　――治療：12～16週まで 417

き
偽関節 3, 6
基節骨骨折 185
機能可動域 14
機能的下肢長 27
ギプス 8
基本的日常生活動作・活動 35
キャストブレイス 41
求心性収縮 18
胸椎圧迫骨折 449
胸腰仙椎装具 42
胸腰椎骨折 448
　――治療：受傷日から1週まで 454
　――治療：2週まで 455
　――治療：4～8週まで 456
　――治療：8～12週まで 457
　――治療：12～16週まで 458
胸腰椎の可動域 451
虚血性骨壊死 71
距骨下関節 354
距骨頚部骨折 338
距骨骨折 338
　――治療：受傷日から1週まで 343
　――治療：2週まで 344
　――治療：4～6週まで 345
　――治療：6～8週まで 346
　――治療：8～12週まで 348
　――治療：12～16週まで 349
距骨骨頭骨折 338
距骨体部骨折 338

距骨の阻血性壊死 342
筋収縮の種類 18
筋膜減張切開 308
筋膜皮弁 49
筋力 15
筋力増強訓練 14, 15
筋力段階表 15

く
クラッチ 38

け
脛骨骨幹部骨折 288
　――治療：受傷日から1週まで 294
　――治療：2週まで 296
　――治療：4～6週まで 297
　――治療：8～12週まで 298
　――軟部組織損傷 291
脛骨天蓋骨折 302
　――治療：受傷日から1週まで 307
　――治療：2週まで 309
　――治療：4～6週まで 310
　――治療：6～8週まで 311
　――治療：8～12週まで 312
脛骨プラトー骨折 274
　――外側側副靱帯損傷 279
　――前十字靱帯損傷 279
　――治療：受傷日から1週まで 280
　――治療：2週まで 281
　――治療：4～6週まで 282
　――治療：8～12週まで 283
　――治療：12～16週まで 284
　――内側側副靱帯損傷 279
鶏状歩行 28, 30
頚体角 216
頚椎圧迫・破裂骨折 427
　――治療：受傷日から1週まで 430
　――治療：2～4週まで 431
　――治療：4～8週まで 432
　――治療：8～12週まで 432
　――治療：12～16週まで 433
頚椎装具 43
頚椎の可動域 413, 420, 424, 428, 437
楔状骨骨折 370
月状骨脱臼 159
減速期 25

462　索　引

|こ|

高エネルギー損傷　48
高エネルギー大腿骨骨幹部骨折　241
高エネルギー転子下粉砕骨折　229
行軍骨折　389
後脛骨神経の障害　327
後骨間神経の損傷　136
鉤状突起骨折　109, 122, 135
硬性カラー　43
股関節の可動域　203, 216, 227, 239
股関節の引き上げ　25
小刻み歩行　28
骨Paget病　87
骨芽細胞　2
骨化性筋炎　106
骨幹端部骨折　5
コックアップスプリント　44, 153
骨折後の歩行パターン　30
骨盤回旋　28
骨盤の側方移動　27
骨誘導因子　299
骨癒合　2
　──の時期　4
骨癒合症　135, 141
固定機器の原理　8
コンディラープレート　13, 254
コンパートメント症候群　290, 325

|さ|

座位での移乗　34
鎖骨遠位部骨折　57
鎖骨下動静脈損傷　59
鎖骨骨折　56
　──治療：受傷日から1週まで　59
　──治療：2週まで　60
　──治療：4〜6週まで　61
　──治療：6〜8週まで　62
　──治療：8〜12週まで　63
坐骨神経不全麻痺　206
座面を高くした便座　37
三角靱帯　323
三角靱帯断裂　319
三果骨折　317
3点歩行　31

|し|

ジアテルミー　21
シートベルト損傷　450
自家骨移植　51
持久力　14
軸椎骨折　419
指節間関節の可動域　173, 186
指節骨骨折　185
　──側副靱帯損傷　189
　──治療：受傷日から1週まで　191

　──治療：2週まで　192
　──治療：4〜6週まで　193
　──治療：6〜8週まで　194
　──治療：8〜12週まで　195
趾節骨骨折　388
歯尖靱帯　423
持続他動運動　280
膝蓋骨骨折　263
　──治療：受傷日から1週まで　267
　──治療：2週まで　268
　──治療：4〜6週まで　269
　──治療：8〜12週まで　270
　──に対する引きよせ締結法　265
膝蓋支帯の断裂　266
膝関節の可動域　203, 239, 254, 277, 289
膝伸展不全　264
自転車エルゴメーター　18
自動介助可動域　15
自動可動域　15
歯突起骨折　423
歯突起スクリュー固定術　425
脂肪塞栓　228, 240, 291
尺側側副靱帯損傷　112
尺骨骨折　129
尺骨神経　102
尺骨神経麻痺　111
尺骨のプラス変異　145
尺骨のマイナス変異　145
舟状月状骨解離　159
舟状骨骨折　158, 369
　X線で明らかでない──　161
　──治療：受傷日から1週まで　162
　──治療：2週まで　163
　──治療：4〜6週まで　164
　──治療：8〜12週まで　165
　──治療：12〜16週まで　166
　──に対するHerbertスクリュー固定　160
舟状骨疲労骨折　371
舟状骨への血液供給　161
修復期　3
重複歩距離　27
手根管症候群　149
手根不安定症　159, 161
種子骨骨折　387, 389
種子骨摘出術　393
手段的日常生活動作・活動　35
踵骨関節外骨折　353
踵骨関節内骨折　353
踵骨骨折　352
　──治療：受傷日から1週まで　358
　──治療：2週まで　359
　──治療：4〜6週まで　360
　──治療：6〜8週まで　362
　──治療：8〜12週まで　363

　──治療：12〜16週まで　365
小趾骨折　388
踵腓靱帯　323
上腕骨遠位端骨折　95
　──治療：受傷日から1週まで　102
　──治療：2週まで　104
　──治療：4〜6週まで　105
　──治療：8〜12週まで　105
　──の変形癒合　102
上腕骨近位端3-パート骨折　67
上腕骨近位端4-パート骨折　67
上腕骨近位端骨折　66
　──治療：受傷日から1週まで　72
　──治療：2〜4週まで　73
　──治療：4〜6週まで　75
　──治療：6〜8週まで　76
　──治療：8〜12週まで　77
上腕骨骨幹部近位粉砕骨折　85
上腕骨骨幹部骨折　81
　──治療：受傷日から1週まで　88
　──治療：2週まで　89
　──治療：4〜6週まで　90
　──治療：8〜12週まで　91
上腕骨骨幹部粉砕骨折　82
　──に用いた創外固定器　87
上腕骨骨幹部らせん骨折　84, 86
上腕動脈損傷　88, 102
上腕のコンパートメント症候群　88
趾離地　24
シリンダー式ギプス　264
人工骨頭置換術　70, 202
人工足関節全置換術　322
人工肘関節置換術　106
深指屈筋腱の断裂　190
新生骨　2
深部腓骨神経麻痺　307

|す|

水治療法　21
髄内固定　50
髄内釘　9, 50, 244
髄内ロッド　9
スクワット　19
ストライド長　27
ストレッチ運動　22
スライディングヒップスクリュー　12, 216
スリング固定　58

|せ|

制動付き髄内釘　86
脊椎圧迫骨折　449
接合型副子　84
セット運動　16
線維骨　3

索　引　463

線維性癒合　6
遷延癒合　6
前距腓靱帯　323
漸増抵抗運動　16
前足部骨折　387
　　──治療：受傷日から1週まで　396
　　──治療：2週まで　397
　　──治療：4〜6週まで　399
　　──治療：6〜8週まで　401
　　──治療：8〜12週まで　402
前足部の可動域　389
前捻角　216
前腕ギプス　9
前腕骨骨折　129
　　──治療：受傷日から1週まで　137
　　──治療：2週まで　138
　　──治療：4〜6週まで　139
　　──治療：8〜12週まで　140
前腕と肘関節の可動域　110, 131
前腕両骨骨折　131

|そ|
創外固定　50
創外固定器　13
爪床損傷　189
層板骨　4
足角　26
足関節骨折　317
　　──治療：受傷日から1週まで　328
　　──治療：2週まで　329
　　──治療：4〜6週まで　330
　　──治療：6〜8週まで　332
　　──治療：8〜12週まで　333
足関節固定術　322
足関節の外側靱帯捻挫　326
足関節の可動域　289, 339, 352, 371
足底角化症　403
足底接地　23
速筋線維　14

|た|
ターンバックル　42
第5中足骨骨幹部近位部骨折　392
体幹装具　42
大腿骨遠位両顆骨折　255
大腿骨顆上骨折　252
　　──治療：受傷日から1週まで　256
　　──治療：2週まで　257
　　──治療：4〜6週まで　258
　　──治療：8〜12週まで　259
　　──治療：12〜16週まで　260
大腿骨頚部骨折　200
　　──治療：受傷日から1週まで　206
　　──治療：2週まで　208
　　──治療：4〜6週まで　209

　　──治療：8〜12週まで　210
　　──治療：12〜16週まで　211
大腿骨骨幹部横骨折　241
大腿骨骨幹部骨折　238
　　──治療：受傷日から1週まで　244
　　──治療：2〜4週まで　245
　　──治療：4〜6週まで　247
　　──治療：8〜12週まで　248
　　──治療：12〜16週まで　249
　　──に対する圧迫プレート固定　242
　　──に対する創外固定　242
大腿骨骨幹部斜骨折　241
大腿骨転子下骨折　226
　　──治療：受傷日から1週まで　231
　　──治療：2週まで　232
　　──治療：4〜6週まで　233
　　──治療：8〜12週まで　234
　　──治療：12〜16週まで　235
大腿骨転子部骨折　215
　　──治療：受傷日から1週まで　219
　　──治療：2週まで　221
　　──治療：4〜6週まで　222
　　──治療：8〜12週まで　223
大腿骨頭壊死　202
大腿四頭筋の筋力低下　29
大殿筋跛行　29
高さ調節式のベッド　36
他動可動域　15

|ち|
遅筋線維　14
遅発性尺骨神経麻痺　102
肘外反角　121
　　正常な──　121
肘関節可動域制限　106
肘関節脱臼　101
肘関節の可動域　82, 98, 121
肘後方脱臼　120
中手骨骨折　170
　　──開放骨折　176
　　──側副靱帯損傷　174
　　──治療：受傷日から1週まで　176
　　──治療：2週まで　177
　　──治療：4〜6週まで　178
　　──治療：6〜8週まで　180
　　──治療：8〜12週まで　181
　　──軟部組織損傷　174
中手指筋関節の可動域　173, 186
中節骨骨折　185
中足骨骨折　387, 388
中足骨パッド　403
中足部骨折　368
　　──治療：受傷日から1週まで　375
　　──治療：2週まで　377
　　──治療：4〜6週まで　378

　　──治療：6〜8週まで　381
　　──治療：8〜12週まで　382
中殿筋跛行　29
肘頭骨折　109
　　──治療：受傷日から1週まで　113
　　──治療：2週まで　114
　　──治療：4〜6週まで　115
　　──治療：6〜8週まで　115
　　──治療：8〜12週まで　116
　　──の引きよせ締結固定　111
肘頭での鋼線牽引　100
肘頭骨切り術　102
超音波　21
蝶形骨片　86
調整運動　18
長母指伸筋の断裂　149

|つ|
椎間関節脱臼　435
　　──治療：受傷日から1週まで　439
　　──治療：2〜4週まで　441
　　──治療：4〜8週まで　441
　　──治療：8〜12週まで　442
　　──治療：12〜16週まで　443
槌指　190
通顆骨折　95
杖　38
爪先開き角　26

|て|
手関節の可動域　146
デグロービング損傷　394
手袋状剥皮損傷　394
デブリドマン　47
電気刺激　22

|と|
等運動性運動　16
橈骨茎状突起骨折　162
橈骨骨折　129
橈骨神経麻痺　87
橈骨長短縮　155
橈骨頭骨折　119
　　──治療：受傷日から1週まで　123
　　──治療：2週まで　124
　　──治療：4〜6週まで　125
　　──治療：8〜12週まで　126
　　──内側側副靱帯損傷　122
橈骨頭-小頭撮影像　124
橈骨頭切除　127
橈骨頭脱臼　133
橈骨頭摘出後　122
橈骨頭粉砕骨折　122
等尺性運動　16
等尺性収縮　19

等張性運動　16
疼痛受容体　21
動的装具　42

| な |

内果骨折　317
内顆骨折　95
内骨膜　4
内固定　50
ナットクラッカー骨折　369
軟性頚椎カラー　43
軟部組織損傷　47
軟部組織被覆　51

| に |

二次性骨癒合　2
日常生活動作・活動　14, 35
2点歩行　31
二分膝蓋骨　266
ニューヨーク式装具　42
入浴用椅子　37

| の |

伸び上がり　25
伸び上がり歩行　29

| は |

肺塞栓　219, 229, 240, 291
バイポーラー型人工骨頭置換術　204, 205
バットレスプレート　10
パラフィン浴　21
パルス電磁場　159
ハローベスト　43, 445
ハングマン骨折　419
反張膝　29
反動的衝撃法　17, 270, 335
バンパー骨折　274

| ひ |

肘台付き器具　39
皮質骨スクリュー　11
皮質骨癒合　2
ピロン骨折　302
ヒンジ付きの副子　41

| ふ |

ファンクショナルブレース（可動型副子）　45, 84
フィラデルフィア・カラー　43
フォーク様変形　145
複雑骨折　47
副子　44
物理療法　20
踏切り　24

プレート固定　50
粉砕骨折　4
分回し　25
分回し歩行　30

| へ |

閉鎖系連鎖運動　16
ペディクルスクリュー　452
片側椎間関節脱臼　435

| ほ |

歩隔　26
ボクサー骨折　170
歩行　23
　　──での移乗　34
　　──の決定要因　27
　　──のパラメーター　26
　　非平面上の──　32
　　平地──　31
歩行器　39
歩行周期　23
　　──の構成　25
歩行速度　27
歩行補助具　37
歩行用支持装具　342
歩行率　27
保護靴　382
母趾基節骨骨幹部骨折　392, 393
母趾基節骨骨折　388
母趾末節骨骨折　392
母指まで含めたギプス固定　159
ボストン式装具　42
ボタン穴変形　190
歩調　27
ホットパック　21
歩幅　27

| ま |

末節骨骨折　185
松葉杖　38

| み |

水治療法　21

| ゆ |

遊脚期　24
遊脚中期　24
有痛性歩行　28
遊離組織移植　48

| よ |

腰椎脱臼骨折　451
腰椎破裂骨折　449
翼状靱帯　423
4点支柱型カラー　43

4点歩行　31

| り |

リーチャー　35
リーミング　51
リーミング釘　9
立位・支点移乗　32
立脚期　23
　　──での膝屈曲　28
立脚中期　23
立方骨骨折　369
リモデリング期　3
両果骨折　317
両果対応骨折　317
両足期　23
両側椎間関節脱臼　435
隣接指テープ固定　172, 186
隣接趾テープ固定　390

| る |

涙滴型脱臼骨折　429

| ろ |

老人性骨粗鬆症　200
ロフストランド杖　38

| わ |

腕神経叢損傷　59

欧　文

| A |

ADL　35
AO圧迫スクリュー　160

| B |

BADL（basic ADL）　35
Bennett骨折　170
Böhler角　352, 353
Bosworthスクリュー　58
buddy taping　172, 186, 390

| C |

cam walker　342
Chance骨折　450
Chopart関節　368
Colles骨折　145
　　──治療：受傷日から1週まで　150
　　──治療：2週まで　151
　　──治療：4〜6週まで　152
　　──治療：6〜8週まで　153
　　──治療：8〜12週まで　154
　　──に対する創外固定　147
CPM　280

Craig の分類　56

|D|
Danis-Weber の分類　323
Darrach 法　155
Denis の分類　448
dynamization　297

|E|
Ender 釘　254, 256
Essex-Lopresti 骨折　129
Essex-Lopresti 法　356

|F|
flat back syndrome　459

|G|
Galeazzi 骨折　129
Gallie 固定術　425
Garden の分類　201
Gardner-Wells 牽引　445
Gustilo-Anderson の分類法　47

|H|
Harris 法　359
Hawkins 徴候　345
Herbert スクリュー固定　160
hip hiking　25

|I|
IADL（instrumental ADL）　35

|J|
Jefferson 骨折　412
　——治療：受傷日から 1 週まで　414
　——治療：2〜4 週まで　415
　——治療：4〜8 週まで　416
　——治療：8〜12 週まで　416
　——治療：12〜16 週まで　417
Jewett 式装具　42, 451
Jones 骨折　387, 392
　——の治癒　392

|K|
Kirschner 鋼線　12
Knight-Taylor 式装具　42

|L|
Lauge-Hansen の分類　323
Lisfranc 関節　368

|M|
Magerl 法　413
Mason の分類　119
Monteggia 骨折　129
Müller の AO 分類　252

|N|
Neer の分類　57, 66
neuroapraxia　206
nightstick 骨折　129

|P|
PIP 骨折　190

plyometric exercise　17, 270
protective shoe　382

|R|
Rolando 骨折　170
Rush ピン　254

|S|
Schatzker の分類　274
Smith-Robinson 椎体間固定　439
SOMI 装具　421
step-through 歩行　30
step-to 歩行　30
stool-scoot 訓練　258, 269

|T|
Thomas 副子　228
Tinel 徴候　394
Trendelenburg 歩行　29

|V|
Valsalva 手技　456
vaulting　25
Velpeau 包帯法　84
Volkmann 阻血性拘縮　102

|Z|
Zickel 顆上釘　254, 256

骨折の治療とリハビリテーション ―ゴールへの至適アプローチ―

2002年 6 月 1 日　第 1 刷発行	監訳者　江藤文夫，中村利孝，赤居正美，
2015年 6 月20日　第11刷発行	肱岡昭彦
	発行者　小立鉦彦
	発行所　株式会社　南 江 堂
	〒113-8410　東京都文京区本郷三丁目42番6号
	☎（出版）03-3811-7236　（営業）03-3811-7239
	ホームページ　http://www.nankodo.co.jp
	振替口座　00120-1-149
	印刷・製本　三報社印刷

Ⓒ Nankodo Co., Ltd., 2002

定価はカバーに表示してあります．
落丁・乱丁の場合はお取り替えいたします．

Printed and Bound in Japan
ISBN 978-4-524-22371-8

本書の無断複写を禁じます．

JCOPY〈（社）出版者著作権管理機構 委託出版物〉

本書の無断複写は，著作権法上での例外を除き，禁じられています．複写される場合は，そのつど事前に，（社）出版者著作権管理機構（TEL 03-3513-6969，FAX 03-3513-6979，e-mail: info@jcopy.or.jp）の許諾を得てください．

本書をスキャン，デジタルデータ化するなどの複製を無許諾で行う行為は，著作権法上での限られた例外（「私的使用のための複製」など）を除き禁じられています．大学，病院，企業などにおいて，内部的に業務上使用する目的で上記の行為を行うことは私的使用には該当せず違法です．また私的使用のためであっても，代行業者等の第三者に依頼して上記の行為を行うことは違法です．